血细胞形态学实验诊断及精选病例解析

主　审　徐双年　彭贤贵　张　健　韩睿钦
主　编　张　云　黄兴琴　高晓鹏　李　婷　龙　芳

天津出版传媒集团
天津科技翻译出版有限公司

图书在版编目(CIP)数据

血细胞形态学实验诊断及精选病例解析 / 张云等主编. -- 天津 : 天津科技翻译出版有限公司, 2025. 4.

ISBN 978-7-5433-4525-6

Ⅰ. R446.11

中国国家版本馆CIP数据核字第20249JW006号

血细胞形态学实验诊断及精选病例解析

XUEXIBAO XINGTAIXUE SHIYAN ZHENDUAN JI JINGXUAN BINGLI JIEXI

出　　版:天津科技翻译出版有限公司
出 版 人:方　艳
地　　址:天津市和平区西康路35号
邮政编码:300051
电　　话:(022)87894896
传　　真:(022)87893237
网　　址:www.tsttpc.com
印　　刷:北京捷迅佳彩印刷有限公司
发　　行:全国新华书店
版本记录:889mm×1194mm　16开本　22.75印张　579千字
2025年4月第1版　2025年4月第1次印刷
定价:228.00元

主编简介

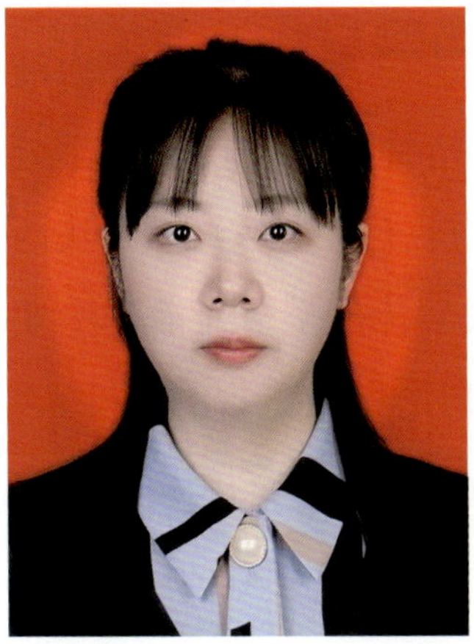

张云，副主任技师，山东省济南市章丘区人民医院细胞遗传室主任，毕业于中国协和医科大学。从事临床医学检验工作26年，专注细胞学检验技术工作多年，尤其擅长检验血液病、实体肿瘤等疾病，在临床医学检验工作中积累了丰富的经验。兼任山东省研究型医师协会儿童血液肿瘤分会委员，山东省抗癌协会肿瘤实验诊断分会委员，中国中西医结合学会检验医学专业委员会流式细胞分析诊断专家委员会委员，中国中西医结合学会检验医学专业委员会形态分析诊断专家委员会委员，白求恩精神研究会检验医学分会细胞形态学检验诊断专业委员会常务委员。曾获济南市卫生系统临床检验技能竞赛一等奖，第四届全国血细胞形态学新思维大赛一等奖，山东省细胞形态学比赛一等奖，济南市卫生系统“岗位技术能手”，“章丘市青年五四奖章”，济南市卫生健康系统科技创新突出个人。以第一/通讯作者发表SCI及中文核心期刊论文20余篇，主编/参编医学专著5部。

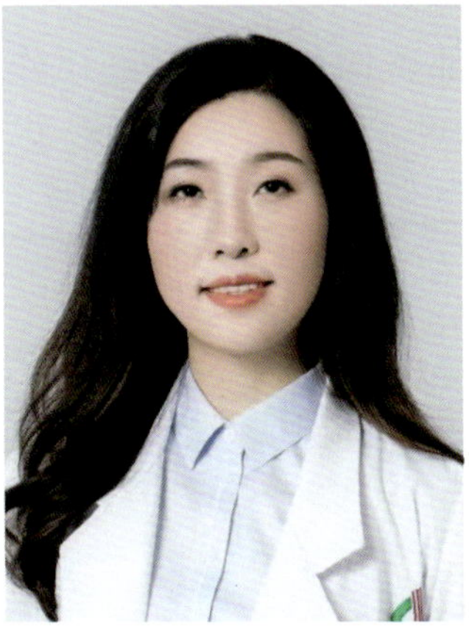

黄兴琴，副主任技师，陆军军医大学第一附属医院血液科实验室负责人。兼任白求恩精神研究会检验医学分会细胞形态学检验诊断专业委员会常务委员，重庆市生物信息学会血液学专业委员会副主任委员，重庆市血液内科质控中心实验诊断组专家组成员。《国际医学检验杂志》网络平台审稿专家。擅长各类血液病的MICM综合诊断与鉴别诊断，熟悉WHO的诊断方法及最新进展。主持和参与国家自然科学基金项目及课题研究多项，牵头多中心研究1项，参与《专家共识》《团体标准》编写3项。先后发表学术论文16篇，其中以第一/通讯作者发表SCI论文8篇，核心期刊论文6篇，《中国临床案例成果数据库收录》2篇，科普论文及科普视频50余篇；以第一发明人拥有发明专利2项；主编/副主编血液病专著

2部，参编3部。多次参加“形态学比赛和案例比赛”并获一等奖，带教进修生、见习生、规培生及实习生几百名，独具创意性教学思维，多次荣获“优秀教员”称号。创作多种血液诊断原创思维导图及形态学作品，深受广大同行喜爱。

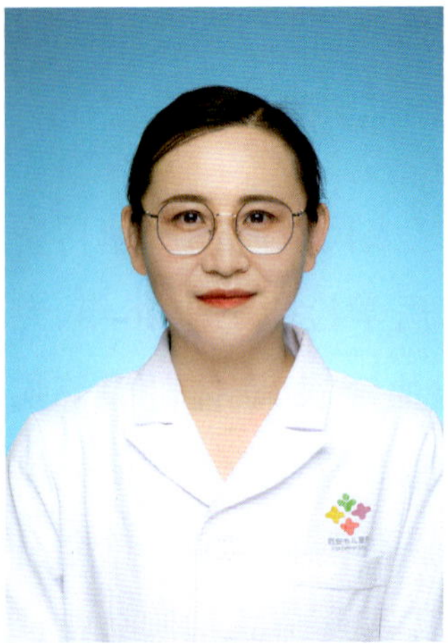

高晓鹏，西安市儿童医院检验科执业医师，主治医师。中国人民解放军空军军医大学（第四军医大学）检验诊断专业硕士，2013年于天津市儿童医院儿研所进修外周血染色体核型分析，2015年开始从事血液病形态学诊断工作，2019年在苏州大学第一附属医院血液科实验室进修骨髓形态诊断。兼任白求恩精神研究会检验医学分会理事及细胞形态学检验诊断专业、检验与临床委员会委员，陕西保健学会血液病专业委员会委员，陕西省医学传播学会血液病专业委员会委员。以第一作者发表国内核心期刊论文数篇，在检验医学网等公众号发表科普文章多篇。熟悉各类血液病的临床及诊断技术，主要研究方向为小儿疑难血液病及罕见病的实验室整合诊断。

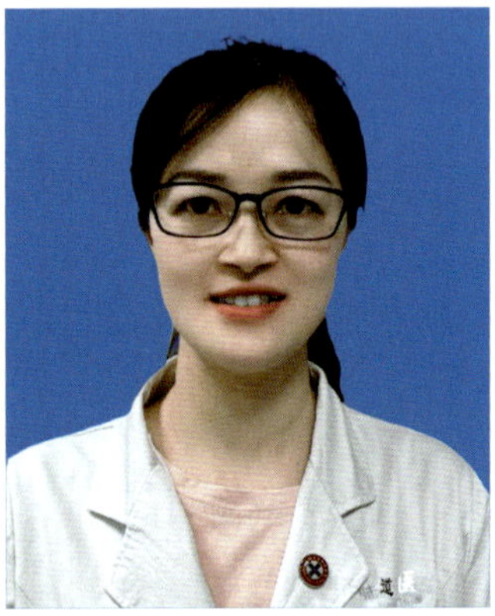

李婷，北京陆道培医院检验科流式细胞室主管技师，执业医师，中山大学硕士。兼任中国中西医结合学会检验医学专业委员会流式细胞分析诊断专家委员会青年委员，白求恩精神研究会检验医学分会细胞形态学专业委员会委员。主编《血液病形态学诊断精选病例解析》，参编《血液病临床检验诊断》等多部著作。以第一/通讯作者发表中文核心期刊/SCI论文20余篇。

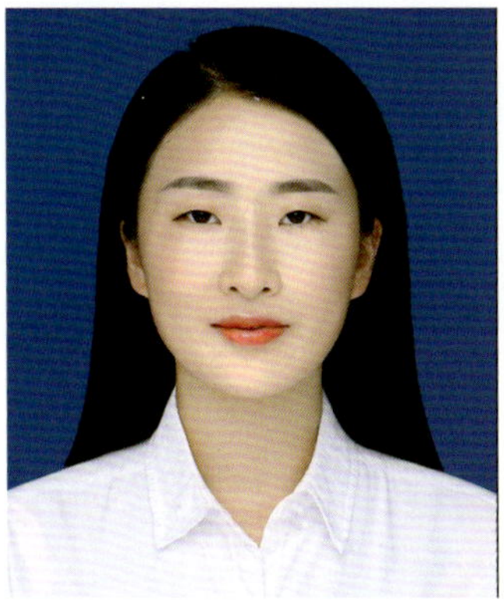

龙芳，四川省妇幼保健院检验科临床医学检验主管技师。兼任中国中西医结合学会检验医学专业委员会流式细胞分析诊断专家委员会委员，白求恩精神研究会检验医学分会细胞形态学检验诊断专业委员会委员。以第一/通讯作者发表文章10篇，主持厅局级课题1项，主持院内新技术1项，参与多项横向课题和GCP项目。

编委名单

主　审　徐双年　陆军军医大学第一附属医院

彭贤贵　陆军军医大学第二附属医院

张　健　山东第一医科大学附属省立医院

韩睿钦　中国医学科学院北京协和医学院

主　编　张　云　山东省济南市章丘区人民医院

黄兴琴　陆军军医大学第一附属医院

高晓鹏　西安市儿童医院

李　婷　北京陆道培医院

龙　芳　四川省妇幼保健院

副主编　吴　佗　山东医学高等专科学校

黄钜略　百色市人民医院;右江民族医学院附属西南医院

幸娟霞　重庆大学附属涪陵医院

蒋玲琳　陆军军医大学第一附属医院

万　佳　陆军军医大学第一附属医院

洪　军　贵黔国际总医院

郑象昭　济南市章丘区精神卫生中心

李小红　山东省济南市章丘区人民医院

侯玉兰　重庆医科大学附属璧山医院(重庆市璧山区人民医院)

周立波　海南省安宁医院

刘聘聘　山东省济南市章丘区人民医院

梁伟伟　陕西中医药大学附属医院

胡映娜　陕西中医药大学附属医院

编　委　(按姓名笔画排序)

于　珍　中国医学科学院血液病医院(中国医学科学院血液学研究所)

万　佳　陆军军医大学第一附属医院

王　珏　南京医科大学附属无锡人民医院

王炳龙　福建医科大学附属第一医院

王海洋　徐州医科大学附属医院

王景然　河北省中医院

尹会敏　西安国际医学中心医院

世淑兰　昆明市儿童医院
龙　芳　四川省妇幼保健院
田祥玉　重庆市永川区儿童医院
付兆强　上海闸新中西医结合医院
付素容　重庆大学附属涪陵医院
冯　楠　中国医学科学院药物研究所
朱　军　济南市第五人民医院
华　星　陕西省安康市中心医院
向　聪　四川省雷波县人民医院
向时庆　陆军军医大学第一附属医院
刘　苏　湖南省常德市第一人民医院
刘婷婷　河南省信阳市第四人民医院
刘婷婷　重庆大学附属涪陵医院
刘聘聘　山东省济南市章丘区人民医院
刘腾蛟　贵黔国际总医院
孙萍萍　郑州大学第一附属医院
李　婷　北京陆道培医院
李小红　山东省济南市章丘区人民医院
李可超　山东省济南市章丘区人民医院
李东旭　空军军医大学第一附属医院
李国盛　山东大学齐鲁医院
李艳春　西安国际医学中心医院
李娓娜　山东第一医科大学附属中心医院
杨　柯　河南省周口市中心医院
杨丽莎　陆军军医大学第一附属医院
杨艳茹　陆军军医大学第一附属医院
吴　优　河南省周口市中心医院
吴　佗　山东医学高等专科学校
何　勇　湖南省保靖县人民医院
何　容　陆军军医大学第一附属医院
沈　珂　西北妇女儿童医院
张　云　山东省济南市章丘区人民医院
张　琼　西安国际医学中心医院
张佳思　陆军军医大学第一附属医院
张新丽　河南省周口市中心医院
陈　竹　四川省泸州市人民医院

陈兰婷　重庆医科大学附属永川医院
幸娟霞　重庆大学附属涪陵医院
罗国霞　重庆大学附属涪陵医院
岳　瑞　陕西省汉中市中心医院
周　敏　重庆市璧山区中医院
周立波　海南省安宁医院
郑象昭　济南市章丘区精神卫生中心
孟小龙　湖南省常德市第一人民医院
赵浩宇　陕西省汉中市中心医院
赵嘉豪　陕西中医药大学附属医院
胡昳娜　陕西中医药大学附属医院
侯玉兰　重庆医科大学附属璧山医院(重庆市璧山区人民医院)
侯仕荣　重庆医科大学附属巴南医院
洪　军　贵黔国际总医院
姚　强　深圳市儿童医院
贺元欣　陕西省汉中市中心医院
秦大兵　陆军军医大学第一附属医院
秦尤文　上海闸新中西医结合医院
顾小明　陆军第九五八医院
徐赢东　中国医科大学附属第一医院
高晓鹏　西安市儿童医院
席　艳　成都双流贸园医院
黄先琪　陆军军医大学第一附属医院
黄兴琴　陆军军医大学第一附属医院
黄国强　陕西省汉中市中心医院
黄钜略　百色市人民医院;右江民族医学院附属西南医院
黄裕林　重庆市开州区人民医院
曹艳林　湖南省常德市第一人民医院
康　凯　山东省济南市章丘区人民医院
梁夫卫　济南市第五人民医院
梁伟伟　陕西中医药大学附属医院
蒋玲琳　陆军军医大学第一附属医院
温凌玉　河南省周口市中心医院
解小红　重庆大学附属三峡医院
谭　波　南华大学附属第一医院
黎　鑫　重庆医科大学附属巴南医院

序 一

血细胞的形态学诊断在血液病诊治的历史长河中，一直都发挥着重要的临床指导作用。即使在血液病诊疗技术飞速发展的今天，各种新技术层出不穷的精准诊疗时代，血细胞的形态学诊断也是血液病诊断的基石和重中之重。

《血细胞形态学实验诊断及精选病例解析》由全国各地长期工作在临床检验一线的专业人士共同编写而成，书中大量的临床病例资料和图片是他们多年的临床实践经验和知识点的精髓总结，凝聚了张云、黄兴琴、高晓鹏、李婷、龙芳等奋斗在临床检验一线人员的心血与智慧。

书中一个个经典或罕见的案例、一张张令人记忆深刻的形态图片、一个个潜在的诊断“陷阱”……都在向我们展示血细胞形态学工作者的谨慎态度，向我们讲述各种疑点难点的诊疗思维，潜移默化地向我们渗透了最新的行业标准和专家共识，也体现了诸位作者深厚的学术造诣和丰富的临床诊断经验。

我相信本书的出版，对形态学初学者来说是很好的入门实用教材，能帮助他们构建完整的血细胞形态学诊断知识体系；对临床经验丰富的形态学专家来讲，从学习的角度可获得很多启示和灵感，也欢迎与作者取得联系，加入新版的编写团队，共同提高血液病细胞形态学的诊断水平。从临床医生的角度来看，本书是一把打开认知血液病微观世界的“钥匙”，这些血细胞形态学改变，如果能够与临床医生对疾病的认知有机地结合起来，将有助于他们更好、更深入地理解疾病和治疗疾病。

读好书如同与智者对话、与良师益友同行。祝愿各位读者无论是从学习知识的角度还是从评判性阅读的角度都能有所收获。

徐双年

陆军军医大学第一附属医院

2025年1月

序 二

在血细胞形态学的发展过程中，目前有两个领域比较热门，一是人工智能(AI)图像识别技术辅助血细胞形态学诊断；二是血细胞图像数据库或血液病案例库的建立。这两者的建立有助于血细胞形态学诊断向着更加快捷、更加精准的方向发展。AI识别细胞准确性的提高依赖于高水平的标注师对每种细胞进行大量的训练和测试，标注师的水平在某种程度上决定了AI识别细胞的水平。承担标注任务的高水平技术员或检验师的成长需要大量学习，这种学习可以是基础理论，也可以是实际工作经验。数据库的建立需要大量的来自临床一线的病例，这些病例一般具有某种疾病实验诊断和鉴别诊断的代表性，可以以点带面，举一反三，帮助我们融会贯通，把握疾病诊断要点，厘清诊断思路。《血细胞形态学实验诊断及精选病例解析》恰恰为检验人员检验技能的提高和病例库的建立提供了素材和帮助，也为这两项创新工作提供了直接或间接的支持。

形态学实验诊断是一门经验性的技术，也是极富挑战性的工作，我们每天都要面对新的待诊标本，经过观察、计算、分析、判断，最后得出诊断结果。这个诊断过程其实是复杂的，凝集了很多知识和技巧。对从事形态学检验的老师来说，需要掌握的知识很多，如疾病的生理病理机制、临床的症状体征、细胞形态学特征，以及鉴别要点、诊断标准等，在我看来最重要的是辨识细胞和分析诊断的能力。细胞能否辨识准确需要不断学习、不断验证，在我们的日常工作中始终会遇到"新"细胞，这些不认识的细胞需要通过图谱书籍、带教老师指导来学习，也需要通过细胞化学、流式细胞术、骨髓病理活检或NGS检测来验证。对于细胞的辨别不要凭感觉和印象，要清楚细胞形态的"三点九方面"，并以此来鉴别其他相似的细胞。要具有丰富的理论知识和经验才能胜任分析诊断这项工作，理论的积累依靠博览群书，经验的积累依靠实战磨炼、反复揣摩。通过对经典病例的学习，我们可以获得许多宝贵的经验，客观分析诊断依据，厘清诊断思路，正确运用诊断标准，在形态学的水平上做出客观的诊断，给出合理的临床建议。在现今MICM分型的平台中，形态学老师要敢于思考，也要善于思考，要清楚不同的技术平台各有千秋，"尺有所短，寸有所长"，要从临床实际出发，发挥形态学的优势，配合其他技术，探讨和解决临床问题。

《血细胞形态学实验诊断及精选病例解析》一书由张云、黄兴琴、高晓鹏、李婷、龙芳带领一大批临床检验一线人员共同编写而成，是长期实战经验的总结和知识精髓的提取。本书内容丰富、章节合理、图文并茂，基本覆盖了常见血液系统的疾病种类和实验诊断方法，病理机制阐述简明扼要、重点突出；病例引用经典，分析思路清晰，诊断结论可靠。特别是病例解析部分，针对检验工作中的常见问题及诊断分析的难点、疑点，做了深入细致的分析和探讨，这对我们在今后的检验工作中厘清思路、避开“陷阱”、提高诊断水平有极大帮助。希望这本书如他山之石，能成为您工作的好助手！

彭贤贵

陆军军医大学第二附属医院

2025年1月

序　三

血液病作为医学领域中的重要分支，其诊断与治疗一直是临床工作的重点与难点。在当今医学科技飞速发展的时代，虽然各种先进的诊断技术层出不穷，如流式细胞免疫学技术、细胞遗传学检测技术、FISH、PCR、二代测序等，综合手段的应用使得血液病的诊断及治疗进入了精准诊疗阶段，但在众多技术手段中细胞形态学诊断依然具有不可替代的重要地位。细胞形态学诊断作为血液病诊断的重要手段，宛如一把开启血液病诊断之门的“金钥匙”。

在这样的背景下，《血细胞形态学实验诊断及精选病例解析》一书应运而生。本书是一本凝聚着张云、黄兴琴、高晓鹏、李婷、龙芳等奋斗在临床检验一线人员的心血与智慧的著作，是对血细胞形态学实验诊断的一次深入探索与日常工作的精彩总结。

本书的编排科学合理，对血细胞形态学实验诊断进行了深入阐述，并收录了各种常见与罕见血液病的细胞形态特征、临床表现、实验室检查等资料，循序渐进，层次分明。诸位作者以其深厚的学术造诣和丰富的临床经验，对每一种细胞形态的特点、变化规律，以及临床意义进行了详细而深入的阐述。无论是初学者，还是经验丰富的临床医生，都能从中获得启迪与收获。读者在阅读过程中，可逐步构建起完整的知识体系，进而提高对血液病细胞形态学的认知与诊断水平。

本书的出版不仅为广大医学工作者提供了一本实用的工具书，更为血液病细胞形态学的教学与科研工作注入了新的活力。相信本书将成为医学领域的重要参考资料，为提高血液病的诊断水平、推动血液病学科的发展发挥重要作用。

最后祝愿每一位读者都能从本书中汲取自己所需的知识与营养，为守护人类的健康事业贡献力量。

张健

山东第一医科大学附属省立医院

2025年1月

序　四

在医学的浩瀚海洋中，血液学作为一门重要的基础学科，承载着无数生命的希望与健康的守护。而血细胞形态学作为血液学的核心内容之一，通过对血细胞形态的观察与分析，不仅能为疾病的诊断提供重要依据，更在临床实践中发挥着不可或缺的作用。

《血细胞形态学实验诊断及精选病例解析》一书介绍了血细胞的基本形态特征、常见病理变化及其临床意义。同时，精选了多个具有代表性的病例，详细阐述了血细胞形态学在诊断过程中的应用，可帮助读者理解如何将理论知识与实践相结合，进而提升临床思维能力。

本书的出版将为广大医学工作者，尤其是临床医生和实验室技术人员，提供一份详尽而实用的参考资料。书中汇集了丰富的血细胞形态学知识，结合实际病例进行深入解析，可帮助医学工作者们在复杂的临床环境中，快速、准确地进行血液疾病的诊断。

希望这本书能成为广大医学工作者的良师益友，助力大家在血液学领域不断探索与进步，为更多患者带来健康与希望。

让我们共同迈向更高的医学高峰，携手为人类的生命健康贡献力量。

韩睿钦
中国医学科学院基础医学研究所
北京协和医学院基础学院
重大疾病共性机制研究全国重点实验室
2025年1月

前 言

在现代医学的宏伟画卷中，血液学诊断以其独特的视角和深刻的内涵，为疾病的预防、诊断和治疗提供了坚实的基础，在精准医疗中扮演着越来越重要的角色。随着科学技术的不断进步，尤其是免疫血液学、医学遗传学、分子生物学、人工智能图像识别技术辅助血细胞形态学诊断等高新技术与方法的开发与应用，随着血液病相关诊断标准和诊疗专家共识不断更新，我们对血液的认识已从单一的细胞计数和形态观察，发展到分子层面的深入解析。因此，作为形态学检验人员来说，除了要掌握辨识细胞的能力，还要熟悉疾病的病理机制、临床表现及体征、诊断标准及鉴别要点等，同时也要具有结合临床进行分析诊断的能力。《血细胞形态学实验诊断及精选病例解析》由国内长期工作在临床检验一线的人员共同编写而成，书中提供了大量临床病例资料和图片，是我们多年的临床实践经验和知识点的总结。

在编写本书的过程中，我们特别注重理论与实践的结合，力求使每一位读者都能从中获得启发和指导。书中的每一个病例都经过精心挑选，旨在通过具体实例，帮助读者更好地理解和掌握血液学诊断的关键。本书近60万字、100多个经典病例、近700幅图，包括常见血液系统疾病的概述、综合MICM技术结果、精选病例解析、诊断要点总结，共5章30节。第一章详细介绍了外周血细胞形态学检验、骨髓细胞形态学检验和细胞化学染色技术，以及血细胞形态学实验诊断的各种实用价值；第二章详细介绍了各种贫血及其相似疾病；第三章和第四章主要参考借鉴了WHO造血与淋巴组织肿瘤分类(2016版)(WHO-HAEM4R)标准，同时几乎所有的精选病例解析都增加了WHO造血与淋巴组织肿瘤分类(2022版)(WHO-HAEM5)的最新内容，极大地方便读者对这两种WHO分类标准的理解和更新对比；第五章详细介绍了类脂质沉积病、病原虫及真菌感染性疾病，以及其他类型疾病(血栓性血小板减少性紫癜、百日咳、传染性单核细胞增多症、骨髓转移癌、骨髓坏死等)，精选了一些典型的或容易误诊的病例进行详细解析，以启迪读者。

本书内容丰富、图文并茂、病例真实、诊断结论可靠，突出了系统、新颖、实用的特点，并包含我们在临床实践中的深刻体会和学术见解，从经典病例中解析临床诊断思路，特别强调了细胞形态检验工作中的常见识别问题，以及诊断思维分析的难点和疑点，同时提供了难得一见的、不易鉴别病种的血象和骨髓象图片，以表格形式呈现了最新行业标准、专家共识等更新的诊断标准，便于读者记忆和翻阅并对照学习，可作为日常工具书使用，对基层医院临床医学和检验医学的工作者、医学院校师生的学习均有帮助。

血细胞形态学实验诊断是一个不断实践、积累、修正、更新的过程，从传统手工走向人工智能也需要形态学工作者的火眼金睛。由于编者水平有限，书中还有不理想的地方，难免存在错误或疏漏，恳请同行专家和读者批评指正。

本书在编写过程中得到了陆军军医大学第一附属医院徐双年教授、陆军军医大学第二附属医院彭贤贵教授、山东第一医科大学附属省立医院张健教授、中国医学科学院北京协和医学院韩睿钦教授的亲力指导，在此表示衷心感谢！再次对参与本书编写的所有同仁表示最诚恳的谢意！

编者

2025年1月

目　录

第一章 血细胞形态学实验诊断概论

第一节 血细胞形态学实验诊断的内容

血细胞形态学实验诊断是血细胞形态学检验的升级和延伸，在内容和形式上更加侧重诊断分析。血细胞形态学实验诊断从实验流程来说，包括标本抽取、制片染色、镜检观察、分类计数、归纳分析和报告审核；从标本种类来说，主要分为外周血细胞形态学检验和骨髓细胞形态学检验，也可以涵盖与血液病相关的胸腹腔积液、脑脊液涂片，以及淋巴结、骨髓等组织印片；从检验技术来说，光学显微镜为主要装备，也可能涉及电子显微镜、共聚焦显微技术等。日常检验工作采用的方法主要是血涂片染色、人工镜检，再对结果进行分析。

一、外周血细胞形态学检验

外周血细胞形态学检验在专科实验室可以是单独的检查项目，也可以是骨髓细胞形态学检查的配套检查项目。在检验科临检室并不是所有血标本都需要人工镜检，当血细胞分类计数（CBC）出现异常或是血细胞分析仪出现散点图异常，触发了国际血液检验44条复检规则，才需要做人工镜检复核。外周血细胞形态学镜检的内容包括白细胞形态、红细胞形态和血小板形态的观察和数量的评估。白细胞形态学观察除了常见的中性粒细胞、嗜酸及嗜碱性粒细胞、单核细胞和淋巴细胞外，对于原始细胞、幼稚粒细胞、幼稚单核细胞、异型淋巴细胞、异常淋巴细胞、幼稚红细胞、小巨核细胞的辨识和检出十分重要。对于白细胞计数过低的血涂片，需要认真地观察片尾细胞的分布情况，及时发现异常早幼粒细胞或原始细胞，对于及早诊断急性白血病，以及进一步做白血病专科检查十分重要。幼红细胞、幼粒细胞的出现是髓外造血或骨髓造血异常增生的依据，可提示溶血、慢性髓性白血病（CML）、骨髓纤维化、转移癌等的存在。异型淋巴细胞和异常淋巴细胞有时不易区分。异型淋巴细胞是反应性淋巴细胞，属于良性；异常淋巴细胞又称不典型淋巴细胞或病理性淋巴细胞，多属于恶性。两者各有其特点，异型淋巴细胞多见于EB病毒感染，常伴有发热、淋巴结肿大和咽峡炎，可见单核细胞样、浆细胞样或幼稚淋巴细胞样表现，多样性表现是其特点，一般血涂片上查见单核细胞样和浆细胞样异型淋巴细胞，结合年龄、发热等临床表现可初步确诊。异常淋巴细胞的观察需要注意以下几种情况：一是小淋巴细胞增多的情况需要结合数量和质量来分析，除了毛细胞、脑回样细胞、裂隙核细胞，以及核仁大而清晰的幼淋巴细胞外，其他小淋巴瘤细胞都没有显著特征，需要结合患者年龄、病史、体征和淋巴细胞的数量来初步判断；二是大淋巴瘤细胞中，NK/T淋巴瘤细胞需要与幼稚单核细胞相鉴别，大B细胞淋巴瘤细胞需要与原始细胞及早幼红细胞相鉴别。

红细胞形态的观察是血涂片另一个重要的检查项目。结合血细胞计数的平均红细胞体积（MCV）、平均红细胞血红蛋白含量（MCH）和平均红细胞血红蛋白浓度（MCHC）指数来分析红细胞的大小十分重要。碎片红细胞计数是协助诊断弥散性血管内凝血（DIC）、血管内溶血、血栓性微血管病（TMA）和血栓性血小板减少性紫癜（TTP）的重要手段，观察分析要从体积很小的“刺梨”状、三角形及

"撕扯"状碎片红细胞入手，再观察盔形红细胞，最后是小球形红细胞，这样对确定碎片红细胞和准确计数很有价值。大红细胞出现以巨幼细胞性贫血多见，大小红细胞混杂的情况多出现在骨髓增生异常综合征（MDS）或巨幼细胞性贫血伴缺铁性贫血（IDA），但MDS通常还伴有红细胞其他形态的异常。小红细胞性贫血的鉴别主要集中在地中海贫血、IDA、环形铁粒幼细胞贫血及慢性感染性贫血。其他的红细胞形态学异常如泪滴状、椭圆形、口形、嗜碱点彩、球形等对骨髓纤维化、遗传性红细胞疾病等都有极高的诊断价值。血涂片查找疟原虫是诊断疟疾的最直接方法，特别是发热、贫血伴脾大的病例尤其要仔细读片。

血小板的观察首先要注意数量的判断，一般油镜下1个视野10~15个，散在、成簇可见，属于正常范围，但影响因素较多，由于血滴留存在玻片的时间过长，会导致片头或片尾血小板大量凝集的现象，镜检时需要观察片头、体部和片尾。巨大的气球状血小板颗粒发育较少，与血小板无力症相关。异形血小板伴数量减少与特发性血小板减少性紫癜（ITP）相关。

二、骨髓细胞形态学检验

骨髓细胞形态学是一门传统的临床检验技术，制片简单、观察容易，是诊断血液系统疾病的直观且重要的病理依据，在现代血液肿瘤MICM分型诊断中也是最基础的一环，对血液肿瘤的早期诊断及对后续的免疫分子检查都具有指导性意义。骨髓细胞形态学检查可以协助临床诊断各类贫血、血细胞减少、急性白血病、慢性白血病、MDS、淋巴瘤骨髓侵犯、转移癌等。骨髓增生程度、细胞比例及形态异常特征是分析诊断的主要病理依据。大多数情况下，不同的骨髓象构成了不同疾病的病理基础，从骨髓增生程度来看，可分为增生活跃的和增生降低的；以原始细胞比例来看，可分为原始细胞增多的和不增多的；从疾病性质来看，可分为良性的和恶性的；从细胞分化系列来看，可分为红细胞系（简称"红系"）、粒细胞系（简称"粒系"）、巨核细胞系（简称"巨核系"）、淋巴细胞系、单核巨噬细胞系（简称"单核巨噬系"）等；从细胞来源来看，可分为原发骨髓的和侵犯骨髓的。

骨髓细胞形态学对经典的、常见的血液系统疾病的诊断有非常高的临床指导意义，部分病例可直接明确诊断，如IDA、巨幼细胞性贫血、急性白血病、转移癌、寄生虫感染等；部分病例有积极的指导意义，需要结合流式、聚合酶链式反应（PCR）或骨髓病理，如再生障碍性贫血、MDS、MDS/骨髓增殖性肿瘤（MPN）、白血病、淋巴瘤骨髓侵犯等。

在骨髓细胞形态学检查中，原始细胞的识别、病态造血的划分、淋巴肿瘤的区分和外来细胞的辨识都是十分重要的。低比例的原始细胞分类计数一直都是形态学检查的一个难题，特别是在骨髓增生低下或增生极度活跃的情况下，需要反复观察。病态造血是形态学上表现出来的细胞发育异常，在MDS诊断中十分有意义，分类应按照世界卫生组织（WHO）划分的标准来执行，其中原始细胞比例、假性P-H畸形、幼红细胞母子核及奇数核、小巨核和单圆核巨核细胞的诊断价值高。

骨髓报告可分为确诊性诊断、符合性诊断、排除性诊断及描述性意见，对于众多复杂疑难性疾病，骨髓报告应根据客观数据和病理改变，结合患者的临床症状、体征及其他检验结果，提出客观的诊断意见，但同时要站在临床的角度，结合流式、荧光原位杂交技术（FISH）及染色体、PCR，以及骨髓病理的诊断意见进行综合分析判断。

三、细胞化学染色技术

血细胞的细胞化学染色是利用化学或物理的方法，检测细胞表面或细胞质内无机或有机物质成分，根据细胞所含化学物质的变化来佐证血细胞的形态学异常，并由此来判断病理生理改变，例如，通过原始细胞的过氧化物酶染色来判断细胞来源于粒单细胞系或淋巴细胞系，通过铁染色来判断机体是否缺乏铁元素。常见的细胞化学染色有过氧化物酶染色(MPO)、中性粒细胞碱性磷酸酶染色(NAP)、铁染色、糖原染色、特异性或非特异性酯酶染色等。在日常工作中，无论细胞形态学显示某种疾病的特征多么典型，都必须做细胞化学染色予以确认。多颗粒的急性白血病细胞必须做MPO染色才能鉴别出颗粒增多的急性淋巴细胞白血病(ALL)和急性髓系白血病(AML)。急性白血病原始细胞MPO在5%左右，需要考虑混合表型急性白血病(MPAL)的可能。NAP染色对区分CML或类白血病反应或其他MPN有明确的指导意义。铁染色在小细胞低色素贫血的病例中，对鉴别IDA、地中海贫血和环形铁粒幼细胞贫血意义重大。糖原染色强阳性对淋巴瘤骨髓侵犯和红白血病的诊断有指导意义。

细胞化学染色操作简单、结果可靠，是血细胞形态学检查重要的组成部分，需要做好质量控制，试剂配制是否精准，保存期不宜过长，多次使用的试剂应及时放入冰箱，当发现染色效果不好时要及时更换新试剂，MPO不宜染色时间过长，否则涂片容易造成阳性物污染。

第二节 血细胞形态学实验诊断的实用价值

一、寻找病因

所有血液系统疾病及某些相关疾病的发生都有可能是造血系统出现了问题。造血细胞来源于造血干细胞，主要在骨髓微环境中生长，然后释放到外周血，形成机体正常代谢的血细胞。当机体出现血细胞异常，如贫血、白细胞和血小板升高或减少，在骨髓象里都能查到相应的病理改变。细胞形态学检查是简单快捷且最直观的方法，例如，全血细胞减少的患者临床所要考虑的疾病很多，且疾病症状相似难以判断，只有通过骨髓细胞形态学检查才能清晰地区分AA、MDS、白血病、骨髓纤维化、转移癌等多种疾病，临床依此做出恰当的正确处理方案。再如，急性髓系白血病分型很多，20世纪70年代后FAB将急性髓系细胞白血病分成AML-M0~M7。AML-M3是其中的一类特殊亚型，通过形态学初步能区分出来，及早应用维A酸治疗就能改善早期死亡率最高的急性早幼粒细胞白血病(APL)，从而获得很好的疗效。

二、辅助血小板异常的出凝血系统的临床诊断

出凝血疾病很多与血小板异常有关，血小板的数量和形态结构离不开骨髓巨核细胞的生长发育，例如，ITP的诊断，虽有血小板自身抗体作为检测的重要指标，但典型的ITP骨髓象表现出巨核细胞增多伴成熟障碍，这也是临床诊断和用药的重要参考指标。血小板无力症患者的血小板数量不少，但胞体巨大，边界破碎，胞质内的核糖体已消失，颗粒稀少，呈淡红色等，这种形态学改变对诊断有明确的指导意义。

三、辅助红细胞系统疾病的临床诊断

红细胞减少的病理生理机制主要包括生成不足(干细胞受损)、营养缺乏、破坏过多和丢失过多，这些病因在骨髓象里都能反映出来。例如，急性或慢性再生障碍性贫血、单纯性红细胞再生障碍性贫血、急性全血细胞造血功能停滞都能通过红系细胞增生降低或三系血细胞增生降低表现出来。IDA可查到红系出现“核老浆幼”现象及铁染色内外铁降低，巨幼细胞性贫血则会出现巨大幼红细胞及“浆老核幼”现象，溶血性贫血会出现中幼红细胞比例增加及外周血幼红、幼粒细胞。这些红细胞表现出来的病理特征都是红细胞疾病诊断的重要病理依据。

四、转移性肿瘤细胞的观察

骨髓象查找外来细胞这种方法虽然古老，但直至目前仍是较为实用的方法之一。肿瘤患者由于肿瘤细胞的侵袭性强容易出现骨髓侵犯，这一病症可通过CT或X线等影像学检查发现异常，但细胞形态学仍是诊断最直接的证据，例如，神经母细胞瘤骨髓中常见“八字”形、“品字”形、“菊花团”形排列的肿瘤细胞；转移癌细胞胞质丰富，含细小颗粒，核圆形，核仁多个，细胞间常有融合和挤压现象。淋巴瘤细胞种类很多，小细胞常呈镶嵌样排列，大细胞可呈原始红细胞样改变等。

五、寄生虫及病菌的查找

血细胞形态学在查找病菌或寄生虫方面具有十分重要的作用。对于长期发热、抗感染效果不好的病例，查找组织胞浆菌和马尔尼菲菌十分重要。高热、脾大伴血细胞减少的病例，应重视对黑热病小体和疟原虫的查找。

六、治疗监控

血液肿瘤患者通常都会定期做骨髓细胞形态学检查，一是根据原始细胞的数量来判断治疗是否达到血液学缓解（原始细胞<5%）；二是观察患者骨髓恢复情况。在原始细胞较低的时候，血液肿瘤MRD需要流式细胞检测和PCR等技术来承担。但对于骨髓增生程度和病态造血的观察需通过细胞形态学。在淋巴肿瘤治疗前检查骨髓可观察骨髓细胞的储备功能和排除骨髓转移，造血干细胞移植前骨髓检查可观察是否原始细胞增多而选择相应的干细胞移植预处理方案。

（黄兴琴　高晓鹏　张云　席艳　李婷　龙芳）

精粹病例

病例一

（一）简要病史

患者男，68岁，2天前无明显诱因出现牙龈出血，不易止血，且发现右前臂瘀斑，咳嗽，咳痰，为白痰，咽痛，无明显头晕、头痛，无胸闷、喘憋，无恶心、呕吐，无腹胀，无血尿，柏油样便数日。来医院口腔科门诊就诊。体格检查：体温38.1℃，脉搏90次/分，呼吸18次/分，血压120/80mmHg（1mmHg≈0.133kPa），患者神志清晰，精神差，贫血貌。颊黏膜可见少量血疱，牙龈出血，红肿，右侧前臂可见瘀斑，约8cm×6cm，贫血貌，无肝脾及淋巴结肿大。

（二）实验室检查

1. 血常规

白细胞计数为$1.21\times10^9/L$，血红蛋白为58g/L，血小板计数为$18\times10^9/L$，网织红细胞绝对值计数（RET#）为$7.9\times10^9/L$。

2. 外周血形态

白细胞偏低，分类中性粒细胞明显减少，淋巴细胞比例相对增多；成熟红细胞大致正常；血小板散在少见，体积小，颗粒减少（图1-2-1）。

3. 骨髓形态

取材、涂片、染色良好。骨髓增生重度降低，小粒空虚，非造血细胞（淋巴细胞、网状细胞、浆细胞、肥大细胞等）比例升高；粒、红、巨三系细胞明显降低（图1-2-2至图1-2-5）。

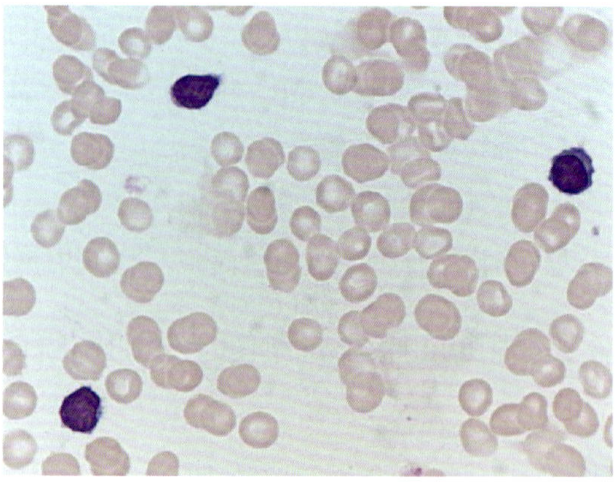

图1-2-1　外周血涂片瑞氏染色，×1000

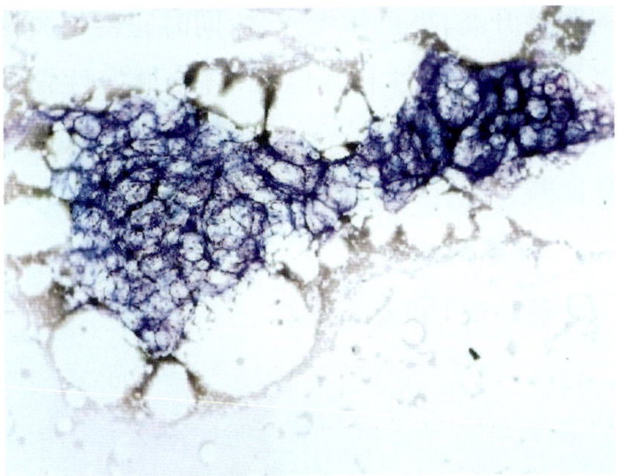

图1-2-2　骨髓涂片瑞氏染色，×1000

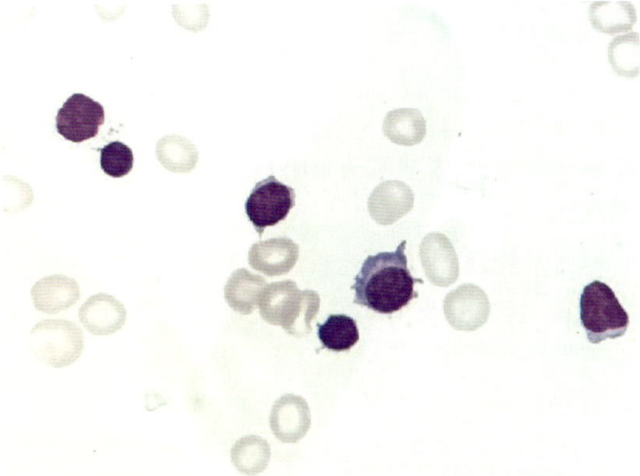

图1-2-3　骨髓涂片瑞氏染色，×1000

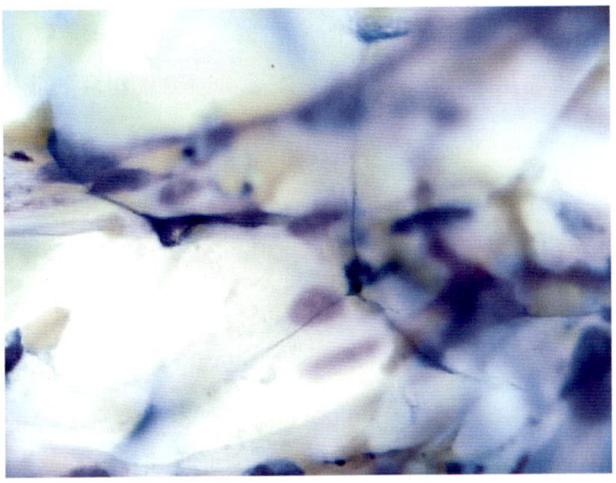

图1-2-4　骨髓涂片瑞氏染色，×1000

4.骨髓活检

骨髓有核细胞增生降低（造血容量约5%），脂肪组织、非造血细胞增多。免疫组织化学（简称"免疫组化"）：CD34偶见，CD117散在+，CD61巨核细胞+。

意见：骨髓增生降低，请结合临床，网织红细胞比例及其他检查除外AA（图1-2-6）。

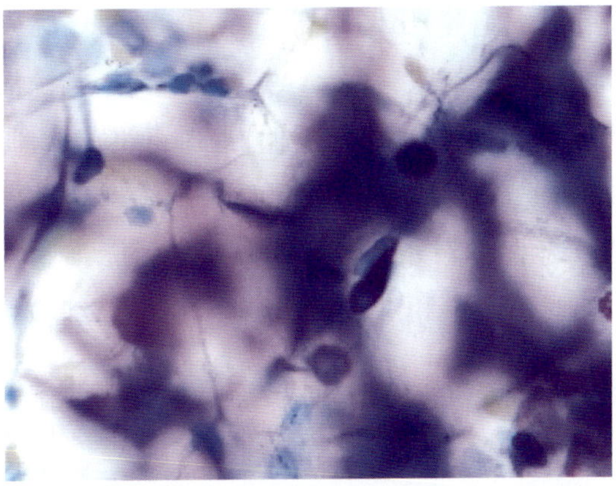

图1-2-5　骨髓涂片瑞氏染色，×1000

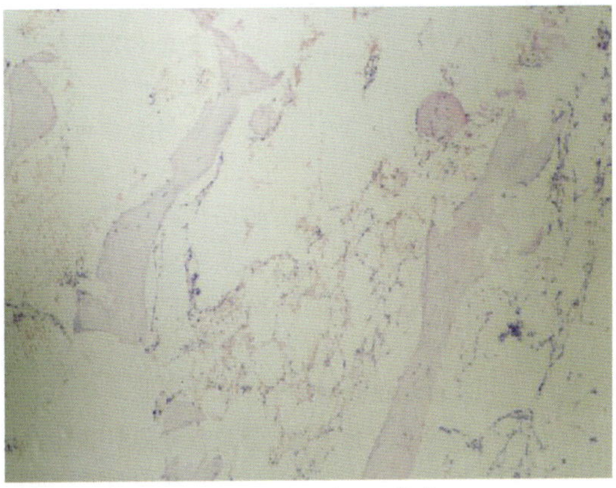

图1-2-6　骨髓活检HE染色，×100

5.免疫分型

CD34+原始细胞占有核细胞总数的0.16%，免疫表型未见明显异常。粒细胞比例明显降低，淋巴细胞比例明显升高。请结合临床及其他实验室检查。

6.染色体检查

46，XY[10]。

7.其他辅助检查

其他辅助检查未见异常，可除外先天性和其他获得性、继发性骨髓造血衰竭。

（三）病例解析

患者为老年男性，三系减少，无脾大，考虑不除外MDS、AA、自身免疫性疾病等的可能。血常规提示全血细胞减少，分类中性粒细胞明显降低，淋巴细胞比例升高，ANC<0.5 × 10^9/L，PLT<20 × 10^9/L，且网织红细胞绝对值<20 × 10^9/L，符合重型AA诊断标准；骨髓检查提示骨髓增生程度降低，小粒空虚，非造血细胞（淋巴细胞、网状细胞、浆细

胞、肥大细胞等)比例升高;三系极度降低,无发育异常,无异常细胞,符合AA骨髓象特点;骨髓活检(髂骨)提示全切片增生降低,造血组织减少,脂肪组织和非造血细胞增多,无纤维组织增生及异常细胞,考虑不除外AA;免疫分型提示无细胞发育异常,且粒细胞相对比例明显降低,淋巴细胞相对比例明显升高;染色体无异常;同时完善相关辅助检查排除了先天性和其他获得性、继发性骨髓造血衰竭疾病。最后,结合临床及相关检查,该患者最终诊断为AA,严重程度确定为重型AA。

(四)鉴别诊断

见表1-2-1和表1-2-2。

表1-2-1 与再生障碍性贫血相鉴别的先天性全血细胞减少症

疾病	临床特征
先天性无巨核细胞性血小板减少症	常染色体隐性遗传,TPO受体-Mpl基因突变所致;血小板减少或全血细胞减少;骨髓衰竭
先天性角化不良症	遗传方式有X连锁遗传、常染色体显性或隐性遗传;皮肤色素异常、口腔白斑、指甲营养不良三联征;全血细胞减少,肺纤维化等
范科尼贫血	大部分属常染色体隐性遗传,少数(FANCB亚型)为X连锁遗传。主要表现为血细胞减少、先天畸形、幼年癌症,染色体断裂试验阳性,易进展为MDS/AML
RUNX1种系突变	血小板减少或全血少,易进展为MDS/AML
GATA-2缺失综合征	反复感染(分枝杆菌、病毒、真菌等)、淋巴水肿、肺泡蛋白沉积症,易进展为MDS/AML
SAMD9/9L异常	MIRAGE(骨髓增生异常、感染、生长受限、肾上腺发育不全、生殖异常、肠病),易进展为MDS/AML
重症先天性中性粒细胞减少症	中性粒细胞减少,反复细菌感染
先天性中性粒细胞减少伴胰腺功能不全综合征	常染色体隐性遗传,多数患者有SBDS基因突变,表现为骨髓衰竭、胰腺外分泌功能不全,易进展为MDS/AML

表1-2-2 全血细胞减少和骨髓低增生的其他疾病鉴别要点

疾病或临床表现	鉴别要点
PNH相关(AA/PNH)	依据疾病及PNH向AA转化的阶段不同,患者的临床表现不同。检测外周血红细胞和白细胞表面GPI锚定蛋白可鉴别
低增生性MDS/AML	低增生性MDS具备以下特点:粒系、巨核系增生降低,外周血、骨髓涂片和骨髓活检中存在幼稚细胞。骨髓活检标本中,网状纤维、CD34+细胞增加,以及较多的残存造血面积提示为低增生性MDS而非AA。若存在前体细胞异常定位(ALIP)则更加提示MDS。红系病态造血在AA中非常常见,不能据此鉴别MDS和AA
自身抗体介导的全血细胞减少	包括Evans综合征等。可检测到外周成熟血细胞的自身抗体或骨髓未成熟血细胞的自身抗体,患者可有全血细胞且骨髓增生降低,但外周血网织红细胞或中性粒细胞比例往往不低甚或偏高,骨髓红系细胞比例不低且易见"红系造血岛",Th1/Th2降低(Th2细胞比例升高)、CD5+B细胞比例升高、血清IL-4和IL-10水平升高,对糖皮质激素和(或)大剂量静脉滴注丙种球蛋白的治疗反应较好
大颗粒淋巴细胞(LGL)白血病	可表现为全血细胞减少和(或)脾大及、淋巴瘤B症状等。流式细胞术检测外周血持续性LGL数量增多,TCR基因重排等检测证实LGL为克隆性增殖
霍奇金淋巴瘤或非霍奇金淋巴瘤	可表现为全血细胞减少、骨髓增生降低,骨髓涂片可见局部淋巴瘤细胞浸润。AA患者淋巴细胞显著升高,但系正常淋巴细胞,可通过免疫分型和基因重排检测与淋巴瘤细胞进行区分。其他如脾大等特征也可作为AA与淋巴瘤的鉴别依据
原发性骨髓纤维化	原发性骨髓纤维化常伴随出现泪滴状异常红细胞、幼稚红细胞、脾大。骨髓纤维化不合并脾大的患者提示有可能是继发于其他恶性肿瘤
分枝杆菌感染	有时表现为全血细胞减少和骨髓增生降低,可见肉芽肿、纤维化、骨髓坏死和噬血征象。结核分枝杆菌一般没有特征性肉芽肿。抗酸杆菌属于不典型分枝杆菌感染,其常被"泡沫"样巨噬细胞吞噬。如果考虑结核,应进行骨髓抗酸染色和培养

(待续)

表1-2-2(续)

疾病或临床表现	鉴别要点
神经性厌食或长期饥饿	可表现为全血细胞减少、骨髓增生降低、脂肪细胞和造血细胞丢失，骨髓涂片背景物质增多，HE染色为浅粉色，吉姆萨染色亦可观察到
原发免疫性血小板减少症(ITP)	部分AA患者初期仅表现为血小板减少，后期出现全血细胞减少，需与ITP相鉴别。这类AA患者骨髓增生降低、巨核细胞减少或消失。这种表现在ITP中并不常见。可用于鉴别早期AA及ITP
MonoMac综合征	骨髓增生降低，同时外周血单核细胞降低或极度降低可能提示该诊断

注：PNH，阵发性睡眠性血红蛋白尿症；GPI，糖基磷脂酰肌醇；MonoMac综合征，分枝杆菌易感的单核细胞缺乏综合征。

(张云　席艳　黄兴琴　高晓鹏)

病例二

(一)简要病史

患者男，间歇性酱油色尿4年。患者4年前因“乏力1个月，酱油样小便2次”就诊，确诊为淋巴瘤(B细胞淋巴瘤)。于2018-12-01、2018-12-29连续进行RCHOP(美罗华600mg，d0+环磷酰胺1.4g，d1+长春地辛4mg，d1+泼尼松100mg，d1~5)化疗，化疗后出院。现在患者再次出现小便颜色发深，为求治疗来我院就诊。我院以“B细胞淋巴瘤”收入院。

(二)实验室检查

1. 血常规

白细胞计数为$3.57 \times 10^9/L$，NEUT血细胞比容(HCT)为$2.47 \times 10^9/L$，红细胞计数为$0.71 \times 10^{12}/L$，血红蛋白 为63g/L，血细胞比容(HCT)为7.2%，MCV为101.4fL，MCH为88.7pg，MCHC为875g/L，血小板计数为$408 \times 10^9/L$。

2. 外周血形态

成熟红细胞呈片簇状聚集(图1-2-7和图1-2-8)。

3. 冷凝集标本的处理方法

(1)对于一般轻度冷凝集标本首先采用37℃水浴30分钟，立即进行上机检测、推片检查，发现冷凝集现象依然存在，效果并不理想。

(2)血浆置换处理：将标本1000rpm离心3分钟，吸出血浆弃去，加入与血浆等量的稀释液(稀释液提前置于37℃水浴箱内)，重复离心置换3次，标本混匀后上机检测。

4. 血浆置换后血常规结果

该患者经上述方法处理后，RBC、HCT较置换前有所升高，MCH、MCHC等参数基本正常。处理后血常规：白细胞计数为$4.25 \times 10^9/L$，红细胞计数为$2.52 \times 10^{12}/L$，血红蛋白为80g/L，HCT为24.9%，MCV为98.8fL，MCH为31.7pg，MCHC为321g/L。

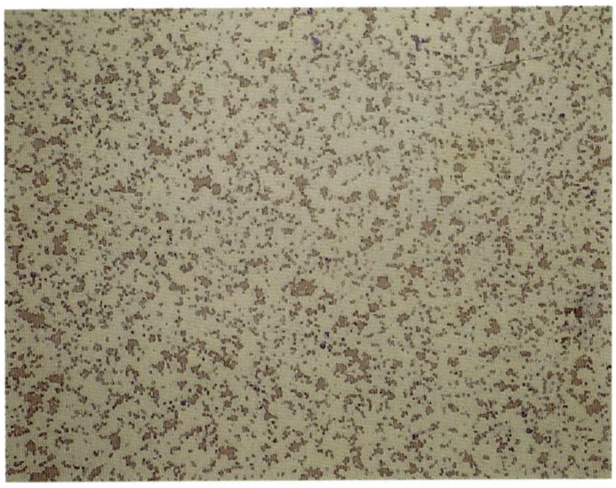

图1-2-7　红细胞呈片簇状聚集瑞氏染色，×100

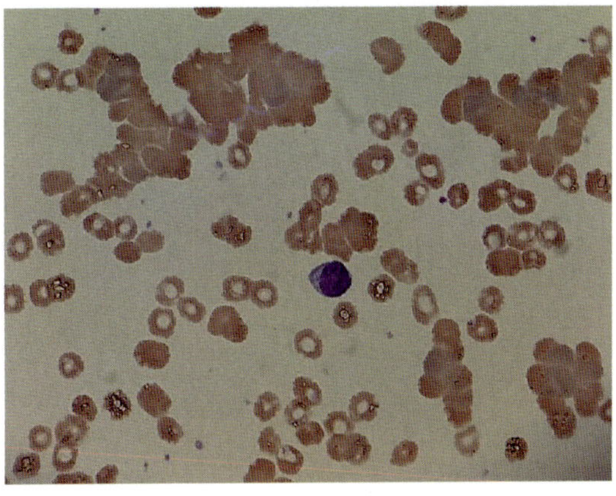

图1-2-8　红细胞呈片簇状聚集瑞氏染色，×1000

病例三

（一）简要病史

患者男，58岁，6个月前诊断为"骨髓增生异常综合征/骨髓增殖性肿瘤"。体格检查：血压130/85mmHg，贫血貌，心肺听诊未见明显异常，腹平软，无压痛、肋下未触及，移动性浊音阴性，肠鸣音正常，双下肢无水肿。

（二）实验室检查

1. 血常规

白细胞计数为$2.08 \times 10^9/L$，红细胞计数为$1.15 \times 10^{12}/L$，血红蛋白为53g/L，HCT为11.7%，MCV为101.7fL，MCH为46.1pg，MCHC为453g/L，血小板计数为$197 \times 10^9/L$。

2. 外周血形态

低倍镜及油镜下均可见红细胞成堆凝集（图1-2-9至图1-2-12）。

3. 冷凝集标本的处理方法

镜下可见成簇的红细胞凝集，并且考虑冷凝集会对仪器检测红细胞数目及相关参数造成很大影响，可引起红细胞计数、HCT降低，从而导致MCH、MCHC等参数假性升高。随即将标本置于37℃水浴箱，30分钟后取出快速上机检测结果。处理后血常规基本恢复正常且推片镜下观察，红细胞冷凝集现象消失。

4. 血浆置换后血常规结果

该患者经上述方法处理后，MCV、MCH、MCHC等参数正常。处理后血常规：白细胞计数为$2.72 \times 10^9/L$，红细胞计数为$1.75 \times 10^{12}/L$，血红蛋白为56g/L，HCT为16.3%，MCV为92.8fL，MCH为31.8pg，MCHC为342g/L，血小板计数为$169 \times 10^9/L$。

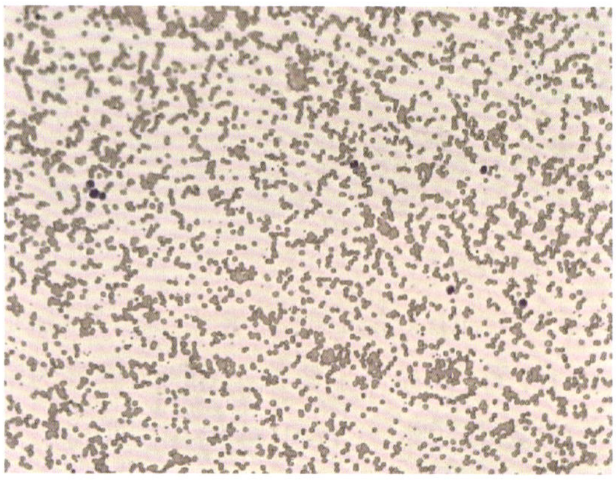

图1-2-10 外周血涂片瑞氏染色，×100

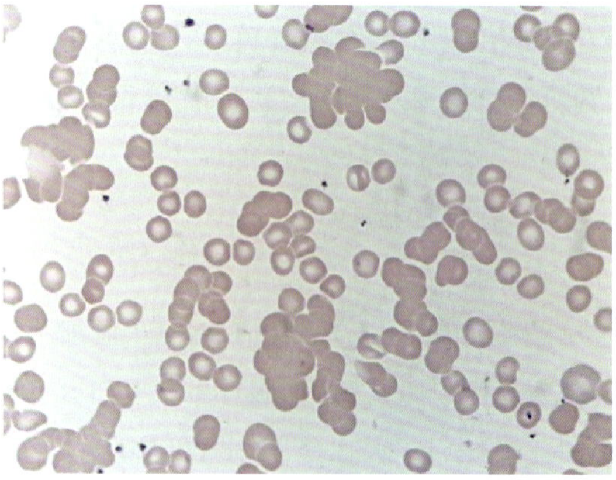

图1-2-11 外周血涂片瑞氏染色，×1000

图1-2-9 外周血涂片瑞氏染色，×100

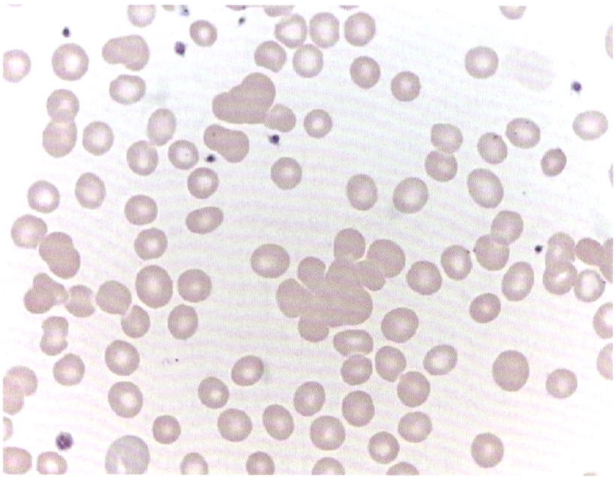

图1-2-12 外周血涂片瑞氏染色，×1000

冷凝集病例(病例二和病例三)小结

在日常检验工作中,我们应仔细审核血细胞分析各参数结果,当红细胞发生严重凝集时,红细胞数目及相关参数均影响较大,会出现红细胞计数与血红蛋白严重不匹配(红细胞计数的减少较血红蛋白下降更为明显),HCT假性降低,MCV、MCH、MCHC均假性升高,肉眼观察标本管壁呈沙粒状等现象,此时应对检测方法和结果及时做出纠正与处理,谨防错误报告发出。

全自动血细胞分析仪在检测凝集的红细胞时,因红细胞成团且难通过检测微孔,机器往往会将聚集的红细胞误认为是一个细胞,从而使其计数结果假性降低。不同环境温度下的血细胞计数亦有所不同。冷凝集素除使红细胞发生凝集外,也可使淋巴细胞、单核细胞、中性粒细胞和血小板发生凝集,导致白细胞和血小板计数结果假性降低。由于血细胞计数仪统计白细胞和血小板数量是在两个不同的通道进行,因此,冷凝集对白细胞及血小板计数结果影响较小。

实际工作中应多注意对异常参数结果的观察和分析,切实做好分析中、分析后的质量控制,从而获得准确的实验结果。

(一)出现红细胞冷凝集的原因

红细胞冷凝集主要是由冷凝集素在31℃以下时,作用于自身的红细胞抗原而发生的可逆性凝集。因自身反应性红细胞凝集及冷诱导因素,导致的慢性溶血性贫血和微循环栓塞的一组疾病,称为冷凝集素综合征(CAS)。本病主要发生于中老年人,常在冬季发病,温暖季节症状消失。当体表皮肤温度较低时,凝集的红细胞阻塞微循环而发生发绀,可伴有较轻的溶血。暴露部位如鼻尖、面颊、口唇、耳廓、指(趾)部受冷后皮肤发绀以致灰白,稍暖后皮肤白灰转发绀随即变红恢复。

90%的CAS患者可找到继发性因素,最常见的基础疾病是淋巴浆细胞增殖性疾病,如淋巴浆细胞淋巴瘤/巨球蛋白血症、单克隆球蛋白血症等;少数病例因结缔组织病、病毒(EB病毒、水痘-带状疱疹病毒、腮腺炎病毒、麻疹病毒或巨细胞病毒)或支原体感染引起;其他还可见于类风湿关节炎、系统性红斑狼疮、硬皮病、癌症等。患者体内的冷凝集素主要为κ轻链限制性IgM抗体,单克隆IgM-κ的病理来源细胞可能是骨髓克隆性$CD20^{+}Cy\kappa^{+}$B淋巴细胞,并伴有IgH V4-34片段重排。

(二)冷凝集的解决方法

1. 水浴法

将标本置于37℃水浴箱,30分钟后取出并快速上机检测。本法适用于轻度的冷凝集样本。

2. 血浆置换法

首先将未处理过的标本上机检测,记录除红系以外的其他数据结果。然后将标本1000rpm离心3分钟后,吸出血浆弃去,加入与血浆等量的释液或生理盐水(DCL稀释液或生理盐水应提前置于37℃水浴箱内温浴),重复离心置换3次,将标本混匀后上机检测,替换原有异常红系结果。因血浆置换法对白细胞和血小板计数有一定的影响,应在标本处理前先检测出结果,再用血浆置换检测的红细胞结果进行部分替换。特别是血小板计数,因为每置换一次都会造成血小板数量的减少。

3. 稀释模式

首先将标本、稀释液置于37℃水浴箱内至少30分钟,然后选择稀释模式,采血后快速上机检测,可消除冷凝集对血常规结果的影响。

4. 血细胞计数板法

使用传统的计数板法人工计数红细胞:在试管内加2mL红细胞稀释液(或生理盐水),取10μL末梢血,加入稀释液内,混匀后冲入计数池,静置2~3分钟。计数5个中方格内的红细胞数量,按照红细胞计算公式获得红细胞计数。

(张云　席艳　黄兴琴　高晓鹏)

病例四

浆细胞骨髓瘤(PCM),又称多发性骨髓瘤(MM),是一种终末分化的浆细胞恶性克隆性疾病,在浆细胞肿瘤中最常见,WHO-HAEM4R将其归为成熟B细胞肿瘤。由于单克隆的浆细胞恶性增殖并分泌单克隆免疫球蛋白,从而引起广泛骨质破坏、反复感染、贫血、高钙血症、肾功能不全等一系列临床表现。诊断时需结合临床表现、影像学、形态学、免疫学综合判断。根据其浆细胞分泌免疫球蛋白(Ig)的不同,MM可分为IgG、IgA、IgD、IgE、IgM、轻链型、不分泌型及双克隆型,其中IgG、IgA和轻链型常见,分别占MM患者的52%、21%、16%,而IgD、IgE、IgM和双克隆型MM少见,小于10%,不分泌型MM罕见,约占MM患者的3%。

(一)临床表现

(1)高钙血症(C):骨破坏,血钙升高。可引起头痛、呕吐、多尿,严重者可导致心律失常、昏迷,甚至死亡。

(2)肾脏损害(R):肾脏病变比较常见,由于单克隆免疫球蛋白和重链与轻链合成失去平衡,过多的轻链重吸收造成肾小管损害。高钙血症、高尿酸血症、高黏滞血症、原发性淀粉样变性和肿瘤细胞浸润均可造成肾脏损害。

(3)贫血(A):贫血是另一常见的临床表现,为骨髓病性贫血。

(4)骨痛(B):骨痛是本病的主要症状之一,腰骶骨痛最常见,其次为胸肋骨,四肢骨较少,肩关节和四肢关节疼痛较少。常有病理性骨折。

(5)反复感染:本病易发生感染,多见肺炎球菌感染,也可有泌尿系统感染等。

(6)高黏滞血症、高尿酸血症、原发性淀粉样变性、肝脾大、出血等。

(二)诊断标准

《中国多发性骨髓瘤诊治指南》(2017年修订版)见表1-2-3和表1-2-4。

(三)经典病例

1. 简要病史

患者女,63岁,因胸背部疼痛1年余、加重2个月入院。体格检查:贫血貌,全身淋巴结未触及,肝脾肋下未及,胸背部压痛阳性,双下肢无水肿。

2. 实验室检查

(1)血常规:白细胞计数为5.25 × 10^9/L,红细胞计数为2.14 × 10^{12}/L,血红蛋白为66g/L,血小板计数为243 × 10^9/L。

(2)生化检查:肌酐(Cr)为307.4μmol/L,尿素为10.27mmoL/L,估算肾小球滤过率为14.15mL/min,总钙(Ca)为2.48mmoL/L,总蛋白为69.1g/L,白蛋白为35.9g/L,球蛋白为33.2g/L,碱性磷酸酶(ALP)为88U/L。

(3)其他辅助检查:尿蛋白2+,β_2-微球蛋白为19.42μg/L。

(4)影像学检查:X线胸腹部检查提示多根肋骨陈旧性骨折。CT胸部平扫检查显示双侧多支肋骨陈旧性骨折。

(5)外周血形态:白细胞正常,分类中性粒细胞比例升高。成熟红细胞呈"缗钱"状排列;血小板散在可见(图1-2-13)。

(6)骨髓形态:取材、涂片、染色良好。骨髓增生明显活跃,浆细胞明显增多,占70%,该类细胞大小不一,呈多形性;胞浆量中等,呈深蓝色或火焰色,可见少许颗粒,多无核周透明带;核偏位,可见

表1-2-3 无症状(冒烟型)骨髓瘤诊断标准(需满足第1条/第2条+第3条)

1. 血清单克隆M蛋白≥30g/L,24小时尿轻链≥0.5g
2. 骨髓单克隆浆细胞比例为10%~59%
3. 无相关器官及组织的损害(无SLiM-CRAB等终末器官损害表现)

注:SLiM-CRAB表现具体参见"有症状(活动性)多发性骨髓瘤诊断标准"部分。

表1-2-4　有症状(活动性)多发性骨髓瘤诊断标准(需满足第1条及第2条+第3条中任何1项)

1.骨髓单克隆浆细胞比例≥10%和(或)组织活检证明有浆细胞瘤
2.血清和(或)尿出现单克隆M蛋白[a]
3.骨髓瘤引起的相关表现
(1)靶器官损害表现(CRAB)[b]
C:校正血清钙[c]>2.75mmol/L
R:肾功能损害(肌酐清除率<40mL/min或血清肌酐>177μmol/L)
A:贫血(血红蛋白低于正常下限20g/L或<100g/L)
B:溶骨性破坏,通过影像学检查(X线、CT或PET-CT)显示1处或多处溶骨性病变
(2)无靶器官损害表现,但出现以下1项或多项指标异常(SLiM)
S:骨髓单克隆浆细胞比例≥60%[d]
Li:受累/非受累血清游离轻链比≥100[e]
M:MRI检查出现>1处5mm以上局灶性骨质破坏

注:
[a],无血、尿M蛋白量的限制,如未检测出M蛋白(诊断为不分泌型MM),则需骨髓瘤单克隆浆细胞≥30%或活检为浆细胞瘤。
[b],其他类型的终末器官损害也偶有发生,若证实这些脏器的损害与骨髓瘤相关,可进一步支持诊断和分类。
[c],校正血清钙(mmol/L)=血清总钙(mmol/L)-0.025×血清白蛋白浓度(g/L)+1.0(mmol/L),或校正血清钙(mg/dL)=血清总钙(mg/dL)-血清白蛋白浓度(g/L)+4.0(mg/dL)。
[d],浆细胞单克隆性可通过流式细胞术、免疫组化、免疫荧光的方法鉴定其轻链κ/λ限制性表达,判断骨髓浆细胞比例应采用骨髓细胞学涂片和骨髓活检方法而不是流式细胞术进行计数,在穿刺和活检比例不一致时,选用浆细胞比例高的数值。
[e],受累轻链数值至少≥100mg/L。

双核及多核;染色质呈较细而疏松的网状,可见核仁1~2个粒系增生降低,形态大致正常;红系增生降低,成熟红细胞可见缗钱状排列;全片可见巨核细胞35个,分析25个,颗粒巨核细胞7个,成熟巨核细胞17个,裸核巨核细胞1个,血小板成簇,散在可见(图1-2-14和图1-2-15)。

形态学意见:①MM;②建议进行MM相关检查。

(7)骨髓活检:取材、包埋、染色良好,造血组织容量为70%,脂肪组织容量为30%,骨髓造血组织

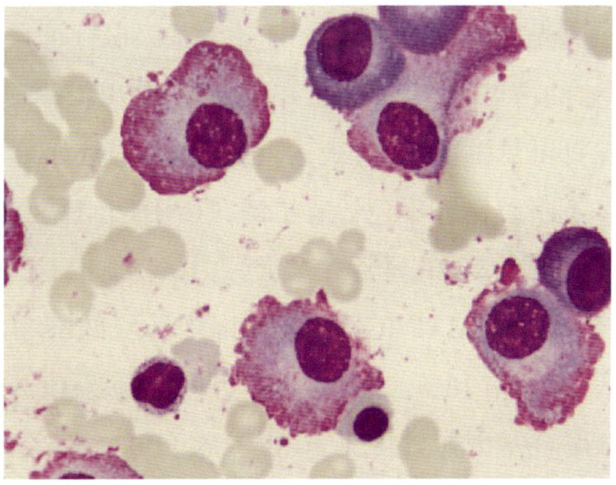

图1-2-14　骨髓涂片瑞氏染色,×1000

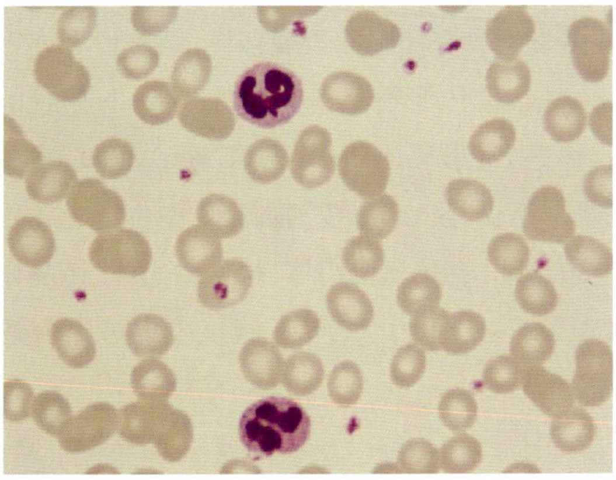

图1-2-13　外周血涂片瑞氏染色,×1000

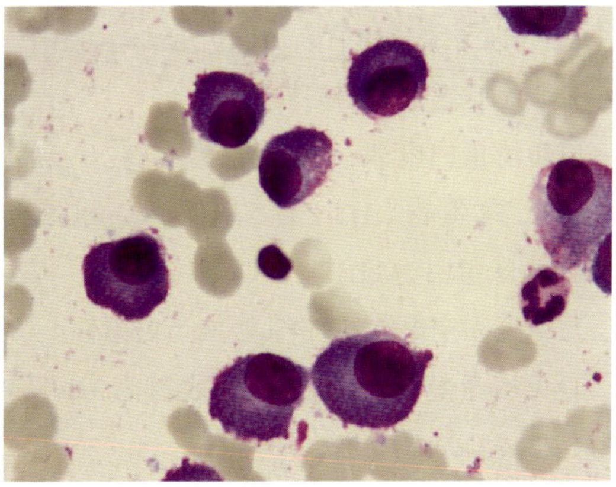

图1-2-15　骨髓涂片瑞氏染色,×1000

增生明显活跃，脂肪组织可见；粒系增生降低，中、晚幼粒细胞及成熟粒细胞可见；红系增生受抑，幼红细胞簇偶见，散在幼红细胞少见；巨核系增生活跃(4个/HP)；切片内浆细胞系增生极度活跃，以浆细胞为主，呈多形性浸润病变、间质-簇片型分布；纤维组织增生。

活检意见：浆细胞可见呈片状分布，纤维组织增生，请结合临床，完善相关检查。

(8)免疫分型：20.5%的细胞(占全部有核细胞)表达CD38、CD138、CD56，单克隆表达cLambda，不表达CD3、CD8、CD4、CD2、CD7、CD5、CD10、CD45、CD20、CD117、CD19、cKappa，考虑为异常浆细胞。成熟淋巴细胞占有核细胞的8.1%，未见明显异常表型。原始细胞占有核细胞的0.9%，单核细胞占有核细胞的4.8%。未见明显非造血细胞。

(9)染色体和荧光原位杂交检查：染色体为46，XX[20]。

荧光原位杂交检查：RB1缺失基因探针可见1R表达，约占42%，提示存在13q-；FGFR3/IGH融合基因探针可见3G3R异常表达，约占22%，提示14号染色体有断裂；4号染色体有扩增，CCND1/IGH融合基因探针可见3G2R异常表达，约占16%，提示14号染色体有断裂；MAF/IGH融合基因探针可见3G2R异常表达，约占18%，提示14号染色体有断裂；CCND3/IGH融合基因探针可见3G3R异常表达，约占25%，提示14号染色体有断裂或扩增；6号染色体有扩增，MAFB/IGH融合基因探针可见3G2R异常表达，约占16%，提示14号染色体有断裂或扩增。

(10)免疫球蛋白相关检查

1)血清蛋白电泳：α_1球蛋白为3.7%，β-球蛋白为14.6%，白蛋白(ALb)为57.1%，α_2-球蛋白为13.5%，γ-球蛋白为11.1%，A/G为1.33。

2)免疫固定电泳：轻链λ型M蛋白阳性。

3)免疫球蛋白、轻链检测：λ轻链为31g/L，κ轻链为7.72g/L，κ/λ为0.25。

(11)分子生物学检查：TP53未检测到突变。

4. 最终诊断

轻链λ型多发性骨髓瘤(MM)。

5. 病例解析

患者为老年女性，因腰背部疼痛就诊，老年人以骨痛为首发症状，需要警惕浆细胞肿瘤或实体瘤或急性白血病等。血常规提示贫血，生化检查提示肾功能损害，无高钙和球蛋白升高，影像学提示陈旧性骨折，考虑为病理性骨折。综上相关信息，高度考虑为MM，进行骨髓检查提示浆细胞异常增生，占70%，原幼浆细胞升高，且可见明显的火焰浆细胞，流式检查提示为单克隆浆细胞，染色体核型正常，荧光原位杂交提示13q-、4号染色体和14号染色体的扩增或断裂，13q-见于45%~50%的骨髓瘤患者，与MM侵袭性行为有关，但非常规染色体检测不能评估预后。分子生物学提示TP53未见突变。综合临床及相关检查，患者满足CRAB症状中的贫血(A)、肾损(R)，有骨痛但无溶骨性破坏，无高钙，单克隆浆细胞>10%，因此，诊断MM成立。需要对MM进行分型，从形态学角度观察，本患者有大量火焰浆细胞，此特点多见于IgA型MM，但免疫固定电泳提示为轻链λ型，而形态中发现火焰浆或多见火焰浆细胞，也可能是MM的其他类型，因此，本病例综合诊断为轻链λ型多发性骨髓瘤(MM)。查找文献可知，轻链型MM与IgG、IgA型MM相比，常以骨痛、肾损害为首发表现，预后也更差。

(四)浆细胞家族荟萃

多发性骨髓瘤临床表现多样，细胞形态亦千变万化、姿态万千，形态工作者可观察到不同特征的浆细胞形态，常形象地比作“火焰”浆、“地图”浆、“葫芦”浆、“桑椹”浆和“冰凌”浆，胞质中也常见各种各样的包涵体，有类奥氏小体、拉塞尔小体、结晶样小体、颗粒样物质、巨大空泡，胞核中也可见含达彻小体。

(黄兴琴　张云　高晓鹏　席艳)

第二章　红细胞疾病的形态学实验诊断及病例解析

第一节　造血物质缺乏性贫血

一、缺铁性贫血

(一)概论

缺铁性贫血(IDA)是由于各种原因造成的储存铁缺乏,导致血红蛋白合成减少而发生的贫血。IDA是贫血中最常见的,临床常见的症状为面色苍白、乏力、头晕、眼花、耳鸣、心悸、气短、食欲减退,还可出现如口角炎、异食癖、吞咽困难、指甲变脆、无光泽、反甲等体征。临床特点为小细胞低色素性贫血(MCV<80fL, MCH<27pg, MCHC<310g/L)、血清铁蛋白减少及铁剂治疗有效。血涂片红细胞体积减小,严重者可见环形红细胞,中央淡染区扩大。骨髓呈增生性贫血象,红系比例大多升高,以中、晚幼红细胞增生为主,有核红细胞表现为"核老质幼"。骨髓细胞外铁明显降低或缺如,铁粒幼细胞(细胞内铁)<15%,且铁颗粒少、小、着色淡,甚至缺如。

造成缺铁的常见原因包括:铁摄入不足、需求量增加和铁丢失过多,多发生于婴幼儿、妊娠及哺乳期女性、慢性失血及胃肠道吸收功能障碍者。缺铁可分为3个阶段:储存铁缺乏(ID)、缺铁性红细胞生成(IDE)和缺铁性贫血(IDA),因缺铁发展阶段不同,早期常无贫血。ID包括两种情况:①铁绝对减少,即机体铁储备低;②功能性减少,吞噬细胞和网状内皮细胞释放铁的功能下降,导致铁相对不足。临床诊断主要依据实验室检查,如血常规、铁代谢指标(血清铁和铁蛋白)、骨髓形态学、铁染色等检查方法。血清铁蛋白含量能准确反映体内储存铁的情况,是诊断IDA的敏感方法之一。骨髓铁染色是诊断IDA的一种直接而可靠的方法,也是目前诊断IDA的金标准。

(二)简要病史

患者女,50岁,因"月经量增多3月余,气促10余天"入院。体格检查:贫血貌,结膜、口唇苍白,眼睑水肿,全身未见瘀点、瘀斑。

(三)实验室检查

1. 血常规

白细胞计数为4.13×10^9/L,红细胞计数为4.21×10^{12}/L,血红蛋白为68g/L,血小板计数为310×10^9/L,MCV为57.4fL,MCH为16.2pg,MCHC为281g/L,网织红细胞百分比(RET%)为1.73%,网织红细胞绝对数(RET #)为0.067×10^{12}/L。

2. 外周血形态

白细胞分类及形态大致正常,成熟红细胞大小不等,以小红细胞为主,大部分细胞中心淡染区扩大,血小板散在可见(图2-1-1)。

3. 骨髓形态

取材、涂片、染色良好。骨髓增生明显活跃,粒

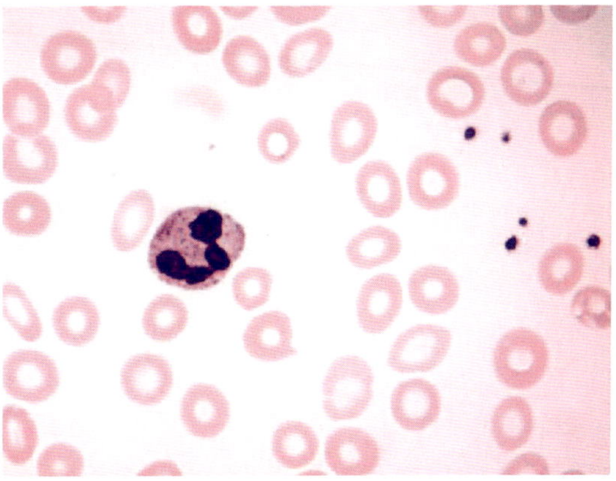

图2-1-1　外周血涂片瑞氏染色,×1000

系增生活跃，各阶段比例及形态大致正常；红系增生活跃，以中、晚幼红细胞为主，大部分细胞的胞体小，胞浆量少，色偏蓝，边缘不齐，核亦小，染色质深染，可见“花瓣”核、核出芽等现象。成熟红细胞大小不等，以小红细胞为主，大部分细胞中心淡染区扩大。全片共见巨核细胞201个，血小板散在可见（图2-1-2和图2-1-3）。铁染色：细胞外铁-，细胞内铁为2%（图2-1-4和图2-1-5）。

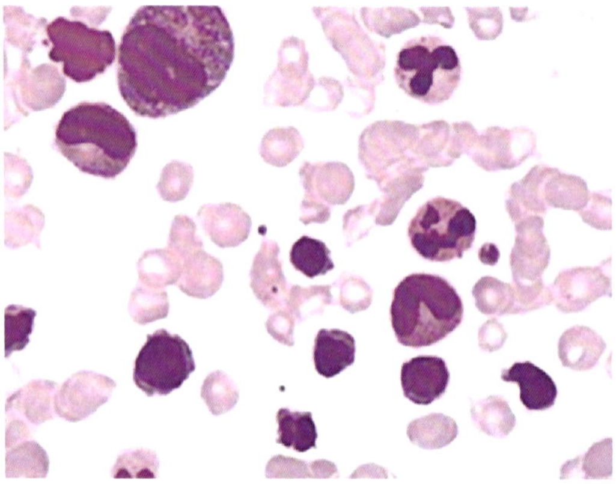

图2-1-2　骨髓涂片瑞氏染色，×1000

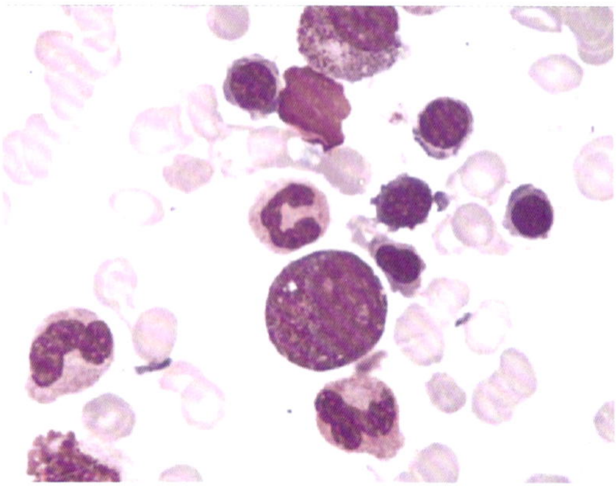

图2-1-3　骨髓涂片瑞氏染色，×1000

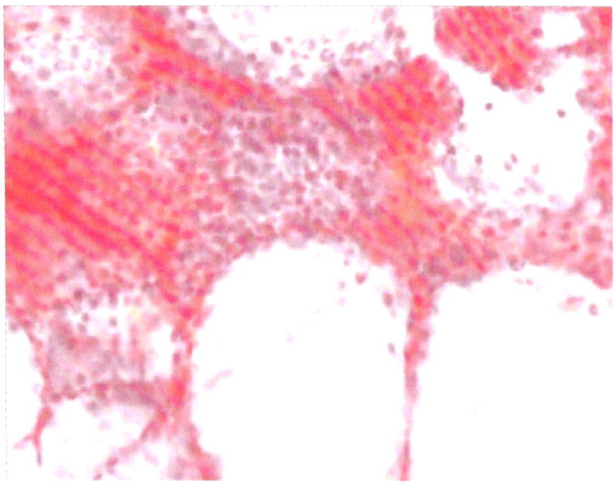

图2-1-4　骨髓铁染色：外铁-

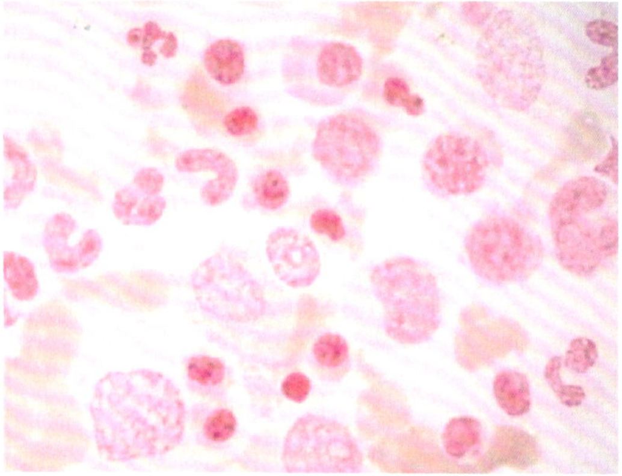

图2-1-5　骨髓铁染色：内铁为2%

形态学意见：符合缺铁性贫血骨髓象。

4. 血清学检查

血清铁为2.45μmol/L，铁蛋白为2.44ng/mL。

5. 影像学检查

腹部及盆腔彩超：肝囊肿；脾上下径增大。子宫增大，宫壁回声不均匀增粗（疑似子宫腺肌症）。

（四）最终诊断

缺铁性贫血（IDA）。

（五）病例解析

本例患者为中年女性，因“月经量增多3月余，气促10余天”入院。患者处于女性更年期阶段，体格检查为面色苍白，结膜、口唇苍白，眼睑水肿，慢性不规律的失血性贫血或慢性病性贫血可能性大。血常规及镜检提示典型的小细胞低色素性贫血；骨髓涂片显示幼红细胞胞体小，中、晚幼红细胞呈“核老质幼”现象，骨髓铁染色提示细胞内、外铁均低，结合血清铁、铁蛋白降低，诊断为缺铁性贫血。该患者超声提示子宫腺肌症。3个月的阴道出血与原发病有关，缺铁性贫血是由失血导致，积极治疗原发病可纠正贫血。缺铁性贫血时，骨髓细胞外铁明显降低，甚至缺如，经有效铁剂治疗后可好转，铁染色既是诊断缺铁性贫血的依据，又是指导铁剂治疗的重要方法。

形态学观察注意点：外周血辨识红细胞形态要选择合适的部位，即红细胞平展分布均匀的地方，尾部或者红细胞凝集处均不适宜，以免做出错误判断。骨髓中、晚幼红细胞增生明显活跃时，多数体积较小，胞质少，边缘不整齐，呈锯齿状如破布，核小而致密、深染，甚至有局部浓缩呈紫黑色“炭核”，需要与小淋巴细胞鉴别：淋巴样幼红细胞胞质围绕核周，呈蓝灰色、灰红色，无颗粒，有时可见嗜碱性点彩，核形常圆形，有时不规则畸形，核染色质碳核或块状、副染色质明显，无核仁；而小淋巴细胞胞体较规则，胞质少且位于局部，淡蓝色，常无颗粒，但有时可有少许紫红色颗粒，核形类圆形，可见小切迹及凹陷，染色质致密、均匀，副染色质不明显，可有假核仁。

（六）诊断标准

参考《血液病诊断及疗效标准（第4版）》和《血液系统疾病诊疗规范（第2版）》（表2-1-1）。

表2-1-1 缺铁性贫血的诊断标准

1. 小细胞低色素性贫血：贫血标准按照目前公认的诊断标准，男性Hb<120g/L，女性Hb<110g/L，孕妇Hb<100g/L；红细胞形态呈低色素性表现；MCV<80fL，MCH<27pg，MCHC<320g/L
2. 有明确的缺铁病因和临床表现
3. 血清铁（SI）<8.95μmol/L，总铁结合力（TIBC）>64.44μmol/L
4. 运铁蛋白饱和度（TS）<0.15
5. 骨髓铁染色：骨髓小粒可染铁消失，铁粒幼细胞<15%
6. 红细胞游离原卟啉（FEP）>0.90μmol/L（全血），或血液锌原卟啉（ZPP）>0.96μmol/L（全血），或FEP/Hb>4.50μg/gHb
7. 血清铁蛋白（SF）<12μg/L
8. 血清可溶性运铁蛋白受体（sTRF）浓度>26.50nmol/L（2.25mg/L）
9. 铁剂治疗有效
符合第1条和第2~9条中任何2条或以上，可诊断为IDA

（解小红 黄兴琴 高晓鹏 何勇 于珍）

二、巨幼细胞性贫血

（一）概论

巨幼细胞性贫血（MA）是由于叶酸和（或）维生素B_{12}缺乏或其他原因引起细胞核DNA合成障碍引发无效造血，导致的一类大细胞性贫血，也称脱氧核苷酸合成障碍性贫血。常见病因有营养不良、胃肠切除术后、慢性胃肠炎、胃酸缺乏、血液透析、酗酒、药物、甲状腺功能亢进、恶性肿瘤等导致叶酸和（或）维生素B_{12}缺乏，叶酸缺乏多见于摄入不足、需要量增加、吸收利用障碍和丢失过多；维生素B_{12}缺乏多见于摄入不足；其他原因包括药物和先天性代谢缺陷。我国巨幼细胞性贫血最常见的原因是叶酸和维生素B_{12}缺乏，内因子缺乏所致恶性贫血极少见。临床上叶酸缺乏时常见全血细胞减少伴胃肠道症状，如食欲减退、反复发作的舌炎、舌面光滑、舌乳头萎缩呈“牛肉”舌或“镜面”舌，有时可出现腹胀、腹泻、便秘等症状；维生素B_{12}缺乏时，可影响神经兴奋传递，常出现神经、精神症状，如手足对称性麻木、下肢步态不稳、行走困难，还可表现为脑神经受损的精神异常，如抑郁、嗜睡和精神错乱。临床实验室检查主要特点为大细胞性贫血、全血细胞减少、黄疸、骨髓细胞巨幼变，叶酸和（或）维生素B_{12}减少或缺乏，以及叶酸和维生素B_{12}治疗有效。

（二）简要病史

患者女，55岁，20天前无明显诱因出现阵发性头晕不适，伴食欲减退，上述症状反复发作。体格检查：贫血貌。既往史：5年前因胃恶性肿瘤进行“全胃切除术”。

（三）实验室检查

1. 血常规

白细胞计数为$2.86 \times 10^9/L$，红细胞计数为$1.63 \times 10^{12}/L$，血红蛋白为79g/L，MCV为139.3fL，MCH为48.3pg，MCHC为347g/L，血小板计数为

88×10^9/L；有核红细胞百分比（NRBC%）为43.67%，有核红细胞数目（NRBC）为1.25×10^{12}/L；网织红细胞百分比（RET%）为5.31%，网织红细胞绝对数（RET#）为0.081×10^{12}/L。

2. 外周血形态

白细胞计数减少，以淋巴细胞为主，分叶核粒细胞可见过分叶现象，成熟红细胞大小不等，以大红细胞为主，可见盔形、椭圆形、靶形等异形红细胞及H-J小体；血小板单个散在可见（图2-1-6）。

3. 骨髓形态

取材、涂片、染色良好。骨髓增生明显活跃，粒系增生活跃，晚幼粒细胞以下阶段可见巨幼变，分叶核粒细胞可见过分叶现象；红系增生活跃，以中、晚幼红细胞为主，各阶段巨幼变明显，核染色质明显疏松，呈明显的核浆发育不平衡，表现为“核幼质老”，可见不规则核、H-J小体、嗜碱性点彩等现象。成熟红细胞大小不等，以大细胞为主，中央淡染区减少或消失。全片见到巨核细胞183个，血小板单个可见（图2-1-7和图2-1-8）。铁染色：细胞外铁2+，细胞内铁为80%（图2-1-9和图2-1-10）。

形态学意见：考虑巨幼细胞性贫血骨髓象，建议进行叶酸及维生素B_{12}检测。

4. 血清学检查

叶酸为18.85ng/mL，维生素B_{12}为85.85pg/mL，铁蛋白为220.82ng/mL，乳酸脱氢酶为603.00U/L，谷胱甘肽还原酶为100.5U/L。

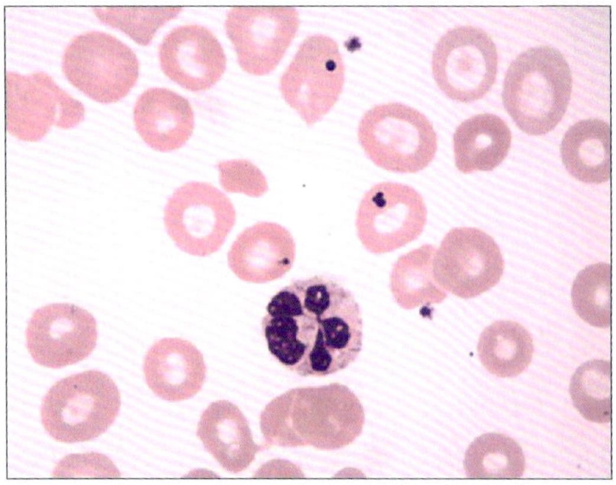

图2-1-6　外周血涂片瑞氏染色，×1000

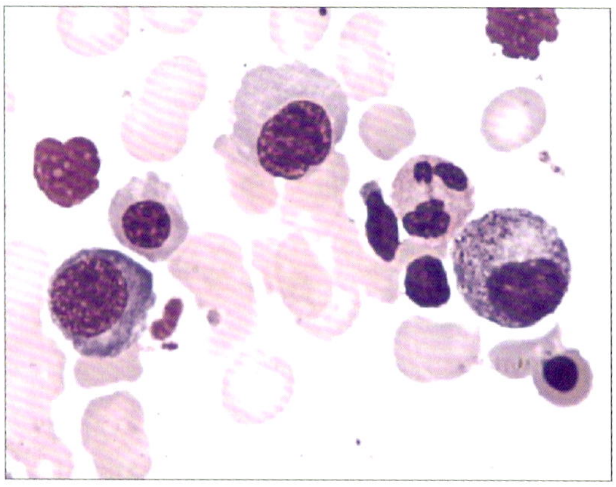

图2-1-7　骨髓涂片瑞氏染色，×1000

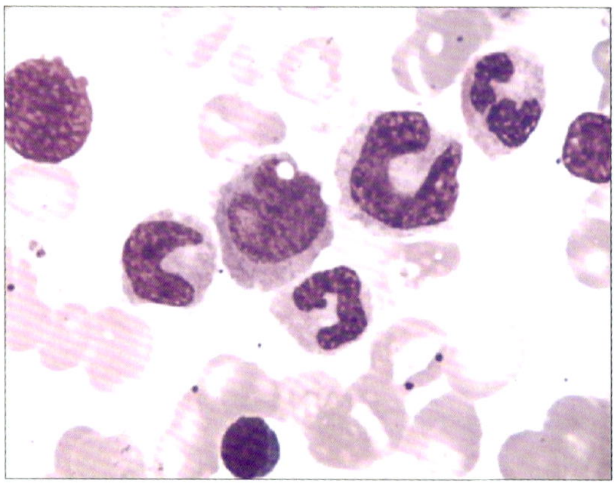

图2-1-8　骨髓涂片瑞氏染色，×1000

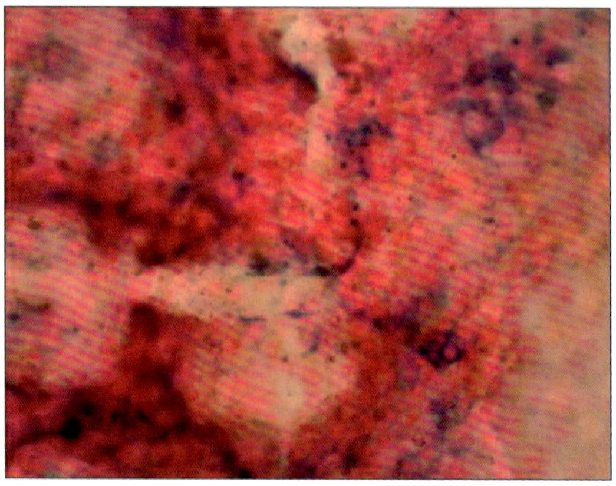

图2-1-9　骨髓铁染色：外铁2+

5. 影像学检查

胸部CT：胃切除术后，食管-空肠吻合口壁稍增厚。

（四）最终诊断

巨幼细胞性贫血（MA）。

（五）病例解析

患者女，55岁，病程短，无明显诱因出现阵发

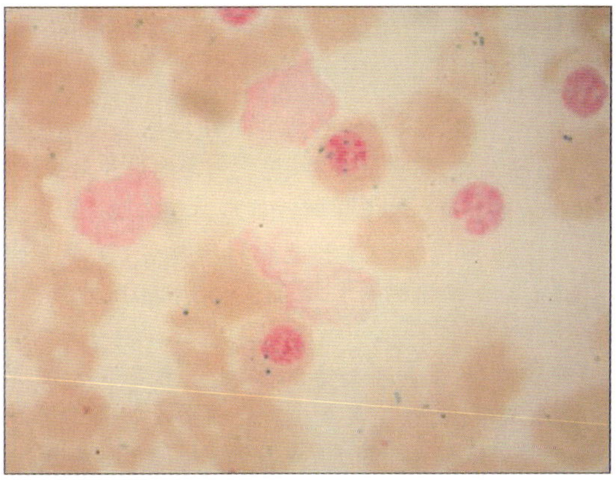

图2-1-10 骨髓铁染色：内铁为80%

性头晕不适，伴食欲减退，血常规三系降低，为大细胞性贫血。既往患者因胃恶性肿瘤进行全胃切除术，提示患者消化吸收功能障碍，故考虑MA的可能。LDH升高，网织红细胞百分比升高，考虑存在原位溶血可能。血常规及形态学显示外周血分叶核粒细胞有过分叶现象，成熟红细胞大小不等，以大红细胞为主；骨髓形态显示粒、红系巨幼变，幼红细胞呈明显"核幼质老"现象，这主要是由于造血原料叶酸和（或）维生素B_{12}缺乏，导致造血细胞及胃肠道上皮细胞核发育障碍，细胞DNA合成障碍，而RNA合成继续，即细胞核发育障碍，而细胞质仍发育和成熟，进而骨髓三系细胞核浆发育不平衡。巨幼细胞性贫血患者补充叶酸和（或）维生素B_{12}治疗24小时后，骨髓中巨幼变开始消失，48小时后基本见不到巨幼变，因此巨幼细胞性贫血患者骨髓穿刺最好在未用药前进行。血清学需做血清维生素B_{12}、叶酸和内因子测定，以排除恶性贫血，后者主要由血清内因子缺乏所致，一般叶酸和维生素B_{12}治疗无效。本例患者结合大细胞性贫血，形态学巨幼变，血清维生素B_{12}降低，最终诊断为巨幼细胞性贫血。本例老年患者骨髓三系降低，呈大细胞性贫血，需要注意与恶性血液系统疾病骨髓增生异常综合征鉴别，后者除粒、红两系巨幼变外，尚有三系发育异常，如原始细胞增多，红系可见多核（奇数核）、子母核、核出芽、核碎裂、核间桥、环形铁粒幼细胞等，粒系可见假性P-H畸形、胞质颗粒减少等，巨核系可见单圆核、双圆核、多圆核、淋巴样小巨核细胞等，需做骨髓活检、流式检测、染色体核型分析、MDS相关基因等检测。

（六）诊断标准与鉴别诊断

诊断标准参考《血液病诊断及疗效标准（第4版）》，见表2-1-2和表2-1-3。

表2-1-2 巨幼细胞性贫血的诊断标准

1.临床表现：①一般贫血症状；②常伴消化道症状；③神经系统症状
2.实验室检查：
①大细胞性贫血（MCV>100fL，红细胞呈大卵圆形），网织红细胞常降低；②白细胞和血小板减少，中性分叶核分叶过多（5叶者常>5%或6叶者>1%）；③骨髓增生活跃或明显活跃，呈巨幼细胞性贫血改变（有典型巨幼红细胞生成，巨幼红细胞>10%，粒细胞系和巨核细胞系亦有巨幼变）；④血清叶酸<6.91nmol/L和红细胞叶酸<227nmol/L；⑤血清维生素B_{12}<75pmol/L和红细胞叶酸<227nmol/L；⑥血清维生素B_{12}<29.6pmol/L；⑦血清内因子阻断抗体阳性；⑧放射性维生素B_{12}吸收试验，24小时尿维生素B_{12}排出量<4%，加内因子恢复正常；用放射性核素双标记维生素B_{12}进行吸收试验，24小时维生素B_{12}排出量<10%。
具备上述临床表现的①和③，以及实验室检查的①、③或②、⑤者，诊断为维生素B_{12}缺乏的巨幼细胞性贫血；具备上述临床表现的①或②，以及实验室检查的①、③或②、④者，诊断为叶酸缺乏的巨幼细胞性贫血；具备上述临床表现的①、②、③，以及实验室检查的①、③、⑥、⑦者，疑有恶性贫血；⑧上述实验室检查的为恶性贫血确诊试验

表2-1-3 巨幼细胞性贫血与骨髓增生异常综合征(MDS)的鉴别诊断要点

项目	巨幼细胞性贫血	MDS
病因	叶酸缺乏;维生素B_{12}缺乏;药物抑制DNA合成	原发性:可能与反转录病毒作用或抑癌基因缺失等有关;继发性:化学致癌物、烷化剂治疗或放射线接触
发病机制	维生素B_{12}和叶酸缺乏,DNA复制减慢,细胞核变大,核质疏松,而胞质内RNA及蛋白质合成并无明显障碍,形成胞体巨大,核发育较幼稚的"核幼质老"的巨幼细胞	①染色体异常;②癌基因与抑癌基因异常;③骨髓造血干祖细胞体外生长分化行为异常;④单克隆造血;⑤造血细胞凋亡增多;⑥发生MDS的易感性;⑦免疫学异常
临床特征	维生素B_{12}和叶酸缺乏血象基本相似,都可引起大细胞性贫血、白细胞和血小板减少。临床表现相似,可有食欲减退、腹泻、舌炎("牛肉"舌),维生素B_{12}缺乏常伴神经系统表现,如手足麻木、感觉障碍等周围神经炎	多起病隐袭,发病年龄为50岁以上,男多于女,儿童少见。临床表现:主要是各类血细胞减少;早期难治性贫血,出血、感染少见;晚期除贫血外,还有出血、感染等并发症;一般无肝、脾、淋巴结肿大
血象特点	①RBC和Hb均减少,以前者为主;红细胞大小不等,易见大红细胞、巨幼红细胞、嗜多色性红细胞;②成熟粒分叶过多;③血小板一般正常,也可减少;④严重者全血细胞减少,Ret减少	①全血细胞减少,也可一系或两系减少伴发育异常,90%以上有贫血;②红细胞常为大细胞性贫血,大小不一,Ret正常或降低;③粒细胞可见巨幼样变,胞浆颗粒减少或缺乏,假P-H畸形;④单纯血小板减少罕见,5q-者血小板可增多,可见巨大血小板、畸形血小板
骨髓象	①骨髓增生明显活跃,粒红比降低或倒置;②三系均可出现巨幼改变,红系最明显,粒系巨幼变以晚幼粒、杆状核为主,巨核系可见过分叶改变	①90%骨髓增生活跃或明显活跃,粒红比多数降低或倒置,少数正常或升高;②原始细胞增多或三系发育异常
细胞化学	NAP积分一般正常或升高,红系PAS一般呈阴性,少数阳性	MPO:原始细胞阳性,伴发育异常时,部分中性粒细胞可阴性。铁染色:MDS-RS时环形铁粒幼细胞≥15%或≥5%(SF3B1突变)。PAS:早期幼红细胞阳性
细胞遗传学	一般无异常	可出现MDS相关细胞遗传学异常,具体见MDS章节。注:无MDS诊断性形态学特征时,仅存+8、-Y或del(20q),不诊断MDS
治疗、预后	治疗:补充叶酸、维生素B_{12}。预后较好	治疗:支持治疗,免疫调节剂,化学治疗、造血干细胞移植。预后:①无症状存活数年,甚至10多年;②可转变为AML

(解小红　高晓鹏　黄兴琴　何勇　万佳)

第二节　造血功能障碍性贫血

一、纯红细胞再生障碍性贫血

(一)概论

纯红细胞再生障碍性贫血(PRCA)简称纯红再障,是一种以正细胞正色素性贫血、网织红细胞降低和骨髓中红系前体细胞显著降低或缺如为特征的综合征。根据病因可分为先天性PRCA(DBA,戴-布贫血)和获得性PRCA。DBA是一种常染色体显性或隐性遗传病,属于罕见病,大多数发病于1岁以内,表现为大细胞性贫血、骨髓红系细胞明显减少、合并发育畸形和肿瘤易感性升高,机制不明,父母常为近亲结婚。获得性PRCA常与胸腺瘤(多见女性)、自身免疫性疾病(甲状腺功能减退、结缔组织病、系统性红斑狼疮、类风湿关节炎、成人Still病等)、病毒(EB病毒、微小病毒B19、巨细胞病毒等)、药物(氯霉素、异烟肼、硫性嘌呤、苯妥英钠、对乙酰氨基酚等)、血液系统肿瘤(大颗粒淋巴细胞白血病、ALL)及实体肿瘤(老年人多见)、妊娠等引起机体的免疫反应有关，又可分为原发性PRCA和继发性PRCA。

贫血是本病唯一的症状和体征，呈缓慢进行性加重，伴贫血引起的心慌、气短、面色苍白等，多无出血、发热、肝脾及淋巴结肿大等常见的血液病症状。继发性PRCA会出现原发病的相关症状。血常规以正细胞正色素性贫血为主，网织红细胞计数明显降低，白细胞、血小板等计数无明显变化。外周血涂片白细胞分类无异常，伴炎症反应时可有中性粒细胞胞浆颗粒增粗。骨髓有核细胞增生活跃或明显活跃或降低，红系明显减少，有核红细胞<5%或缺如，粒系相对增加，粒/红明显增加，巨核系正常。部分患者骨髓涂片可见巨大的原始红细胞，可能与微小病毒B19感染相关，所有考虑PRCA的患者均要做微小病毒B19相关检查。影像相关检查主要是排除胸腺瘤。PRCA诊断要点是单纯贫血，网织红细胞减少，血象及骨髓象红系细胞明显减少，常小于5%或缺如，结合病史除外营养性贫血，可做出提示PRCA骨髓象的诊断意见，建议做血清促红细胞生成素及有关病因方面等检查。

（二）简要病史

患者男，73岁，肾功能异常10年，1年前发现乏力、食欲减退，伴阵发性呼吸困难，以“慢性肾病5期”收入肾内科，并给予改善肾功能、输血纠正贫血对症治疗，后进行腹膜透析。10天前因活动后头晕、伴乏力、食欲减退就诊。体格检查：慢性肾病病容，重度贫血貌。

（三）实验室检查

1. 血常规

白细胞计数为$6.13 \times 10^9/L$，红细胞计数为$1.88 \times 10^{12}/L$，血红蛋白为59g/L，血小板计数为$84 \times 10^9/L$，网织红细胞百分比（RET%）为0.1%，网织红细胞绝对值（RET#）为$1.88 \times 10^9/L$。

2. 外周血形态

白细胞正常，分类大致正常，部分中性粒细胞胞浆颗粒增粗；成熟红细胞形态无明显异常；血小板散在可见（图2-2-1）。

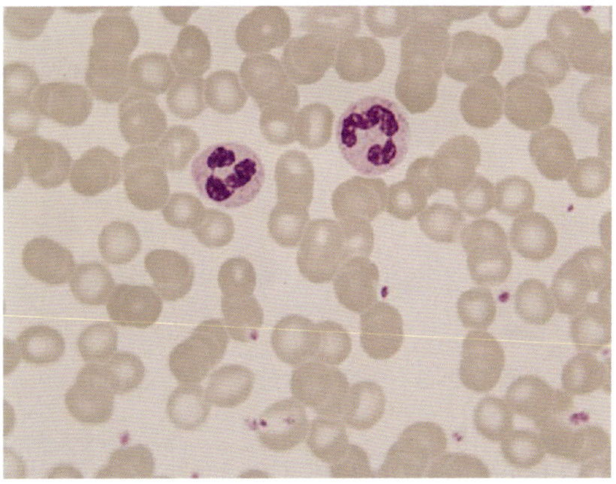
图2-2-1　外周血涂片瑞氏染色，×100

3. 骨髓形态

取材、涂片、染色良好。有核细胞增生活跃，粒系比例升高（80.8%），形态无明显异常；红系增生极度降低，比例为1%，形态无明显异常，成熟红细胞形态无明显异常；淋巴及单核细胞无明显异常；巨核细胞数量及比例均在正常范围（图2-2-2和图2-2-3）；NAP为98%，积分274分；铁染色：外铁2+，内铁为24%，未见环形铁粒幼细胞。

4. 血清学检查

生化：尿素氮为25.30mmol/L，肌酐为892μmol/L，尿酸为398μmol/L。

5. 免疫分型结果

CD34+、CD117+细胞占有核细胞总数约0.4%，其免疫表型未见明显异常；粒细胞相对比例增多，

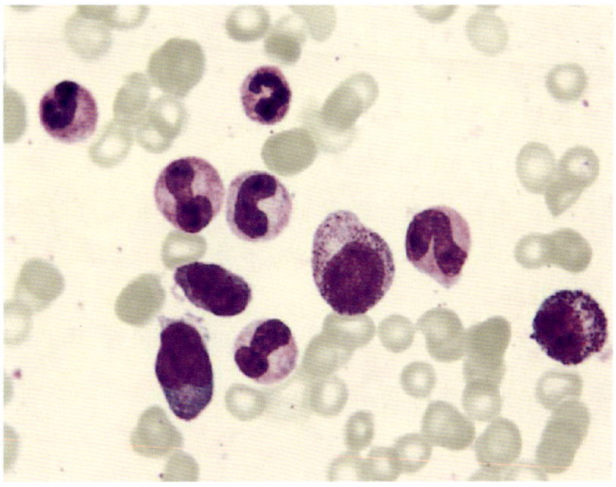
图2-2-2　骨髓涂片瑞氏染色，×1000

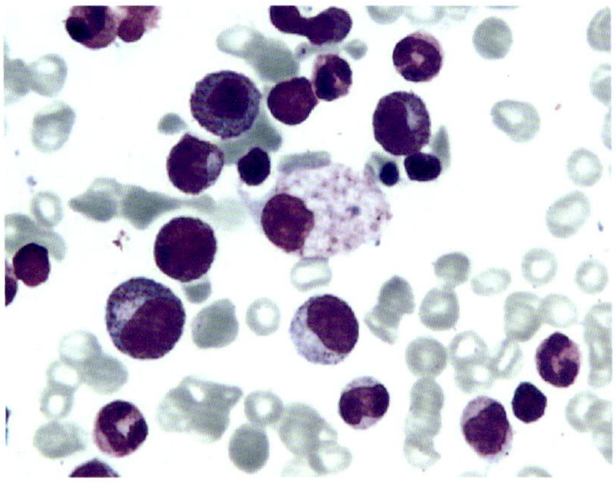

图2-2-3 骨髓涂片瑞氏染色，×1000

其免疫标记CD11b、CD16、CD13、CD15未见明显表达紊乱，其中嗜酸性粒细胞占粒细胞数约为2.9%；T淋巴细胞、B淋巴细胞、NK细胞的免疫表型未见明显异常。

6.染色体检查

46，XY[20]。

（四）最终诊断

纯红细胞再生障碍性贫血（PRCA）。

（五）病例解析

患者为老年男性，诊断慢性肾病5期并进行腹膜透析治疗，生化提示肾脏损害，此次血常规提示重度贫血，且网织红细胞比值极度降低，外周血分类无异常，骨髓涂片红系增生极度降低，小于5%，无发育异常，诊断PRCA明确，而寻找引起PRCA背后的原因是关键。成人的PRCA多为获得性，常见于肿瘤、自身免疫性疾病、感染、药物、肾衰竭等因素，该患者为老年患者，要注意实体肿瘤或淋巴瘤引起的PRCA，特别是T细胞大颗粒淋巴细胞白血病（T-LGLL），阅片时应仔细观察，如骨髓涂片的边缘与尾部有无肿瘤细胞、有无淋巴细胞聚集出现、外周血有无颗粒淋巴细胞升高等。本患者骨髓和外周血无前述改变，因此，排除肿瘤相关的PRCA，本例考虑继发于严重肾衰竭相关的PRCA，临床需要进行原发病治疗。

（六）诊断标准

参考《血液病诊断及疗效标准（第4版）》，见表2-2-1和表2-2-2。

表2-2-1 国内PRCA的诊断标准

1.临床表现
（1）有贫血症状或体征，如心悸、气短、面色苍白等
（2）无出血及发热
（3）无肝脾大
2.部分患者有胸腺瘤。有些继发患者发病前有氯霉素或苯等接触史，有些患者合并恶性肿瘤或自身免疫性疾病（如系统性红斑狼疮）或其他血液病（如慢性淋巴细胞白血病）
3.先天性PRCA发病早，可伴畸形，父母常为近亲结婚
4.实验室检查
（1）血常规：血红蛋白水平低于正常值（男性<120g/L，女性<110g/L），网织红细胞计数<10×10⁹/L，网织红细胞百分比<1%；白细胞计数及血小板计数均在正常范围内（少数患者可有白细胞及血小板轻度减少），白细胞分类正常，红细胞及血小板形态正常
（2）血细胞比容较正常减少
（3）MCV、MCH、MCHC在正常范围内
（4）骨髓红系各阶段均显著低于正常值，有核红细胞比例<5%，粒系及巨核系的各阶段在正常范围内。红系严重减少时，粒系的百分比相对升高，但各阶段比例正常。个别患者的巨核细胞增加，三系无病态造血，罕有遗传学异常，无髓外造血
（5）Coombs试验、Hams试验及尿Rous试验阴性，无PNH克隆，血清铁、铁蛋白及总铁结合力可增加。部分患者IgG增加

注：参考《罕见病诊疗指南（2019版）》。

表2-2-2　先天性PRCA的诊断标准

符合以下4条诊断标准的患者可诊断为DBA：
(1)发病年龄小于1岁
(2)大细胞性(或正细胞性)贫血，白细胞正常或稍降低、血小板正常或稍升高
(3)网织红细胞明显减少
(4)骨髓增生活跃伴红系前体细胞明显减少
对于不满足以上所有诊断标准的患者，可增加支持标准，分为主要和次要发现以做出拟诊：
(1)主要支持标准：包括存在与DBA相关的基因突变和阳性家族史
(2)次要支持标准：包括eADA活性升高、与DBA相关的先天畸形、HbF升高和排除其他遗传性骨髓衰竭综合征的证据
在以下情况下可拟诊为DBA：
(1)满足3项诊断标准并有阳性家族史
(2)满足2项诊断标准和3项次要标准
(3)阳性家族史和3项次要标准
对于临床高度怀疑DBA的患者，最有效的方法是进行RPS19基因突变的序列分析(因为该基因突变是DBA最常见的病因)

（杨柯　温凌玉　高晓鹏　黄兴琴　李婷）

二、再生障碍性贫血

（一）概论

再生障碍性贫血(AA)(简称“再障”)，属于骨髓衰竭性疾病，其发病机制可能与造血干细胞功能受损、造血微环境异常、造血干细胞遗传易感性等有密切关系。其年发病率在我国为0.74/10万，可发生于各年龄段，高发年龄为15~25岁的青壮年和65~69岁的老年人，男、女发病率无明显差异。再障按病程及临床表现分为急性再障和慢性再障，按发病原因分为先天性再障和获得性再障。先天性再障少见，包括范科尼贫血、先天性角化不良等。获得性再障常见，分为原发性再障和继发性再障。临床主要表现为进行性贫血、出血、感染，罕有肝、脾、淋巴结肿大。再障血象以全血细胞减少(也可有两系或一系减少)、贫血以正细胞正色素为主要特点，网织红细胞绝对值、中性粒细胞绝对值、血小板计数下降。再障外周血常为中性粒细胞降低，淋巴细胞相对增多，特别是急性再障，几乎以淋巴细胞相对增多为主。骨髓涂片可见较多脂肪滴，增生降低或极度降低，粒系、红系明显减少，几乎无巨核细胞，而淋巴细胞、网状细胞、浆细胞、肥大细胞等非造血细胞增多，骨髓小粒内呈“空巢”状，造血细胞偏少，多为非造血细胞。骨髓活检主要特征为造血组织减少，主要成分被脂肪组织及非造血细胞替代，增生降低，巨核细胞显著减少。骨髓活检是诊断再障的金标准，强调多部位、不同层面的穿刺，除了髂骨，同时还有胸骨穿刺检查，因再障造血属于向心性萎缩，慢性再障可存在散在的增生灶，需要多部位骨髓穿刺。此外，还需要排除其他可表现为再障的非再障性骨髓衰竭性疾病，如阵发性睡眠性血红蛋白尿不发作和骨髓造血降低者极易误诊为再障，尤其是血红蛋白尿，尿含铁血黄素，Hams试验及流式细胞术检测中性粒细胞或红细胞膜上的CD55、CD59的表达情况可与再障区别；部分低增生性急性白血病由于全血细胞减少，骨髓增生明显降低，易与再障混淆，但后者血象或者骨髓象可见原始细胞，可与再障进行鉴别。

（二）简要病史

患儿男，9岁，因“面色苍白8天，主诉乏力，活动减少”入院。3天前于当地医院检查血常规提示白细胞计数为$0.8 \times 10^9/L$，中性粒细胞计数为$0.3 \times 10^9/L$，血红蛋白为41g/L，血小板计数为$9 \times 10^9/L$。体格检查：前胸部及下肢散在出血点，面色苍黄，双眼睑苍白，腹平软，肝脾肋缘下未触及，浅表淋巴结无肿大。

（三）实验室检查

1. 血常规

白细胞计数为0.43 × 10^9/L，红细胞计数为0.87 × 10^{12}/L，血红蛋白为31g/L，血小板计数为9 × 10^9/L，网织红细胞百分比（RET%）为0.3%。

2. 外周血形态

白细胞明显降低，分类成熟淋巴细胞占96%，个别粒系细胞胞质可见中毒颗粒；成熟红细胞大致正常，血小板零星可见（图2-2-4和图2-2-5）。

3. 实验室检查

生化检查：ALT为11.81U/L，AST为36.91U/L，DBIL为6.75μmol/L，BUN为4.15mmol/L；凝血功能：大致正常；红细胞沉降率（简称“血沉”）为64.0mm/h；铁蛋白为474.20ng/mL；人微小病毒B19抗体IgM阴性；巨细胞病毒<500Copies；EB病毒衣壳抗原IgG抗体为231.0U/mL。

4. 骨髓形态

取材、涂片、染色良好。油滴2+、骨髓小粒+。骨髓增生极度降低，G=1.5%、E=3.0%、G/E=0.5∶1。粒、红两系增生极度降低。淋巴细胞比例升高，占77%，形态大致正常。浆细胞占15.5%，比例升高，形态大致正常。全片可见巨核细胞2个，均为颗粒型巨核细胞。血小板少见。骨髓小粒内造血细胞少，以非造血细胞为主（图2-2-6和图2-2-7）。铁染色：外铁2+，幼红细胞少，计数10个中、晚幼红细胞，2个阳性（图2-2-8和图2-2-9）。

形态学意见：考虑为再障，建议完善相关检查。

5. 骨髓活检

造血组织增生极度降低（容量<10vol%），脂肪组织增生。粒、红两系增生降低，形态未见明显异常。巨核细胞增生降低，偶见个别巨核细胞。淋巴细胞及浆细胞散在。未见纤维组织增生。结论：此

图2-2-4　外周血涂片瑞吉染色，×100

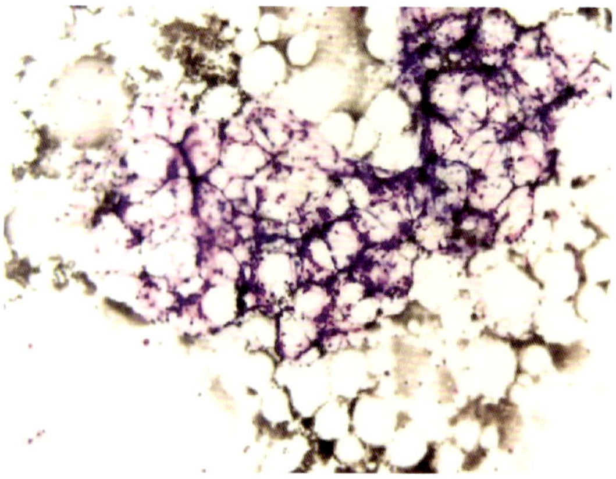

图2-2-6　骨髓涂片瑞吉染色，×100

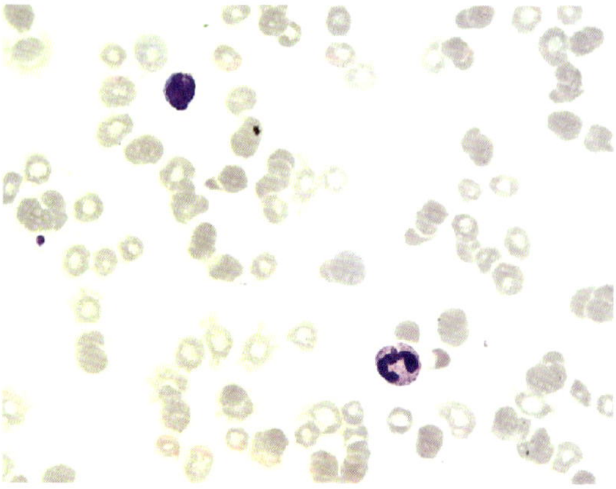

图2-2-5　外周血涂片瑞吉染色，×1000

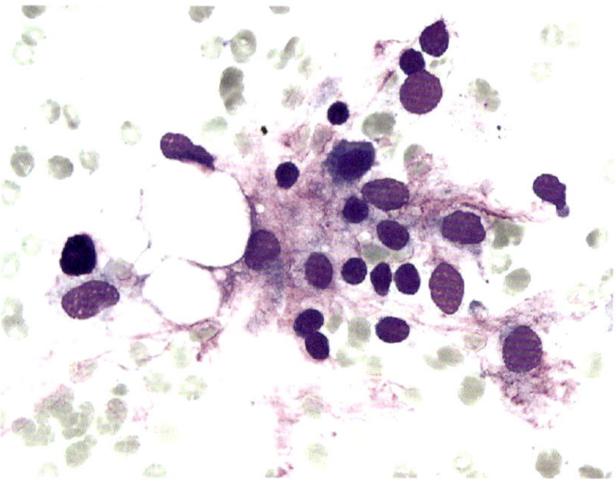

图2-2-7　骨髓涂片瑞吉染色，×1000

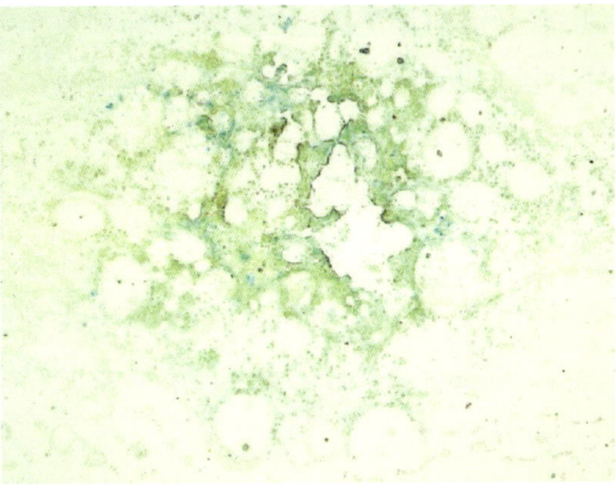

图2-2-8 骨髓铁染色(×100):外铁2+

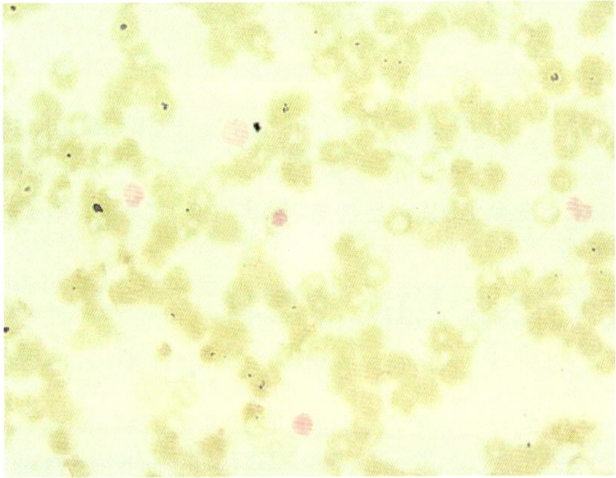

图2-2-9 骨髓铁染色(×1000):内铁为幼红细胞少

次造血组织增生极度降低,粒、红、巨核三系增生降低,不排除再障,建议换部位取材再次送检(图2-2-10和图2-2-11)。

6.免疫分型

骨髓CD34+细胞占有核细胞的比例为0.1%,淋巴细胞比例升高。结论:未见明显异常免疫表型细胞。流式PNH检测:CD55红细胞占98.51%,粒细

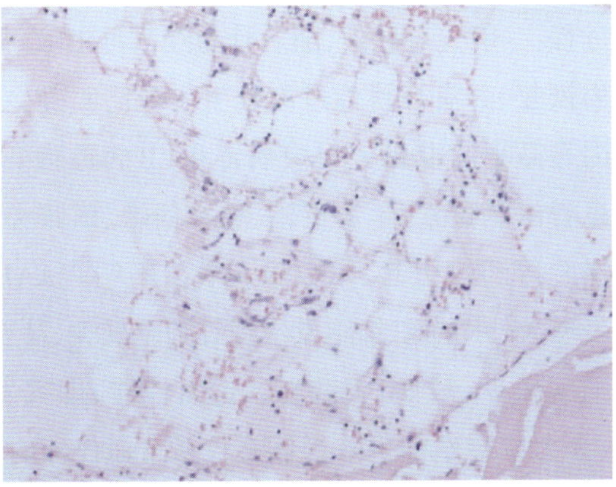

图2-2-10 骨髓HE染色,×100

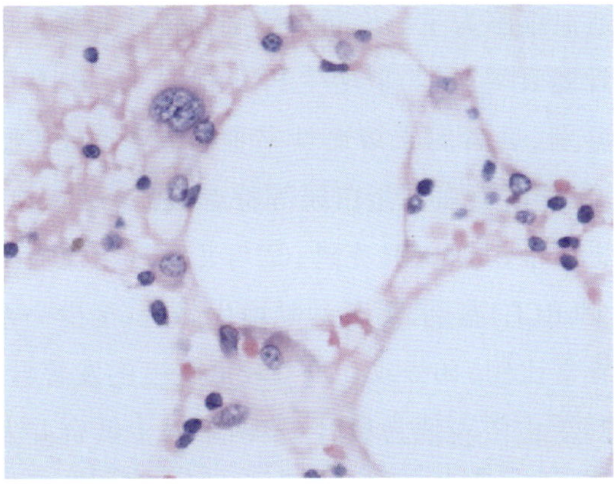

图2-2-11 骨髓HE染色,×400

胞占99.90%;CD59红细胞占99.98%,粒细胞占98.49%。FLAER实验:FLAER阴性细胞占单核细胞的0.81%,占粒细胞的0.69%。

7.染色体检查

46,XY[20]。

(四)最终诊断

再障。

(五)病例解析

患儿为9岁男童,面色苍白8天,乏力症状进行性加重,急性病程,血常规提示三系降低达危急值,网织红细胞计数明显降低。体格检查有出血、贫血表现,肝脾肋缘下未触及,浅表淋巴结无肿大。血象初步考虑为再障、阵发性睡眠性血红蛋白尿症(PNH)、急性白血病等。骨髓增生极度降低,无原始细胞升高,排除急性白血病;粒、红、巨、三系降低,未见发育异常,淋巴细胞及浆细胞相对增多,骨髓小粒以非造血细胞为主,考虑再障;骨髓活检进一步提示造血组织增生极度降低,脂肪组织增生,粒、红、巨核三系增生降低,不排除再障。同时结合流式排除了PNH;其他检查未见异常,可除外先天性和其他获得性、继发性骨髓造血衰竭,综合诊断为再障。

再障骨髓细胞学特点主要是涂片易见脂肪滴,有核细胞增生降低,粒、红两系至少一系或两系增生降低,成熟淋巴细胞、浆细胞及组织嗜碱性粒细胞相对增多,巨核系少见或不见,骨髓小粒以

非造血细胞为主。诊断再障必须排除其他非再障性骨髓衰竭：①与低增生PNH相关AA-PNH综合征鉴别，后者属于溶血性贫血，可有Ham实验阳性，发作时有血红蛋白尿等特点，通过Flaer检测，可更精准识别PNH克隆；②与儿童难治性血细胞减少(RCC)鉴别，后者骨髓增生降低，至少一系发育异常比例≥10%或有两系较低程度的发育异常，骨髓活检常表现为粒、巨核两系增生低合并发育异常，染色体多见-7和7q-等；③与低增生性ALL鉴别，后者又称ALL前期状态，骨髓象表现与再障相似，需要借助骨髓活检或多部位穿刺及免疫分型等手段加以鉴别；④与免疫性血小板减少症鉴别，部分早期再障患者仅表现血小板减少，这类患者骨髓增生降低，巨核细胞减少或消失，而后者骨髓象巨核细胞常明显增多；⑤此外，再障还应与标本稀释的骨髓涂片相鉴别，后者罕见或无骨髓小粒、油滴，细胞分类及比例更类似外周血。

(六)诊断标准

见表2-2-3和表2-2-4。

表2-2-3　再生障碍性贫血的诊断标准

1.血常规检查：全血细胞(包括网织红细胞)减少，淋巴细胞比例升高。至少符合以下3项中的两项：HGB<100g/L，PLT<50×10^9/L，中性粒细胞绝对值(ANC)<1.5×10^9/L
2.骨髓穿刺：多部位(不同平面)骨髓增生降低或重度降低；小粒空虚，非造血细胞(淋巴细胞、网状细胞、浆细胞、肥大细胞等)比例升高；巨核细胞明显减少或缺如；红系、粒系细胞均明显减少
3.骨髓活检(髂骨)：全切片增生降低，造血组织减少，非造血细胞增多，网硬蛋白不增加，无异常细胞
4.除外检查：必须除外先天性和其他获得性、继发性BMF

表2-2-4　再生障碍性贫血严重程度确定标准

再障严重程度确定(Camitta标准)	
1.重型再障(SAA)诊断标准：	2.非重型再障(NSAA)诊断标准：未达到SAA
(1)骨髓细胞增生程度<正常的25%；如≥正常的25%但<50%，则残存的造血细胞应<30% (2)血常规需具备下列3项中的两项：ANC<0.5×10^9/L，网织红细胞绝对值<20×10^9/L，PLT<20×10^9/L (3)若ANC<0.2×10^9/L，则诊断为极重型再障	根据是否依赖血制品输注，将NSAA分为输血依赖型(TD-NSAA)和非输血依赖型(NTD-NSAA)，TD-NSAA有向SAA转化的风险。成分输血指征：HGB≤60g/L；PLT≤10×10^9/L，或PLT≤20×10^9伴有明显出血倾向。平均每8周至少一次成分输血且输血依赖持续时间≥4个月者称为TD-NSAA

(沈珂　张云　黄兴琴　高晓鹏　李婷)

三、急性造血功能停滞

(一)概论

急性造血功能停滞(AAH)旧称一过性再生障碍危象或自限性再障，由多种原因导致，出现造血功能急剧紊乱，使血细胞暂时性减少、缺如，患者在原有疾病的基础上出现一过性严重骨髓造血功能衰竭。国外对成人称为一过性再生障碍危象(TAC)；儿童多见单纯红系的一过性造血衰竭，称为幼儿一过性红细胞减少症(TEC)。1942年Lunger发现遗传性球形红细胞增多症患儿的贫血危象，由红细胞生成减少而非溶血所致。1948年Owren将此现象命名为再生障碍危象，并描述其进展过程：一般先有感染，随后骨髓红系再生障碍，短期内恢复，并有反跳性过度增生。现已明确，主要病因是微小病毒B19、肝炎病毒和EB病毒感染，部分患者由氯霉素、苯妥英钠、秋水仙碱、磺胺类、甲氨蝶呤等药物引起，少数患者病因不明。AAH主要表现为外周血红细胞及网织红细胞减少，甚至全血细胞减少、缺如，骨髓红系造血停滞，即突发苍白、无力或突然加重。当伴有粒系造血停滞时，可伴有发热、感染；当伴有巨核系造血停滞时，可伴有出血。本病预后良好，一旦去除诱因危象即可解除，可于短期内恢复。AAH主要特点如下：

（1）急性发生，红系或全血细胞减少，网织红细胞降低或缺如。

（2）骨髓与再障相似，在涂片中可见巨大原始红细胞。

（3）病情自限性，去除诱因及支持治疗后，4~6周可完全恢复。

（4）了解发病前的危险因素（感染和药物接触史等）对诊断有提示作用。

（5）微小病毒B19 DNA检测阳性及相应的IgM型抗体增多，有辅助诊断意义。

（二）简要病史

患儿女，2岁，因“间断鼻、口腔黏膜出血2天，鼻出血不止8小时”入院。口唇、皮肤、甲床苍白，全身皮肤可见大小不等瘀点、瘀斑，伴有血便、黑便，发热，偶有咳嗽，肝脏肋下3cm可触及，脾脏肋下未触及。拟诊断：白血病、再生障碍性贫血。

（三）实验室检查

1. 血常规

白细胞计数为1.9×10^9/L，中性粒细胞计数为0.3×10^9/L，血红蛋白为23g/L，血小板计数为5×10^9/L，MCV为83fL；MCH为28pg，MCHC为321g/L，RET%为0.73%，RET#为0.017×10^{12}/L。

2. 其他辅助检查

血清学检查：超敏CRP>200mg/L，血清降钙素原为51.13ng/mL。

影像学检查：胸部CT显示支气管及双小叶不均匀实变，考虑为支气管肺炎。

3. 外周血形态

白细胞明显降低，中性粒细胞极少，胞质中可见中毒颗粒、空泡及杜勒小体；淋巴细胞比例相对升高，形态正常；成熟红细胞形态正常；血小板罕见（图2-2-12）。

4. 骨髓形态

取材、涂片、染色良好。骨髓增生极度降低，粒系占22.5%，红系占3.5%，粒系增生极度降低，粒细胞胞质中可见中毒颗粒、空泡及杜勒小体；红系增生极度降低，中、晚幼红细胞少见，涂片中可见巨大原始红细胞；淋巴细胞比例相对升高，可见7%异型淋巴细胞；全片未见巨核细胞，血小板罕见（图2-2-13至图2-2-16）。碱性磷酸酶（NAP）染色：阳性率98%，积分290分（图2-2-17）。

形态学意见：急性造血功能停滞，需结合临床

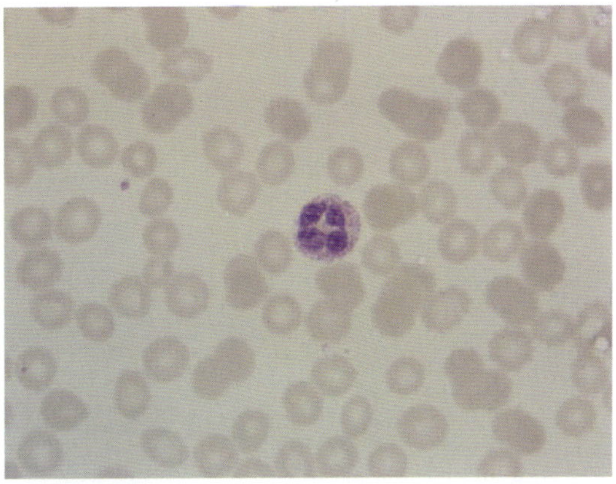

图2-2-12　外周血涂片瑞吉染色，×1000

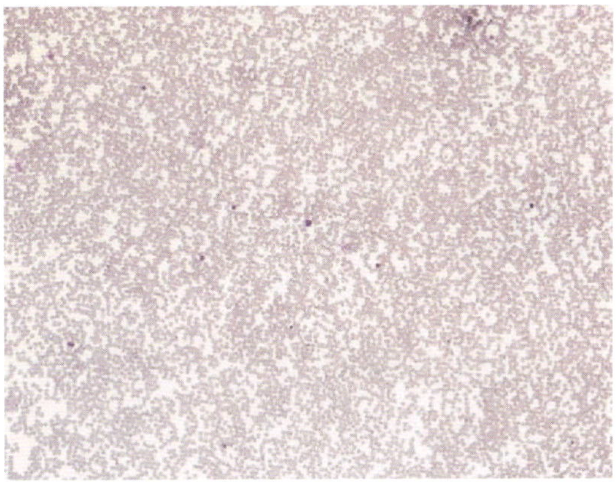

图2-2-13　骨髓涂片瑞吉染色，×100

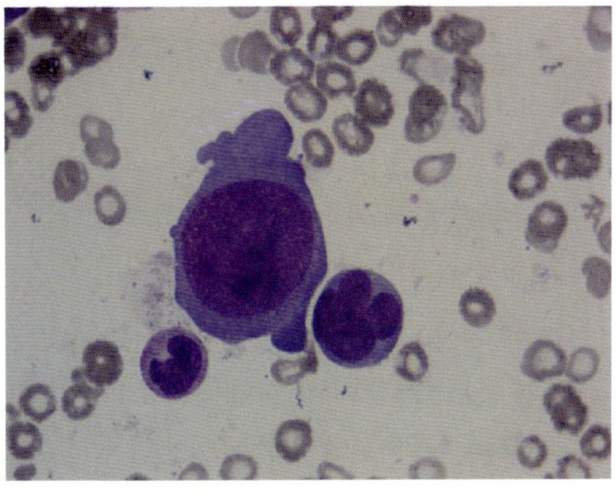

图2-2-14　骨髓涂片瑞吉染色，×1000

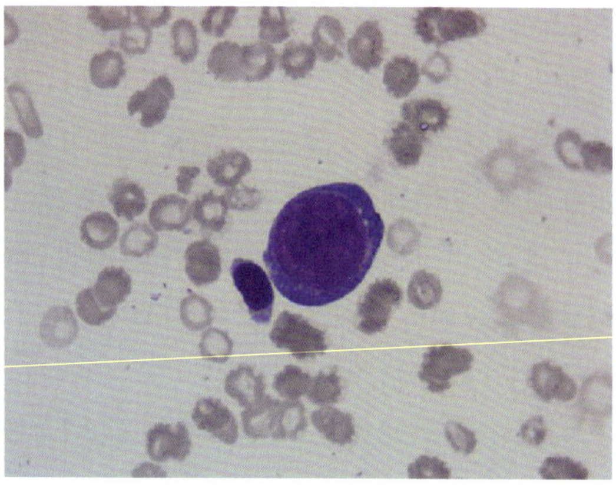

图2-2-15 骨髓涂片瑞吉染色，×1000

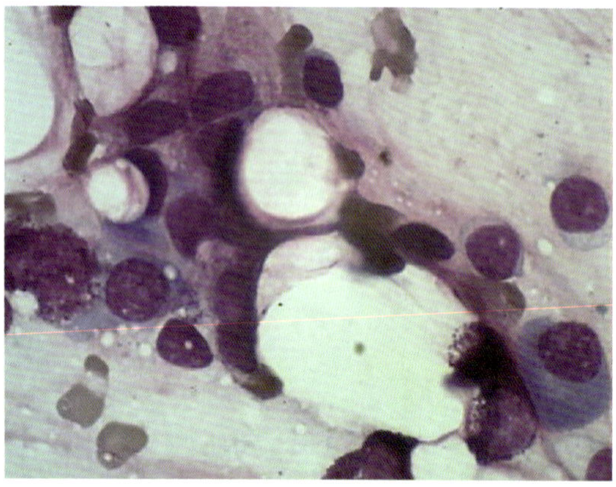

图2-2-16 骨髓涂片瑞吉染色，×1000

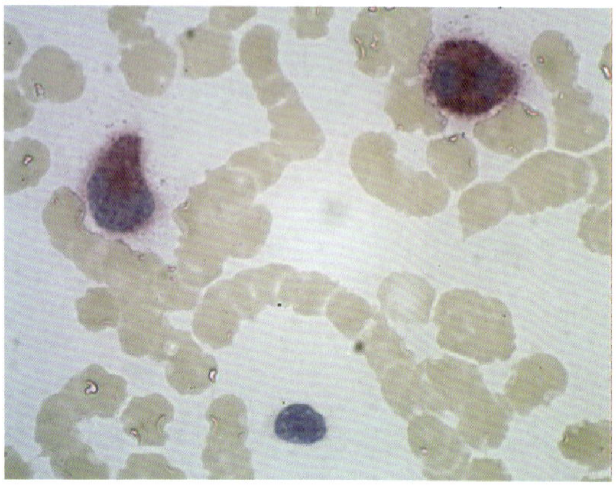

图2-2-17 碱性磷酸酶(NAP)染色，×1000

及相关检查。

（四）初步诊断及治疗过程

1.初步诊断及治疗

①肺部感染；②急性造血功能停滞。予美罗培南、利奈唑胺抗感染及其他对症支持治疗。

2.入院治疗1周后复查骨髓细胞形态

骨髓增生活跃，粒、红、巨核三系增生活跃，粒细胞轻度巨幼样变；淋巴细胞比例、形态正常；阅全片共见巨核细胞117个，血小板散在、小簇分布。形态学意见：粒、红、巨三系增生活跃，形态大致正常（图2-2-18和图2-2-19）。

3.治疗过程中各实验室检查指标变化

抗感染治疗15天后血常规三系恢复正常，炎症指标恢复正常。

（五）最终诊断

急性造血功能停滞（AAH）。

（六）病例解析

患者为2岁女童，发热、咳嗽、口腔及鼻出血8小时，全身皮肤瘀点、瘀斑，肝大，无脾大，考虑不除外白血病、AAH、AA，以及自身免疫性疾病等可能。需注意，肝大不符合再障的典型体征。其他辅助检查：痰液培养洋葱伯克霍尔德菌2+、琼氏不动杆菌3+、铜绿假单胞菌2+；炎症指标PCT、hCRP和IL-6明显升高，证明存在感染（脓毒症）。血常规提示三

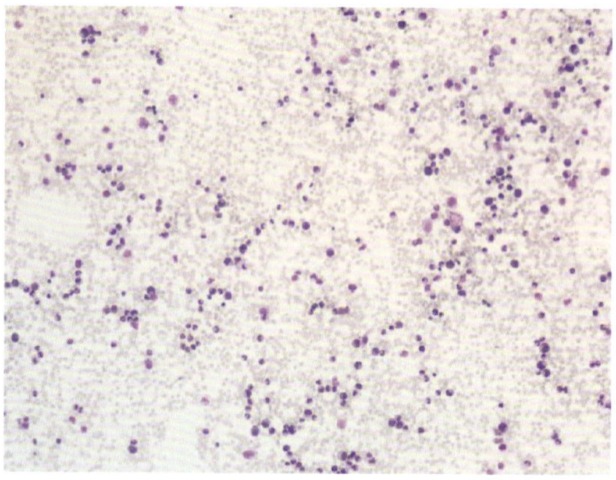

图2-2-18 骨髓涂片瑞吉染色，×100

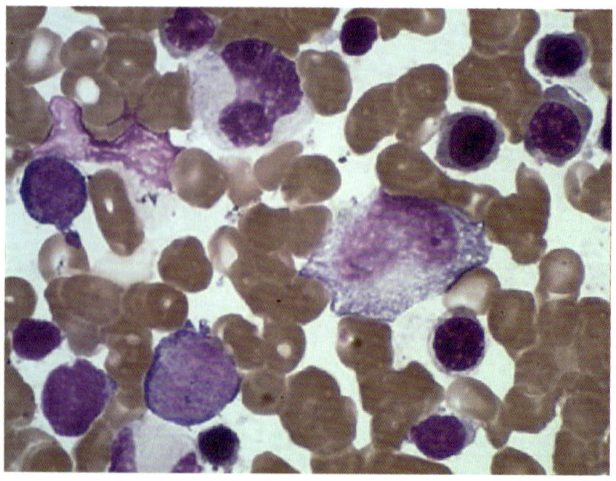

图2-2-19 骨髓涂片瑞吉染色，×1000

系减少，网织红细胞减少，分类中性粒细胞减少，但可见毒性改变，淋巴细胞比例相对升高，可见异型淋巴细胞，NAP积分显著升高，提示存在感染；骨髓涂片红系明显减少，且可见巨大原始红细胞，这是AAH的突出形态特点，再结合抗感染治疗15天后血常规及骨髓象恢复正常，因此，结合出现感染，继而出现急性三系减少、网织红细胞降低，骨髓涂片见巨大原始红细胞，以及去除诱因及支持治疗后完全恢复，诊断为急性造血功能停滞明确。本病例考虑为感染导致的AAH。

本病例难点在于与再障的血象和骨髓象形态相似，均有有核细胞增生降低、骨髓造血衰竭、淋巴细胞和浆细胞等非造血细胞比例相对偏高，有时难以鉴别，需抓住骨髓涂片中，特别是边缘部位，查见巨大原始红细胞的特点，结合临床表现综合分析。本病预后良好，偶有迁延。值得注意的是，国内外都有文献报道在急性造血停滞恢复一段时间后发生急性白血病，故对本患者应做好随访。对儿童患者应特别注意与急性淋巴细胞白血病前期鉴别。

（七）诊断要点

参考《血液病学诊断与疗效标准（第4版）》，见表2-2-5。

表2-2-5　急性造血功能停滞的诊断要点

1. 血象
（1）血红蛋白量明显减少，网织红细胞急剧降低或缺如
（2）白细胞计数、血小板计数可正常
（3）当伴有粒系、巨核系造血停滞时，可有白细胞计数、血小板计数减少
（4）血涂片中淋巴细胞可增多，粒细胞可见中毒颗粒等
2. 骨髓增生活跃或增生降低，粒红比值显著增加；红系明显减少（常小于5%），且见巨大原始红细胞，这是AAH的最主要形态学特点
（1）巨大原始红细胞的形态：胞体巨大，直径30~50μm，胞体圆形或椭圆形；胞质丰富，深蓝色，无颗粒；胞核圆形、较巨大，染色质呈细颗粒状，核仁1~2个、清晰
（2）由于全片巨大原始红细胞较少，尤其需在低倍镜下查找，以免误诊为纯红再障
（3）粒系、巨核系一般正常，伴严重感染时粒系可见毒性改变
（4）有的伴粒系和（或）巨核系造血停滞，并可见巨大早幼粒细胞 当三系发生造血停滞时，骨髓增生极度降低，造血细胞明显减少，非造血细胞相对升高
3. 建议做血清红细胞生成素（EPO）、相关病毒等检查 AAH患者血红细胞生成素（EPO）增加，病毒（如微小病毒B19、传染性肝炎病毒、EB病毒等）往往DNA或相关抗体滴度高
4. AAH需注意与PRCA等鉴别，后者仅表现为红系显著减少或缺如，无巨大原始红细胞；如表现为外周全血细胞减少，骨髓三系造血停滞时，需注意与再障鉴别
5. 值得注意的是，国内外都有文献报道在急性造血停滞恢复一段时间后复发或转急性白血病，故对本病患者应做好随访，完善形态学、遗传学等检查，了解复发原因和"转白"的原因和机制。诊断儿童急性造血停滞时应特别注意与急性淋巴细胞白血病前期鉴别

（黄钜略　蒋玲琳　侯玉兰　李婷　梁伟伟　胡映娜）

第三节 溶血性贫血

一、地中海贫血

（一）概论

地中海贫血（简称“地贫”），又称珠蛋白生成障碍性贫血或海洋性贫血，属于常染色体不完全显性遗传疾病。其发病机制是由于基因的突变或丢失，导致合成血红蛋白的α珠蛋白肽链与β珠蛋白肽链的合成速率不平衡致血红蛋白结构异常，引起小细胞低色素性贫血。本病广泛分布于世界许多地区，东南亚沿海地区即为高发区之一，我国广东、广西、海南、四川较多见，长江以南各省区均有散发，北方则少见。

根据基因分型，通常将地中海贫血分为α、β、γ、δ等类型，其中以α和β-地中海贫血较为常见。由于异常血红蛋白的化学成分变化，引起红细胞变形性降低及铁代谢异常，寿命缩短，提前被肝、脾等破坏，导致贫血，甚至发育不良等。根据临床表现轻重的不同，又分为以下几型。①重型。重型α-地贫又称Hb Bart病，即胎儿水肿综合征，无α链合成，受累胎儿由于严重贫血、缺氧常于妊娠30~40周时在宫内或娩后数小时内死亡。重型β-地贫又称Cooley贫血，患儿出生时无症状，3~6个月后发病，贫血进行性加重，黄疸或面色苍白，肝脾大，发育迟缓，并具有典型的地中海贫血特殊面容（头颅增大、面颊隆起、鼻梁塌陷），患儿易感染，当并发心力衰竭时容易夭折。②中间型。中间型α-地贫（血红蛋白H病）患者多于1岁后随年龄增长逐渐出现血红蛋白H病特征，主要表现为轻至中度贫血，少数为重度贫血，多数有肝脾大和轻度黄疸。中间型β-地贫多于幼童期出现症状，其临床表现随年龄增长加重，贫血介于轻型和重型之间，黄疸伴肝脾轻或中度大，骨骼改变较轻。③轻型。轻型α-地贫有轻度贫血改变，红细胞形态有轻度改变，如大小不等、中央浅染、异形等；血红蛋白电泳HbA2和HbF含量正常或稍低。轻型β-地贫常无症状或轻度贫血症状，多在普查时发现，少数轻度肝脾大，成熟红细胞有靶形红细胞，网织红细胞增多，血红蛋白电泳显示HbA2含量升高（0.035~0.080），HbF含量正常。④静止型。静止型α-地贫和静止型β-地贫基因携带者，血红蛋白正常，红细胞形态多正常，少部分呈小细胞低色素性贫血（MCV、MCH、MCHC降低）。

（二）简要病史

患儿男，3岁6个月，因“贫血3年”就诊，中度贫血貌，全身皮肤无黄染，巩膜轻度黄染，咽不红，双侧扁桃体无肿大，双侧呼吸音清，未闻及干湿啰音，心律齐，无杂音，腹软，肝脾肋下未触及，双下肢无水肿。

（三）实验室检查

1. 血常规

白细胞计数为$10.27\times10^9/L$，红细胞计数为$4.92\times10^{12}/L$，血红蛋白为86g/L，MCV为56.5fL，MCH为16.5pg，MCHC为291.2g/L，HCT为29.6%，血细胞比容分布宽度（RDW-CV）为20.2，血小板计数为$398\times10^9/L$。

2. 其他辅助检查

血清学检查：总胆红素为43.5μmol/L，间接胆红素为34.2μmol/L。

影像学检查：腹部彩超显示轻度脾大。

3. 外周血形态

白细胞略偏高，分类正常，中性粒细胞胞质可见颗粒增粗；成熟红细胞大小不等、形态不整，靶形红细胞易见；血小板散在、小簇分布（图2-3-1）。

4. 骨髓形态

取材、涂片、染色良好。骨髓有核细胞增生明

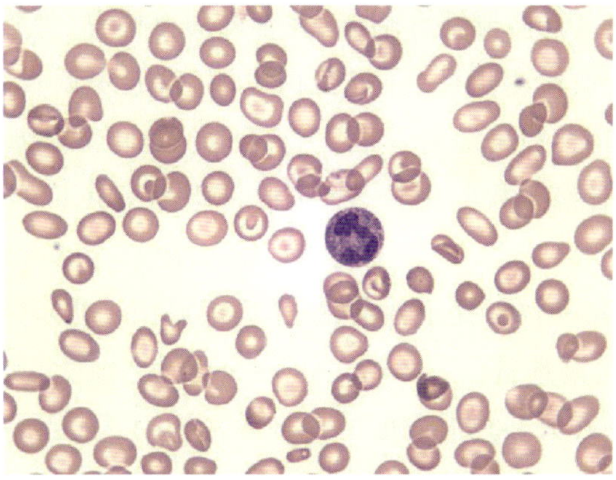

图2-3-1　外周血涂片瑞吉染色,×1000

显活跃,粒系各阶段粒细胞比例及形态大致正常;红系增生明显活跃,以中、晚幼红细胞为主,部分体积偏小,成熟红细胞大小不等,靶形红细胞可见;全片见巨核细胞238个,血小板散在、小簇分布。铁染色:外铁++、内铁为36%,未见环形铁粒幼细胞(图2-3-2至图2-3-5)。

形态学意见:增生性贫血,建议结合其他检查排除地贫。

5.血红蛋白电泳

血红蛋白电泳见到异常的Hb Barts带,占2.2%,提示α-地贫。

6.分子生物学检测

地贫基因型检测:α-地贫30种缺失型检测,检出$-\alpha^{3.7}\alpha^{+}$型纯合缺失。

(四)最终诊断

α-地贫。

(五)病例解析

患儿男,3岁6个月,贫血3年余,血常规显示小细胞低色素性贫血,考虑为地贫、IDA及铁粒幼细胞贫血(SA)可能。体格检查显示中度贫血貌,彩超提示轻度脾大,生化总胆红素、间接胆红素升高,考虑溶血性贫血可能。外周血涂片可见红细胞大小不均,靶形红细胞增多;骨髓红系增生明显活跃,比例升高,外铁2+,内铁为36%,排除IDA及SA,倾

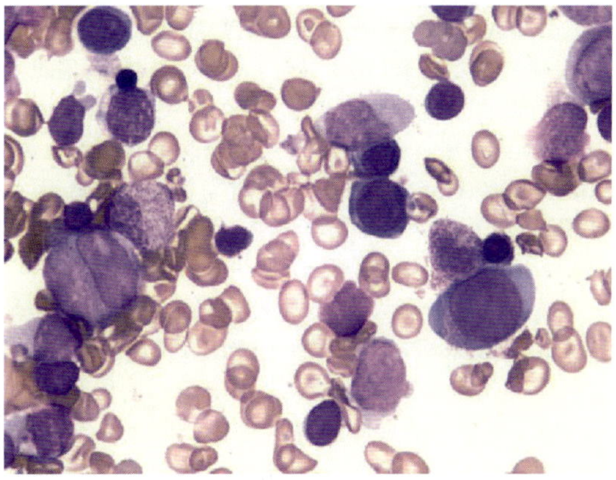

图2-3-2　骨髓涂片瑞氏染色,×1000

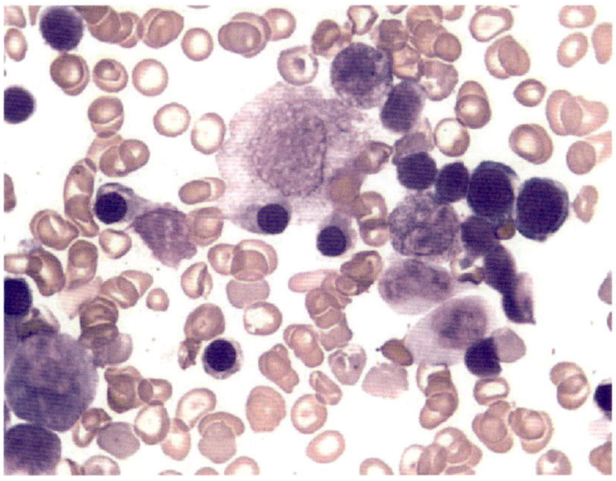

图2-3-3　骨髓涂片瑞氏染色,×1000

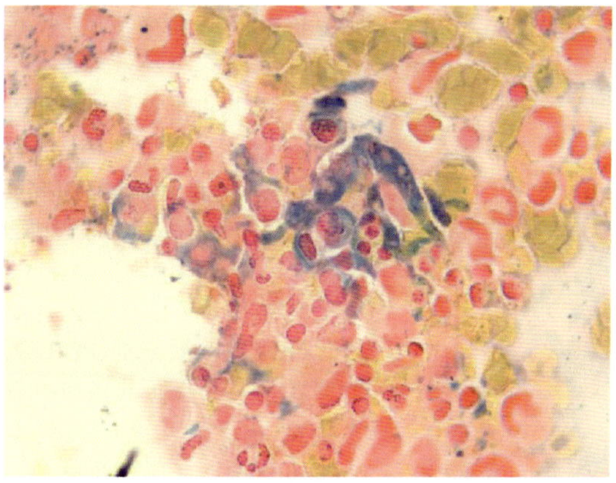

图2-3-4　骨髓铁染色(×400):外铁2+

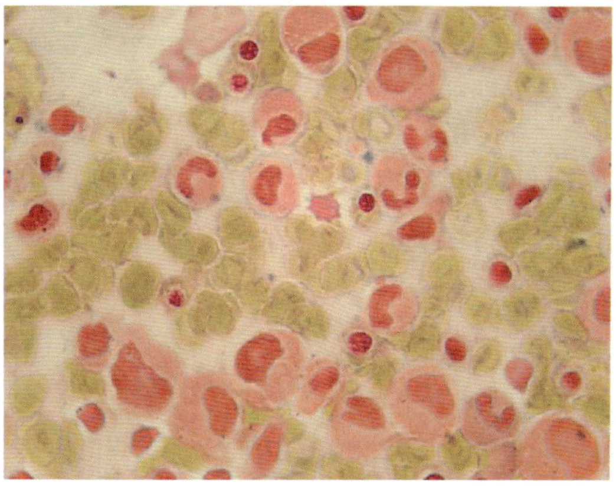

图2-3-5　骨髓铁染色(×1000):内铁为36%

向地贫，需要进一步完善血红蛋白电泳及地贫基因检测以进一步确诊。本患者电泳结果显示出现异常Hb Bart带，提示α-地贫。地贫基因型检测：α-地贫30种缺失型检测，检出$-\alpha^{3.7}\alpha^{+}$型纯合缺失。综合临床及相关检查，特别是地贫基因检测明确诊断为α-地贫。

当儿童患者出现外周血靶形红细胞增多，首先要考虑地贫，但无绝对特异性，靶形红细胞除地贫外，在脾大或者脾功能亢进的患者外周血也可见到。临床上表现为小细胞低色素性贫血有地贫、缺铁性贫血、铁粒幼细胞贫血及某些血红蛋白病，需要结合临床，完善外周血检查、骨髓检查、铁代谢指标、血红蛋白电泳、家族史调查、基因检测等来综合诊断。诊断地贫也可采用地贫红细胞参数鉴别公式（Mentzer指数=MCV/RBC=10.98<13）。比如本患者，MCV/RBC=56.5/4.92=11.48（<13），提示地贫，这个公式可用于初步筛选出可疑地贫。

（六）诊断标准

《血液病诊断及疗效标准（第4版）》和《国际地中海贫血联盟（TIF）的最新诊断建议》制定如下诊断标准，见表2-3-1。

表2-3-1 地中海贫血的诊断标准

类型		诊断标准
β-地贫	重型β-地贫	临床表现：出生后3~6个月开始发病，呈慢性进行性贫血，面色苍白，肝脾大，发育不良，常有轻度黄疸，症状随年龄增长而加重。长期重度贫血使骨髓代偿性增生导致骨骼变大、髓腔增宽；1岁后颅骨变形明显，表现为头颅增大，额部、顶部、枕部隆起，颧骨升高，鼻梁塌陷，两眼距增宽，上颌及牙齿前突，呈现特殊的地贫面容。反复输血及长期贫血导致肠道铁吸收过多可并发继发性铁过载，过多的铁沉积于心脏和其他部位（如肝、胰腺、脑垂体等）而引起脏器功能损害的相应症状，最严重的是心力衰竭，是患者死亡的主要原因之一 实验室检查：①血液学改变，外周血Hb<60g/L，呈小细胞低血色素性贫血（MCV、MCH、MCHC降低）；红细胞形态不一、大小不均，中央淡染区扩大，出现靶形红细胞（10%以上）和红细胞碎片；网织红细胞增多，外周血出现较多有核红细胞；脾功能亢进时，白细胞和血小板减少；红细胞脆性降低。②骨髓象，骨髓中红细胞系统增生明显活跃，以中、晚幼红细胞占多数，成熟红细胞改变与外周血相同。③血红蛋白电泳：首诊时HbF显著升高，可达30%~90%，HbF不升高应排除近期输血的影响，可在输血后3个月左右复查；HbA2多大于4%。④基因型：多为β-地贫纯合子或β-地贫双重杂合子 遗传学：父母均为β-地贫杂合子 符合上述条件者可做出临床诊断，进一步诊断需进行基因分析。可采用限制性内切酶片段长度多态性（RFLP）连锁分析、PCR-限制酶切法、PCR-ASO点杂交、反向点杂交（RDB）、DNA测序等方法检测β-珠蛋白基因缺陷的类型和位点
	中间型β-地贫	临床表现：患者出生时无症状，多在2岁后开始发病，随着年龄增长逐渐出现典型的临床特征，主要表现为轻至中度慢性贫血，患者Hb大多在60~100g/L，在合并感染、妊娠或服氧化剂类药物时贫血可因溶血而明显加重，大部分患者有肝脾大。大部分患者无典型的地贫面容，生长发育正常或稍迟缓，可长期存活；部分患者可存在继发性铁过载、高凝状态，易合并血栓、肺动脉高压等并发症；少部分患者可出现脚部溃疡、严重髓外造血致组织器官压迫等罕见并发症 实验室检查：①血液学改变，外周血Hb为60~100g/L，呈小细胞低色素性贫血（MCV、MCH、MCHC降低），网织红细胞正常或升高，白细胞数多正常，血小板数常升高，脾功能亢进时白细胞、血小板减少；红细胞脆性降低。②骨髓象：呈增生性贫血骨髓象，红系增生显著，以中、晚幼红细胞占多数，成熟红细胞改变与外周血相同。③血红蛋白电泳：患者HbA减少而HbF、HbA2增多，HbA2多大于4%，HbF占10%~50%；异常血红蛋白E/β-地贫患者除HbF、HbA2增多外，可出现HbE。④基因型：可为β-地贫纯合子、β-地贫双重杂合子、异常血红蛋白E/β-地贫，也可是β-地贫杂合子 遗传学：父母一方或双方为β-地贫；异常血红蛋白E/β-地贫患者父母一方为β-地贫，另一方为异常血红蛋白E 符合上述条件者可做出临床诊断，可采用RFLP连锁分析、PCR-限制酶切法、PCR-ASO点杂交、RDB和DNA测序等方法进一步分析基因缺陷的类型和位点

（待续）

表2-3-1(续)

类型		诊断标准
α-地贫	重型α-地贫(Hb Bart 胎儿水肿综合征)	临床表现:Hb Bart 胎儿水肿综合征往往胎儿在妊娠34~40周成为死胎;流产或早产后绝大部分胎儿在数小时内死亡;流产及早产胎儿小,皮肤苍白,可有黄疸及皮肤出血点,全身水肿、体腔积液,肝脾大明显,心脏明显肥大,巨大胎盘,易碎裂,脐带常有水肿。孕妇可有妊娠高血压综合征 实验室检查:Hb Bart 胎儿水肿综合征Hb在30~100g/L。MCV及MCH、MCHC显著降低,红细胞渗透脆性降低。血涂片可见红细胞大小不均、异形及靶形红细胞,可见有核红细胞,网状红细胞显著增多。血红蛋白电泳:Hb Bart >70%,少量Hb Portland,可出现微量HbH。基因型为α-地贫纯合子 遗传学:父母双方均为α-地贫 符合上述条件者可做出临床诊断,进一步诊断需进行基因分析
	轻型α-地贫(标准型α-地贫)	临床表现:无症状或有轻度贫血症状,无肝脾大 实验室检查:出生时Hb Bart 可占5%~15%,几个月后消失,红细胞有轻度形态改变,可见靶形红细胞,血红蛋白稍降低或正常,MCV<79fl,MCH<27pg,红细胞脆性降低。血红蛋白电泳正常,可检出ζ-珠蛋白链。基因型为α-地贫杂合子 遗传学:父母一方或双方为α-地贫 除外其他地贫、缺铁性贫血和慢性疾病,符合上述条件可做出临床初步诊断,确定诊断需做基因分析

(杨艳茹 高晓鹏 侯玉兰 刘聘聘 李婷)

二、溶血性贫血

(一)概论

溶血性贫血(HA)(简称"溶贫"),是一组由于红细胞存活期缩短、破坏加速,超过骨髓造血的代偿能力导致的贫血。正常情况下成熟红细胞的平均寿命为120天,自然消亡的红细胞和新生的红细胞计数平衡,红细胞总量保持恒定。成人骨髓造血功能可按需要扩大,甚至可达正常造血的5~8倍,红细胞寿命可从120天降至15~20天仍无贫血。骨髓代偿能力大于溶血时,不出现贫血,称为溶血性疾病。溶血性贫血临床表现呈多样性,发病速度、溶血程度和病程的异质性均很强。急性溶血性贫血多起病突然,出现如腰背酸痛、头痛、呕吐、寒战、高热等全身反应和多脏器损伤,可伴发血红蛋白尿;慢性溶血性贫血可出现肝脾大、胆石症。

溶血性贫血具有三大特点:贫血、黄疸(巩膜、黏膜、皮肤黄染)和血清LDH升高,合并珠蛋白降低。当贫血者具备以上三大特点,血中总胆红素升高(以未结合胆红素升高为主)、骨髓红系增生明显活跃、网织红细胞计数增多,伴或不伴脾大,可确诊为溶贫。形态学表现为:骨髓中红系明显增生,粒/红倒置,可见分裂象、H-J小体、嗜多色性红细胞增多;外周血出现嗜多色性、点彩红细胞及H-J小体,甚至幼红/幼粒现象。值得注意的是,伴有造血障碍的患者,可出现明显贫血而网织红细胞不增多的现象。

(二)简要病史

患者女,45岁,因"乏力、身目黄染10天"入院。体格检查:皮肤黏膜苍白、黄染,两肺呼吸音粗,未闻及干湿啰音,腹平软,剑突下压痛,无压痛及反跳痛,肝脾肋下未触及,浅表淋巴结无肿大。

(三)实验室检查

1. 血常规

白细胞计数为14.7×10^9/L,血红蛋白为41g/L,血小板计数为230×10^9/L,MCV为84fL,MCH为26pg,MCHC为326g/L,RET%为30.99%,RET#为0.66×10^{12}/L。

2. 其他辅助检查

生化检查:总胆红素为73.3μmol/L,直接胆红素为21.9μmol/L,间接胆红素为51.4μmol/L,乳酸脱氢酶1353U/L,葡萄糖-6-磷酸脱氢酶为3686U/L。

尿常规:胆红素阴性、尿胆原阴性,潜血1+。

自身免疫性疾病抗体谱:阴性。

贫血指标:铁蛋白为246.20μg/L,叶酸为

29.24nmol/L，维生素 B_{12} 为246.20pmol/L。

抗人球蛋白试验：直接、间接抗人球蛋白试验（DAT、IAT）阳性。

影像学检查：腹部彩超显示脾脏轻度增大，长径为13cm，厚径为5cm。

3. 外周血形态

白细胞增多，分类中性粒细胞增多，可见幼稚粒细胞；成熟红细胞大小不一，易见嗜多色性红细胞、球形红细胞和裂片红细胞，可见有核红细胞12：100；血小板散在分布（图2-3-6）。

4. 骨髓形态

取材、涂片、染色良好。骨髓增生明显活跃，粒系增生活跃，形态无明显异常；红系明显增生，以中、晚幼红细胞为主，可见核分裂象、双核和造血岛。成熟红细胞轻度大小不一，易见大红细胞、嗜多色性红细胞、球形红细胞及裂片红细胞（图2-3-7至图2-3-10）；全片见巨核细胞52个，形态未见异常。铁染色：外铁3+，内铁为68%（图2-3-11和图2-3-12）。

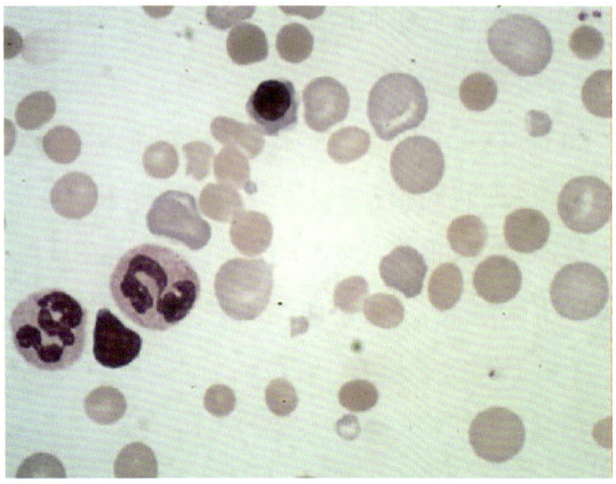

图2-3-6 外周血涂片瑞氏染色，×1000

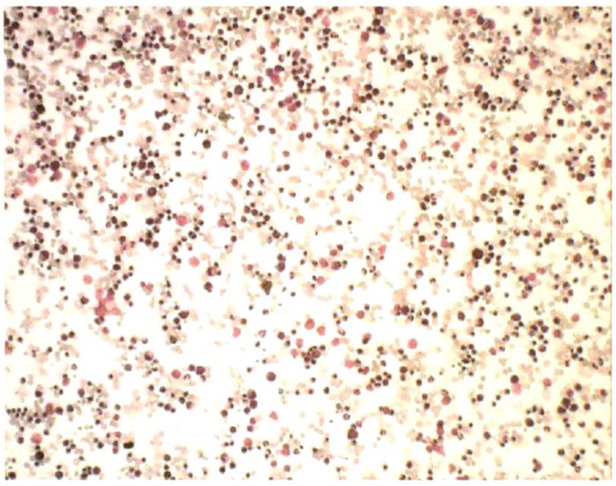

图2-3-7 骨髓涂片瑞氏染色，×100

形态学意见：增生性贫血（HA?），建议进行HA相关检查。

（四）最终诊断

自身免疫性溶血性贫血。

（五）病例解析

患者为中年女性，贫血、黄疸、彩超提示脾大，

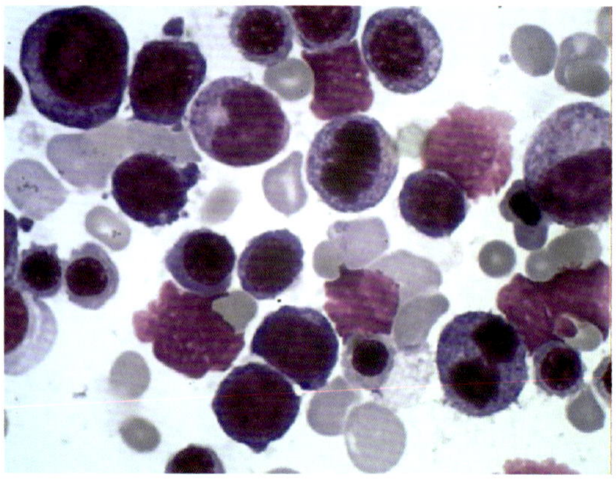

图2-3-8 骨髓涂片瑞氏染色，×1000

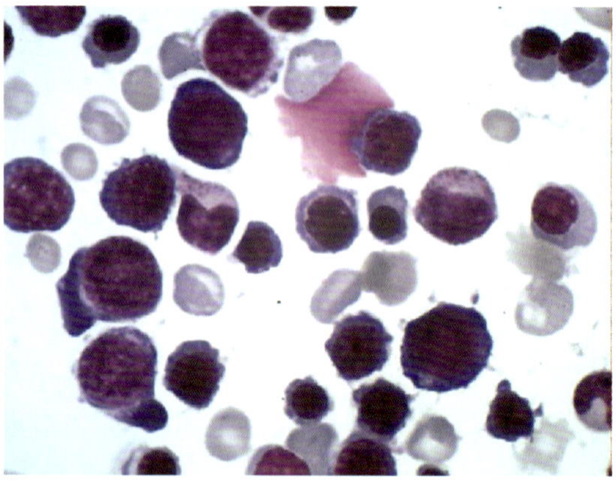

图2-3-9 骨髓涂片瑞氏染色，×1000

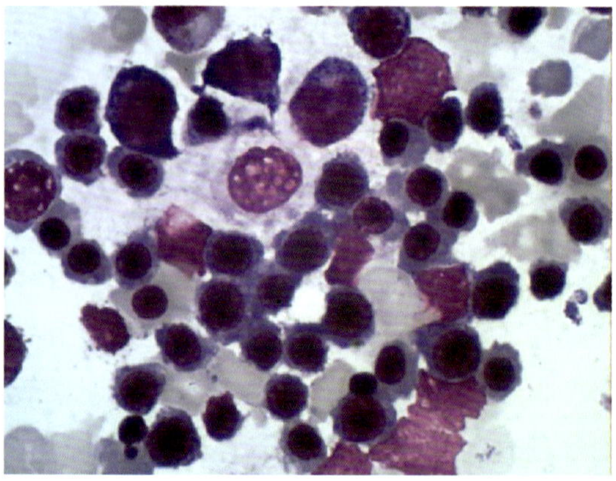

图2-3-10 骨髓涂片瑞氏染色，×1000

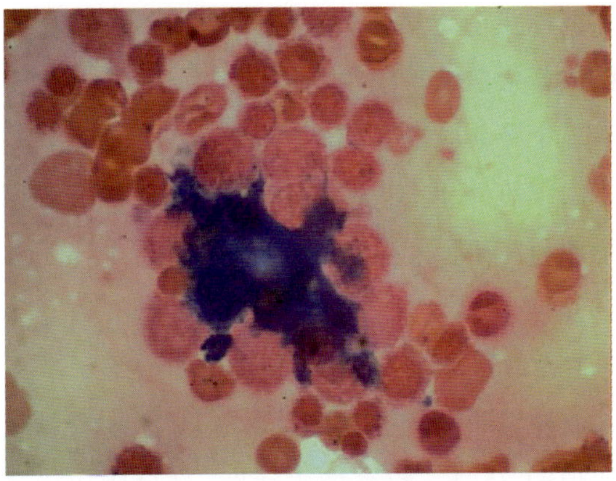

图2-3-11　骨髓铁染色：外铁3+

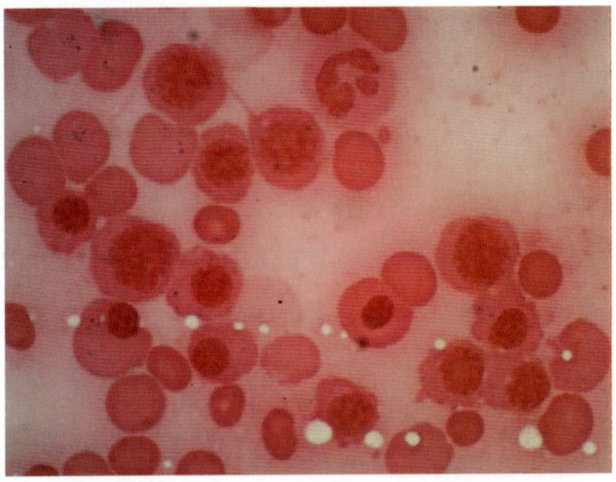

图2-3-12　骨髓铁染色：内铁为68%

考虑溶血性贫血。血常规提示白细胞增多，网织红比例升高，外周血分类中性粒细胞增多，核左移；易见嗜多色性红细胞、球形红细胞、裂片红细胞，以及有核红细胞；胆红素增多（以间接胆红素增多为主），乳酸脱氢酶（LDH）增多，综合考虑溶血性贫血，需要进行骨髓穿刺及病因排查。骨髓检查提示红系明显增生，形态无明显异常，考虑增生性贫血，HA不除外；溶血性贫血相关检查提示葡萄糖-6-磷酸脱氢酶（G-6-PD）正常，排除蚕豆病（G-6-PD缺乏症）；尿潜血阳性、尿胆红素阴性、尿胆原阴性，符合血管内溶血性黄疸特征；不规则抗体阳性，直接、间接抗人球蛋白（DAT、IAT）试验阳性，可确诊自身免疫性溶血性贫血。综上，本患者诊断为自身免疫性溶血性贫血。本例难点在于HA的病因排查，HA临床表现异质性强，病因和检查项目种类繁多，需要缜密的诊断思维和科学的选择策略确定病因，以及与其他增生性贫血相鉴别。

（六）诊断要点

参考《血液病诊断及疗效标准（第4版）》，见表2-3-2。

表2-3-2　**溶血性贫血的诊断标准**

贫血程度取决于红细胞寿命缩短的程度及骨髓代偿能力的有效性。在造血原料和造血因子充分的正常情况下，骨髓红系代偿增殖成熟的有效力可3~10倍于正常。因此，轻度溶血可无贫血，只有溶血，形态学表现为骨髓中红系各期幼红细胞增多，粒/红倒置，外周血网织红细胞增多，并可出现多染、点彩及H-J小体红细胞，甚至幼红/幼粒现象
黄疸血中总胆红素增多[结合（直接）和未结合（间接）胆红素]，其浓度>35μmol/L时出现黄疸（巩膜、黏膜、皮肤黄染）。溶贫的黄疸以未结合胆红素增多为主，出现的早晚因溶血性疾病而异。血中总胆红素浓度在17.0~34.0μmol/L，临床上无黄疸为隐性黄疸，34.0~85.0μmol/L为轻度黄疸，85.0~170.0μmol/L为中度黄疸，>170.0μmol/L为重度黄疸。溶贫患者多为轻中度黄疸
血清LDH水平升高，结合珠蛋白降低
凡贫血者具备黄疸（以未结合胆红素升高为主）、骨髓红系增生、外周血网织红细胞增多，伴或不伴脾大，血清LDH水平升高，可确定为溶贫

（黄钜略　吴优　黄兴琴　高晓鹏　刘聘聘）

三、阵发性睡眠性血红蛋白尿症

（一）概论

阵发性睡眠性血红蛋白尿症（PNH）是一种获得性造血干细胞克隆性疾病，是基因突变引起红细胞膜缺陷所致的溶血病，其发病机制为造血干细胞Xp22.2上磷脂酰肌醇聚糖A（PIG-A）基因突变，导致部分或完全血细胞膜糖基磷脂酰肌醇（GPI）锚合成障碍，使GPI锚定蛋白（CD59、CD55等）缺失，细胞灭活补体能力减弱，使得异常的血细胞更容易受到补体攻击，引起补体介导的慢性血管内溶血。人群发病率约为1/20万，属于罕见病的范畴，发病高峰年龄为30~40岁。PNH的临床表现取决于PIG-A突变克隆的大小，临床上以溶血性贫血、骨髓造血功能衰竭、血栓形成为表现，贫血常为中重度，患者常有乏力、头晕、苍白、心悸等表现，典型的血红蛋白尿呈酱油色或浓茶色，一般持续2~3天，可自行消退。血象呈正色素性或低色素性贫血（尿中铁丢失过多时），网织红细胞增多（PNH-AA综合征时降低），可见有核红细胞及细胞碎片，白细胞和血小板常减少，半数患者为全血细胞减少。半数以上患者骨髓三系增生活跃，尤以红系造血旺盛，易见分裂象，部分病例红系细胞可见缺铁性改变或巨幼样变。随病情变化表现不一，不同穿刺部位增生程度可明显差异，故增生低下时应注意穿刺部位，必要时做病理活检。11.1%~28.8%的AA患者可演变为PNH，1/3的PNH患者可有AA临床表现，单纯PNH多呈慢性过程，误诊率较高，常诊断为贫血待查、不典型再障或MDS，因骨髓象可有病态造血现象，需要与此类疾病鉴别诊断。应用流式细胞术检测GPI锚定蛋白缺失细胞数量是诊断PNH最直接、最敏感的方法，已成为诊断PNH的金标准。

（二）简要病史

患者女，37岁，全身皮肤瘀斑1年余，四肢多见，瘀斑可自行消退，反复出现，未予重视。平素身体健康，无高血压、糖尿病等慢性病史，无食物及药物过敏史。体积检查：贫血貌，全身皮肤、黏膜可见散在瘀斑，肝脾肋缘下未触及。

（三）实验室检查

1. 血常规

白细胞计数为3.22 × 10^9/L，红细胞计数为2.66 × 10^{12}/L，血红蛋白为89g/L，MCV为105.3fL，血小板计数为47 × 10^9/L，RET%为3.6%，RET#为32.2 × 10^9/L。

2. 血清学检查

AST为44U/L，LDH为766U/L，HBDH为698U/L。抗球蛋白试验：直接抗人球蛋白试验阴性，间接抗人球蛋白试验阴性。

3. 外周血形态

白细胞略低，中性粒细胞占76%，部分胞浆颗粒增粗；红细胞大小不一；血小板单个可见（图2-3-13）。

4. 骨髓形态

取材、涂片、染色良好。骨髓增生明显活跃，粒红比值=1.35∶1。粒系增生活跃，部分胞质中颗粒增粗。红系增生活跃，中、晚幼红细胞比值升高，可见核出芽、炭核幼红细胞。成熟红细胞大小不一，可见嗜多色性红细胞。全片可见巨核细胞46个，其中颗粒巨核细胞42个、产板巨核细胞3个、裸巨核细胞1个，血小板单个散在可见（图2-3-14和图2-3-15）。NAP染色：阳性率为44%，积分为80分（参考值30~100分）。铁染色：外铁-，内铁为70%。

形态学意见：①增生性贫血；②产板型巨核细

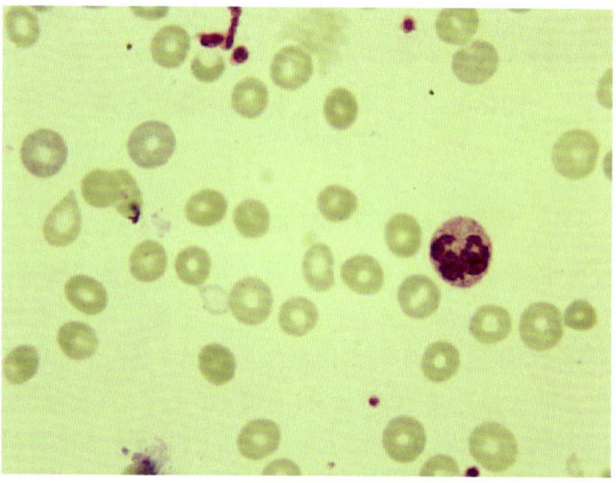

图2-3-13　外周血涂片瑞氏染色，×1000

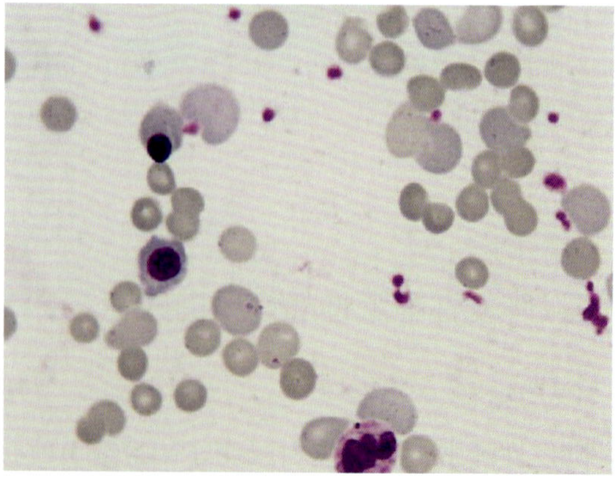

图2-3-14　骨髓涂片瑞氏染色，×1000

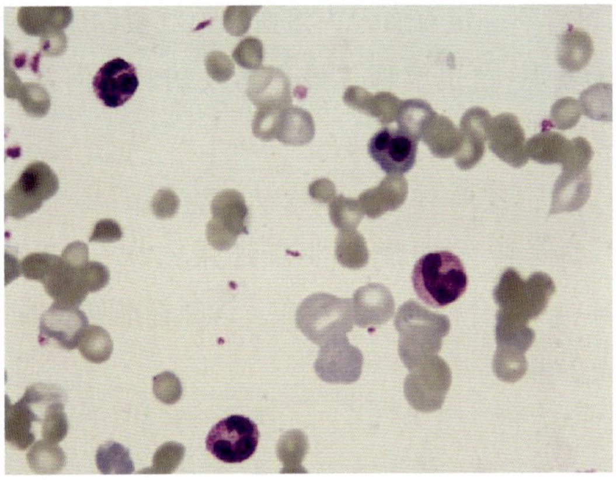

图2-3-15 骨髓涂片瑞氏染色,×1000

胞减少,请结合临床及相关检查综合分析。

5.骨髓活检

骨髓有核细胞增生程度大致正常(造血面积占约40%);粒/红大致正常;粒系以较成熟阶段细胞为主,偏幼稚细胞散在少见;红系以中、晚幼红细胞为主;巨核细胞较少,以分叶核为主;淋巴细胞散在可见;浆细胞偶见;骨髓间质未见网状纤维明显增生。免疫组化:CD34幼稚细胞偶见阳性,CD117幼稚细胞偶见阳性,CD61巨核细胞阳性。巨核细胞未见明显病态造血,暂不支持典型骨髓增生异常综合征、急性白血病的组织形态学改变。

6.免疫分型

CD34+、CD117+细胞约占有核细胞总数的0.2%,表型未见明显异常;粒细胞相对比例正常,表达CD11b、CD16、CD13、CD15,未见明显表达紊乱;另见约0.8%的CD19+、CD10+幼稚B细胞,怀疑为反应性增生的B祖细胞;淋巴细胞中T细胞、B细胞、NK细胞其表型未见明显异常。

高敏PNH流式细胞分析在送检样本中检测到PNH克隆:CD59部分缺失表达红细胞占7.20%;CD59 FLAER缺失表达粒细胞占26.95%;CD59 FLAER缺失表达单核细胞占23.37%(图2-3-16)。此结果PNH克隆>1%,支持阵发性睡眠性血红蛋白尿症(PNH)的诊断。

(四)最终诊断

阵发性睡眠性血红蛋白尿症。

(五)病例解析

患者为青年女性,皮肤瘀斑1年余,考虑存在出血,此次就诊以贫血为主要表现,综合出血和贫血的临床表现,外周血三系细胞减少,呈大细胞性贫血,网织红细胞增多,不除外MA、MDS、EVANS综合征、AIHA、PNH的可能,患者骨髓红系比值升高,可见核出芽、炭核幼红细胞,成熟红细胞大小不一,可见嗜多色性红细胞。巨核细胞呈成熟障碍表现,血小板单个散在可见。考虑增生性贫血,同时产板型巨核细胞减少,建议完善相关检查待排相关疾病。血清LDH和HBDH升高,说明红细胞破坏增加,可能存在溶血,抗球蛋白试验阴性排除了AIHA和EVANS综合征。该患者骨髓增生明显活跃,各系未见明显发育异常或巨幼变,MDS及MA可排除;患者是青年女性,出血、贫血病程长,尽管无血红蛋白尿,还是建议进行PNH相关检查。高敏PNH流式细胞分析检测到PNH克隆>1%,此结果支持PNH的诊断。PNH异常克隆的筛选与识别主要包括以下3种方法:①检测外周血成熟红细胞和粒细胞CD55和CD59有无缺失;②检测骨髓

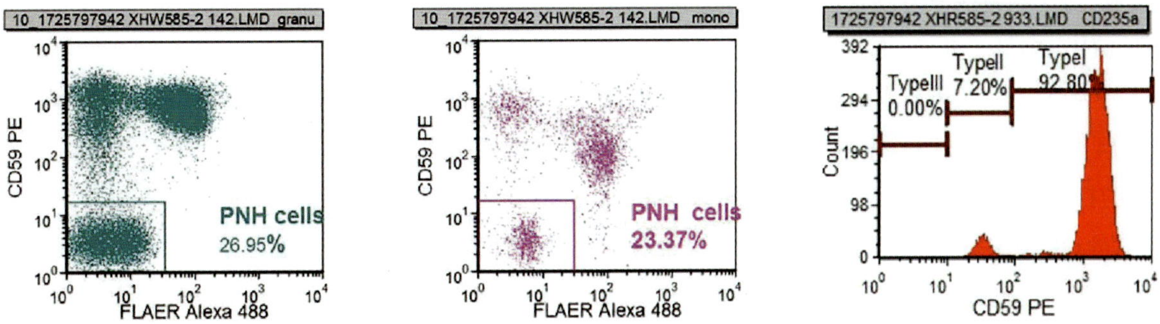

图2-3-16 高敏PNH流式分析

有核红细胞、淋巴细胞、单核细胞、粒细胞CD55和CD59有无缺失；③Flaer检测，Flaer是Alexa-488标记的无活性嗜水气单胞菌溶素前体的变异体，可特异性地与细胞膜上的GPI锚连蛋白结合而直接反映锚定蛋白的缺失情况。主要检测CD59和CD55，前者可能比后者更敏感，本患者均是CD59缺失。当PNH克隆为Ⅱ型缺失或PNH克隆所占比例较小时，患者不一定有血管内溶血和血红蛋白尿的典型临床表现，这也解释了该患者发病时为何未见血红蛋白尿。

（六）诊断标准

参考阵发性睡眠性血红蛋白尿症（PNH）、PNH-AA综合征的诊断标准。诊断标准见表2-3-3和表2-3-4。

表2-3-3 阵发性睡眠性血红蛋白尿症（PNH）的诊断标准

1.临床表现符合PNH
2.实验室检查
（1）Ham试验、糖水试验、蛇毒因子溶血试验、尿潜血（或尿含铁血黄素）等试验中凡符合下述任何一种情况即可诊断：
A. 2项以上阳性
B. 1项阳性，但须具备下列条件
a. 2次以上阳性，或1次阳性，但操作正规、有阴性对照、结果可靠，即时重复仍阳性者
b. 有溶血的其他直接或间接证据，或有肯定的血红蛋白尿出现
c. 能除外其他溶血，特别是遗传性球形红细胞增多症、自身免疫性溶血性贫血、葡萄糖-6-磷酸脱氢酶缺乏症所致的溶血和阵发性冷性血红蛋白尿症等
（2）流式细胞术检测发现：外周血中CD55或CD59阴性中性粒细胞或红细胞>10%（5%~10%为可疑）
临床表现符合，具备实验室检查的（1）项或（2）项者皆可诊断。实验室检查的（1）、（2）两项可以相互佐证

表2-3-4 PNH-AA综合征的诊断标准

凡AA转化为PNH，或同时兼有两病特征而以某病为主，可分为4种情况：
1. AA→PNH：原有肯定的AA转化为确定的PNH，AA表现已不明显
2. PNH→AA：原有肯定的PNH转为明确的AA，PNH表现已不明显
3. PNH伴有AA特征：临床与实验室检查均说明病情以PNH为主，但伴有1个或1个以上部位骨髓增生低下、有核细胞减少、网织红细胞不升高等AA表现者
4. AA伴有PNH特征：临床与实验室检查均说明病情以AA为主，但具有PNH的实验室诊断结果阳性者

（张新丽　温凌玉　黄钜略　李婷　侯玉兰）

四、溶血尿毒综合征

（一）概论

溶血尿毒综合征（HUS）是一种以微血管溶血性贫血、血小板减少和肾损伤为主要特征的临床综合征。HUS多见于儿童，成人也可出现。临床上常将其分为典型HUS和非典型HUS。典型HUS发病前2~14天常有先兆性腹泻，且多为出血性腹泻，常与大肠杆菌0157:H7感染相关，还可见于肺炎链球菌、其他（甲型流行性感冒、H1N1、HIV），又称腹泻相关性HUS。非典型HUS不伴有腹泻，病因多种多样，可发生在儿童期及成人，无性别差异，约1/3的患者起病时合并中枢神经系统症状，如抽搐和昏迷，预后较差。HUS和血栓性血小板减少性紫癜（TTP）是血栓性微血管病（TMA）的代表疾病，为各种原因导致血管内皮细胞损伤，引起小血管（小动脉和毛细血管）壁形成血小板性微血栓，导致血小板消耗性减少、溶血性贫血及器官缺血和损伤的临床综合征。HUS和TTP病理基础、临床表现、实验室检查结果及成人患者的治疗都十分相似，近年来随着对疾病发病机制认识的不断深入，多数学者认为是两种疾病，治疗方法也不同。近年来的研究结果表明，TTP的发病主要与血管性血友病因子裂解酶（ADAMTS-13）的遗传性或获得性缺陷有关，而

HUS的病因、临床表现和发病机制则更为复杂。

（二）简要病史

患者男，61岁，突发寒战1天，呕吐、腹泻伴全身皮肤瘀点、瘀斑半天。患者家属代诉昨日下午患者在无明显诱因下突发寒战，无发热，无头晕、头痛，无恶心、呕吐，无咳嗽、咳痰，无胸闷、呼吸困难，无腹胀、腹泻，无四肢抽搐，未处理。晚上开始恶心、呕吐，呕吐物为胃内容物，未见咖啡样物，继而解黄色水样便，量多，每次约300mL，大概解十几次大便，伴有腹痛及全身皮肤瘀点、瘀斑。无呼吸困难、四肢抽搐，病后精神差，未进食，小便正常，体重无明显改变。

体格检查：体温37.5℃，脉搏82次/分，呼吸34次/分，血压200/100mmHg。急性面容，嗜睡，精神差，正常体形，自动体位，体格检查合作，言语欠清晰，对答切题，呼吸急促。全身皮肤黏膜无苍白、无黄染，全身皮肤有皮下出血点、瘀血、瘀斑。腹平坦，未见胃肠型及蠕动波，腹肌柔软，下腹部轻压痛，无反跳痛，肝区、肾区无叩击痛。生理反射存在，病理反射未引出，脑膜刺激征阴性。

（三）实验室检查

1. 血常规

白细胞计数为$24.1 \times 10^9/L$，中性粒细胞计数为$17.8 \times 10^9/L$，嗜酸性粒细胞计数为$5.07 \times 10^9/L$，血红蛋白为151g/L，MCV为81fL，血小板计数为$25 \times 10^9/L$。

2. 其他辅助检查

生化检查：尿素为9.25mmol/L，肌酐为271μmol/L，尿酸为398.3μmol/L，乳酸脱氢酶为1269U/L，葡萄糖-6-磷酸脱氢酶为400U/L。

贫血指标：铁蛋白为848.00μg/L，叶酸为11.58nmol/L，维生素为B_{12} 848.00pmol/L。

凝血功能：凝血酶原时间为21.60秒，部分凝血活酶时间为85.00秒，凝血酶时间为21.60秒，纤维蛋白原0.95g/L，D-二聚体为6073ng/mL。

炎性指标：超敏CRP>200mg/L，血清降钙素原>100ng/mL。

CT颅脑平扫：①考虑右侧半卵圆中心、双侧放射冠、脑桥多发腔隙性脑梗死；②脂肪肝。

3. 外周血形态

白细胞增多，以中性粒细胞为主，可见幼稚粒细胞，胞浆可见中毒颗粒；嗜酸性粒细胞增多；淋巴细胞比例偏低，形态正常。分类计数1000个红细胞可见4.5%裂片红细胞，呈盔形、三角形、不规则形和微小球形。血小板散在少见（图2-3-17）。

4. 骨髓形态

取材、涂片、染色良好。骨髓增生明显活跃，粒系明显增生，形态无明显异常；红系明显增生，以中、晚幼红细胞为主。成熟红细胞轻度大小不一，可见嗜多色性红细胞、球形红细胞及裂片红细胞；全片见巨核细胞196个，分类25个，其中幼稚巨核细胞4个、颗粒巨核细胞17个、产板巨核细胞3个、裸核巨核细胞1个。血小板散在少见（图2-3-18至图2-3-21）。

形态学意见：①巨核细胞成熟障碍伴血小板减

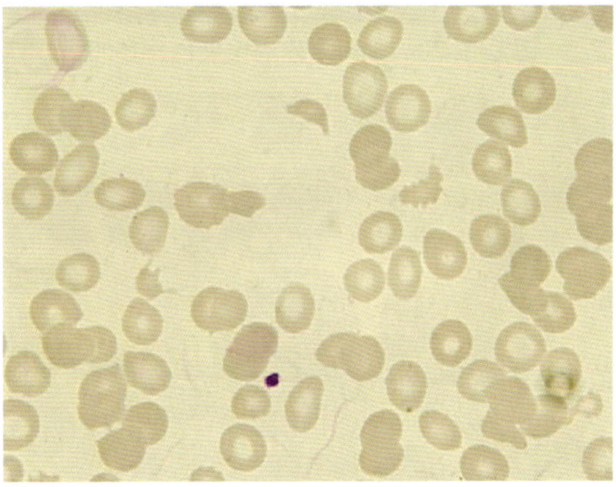

图2-3-17 外周血涂片瑞氏染色，×1000

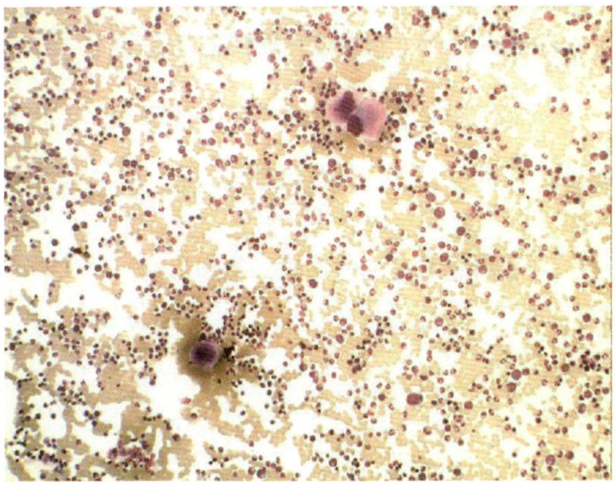

图2-3-18 骨髓涂片瑞氏染色，×100

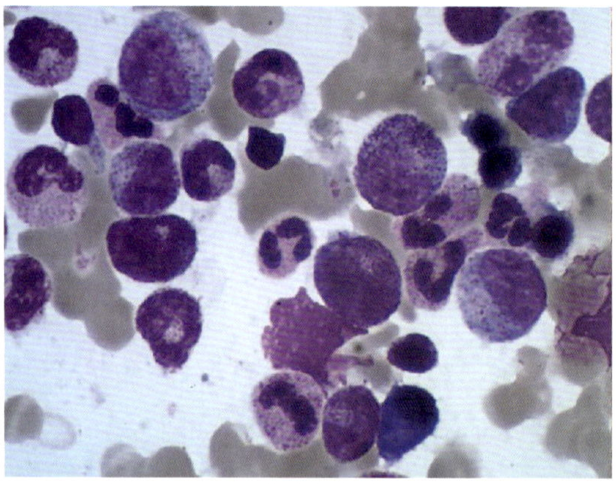

图2-3-19 骨髓涂片瑞氏染色，×1000

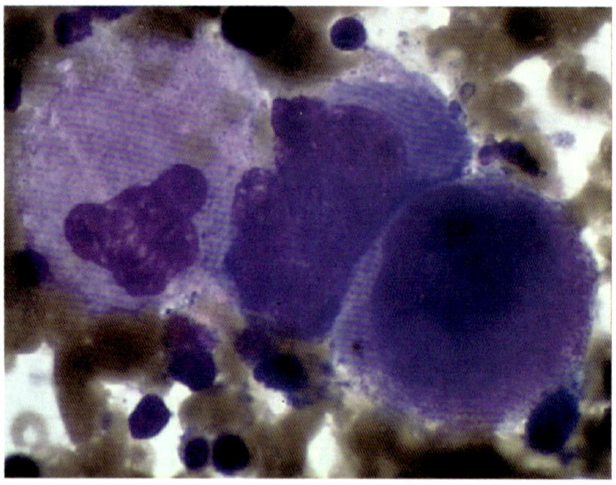

图2-3-20 骨髓涂片瑞氏染色，×1000

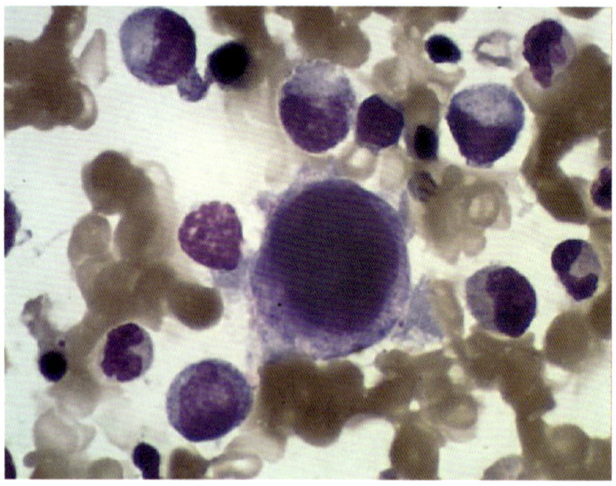

图2-3-21 骨髓涂片瑞氏染色，×1000

少；②外周血裂片红细胞增多；③建议结合临床及相关检查排除TTP及HUS可能。

5. 其他实验室检查

血管性血友病因子裂解酶（ADAMTS-13）活性46%、ADAMTS-13抗体阴性。左右手静脉血及中心静脉血3个部位血培养猪链球菌均阳性。

（四）最终诊断

溶血尿毒综合征（HUS）。

（五）病例解析

患者为老年男性，呕吐、腹泻伴全身皮肤瘀点、瘀斑半天，考虑与血小板降低有关，入院后血红蛋白急剧下降，总胆红素升高，以间接胆红素升高为主，LDH升高，凝血功能异常，外周血涂片发现4.5%裂片红细胞，符合微血管病性溶血性贫血，生化检查提示肾功能损害，具备诊断HUS的主要临床依据：经典三联征（微血管病性溶血性贫血、血小板减少症和急性肾衰竭），但需要与TTP鉴别，患者ADAMTS-13活性>10%、ADAMTS-13抗体阴性，排除TTP。患者不规则抗体和Coombs试验阴性，排除AIHA可能。患者左右手静脉血及中心静脉血培养均呈猪链球菌阳性，具备典型性HUS（伴感染相关性腹泻）证据；外周血可见裂片红细胞，骨髓增生明显，三系增生，可见嗜多色性红细胞、球形红细胞及裂片红细胞；巨核细胞明显增生，呈巨核系成熟障碍，血小板少见。符合HUS诊断。但微血管性溶血性贫血临床上有时鉴别较难，需要与TTP、HELLP综合征、Evans综合征、DIC鉴别，鉴别要点见表2-3-5。

（六）诊断要点

目前国内外均无统一诊断标准，参考《血液病诊断及疗效标准（第4版）》和《血液病学（第2版）》及相关文献，总结微血管病性溶血性贫血的诊断要点见表2-3-6。

表2-3-5 微血管性溶血性贫血的鉴别诊断

诊断	TTP	HUS	HELLP综合征	Evans综合征	DIC
中枢神经系统症状/体征	+++	+/–	+/–	+	+/–
肾损害	+/–	+++	+	–/+	+/–

（待续）

表2-3-5(续)

诊断	TTP	HUS	HELLP综合征	Evans综合征	DIC
发热	+/−	−/+	−	−	+/−
肝损害	+/−	+/−	+++	−	+/−
高血压	−/+	+/−	++	−	−
溶血性贫血	+++	++	++	++	+
血小板减少	+++	++	++	++	+++
凝血异常	−	−/+	+/−	−	+++
实验室特征性结果	ADAMTS-13活性<10%或抗体阳性	志贺毒素阳性	肝酶升高(ALT、AST和LDH)	抗球蛋白试验阳性	FDP升高
治疗	血浆置换术	血浆置换术	解痉、降压、纠正凝血障碍	类固醇、免疫抑制剂治疗	对症及抗凝支持治疗

表2-3-6　微血管性溶血性贫血的诊断要点

1.临床表现
(1)通常急性发病,可有不同程度的贫血、黄疸或尿色加深
(2)因合并血小板减少而导致的相应出血表现
(3)可有原发病的相应临床表现
2.实验室检查
(1)外周血涂片裂片红细胞>1%
(2)不同程度的贫血
(3)血管内溶血的证据:血清乳酸脱氢酶升高;血清游离血红蛋白增加;结合珠蛋白降低;网织红细胞增多或骨髓红细胞系代偿性增生;可有血红蛋白尿或含铁血黄素尿(慢性者)
(4)抗人球蛋白试验阴性
(5)合并有血小板减少
了解发病前的危险因素(感染和药物接触史等)对诊断有提示作用。凡患者具备实验室检查的前4项临床表现符合,可考虑诊断微血管病性溶血性贫血。其中实验室检查(1)项为最重要的必备标准,而(3)项只需患者存在其中一条或一条以上即可。实验室检查(5)项可作为微血管病性溶血性贫血的进一步支持证据
HUS诊断:国内外均无统一的诊断标准,经典三联征(微血管病性溶血性贫血、血小板减少症和急性肾衰竭)是诊断HUS主要的临床依据。2012年国际血液学标准委员会(ICSH)建议外周血裂片红细胞比例>1%时(需至少计数1000个红细胞),强烈支持TMA的诊断

(黄钜略　黄兴琴　高晓鹏　龙芳　赵嘉豪)

第四节　其他贫血

一、铁粒幼细胞贫血

(一)概论

铁粒幼细胞贫血(SA)是由不同病因引起血红素合成障碍和铁利用不良所致的一组疾病,以骨髓中出现大量环形铁粒幼细胞(RS)为特征,伴有红细胞无效造血和(或)寿命缩短。通常表现为铁过多性贫血或铁负荷性贫血,血清铁和组织铁水平升高,呈小细胞低色素性贫血或双相性贫血。按不同病因,可分为遗传性SA和获得性SA。获得性SA可能是肿瘤性的,如MDS伴环形铁粒幼细胞即属于获得性SA,可进展为急性白血病;获得性SA也可能是某些药物、毒物或其他肿瘤引起。

SA发病机制主要是铁代谢障碍导致其在线粒体内异常堆积,从而引起机体的生化代谢损害、贫血等症状。从形态学角度看,铁粒幼细胞是指幼红细胞中含有非血红素形式的铁聚集体,在光镜下呈现一个或多个普鲁士蓝染色阳性的颗粒;而含铁的颗粒围绕核周呈环形的病理分布,则称为环形铁粒幼细胞,电镜检查显示光镜下的颗粒体是铁负荷的线粒体结构，病理性环形铁粒幼细胞中大量含铁颗粒沉积在线粒体嵴之间，铁负荷的线粒体变形肿胀，嵴模糊。因为幼红细胞的线粒体绕核分布，当线粒体铁过负荷时则可出现形态上的环形铁颗粒分布。国际MDS形态学工作组的环形铁粒幼细胞标准为铁颗粒≥5颗、环核周排列常≥1/3。在SA的分析诊断过程中，细胞形态学检查是主要手段，典型病例的骨髓红系增生旺盛（过度增生），幼红细胞类似IDA样改变和（或）有胞质空晕现象，红细胞呈双形性或小细胞低色素性改变，胞体明显大小不均，异形、靶形、椭圆形和点彩红细胞增多，应疑及有无铁负荷性贫血或铁利用不良性贫血的可能性。骨髓可染铁检查是形态学检查最为重要的项目，若细胞外铁正常或增多，细胞内铁颗粒增多、增粗时，其异常越明显越意味着铁负荷性原因的存在，结合临床可以基本确定铁负荷性贫血，在形态学诊断中查见≥15%的RS，即可基本明确SA的诊断。

临床上，有长期慢性贫血的病史且为低色素性贫血，铁剂治疗无确切疗效；或是各种原因引起不同程度的溶血反应，出现红细胞中央浅染；或是存在引起SA的原因，出现低色素性贫血时，以上都应疑及本病的可能。SA的诊断主要根据血象特点、骨髓铁染色及其他铁代谢的特征进行，诊断过程一般分三步。首先，确定患者是否为SA，主要根据血细胞形态初步筛查，呈小细胞低色素或双相性贫血；铁代谢检查呈铁蛋白、血清铁、转铁蛋白饱和度升高，总铁结合力降低等特点；骨髓细胞学检查是否存在较多的环形铁粒幼细胞，如果骨髓中环形铁粒幼细胞≥15%应考虑此诊断。其次，确定SA的类型：需要结合临床特征及患者病史、家族史等进行鉴别，进行分子生物学检查以确定是遗传性还是后天获得性。再次，确定SA的原因：遗传性SA少见，X连锁隐性遗传病例较多，基因检测发现是由于红细胞系统特异性δ氨基γ酮戊酸合成酶2（ALAS 2）基因致病性突变所致。临床上男性更为易感，常可表现为轻度脾大和异型红细胞。对于获得性SA，部分是在MDS或白血病或MPN基础上发生的或是伴随发生的。而对于继发性的，往往去除继发因素（药物、酒精）病情可缓解。

（二）简要病史

患儿男，10岁，因"反复乏力、皮肤苍白1年余，加重半个月"入院，患者发病期间在外院多次间断输血治疗，未见明显好转，为进一步治疗来我院就诊。体格检查：精神尚可，颜面及口唇苍白明显，活动后心累、气促，全身浅表淋巴结未触及，肝脾肋下未触及，余未见异常。

（三）实验室检查

1. 血常规

白细胞计数为$2.51\times10^9/L$，红细胞计数为$1.96\times10^{12}/L$，血红蛋白为38g/L，血小板计数为$302\times10^9/L$，HCT为13.90%，MCV为70.90fL，MCH为19.40pg，MCHC为273g/L，中性粒细胞计数为$1.35\times10^9/L$，淋巴细胞计数为$0.96\times10^9/L$，RET%为0.71%。

2. 其他辅助检查

铁代谢指标：血清铁为37.60μmol/L，血清总铁结合力为42.70μmol/L，铁饱和度为88.10%，转铁蛋白为165mg/dL，铁蛋白为107.20ng/L。

3. 外周血形态

白细胞减少，分类比例及形态大致正常；成熟红细胞大小不一，可见双形性红细胞，以小红细胞为主，中央淡染区扩大，可见大的泪滴状、椭圆形红细胞；血小板散在易见（图2-4-1）。

4. 骨髓形态

取材、涂片、染色良好。骨髓增生活跃，粒系增生活跃，成熟粒细胞相对减少，形态未见异常；红系增生明显活跃，以中、晚幼红细胞为主，胞浆可见空晕（图2-4-2和图2-4-3）；全片见巨核细胞282个，分类及形态正常，血小板散在易见。化学染色：铁染色：细胞外铁4+、细胞内铁为92%，环形铁粒幼细胞70%（图2-4-4和图2-4-5）。

形态学意见：①SA；②建议结合临床完善相关

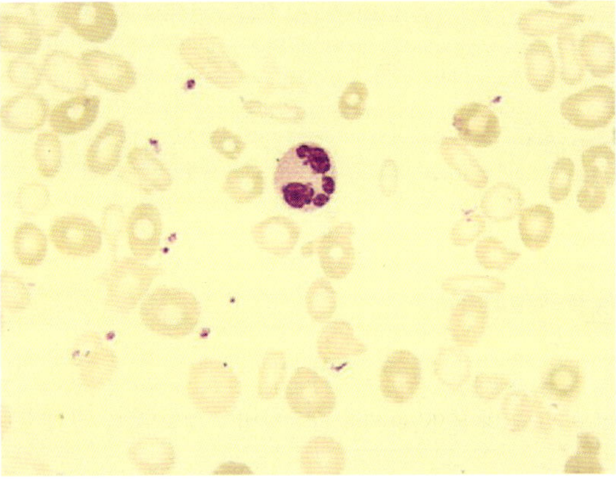

图2-4-1　外周血涂片瑞氏染色，×1000

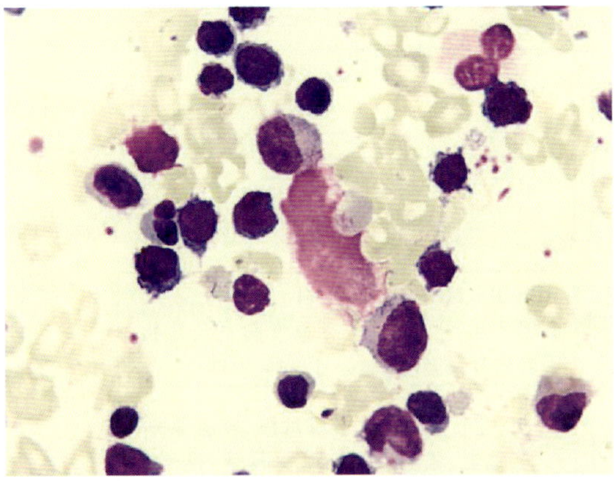

图2-4-2　骨髓涂片瑞氏染色，×1000

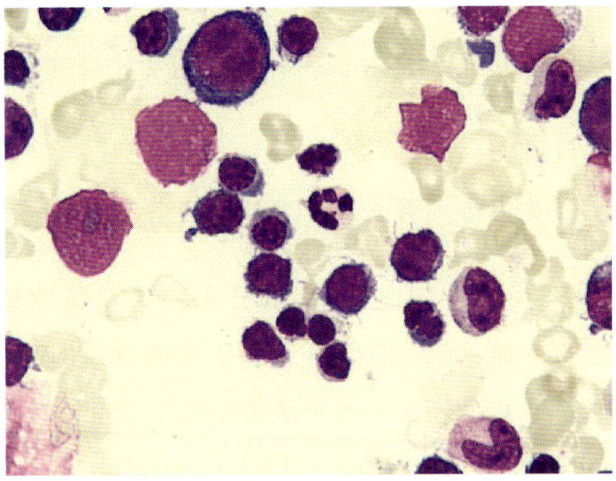

图2-4-3　骨髓涂片瑞氏染色，×1000

检查。

（四）最终诊断

铁粒幼细胞贫血（SA）。

（五）病例解析

患者为男性儿童，因“颜面及口唇苍白”就诊，考虑贫血所致，无脾大。血常规及辅助检查分析：两系减少，小细胞低色素性重度贫血，考虑IDA或地中海

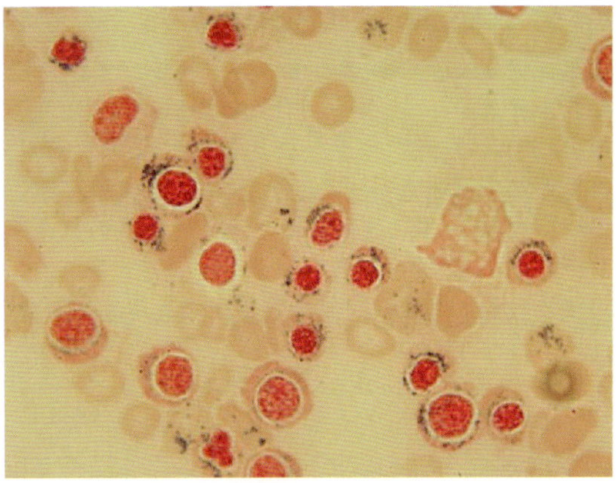

图2-4-4　骨髓涂片铁染色，×1000

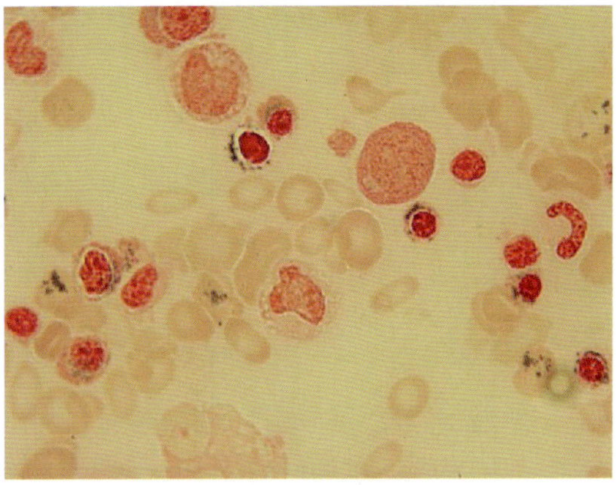

图2-4-5　骨髓涂片铁染色，×1000

贫血不除外；铁代谢指标提示铁蛋白正常，血清铁升高，总铁结合力降低，表现为铁负荷性贫血，排除IDA，但不除外地中海贫血和铁粒幼细胞贫血；形态学提示外周白细胞减少，形态分类正常，以小细胞低色素性红细胞为主，且可见红细胞双形性改变，不除外铁粒幼细胞贫血可能；骨髓涂片中红系增生明显活跃，幼红细胞胞浆空晕改变，提示存在环形铁粒幼细胞可能；铁染色示细胞内外铁明显升高，环形铁粒幼细胞占70%，粒、巨核两系未见发育异常，因此，结合发病年龄小，小细胞低色素性贫血，铁负荷，可见70%环形铁粒幼细胞，考虑为遗传性SA，必要时，需进行基因检测以鉴别遗传性SA和获得性SA。本病例遗憾的是未进行相关基因检测。

（六）诊断要点

参考《血液病诊断及疗效标准（第4版）》和《血液病学（第2版）》及相关文献，铁粒幼细胞贫血的诊断要点和分类见表2-4-1和图2-4-6。

表2-4-1 铁粒幼细胞贫血的诊断要点

小细胞低色素贫血/双向性贫血
红细胞明显大小不均;异形、靶形、椭圆形和点彩红细胞增多
骨髓中红系过度增生,细胞外铁显著增多,以及环形铁粒幼细胞(RS)≥15%
伴有无效红细胞生成
SI、SF、TS常增加,TIBC降低,肝活检显示铁质沉积
骨髓-胰腺综合征患者应伴有胰腺外分泌功能不全
发病年龄轻等。临床病史特点有助于进一步鉴别特发性与继发性铁粒幼细胞贫血

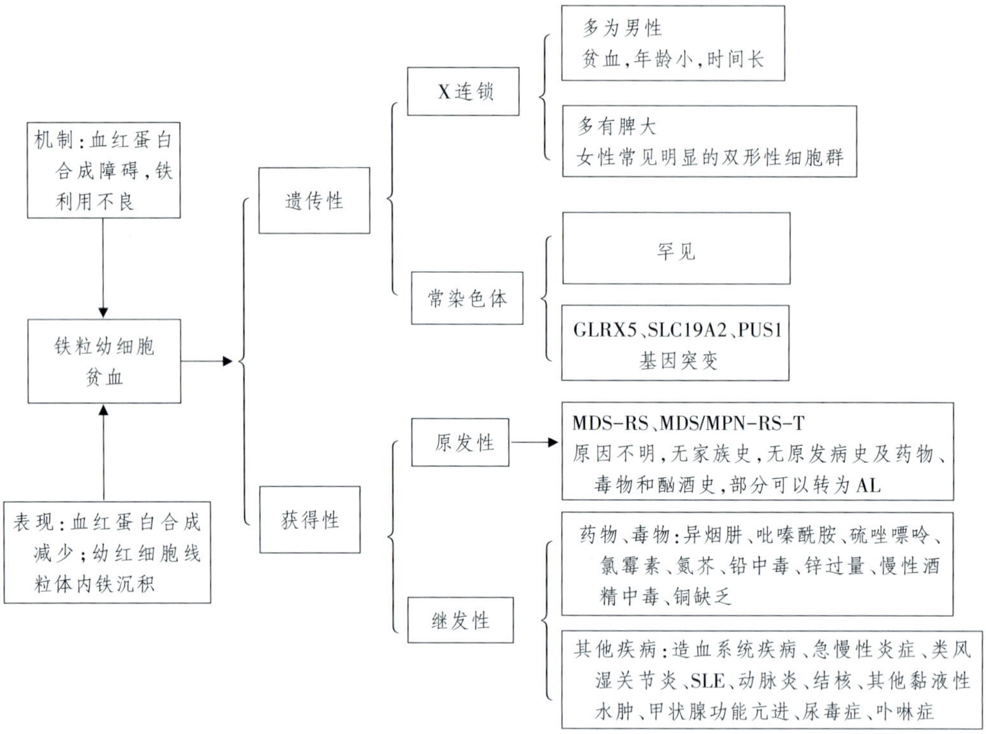

图2-4-6 铁粒幼细胞贫血的分类

(黄钜略 黄兴琴 高晓鹏 李婷 李东旭)

二、感染性贫血

(一)概论

感染性贫血是由于各种细菌或病毒侵入人体,导致感染或炎症,从而引起体内红细胞破坏过多或骨髓造血功能受损,以及铁利用障碍所致的贫血,其中以慢性感染所致贫血多见。除了感染性疾病,一些结缔组织病及恶性肿瘤也可合并类似的贫血,因此也称为慢性病性贫血(ACD)。临床发现并非所有ACD均合并贫血(如高血压),而一些急性感染可在短时间内出现贫血。目前已了解的ACD发病机制与炎症因子相关,故有学者提出新的名称——“炎症性贫血”。本部分主要论及急性感染导致的贫血,慢性感染所致的炎症性/慢性疾病性贫血见相关章节。近年来的研究结果表明,人体内一种富含CpG的DNA分子与炎症发生相关,入侵人体的病原体会携带CpG DNA,而且当体内细胞受损时也会释放CpG DNA。红细胞表达的Toll样受体9(TLR9)能够识别并结合CpG DNA,引起细胞骨架蛋白分布出现明显变化并发生细胞皱缩,同时丢失CD47(免于被巨噬细胞吞噬的信号),进而被巨噬细胞识别并一同清除,缓解炎症引起的组织损伤。体内游离的CpG DNA水平上升,与恶性肿瘤、自身免疫性疾病、败血病的发生显著相关。急性感染所致贫血还见于感染相关噬血细胞综合征、感染性溶血性贫血等，发病机制各有不同，共同特点是红细胞的破坏导致贫血。

（二）简要病史

患者女，27岁，检查发现“白细胞升高、贫血10余天”入院。体温38.5℃，体格检查发现双侧乳腺肿块，局部皮肤发热、红肿、疼痛。肝脾肋下未触及，余未见异常。

（三）实验室检查

1. 血常规

白细胞计数为$32.4 \times 10^9/L$，血红蛋白为96g/L，MCV为80fL，MCH为29pg，MCHC为343g/L，血小板计数为$247 \times 10^9/L$。

2. 其他辅助检查

血清学检查：超敏CRP为48.62mg/L，血清降钙素原为0.19ng/mL。

致病菌培养：阴道、宫颈分泌物和血液未培养出致病真菌、细菌。

影像学检查：CT显示双侧乳腺可见高密度影，边缘模糊，血运增加，皮肤增厚，考虑炎症。

3. 外周血形态

白细胞明显增多，以中性粒细胞增多为主，可见幼稚粒细胞，胞浆可见中毒颗粒和空泡；单核细胞增多，淋巴细胞无明显增减，形态大致正常；成熟红细胞形态未见异常；血小板散在、小簇分布（图2-4-7）。

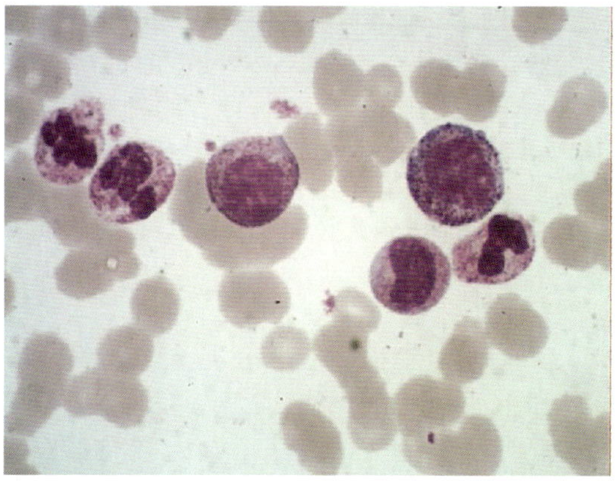

图2-4-7　外周血涂片瑞氏染色，×1000

4. 骨髓形态

取材、涂片、染色良好。骨髓增生明显活跃，粒系明显增生，各阶段粒细胞比例呈核左移，部分细胞胞浆中颗粒增多，粗大；红系明显增生，以中、晚幼红细胞为主，形态未见异常；全片见巨核细胞338个，血小板散在、小簇分布（图2-4-8至图2-4-10）。NAP染色：阳性率为61%，积分为100分（图2-4-11）；铁染色：细胞外铁2+、细胞内铁为62%，未见环形铁粒幼细胞。

形态学意见：①粒系明显增生；②红系增生活跃；③请结合相关检查。

（四）最终诊断

感染性贫血。

（五）病例解析

患者为青年女性，发热，双侧乳腺局部红、肿、热、痛，有触痛，乳管可排出脓液，考虑急性乳腺炎。

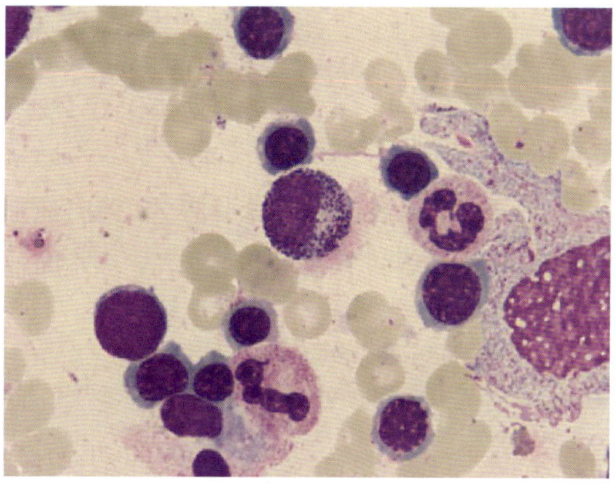

图2-4-8　骨髓涂片瑞氏染色，×1000

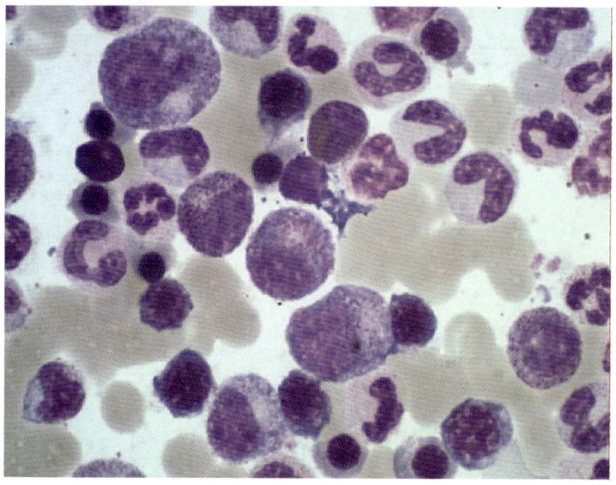

图2-4-9　骨髓涂片瑞氏染色，×1000

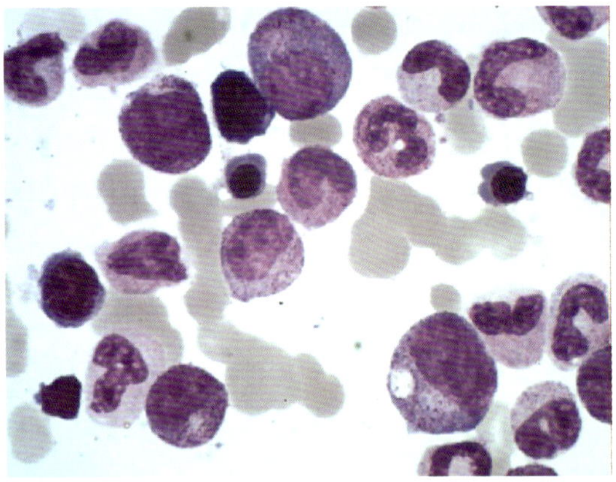

图2-4-10 骨髓涂片瑞氏染色，×1000

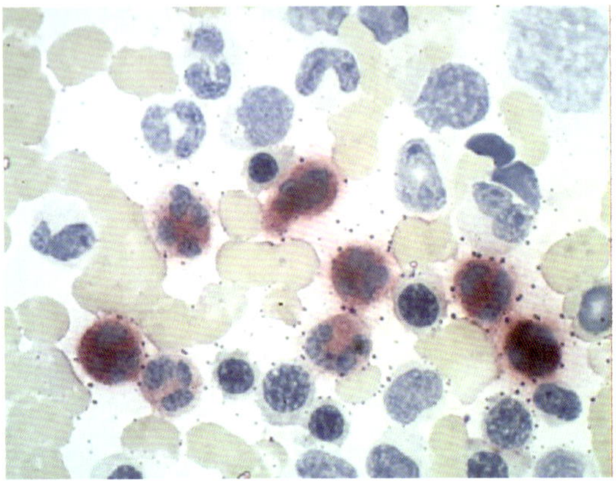

图2-4-11 骨髓涂片NAP染色，×1000

血常规提示白细胞升高、轻度贫血，考虑类白血病反应、白血病、感染性贫血。无肝脾大，类白血病反应首先考虑。需要进行骨髓穿刺检查。外周血涂片显示白细胞明显增多，中性粒细胞增多，核左移，可见10%幼稚粒细胞，不符合慢性中性粒细胞白血病（CNL）血象（幼稚粒细胞<10%）；分类未见嗜酸、嗜碱性粒细胞，不符合CML；骨髓三系明显增生，NAP积分不低，不符合CML特征，应考虑类白血病性反应。炎症指标：hCRP升高，抗感染治疗后恢复正常。治疗过程中的变化趋势与白细胞升高呈负相关。血清降钙素原升高不明显（<0.5），考虑局部炎症或其他非脓毒血症病原菌感染。影像学：CT考虑乳腺炎症。

综上，短期内白细胞明显增多，粒细胞增多、核左移，伴轻度贫血，抗感染治疗后白细胞和血红蛋白恢复正常。综合病程短，肝脾未见肿大，抗感染后迅速恢复，考虑为急性感染性贫血。本病例难点在于白细胞明显增多，出现幼稚粒细胞，需与慢性髓系白血病（CML）、不典型慢性粒细胞白血病（aCML）及慢性中性粒细胞白血病（CNL）相鉴别。

（六）诊断要点

近年来国内外对急性感染导致贫血的研究均有文献报道，但尚无统一诊断标准，现参考相关文献，总结感染性贫血的诊断要点及几种小细胞性贫血的鉴别要点（表2-4-2和表2-4-3）。

表2-4-2 感染性贫血的诊断要点

诊断要点	检查结果特点
需要符合贫血标准	Hb常在70~110g/L，重度贫血少见；红细胞常表现为小细胞低色素 网织红细胞计数正常或稍降低 白细胞和血小板计数不定，因受慢性感染病因的影响
具备符合引起贫血的感染疾病（基础疾病）的诊断	慢性感染、炎症多见，少数急性感染，是炎症因子为主诱导的继发性贫血
血涂片形态	红细胞轻度大小不一，中央淡染区稍扩大，不如IDA明显
骨髓细胞学检查	粒系增生活跃，易见中性粒细胞核左移、嗜苯胺蓝颗粒增多和空泡形成 红系增生不明显或轻度降低，幼红细胞以中、晚幼红细胞为主，胞体偏小 浆细胞、单核细胞和（或）巨噬细胞常为轻度增多，单核细胞空泡易见，巨噬细胞也易见吞噬血细胞现象 细胞外铁增加，内铁常见降低
铁代谢指标的特点	血清铁蛋白常升高 血清铁、铁饱和度降低，总铁结合力下降

表2-4-3 几种小细胞低色素性贫血的常见鉴别要点

	缺铁性贫血	地中海贫血	铁粒幼细胞贫血	感染性贫血
临床表现	慢性贫血症状多	生长发育差,从小贫血	慢性贫血症状	发热
血象	多为单纯红系减少	多为三系减少	两系或三系减少	不定
小细胞低色素	大多显著	多不显著	多不显著	慢性时明显
脾大	极少	可有	不定	不定
细胞外铁	消失	常增多	增多	常增多
细胞内铁	减少	正常或增多	增多	多减少
RS	不见	偶见	多见	不见
血清铁蛋白	降低	升高	升高	正常或升高
血清铁	降低	升高	升高	降低
运铁蛋白饱和度	降低	升高	升高	正常或稍低
总铁结合力	升高	降低或正常	降低或正常	降低
不饱和铁结合力	升高	降低	降低	降低

(黄钜略 黄兴琴 高晓鹏 秦大兵 洪军)

三、慢性病性贫血

(一)概论

慢性病贫血按疾病的类型和贫血的机制,大致分为两类:一类是具有较明显炎症特征的慢性病贫血,这类贫血中最常见的疾病是慢性感染、炎症、恶性肿瘤和自身免疫性疾病,发病与炎症细胞因子增多有关,故又被称为炎症性贫血(AI);另一类不是由明显的炎症所导致的系统性慢性疾病,如慢性内分泌疾病、肾病性贫血、肝病性贫血等,由系统性疾病所致,故又称慢性系统性疾病贫血。前者常表现为小细胞或正细胞性贫血,并以血清铁减少、运铁蛋白饱和度降低或正常、血清铁蛋白增加或正常,以及骨髓细胞外铁增加或正常而细胞内铁减少为特点,是多种抑制性细胞因子致使骨髓对贫血的代偿性增生反应抑制所致的非铁代谢障碍性贫血;后者多表现为正细胞正色素贫血,也可表现为大细胞性贫血等,贫血的发生、发展与原发疾病引起造血原料缺乏或不足、红系分化增殖受损、红细胞寿命缩短和出血等因素有关,常无特征性铁代谢异常。

(二)简要病史

患者男,33岁,因诊断肾病综合征-尿毒症期2年余,一直进行透析治疗,多次检查血常规提示贫血,间断输血治疗,未见明显好转,为进一步治疗来我院就诊。体格检查:慢性病容,颜面及口唇苍白,上楼气促,全身浅表淋巴结未触及,肝脾肋下未触及,余未见异常。

(三)实验室检查

1. 血常规

白细胞计数为6.51×10^9/L,红细胞计数为2.58×10^{12}/L,血红蛋白为84g/L,血小板计数为182×10^9/L,HCT为13.90%,MCV为95.70fL,MCH为32.60pg,MCHC为340g/L,RET%为0.71%。

2. 其他辅助检查

铁代谢指标:血清铁为8.60μmol/L,血清总铁结合力为92.70μmol/L,铁饱和度为23.10%,转铁蛋白为169.00mg/dL,铁蛋白为205.20ng/L。

生化检查:尿素为21.43mmol/L,肌酐为1271μmol/L。

促红细胞生成素为0.56mIU/mL。

3. 外周血形态

白细胞正常,分类比例及形态大致正常;成熟红细胞轻度大小不一,可见棘形、盔形红细胞,偶见嗜多色性红细胞;血小板散在易见(图2-4-12)。

4. 骨髓形态

取材、涂片、染色良好。骨髓增生活跃,粒系增

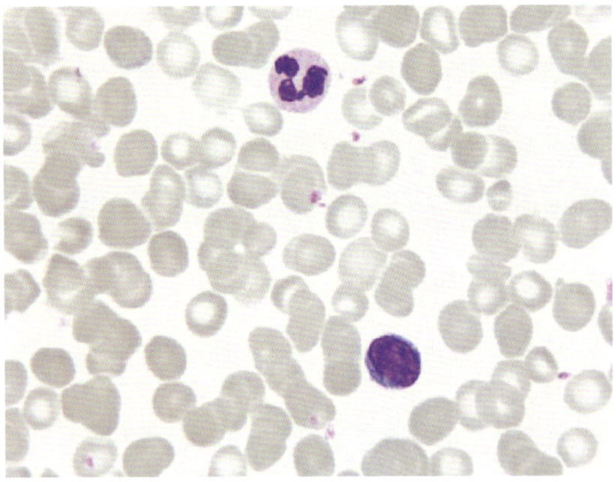

图2-4-12 外周血涂片瑞氏染色，×1000

生活跃，各阶段粒细胞比例及形态大致正常；红系增生活跃，以中、晚幼红细胞为主，部分细胞偏小（图2-4-13和图2-4-14）；全片见巨核细胞82个，分类及形态正常，血小板散在易见。铁染色：细胞外铁2+、细胞内铁4%（图2-4-15和图2-4-16）。

形态学意见：①增生性贫血（慢性病性?）；②建议结合临床完善相关检查。

（四）最终诊断

慢性肾病贫血。

（五）病例解析

患者为青年男性，有基础疾病肾病综合征-尿毒症期2年余，多次检查血常规提示贫血，该患者一直进行透析治疗，间断输血治疗但未见明显好转，与其基础疾病有关。患者慢性病容，颜面及口唇苍白，上楼气促，往往此类贫血症状会因肾脏疾病而掩盖。铁代谢指标：铁蛋白升高，血清铁降低，血清总铁结合力升高，铁饱和度降低，转铁蛋白降低。生化提示肾功能损害。血涂片分类成熟红细胞轻度大小不一，可见棘形、盔形红细胞，这也是慢性肾病贫血的特点之一，尿毒症期患者更易见。骨髓三系增生活跃，红系增生以中、晚幼红细胞为主，部分细胞偏小；铁染色：细胞外铁2+，铁粒幼细胞减少，促红细胞生成素明显降低，提示肾脏器质性损伤导致肾红细胞生成素产生不足，同时血浆一些

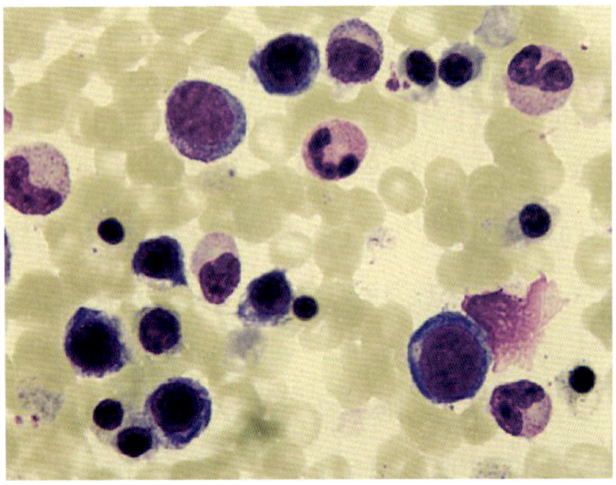

图2-4-13 骨髓涂片瑞氏染色，×1000

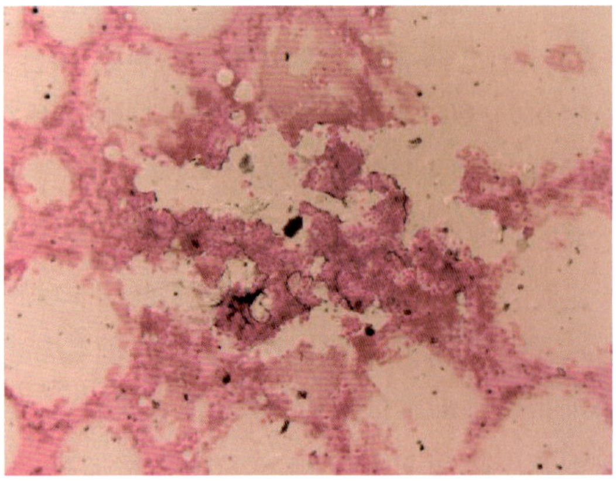

图2-4-15 骨髓涂片铁染色（×100）：外铁2+

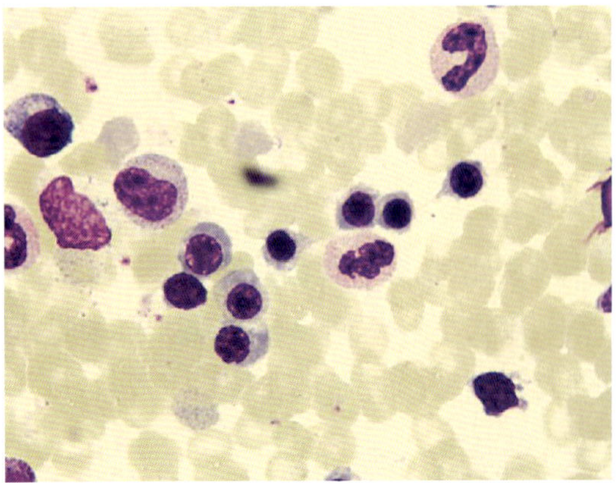

图2-4-14 骨髓涂片瑞氏染色，×1000

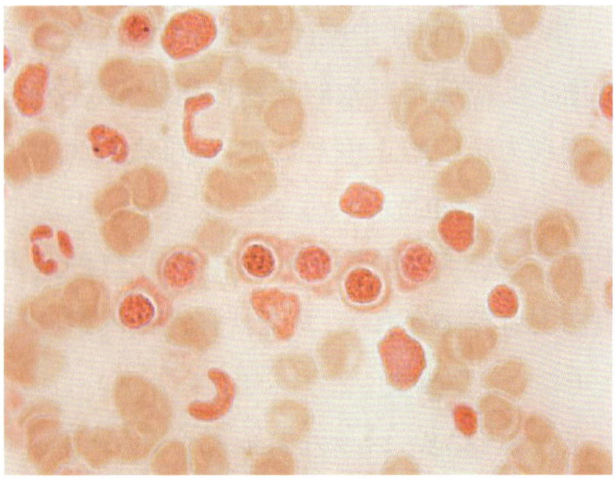

图2-4-16 骨髓涂片铁染色（×1000）：内铁为4%

毒性代谢产物干扰红细胞的生成，肌酐清除率下降也抑制红系的代偿增生，故本患者贫血为肾衰竭导致的继发性贫血。

（六）诊断要点

参照中国肾性贫血诊治临床实践指南(2021)，肾性贫血诊断要点见表2-4-4。

表2-4-4　肾性贫血的诊断要点

成人标准(≥15岁)，男性Hb<130g/L或女性Hb<120g/L(妊娠女性Hb<110g/L)
儿童肾性贫血的诊断标准:0.5~5.0岁，Hb<110g/L;>5.0~12.0岁，Hb<115g/L;>12.0~15.0岁，Hb<120g/L
老年肾性贫血的诊断标准参照成人标准，男性Hb<130g/L或女性Hb<120g/L
排他性诊断:明确非肾性贫血的病因(营养不良、溶血性贫血、出血性贫血、血液系统疾病导致的贫血)
促红细胞生成素、水平下降、HbA1增加、血清铁正常或轻度降低、铁蛋白升高、转铁蛋白饱和度明显下降、CFU-E及BFU-E水平降低

（杨丽莎　高晓鹏　黄兴琴　龙芳　冯楠）

第三章　髓系肿瘤的形态学实验诊断及精选病例解析

第一节　AML伴重现性遗传学异常

一、AML伴t(8;21)(q22;q22.1);RUNX1-RUNX1T1

(一)概论

AML 伴 t（8; 21）（q22; q22.1）; RUNX1-RUNX1T1归属于WHO-HAEM4R伴重现性遗传学异常的AML,国内分型常为AML-M2b,但两者并不等同。该亚型以年轻患者居多,易合并髓系肉瘤。血象多为全血细胞减少,部分病例白细胞可升高。骨髓常伴有一定的细胞成熟,原始细胞体积较大,胞质呈丰富嗜碱性,常含有大量嗜天青颗粒和核周淡染和(或)假Chediak-Higashi颗粒和(或)核凹陷,凹陷处表现为朝阳红或东方白,常见奥氏小体,表现为单根或多根细长而一端削尖的棒状;异常的中性中幼粒细胞增生,核质发育不平衡,胞质呈均匀粉红色或带空泡,核仁明显。该类型原始细胞核凹陷处MPO染色常呈团块状阳性或强阳性。免疫表型髓系标志CD13阳性、CD33阳性、MPO阳性,常CD34阳性,弱表达TdT,淋系抗原常有CD19阳性、CD56阳性,CD56阳性提示预后不良。染色体常见t(8;21)(q22;q22.1)易位,超过70%的患者有额外的染色体异常,如性染色体丢失或9q22的丢失,此类患者可检测出RUNX1-RUNX1T1(旧称AML1-ETO)融合基因转录本。30%的儿童及10%~20%的成人核心结合因子(CBF)相关白血病患者中,可合并KRAS或NRAS突变,10%的成人患者合并ASXL1突变,20%~25%的患者合并ASXL2突变。本型强化疗后完全缓解率高,预后良好。只要检出RUNX1-RUNX1T1即可诊断AML伴RUNX1-RUNX1T1,即便原始细胞数<20%,依然可诊断为AML。该诊断在WHO-HAEM5诊断标准同WHO-HAEM4R,但取消了染色体要求,修改为AML伴RUNX1::RUNX1T1。

(二)简要病史

患者男,48岁,无明显诱因下出现发热,伴头晕、面色苍白、乏力10天。体格检查:贫血貌,体温为38.2℃,全身皮肤黏膜无黄染,无出血点,浅表淋巴结未触及肿大。

(三)实验室检查

1. 血常规

白细胞计数为7.73 × 10^9/L,血红蛋白为53g/L,血小板计数为28 × 10^9/L,单核细胞计数为2.99 × 10^9/L,单核细胞百分比为38.7%。

2. 外周血形态

原始细胞升高,形态同髓片;成熟红细胞大致正常;血小板少见(图3-1-1和图3-1-2)。

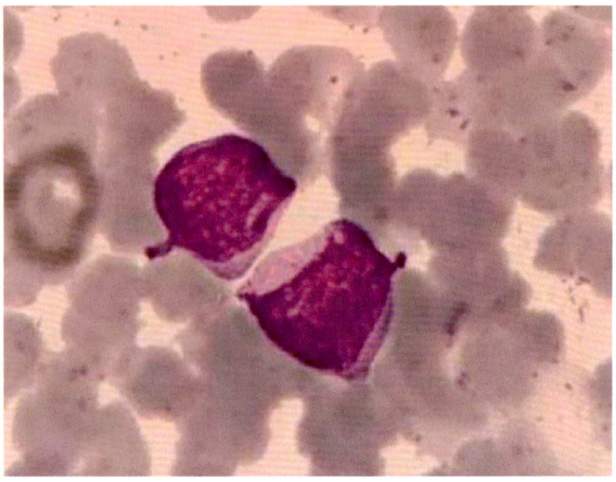

图3-1-1　外周血涂片瑞氏染色,×1000

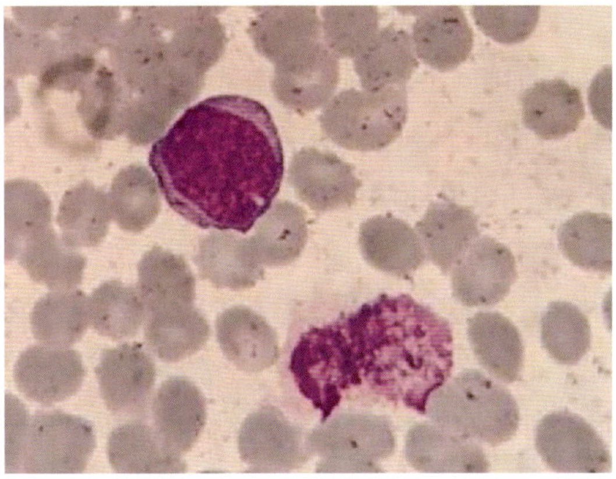

图3-1-2　外周血涂片瑞氏染色，×1000

3. 骨髓形态

取材、涂片、染色良好。有核细胞增生明显活跃，原粒细胞占52.5%，该类细胞外形尚规则，圆形或椭圆形，胞浆量少至中等，浅蓝色，可见奥氏小体，核圆形或椭圆形，核染色质细致颗粒状，核仁清楚（图3-1-3和图3-1-4）。MPO染色：原始细胞阳性率100%（图3-1-5）。

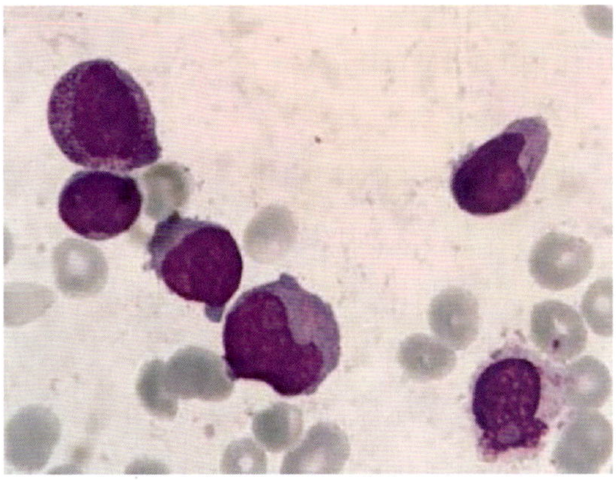

图3-1-3　外周血涂片瑞氏染色，×1000

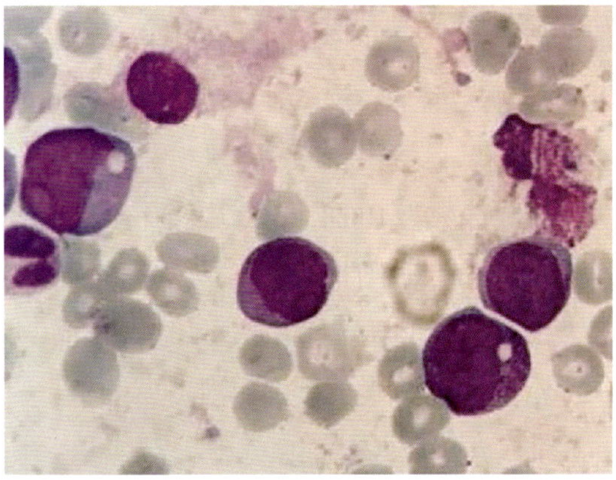

图3-1-4　外周血涂片瑞氏染色，×1000

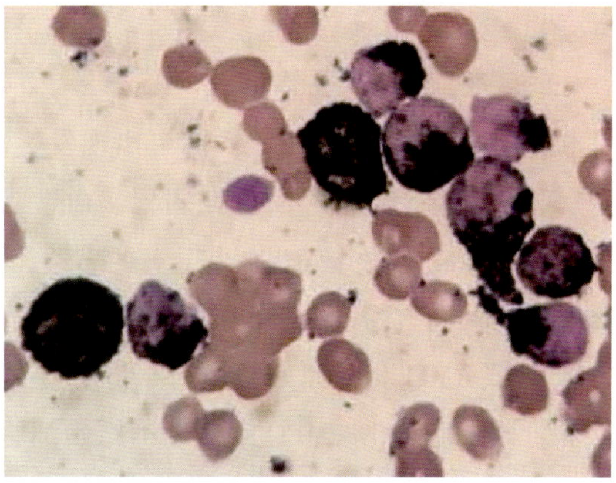

图3-1-5　骨髓涂片MPO染色（×1000）：原始细胞阳性

形态学意见：考虑AML-M2。

4. 骨髓活检

HE染色示骨髓增生活跃（70%），原始细胞弥漫增生，胞体大，核圆及不规则，染色质细致。偏成熟阶段粒红系细胞散在分布，巨核细胞数量大致正常。网状纤维染色（MF-1级）。免疫组化：CD34+、CD117+、MPO+、Lysozyme部分+、CD33部分+、TdT-、CD19少+、CD3-。

5. 免疫分型

异常髓系原始细胞占有核细胞40.12%，符合AML表型，白血病细胞表达CD34、CD117、HLA-DR、CD38、CD33、CD13、CD123，部分表达CD19，弱表达MPO，少部分细胞弱表达cCD79a。不表达CD7、CD15、CD64、CD11b、CD22、CD20、CD2、CD5、CD10、CD4、CD36、CD14、cCD3、CD9、TDT、mCD3、CD56。白血病细胞除表达髓系相关抗原外，伴CD19阳性，可作为微小残留病灶检测指标，此表型可见于AML伴t(8;21)，请结合染色体核型和AML1-ETO融合基因或FISH检查结果。

6. 染色体检查

45,X,-Y,t(8;21)(q22;q22.1)[18]/46,XY[2]。

7. 分子生物学检查

显示RUNX1-RUNX1T1融合基因阳性，TET2和ASXL2突变。

（四）最终诊断

AML 伴 t（8；21）（q22；q22.1）；RUNX1-

RUNX1T1。

（五）病例解析

患者为中年男性，无明显诱因下出现发热，伴头晕、面色苍白、乏力10天，急性病程。血常规显示白细胞数正常，重度贫血，血小板重度减少，仪器分类单核比例高，涂片镜检可见原始细胞，可能是MDS-EB2或AML；骨髓原始细胞占52.5%，早幼粒及以下阶段细胞>10%，MPO染色显示原始细胞为团块状阳性，形态学考虑AML-M2a。免疫分型为异常髓系原始细胞表达髓系相关抗原，伴CD19阳性，此表型多见AML伴t(8;21)，染色体可见克隆性-Y及t(8;21)(q22;q22.1)，分子生物学检查融合基因RUNX1-RUNXT1阳性，伴TET2和ASXL2突变，根据MICM检查结果可明确诊断为AML伴t(8;21)(q22;q22.1)；RUNX1-RUNXT1，按WHO-HAEM5诊断为AML伴RUNX1::RUNX1T1。本型常见的形态学表现包括易见典型的异常中性中幼粒细胞及胞核凹陷处有淡染区的原始细胞，即"黄土"浆、"朝阳红"的胞质特征，常见奥氏小体，表现为单根或多根棒状奥氏小体。少见情况下骨髓原始细胞数<20%，有t(8;21)和RUNX1-RUNX1T1阳性，也应综合诊断为AML（而非MDS）。WHO-HAEM5将该型归入具有明确遗传异常的急性髓细胞白血病中，只要检出RUNX1::RUNX1T1融合的急性髓细胞白血病，强调了分子学异常的重要性，同时增加了对高度敏感的可测量残留病（MRD）评估技术的认识。

（王珏　黄钜略　蒋玲琳　李婷　吴佗）

二、AML伴inv(16)(p13.1q22)或t(16;16)(p13;q22)；CBFβ-MYH11

（一）概论

AML伴inv(16)(p13.1q22)/t(16;16)(p13;q22)；CBFβ-MYH11占AML的10%~12%，年轻患者居多，以髓系肉瘤为首发表现或复发时唯一表现。常同时累及粒系、单核系，多见于FAB分型的M4。骨髓常见的形态学表现为粒、单核系两系增生，原始细胞≥20%，原始细胞常见奥氏小体，同时伴有异常嗜酸性粒细胞增多，常大于5%，少数情况小于5%，早、中幼嗜酸性粒细胞颗粒粗大而不成熟，含有嗜碱性颗粒，成熟嗜酸分叶减少。原始细胞MPO+，NAE阳性，部分被NaF抑制，异常嗜酸性粒细胞MPO强阳性，CE阳性，正常嗜酸CE阴性，基于此鉴别。外周血嗜酸性粒细胞常不增多。免疫表型：表达CD13、MPO、CD33；单核细胞分化标志可有CD14、CD4、CD11b、CD11c、CD36、CD64、溶菌酶，可共表达CD2。细胞遗传学inv(16)(p13.1q22)或t(16;16)(p13;q22)核型异常或有CBFβ-MYH11融合基因阳性。该诊断只要检出inv(16)(p13.1q22)或t(16;16)(p13;q22)；CBFβ-MYH11阳性，原始细胞数<20%，依然可诊断为AML。该类型白血病具有较高的完全缓解率和良好的长期预后，仅次于APL。在WHO-HAEM5中的诊断标准同WHO-HAEM4R，但取消了染色体要求，修改为AML伴CBFβ::MYH11。

（二）简要病史

患儿女，9岁4个月，扁桃体肿大20余天，左耳流脓1周，发热3天，血象异常1天。面色苍白，皮肤黏膜可见零星针尖样出血点，双侧颈部、颌下、腋窝、腹股沟可触及数枚肿大淋巴结，较大者为1.5cm×1.0cm，无压痛，活动度可，左侧耳缘下可触及大小2.0cm×4.0cm的包块，伴触痛，无破溃。腹壁下静脉稍显露，肝肋下2cm，质地偏硬，脾脏Ⅰ线5cm，Ⅱ线10cm。

（三）实验室检查

1. 血常规

白细胞计数为100.43×10^9/L，单核细胞计数为56.64×10^9/L，红细胞计数为1.83×10^{12}/L，血红蛋白浓度为54g/L，血小板计数为42×10^9/L，超敏C反应蛋白为5.61mg/L。

2. 外周血形态

白细胞明显升高，原始细胞比例占81%；成熟红细胞大小不等；血小板零星可见（图3-1-6和图3-1-7）。

3. 骨髓形态

取材、涂片、染色良好。骨髓增生明显活跃，原粒细胞占6%，早幼粒以下细胞比例低，粒系>20%，嗜酸性粒细胞占1%，异常嗜酸性粒细胞散在较易见；红系增生降低；单核系异常增生，原幼单核细胞占60%，奥氏小体可见。浆细胞散在稍易见。全片未见巨核细胞，血小板偶见。MPO原始细胞阳性，α-NBE阳性，部分被NaF抑制（图3-1-8至图3-1-11）。

形态学意见：①AML-M4Eo的可能；②建议免疫分型，染色体及CBFβ-MYH11融合基因检测。

4. 免疫分型

68.14%细胞表达CD15、CD64、CD117、CD34、HLA-DR、CD14，不表达CD7、CD4、CD3、CD2、CD8、CD10、CD20、CD19、CD56，考虑为恶性髓系原始细胞伴单核系分化，嗜酸性粒细胞占有核细胞的1.35%，考虑AML（AML-M4Eo?），建议结合其他实验室检查。

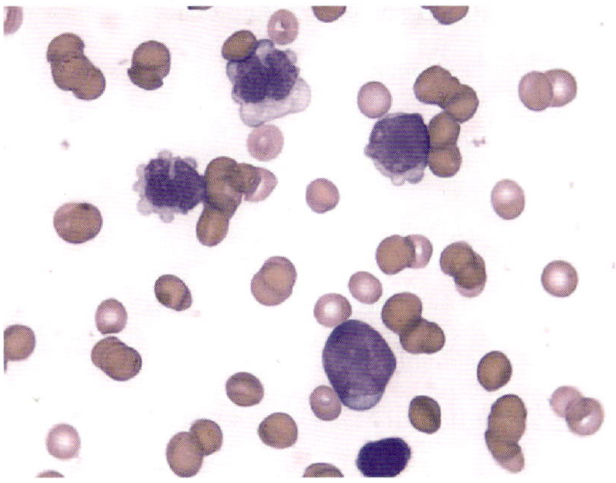

图3-1-6 外周血涂片瑞氏染色，×1000

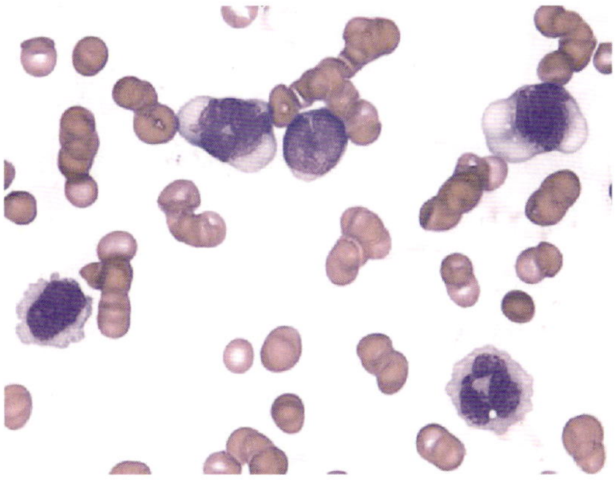

图3-1-7 外周血涂片瑞氏染色，×1000

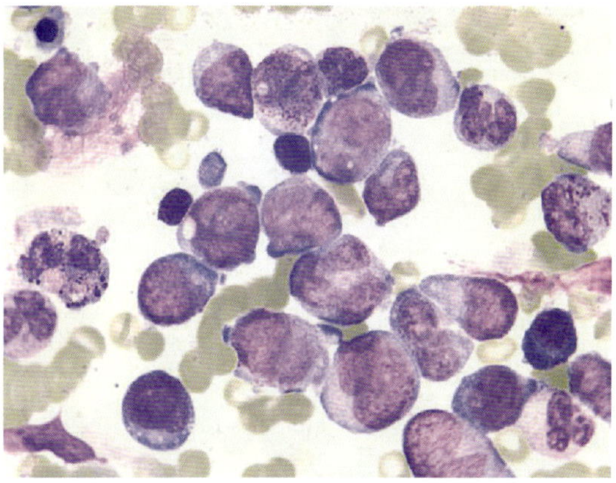

图3-1-8 骨髓涂片瑞吉染色，×1000

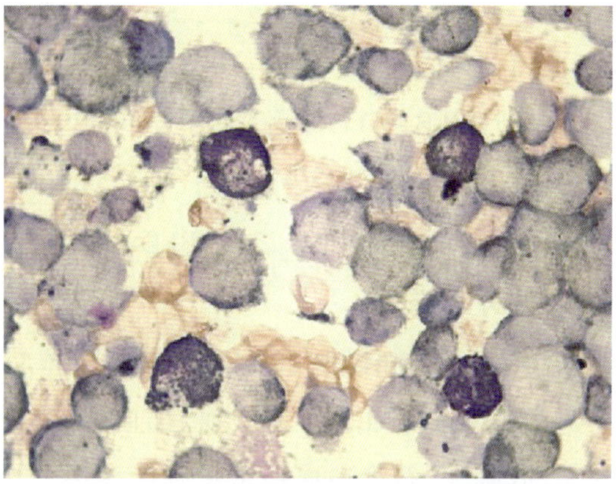

图3-1-9 骨髓涂片MPO染色，×1000

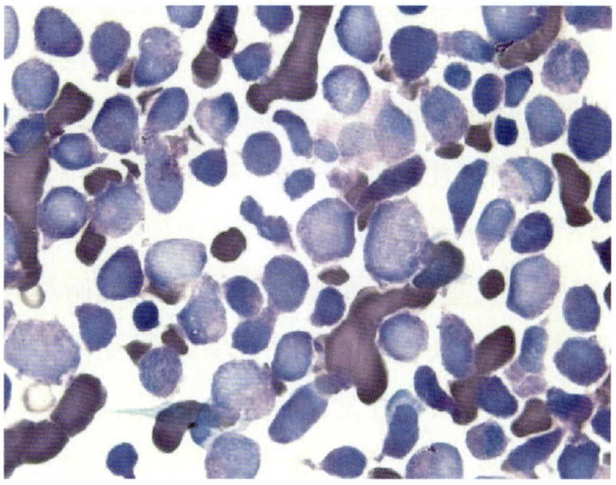

图3-1-10 骨髓涂片α-NBE染色，×1000

5. 染色体检查

46，XX，inv（16）（p13.1q22）[20]。

6. 荧光原位杂交检测结果

显示CBFβ-MYH11融合基因阳性，阳性率为67%。

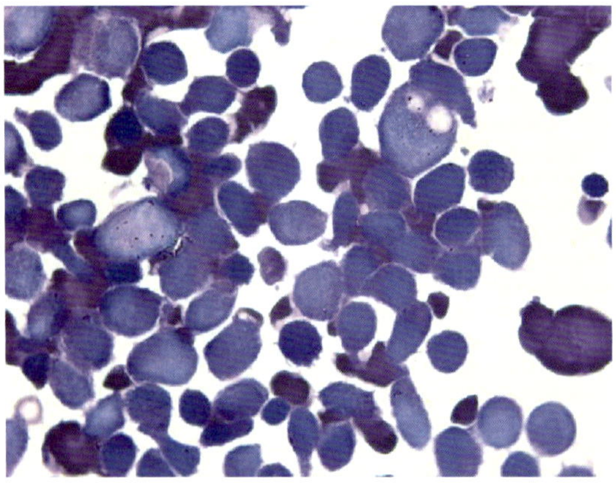

图3-1-11 骨髓涂片α-NBE氟化钠抑制染色，×1000

7.分子生物学检查

检测到CBFβ-MYH11融合基因转录本。

（四）最终诊断

AML伴inv(16)(p13.1q22);CBFβ-MYH11。

（五）病例解析

患儿9岁，扁桃体肿大20余天，左耳流脓1周，发热3天，血象异常1天。有贫血、出血，浅表淋巴结肿大，肝脾大，符合白血病常见临床表现。血常规白细胞明显升高，以单核细胞核细胞升高为主，重度贫血，血小板降低，典型的AL血象特点。形态上外周血白细胞明显升高，原始细胞比例占81%，原幼单核细胞比例明显升高，嗜酸性粒细胞少见。骨髓增生明显活跃，粒系单两系增生，72%原粒细胞+76%原幼单核细胞，异常嗜酸性粒细胞尽管分类比例小于5%，但低倍镜下阅片较易见。免疫组化：原始细胞MPO弥散阳性，NAE弱阳性，α-NBE阳性，部分被NaF抑制。综合以上分析对细胞形态给出考虑：AML-M4Eo。免疫分型提示急性髓系白血病伴单核分化，嗜酸性粒细胞占有核细胞的1.35%，考虑AML(AML-M4Eo?)。FISH及43种急性髓系白血病基因检测筛查证实染色体存在inv(16)(p13.1q22)和CBFβ-MYH11阳性，故综合诊断该病例AML伴inv(16)(p13.1q22);CBFβ-MYH11明确。

注意：如果形态学考虑为AML，且伴有异常嗜酸性粒细胞≥5%时，高度倾向M4Eo的可能，在多数情况下形态学的诊断与最终诊断是符合的，但也有少部分不符合。同样并不是所有AML-M4Eo均伴有异常嗜酸性粒细胞升高，比如本例形态学分类异常嗜酸性粒细胞<5%，但最终是AML-M4Eo。再者就是不能忽视低倍镜阅片及组化的提示，比如本例MPO染色明显看到异常嗜酸是强阳性，即便瑞吉染色阅片识别异常嗜酸困难，但POX有粗大颗粒阳性的细胞也可推测是异常嗜酸性粒细胞，进而辅助诊断。AML-M4Eo的诊断金标准是细胞遗传学和分子生物学，即inv(16)(p13.1q22)或t(16;16)(p13.1;q22);CBFβ-MYH11。WHO-HAEM5将该型归入具有明确遗传异常的急性髓细胞白血病之一，具有CBFβ::MYH11融合的急性髓细胞白血病，强调了分子学异常的重要性，同时增加了对高度敏感的可测量残留病(MRD)评估技术的认识，反映了当前实践中影响患者管理和治疗决策的因素。本类型疾病形态学诊断难点在于与伴有嗜酸性粒细胞升高的其他髓系肿瘤鉴别。

（陈竹 高晓鹏 王景然 周立波 龙芳）

三、APL伴PML-RARA

（一）概论

急性早幼粒细胞白血病(APL)是一种具有重现性遗传学异常的AML，98%的APL患者具有特异性染色体易位t(15;17)(q24;q12)，形成PML-RARA融合基因；2%的患者为变异型APL，为t(11;17)(q23;q12)、t(5;17)(q35;q12)等。APL占AML的10%~15%，易见于中青年人，平均发病年龄为44岁，发病率约为0.23/10万。APL临床表现凶险，出血表现突出，包括咯血、血尿、阴道出血、黑便、呕血及肺和颅内出血、皮肤黏膜出血为典型体征，常无肝、脾、淋巴结肿大。形态上根据颗粒粗细常分为三类，即粗颗粒型(M3a)、细颗粒型(M3b)、微颗粒型(M3c)。血象、白细胞常减少，也可正常或增多，血红蛋白及血小板减少，特别是M3a型多见全血细胞减少，而M3b型和M3c型白细胞常升高。外周血涂片可见数量不等的异常早幼粒细胞。骨髓中以异常早幼粒细胞为主，占30%~90%，表现为“截头去尾”现象，形态学上常以内外浆、“蝴蝶”形核、胞浆充满粗大或细小颗粒、易见“柴捆细胞”为主要特点，红系及巨核系明显减少。髓过氧化物酶(MPO)强阳性。免疫表型：流式高表达CD13、CD33、CD117和MPO，不表达或弱表达CD34、HLA-DR、CD11a、CD11b、CD14、CD18、CD64、CD56。少数患者表达CD56提示预后较差。为了强调融合基因PML-RARA的意义，WHO-HAEM4R版急性白血病分型将APL归类为AML伴重现性遗传学异常，2017年修订为APL伴PML-RARA，只要检出PML-RARA即可诊断APL伴PML-RARA，即使原始细胞数<20%，依然可诊断为APL。该类型白血病预后良好，可治愈。在WHO-HAEM5中的诊断标准同WHO-HAEM4R版，修改为APL伴PML::RARA。

（二）简要病史

患者男，26岁，1周前无明显诱因出现面白、乏力、皮肤瘀斑。体格检查：体温37.3℃，贫血貌，躯干四肢可见瘀点、瘀斑，全身浅表淋巴结未及肿大，肝脾肋下未及。

（三）实验室检查

1. 血常规

白细胞计数为$2.21 \times 10^9/L$，血红蛋白为82g/L，血小板计数为$13 \times 10^9/L$。

2. 外周血形态

白细胞降低，可见异常早幼粒细胞，占76%；成熟红细胞形态大致正常；血小板少见（图3-1-12和图3-1-13）。

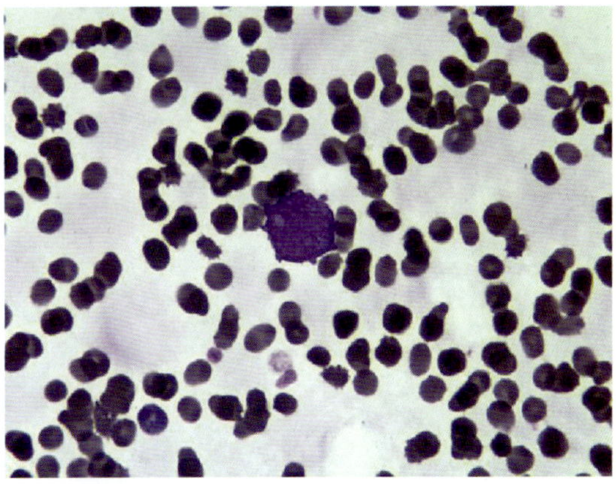

图3-1-12 外周血涂片瑞吉染色，×1000

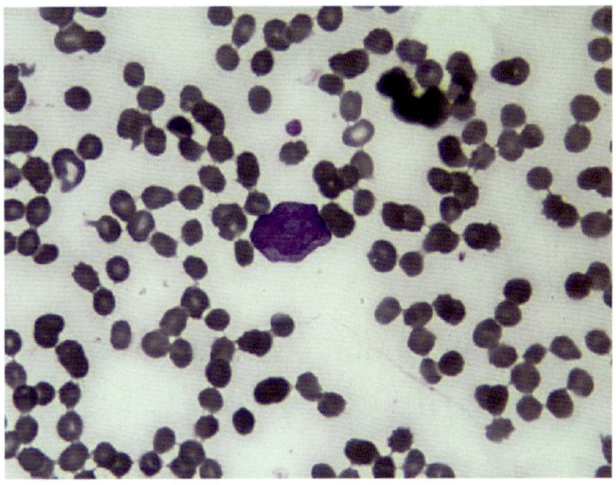

图3-1-13 外周血涂片瑞吉染色，×1000

3. 凝血功能检查

纤维蛋白原为1.3g/L。

4. 骨髓形态

取材、涂片、染色良好。有核细胞增生明显活跃，异常早幼粒细胞占79%，胞体较大，外形欠规则，圆形或椭圆形，胞浆呈蓝色，量丰富，布满密集粗大的嗜天青颗粒，可见柴捆细胞，胞核不规则，易见扭曲折叠，核染色质较细致，可见核仁（图3-1-14）。MPO染色100%强阳性（图3-1-15）。

形态学意见：①AML-M3；②建议免疫分型、染色体及PML-RARA融合基因检测。

5. 免疫分型

异常髓系细胞占85.39%，符合AML表型，白血病细胞CD34、CD7和HLA-DR阴性，SSC偏大，强表

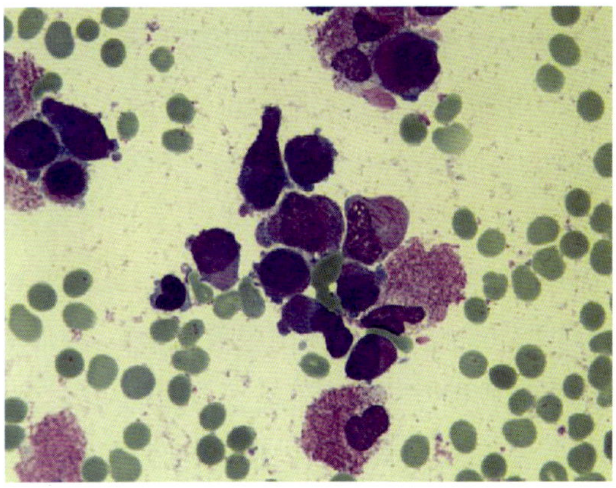

图3-1-14 骨髓涂片瑞吉染色，×1000

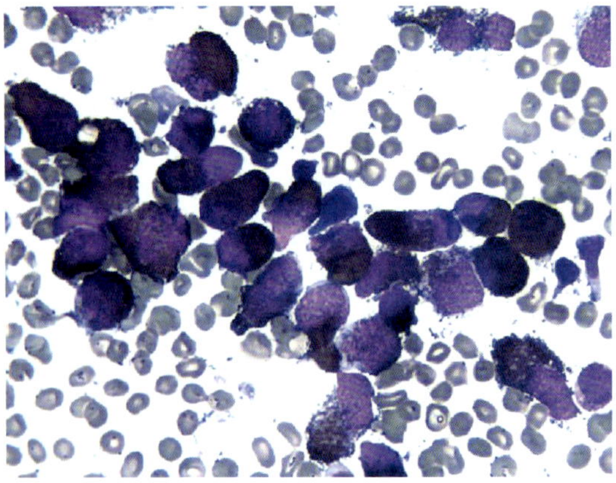

图3-1-15 骨髓涂片MPO染色,×1000

达CD33,表达MPO、CD117、CD13、CD123、CD38、CD9等,弱表达CD64,不除外APL伴PML-RARA。

6.染色体检查

46,XY,t(15;17)(q24.1;q21.2)[6]/46,XY[2]。

7.分子生物学检查

显示PML-RARA -L型阳性,结果为17.3%,FLT3-ITD突变。

(四)最终诊断

APL伴PML-RARA。

(五)病例解析

患者为青年男性,急性起病,出血表现,血象三系降低,纤维蛋白原降低,凝血功能障碍,高度怀疑APL。血涂片及骨髓均见大量异常早幼粒细胞,易见柴捆细胞,免疫分型符合APL表型,染色体可见克隆性异常t(15;17),融合基因PML-RARA阳性,本例为经典型APL伴PML-RARA。APL形态上诊断要点是异常早幼粒细胞的识别,粗颗粒型APL(M3a型)主要特点是:胞体大小不一,外形不一,胞质丰富,内外浆明显,内浆充满密集的大小不等的或颗粒微小的紫红色嗜天青颗粒,核形多不规则,常呈肾形或蝴蝶形,核染色质致密,有的可见核仁,可见柴捆细胞。颗粒明显减少型APL(M3b或M3c)的异常早幼细胞胞浆多无肉眼可见颗粒,核形多为双叶,肾形或臀样。形态上需要与原幼单核细胞相鉴别,后者奥氏小体可存在,但不明显,可根据MPO染色及非特异性酯酶来鉴别,异常早幼粒细胞为MPO强阳性,而原幼单核细胞为阴性或弱阳性,非特异性酯酶前者阳性且不被氟化钠抑制,而后者可被氟化钠抑制。该患者分子生物学检查具有FLT3-ITD突变,该突变在部分APL中可检出,对预后影响不大。WHO-HAEM5将该型归入具有明确遗传异常的急性髓细胞白血病之一,具有PML::RARA融合的APL排列首位,还是强调了分子学异常的重要性,同时增加了对高度敏感的可测量残留病(MRD)评估技术的认识。

(王珏 蒋玲琳 万佳 周立波 龙芳)

四、AML伴t(9;11)(p21.3;q23.3);KMT2A-MLLT3

(一)概论

AML伴t(9;11)(p21.3;q23.3);KMT2A-MLLT3在WHO-HAEM4R分型中属于AML伴重现性遗传学异常的独立亚型。位于9号染色体短臂2区1带的MLLT3基因易位至11号染色体长臂2区3带KMT2A基因上,形成KMT2A-MLLT3融合基因。可在任何年龄段发病,但在儿童中更常见,占儿童白血病的9%~12%和成人白血病的2%,患者可出现DIC,亦可有髓样肉瘤和(或)组织浸润(牙龈、皮肤)。外周血白细胞计数常升高,血红蛋白降低,血小板减少,分类可见原始、幼稚细胞。FAB分型中具有单核细胞特征的M4和M5与t(9;11)(p21.3;q23.3)有密切相关性,尤其是M5多见,偶见于M1或M2,典型病例骨髓以原始、幼稚单核细胞为主,原始细胞≥20%。免疫分型原幼细胞强表达CD33、CD65、CD4和HLA-DR,弱表达CD13、CD34和CD14,大多数表达部分单核细胞分化标志物,包括CD14、CD4、CD11b、CD11c、CD64、CD36和溶菌酶,而未成熟标志物CD34、CD117和CD56的表达不一致。KMT2A(也称MLL)参与重排的染色体或位点已达135种,与MLLT2(也称AF4)或MLLT3(也称AF9)易位最常见,涉及MLLT3的t(9;11)是AML中最常见的KMT2A易位。AML伴t(9;11)可有额外染色体异常，以+8最多见，t(9;22)(q34;q11)次之。分子生物学上涉及RAS相关通路的KRAS、NRAS和PTPN11突变最常见，约40%的AML伴t(9;11)病例中MECOM过度表达。相比于其他KMT2A重排的AML，AML伴t(9;11)缓解率较高，生存期较长，NCCN及ELN指南均将其列为预后中危组，但若伴有MECOM高表达，则预后不良。AML伴t(9;11)的预后有异质性，t(9;11)同时为M5亚型者预后显著好于其他患者。该型在WHO-HAEM5进行了修改，强调伴有KMT2A(MLL)基因重排者具有相似特征，用AML伴KMT2A重排取代，原始细胞<20%可诊断。

（二）简要病史

患者女，42岁，体检发现白细胞升高2天。自觉潮热、乏力不适，睡眠欠佳。既往体健，无细胞毒性药物治疗史和放射治疗（简称“放疗”）史。体格检查：体温37.4℃，贫血貌，四肢及胸腹部皮肤可见散在暗红色皮疹，压之不褪色，全身浅表淋巴结未及肿大和压痛，肝脾肋下未触及。

（三）实验室检查

1. 血常规

白细胞计数为50.54×10^9/L，红细胞计数为2.38×10^{12}/L，血红蛋白为81g/L，血小板计数为40×10^9/L。

2. 外周血形态

白细胞数量明显增多，分类单核细胞比例异常升高，仅见1%的幼稚单核细胞及1%的中性晚幼粒细胞；成熟红细胞大小明显不等，幼红比为1:200；血小板少见（图3-1-16和图3-1-17）。

3. 骨髓形态

取材、涂片、染色良好。骨髓小粒多见，油滴少见。有核细胞约>200个/HP，增生极度活跃，G:E=0.76:1。单核细胞异常增生，其中原始、幼稚单核细胞占33.8%，此类细胞胞体明显偏大，多呈类圆形或不规则形，胞浆量丰富，染灰蓝色，可见伪足样突起，胞核多呈类圆形及扭曲折叠形，核染色质疏松，隐约

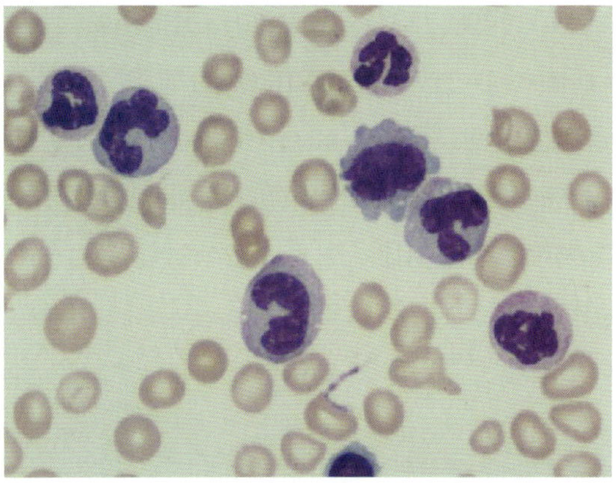

图3-1-16　外周血涂片瑞吉染色，×1000

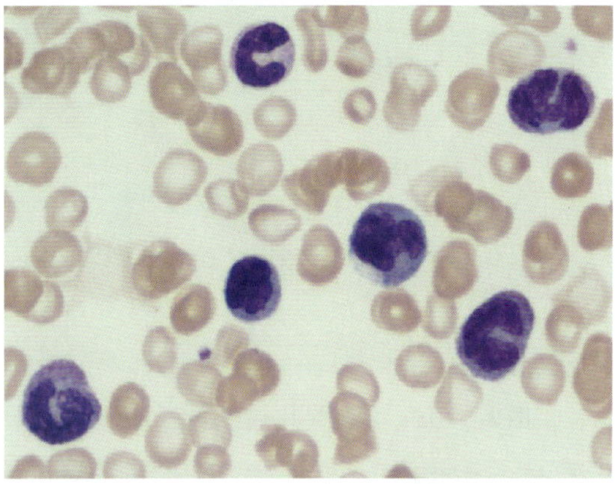

图3-1-17　外周血涂片瑞吉染色，×1000

至明显可见1~2个核仁，部分细胞胞浆内可见紫红色的细小颗粒。粒系明显降低，以成熟阶段粒细胞为主。红系增生活跃，以中、晚幼红细胞为主，部分晚幼红细胞可见核出芽、核固缩；成熟红细胞大小明显不等，可见嗜多色性红细胞。阅全片共见132个巨核细胞，分类25个，以颗粒型巨核细胞为主，血小板少见。未见血液寄生虫（图3-1-18和图3-1-19）。原幼细胞特殊化学染色如下。MPO：5%(-)、

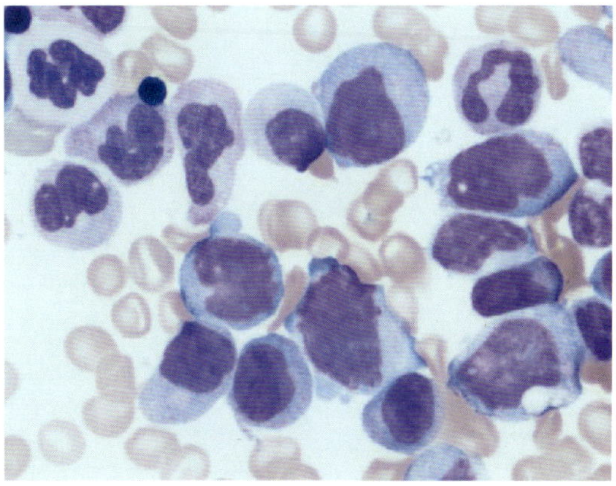

图3-1-18　骨髓涂片瑞吉染色，×1000

18%(1+)、77%(2+)(图3-1-20);DCE:6%(-)、94%(1+)(图3-1-21);ANAE:100%的细胞呈弥漫至块状棕红色阳性(图3-1-22);ANAE+NaF:阴性,抑制率100%(图3-1-23);PAS:约95%的细胞呈弥散粉尘样或细颗粒状阳性(图3-1-24);铁染色:外铁+~2+(图3-1-25),内铁51%。

形态学意见:考虑AML(M5可能)骨髓象。

4. 免疫分型

检测到25.69%的异常髓系幼稚细胞,考虑为AML。其免疫表型为CD45dim+、CD64bright+、CD33bright+、CD13+、CD38+、HLA-DR+、CD56part+、CD15part+,表型倾向于幼稚单核细胞。

5. 染色体检查

47,XX,t(9;11)(p21;q23),+der(9)[1]/t(9;11)

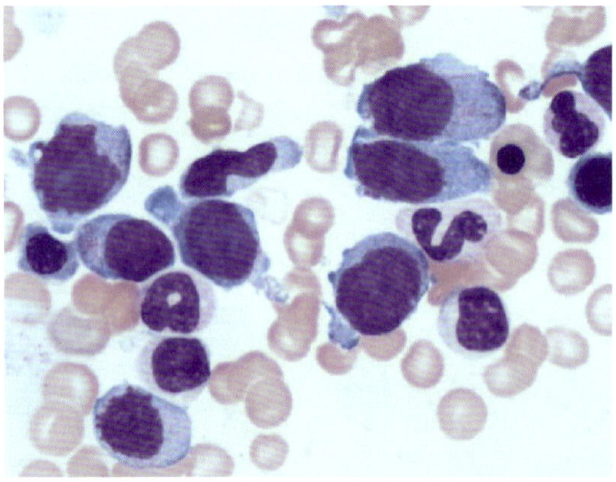

图3-1-19　骨髓涂片瑞吉染色,×1000

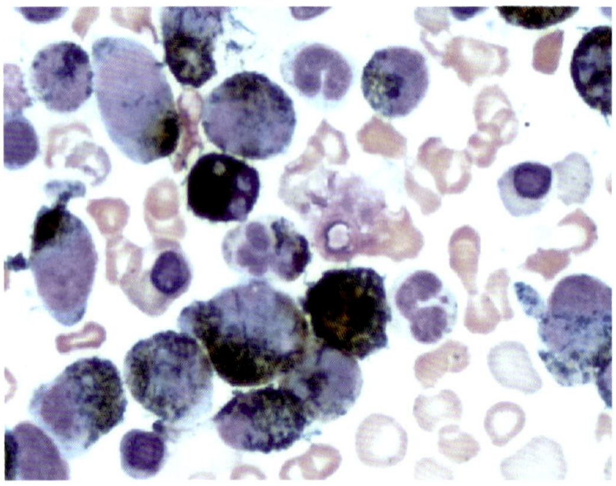

图3-1-20　骨髓涂片MPO染色,×1000

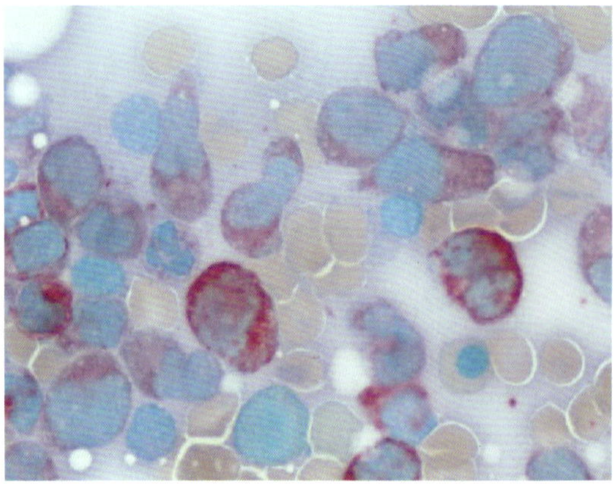

图3-1-21　骨髓涂片DCE染色,×1000

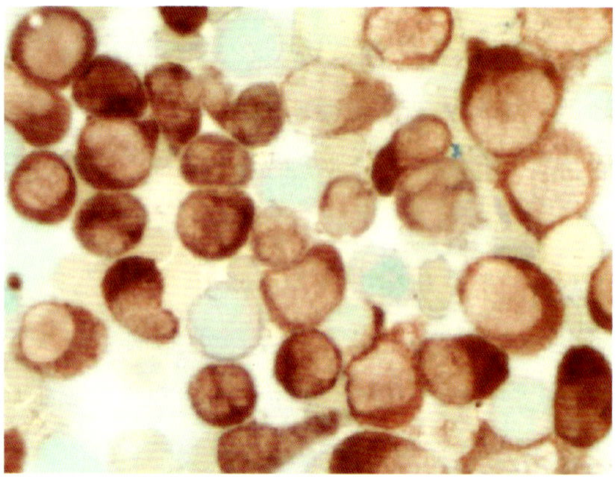

图3-1-22　骨髓涂片ANAE染色,×1000

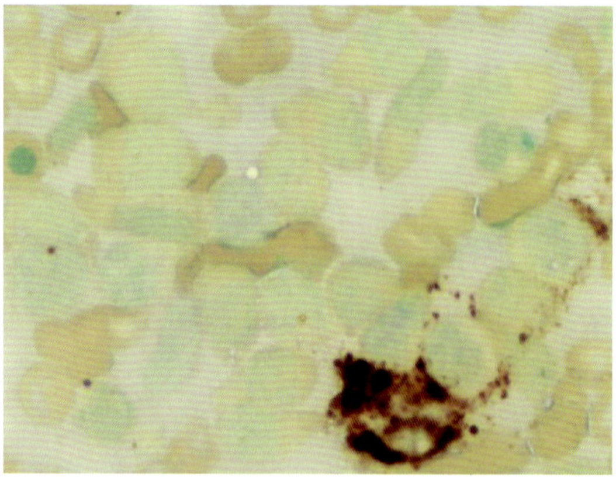

图3-1-23　骨髓涂片ANAE+NaF染色,×1000

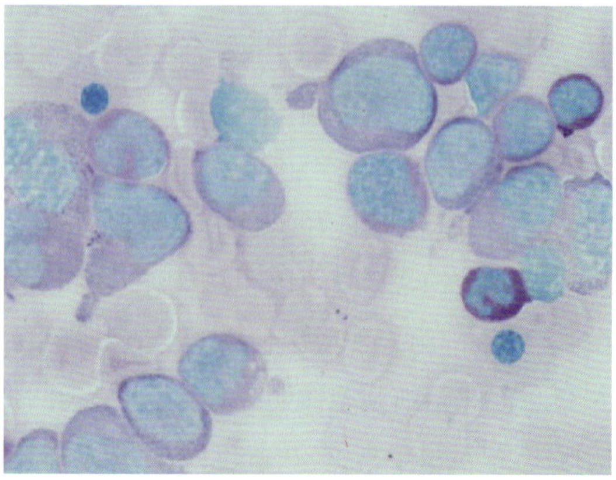

图3-1-24　骨髓涂片PAS染色(×1000):颗粒状阳性

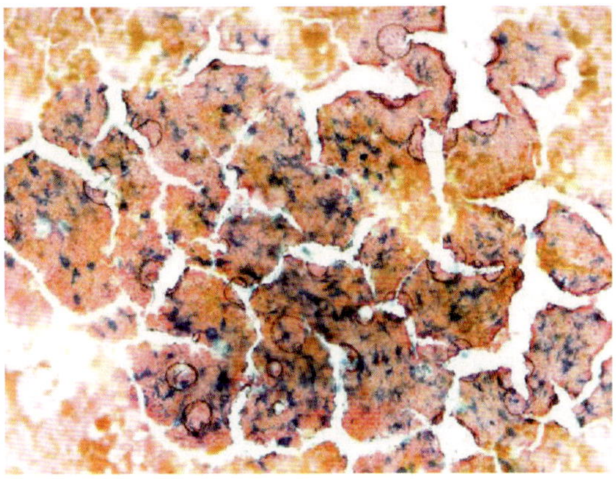

图3-1-25 骨髓涂片铁染色(×1000):外铁+~2+

(p21;q23)[19]。

6.分子生物学检查

显示KMT2A-MLLT3融合基因阳性,KNAS和NRAS突变。

(四)最终诊断

AML 伴 t(9; 11)(p21.3; q23.3); KMT2A-MLLT3。

(五)病例解析

患者女,42岁,体检发现白细胞升高2天。既往体健,无细胞毒性药物治疗史和放疗史,乏力不适与贫血有关,四肢及胸腹部皮肤可见出血点。血常规高白两低,外周血涂片分类单核细胞比例异常升高,见幼单核细胞、幼粒细胞及幼红细胞,符合白血病血象。骨髓涂片符合AML(M5可能)骨髓象。形态上辨识的关键点是原幼单核细胞特征:原始单核细胞胞体大,胞浆量丰富,中度至强嗜碱性,可见伪足样突起、散在的嗜天青细颗粒及空泡,胞核常呈类圆形或扭曲折叠形,核染色质细丝网状,可见1个或多个大而明显的核仁;幼稚单核细胞胞体大,胞质量丰富,透明感欠佳,轻度嗜碱性,有时颗粒明显,偶有嗜天青粗颗粒及空泡,胞核较不规则,呈细软扭曲形。组化染色有助于原粒与原幼单的鉴别:原始单核细胞MPO常阴性,原始、幼稚单核细胞非特异性酯酶(NAE)染色通常为强阳性,且可被NaF抑制。该病例MICM综合诊断为AML伴t(9;11)(p21.3;q23.3);KMT2A-MLLT3。对于该病例的微小残留(MRD)监测标志建议涵盖4个方面:①白血病相关免疫标志CD11b、CD64、CD56、CD33、CD34;②PCR融合基因KMT2A-MLLT3;③PCR突变基因KNAS和NRAS;④染色体核型:t(9;11)(p21.3;q23.3)。

WHO-HAEM4R中本型AML的诊断仅限于有t(9;11)(p21.3;q23.3)者,伴11q23与其他染色体易位者,则使用相应的名称,如伴MLL-ENL者,应诊断为AML伴t(11;19)(q23;p13.3);MLL-ENL。如果患者既有涉及MLL的异常,如t(2;11)(p21;q23)或t(11;16)(q23;p13.3),又有确切的化疗病史或病态造血,则应诊断为治疗相关性髓系肿瘤或AML伴MDS相关改变。AML伴t(9;11)当原始细胞<20%时,暂不能诊断为AML,临床若认为合适,也可按照AML处置。在WHO-HAEM5中,具有KMT2A重排的AML取代了“AML伴t(9;11)(p22;q23);KMT2A-MLLT3”,因为现已发现100多个KMT2A融合基因,其中MLLT3、AFDN、ELL和MLLT10最为常见。虽然不是必需的,但融合基因的确认可提供预后信息并可能影响疾病监测。成年患者通常表现为高原始细胞计数,通常具有单核细胞分化;儿童患者具有KMT2A::MLLT3和KMT2A::MLLT10的AML在骨髓穿刺涂片中显示出巨核细胞分化和(或)低原始细胞计数。研究表明,这些患者不管原始细胞高于或低于20%,均具有相似的临床特征,WHO-HAEM5涉及这3种特征重排的AML类型,包括KMT2A、MECOM和NUP98,原始细胞计数低于20%可诊断AML。

(秦尤文 付兆强 蒋玲琳 刘聘聘 韩睿钦)

五、AML伴t(6;9)(p23;q34.1);DEK-NUP214

(一)概论

AML伴t(6;9)(p23;q34.1)是WHO-HAEM4R关于AML分类中AML伴重现性遗传学异常的一种单独亚型,t(6;9)(p23;q34.1)是6号染色体上的DEK基因与9号染色体上的NUP214基因融合,形成DEK-NUP214融合蛋白，在髓系血液系统恶性肿瘤中较为罕见。DEK-NUP214在成人AML中发生率为0.7%~1.8%，儿童AML中占1%~2%，也可见于MDS。儿童患者的发病中位年龄为13岁，成年患者中以年轻人多见，中位发病年龄为35~44岁。AML伴t(6;9)的临床症状和一般AML相似，临床表现通常为贫血、血小板减少或全血细胞减少，儿童较成人患者的白细胞数高、血小板数低。骨髓象多见于FAB分型中的M2和M4，也见于M1和M5，骨髓原始细胞无特异性特征，近1/3的病例可见奥氏小体，原始细胞MPO阳性，NAE可阳可阴性。44%~62%的患者外周血和骨髓中嗜碱性粒细胞增多(>2%)，单系或多系细胞发育不良，某些病例还可见环形铁粒幼细胞。免疫分型：原始细胞通常表达MPO、CD13、CD33、CD38、CD123和HLA-DR，部分病例表达CD117、CD34、CD15和CD9；一些病例表达单核细胞相关标志CD4、CD14、CD36和CD64；约一半病例TdT阳性，几乎不表达CD10、CD56和CD41，其他淋系抗原表达少见。部分病例可见另一群表达CD123、CD33和CD38而HLA-DR阴性的嗜碱性粒细胞群体。绝大多数患者只存在t(6;9)，约20%的患者有额外染色体异常，以+8和+13相对多见。t(6;9)产生的融合基因DEK-NUP214在该型AML可见，FLT3-ITD突变在t(6;9)中常见，发生在约69%的儿童和78%的成人患者，远高于在其他类型AML中的发生率。总的来说，本型AML以年轻患者居多，发病率低、化疗效果差、缓解率低、复发风险高、儿童和成人的预后都差，在化疗获得第一次完全缓解后尽早进行异基因造血干细胞移植可能改善这类患者的预后。伴t(6;9)易位且FLT3-ITD突变阳性的AML患者，常表现为外周血高白细胞，骨髓中原始细胞比例高，完全缓解率低。

（二）简要病史

患者女，65岁，因"白细胞异常3月余，发热、乏力3天"入院。有高血压及甲状腺功能亢进病史，无接受细胞毒性药物治疗史和放疗史。体格检查：体温37.5℃，贫血貌，左侧腹股沟有一淋巴结肿块，大小为2cm×1cm，质软，边界清楚，有压痛，肝脾肋下未触及。

（三）实验室检查

1. 血常规

白细胞计数为36.26×10^9/L，红细胞计数为2.23×10^{12}/L，血红蛋白为74g/L，血小板计数为245×10^9/L。

2. 外周血形态

白细胞数量明显增多，分类可见71.5%的原始细胞，可见中性中、晚幼粒细胞；成熟红细胞大小明显不等，偶见嗜多色性红细胞，幼红比为38:200；血小板散在及成簇多见，偶见大血小板，阅全片偶见微小及小巨核细胞（图3-1-26和图3-1-27）。

3. 骨髓形态

取材、涂片、染色良好。骨髓小粒及油滴少

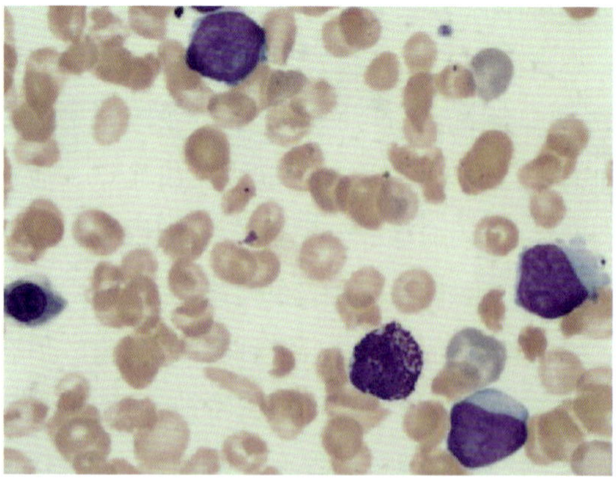

图3-1-26 外周血涂片瑞吉染色，×1000

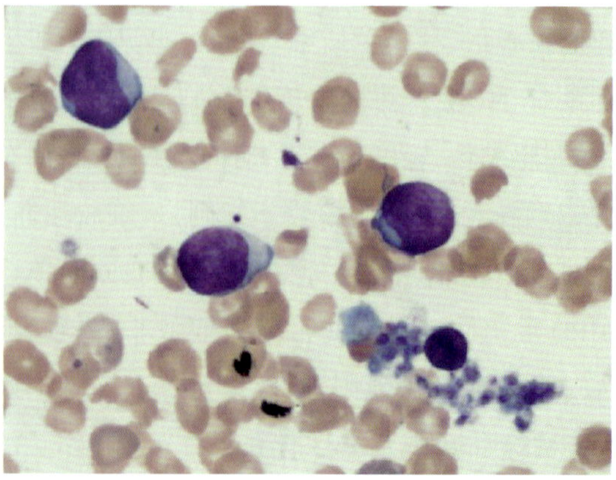

图3-1-27 外周血涂片瑞吉染色，×1000

见。有核细胞约>200个/HP，增生极度活跃，G：E=0.60：1。髓系原始细胞占52.0%，此类细胞胞体偏大，多呈圆形或类圆形，胞浆量偏少至较丰富，染蓝色，胞核多呈类圆形及扭曲折叠形，核染色质较疏松，隐约至明显可见1~3个核仁，少部分细胞胞浆内可见紫红色的细小颗粒，可见杯口状核。早幼粒以下阶段细胞可见巨幼样变、核分叶不良、内外浆及胞浆内颗粒减少或缺如等病态改变>10%；嗜碱性中、晚幼粒及成熟阶段粒细胞比例升高，占4.4%；偶见嗜酸性粒细胞。红系增生活跃，各阶段幼红细胞均见，部分晚幼红细胞可见核出芽、核固缩；成熟红细胞明显大小不等。单核细胞比例偏低，可见0.6%的幼稚单核细胞。阅全片共见486个巨核细胞，分类25个，以颗粒型及产血小板型巨核细胞为主，易见单圆核、多圆核、微小及小巨核细胞；血小板成簇可见，偶见大血小板，未见血液寄生虫（图3-1-28和图3-1-29）。原始幼稚细胞特殊化学染色如下。MPO：89%（-）、8%（1+）、3%（2+）（图3-1-30）；DCE：90%（-）、5%（1+）、5%（2+）（图3-1-31）；PAS：约4%的细胞呈弥散细颗粒状阳性（图3-1-32）；ANAE：约55%的细胞呈弥漫至块状阳性（图3-1-33）；ANAE+NaF：阴性，抑制率100%（图3-1-34）；铁染色：外铁-~1+，内铁为65%（图3-1-35）。

形态学意见：符合AML（非M3）伴多系病态改

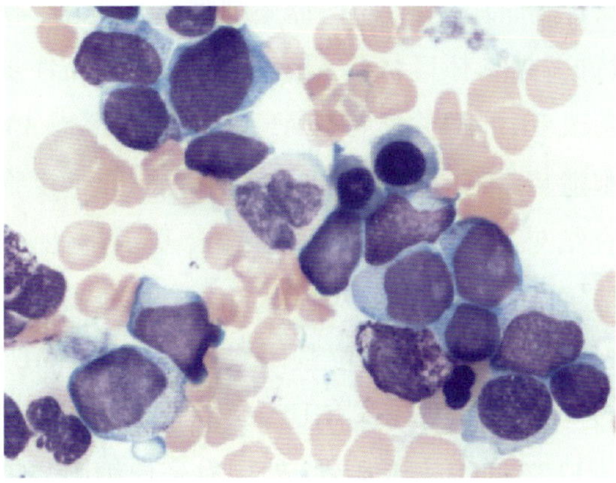

图3-1-28　骨髓涂片瑞吉染色，×1000

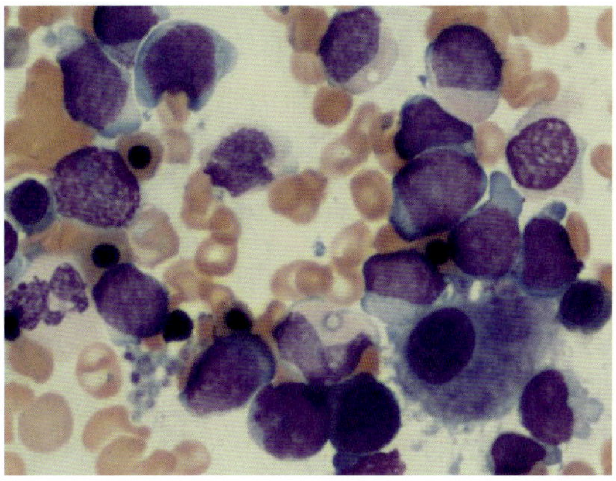

图3-1-29　骨髓涂片瑞吉染色，×1000

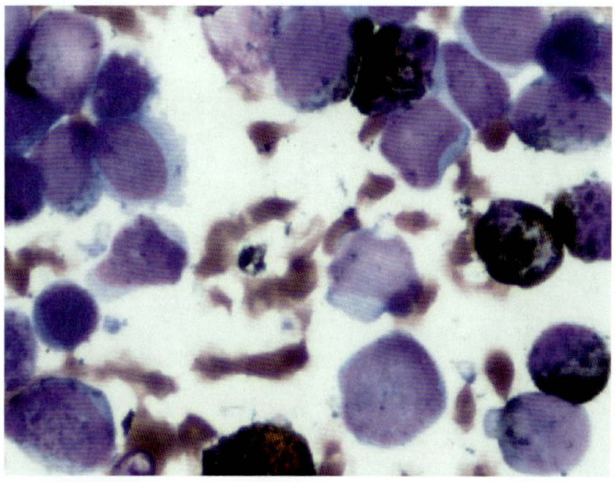

图3-1-30　骨髓涂片POX染色，×1000

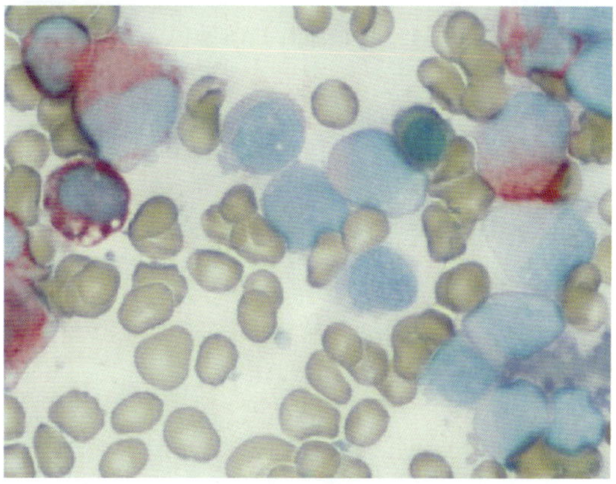

图3-1-31　骨髓涂片DCE染色，×1000

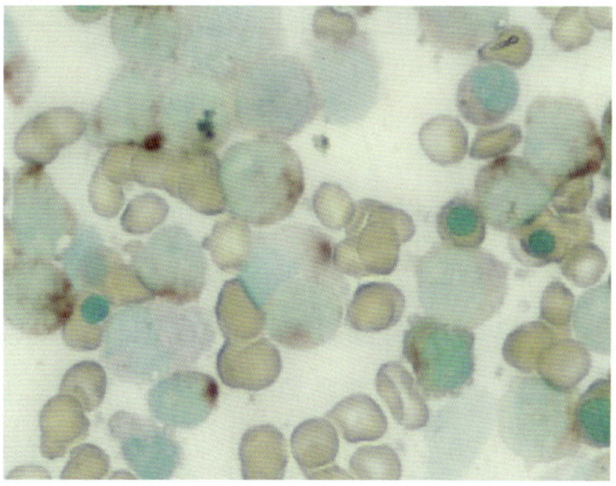

图3-1-32　骨髓涂片ANAE染色，×1000

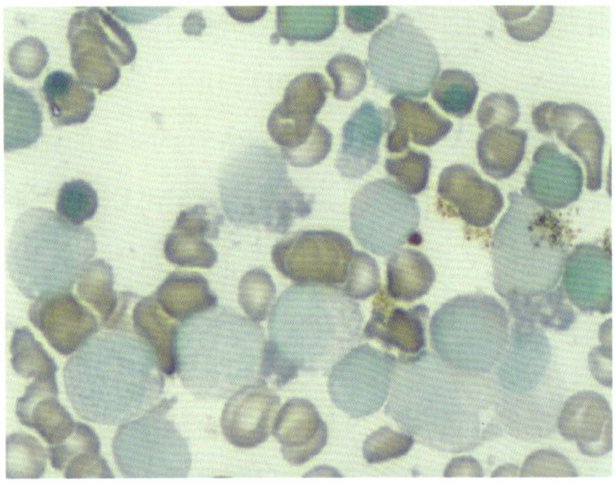

图3-1-33 骨髓涂 ANAE+NaF 染色，×1000

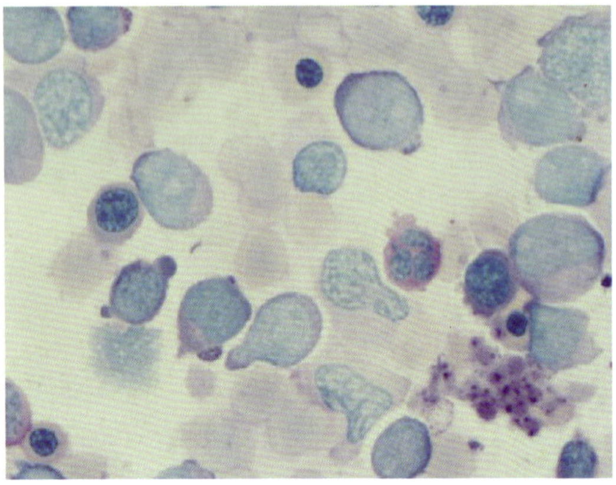

图3-1-34 骨髓涂片 PAS 染色，×1000

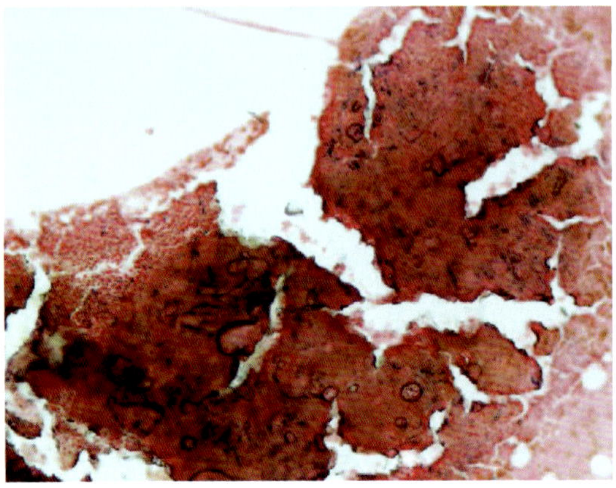

图3-1-35 骨髓涂片铁染色，×100

变骨髓象。

4. 骨髓活检

骨髓有核细胞增生极度活跃，以原始、幼稚细胞为主，弥漫分布。免疫组化：TDT 部分原始/幼稚细胞(+)，CD34大部分细胞密集(+)，CD117弥漫(+)，CD33弥漫(+)，MPO粒系细胞(+)，CD3少量T细胞散在(+)，CD20少量B细胞散在(+)，CD235a有核红细胞散在及小簇(+)。符合急性白血病(AL)。

5. 免疫分型

送检样本中检测到43.89%异常髓系幼稚细胞，考虑为AML。其免疫表型为CD45dim+、CD34+、CD117+、CD13+、CD33+、CD38+、HLA-DRpart(dim)+、CD71dim+、CyMPOfew+。

6. 染色体检查

46，XX，t(6;9)(p23;q34)[20]。

7. 分子生物学检查

显示 DEK-NUP214 融合基因阳性，WT1 高表达、FLT3-ITD、RUNX1 突变。

（四）最终诊断

AML 伴 t(6;9)(p23;q34)；DEK-NUP214。

（五）病例解析

患者为65岁老年女性，白细胞异常3月余，发热、乏力3天，浅表淋巴结肿块，既往无细胞毒性药物治疗史和放疗史。高白、贫血、发热，病程较长，无肝脾大，类白、MPN、MDS/MPN、AL均可能，外周血及骨髓涂片符合AML，原始细胞具有部分单核细胞特征，且见杯口状核，嗜碱性粒细胞升高伴多系病态改变；病理诊断符合AL；免疫分型考虑AML；细胞遗传学有t(6;9)(p23;q34)异常；分子生物学检查结果显示DEK-NUP214融合基因阳性，WT1高表达，FLT3-ITD、WT1及RUNX1突变，未见NPM1及CEBPA双等位基因突变。因此AML伴t(6;9)(p23;q34)；DEK-NUP214综合诊断明确。本例伴FLT3-ITD突变阳性，外周血高白细胞数提示总生存期较短，预后不良。WHO-HAEM4R建议某些AML伴t(6;9)病例，当原始细胞<20%时，暂不能诊断为AML，临床若认为合适，也可按照AML对待。在WHO-HAEM5中，该型命名AML伴DEK::NUP214融合，诊断标准基本保持不变。本型免疫表型无特异性，多数病例同时表达KIT（CD117）、CD34和CD15。嗜碱性细胞可被看作是CD123、CD33和CD38阳性的单独细胞簇，但HLA-DR阴性。t(6;9)产生的融合基因DEK::NUP214编码一个165kd的核孔素融合蛋白，核孔素融合蛋白能作

为异常的转录因子，通过结合可溶性转运因子改变胞核的转运。除FLT3-ITD外，t(6;9)也可伴有IDH1、IDH2、NRAS、KRAS、TET2、PTPN11、EGFR、CUX1、ETV6、GATA1、PRPF40B、SETBP2、U2AF1、DNMT3A、WT1等常见于AML和MDS中的突变。在伴有嗜碱性粒细胞升高的AML中，本型需要与CML急变的AML相鉴别，通过检测融合基因BCR-ABL1阴性即可予以排除；再就是与急性嗜碱性粒细胞白血病(ABL)相鉴别，ABL临床表现可有皮肤累及、器官肿大、溶骨性损害和高组胺血症相关症状。骨髓中原始、幼稚细胞的胞浆内和(或)胞核上有明显的或可疑的嗜碱性颗粒，甲苯胺蓝染色确认颗粒为异染性颗粒，MPO、SBB、CE及NAE染色均呈阴性，PAS染色呈大块状阳性。原始细胞表达髓系标志如CD13和(或)CD33，并且CD123、CD203c和CD11b常阳性，但其他单核细胞标志阴性；原始细胞可表达CD34，且与正常嗜碱性粒细胞不同的是HLA-DR可阳性，但CD117阴性；原始细胞常表达CD9，有的病例胞膜CD22和(或)TdT可阳性，其他胞膜/胞质淋系相关标志通常阴性。无特定重现性遗传学异常，进展迅速，预后差。

（秦尤文 付兆强 张云 龙芳 刘聘聘）

六、AML伴inv(3)(q21.3q26.2)或t(3;3)(q21.3;q26.2);GATA2,MECOM

（一）概论

急性髓系白血病伴inv(3)(q21.3q26.2)或t(3;3)(q21.3;q26.2)是由于GATA2基因失去增强子的作用表达下调，而MECOM(也称EVI1)基因由于增强子作用而失控，表达上调，从而导致白血病的发生。该病罕见，占所有AML的1%~2%，最常见于成人，没有性别差异。在WHO 2008版中，本病命名为AML伴inv(3)(q21.3q26.2)或t(3;3)(q21.3;q26.2);RPN1-EVI1；在WHO-HAEM4R修订为AML伴inv(3)(q21.3q26.2)或t(3;3)(q21.3;q26.2);GATA2,MECOM，且需要外周血或骨髓中原始细胞≥20%而诊断；在WHO-HAEM5修订为AML伴MECOM基因重排，且原始细胞<20%也可诊断。该型为侵袭性疾病，生存期短，预后很差，无论原始细胞比例多少，复杂核型和-7均提示更差的预后。

该病患者最常表现为贫血，血小板计数一般正常或增多，常出现肝脾大，但淋巴结肿大不多见。外周血可见中性粒细胞发育异常如颗粒减少，假性Pelger-Huët畸形，有或没有原始细胞；红细胞通常无明显异常；常见巨大和少颗粒的血小板，偶见裸核型巨核细胞。骨髓中非原始细胞成分的多系病态造血，发育异常的巨核细胞最常见，巨核细胞数量可正常或增多，其中许多胞体小、不分叶或分两叶，其他类型的病态巨核细胞也可见。红系细胞和中性粒细胞也常有病态造血，嗜酸性粒细胞、嗜碱性粒细胞和(或)肥大细胞可增多，形态学表现多为M1、M5和M7；骨髓活检显示，胞体小、不分叶或分两叶的巨核细胞增多，有时还可见其他类型的异常发育。骨髓有核细胞增生程度不定，纤维化程度不一，有些病例是低增生性AML。

免疫分型：原始细胞CD34高表达更为常见，主要表达CD34、CD33、CD13、KIT(CD117)和HLA-DR，大部分伴有CD38表达的病例常伴CD7异常表达。部分病例可表达巨核细胞的标志，如CD41和CD61。常伴淋系标记CD7表达。

遗传学：该型可有多种3号染色体长臂的异常，其中以inv(3)(q21.3q26.2)和t(3;3)(q21.3;q26.2)最为常见，其他累及不归入此类，半数以上患者有继发性核型异常，以7号染色体单体最常见，其次是5q-和复杂核型。

分子生物学：几乎所有病例都存在附加基因突变，如NRAS、PTPN11、FLT3、KRAS、NF1、CBL及KIT。CML伴BCR-ABL1患者获得inv(3)(q21.3q26.2)或t(3;3)(q21.3;q26.2)遗传学异常，通常预示疾病将进入加速期或急变期。兼有t(9;22)(q34;q11.2)和inv(3)(q21.3q26.2)或t(3;3)(q21.3;q26.2)异常的患者，应视为CML进展。

（二）简要病史

患者女，39岁，因“全身乏力半月余”入院。半个月前患者无明显诱因全身乏力，偶感恶心，无呕吐，当地医院血常规提示贫血，予以升血中成药治疗，未见明显好转。入院时体格检查：贫血貌，双结膜苍白，余无明显异常。

（三）实验室检查

1. 血常规

白细胞计数为 1.12×10^9/L，中性粒细胞计数为 0.33×10^9/L，红细胞计数为 1.58×10^{12}/L，血红蛋白为51g/L，MCV为117.7fL，血小板计数为 259×10^9/L，RET%为1.25%，RET#为 0.02×10^{12}/L。

2. 其他辅助检查

维生素 B_{12} 为172.0pg/mL，钾为4.05mmol/L，钠为141.20mmol/L，氯为104.40mmol/L，尿素为5.6mmol/L，总钙为2.18mmol/L，谷丙转氨酶为11.6IU/L，谷草转氨酶为15.8IU/L，谷氨酰转肽酶为17IU/L，白蛋白为36.60g/L，其余未见明显异常。

3. 外周血形态

白细胞明显降低，原始粒细胞占2%，单核细胞及淋巴细胞无明显增减，形态大致正常；计数100个白细胞可见有核红细胞4个；成熟红细胞大小不等，以大为主；血小板散在，成簇易见（图3-1-36）。

4. 骨髓形态

取材、涂片、染色良好。骨髓增生活跃，粒系异常增生，各阶段比值示成熟障碍，原粒（Ⅰ+Ⅱ型）细胞比例升高，占15.5%，部分中、晚幼粒细胞核浆发育不平衡。红系增生活跃，比例升高，以中、晚幼红细胞增多为主，其胞体大小不等，核质呈巨幼样变，可见嗜碱性点彩红细胞、H-J小体等现象。淋巴细胞占28.5%，形态大致正常。单核细胞占5%，原幼单核细胞占1.5%。环片一周见巨核细胞361枚，可见小巨核细胞、单圆巨核细胞、双圆巨核细胞及多圆核巨核细胞，成熟巨核细胞产板良好，血小板成簇易见（图3-1-37至图3-1-39）。外铁2+，内铁80%，环形铁粒幼细胞6%。MPO：原始细胞弱阳性/阳性（图3-1-40）。

形态学意见：MDS-EB-2。

5. 免疫分型

本次检测范围内，11.48%细胞表达CD34、HLA-DR、CD13、CD33、CD117，不表达CD15、CD64、CD56、CD7、CD19、CD4、CD3、CD8、CD2、CD10、CD14、CD20，为异常髓系幼稚细胞。有核红细胞占有核细胞的51.29%，表达CD36，部分表达

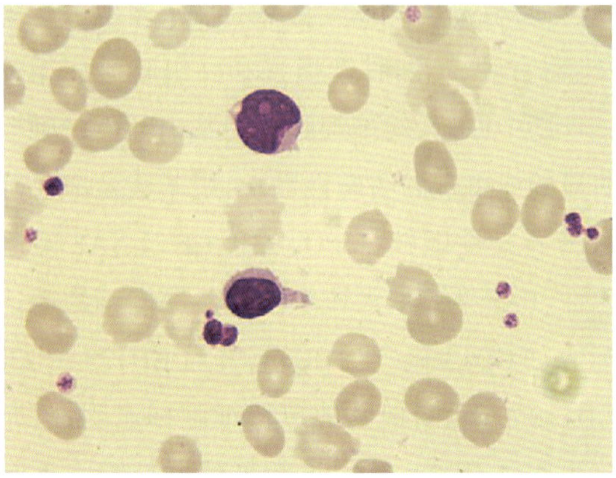

图3-1-36 外周血涂片瑞氏染色，×1000

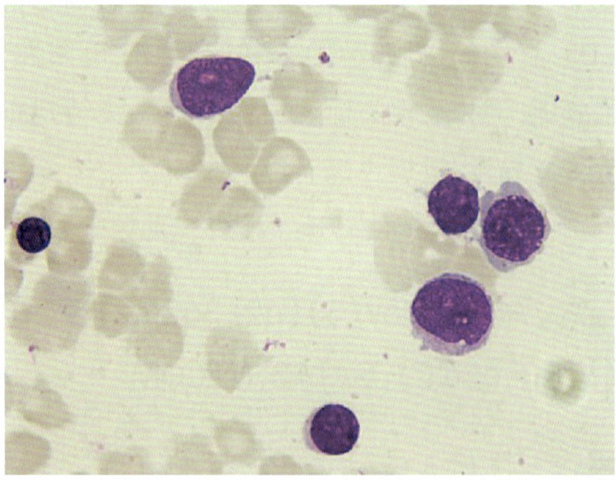

图3-1-37 骨髓涂片瑞氏染色，×1000

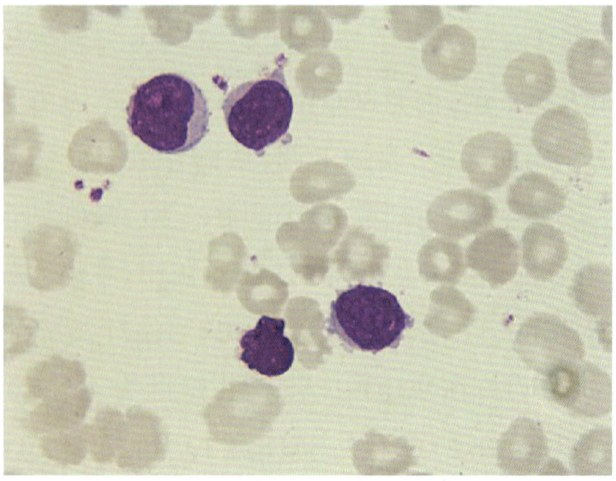

图3-1-38 骨髓涂片瑞氏染色，×1000

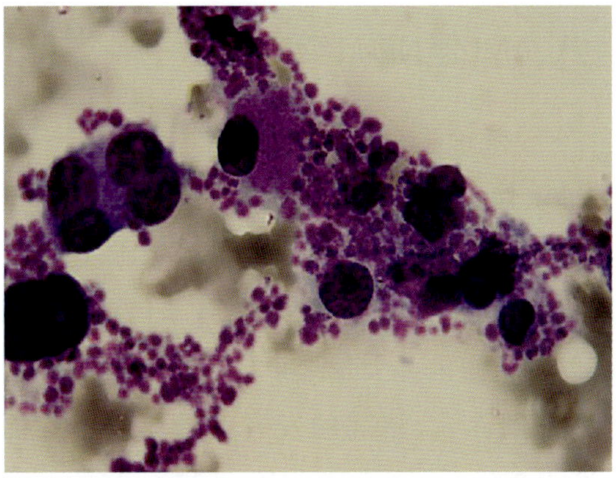

图3-1-39 骨髓涂片瑞氏染色,×1000

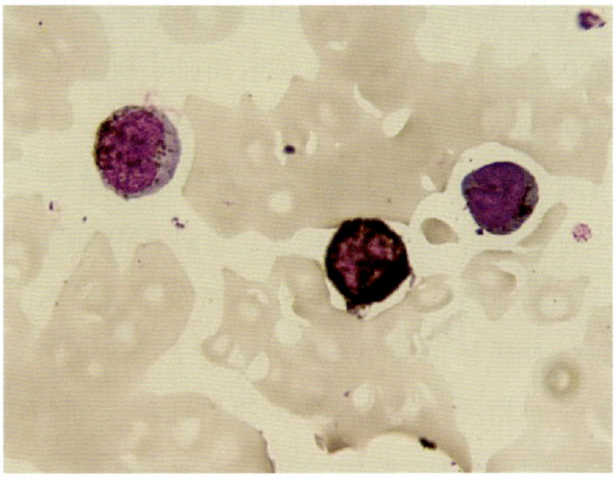

图3-1-40 骨髓涂片MPO染色,×1000

GlyA,CD71表达量明显降低。发育阶段粒细胞占有核细胞的9.36%,单核细胞占有核细胞的4.51%。成熟淋巴细胞占有核细胞的18.51%,未见明显异常细胞。未见明显非造血细胞。

意见:11.48%细胞为异常髓系幼稚细胞,有核红细胞比例明显升高伴发育异常,考虑MDS-EB,请结合临床及其他实验室检查。

6. 染色体检查

46,XX,t(3;3)(q21.3q26.2)[7]/47,XX,+14[3]。

7. 荧光原位杂交(FISH)

提示XX表达,5q33、5q31、D7S486、D7S522、D20S108正常表达。

8. 分子生物学检查

GATA2,MECOM阳性。

(四)最终诊断

AML伴t(3;3)(q21.3;q26.2);GATA2,MECOM。

(五)病例解析

患者为中年女性,半个月前无明显诱因出现全身乏力,偶感恶心,予以升血中成药治疗,贫血未见改善入院。体格检查:贫血貌,双结膜苍白,余无明显异常。血常规:两系明显降低,呈大细胞性重度贫血,血小板正常。外周血查见原始细胞及有核红细胞,骨髓原始粒细胞占15.5%,原始细胞+幼稚单核细胞占1.5%,粒红两系可见少许病态造血,特别是巨核系病态明显,可见小巨核细胞、单圆巨核细胞、双圆巨核细胞及多圆巨核细胞,诊断为MDS-EB-2。骨髓流式示11.48%细胞为异常髓系幼稚细胞,有核红细胞比例明显升高伴发育异常,考虑MDS-EB-2。但流式原始细胞比例受标本等影响不能作为诊断标准;染色体示46,XX,t(3;3)(q21.3q26.2)[7]/47,XX,+14[3]。MDS相关探针检查未发现异常,分子生物学检查提示GATA2,MECOM阳性,结合患者病史及相关检查,因原始细胞不足20%,按WHO-HAEM4R标准诊断为MDS-EB-2伴t(3;3)(q21.3;q26.2);GATA2,MECOM,若按WHO-HAEM5标准即使原始细胞<20%,只要检查出MECOM,故可诊断为AML伴MECOM基因重排,回顾该患者的形态学特征,较支持该型诊断的形态学特点。

(顾小明 黄兴琴 高晓鹏 张云 刘聘聘)

七、AML(原始巨核细胞型)伴t(1;22)(p13.3;q13.3);RBM15-MKL1

(一)概论

急性髓系白血病伴t(1;22)(p13.3;q13.1)是由RBM15-MKL1融合基因引起的,归类为AML伴重现性遗传学异常类型,该型诊断需要外周血或骨髓中原始细胞≥20%而诊断;在WHO-HAEM5修订为AML伴RBM15::MRTFA融合基因,且原始细胞<20%也可诊断。一般是表现为有成熟迹象的巨核系急性髓系白血病。该型罕见,在所有AML中不足1%。最常见于没有21-三体(唐氏综合征)的婴

儿，女性为主。部分病例是先天性的。但AML伴t(1;22)(p13.3;q13.1)是一种仅发生于婴幼儿(≤3岁)的原发性急性髓系白血病，大多数发生在出生后6个月内(中位年龄：4个月)。

（二）临床表现

患者常见症状为贫血、血小板减少及中度白细胞升高；大多数病例出现肝脾大。形态学：外周血和骨髓表现与AML，非特指型中的AMKL相似。大、小原始巨核细胞均有，常有微小巨核细胞，通常无粒系和红系发育异常。

（三）实验室检查

骨髓通常表现为增生活跃或明显活跃，网状纤维和胶原纤维化常见。有些病例呈现骨髓基质浸润模式，很像肿瘤骨髓转移。由于存在骨髓纤维化，骨髓穿刺涂片的原始细胞≥20%的情况少见，需与骨髓活检的结果结合分析。细胞化学染色：原始巨核细胞的MPO阴性，可借助免疫组化CD41染色加以鉴别。免疫表型：原始巨核细胞表达一种或多种血小板糖蛋白，如CD41(GPⅡb/Ⅲa)、CD61(GPⅢa)和CD42b(GPⅠb)。髓系相关标志CD13和CD33也可阳性。CD34、CD45和HLA-DR一般阴性；CD36为特征性阳性，但没有特异性，MPO阴性，不表达淋系标志和TdT。胞质表达CD41或CD61比胞膜染色更为敏感和特异。遗传学及分子生物学方面：常有t(1;22)(p13.3;q13.1)的核型异常，或者RBM15—MKL1融合基因的分子遗传学证据。

（四）预后

该型对急性髓系白血病的诱导化疗反应良好，具有较长的无病生存期；但相比于没有t(1;22)的儿童急性巨核细胞白血病患者，这是一种高危的疾病。具有t(1;22)(p13.3;q13.1)而骨髓涂片中原始细胞<20%的病例，应结合骨髓活检检查结果，排除由于骨髓纤维化造成原始细胞低的情况。

（黄兴琴　黄钜略　梁伟伟　胡昳娜）

八、AML伴NPM1突变

（一）概论

AML伴NPM1突变是AML中最常见的重现性基因异常之一，约见于30%的成人AML，该突变通常累及NPM1的第12外显子，导致核仁磷酸蛋白异常定位于胞质内并大量聚集(也称胞质核磷蛋白，即NPMc阳性)。该病的发病率随年龄增长而升高，见于2%~8%的儿童AML和27%~35%的成人AML；在正常核型的成人AML中占45%~64%，女性更多见。患者通常表现为贫血和血小板减少，白细胞和血小板通常要高于其他类型AML。AML伴NPM突变原始细胞计数较高，且易累及髓外，最常累及的是齿龈、淋巴结、皮肤。这种AML亚型通常具有粒单细胞或单核细胞形态特征。急性粒单核细胞白血病和急性单核细胞白血病与NPM1突变有很强的相关性；80%~90%的急性单核细胞白血病伴NPM1突变。然而，NPM1突变在AML未分化型、部分分化型及急性纯红系白血病亦可见。国内外均有学者注意到，杯口状核原始细胞与AML伴NPM1突变有明显的相关性。

AML伴NPM突变通常高表达CD33和异质性表达CD13(经常是低表达)。常见CD117、CD123、CD38表达。HLA-DR通常阴性。约50%AML伴NPM突变初诊时流式免疫分型可见两群细胞：一组是异常髓系原始细胞免疫表型谱；另一组是单核系免疫表型谱(CD36+、CD64+、CD14+)。大多数病例的CD34阴性，若CD34+，则预后不良。流式细胞术可检测到极少量具有白血病性干细胞的免疫表型(CD34+、CD38-、CD123+)细胞，而CD34+/CD25+/CD123+/CD99+的细胞群体与FLT3-ITD突变有关。大约90%的AML伴NPM突变为正常核型，5%~15%的病例显示染色体畸变如+8和del(9q)。在AML伴NPM1突变中最常涉及的其他基因突变包括FLT3和DNMT3A，核型正常且无FLT3-ITD的年轻患者其预后与AML伴t(8;21)(q22;q22.1)、AML

伴inv(16)(p13.1q22)或t(16;16)(p13.1;q22)患者的预后相当。根据2016版NCCN临床实践指南，AML遗传学改变与临床预后危险程度分级为：NPM1+ FLT3-ITD-为低危，预后较好；NPM1+ FLT3-ITD+为中危，预后次之；NPM1- FLT3-ITD+为高危，预后最差。

（二）简要病史

患者女，66岁，主因“发热、咽痛5天，发现白细胞升高3天”就诊入院。体格检查：体温37.4℃，重度贫血貌，睑结膜重度苍白。

（三）实验室检查

1. 血常规

白细胞计数为140.91×10^9/L，红细胞计数为1.41×10^{12}/L，血红蛋白为44g/L，血小板计数为14×10^9/L。

2. 外周血形态

白细胞数量极度增多，分类可见94.5%的原始粒细胞，细胞形态同髓片；成熟红细胞大小轻度不等；血小板极少见（图3-1-41和图3-1-42）。

3. 骨髓形态

取材、涂片、染色良好。骨髓小粒及油滴少见。有核细胞150~200个/HP，增生极度活跃，G：E=0。粒系极度增生，其中原始粒细胞占93.6%，此类细胞胞体略偏大至偏大，大小不等，多呈圆形或类圆形，胞浆量偏少至较丰富染灰蓝色，胞核多呈类圆形及扭曲折叠形，核染色质疏松，核仁隐约可见，大部分细胞胞浆内可见微小的紫红色颗粒，可见杯口状核。分类500个细胞未见幼红细胞；成熟红细胞大小轻度不等。淋巴细胞比例明显偏低。单核细胞偏低，可见1.2%的原始、幼稚单核细胞。浏览全片共见2个颗粒型巨核细胞，血小板极少见。未见血液寄生虫（图3-1-43和图3-1-44）。原始、幼稚细胞特殊化学染色如下。MPO：1%(-)、8%(1+)、42%(2+)、46%(3+)、3%(4+)（图3-1-45）；DCE：

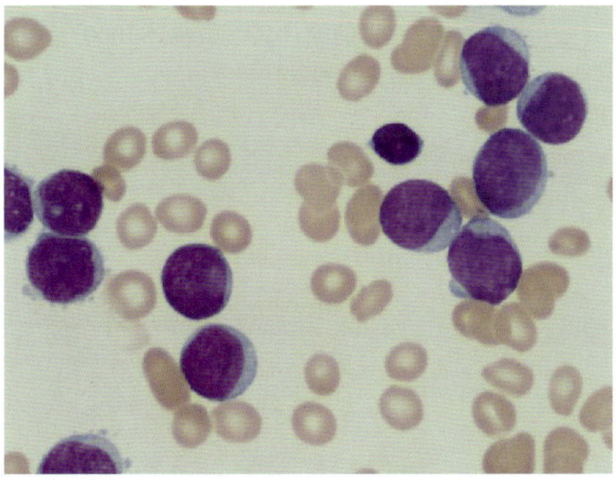

图3-1-41　外周血涂片瑞吉染色，×1000

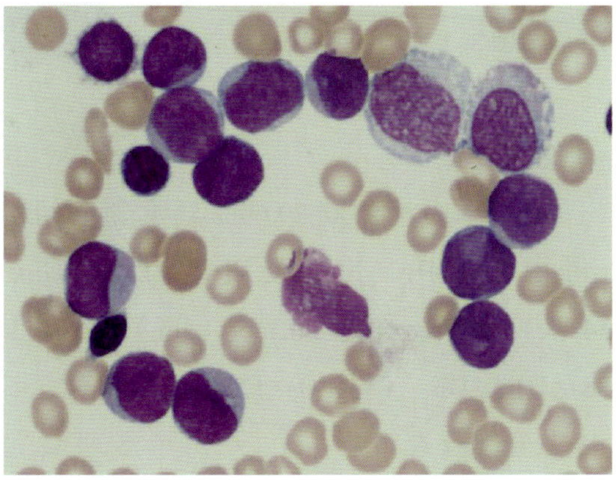

图3-1-42　外周血涂片瑞吉染色，×1000

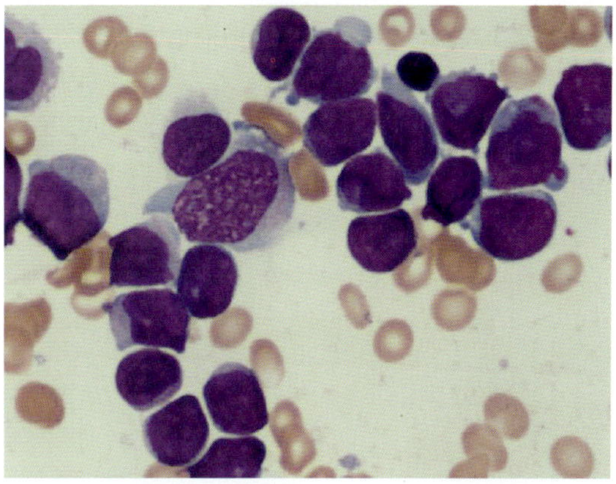

图3-1-43　骨髓涂片瑞吉染色，×1000

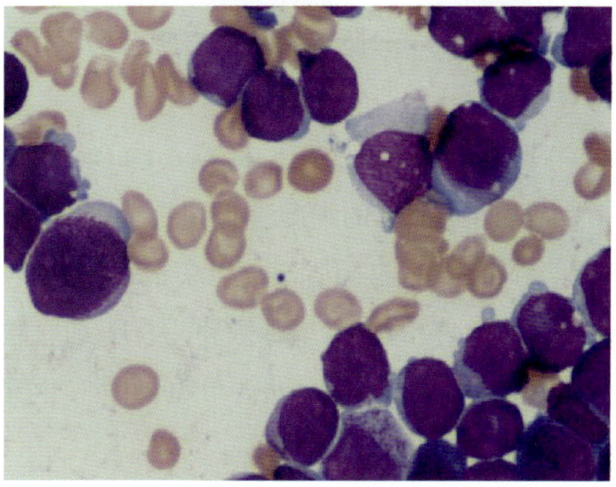

图3-1-44　骨髓涂片瑞吉染色，×1000

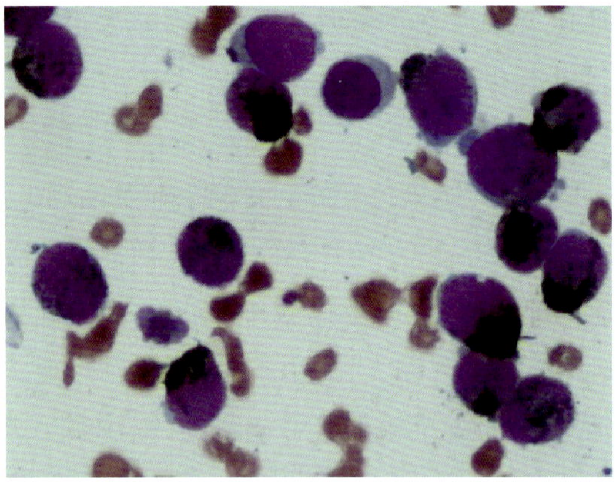
图3-1-45 骨髓涂片MPO染色，×1000

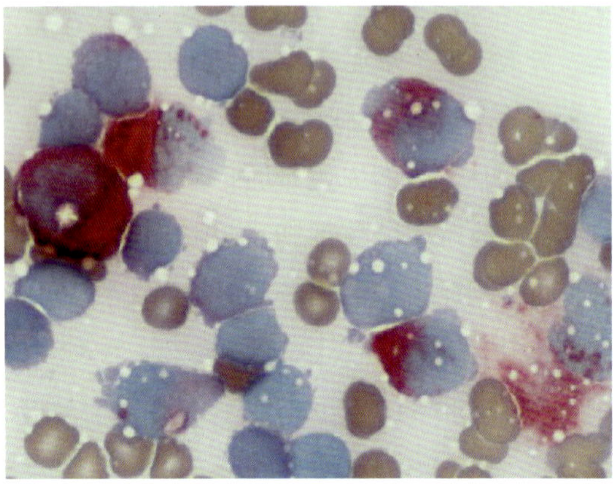
图3-1-46 骨髓涂片DCE染色，×1000

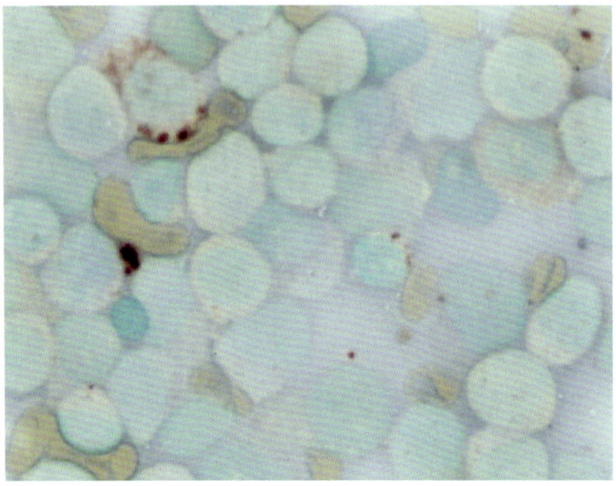
图3-1-47 骨髓涂片ANAE染色，×1000

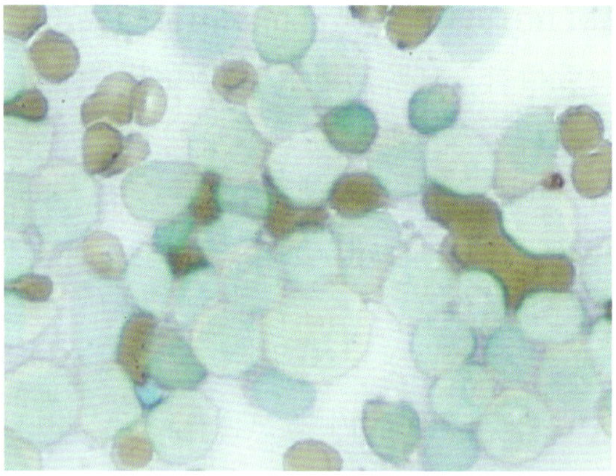
图3-1-48 骨髓涂片ANAE+NaF染色，×1000

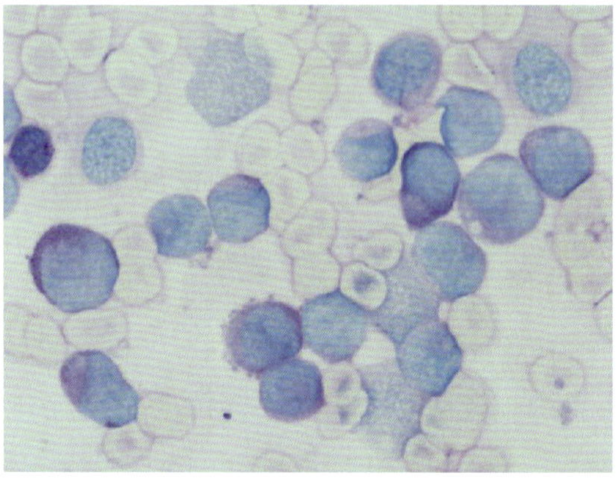
图3-1-49 骨髓涂片PAS染色，×1000

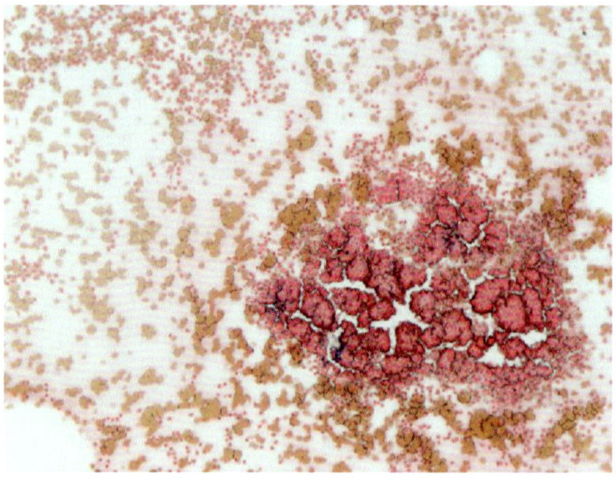
图3-1-50 骨髓涂片铁染色，×100

86%(-)、6%(1+)、6%(2+)、1%(3+)、1%(4+)(图3-1-46)；ANAE：约1%的细胞呈粗颗粒状阳性(图3-1-47)，ANAE+NaF：阴性，抑制率100%(图3-1-48)；PAS：约24%的细胞呈弥散粉尘样至细颗粒状阳性(图3-1-49)；铁染色：外铁-1~1+(图3-1-50)，内铁为幼红细胞少。不宜评估。

形态学意见：符合AML(M1可能)骨髓象。

4. 免疫分型

送检样本中检测到89.69%异常髓系幼稚细胞，考虑为AML。其免疫表型为CD45dim+、CD34-、CD117part+、CD13part(dim)+、CD33+、CD38+、HLA-DR-、CyMPO+、CD64part+。

5. 染色体检查

46，XX[5]。

6.分子生物学检查

显示WT1高表达,NPM1及FLT3-ITD突变。

(四)最终诊断

AML伴NPM1突变。

(五)病例解析

患者为老年女性,因“发热、咽痛”就诊,起病急,以上症状可能与感染有关,血常规高白两低,需要除外恶性血液病等,比如AL。外周血及骨髓原始细胞比例均>80%,下阶段<10%,原始细胞部分似杯口状细胞,MPO染色原幼细胞呈强阳性,且在核塌陷区呈强阳性,骨髓涂片符合AML(M1可能)骨髓象。免疫分型多不表达干细胞抗原,即CD34阴性。常规染色体正常核型,分子生物学NPM1阳性,未见CEBPA双等位基因突变。既往无接受细胞毒性药物治疗史和放疗史,按WHO-HAEM4R综合诊断为AML伴NPM1突变。在WHO-HAEM5分类中,AML伴NPM1突变(NPM1+AML)仍属于重现性遗传学异常的AML分类目录下。正常核型AML伴单独NPM1突变的患者完全缓解率高,无事件生存期较长。AML伴NPM1与颗粒减少的APL在细胞形态(胞核呈扭曲折叠形或蝴蝶形,MPO呈较强的阳性)和免疫表型(SSC低,表达CD33、CD13、MPO,少或不表达CD34、HLA-DR或CD11b)相似,可通过基因突变和融合基因筛查分别寻找诊断依据。由于细胞形态及流式分析往往先于分子检测,因此细胞形态及免疫分型提供诊断依据同样具有临床意义。可根据两者MPO的阳性率及阳性强弱程度大致鉴别,颗粒减少的APL细胞MPO常呈100%的强阳性反应,AML伴NPM1和原始细胞MPO有阴有阳,且阳性强度不一;亦可根据两者的免疫表型特征大致判断:颗粒减少的APL表达CD13(强且均一)、CD64,部分病例表达CD34和CD2,而NPM1+AML的SSC低、仅部分病例表达CD13且强度弱、少部分病例表达CD64,几乎不表达CD34和CD2。

(付兆强　秦尤文　万佳　陈兰婷　侯玉兰)

九、AML伴CEBPA双等位基因突变

(一)概论

AML伴CEBPA(CCAAT增强子结合蛋白A)双等位基因突变是正常核型AML最常见的突变之一,主要包括两种突变类型:CEBPA单等位基因突变(moCEBPA)和CEBPA双等位基因突变(biCEBPA)。自2008年起,AML伴biCEBPA突变被列为独立的亚型,近年来证实发生在bZIP区框内突变的moCEBPA和biCEBPA具有相似的基因表达谱和临床特征,WHO-HAEM5中AML伴CEBPA突变纳入了发生在bZIP区的moCEBPA和biCEBPA突变。CEPBA基因突变引起蛋白结构或表达异常,导致粒系分化成熟障碍、不成熟粒系前体细胞异常增殖,是AML发病的重要机制。AML伴CEBPA突变的患者年龄较年轻,在初诊成人和儿童AML中的发生率分别为7%~16%和4.5%~15%,我国儿童突变率比其他国家稍高,老年人发病率较低。初诊时白细胞计数高、血红蛋白水平高,血小板计数和乳酸脱氢酶较低,外周血和骨髓原始细胞数高(与不伴CEBPA突变AML相比),大多数AML伴CEBPA突变病例在形态学上符合AML的不成熟型或成熟型,有些病例可以是粒单细胞或原始单核细胞。FAB分型以M1或M2为多,在M4、M5、M6中也有报道,大多数病例存在红系发育不良,约1/4的病例可有多系病态造血。白血病原始细胞通常表达一种或多种髓系相关抗原(CD13、CD33、CD65、CD11b和CD15),大多数原始细胞通常表达HLA-DR和CD34,50%~73%表达CD7,而CD56或其他淋系表达不多见。相比于只有CEBPA单突变的病例,AML伴CEBPA双等位基因的病例,其HLA-DR、CD7、CD15的表达频率更高,CD56的表达频率更低。单核细胞标志如CD14和CD64通常阴性。70%以上的AML伴CEBPA突变患者为正常核型,核型异常以9q-多见,也可出现+13、+8、+21等染色体异常及复杂核型。成人和儿

童AML伴CEBPA突变均有良好的治疗反应、复发率低、预后好，但存在非经典biCEBPA突变或伴有其他体细胞突变时，对预后可产生不同的影响。诊断AML伴CEBPA双等位基因突变(尤其是年轻患者)时，需警惕并及时调查遗传易感性突变引起AML的可能。

（二）简要病史

患者女，69岁，因“乏力、食欲缺乏4月余，右眼出血1天”就诊入院。体格检查：体温37.5℃，营养差，轮椅入病房，睑结膜重度苍白，右侧巩膜出血。

（三）实验室检查

1. 血常规

白细胞计数为40.04 × 10^9/L，红细胞计数为0.97 × 10^{12}/L，血红蛋白为37g/L，血小板计数为7 × 10^9/L。

2. 外周血形态

白细胞数量明显增多，分类可见91.0%的原始粒细胞，细胞形态同骨髓涂片，可见1.0%的幼稚单核细胞；成熟红细胞体积大小明显不等，计数200个白细胞见4个晚幼红细胞；血小板罕见(图3-1-51和图3-1-52)。

3. 骨髓形态

取材、涂片、染色良好。骨髓小粒中等，油滴罕见。有核细胞约>200个/HP，增生极度活跃，G∶E =15.25∶1。粒系极度增生，其中原始粒细胞占81.0%，此类细胞胞体大小不等，多呈圆形或类圆形，胞浆量中等至丰富，染灰蓝色，部分细胞胞浆内可见紫红色的细小颗粒及虫蚀样空泡，易见奥氏小体，偶见粉红色包涵体，胞核多呈类圆形及扭曲不规则形，核染色质疏松，可见1~3个核仁。红系增生受抑，晚幼红细胞易见核出芽、花瓣核、核固缩；成熟红细胞体积偏大、大小明显不等。单核细胞比例正常，可见1.2%的幼稚单核细胞。浏览全片未见巨核细胞，血小板罕见。未见血液寄生虫(图3-1-53和图3-1-54)。原始、幼稚细胞特殊

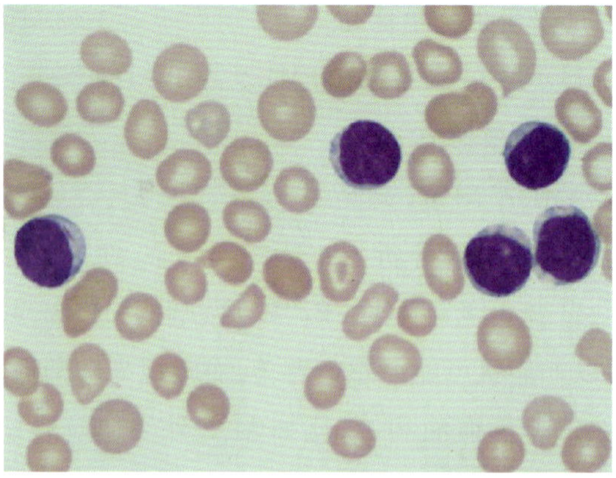
图3-1-51　外周血涂片瑞吉染色，×1000

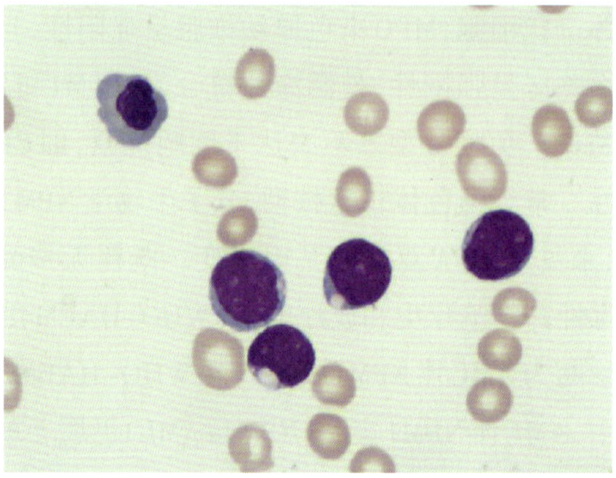
图3-1-52　外周血涂片瑞吉染色，×1000

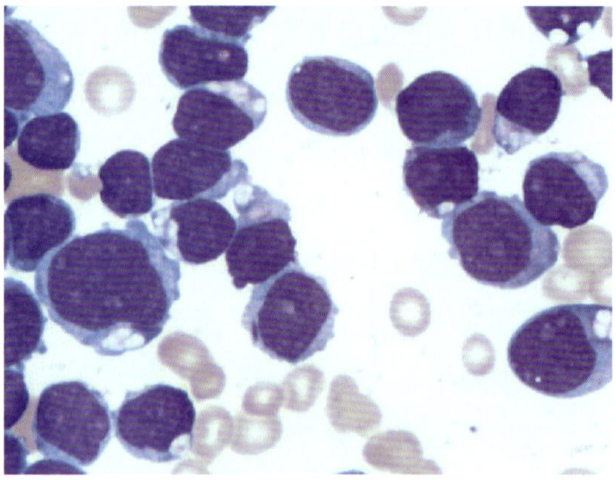
图3-1-53　骨髓涂片瑞吉染色，×1000

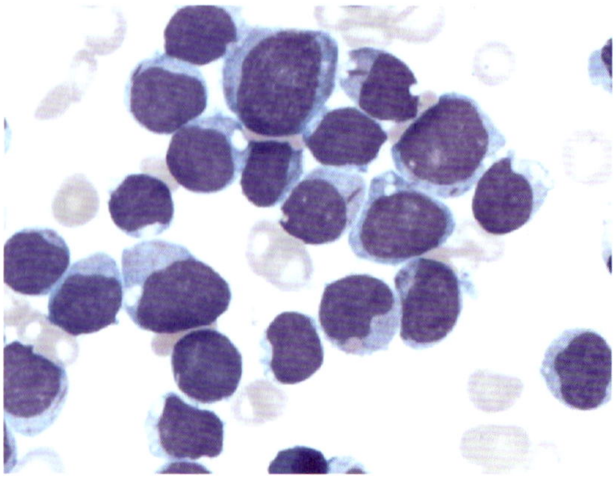
图3-1-54　骨髓涂片瑞吉染色，×1000

化学染色如下。MPO:14%(-)、16%(1+)、59%(2+)、11%(3+)(图3-1-55);DCE:99%(-)、1%(1+)(图3-1-56);ANAE:约6%的细胞呈弥漫至细块状阳性(图3-1-57);ANAE+NaF:阴性,抑制率100%(图3-1-58);PAS:约75%的细胞呈弥散粉尘样阳性(图3-1-59);铁染色:外铁1+(图3-1-60),内铁87%。

形态学意见:符合AML(M1可能)骨髓象。

4. 免疫分型

送检样本中检测到73.49%异常髓系幼稚细胞,考虑为AML。其免疫表型为CD45dim+、CD34dim+、CD117dim+、CD7+、CD13part+、CD33part+、CD38+、HLA-DRdim+、CD56part+、CD123part+、CyMPO+。

5. 染色体检查

46,XX[20]。

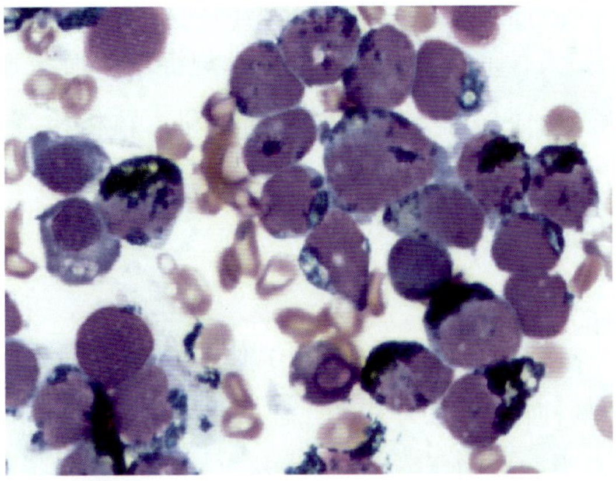

图3-1-55 骨髓涂片MPO染色,×1000

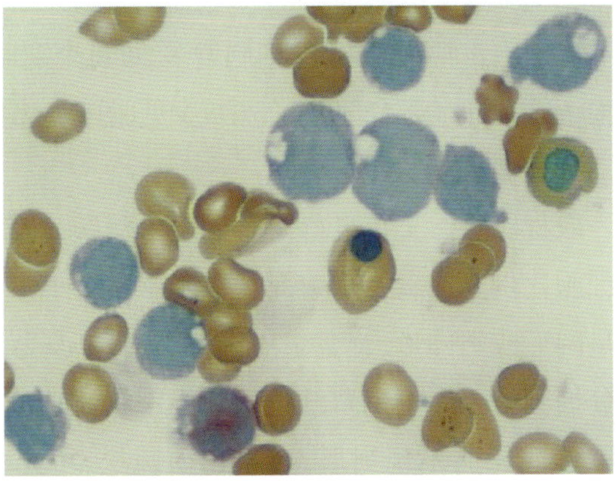

图3-1-56 骨髓涂片DCE染色,×1000

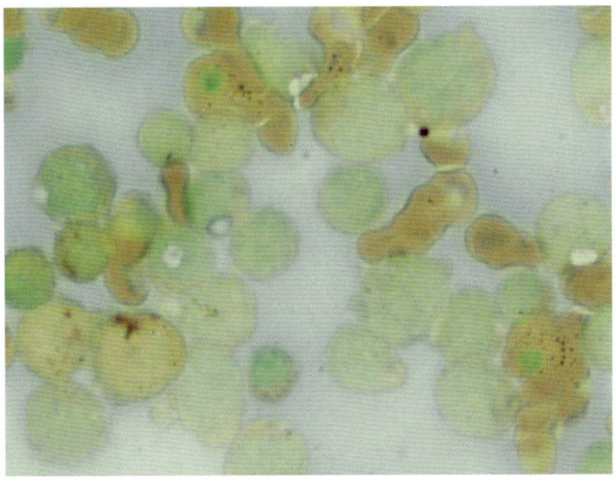

图3-1-57 骨髓涂片ANAE染色,×1000

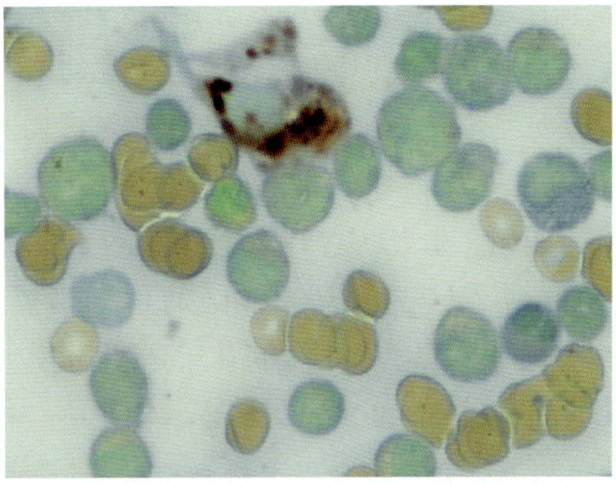

图3-1-58 骨髓涂片ANAE+NaF染色,×1000

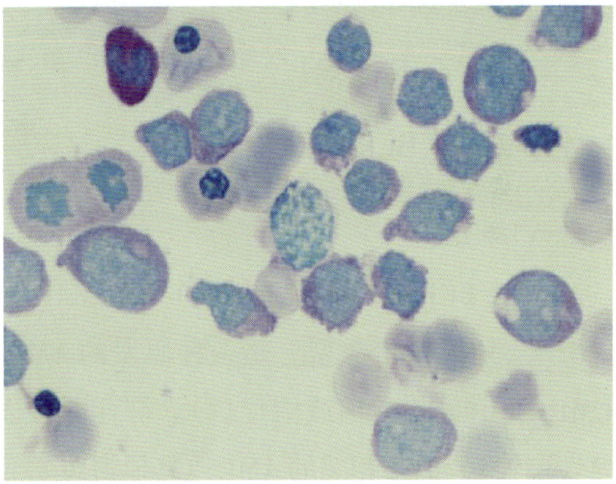

图3-1-59 骨髓涂片PAS染色,×1000

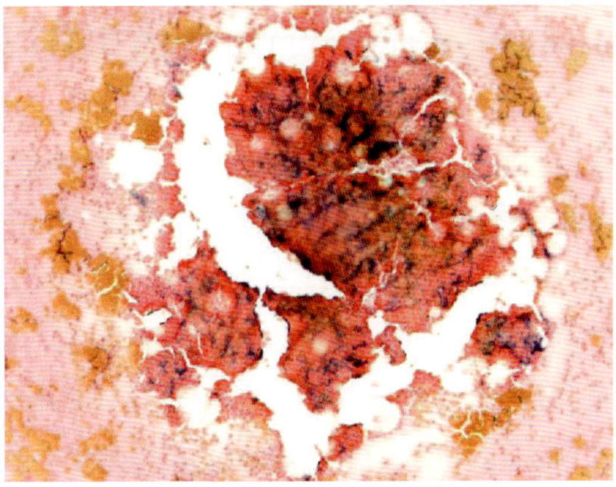

图3-1-60 骨髓涂片铁染色,×1000

6.分子生物学检查

显示CEBPA双等位基因突变,IKZF1、CDKN2B及CCND2突变。

（四）最终诊断

AML伴CEBPA双等位基因突变。

（五）病例解析

患者为老年女性,因“乏力、食欲缺乏4月余,右眼出血1天”就诊,主要表现为贫血、出血、发热。血常规提示一高两低,分类原始细胞占91%,AL无疑。外周血及骨髓原始细胞升高,该类原幼细胞胞质中易见空晕或空泡,从形态学角度多考虑CEBPA双等位基因突变的AML(经验),虽然不特异,但有一定提示。患者既往无接受细胞毒性药物治疗史和放疗史,骨髓涂片符合AML(M1可能)骨髓象;免疫分型考虑AML;常规染色体无异常;分子生物学检查结果显示CEBPA双等位基因突变,未见NPM1基因突变。综合以上检查结果,该患者为AML伴CEBPA双等位基因突变。

（付兆强　秦尤文　万佳　高晓鹏　李可超）

十、AML伴BCR-ABL1

（一）概论

AML伴BCR-ABL1属于WHO-HAEM4R新增加的分类,划为暂定类型。是一种原发的AML,没有CML的证据(治疗前或治疗后)。符合混合表型的急性白血病、治疗相关的AML或其他遗传学异常复发AML均不属此类别。在所有AML中所占比例小于1%,占所有BCR-ABL1阳性的急慢性白血病<1%。该型主要发生在成年人,以男性为主。血常规常为白细胞增多,以及各种贫血和血小板减少。与CML的患者比较,AML伴BCR-ABL1患者少有脾大,外周血嗜碱性粒细胞不升高(通常小于2%)。形态学:原始细胞升高,≥20%,可见于多种类型。免疫分型:常为髓系抗原(CD13和CD33)和CD34的表达,CD19、CD7和TdT的异常表达较为常见。但符合混合表型的病例应诊断为混合表型急性白血病(MPAL)伴BCR-ABL1。所有病例分子遗传学均表现为t(9;22)(q34.1;q11.2)或BCR-ABL1融合基因阳性。大多数病例表现为p210融合,少数病例显示有p190和p230融合。其他细胞遗传学异常可见-7、+8和复杂核型。也可见NPM1和FLT3-ITD突变,仅限于原发AML伴BCR-ABL1,一般不存在于CML急变。AML伴BCR-ABL1阳性与CML急变相鉴别。

（二）简要病史

患者女,77岁,因“反复胸闷、心悸7年,加重20多天”入住心内科,入院后血常规提示贫血及血小板减少,予输血治疗后转入血液科。体格检查:面色苍白,无肝脾及淋巴结肿大。

（三）实验室检查

1.血常规

白细胞计数为5.22×10^9/L,单核细胞百分比为47.9%,血红蛋白为52g/L,血小板计数为11×10^9/L,MCV为114.3fL。

2.外周血形态

白细胞正常,分类单核细胞增多,可见个别原始细胞;成熟红细胞部分偏大;血小板少见(图3-1-61)。

3.骨髓形态

取材、涂片、染色良好。骨髓增生活跃,髓系原始细胞比例升高,占29%,此类细胞胞体大小不等,多呈圆形或类圆形,胞浆量中等至丰富,染灰蓝色,部分细胞胞浆内可见紫红色的细小颗粒,胞核多呈类圆形或扭曲不规则形,核染色质疏松,可见1~3

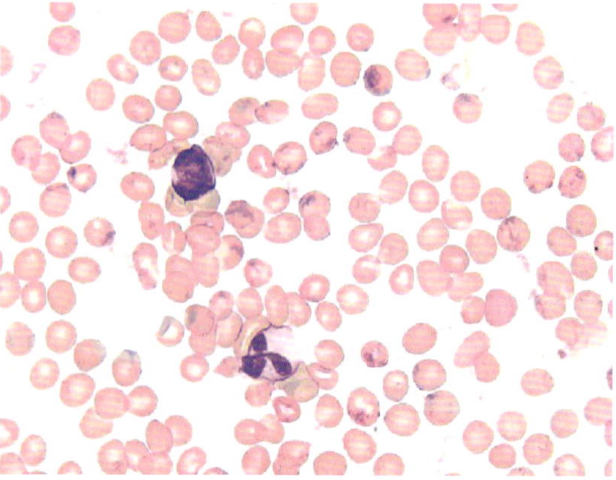

图3-1-61　外周血涂片瑞氏染色,×1000

个核仁。粒系增生偏低，部分细胞核浆发育失衡，嗜酸、嗜碱性粒细胞少见；红系增生明显降低；全片见巨核细胞34个，以颗粒型巨核细胞为主，血小板罕见（图3-1-62和图3-1-63）。MPO：阳性率14%（图3-1-64）；CE：个别弱阳性（图3-1-65）；NAE：阳性率25%；NaF：被抑制（图3-1-66和图3-1-67）。

形态学意见：考虑AML-M4髓象。

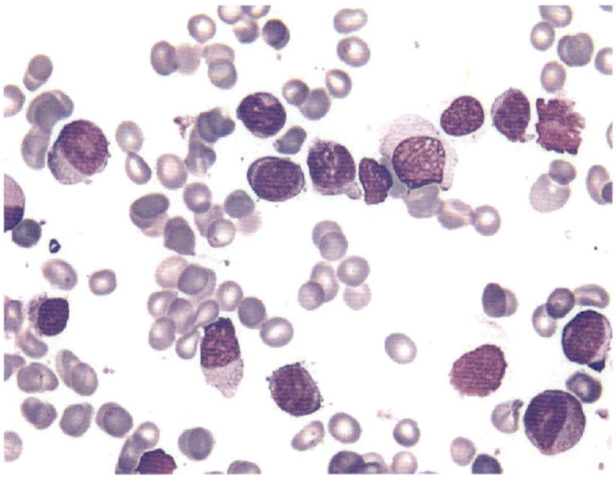

图3-1-62　骨髓涂片瑞吉染色，×1000

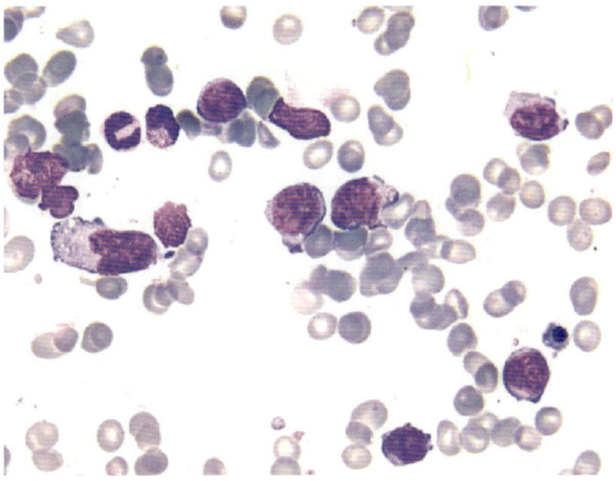

图3-1-63　骨髓涂片瑞吉染色，×1000

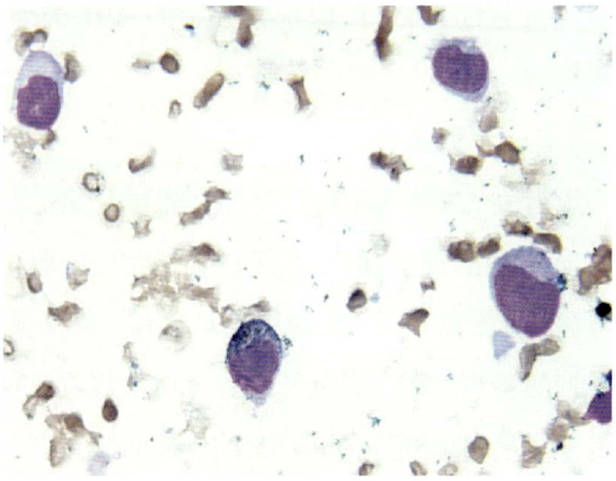

图3-1-64　骨髓涂片MPO染色，×1000

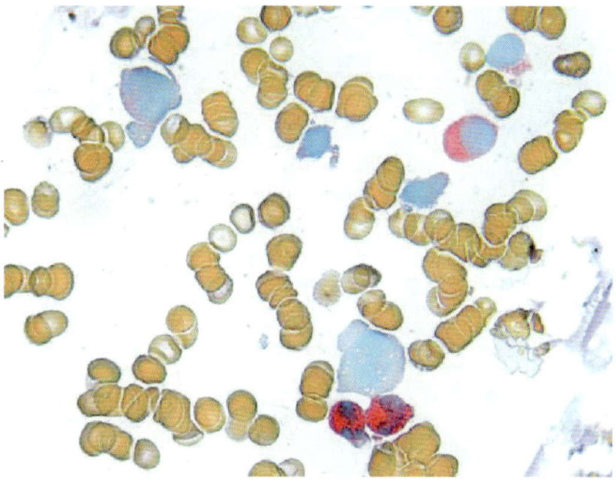

图3-1-65　骨髓涂片CE染色，×1000

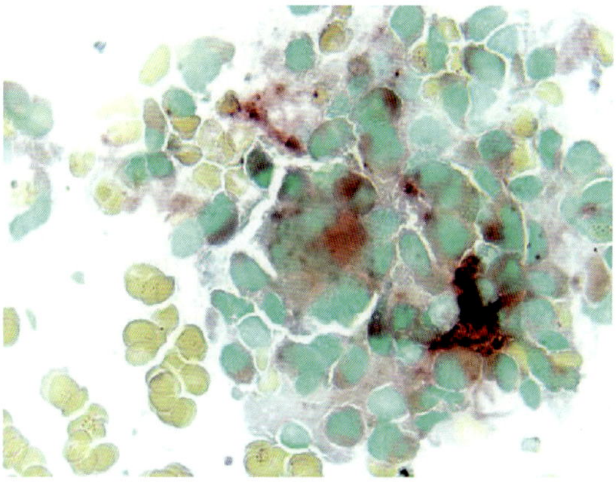

图3-1-66　骨髓涂片NAE染色，×1000

4. 免疫分型

在CD45/SSC点图上设门分析，单核向原始延伸的分布区域可见异常细胞群体，约占有核细胞的68%，主要表达HLA-DR、CD4、CD7、CD11b、CD13、CD14、CD15、CD33、CD34、CD38、CD58、CD64、CD117、CD123、MPO。提示：急性髓系白血病（AML）。请综合鉴别AML-M4或M5等亚型。

5. 染色体检查

46，XX，t（16；17）（p13.1；p13）[2]/46，idem，t（9；22；21）（q34；q11.2；p11）[18]。

6. 分子生物学检查

检测出BCR-ABL1p190融合基因阳性。

（四）最终诊断

AML伴BCR-ABL1p190阳性。

（五）病例解析

患者为老年女性，血常规两系减少，无肝脾大，白细胞分类单核明显升高。需要进一步进行镜检

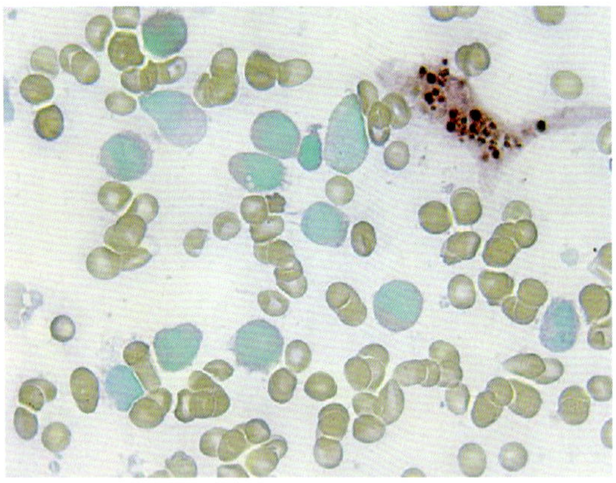

图3-1-67 骨髓涂片NAE+NaF染色，×1000

及骨髓穿刺检查。外周血大细胞性贫血，血小板明显减少，发现个别原始细胞，不除外MDS或AL。骨髓涂片中髓系原始细胞>20%，结合化学染色证实AML-M4。免疫分型提示AML，染色体复杂核型，分子生物学检测出BCR-ABL1p190融合基因阳性，诊断为AML伴BCR-ABL1p190阳性。本例难点在于，无足够的临床信息，到底是原发的AML伴BCR-ABL1还是CML急变，需要鉴别。临床表现上本例无肝脾大，无前期CML诊断病史，血涂片、骨髓嗜酸、嗜碱性粒细胞比例不高，骨髓细胞增生活跃度较CML急变要低，侏儒巨核细胞也较后者少见。一般认为BCR-ABL1p210阳性见于CML急变，BCR-ABL1p190阳性见于AML伴BCR-ABL1。最有效的方法是BCR-ABL1细胞的FISH分选检测，若为CML急变，BCR-ABL1可出现在后期的粒细胞或成熟淋巴细胞当中，而AML伴BCR-ABL1融合的BCR-ABL1基因仅出现在原始细胞中。

在WHO-HAEM5，该类型归入具有明确遗传异常的急性髓细胞白血病，书面写法为具有BCR::ABL1融合的急性髓细胞白血病。具有BCR::ABL1的AML是需要至少20%的原始细胞才能诊断的具有明确遗传异常的AML，因为需要避免与CML混淆，前者需要原始细胞界值以避免与CML重叠，但实际上，将BCR::ABL1 AML与CML急变期区分开来仍然很有挑战性，仍需要更多的证据来更好地表征这种AML类型。

（幸娟霞 田祥玉 万佳 李婷 郑象昭）

十一、AML伴RUNX1突变（暂定类型）

（一）概论

AML伴RUNX1突变在WHO-HAEM4R分类为临时病种，外周血或骨髓原始细胞≥20%，具有AML，NOS大部分病种的形态学特点，在4%~16%的AML病例中出现，发生在急性髓系白血病微分化型的频率较高，占15%~65%。60岁以上发病频率较高，无性别差异。相比于RUNX1野生型的患者，存在RUNX1突变的AML患者可能血红蛋白、乳酸脱氢酶水平较低，以及较低的外周血白细胞计数和原始细胞比例。形态学特征无特异，包括急性髓系白血病伴成熟型，以及急性单核细胞白血病、急性粒-单核细胞白血病。免疫表型：原始细胞通常表达CD13、CD34和HLA-DR；CD33、单核系标志和MPO的表达是可变的。大多数RUNX1突变为单等位基因突变，涉及同源结构域（RHD）、外显子3~5，以及转录激活域（TAD）、外显子6~8，多是最常见的移码/错义突变。突变可同时伴有核型异常，通常是8号和13号染色体三体。RUNX1突变常有伴随突变，包括ASXL1、KMT2A-PTD、FLT3-ITD、IDH1 R132、IDH2 R140和R172。有报道表明，RUNX1伴ASXL1时常预后较差，其他伴随突变预后不详。在WHO-HAEM5，由于AML伴RUNX1突变患者与其他具有遗传学异常的患者具有较多的重叠，因缺乏足够的特异性，而未被识别为独特的AML类型，而被删除。

（二）简要病史

患者女，27岁，间断上腹部疼痛半月余。患者无明显诱因出现上腹部疼痛不适，伴呕吐，呕吐为水样物，伴食欲缺乏，就诊于当地医院，考虑胃炎，给予抑酸护胃治疗，效果欠佳。查血常规异常收入住院。甲状腺功能亢进病史5年，长期服用药物治疗，控制欠佳。

（三）实验室检查

1. 血常规

白细胞计数为82.9×10⁹/L，血红蛋白为98g/L，血小板计数为55×10⁹/L。

2. 外周血形态

白细胞升高，原粒细胞及原幼单核细胞占46%（图3-1-68和图3-1-69），成熟单核细胞升高，形态同骨髓片。

3. 辅助检查

甲状腺功能：TSH为0.015IU/mL，甲状腺球蛋白抗体>2800IU/mL，甲状腺微粒抗体>1000IU/mL，其余无明显异常。

4. 骨髓形态

取材、涂片、染色良好。骨髓增生明显活跃，粒系异常增生，以原始粒细胞（Ⅰ+Ⅱ型）为主，占21.5%，其形态特点为胞体大小不等，多呈类圆形或椭圆形，明显核浆发育紊乱，胞浆量少，呈天蓝色，边缘色较深，多含少许嗜天青颗粒，奥氏小体可见，胞核多不规则，可见凹陷等，核质呈微细颗粒状、分布均匀，核仁2~5个，核仁周界明显。单核系统异常增生，原幼单核细胞占31.5%，胞体较大，呈不规则形，胞浆量丰富，呈不透明灰蓝色，易见伪足，可见细小嗜天青颗粒，可见细长的奥氏小体，胞核大，易见扭曲、折叠、分叶等现象，核质纤细，疏松呈网状，核仁1~2个。红系、巨核系两系明显受抑（图3-1-70和图3-1-71）。MPO染色阳性和弱阳性（图3-1-72和图3-1-73），NAE阳性，NaF抑制试验部分抑制（图3-1-74和图3-1-75）。

形态学意见：①AML-M4；②建议免疫分型，染色体及分子生物学检查。

5. 免疫分型

94.24%细胞表达HLA-DR、CD33、CD38、CD64，部分表达CD4、CD15、CD14、CD117dim，不表达CD3、CD8、CD2、CD7、CD10、CD20、CD19、CD56、

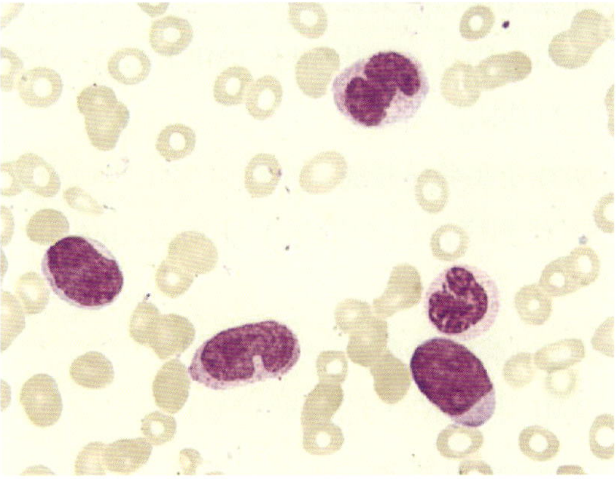

图3-1-68 外周血涂片瑞吉染色，×1000

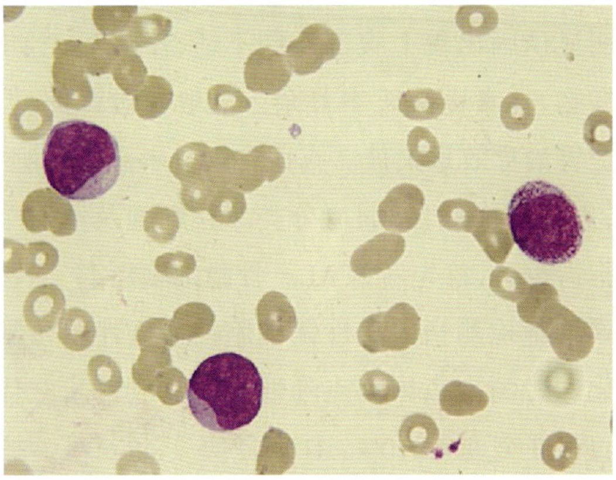

图3-1-69 外周血涂片瑞吉染色，×1000

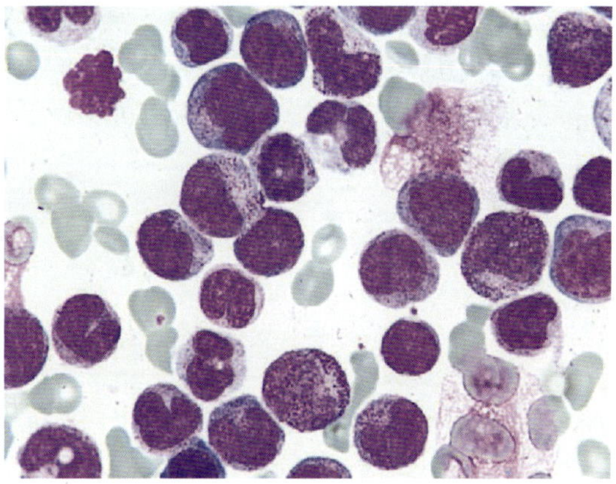

图3-1-70 骨髓涂片瑞吉染色，×1000

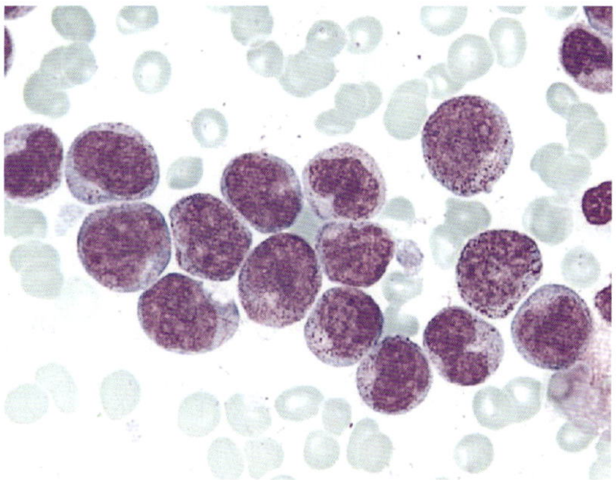

图3-1-71 骨髓涂片瑞吉染色，×1000

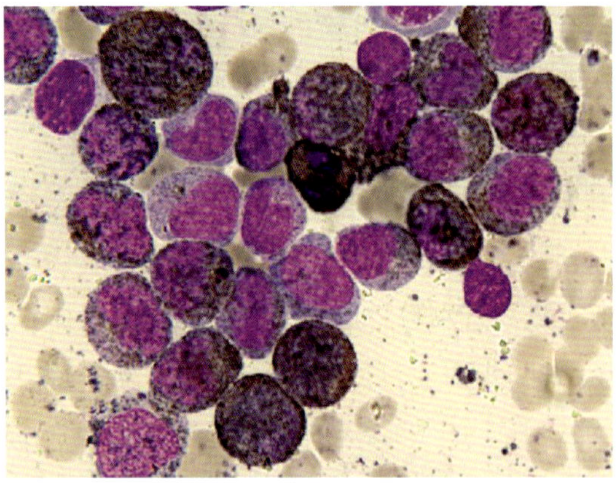

图3-1-72 骨髓涂片MPO染色,联苯胺蓝法,×1000

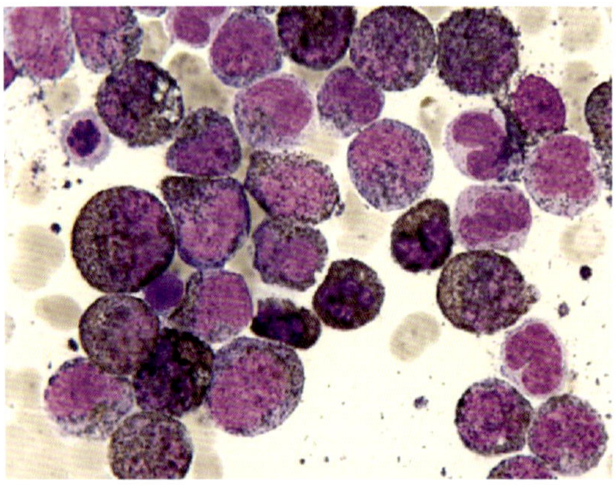

图3-1-73 骨髓涂片MPO染色,联苯胺蓝法,×1000

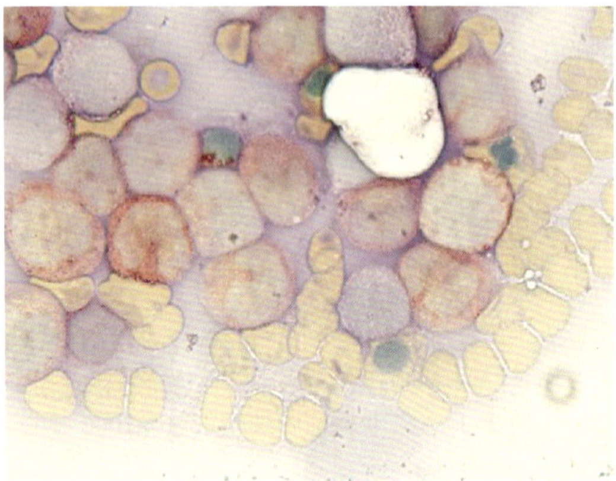

图3-1-74 骨髓涂片NBE染色,×1000

CD34,考虑为恶性髓系原始细胞(单核分化),考虑AML-M4/M5。

6.骨髓活检

骨髓造血组织增生极度活跃,脂肪组织几乎消失。有核细胞增生极度活跃,髓系极度增生,以原始幼稚细胞为主,呈弥漫性分布,此类细胞胞体大小不一,圆形或者椭圆形,部分核型凹陷、折叠、扭曲,核染色质细致,核仁清晰可见,有1~3个,成熟粒细胞少见,单核样细胞可见。红系增生受抑,有核红细胞极少见。巨核细胞未见。纤维组织增生。

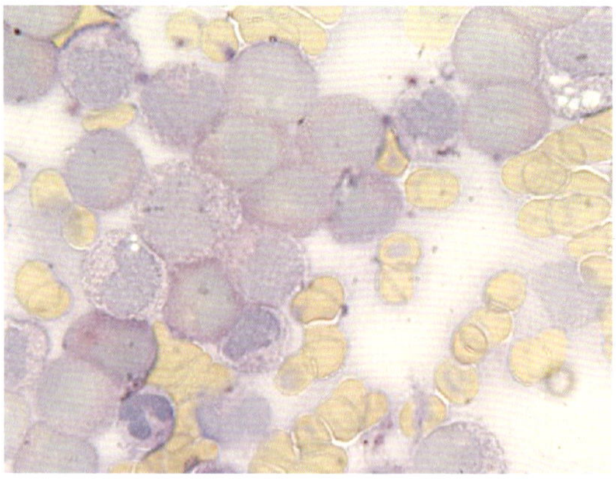

图3-1-75 骨髓涂片NAF抑制试验,×1000

意见:前体细胞异常增生,结合髓片考虑AML。

7.染色体检查

46,XX,add(9)(p22)[4]/46,XX[6]。

8.荧光原位杂交检查

AML1/ETO、CBFβ、MLL、PML/RARA、D7S486、MLAA34均阴性表达。

9.分子生物学检查

二代测序:FLT3突变,VAF值46.10%;RUNX1突变,VAF值42.60%。

(四)最终诊断

AML伴RUNX1突变(暂定型)。

(五)病例解析

患者为青年女性,甲状腺功能亢进病史5年,无明显诱因出现上腹部疼痛不适,伴呕吐,呕吐为水样物,伴食欲缺乏半月余。一般考虑胃炎,但抑酸护胃治疗效果欠佳。查血常规显示高白细胞,贫血,血小板降低,外周血分类原粒细胞及原幼单核细胞占46%,首先考虑AL。骨髓细胞形态、活检及流式细胞检测指向急性髓细胞白血病伴单核细胞分化。骨髓染色体见克隆性异常add(9p),二代测序:FLT3突变46.10%,RUNX1突变42.60%。按照WHO-HAEM4R标准最终诊断为AML伴RUNX1突变(暂定类型),按WHO-HAEM5分型应诊断为由分化定义的AML。该型诊断值得注意的是:①那些满足伴重现性遗传学异常其他类型AML、治疗相关或伴骨髓增生异常相关改变的AML案例,即使有RUNX1突变,也不应诊断为AML伴RUNX1突变,具有骨髓增生异常综合征相关细胞遗传学改变的病例应诊断为AML-MRC;②伴有其他重现性遗传学异常的诊断优先级别高于AML伴RUNX1临时病种;③在AML和MDS中的RUNX1突变与辐射暴露、先前的烷化剂化疗有关,通常有单体7或del(7q),应该考虑为治疗相关而非原发性的急性髓系白血病,先前有治疗(尤其是放疗)、MDS、MDS/MPN病史的案例也可能存在RUNX1突变,但它们均不包括在AML伴RUNX1突变的范畴内;④在范科尼贫血或先天性中性粒细胞减少症进展为MDS或AML患者中常有RUNX1突变,因此,也不应该诊断AML伴RUNX1;⑤同时具有RUNX1突变和NPM1突变,或同时具有RUNX1突变和CEBPA双等位基因突变的病例,分别应该归入AML伴NPM1突变和AML伴双等位CEBPA突变;⑥AML伴RUNX1突变的患者中,有一部分具有RUNX1胚系突变,当检测到RUNX1突变时,应进行胚系突变的检测或获取详细的家族史。如果RUNX1基因突变是胚系突变,则不能诊断为AML伴RUNX1基因突变,应诊断为伴胚系RUNX1突变的AML。

(蒋玲琳 黄兴琴 杨丽莎 万佳 张云)

(六)诊断要点

见表3-1-1。

表3-1-1 AML伴重现性遗传学异常诊断要点

	WHO-HAEM4R(伴重现性遗传异常的AML)	WHO-HAEM5(具有明确遗传异常的AML)
急性早幼粒细胞白血病伴PML::RARA融合基因	只要检出PML-RARA融合基因阳性即可诊断为本病	诊断标准基本不变
急性髓系白血病伴RUNXl::RUNXI-TI融合基因	外周血/骨髓中髓系原始细胞可<20%,t(8;21)(q22;q22.1)和(或)RUNX1-RUNX1T1者可诊断为本病	诊断标准基本不变
急性髓系白血病伴CBFβ::MYH11融合	外周血/骨髓中髓系原始细胞可<20%,检出inv(16)(p13.1q22)或t(16;16)(p13.1;q22)和(或)CBFβ-MYH11即可诊断AML伴CBFβ-MYH11者可诊断为本病	诊断标准基本不变
急性髓系白血病伴DEK::NUP214融合	外周血/骨髓中髓系原始细胞≥20%,检出t(6;9)(p23;q34.1)和(或)DEK-NUP214即可诊断为本病	原始细胞<20%也可诊断
急性髓系白血病伴RBM15::MRTFA融合	原始巨核细胞≥20%,具有t(1;22)(p13.3;q13.1)和(或)RBM15-MKL1者,可诊断为本病。若骨髓涂片的原始巨核细胞<20%,应结合骨髓活检的原始巨核细胞比例进行判断。若原始细胞确实<20%,则应密切随访	原始细胞<20%也可诊断
急性髓系白血病伴KMT2A基因重排	外周血/骨髓中髓系原始细胞≥20%,检出t(9;11)(p21.3;q23.3)和(或)KMT2A-MLLT3即可诊断为本病	命名发生改变,强调伴有KMT2A(MLL)基因重排者具有相似的临床特征,原始细胞<20%也可诊断
急性髓系白血病伴MECOM基因重排	外周血/骨髓中髓系原始细胞≥20%,检出inv(3)(q21.3q26.2)或t(3;3)(q21.3;q26.2)者和(或)GATA2,MECOM阳性者,可诊断为本病	原始细胞<20%也可诊断
急性髓系白血病伴NUP98基因重排	无此类型	原始细胞<20%也可诊断

(待续)

表3-1-1(续)

	WHO-HAEM4R(伴重现性遗传异常的AML)	WHO-HAEM5(具有明确遗传异常的AML)
急性髓系白血病伴NPM1基因突变	外周血和(或)骨髓原始细胞≥20%,既往无化疗/放疗史,无重现性遗传学异常,无MDS或MDS/MPN病史,没有MDS相关的细胞遗传学异常,具有NPM1基因突变者,可诊断为AML伴NPM1突变 AML伴NPM1突变诊断注意事项: • 当外周血/骨髓原始细胞≥20%时,出现病态造血(包括多系病态造血)不能排除AML伴NPM1突变的诊断 • 当外周血/骨髓原始细胞≥20%时,若存在NPM1突变,则即使有多系病态造血的形态学特征也不再分类为AML-MRC,而应诊断为AML伴NPM1突变 • 当外周血/骨髓原始细胞≥20%时,若有MDS病史或者骨髓增生异常相关细胞遗传学改变,即使有NPM1基因突变,仍应诊断为AML-MRC	原始细胞<20%方可诊断
急性髓系白血病伴BCR::ABL1融合基因	外周血和(或)骨髓原始细胞≥20%,具有BCR-ABL1融合,无CML病史,诊断为AML伴BCR-ABL1融合	原始细胞≥20%方可诊断
急性髓系白血病伴CEBPA基因突变	外周血和(或)骨髓原始细胞≥20%,既往无化疗/放疗史,无其他重现性遗传学异常,无MDS或MDS/MPN病史,没有MDS相关的细胞遗传学异常,具有biCEBPA突变或bZIP区框内突变的moCEBPA(且不能包含胚系突变)。当符合上述条件时,即使有多系病态造血的形态学特征也不再分类为AML-MRC,而应诊断为AML伴CEBPA突变	原始细胞≥20%方可诊断,与BZIP-CEBPA相关的AML预后良好
伴有其他明确遗传改变的急性髓系白血病	无此类型	
AML伴RUNX1基因突变	外周血和(或)骨髓原始细胞≥20%,既往无化疗/放疗史,无其他重现性遗传学异常,无MDS或MDS/MPN病史,没有MDS相关的细胞遗传学异常,具有RUNX1基因突变者(非胚系突变),可诊断为AML伴RUNX1基因突变	已删除本病

注:疾病命名按WHO-HAEM5,WHO-HAEM4R命名见相应章节。

(黄兴琴　高晓鹏　李婷　龙芳　张云)

第二节　AML伴骨髓增生异常相关改变

一、概论

AML伴骨髓增生异常相关改变(AML-MRC)是指骨髓或外周血中髓系原始细胞≥20%,伴有多系发育异常或此前有MDS或MDS/MPN病史,或伴有MDS相关的细胞遗传学异常。此外,患者无细胞毒性药物治疗和放疗史,无AML特异性的重现性细胞遗传学异常。该型占AML的24%~35%,主要发生于老年患者,儿童罕见。有3种可能原因将AML归入AML-MRC:①AML由此前的MDS或MDS/MPN进展而来;②AML伴MDS相关的细胞遗传学异常;③AML伴多系发育异常(即骨髓中两系或两系以上的髓系细胞存在发育异常,发育异常细胞占本系细胞≥50%)。在WHO-HAEM5更名为骨髓增生异常相关急性髓系白血病(AML-MR),并做了相应的改动:①取消了单纯的形态学诊断;②更新了细胞遗传学诊断标准,并引入了一组特定的基因突变,这些突变基于8个基因(表3-2-1)。>

表3-2-1 可定义的细胞遗传学和分子生物学改变

1. 可定义的细胞遗传学异常
复杂核型(≥3个异常)
5q缺失或由于不平衡易位导致5q缺失
7号染色体单体、7q缺失或由于不平衡易位导致7q缺失
11q缺失
12p缺失或由于不平衡易位导致12p缺失
13号染色体单体或13q缺失
17p缺失或由于不平衡易位导致17p缺失
idic(X)(q13)
2. 可定义的体细胞突变
SRSF2、SF3B1、U2AF1、ZRSR2、ASXL1、EZH2、BCOR、STAG2

95%的基因突变特异性存在于由MDS或MDS/MPN进展的AML患者中。

二、简要病史

患者男，80岁，因“活动后心累、气促3个月，加重伴头昏、头痛2天”入院。体格检查：无肝、脾、淋巴结肿大，有剑突下压痛。

三、实验室检查

（一）血常规

白细胞计数为16.6×10⁹/L，血红蛋白为90g/L，血小板计数为128×10⁹/L。

（二）外周血形态

白细胞数量升高，分类原始细胞易见占32%，粒系发育异常；成熟红细胞形态正常；血小板散在偏少见(图3-2-1和图3-2-2)。

（三）骨髓形态

取材、涂片、染色良好。骨髓增生极度活跃，M:E=2.7，粒系异常增生，原始粒细胞占22%，易见粒细胞浆中颗粒减少及缺失，类P-H畸形，核浆发育不平衡等，病态粒细胞>50%；红系明显增生，可见部分红细胞巨幼样变，胞浆空晕等；巨核系增生活跃，易见双圆核、多圆核巨核细胞，病态巨核细胞>50%(图3-2-3至图3-2-6)。

形态学意见：AML-MRC。建议结合临床，完善免疫分型、染色体及分子生物学检查。

（四）免疫分型

前体细胞：占NC的30.60%；表型CD34-CD38dim+CD117+ DR +CD13bri+CD33+CD15-CD16-CD11c+CD56-CD123+CD10-CD19-CD7few+cCD3- MPOdim+ 为异常髓系前体细胞；符合AML

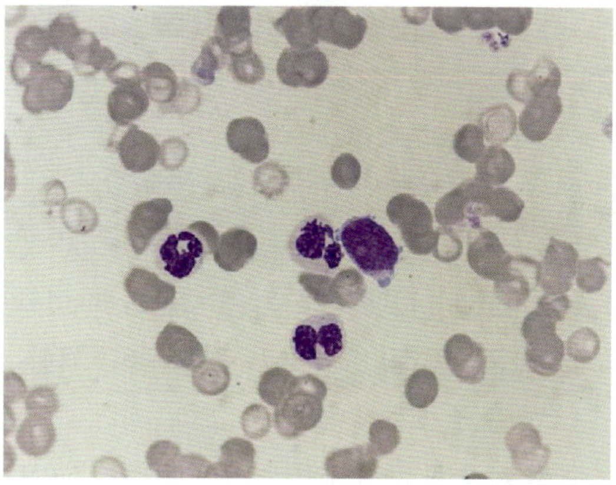

图3-2-1 外周血涂片瑞氏染色，×1000

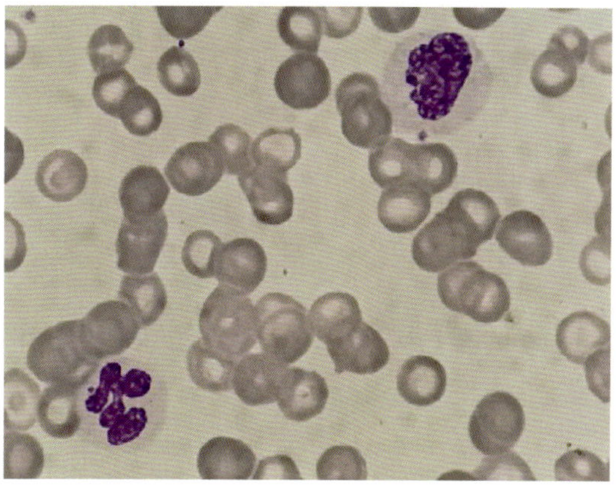

图3-2-2 外周血涂片瑞氏染色，×1000

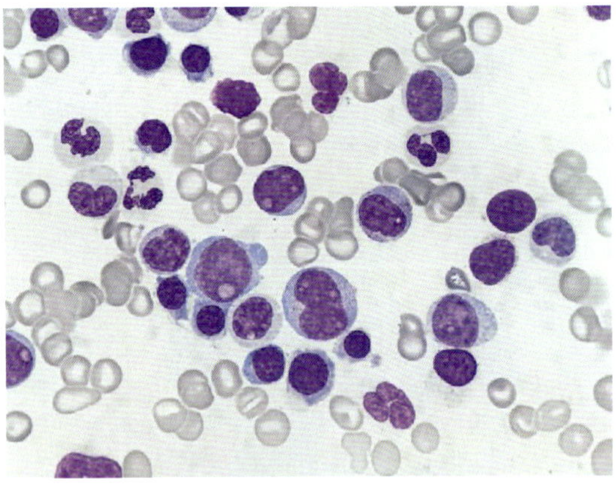

图3-2-3 骨髓涂片瑞氏染色，×1000

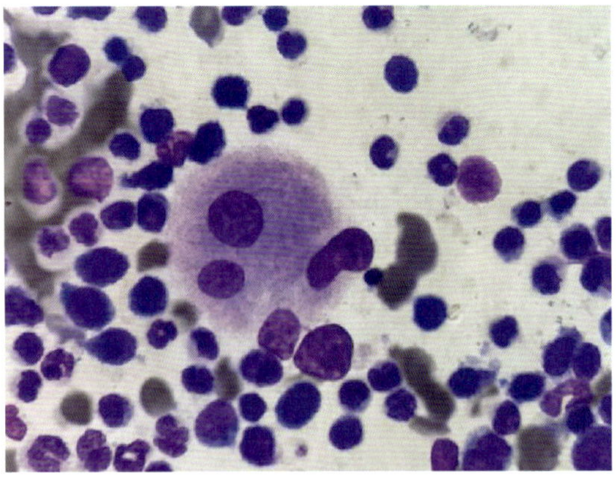

图3-2-5 骨髓涂片瑞氏染色，×400

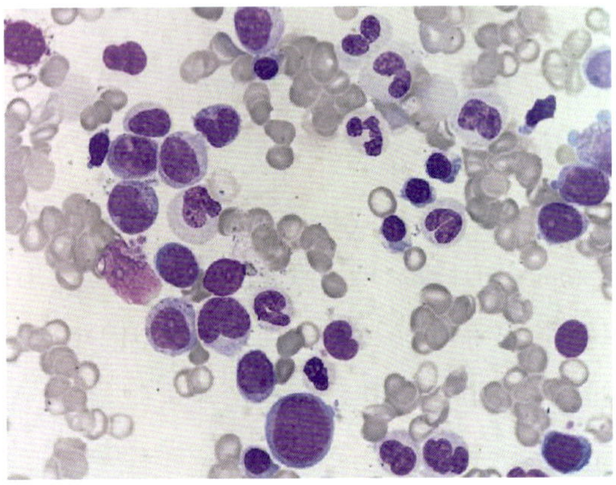

图3-2-4 骨髓涂片瑞氏染色，×1000

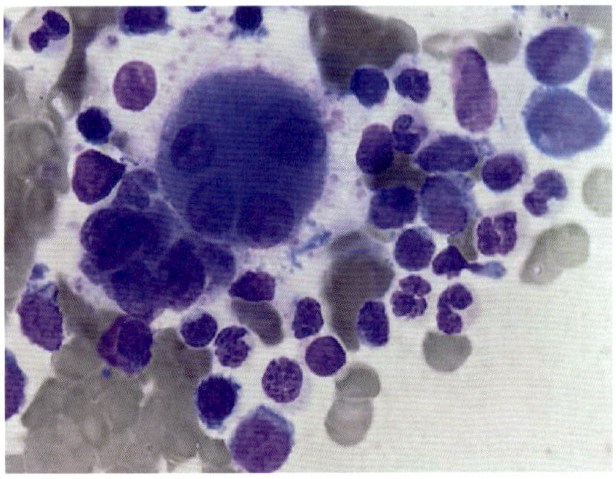

图3-2-6 骨髓涂片瑞氏染色，×400

免疫表型，请结合临床及其他实验室检查。

（五）染色体检查

44，XY，add(1)(p36)，-5，-15，-17，+mar[4]/46，XY，del(3)(q12)，del(4)(q25)，-15[2]/46，XY[4]。

（六）分子生物学检查

白血病常见融合基因43种：阴性。NPM1及CEBPA双等位基因突变阴性。

四、最终诊断

AML-MRC。

五、病例解析

患者为老年男性，活动后心累、气促3个月，考虑贫血相关，无放化疗史，血常规示白细胞升高。贫血，外周血分类原始细胞易见，>20%，考虑急性白血病，具体分型需要做骨髓穿刺检查。骨髓检查原始细胞>20%，同时粒系、巨核两系均见病态造血，且粒系、巨核系中的病态现象均大于各系的50%，免疫分型提示存在髓系异常前体细胞，染色体示复杂核型，分子生物学检查无伴重现性的遗传学改变，故考虑AML-MRC。

六、诊断要点

WHO-HAEM4R和WHO-HAEM5的定义为AML伴骨髓增生异常相关改变的细胞遗传学异常要点比较见表3-2-2。

表3-2-2　WHO-HAEM4R和WHO-HAEM5关于AML-MR的诊断要点

WHO-HAEM4R(AML- MRC)	WHO-HAEM5(AML- MR)
1.外周血或骨髓原始细胞≥20% 2.符合下列情况之一： MDS或MDS/MPN病史 伴MDS相关细胞遗传学异常 伴多系发育异常(在AML伴有NPM1突变或CEBPA双等位基因突变时，仅多系发育异常不足以诊断AML-MRC) 3.不包括以下两项内容：先前因无关疾病而接受细胞毒性治疗或放疗；AML伴重现性细胞遗传学异常 相关的细胞遗传学异常包括： 1.复杂核型(≥3种异常) 2.非平衡易位：-7或del(7q)、del (5q)和t(5q)、i(17p)或t(17p)、-13或del(13q) 、del(11q)、del(12p) 或 t(12p) ,idic(X)(q13) 3.平衡易位t(11;16)(q23.3;p13.3)、t(3;21)(q26.2;q22.1)、t(1;3)(p36.3;q21.2)、t(2;11)(p21;q23.3) t(5; 12)(q32; p13.2)、t(5; 7)(q32; q11.2),t(5; 17)(q32; p13.2)、t(5;10)(q32;q21),t(3;5)(q25.3;q35.1)	1.外周血或骨髓原始细胞≥20% 2.符合下列情况之一： 新发或继已知的MDS或MDS/MPN病史；伴MDS相关细胞遗传学异常 3.明确的一组体细胞基因突变，基于8个基因——SRSF2、SF3B1、U2AF1、ZRSR2、ASXL1、EZH2、BCOR、STAG2 明确的细胞遗传学异常有： 1.复杂核型(≥3种异常) 2.5q缺失或由于不平衡易位导致5q缺失，单体7、7q缺失或由于不平衡易位导致7q缺失，11q缺失，12p缺失或由于不平衡易位导致12p缺失，单体13或13q缺失，17p或由于不平衡易位导致17p缺失或丢失，等臂染色体17q，idic(X)(q13)

(侯仕荣　黎鑫　黄兴琴　周敏　高晓鹏)

第三节　治疗相关髓系肿瘤

在WHO-HAEM4R中将与药物治疗相关和(或)放疗相关的AML/MDS划分为独立的亚型：治疗相关髓系肿瘤(t-MN)。实体瘤术后或血液系统肿瘤接受放疗和(或)化疗是引起t-MN的最常见原因，t-MN中70%继发于实体瘤，其中大多为乳腺癌(40%)，30%继发于血液系统肿瘤，以淋巴瘤为主(19%~45%)。t-MN包括t-AML、t-MDS和t-MDS/MPN，见于各年龄段。t-MNs主要分两类、第一类，暴露于烷化剂和(或)电离辐射，潜伏期5~10年，以MDS表现为主，骨髓衰竭、一系或多系细胞减少，少数表现为t-MDS/MPN或t-AML；第二类，暴露于拓扑异构酶Ⅱ抑制剂，潜伏期1~5年，表现为t-AML，占20%~30%。

一、治疗相关的急性髓系白血病

(一)概论

治疗相关急性髓系白血病(t-AML)占所有AML的7%~8%，目前已知细胞毒性药物、放疗、自体造血干细胞移植和自身免疫性疾病等均可诱发t-AML，细胞毒性药物中烷化剂、拓扑异构酶Ⅱ抑制剂是最主要的诱导剂。t-MN潜伏期的长短根据病因不同而异，大部分放疗后或使用烷化剂患者的潜伏期长，有白血病前期的表现，表现为乏力、头晕、懒动、倦怠等贫血相关症状群，同时可伴有皮肤黏膜出血点、牙龈出血等相关出血症状。拓扑异构酶Ⅱ抑制剂导致的t-MN往往潜伏期短，早期的骨髓增生异常阶段缺失，直接表现为AML。当接受细胞毒性药物治疗的患者出现血常规异常，临床上要高度怀疑t-MN，做好后期的随访，必要时进行骨髓细胞学检查。t-MN中20%~30%起病即为AML，以FAB分型的M2、M3、M4和M5为主，形态学表现与相应FAB分型的AML相似，大多具有原始单核细胞或粒单细胞特征。若为t-MDS进展而来，除AML表现外还可见一系或多系病态造血。免疫表型：无特征性，原始细胞通常CD34阳性，并表达泛髓系抗原，如CD13、CD33和MPO，有文献显示部分t-MN

患者的肿瘤细胞MPO表达下调。成熟髓系细胞抗原表达与正常髓系细胞发育规律不相符，中性粒细胞的散射光强度可有改变。相较于新发AML（de novo AML，dnAML）或MDS，t-AML在遗传学方面的特点有所不同。90%以上t-MNs合并染色体异常，异常通常与潜伏期，以及特定的细胞毒性药物有关。不平衡染色体异常见于约70%有MDS阶段或t-AML伴MDS特征的病例，而t-AML常伴平衡易位，以11q23重排最多见，包括t（9；11）（p21.3；q23.3）和t（11；19）（q23.3；p13.1）。其他t-AML常见易位包括t（8；21）（q22；q22.1）、t（3；21）（q26.2；q22.1）、t（9；22）（q34；q11）、t（15；17）（q24.1；q21.1）和inv（16）（p13.1q22）。无论是t-AML还是t-MDS，只要涉及5号、7号染色体异常或复杂核型，中位生存期常小于1年，平衡易位的病例预后相对较好，但伴随t（15；17）和inv（16）或t（16；16）的t-AML的预后不如伴相同遗传学背景的dnAML。t-AML中常见突变有三类：①TP53突变；②NPM1、FLT3、DNMT3A、TET2、IDH1、IDH2、WT1；③ SRSF2、SF3B1、U2AF1、ZRSR2、ASXL1、EZH2、BCOR 和STAG2。t-AML与dnAML治疗基本相同，对传统化疗反应差，5年生存率<10%。

（二）简要病史

患者女，52岁，因“白细胞升高6天，伴发热”就诊入院。3年前确诊右侧乳房浸润性乳腺癌并行改良根治术，术后先后经历8个疗程的EC-THP方案化疗（吡柔比星350mg/m^2，共计600mg，环磷酰胺共计4000mg），18次双靶向治疗（曲妥珠单抗，单次剂量不详），25次放疗，具体治疗不详。体格检查：T 37.4℃，轻度贫血貌，口腔黏膜破溃，牙龈增生明显，右胸壁可见乳房切除术后瘢痕，全腹未触及包块，肝脾肋下未触及。

（三）实验室检查

1. 血常规

白细胞计数为65.76×10^9/L，红细胞计数为3.08×10^{12}/L，血红蛋白为96g/L，血小板计数为70×10^9/L。

2. 外周血形态

白细胞数量明显增多，分类可见90.0%的原始、幼稚单核细胞，细胞形态同骨髓涂片；成熟红细胞大小轻度不等，计数200个白细胞未见有核红细胞；血小板少见（图3-3-1和图3-3-2）。

3. 骨髓形态

取材、涂片、染色良好。骨髓小粒中等，油滴少见。有核细胞80~150个/HP，增生明显活跃，G∶E=0.33∶1。单核细胞异常增生，其中原始、幼稚单核细胞占93.4%，此类细胞胞体较大，多呈圆形或类圆形，胞浆量丰富，染灰蓝色，大部分细胞胞浆内可见紫红色的细小颗粒；胞核多呈类圆形及扭曲、折叠形，核染色质疏松，隐约至明显可见1~3个核仁，偶见核分裂象细胞。粒系、红系增生极度降低，仅见0.4%的中性粒细胞，红系仅见1.2%。浏览全片共见3个颗粒型巨核细胞，血小板少见。未见血液寄生

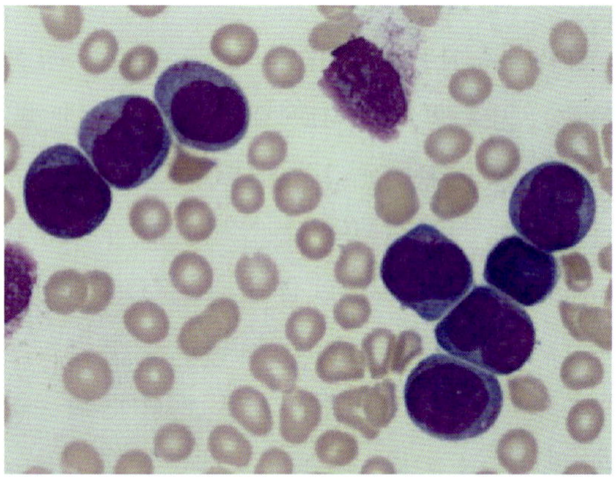

图3-3-1　外周血涂片瑞吉染色，×1000

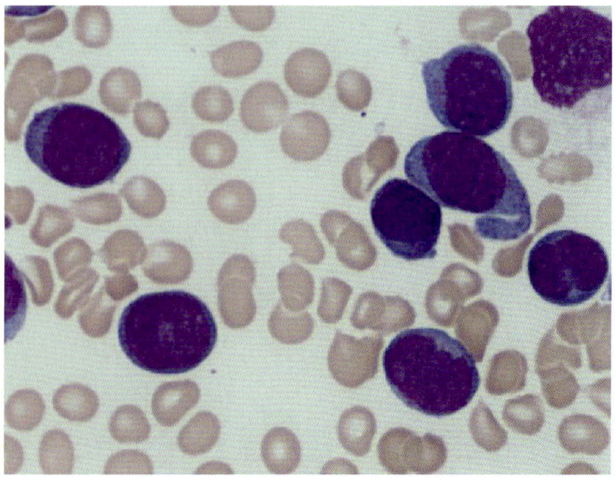

图3-3-2　外周血涂片瑞吉染色，×1000

虫。铁染色:外铁阴性,内铁为有核红细胞少,不宜评估。原始、幼稚细胞特殊化学染色如下。MPO:92%(-)、8%(1+);DCE:54%(-)、24%(1+)、17%(2+)、5%(3+);PAS:约94%的细胞呈弥散粉尘样至粗颗粒状阳性;ANAE:约90%的细胞呈弥漫至块状阳性,ANAE+NaF:阴性,抑制率100%(图3-3-3至图3-3-10)。

形态学意见:符合AML(M5a可能)。

4. 骨髓活检

骨髓有核细胞增生较活跃,以原始、幼稚细胞为主,弥漫分布。免疫组化:TDT(-)、CD34(-)、CD117弥漫(+)、CD3少量T细胞散在(+)、CD20少量B细胞散在(+)、MPO部分细胞密集弱(+)、CD33弥漫(+)、CD71极少量有核红细胞散在(+)。符合AML。

5. 染色体检查

46,XX,del(11)(q22;q23)[1]/49,idem,+8,+

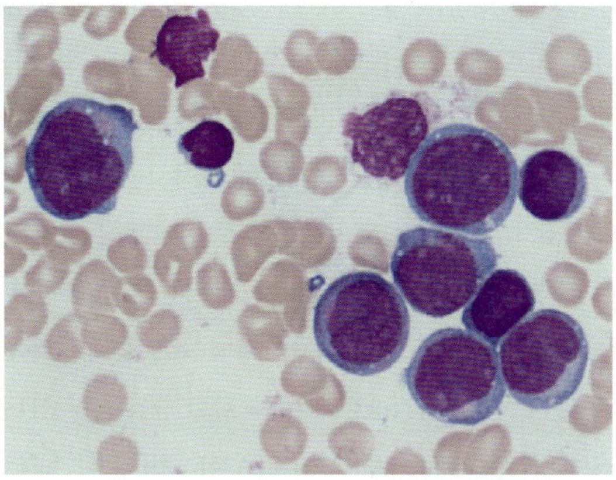

图3-3-3　骨髓涂片瑞吉染色,×1000

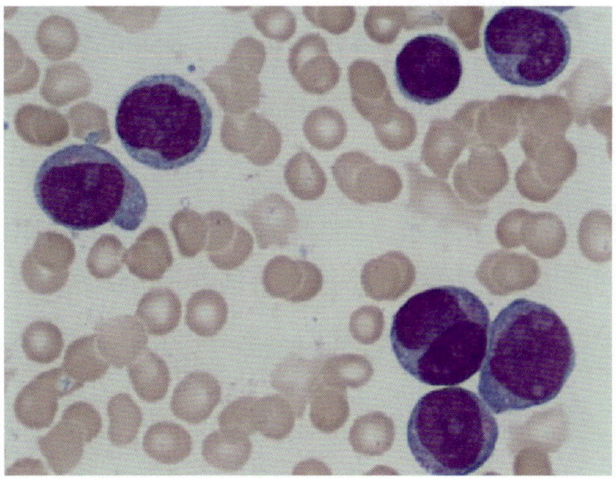

图3-3-4　骨髓涂片瑞吉染色,×1000

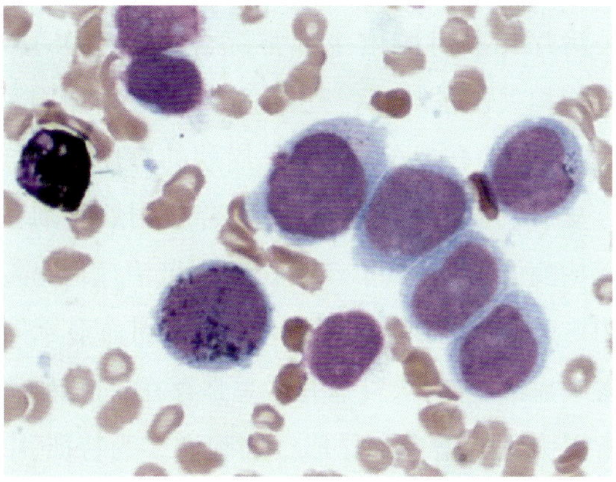

图3-3-4　骨髓涂片MPO染色,×1000

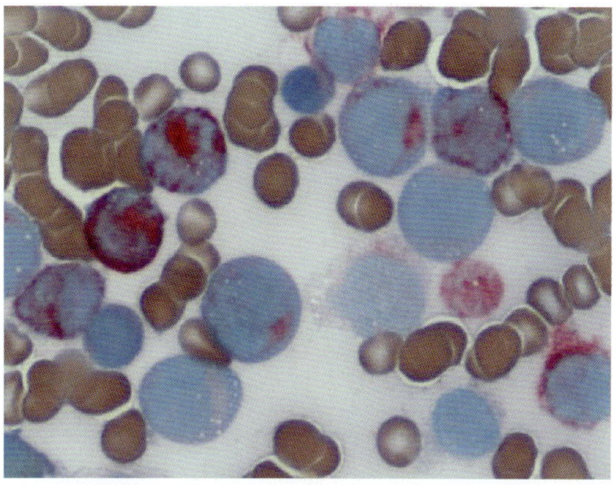

图3-3-5　骨髓涂片DCE染色,×1000

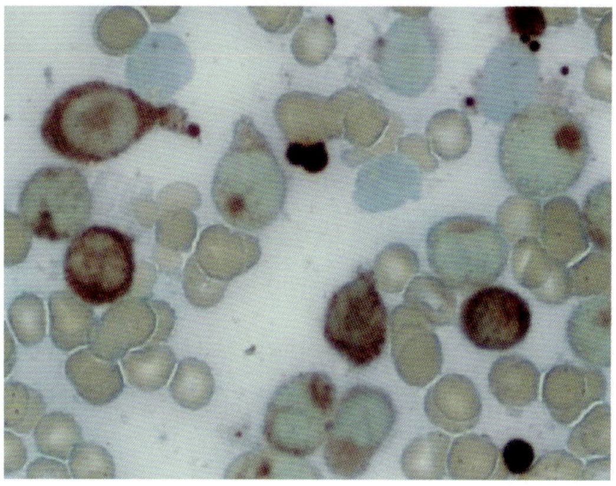

图3-3-7　骨髓涂片ANAE染色,×1000

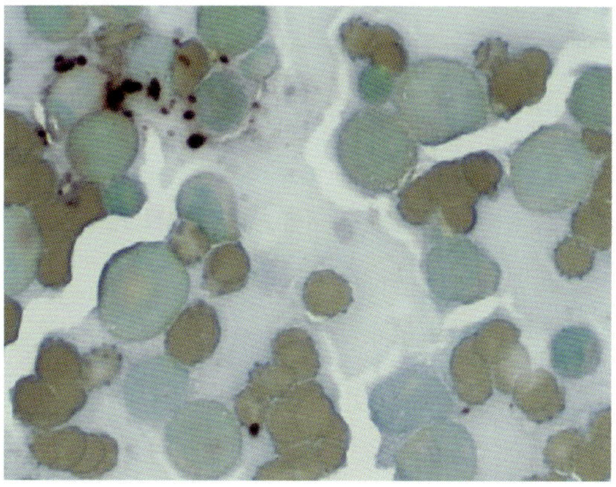

图3-3-8　骨髓涂片ANAE+NaF染色,×1000

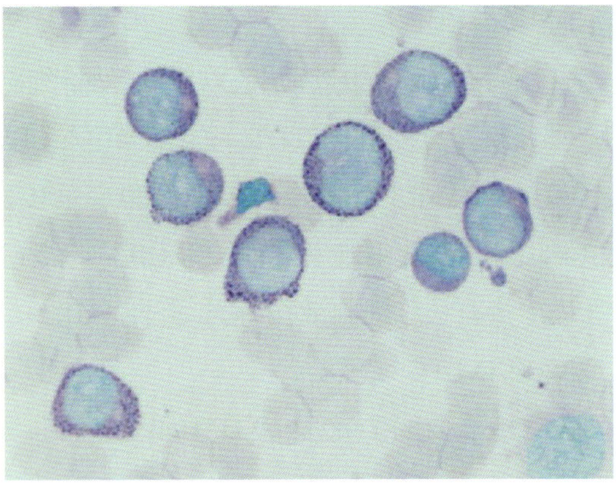

图3-3-9 骨髓涂片PAS染色，×1000

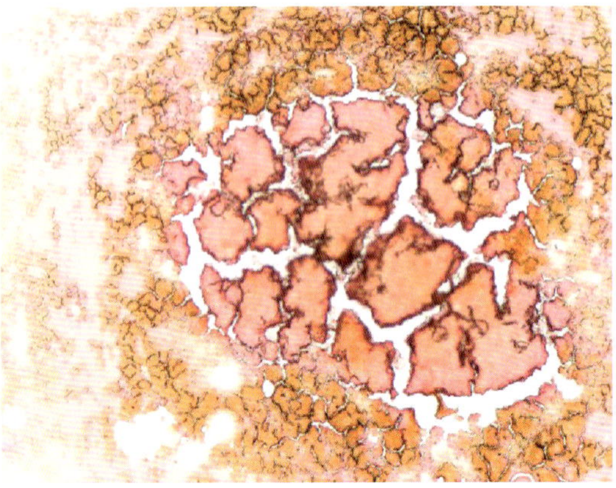

图3-3-10 骨髓涂片铁染色，×100

19，+21[8]。

6. 免疫分型

送检样本中检测到82.23%异常髓系幼稚细胞，考虑为AML。其免疫表型为CD45dim+、CD34-、CD117part+、CD13part+、CD33bright+、HLA-DRpart+、CD38+、CD4+、CD11b+、CD64+、CD123+、CD15part+、CyMPOfew+。

7. 分子生物学检查

显示MLL-AF6融合基因阳性，WT1及EVI1高表达，KRAS突变。

（四）最终诊断

治疗相关急性髓系白血病(t-AML)。

（五）病例解析

患者为52岁女性，曾罹患乳腺癌3年余，术后持续细胞毒性药物治疗史和放疗史，突发血象异常，白细胞升高伴发热，轻度贫血，口腔黏膜破溃，牙龈增生明显，临床表现为急性白血病常见症状。形态学涂片及骨髓病理符合AML(M5a可能)骨髓象；免疫分型考虑AML；有复杂核型的细胞遗传学异常；分子生物学检查结果显示MLL-AF6融合基因阳性，未见NPM1及CEBPA双等位基因突变。患者有环磷酰胺此类细胞毒性药物治疗史，该药是烷化剂的一种，因此，综合诊断为t-AML。t-AML的临床表现、细胞形态、免疫表型，以及遗传学和分子改变与dnAML很相似，诊断主要依据既往肿瘤病史，以及放疗或化疗等治疗史，导致t-AML的危险因素在诊断时是需要充分考虑的，比如化疗药物累积剂量、长期维持治疗的方案和时间、放疗累积照射量、患者初治时的年龄等。t-AML的发生与肿瘤易感基因也有密切关系，家族史的了解也很重要。t-AML当形态学及细胞遗传学和伴重现性异常的dnAML一致时，应被表述为“t-AML伴××”，例如，t-AML伴t(9;11)(p21.3;q23.3)。t-AML需与由MDS或MDS/MPN继发而来的AML(sAML)相鉴别，除病史外还可参考遗传学和分子生物学改变。sAML中位发病年龄较t-AML大，重现性染色体易位常见于t-AML，sAML中少见，中等预后的核型在sAML较t-AML占比高，KMT2A-MLLT3融合基因在t-AML中常见，sAML中少见。t-AML常规化疗效果极差，目前异基因造血干细胞移植是首选的治疗方法。

（付兆强　秦尤文　李婷　张云　黄兴琴）

二、治疗相关的骨髓增生异常综合征

（一）概论

治疗相关骨髓增生异常综合征(t-MDS)归属于治疗相关髓系肿瘤，与放化疗的致突变作用密切相关，患者常有5~6年或更长周期的应用烷化剂或放疗史；放化疗的联合应用、联合应用烷化剂和拓扑异构酶Ⅱ抑制剂、单药累积大剂量治疗均为发生t-MDS的重要原因。多数t-MDS外周血显示一个或多个血细胞减少，贫血几乎总是存在，红细胞形态通常以大细胞增多和异形红细胞增多为特征，中性粒细胞的发育异常包括核分叶异常和胞质颗粒减少。大多数患者骨髓有核细胞伴有粒系、红系病态造血的形态学特征及各种大小的发育异常的单个核或核分叶少或分开的多个核的巨核细胞。从形态学角度被诊断为t-MDS或t-AML,取决于原始细胞百分比,原始细胞百分比在本组对预后具有显著的意义。没有特异性的免疫表型特征,部分t-MDS原始细胞的MPO表达是下调的,成熟中的髓系细胞可能呈现与正常髓系发育不同的抗原表达谱,成熟中的中性粒细胞在流式细胞术检测中可出现分化异常。染色体呈复杂核型改变,且多见5号和7号染色体异常或伴有+8、13q-、20q-、11q-、3p-、-17、-18、-21等一种或多种附加染色体。突变分析表明,TP53突变在多达50%的t-MDS病例中发生(远高于新生MDS),与较差的生存率相关,TP53突变和复杂核型相关的病例预后很差,其他报道的最常突变的基因是TET2、PTPN11、IDH1/2、NRAS和FLT3。t-MDS还具有易转化为AML,预后一般较差和生存期短等临床特征。t-MDS病例数相对较少,目前暂无统一治疗的标准方案,以阿扎胞苷为基础的标准化疗方案和低甲基化治疗可应用于临床,而异基因造血干细胞移植被认为是针对治疗相关骨髓增生异常综合征(t-MDS)的有效治疗方案。

(二)简要病史

患者女,63岁,4年前进行右乳切除,术后进行6次化疗,25次放疗,一直规律复查血常规仅轻度贫血。1个月前出现乏力,为进一步诊治入我科。体格检查:精神状态可,贫血貌,双颈部、双腋窝、双腹股沟可见小淋巴结,大者约1.8cm×0.7cm,肝脾肋下未触及。主诉1个月体重下降约2kg。

(三)实验室检查

1. 血常规

白细胞计数为3.75×10⁹/L,血红蛋白为64g/L,血小板计数为19×10⁹/L。

2. 外周血形态

白细胞数量偏低,分类可见7%的原始、幼稚单核细胞,细胞形态同骨髓涂片;粒细胞可见胞浆颗粒减少及类P-H畸形;成熟红细胞大小轻度不等,可见泪滴状红细胞,计数200个白细胞未见有核红细胞;血小板少见(图3-3-11和图3-3-12)。

3. 骨髓形态

取材、涂片、染色佳。骨髓有核细胞增生活跃,无核红细胞/有核细胞=30.0/1,粒系占44.8%,各阶段细胞比值正常,可见胞浆颗粒减少及类P-H畸形。红系占28.8%,以中幼红细胞为主,部分细胞胞浆血红蛋白化不完整,成熟红细胞大小不等。原始、幼稚单核细胞占10.6%,胞体呈圆形、类圆形,胞浆呈蓝色,部分可见空泡,胞核较规则圆形,核染色质细致,呈网状,核仁1~3个。全片未见巨核细胞,血小板散在少见(图3-3-13和图3-3-14)。MPO:弱阳性;铁染色:外铁+,内铁60%,环形铁粒幼细胞6%。

形态学意见:考虑MDS-EB-2。

4. 骨髓活检

HE染色显示送检骨髓纤维组织广泛增生,有

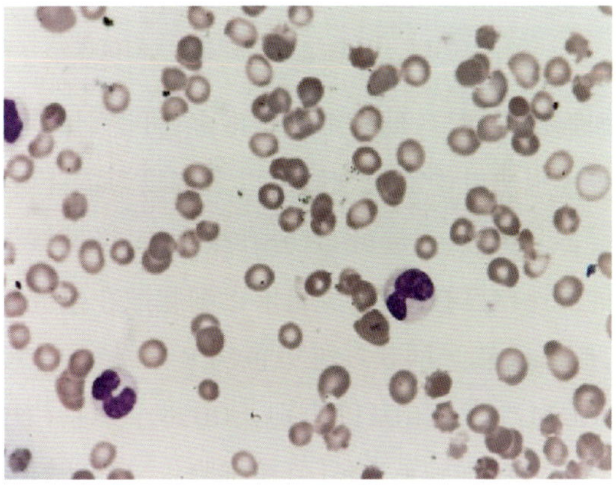

图3-3-11　外周血涂片瑞吉染色,×1000

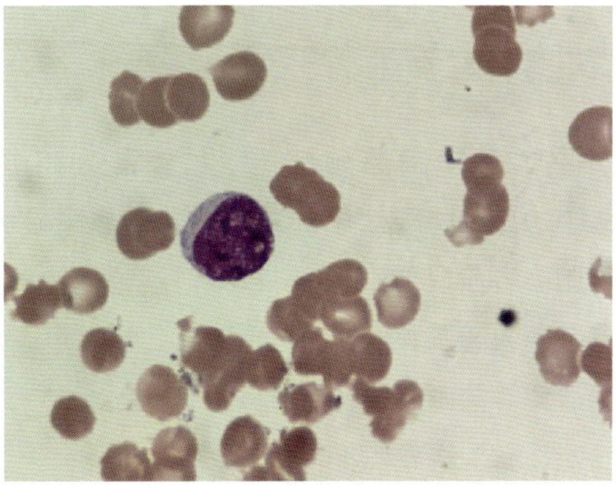

图3-3-12　外周血涂片瑞吉染色,×1000

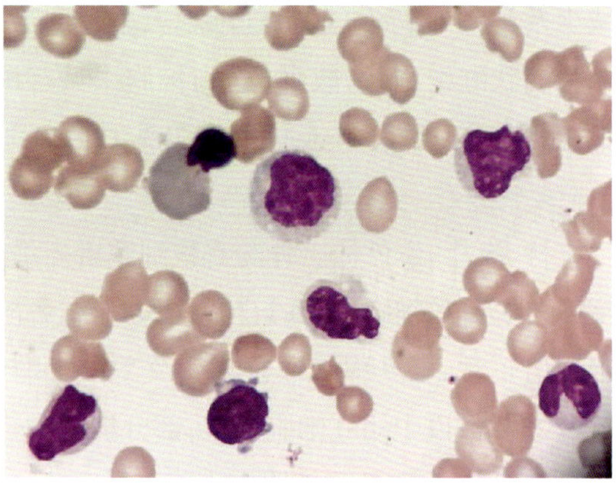

图3-3-13 骨髓涂片瑞吉染色，×1000

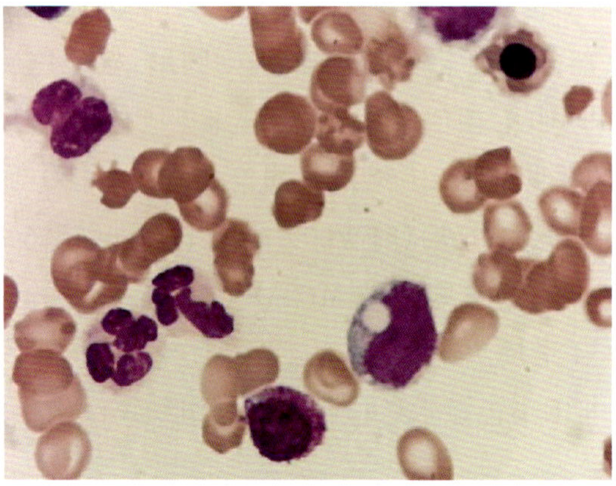

图3-3-14 骨髓涂片瑞吉染色，×1000

核细胞挤压明显，幼稚细胞略增多；可识别的粒系、红系细胞均以中幼粒细胞及以下阶段为主；巨核细胞增多，散在或成簇分布，分叶核为主，可见核深染浓集及裸核巨核细胞；少量淋巴细胞散在或成簇分布，形态成熟。网状纤维染色(MF-3级)。免疫组化：CD34少量+，CD117个别+，CD20个别+，CD3个别+，MPO粒细胞+，CD61巨核细胞+。诊断结论：骨髓纤维化伴幼稚细胞略增多，建议结合骨髓涂片及其他相关检查进一步确诊。

5.免疫分型

见7.2%髓系原始细胞，主要表达CD117、CD34、CD13，部分表达CD33、CD11c，为恶性髓系幼稚细胞。各阶段粒细胞占74.6%，可见发育模式异常。考虑为髓系肿瘤，请结合临床，建议做形态学、细胞遗传学及血液肿瘤基因检测。

6.荧光原位杂交(FISH)

CSF1R位点缺失，EGR位点缺失。

7.分子生物学检查

WT1阳性。

(四)最终诊断

t-MDS伴骨髓纤维化。

(五)病例解析

患者为老年女性，既往病史明确，患乳腺癌切除术后行化疗和放疗等多种不同方案，进行治疗4年余，复查血常规轻度贫血，符合肿瘤治疗患者血象特点。1个月前出现乏力、贫血、多发淋巴结肿大，体重下降，说明疾病进展或复发或恶化可能。血涂片见7%的原始、幼稚单核细胞，粒细胞可见病态表现；成熟红细胞见泪滴状红细胞。骨髓原始细胞、幼单核细胞占10.6%，粒、红两系可见病态，形态学符合MDS-EB-2。骨髓活检提示骨髓纤维化伴幼稚细胞增多。结合流式细胞学及分子生物学，诊断MDS明确。据统计乳腺癌继发第二肿瘤的发生率为18%，而治疗相关的血液肿瘤则是乳腺癌晚期主要并发症，发病率约0.25%，并以t-MDS或t-AML为主。严格来讲，本例t-MDS伴骨髓纤维化是MICMC的综合诊断，伴有纤维化的MDS即MDS-F，要求骨髓原始细胞5%~19%，外周血原始细胞2%~19%。假如没有乳腺癌的放化疗史则只能诊断为MDS-F，但有了放化疗史，需要先考虑治疗相关髓系肿瘤。依据WHO-HAEM5指南，细胞毒治疗后髓系肿瘤(MN-pCT)的诊断除需要满足髓系肿瘤的标准外，还需要有针对无关肿瘤的化疗治疗或大野放疗的记录病史。

(徐赢东　高晓鹏　万佳　龙芳　张云)

三、治疗相关的骨髓增生异常/骨髓增殖性肿瘤

(一)概论

骨髓增生异常/骨髓增殖性肿瘤(t-MDS/MPN)属于治疗相关的髓系肿瘤(t-MN)的一种，是既往有肿瘤性疾病(特别是实体瘤或淋巴瘤，约占30%)或非肿瘤性疾病(5%~20%)的细胞毒性化疗和

(或)放疗的晚期并发症。T-MN在接受烷化剂和(或)放疗后5~10年发生,DNA拓扑异构酶Ⅱ抑制剂治疗1~5年后发生,在临床过程中有时这两类情况的界限并不总是清楚。大多数t-MN病例出现在最近暴露后的10年内。t-MDS/MPN的外周血显示一系或多系升高,伴一系或多系血细胞减少,骨髓形态学、骨髓病理、免疫分型均符合MDS/MPN的亚型特点,遗传学常涉及5号和(或)7号染色体,以及复杂的核型和TP53的突变或丢失。t-MDS/MPN诊断要点:一是相关的治疗病史或暴露史;二是满足MDS/MPN的诊断,细胞遗传学和分子生物学检查常可进一步辅助支持该诊断。该亚型常预后不良。

(二)简要病史

患者女,61岁,既往2年前无明显诱因出现上腹部疼痛伴浅表淋巴结肿大,全腹增强CT示腹膜后淋巴结肿大,行颈部淋巴结活检示淋巴结转移性腺癌(原发灶不明,倾向卵巢或子宫)。PET-CT提示左侧锁骨上、食管下端旁、膈上、膈肌脚旁、肝门区、腹膜后区及腹腔内多发淋巴结影,部分肿大,部分与胰腺及邻近血管关系密切,代谢升高,多考虑为恶性病变。诊断淋巴结转移癌,于肿瘤科行TC方案,化疗8个疗程,具体为:艾素120mg d1,卡铂600mg d1,末次化疗为14个月前。此次因乏力来诊。体格检查:贫血貌,浅表淋巴结未触及,脾大。

(三)实验室检查

1.血常规

白细胞计数为37.9 × 10^9/L,单核细胞计数为7.59 × 10^9/L,血红蛋白为107g/L,血小板计数为34 × 10^9/L。

2.外周血形态

白细胞升高,单核细胞占35%,其中原始、幼稚单核细胞占9.5%,早、中、晚幼粒细胞占11%,粒细胞可见核浆失衡;成熟红细胞大小不等;血小板少见(图3-3-15和图3-3-16)。

3.骨髓形态

取材、涂片、染色佳。骨髓有核细胞增生极度

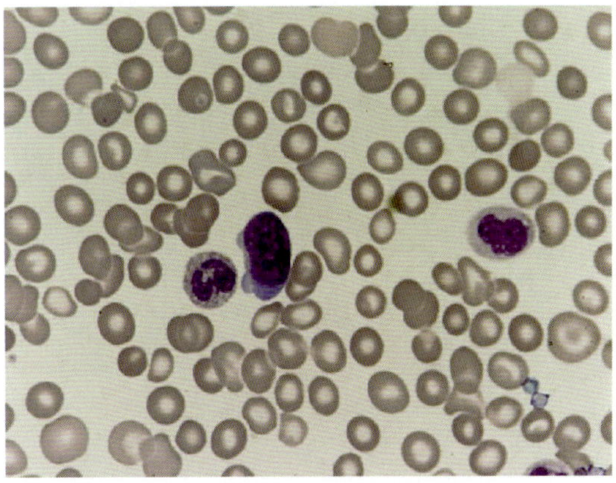

图3-3-15　外周血涂片瑞吉染色,×1000

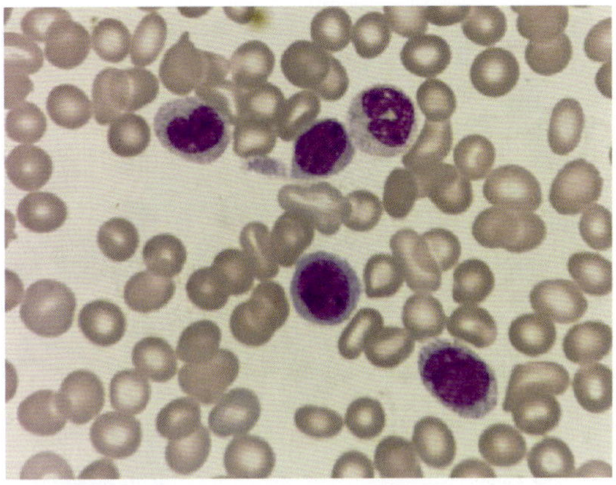

图3-3-16　外周血涂片瑞吉染色,×1000

活跃,无核红细胞/有核细胞=3.33/1,G占65.6%,E占11.6%,G:E=5.66:1。粒细胞系统增生明显活跃,早幼粒细胞及中、晚幼粒细胞比值升高,部分可见空泡,胞浆颗粒减少,核浆发育失衡,类P-H畸形等。红系增生降低,以中、晚幼红细胞为主,偶见巨幼样变。单核细胞比值20%,原幼单核细胞占14.4%。阅片见巨核细胞616个,血小板少见(图3-3-17和图3-3-18)。

形态学意见:CMML-2。

4.免疫分型

髓系幼稚细胞占1.7%,集中表达CD34、CD117、CD33,部分表达CD13、HLA-DR。各阶段粒细胞占69.1%,可见发育模式异常。单核细胞占8.1%,比例升高提示为CMML可能,请结合临床。

5.染色体检查

46,XX,der(11)t(11;19)(q23;p13)t(11;20)(p15;q11),der(19)t(11;19)(q23;p13),der(20)t

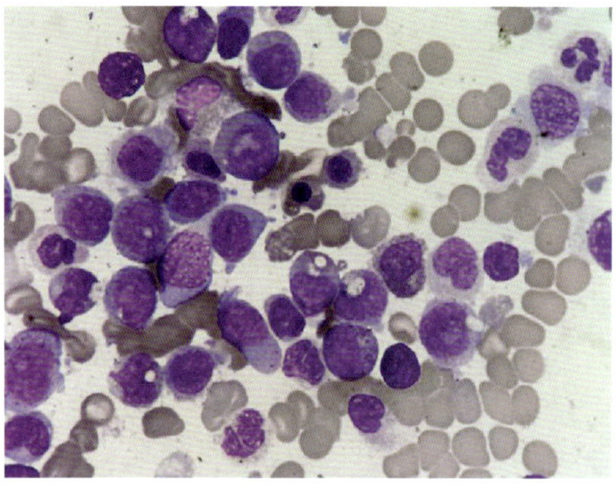

图3-3-17 骨髓涂片瑞吉染色，×1000

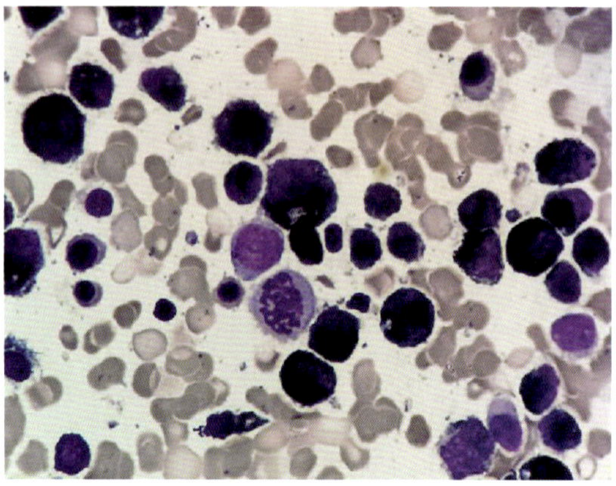

图3-3-18 骨髓涂片MPO染色，×1000

(11;20)(p15;q11)[20](建议加做FISH明确诊断)

6. 分子生物学检查

WT1阳性。

(四)最终诊断

t-MDS/MPN(CMML-2)。

(五)病例解析

患者女，61岁，2年前诊断淋巴结转移性腺癌，原发灶追溯病理结果来源于卵巢，卡铂等化疗8个疗程，因乏力来诊，脾大。血常规一高两低呈混合性血象，分类单核细胞比例高，原始、幼稚单核细胞占9.5%，疑为MPN、MDS/MPN、AML。骨髓原始细胞<20%，可排除AML，既有病态造血，又有恶性增殖的特点，可诊断为MDS/MPN。因外周血单核细胞≥10%和绝对值≥1.0×10^9/L，因此诊断CMML，原始细胞+幼稚单核细胞血涂片5.0%~19.0%之间，骨髓中在10.0%~19.0%之间，依据WHO-HAEM4R中MDS/MPN分型标准，诊断为CMML-2。本例诊断的鉴别是与aCML，后者外周血单核细胞比例和绝对值低于10%和1.0×10^9/L。患者有明确的实体瘤化疗史，结合流式及染色体复杂核型，综合诊断为t-MDS/MPN(CMML-2)。实际上t-MN的临床表现多样，但大多数患者的就诊时症状与原发性AML或MDS或MDS/MPN患者相似，t-MDS/MPN症状常与血细胞升高与减少并存[即白细胞多升高或有血小板升高，贫血和(或)血小板减少]的并发症相关，包括无力、脾大等。

(六)诊断要点

参考血液肿瘤实验室检查合理选择(表3-3-1)。

表3-3-1 t-MN的诊断要点

1. 既往疾病：血液系统肿瘤、实体瘤、非肿瘤性疾病		
2. 前期治疗史分为两个亚型	烷化剂和(或)放疗相关的t-MN	拓扑异构酶Ⅱ抑制剂相关的t-MN
占t-MN的比例	70%~80%	20%~30%
发生t-MN时间	5~10年后	1~5年后
发生率与年龄关系	随年龄增长而增加	各年龄段发生率相似
t-MN的类型	t-MDS、t-MDS/MPN、t-AML	t-AML
遗传学特点	遗传物质不平衡丢失(常涉及5号及7号染色体)、复杂核型、TP53突变或缺失	染色体平衡异位
预后	较差	较好

(待续)

表3-3-1(续)

以上1、2条为必备条件
3.外周血:一系或多系减少。贫血最多见,红细胞多以大细胞和异形红细胞增多为特征,中性粒细胞的发育异常,嗜碱性粒细胞常增多
4.骨髓:增生不一,降低常见,网状纤维常见,粒、红两系发育异常常见
5.免疫表型:无特异性,与原发髓系肿瘤相似
6.细胞分子遗传学:染色体核型异常发生率高,多为复杂核型,TP53突变或缺失发生率更高

(徐赢东 陈兰婷 蒋玲琳 龙芳 张云)

第四节 急性髓系白血病,非特指型

急性髓系白血病,非特定类型(AML,NOS),是一大组经过详细的临床特征分析、形态学检查和细胞遗传学检查,以及分子生物学检查,在排除了AML伴重现性遗传学异常、AML伴MDS相关改变(AML-MRC)和治疗相关AML(t-AML),以及系列未明急性白血病或唐氏综合征相关髓系肿瘤等特定标准的AML类型后,暂时不需要再做分类的类型。AML,NOS包含了10个类型;AML微分化型、AML不伴成熟型、AML伴成熟型、急性粒-单核细胞白血病、急性原始单核细胞白血病、急性单核细胞白血病、纯红系细胞白血病、急性巨核细胞白血病、急性嗜碱性粒细胞白血病、急性全髓增殖症伴骨髓纤维化,前8种在形态学上大致相当于FAB分型的M0、M1、M2a、M4、M5a、M5b、M6和M7。

一、AML微分化型

(一)概论

急性髓细胞白血病微分化型在WHO分型中属于非特指型AML,相当于FAB分型中的AML-M0,占AML病例的比例<5%,可在任何年龄发病,但多见于老年人和儿童,患者出现骨髓衰竭、贫血、血小板减少和中性粒细胞减少。一些患者出现白细胞增多和大量原始细胞,临床表现与其他类型急性白血病相似,化疗效果差,生存期短。

AML微分化型是一种无髓系分化形态学或细胞化学证据的AML。只有通过电镜氧化物酶(MPO)检查为阳性或通过免疫分型检查帮助诊断,是区分ALL的关键。

诊断时需除外具有重现性遗传学异常的AML、具有骨髓增生异常相关改变的AML或与治疗相关的AML。该型的外周血通常表现为白细胞数高低不一,正细胞正色素性贫血,血小板数降低。外周血和骨髓形态表现为原始细胞比例较高,无颗粒,无奥氏小体,系列特征表现不明显,有时原始细胞体积较小,染色质较聚集,核仁不明显,胞质稀少,与原幼淋巴细胞形态相似。MPO、苏丹黑B和萘酚作为D-氯乙酸酯酶(DCE)的细胞化学染色原始细胞为阴性或<3%的阳性;α-乙酸萘酯酶和α-丁酸萘酯酶为阴性。流式细胞检查是诊断该类型的关键,大多数病例表达早期造血相关抗原(如CD34、CD38和HLA-DR),缺乏与髓系和单核细胞成熟相关的抗原,如CD11b、CD15、CD14和CD65。原始细胞表达至少两种髓系相关标志物,通常为CD13和KIT(CD117),约60%的病例表达CD33。CD38和(或)HLA-DR表达可能降低。没有单核细胞分化的迹象,如CD64和CD36的共同表达。B细胞和T细胞胞浆淋巴标志物cCD3、cCD79a和cCD22的原始细胞呈阴性。细胞化学显示MPO为阴性,但流式细胞术或免疫组化显示某些原始细胞可能呈阳性。TdT在大约50%的病例中呈阳性,并被认为具

有良好的预后意义。据报道，约40%的病例中CD7表达，但其他淋巴相关膜标志物的表达很少。单个、相对非特异性髓系相关抗原(如CD13或CD33)的表达，尤其是仅在原始细胞上，以及原始细胞的其他标志物(如CD7、CD34和HLA-DR)的表达在急性未分化型白血病中比在急性髓细胞白血病微分化型中更为典型。AML微分化型无独特的染色体异常及分子生物学异常，染色体常表现为复杂的核型和不平衡异常。分子生物学中RUNX1突变发生在27%的病例中，16%~22%的病例具有FLT3突变，但有RUNX1基因突变被归类为具有RUNX1突变的AML的暂定型，在WHO-HAEM5分类中被取消。该型需要与ALL、AML-M7、MPAL、AUL相鉴别。

(二)简要病史

患儿女，7个月，于4天前无明显诱因出现发热，热峰38.0℃，伴咳嗽，为单声咳，有痰，不易咳出，无畏寒、寒战，无抽搐，无呕吐、腹泻，无皮疹，无出血倾向等不适。体格检查：体温37.6℃，全身无黄染、皮疹、皮下出血，双侧颈部可触及数枚绿豆大小淋巴结，质硬，活动度稍差，腹股沟可触及黄豆大小淋巴结，质软，活动度稍差。口唇苍白，口腔黏膜无溃疡。双侧耳下可触及大小5cm × 4cm包块，质硬，活动度差，触之患儿哭闹。腹膨隆，腹平软，未触及包块，肝脏肋下2cm，质软，脾脏肋下3cm，质韧。

(三)实验室检查

1. 血常规

白细胞计数为93.87 × 10^9/L，红细胞计数为2.48 × 10^{12}/L，血红蛋白为75g/L，血小板计数为256 × 10^9/L

2. 外周血形态

白细胞升高，原始细胞占92.0%；成熟红细胞轻度不等；血小板易见，聚集或散在分布(图3-4-1)。

3. 骨髓形态

取材、涂片、染色良好。骨髓增生明显活跃，原始细胞占70.5%，其胞体中等大小，大小略不等，部分原始细胞可见突起；核较大，呈圆形、类圆形，核染色质粗糙，胞浆量少至中等，胞浆染蓝色、灰蓝色，少数可见颗粒；红系增生活跃，以中、晚幼红细胞为主。成熟红细胞大小不一；淋巴细胞比例正常；全片见巨核细胞>500个，易见小巨核，血小板易见聚集或散在分布(图3-4-2和图3-4-3)。MPO：阴性；PAS：阴性至弱阳性(图3-4-4和图3-4-5)。

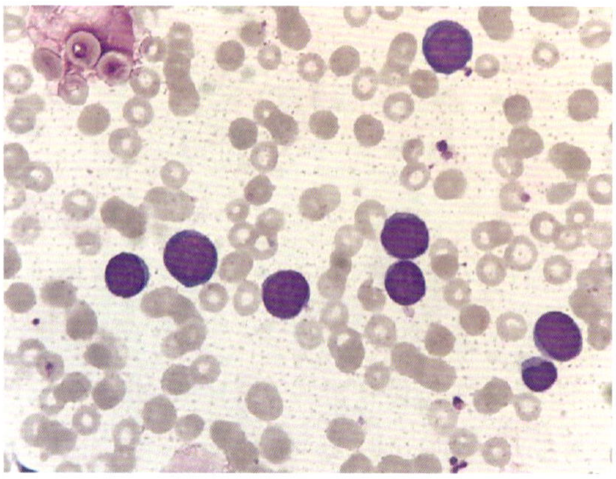

图3-4-1 外周血涂片瑞氏染色，×1000

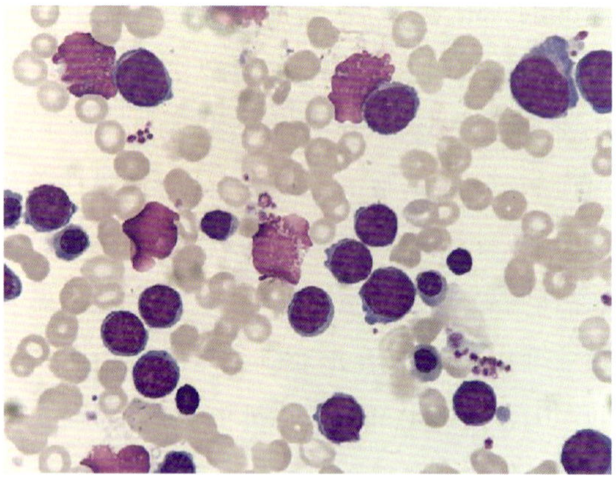

图3-4-2 骨髓涂片瑞氏染色，×1000

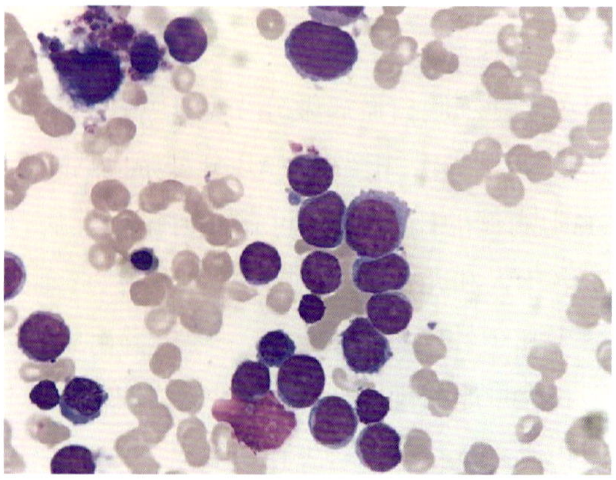

图3-4-3 骨髓涂片瑞氏染色，×1000

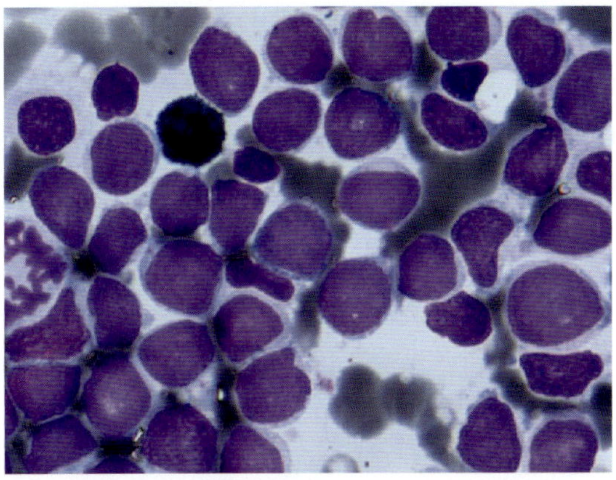

图3-4-4 骨髓涂片MPO染色，×1000

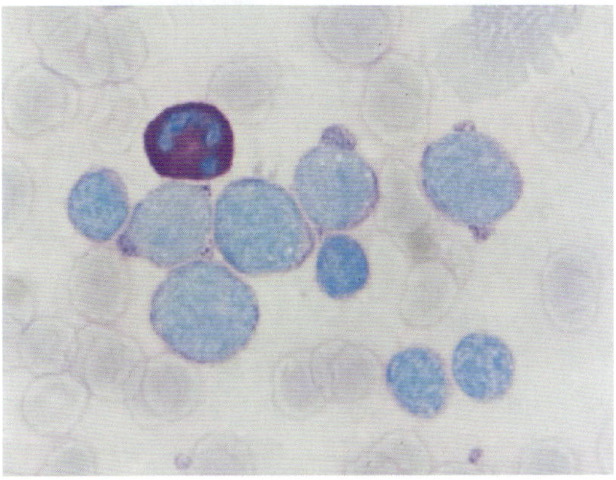

图3-4-5 骨髓涂片PAS染色，×1000

形态学意见：AL（类型待定）。建议进行免疫分型、染色体及分子生物学检查。

4.免疫分型

可见髓系原始细胞约占有核细胞的25.88%，其免疫表型为CD34+、HLA-DR+、CD33+、CD9+、CD117+、CD58+，部分表达CD45、CD7、CD123。

5.染色体检查

47，XX，t（7；8）（q32；q22），+19[12]

6.分子生物学检查

示43种融合基因均阴性，NPM1及CEBPA双等位基因阴性。

（四）最终诊断

急性髓细胞白血病微分化型（AML-M0）。

（五）病例解析

患者急性发病，骨髓原始细胞≥20%，MPO阴性，从形态学看，MPO阴性的可见于ALL、M0、M5、M7、AUL等，如果需要进一步鉴别，还可加做非特异性酯酶（NAE）和PAS染色，如果NAE阳性，且被NAF抑制，可考虑M5，如果PAS块状阳性，可考虑M7等，但本例未行其他化学染色，但从形态学特点看，不支持M5和M7，该细胞形态胞体较小、规则，核染色质细致，形态上无法与ALL或M0、AUL等鉴别，因较易见小巨核细胞，因此，不考虑ALL，考虑可能为AML某亚型，因此，在报告上仅提示类型待定，建议进一步借助流式检查，免疫分型提示未见系别特异性标志表达，可见部分髓系标志表达，排除了淋系，表型倾向AML-M0，染色体核型非复杂核型，分子生物学检查结果显示43种融合基因均为阴性，也未见NPM1、CEBPA双等位基因突变，排除伴重现性遗传学异常的AML，因此，结合MICM综合考虑，诊断为急性髓细胞白血病微分化型（AML-M0）。

（姚强　黄兴琴　张佳思　郑象昭　孟小龙）

二、AML不伴成熟型

（一）概论

AML不伴成熟型相当于FAB分类的AML-M1，约占AML的10%，成人多见。细胞形态学：骨髓原粒细胞≥20%，按FAB要求原始细胞≥90%（NEC），不伴有明显的中性粒细胞成熟（早幼粒细胞及其后阶段细胞<10%）为特征的白血病；但WHO诊断不再强调原始粒细胞比例≥90%，而要求满足早幼粒细胞及其后阶段细胞<10%；原始细胞的髓系性质可通过MPO或SSB细胞化学染色（阳性率≥3%）阳性或有奥氏小体确认。免疫表型：至少表达髓系抗原CD13、CD33、CD117和（或）MPO中的两种，常CD34+，但CD11b-、CD14-，淋系抗原CD3、CD20、CD79a阴性。遗传学及分子生物学检查：不符合重现性遗传学异常的AML及AML-MRL要求。

（二）简要病史

患者女，78岁，半个月前无明显诱因出现左侧上腹部胀痛不适，伴乏力、心悸等不适，全身皮肤、黏膜苍白，全身浅表淋巴结未触及肿大，超声提示脾大。

（三）实验室检查

1. 血常规

白细胞计数为56.71×10^9/L，中性粒细胞百分比为8.2%，淋巴细胞百分比为59.0%，单核细胞百分比为32.7%，嗜酸性粒细胞百分比为0，嗜碱性粒细胞百分比为0.1%，血红蛋白为58g/L，血小板计数为113×10^9/L。

2. 外周血形态

白细胞极度升高，见大量原始细胞，占92%，成熟红细胞大小不均（图3-4-6）。

3. 骨髓形态

取材、涂片、染色良好。骨髓增生极度活跃，粒：红=46：1；原始细胞极度增生，以原始粒细胞（Ⅰ+Ⅱ型）为主，占93%（NEC），其胞体规则，多呈圆、类圆形；胞核类圆形，染色质细颗粒状，核仁可见；浆量少，天蓝色，无或含有少许细小颗粒，偶见奥氏小体。红系和巨核系增生受抑制，淋巴细胞形态无异常（图3-4-7和图3-4-8）。MPO：原始细胞颗粒状或块状阳性（图3-4-9）；CE：原始细胞部分阳性（图3-4-10）；NAE：原始细胞阴性；NAE+NAF：原始细胞阴性（图3-4-11和图3-4-12）。

形态学意见：AML-M1，建议进行免疫分型、染色体及分子生物学检查。

4. 免疫分型

在CD45/SSC点图上设门分析，原始细胞分布区域可见异常细胞群体，约占有核细胞的86%，主要表达HLA-DR、CD13、CD33、CD34、CD38、CD56、CD117、CD123、MPO。淋系明显受抑制。提示：符合急性髓细胞白血病（AML），结合临床及其他检查结果综合鉴别亚型。

5. 染色体检查

46，XX[11]。

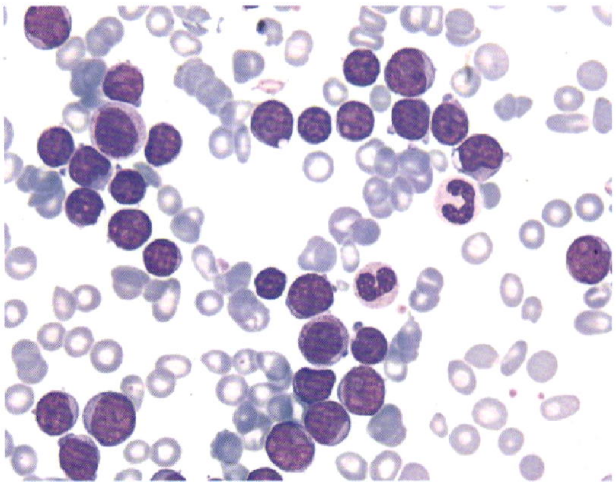

图3-4-6 外周血涂片瑞氏染色，×1000

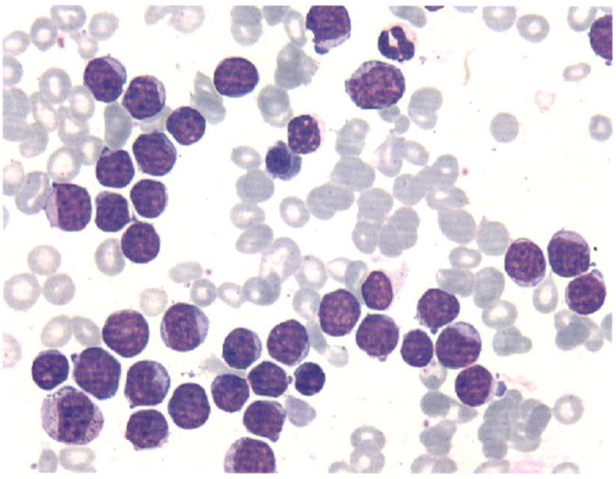

图3-4-7 骨髓涂片瑞吉染色，×1000

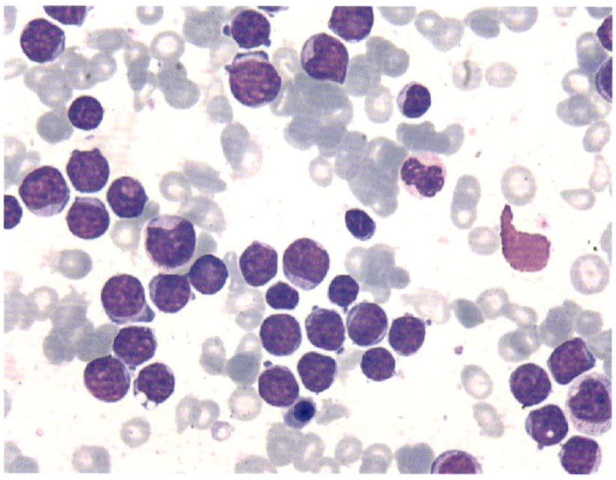

图3-4-8 骨髓涂片瑞吉染色，×1000

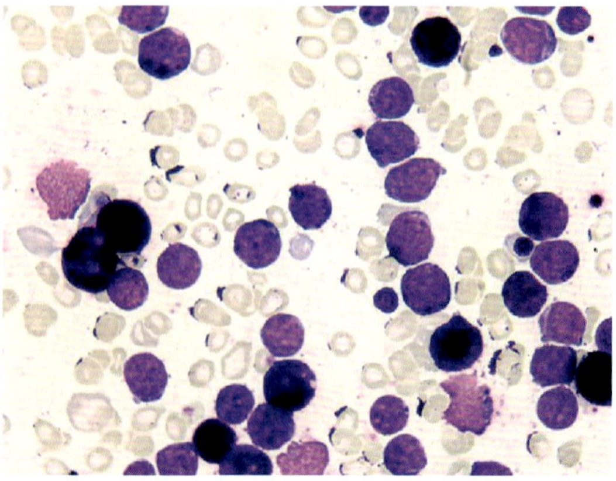

图3-4-9 骨髓涂片MPO染色，×1000

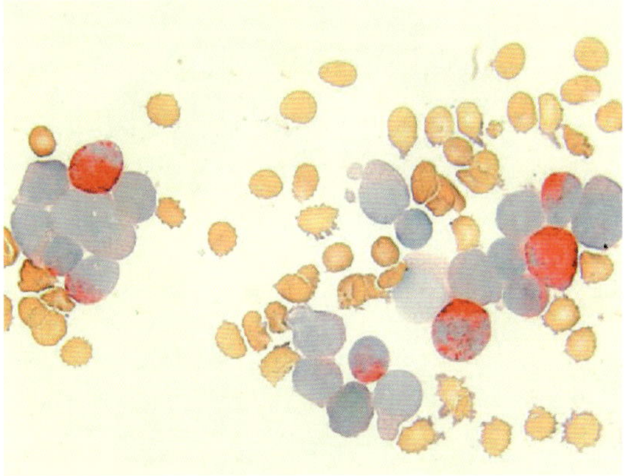
图3-4-10　骨髓涂片CE染色，×1000

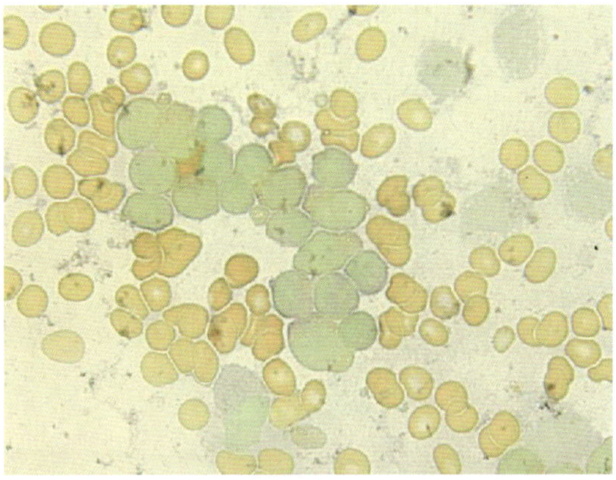
图3-4-11　骨髓涂片NAE染色，×1000

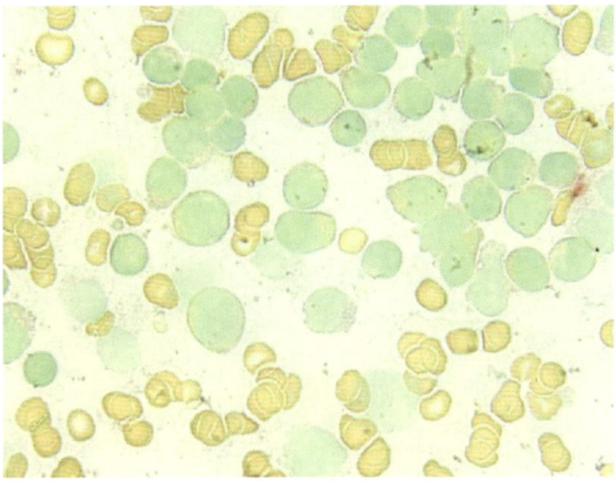
图3-4-12　骨髓涂片NAE+NaF染色，×1000

6.分子生物学检查

43种白血病融合基因均为阴性。

（四）最终诊断

AML不伴成熟型（AML-M1）。

（五）病例解析

患者为老年女性，左上腹部不适，伴乏力、心悸等半月余，此症状与脾大相关，无淋巴结肿大，脾大患者MPN、MDS/MPN、AL、淋巴瘤均可能，需进一步完善实验室检查。血常规示白细胞异常升高，重度贫血，仪器分类单核细胞比值高达32.7%，此血象高度考虑AL或CMML，但具体亚型及比例需要进一步人工镜检，外周血形态可见大量原始细胞，占92%，骨髓穿刺检查原始细胞占93%，外周血及骨髓比例（NEC）均>90%，早幼粒细胞及其后阶段细胞<10%，结合化学染色MPO阳性，CE染色部分阳性，NAE染色阴性，NAE+NAF阴性，证实原始细胞为原始粒细胞，因此，诊断为AML-M1（FAB分型）。免疫分型：表达髓系抗原CD13、CD33、CD117，MPO考虑AML；遗传及分子生物学均无特异重现性异常，因此，按WHO-HAEM4R诊断标准最终诊断归类AML，NOS（AML不伴成熟型）。该型还需要与AML微分化型、AML成熟型及ALL相鉴别。AML微分化型及ALL的MPO、SBB<3%，AML成熟型原始细胞比例<90%（NEC），不同成熟阶段的中性粒细胞≥10%。此型也多见AML伴NPM1突变，因此，若形态参考此类型，一定要建议临床加做二代测序检测，如果有NPM1突变，应优先考虑。

（刘婷婷　幸娟霞　张云　龙芳　万佳）

三、AML伴成熟型

（一）概论

AML伴成熟型，即FAB分类的AML-M2，占AML的30%~45%，各年龄患者均可见。主要特征：（细胞形态学：骨髓或外周血中原粒细胞≥20%，不同成熟阶段的中性粒细胞≥10%，单核细胞<20%；原始粒细胞有或无嗜天青颗粒，奥氏小体常可见，粒系可见不同程度的病态造血，嗜酸性粒细胞常增多，但无AML伴CBFβ-MYH11的嗜酸粒细胞形态和细胞化学异常特征，嗜碱性粒细胞和（或）肥大细胞有时亦增多。细胞化学染色：MPO和SBB染色原始细胞呈阳性反应；CE染色原始细胞部分阴性，部分阳性；α-NAE染色原始细胞呈阴性或弱阳性反应，且阳性不被NaF抑制。免疫表型：可表达CD34、HLA-DR、CD117、CD13、CD33、CD11b、

CD16、CD65。不表达单核系标志如CD14和CD64。部分表达：有20%~30%病例表达CD7，少数病例可有CD2、CD4、CD19和CD56的表达。遗传学：无特异的染色体异常和分子生物学异常。伴嗜碱性粒细胞增多者可有12p11-p13的缺失和易位或t(6;9)(p23;q34)。

（二）简要病史

患者女，38岁，发热、乏力1天。体格检查：体温38.9℃，贫血貌，无肝脾及淋巴结肿大。

（三）实验室检查

1. 血常规

白细胞计数为12.5 × 10^9/L，血红蛋白为44g/L，血小板计数为18 × 10^9/L。

2. 外周血形态

白细胞略高，分类可见原始粒细胞占16%，成熟红细胞形态正常；血小板少见（图3-4-13）。

3. 骨髓形态

取材、涂片、染色良好。骨髓增生明显活跃，粒系增生明显活跃，原始粒细胞增多占72%，其胞体圆形或类圆形，染色质细颗粒，可见1~3个核仁，胞浆量少，呈蓝色，部分可见嗜天青颗粒，奥氏小体可见，早幼粒细胞及以下阶段粒细胞占18%；单核细胞占1%，为成熟单核细胞；红系、巨核系增生受抑制，成熟红细胞形态大致正常，血小板少见（图3-4-14和图3-4-15）。MPO：原始粒细胞呈阳性，阳性率为90%（图3-4-16）。

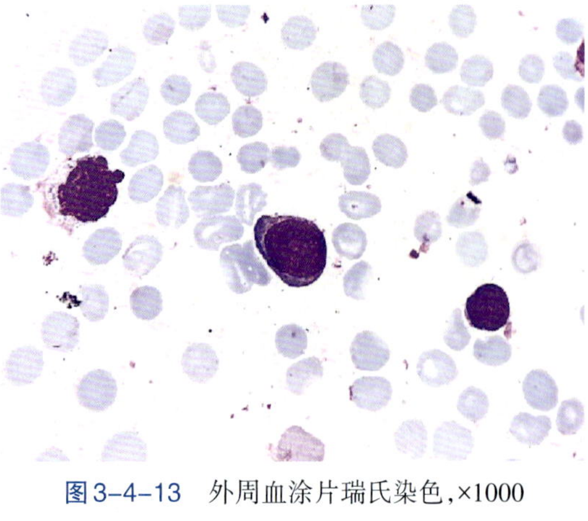

图3-4-13 外周血涂片瑞氏染色，×1000

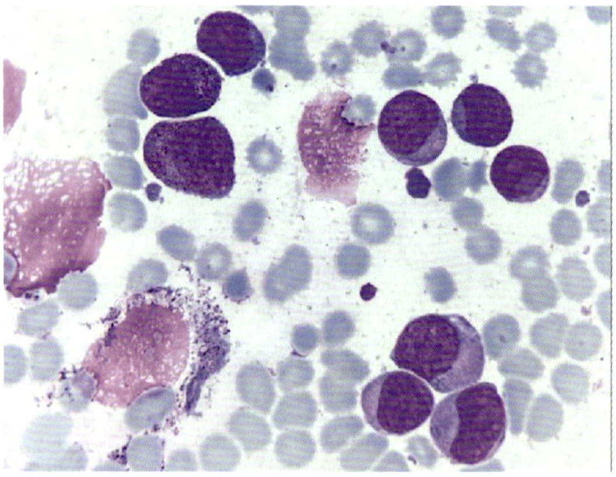

图3-4-14 骨髓涂片瑞吉染色，×1000

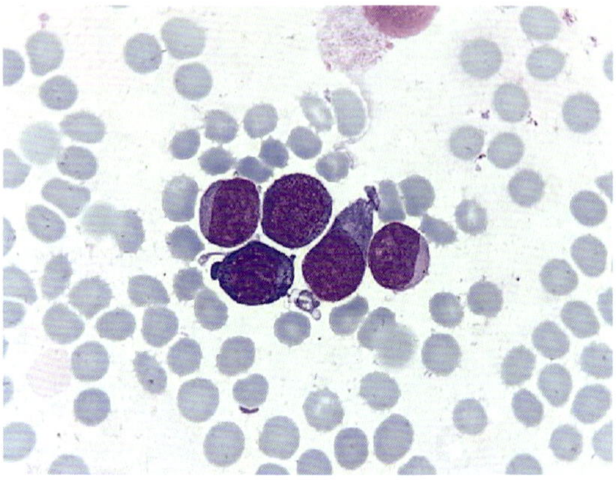

图3-4-15 骨髓涂片瑞吉染色，×1000

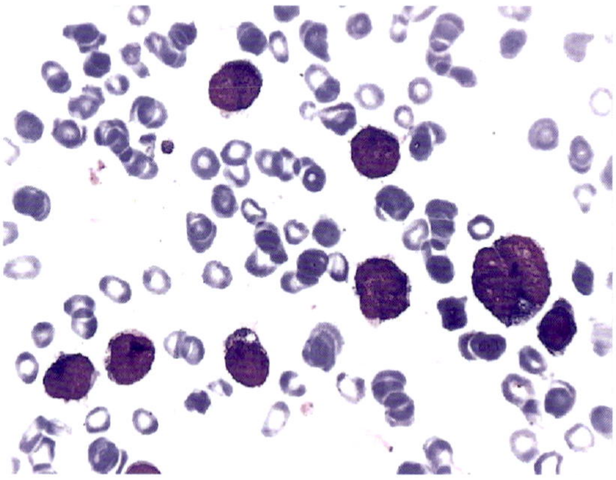

图3-4-16 MPO染色：原始粒细胞阳性率为90%

形态学意见：AML-M2，建议进行免疫分型、染色体及分子生物学检查。

4. 免疫分型

髓系原始细胞占54%，其表型为CD34+、CD117+、CD33+、CD13(part)、CD38+、HLA-DR+、MPO+，不表达CD14、CD64、CD36、CD19、CD22、CD10、cCD3、TDT、CD7。流式结果提示为急性髓系

白血病(AML,非M3)免疫表型,具体分型请结合形态学和分子生物学等检查信息综合考虑。

5.染色体检查

46,XX[20],镜下分析20个中期分裂象,未见克隆性数目及结构异常。

6.分子生物学检查

AML相关基因综合检测:未检测到变异。

(四)最终诊断

AML伴成熟型。

(五)病例解析

患者为中年女性,发热、乏力,贫血貌,无肝、脾、淋巴结肿大,无肿瘤等治疗史,考虑不除外血液系统疾病及自身免疫性疾病等可能。血常规提示白细胞轻度升高,血红蛋白和血小板降低。外周血分类可见原始粒细胞,骨髓涂片中原始粒细胞为72%,后期粒细胞比例大于10%,且单核细胞比例低于20%,原始细胞过氧化物酶阳性(阳性率90%)。形态学诊断AML-M2,免疫分型提示急性髓系白血病(AML,非M3)免疫表型。遗传学为正常核型。分子生物学未检测到变异,排除AML伴重现性遗传学异常,因此,结合形态学、免疫分型、遗传学及分子生物学,诊断为AML伴成熟型。本病例相对典型,但一些特殊情况时需要做鉴别诊断,原始细胞比例低的时候需要与伴原始细胞增多的MDS或MDS/MPN等相鉴别,原始细胞比例高的时候需要与AML不伴成熟型相鉴别,单核细胞增多时需要与急性粒-单核细胞白血病相鉴别。

(黄裕林 陈兰婷 蒋玲琳 李婷 吴佗)

四、急性粒-单核细胞白血病

(一)概论

急性粒-单核细胞白血病,即FAB分类的AML-M4,占AML的15%~25%,中位发病年龄50岁。细胞形态学主要特征表现为粒系、单核系两系增生,骨髓中原始细胞≥20%,且粒细胞及其前体细胞(指各阶段粒细胞,即原始粒+早幼粒+中幼粒+晚幼粒+杆状核+分叶核)和单核细胞及其前体细胞(指单核细胞各阶段,即原始单核+幼单核+成熟单核)各占骨髓细胞≥20%;或骨髓类似M2表现,而外周单核细胞绝对值≥5×10^9/L,也诊断为M4。该型化学染色原始细胞MPO阳性率≥3%,一部分强阳性(粒),一部分弱阳性(单)。NAE阳性且部分被氟化钠抑制,如形态学符合单核细胞而NAE阴性也不排除本病诊断。免疫表型:可表达髓系抗原CD13、CD33及单核细胞分化标志CD14、CD4、CD11b、CD11c、CD64、CD36和溶菌酶,也可CD34+。无特异细胞遗传学异常,+8在大多数情况下都存在,若显示11q23或inv(16)或t(16;16)异常者应归入伴重现性遗传学异常的急性髓细胞白血病。

(二)简要病史

患者男,80岁,发现血小板减少10余天,无发热、咳嗽、出血。体格检查:颈部可触及表浅淋巴结多发肿大,质韧,活动度可,无触痛。肝脾肋下未触及。

(三)实验室检查

1.血常规

白细胞计数为1.99×10^9/L,红细胞计数为3.30×10^{12}/L,血红蛋白为112g/L,血小板计数为52×10^9/L。

2.外周血形态

白细胞降低,分类原始细胞占20%,该类细胞胞体小,胞核类圆形,染色质细致疏松,核仁清晰,胞浆量少;红细胞形态大致正常;血小板散在可见(图3-4-17和图3-4-18)。

3.骨髓形态

取材、制片、染色良好。骨髓增生活跃,粒系异常增生,原粒细胞升高,占28.4%,该类细胞胞体偏小或中等,呈圆形、类圆形,胞浆量少,淡蓝色,胞浆可见奥氏小体或少量嗜天青颗粒;胞核圆形、类圆形,核染色质细致,核仁可见,后阶段粒细胞占26%;单核系异常增生,占39%,其中原幼单核细胞占38%,其胞体偏大，胞浆量中等，可见少许嗜天青颗粒，核不规则，可见扭曲、折叠；核染色质细致疏松，核仁清晰；红系、巨核系两系受抑制，血小板散在可见（图3-4-19和图3-4-20）。MPO染色：原始细胞弱阳性占56%，阳性占20%（图3-4-21和图3-4-22）。

形态学意见：AML-M4，建议进行免疫分型、染色体及分子生物学检查。

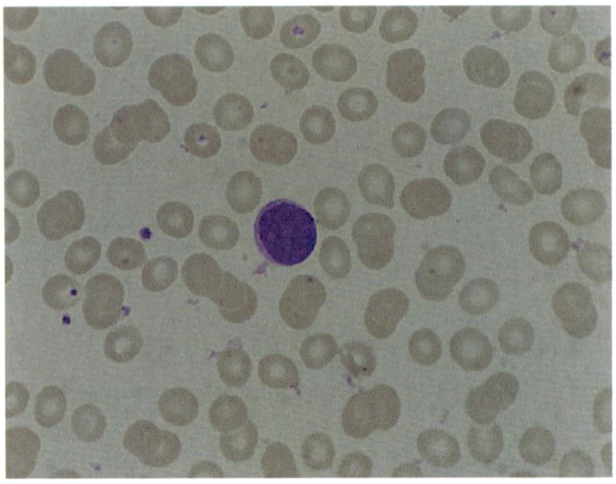

图3-4-17　外周血涂片瑞吉染色，×1000

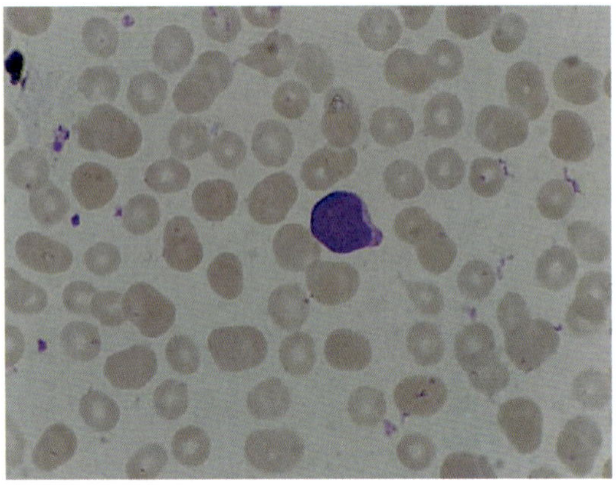

图3-4-18　外周血涂片瑞吉染色，×1000

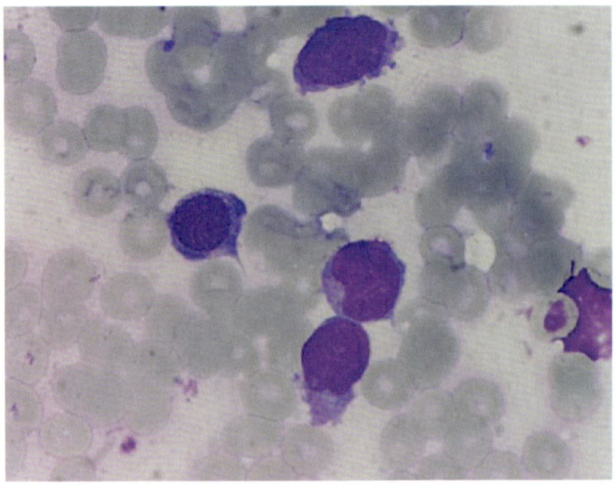

图3-4-19　骨髓涂片瑞吉染色，×1000

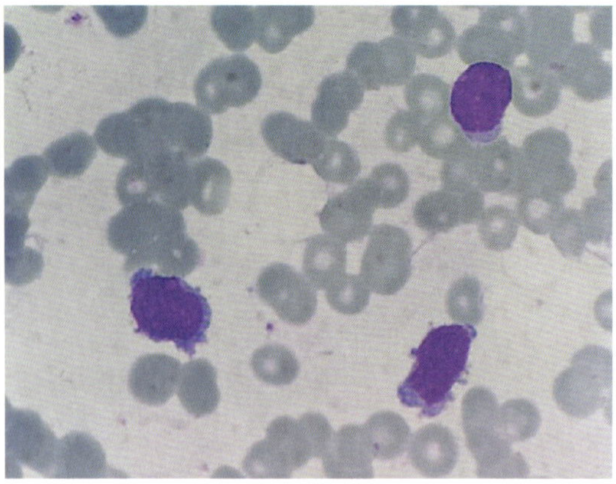

图3-4-20　骨髓涂片瑞吉染色，×1000

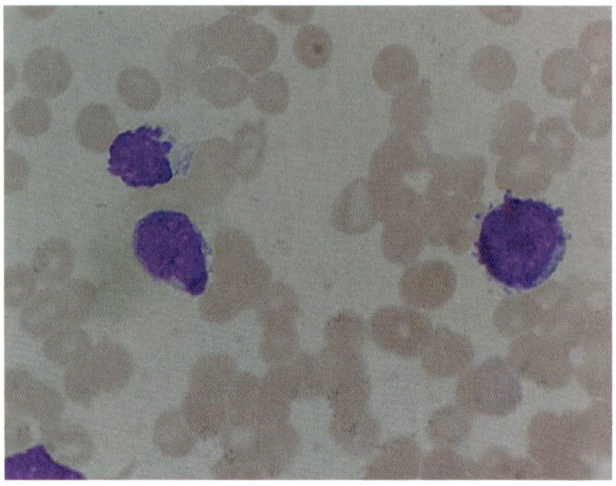

图3-4-21　骨髓涂片MPO染色，×1000

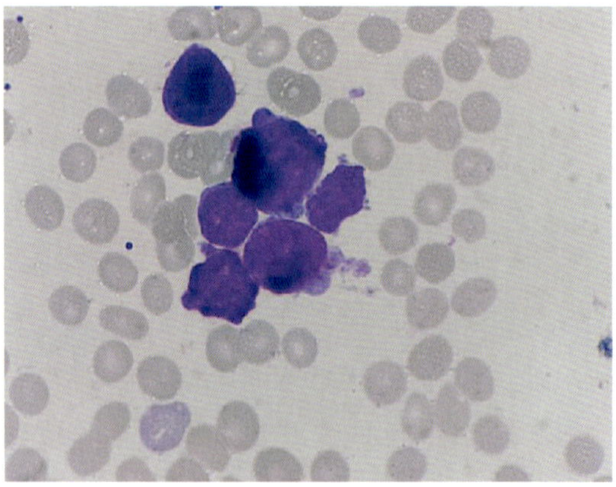

图3-4-22　骨髓涂片MPO染色，×1000

4.骨髓活检

较少造血组织中见较多偏幼稚细胞。CD34幼稚细胞多（+）、CD117幼稚细胞多（+）、CD56多（+）、MPO多（+）、CD3（-）、CD20（-）、CD57（-）、CD61巨核细胞（+），符合急性髓系白血病。

5.免疫分型

CD117+细胞占细胞数约54.4%，为原始/幼稚髓细胞，其免疫表型为CD34+大部分、CD117+、

CD33+、CD13+、HLA-DR+部分、CD7+、CD56+、CD38+、CD71+部分、CD2-、CD19-、CD3-、CD64-、CD11b-、CD15-、cMPO+部分、cCD3-,cCD79-。

6.染色体检查

46,XY,del(11)(q23)[3]/46,XY[17]。

7.分子生物学检查

56种融合基因:WT1过表达(阳性)。

二代测序:Ⅰ类变异,DNMT3A、IDH1突变;Ⅱ类变异,IKZF1、JAK3突变。

(四)最终诊断

急性粒-单核细胞白血病(AML-M4)。

(五)病例解析

高龄老年患者,无放化疗治疗史,突发三系降低,浅表淋巴结肿大,患者起病急、病程短,多考虑AL可能,外周血及骨髓原始细胞≥20%,骨髓涂片原始细胞形态表现为两群,部分细胞胞核规则,呈圆形,胞浆量相对较少,符合原始粒细胞特征。另一部分胞核可见凹陷、折叠,胞浆量中等,边缘不整,有突起,类似原幼单核细胞。MPO染色原始细胞呈阴性/阳性/弱阳性,符合为粒系、单核系酶型特点,同时粒系及单核系各阶段均>20%,遗传学及分子生物学排除了重现性遗传学异常类型,综合MICM检查结果,诊断为急性粒-单核细胞白血病(即AML-M4)。

(张新丽 温凌玉 李婷 刘聘聘 龙芳)

五、急性原始单核细胞/单核细胞白血病

(一)概论

急性原始单核细胞/单核细胞白血病是髓系白血病,在FAB分类中对应AML-M5a和M5b,各占AML病例的5%~8%和3%~6%,前者最常见于年轻人,后者在成年人中更常见,患者的中位年龄为49岁,男女比例为1.8:1。本型有AML的一般表现,出血、浸润症状较为明显,牙龈肿胀较为常见,其他表现为皮肤、鼻黏膜的损害,器官浸润表现为肝、脾、淋巴结肿大、CNS浸润或单核细胞肉瘤,易发生DIC。血象多数患者白细胞数目升高,少数患者白细胞数降低,红细胞、血红蛋白呈轻中度减少,血小板常减少。细胞形态学分类可出现原始单核细胞、幼单核细胞与单核细胞增多。形态学诊断前提示外周血骨髓原始细胞≥20%,粒系<20%,当原幼单细胞占单核系≥80%归类为急性原始单核细胞(M5a),原幼单细胞占单核系<80%,归类为急性单核细胞白血病(M5b)。单核系包括原始单核细胞、幼稚单核细胞和单核细胞之和。MPO染色:原始单核细胞呈阴性和弱阳性,幼单核细胞多为阳性;PAS染色:原始单核细胞阴性或呈颗粒状或粉红色弱阳性,幼单核细胞多为阳性;非特异性酯酶染色阳性,可被氟化钠抑制,其中非特异性酯酶染色诊断价值较大。单核系白血病细胞组化均阴性时,可借助流式细胞术分型确定分化,白血病细胞不同程度地表达髓系抗原CD13、CD33(强表达)、CD15和CD65。通常至少有两种单核细胞分化特征性标志物表达,如CD14、CD4、CD11b、CD11c、CD64(强表达)、CD68、CD36(强表达)和溶菌酶。CD34仅在30%的病例中呈阳性,而KIT(CD117)更常表达,HLA-DR呈大多数阳性,MPO可在AML-M5b中表达,而在AML-M5a中表达较少,20%~40%的病例异常表达CD7和(或)CD56。本型无特异细胞遗传学异常,22%的急性原始单核细胞白血病或急性单核细胞性白血病可见t/del(11)(q23)。

(二)简要病史

患儿女,1岁3个月,发现眼睑及颜面部肿物8天,无发热。体格检查:体温36.5℃,精神欠佳,稍烦躁,双侧眼球凸出,眼睑及颜面可见直径3~4cm的肿物,耳前、耳后、枕后、颈后、颈前、颌下、颏下、锁骨上、腹股沟可触及多发肿大淋巴结,最大约3.5cm×1.5cm,质硬,肝肋下3cm,脾肋下未触及肿大。

(三)实验室检查

1.血常规

白细胞计数为$14.13 \times 10^9/L$,红细胞计数为$3.20 \times 10^{12}/L$,血红蛋白为95g/L,血小板计数为

280×10^9/L。

2. 外周血形态

白细胞升高，原始单核细胞占5.0%，幼稚单核细胞占32.0%；成熟红细胞大小不等；血小板易见，聚集或散在分布（图3-4-23和图3-4-24）。

3. 骨髓形态

取材、涂片、染色良好。骨髓增生明显活跃，粒系、红系增生降低。原始单核细胞占17.5%，幼稚单核细胞占66.5%，其胞体大小不等，呈圆形、椭圆形，胞质丰富，轻至中度嗜碱，部分细胞边缘可见伪足状突起，部分胞浆内可见颗粒，核类圆形，可见扭曲、折叠，核染色质疏松，部分核仁明显，1~3个。全片见巨核细胞129个，血小板易见，聚集或散在分布。MPO为阴性，PAS染色呈颗粒状弱阳性，非特异性酯酶染色阳性，可被氟化钠抑制（图3-4-25至图3-4-30）。

形态学意见：AML-M5。建议进行免疫分型、染色体及分子生物学检查。

4. 免疫分型

可见髓系原始细胞约占有核细胞的77.5%，表达CD45、HLA-DR、CD15、CD33、CD64、CD56、CD4、CD58，部分表达CD34、CD117、cMPO，弱表达CD36，表型异常，符合异常髓系原始细胞。

5. 染色体检查

47，XY，+3，t(10；11)(p13；q21)[20]。

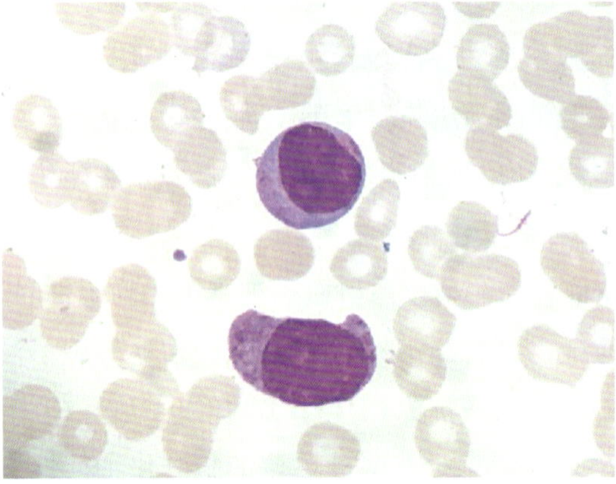

图3-4-23　外周血涂片瑞氏染色，×1000

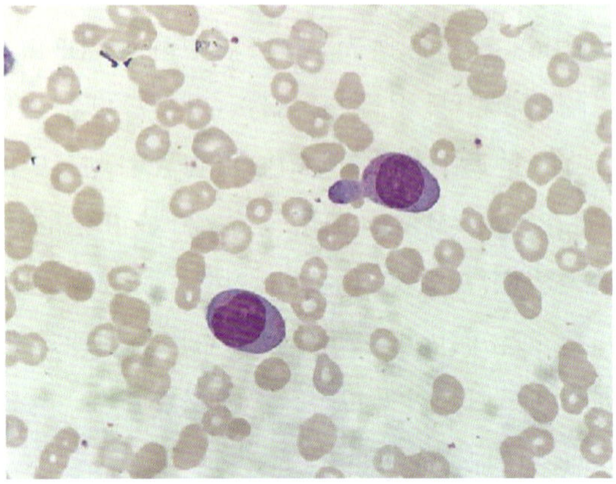

图3-4-24　外周血涂片瑞氏染色，×1000

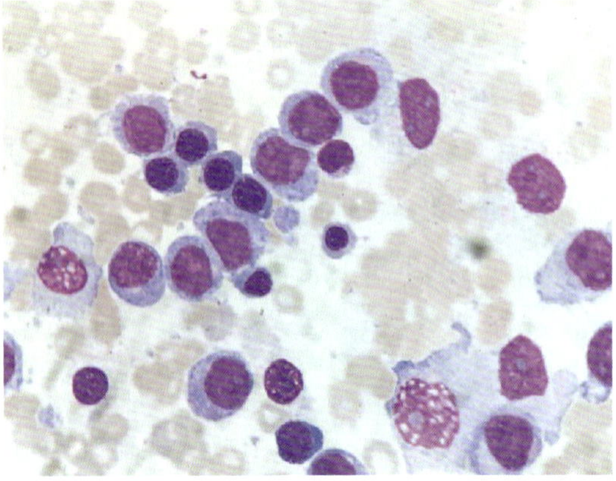

图3-4-25　骨髓涂片瑞氏染色，×1000

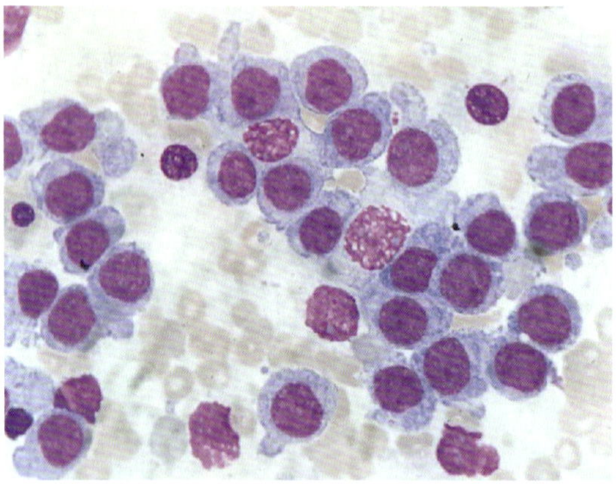

图3-4-26　骨髓涂片瑞氏染色，×1000

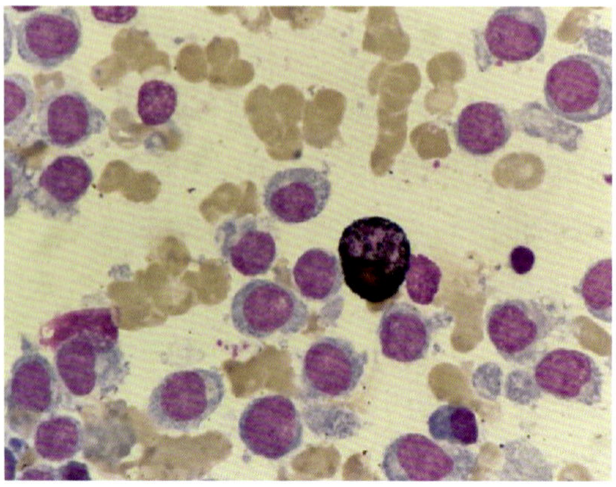

图3-4-27　骨髓涂片MPO染色，×1000

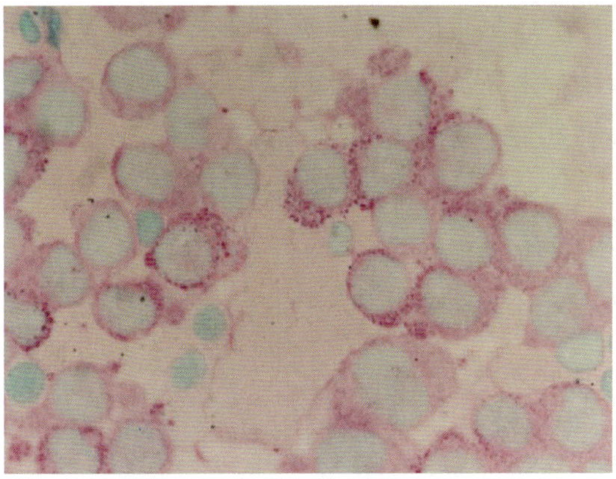

图 3-4-28　骨髓涂片 PAS 染色，×1000

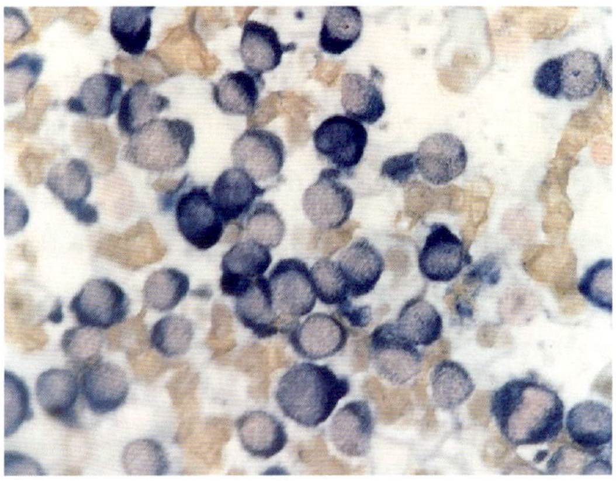

图 3-4-29　骨髓涂片 NAE 染色，×1000

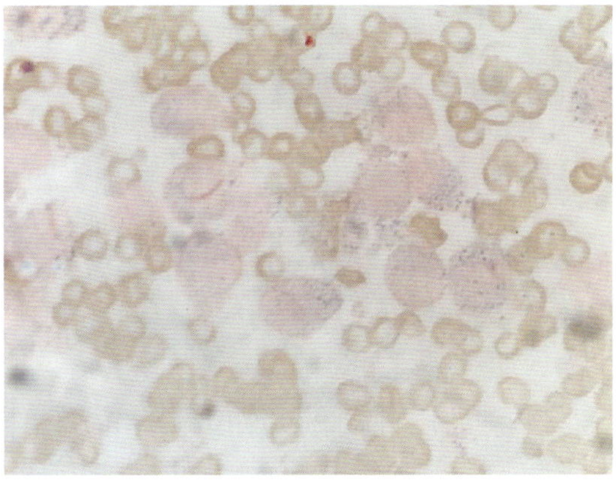

图 3-4-30　骨髓涂片 NAE+NaF 染色，×1000

6. 分子生物学检查

56 种髓系白血病相关基因：除 WT1 阳性外，余阴性。

（四）最终诊断

急性单核细胞白血病（AML-M5）。

（五）病例解析

患儿因无明显诱因出现眼睑和面部肿物而入院，肿物直径 3~4cm，双侧眼球凸出，颅面部、锁骨上、腹股沟可触及多发肿大淋巴结且质硬，此临床表现多提示肿瘤侵犯。触诊肝大，脾肋下未及，不除外血液病。血常规：白细胞升高，轻度贫血，血小板正常，不像急性白血病血象，但镜检外周血可见原幼单细胞，JMML 或 AML 不除外，血小板不少，脾不大，急性起病，后者可能大。骨髓有核细胞增生明显活跃，结合形态及组化染色可确定原始幼稚单核细胞，比例大于 20%，以幼稚单核细胞为主，形态学符合 AML-M5。免疫分型：单核细胞标志表达比较典型。染色体和分子生物学检查排除重现性遗传学异常的 AML。综合以上检查结果，该患者综合诊断为 AML，NOS，细胞形态诊断 M5。本例 M5 外周血常规不典型，但急性临床浸润表现、体格检查眼睑和面部肿物，细胞形态以幼稚单核细胞为主的 M5b，整体该类细胞单核细胞特征明显：多胞体较大，胞质量丰富，胞质呈半透明灰蓝色，幼单多见细小紫红色颗粒，胞核多不规则，凹陷、折叠明显，核染色质较粗，网状结构，原始单核细胞可见核仁，幼稚单核细胞不见核仁，或有核仁但胞质有颗粒。有些 M5 形态学可见细而长的奥氏小体，幼稚单核细胞形似脑回、似花卷。儿童患者，M5b 要与 JMML 相鉴别，即幼稚单核细胞与成熟单核细胞相鉴别，后者原始幼稚单核细胞比例不足 20%，临床特征也是慢性的。

（姚强　陈竹　黄兴琴　吴佗　龙芳）

六、纯红系白血病

（一）概论

纯红系白血病（PEL）是 AML，NOS 的一种独特类型，相当于 FAB 分型中的 M6b，表现为专一定向于红系的未成熟细胞的肿瘤性增生，其特征是红系的肿瘤性增殖。本病极为罕见，可发生于任何年龄组，以成年人发病更常见，中位生存期为 3 个月。本型有 AML 的一般表现，常以贫血进行性加重为首发症状，发热和鼻、牙龈出血也较为常见，通常为侵袭性的临床病程。器官浸润脾大较为常见，肝和淋巴结肿大不明显，胸骨可有压痛。

WHO-HAEM4R取消了WHO 2008版中急性红白血病这一病种，把PEL诊断标准定为：红系异常增生，骨髓幼红细胞占有核细胞>80%，原始红细胞≥30%，没有明显髓系原始细胞成分的证据。WHO-HAEM5将纯红白血病（PEL）修订为急性红系白血病（AEL），要求原始红细胞≥30%，强调双等位TP53基因失活在这种侵袭性AML类型中的核心作用。

PEL形态学特征是外周血及骨髓易见异常原始、早幼红细胞，外观像未分化的细胞或原始红细胞，形态多变或奇特，这类细胞往往胞体较大，核染色质细致、分散，核仁显著，胞质有空泡或发生融合，常有中幼红细胞缺如或减少的红血病裂孔/亚裂孔现象。幼红细胞PAS染色：胞质常呈块状、粗大颗粒状强阳性；MPO染色原始红细胞呈阴性，铁染色可见环形铁粒幼细胞。原始粒细胞及原幼单核细胞基本缺如，比例<20%。PEL免疫分型：分化较好的原始红细胞常表达血型糖蛋白A（Gly-A），MPO和其他髓系标记通常为阴性，HLA-DR、CD34阴性，KIT（CD117）可阳性；分化差的原始红细胞血型糖蛋白A可能为弱阳性或阴性，代表红系祖细胞阶段的CD36、E-钙粘蛋白为阳性，但CD36并非幼红细胞特有，单核细胞和巨核细胞也可表达。典型病例巨核细胞相关抗原CD41和CD61通常为阴性，但有些病例中也可为部分表达。本病无特征性的染色体异常，常见复杂核型或伴多种染色体结构异常，5号染色体丢失/5号染色体长臂缺失（-5/5q-）、7号染色体丢失/7号染色体长臂缺失（-7/7q-）和+8最为常见。基因检测常见TP53突变。

（二）简要病史

患者男，46岁，因“牙龈出血、乏力7天”入院。7天前患者无明显诱因出现牙龈出血，鲜红色，量不多，伴全身乏力，以下肢明显，活动后明显，于我院口腔科就诊，不除外血液病。体格检查：神志清晰，精神尚可，全身皮肤有散在出血点，贫血貌，双肺呼吸音清，未闻及明显干湿啰音，心率118次/分，心律齐，各瓣膜听诊区未及明显杂音，体温38℃，腹平软，无压痛、反跳痛，肝脾肋下未触及，移动性浊音阴性，肠鸣音正常，双下肢无水肿。

（三）实验室检查

1. 血常规

白细胞计数为12.64 × 10^9/L，红细胞计数为2.00 × 10^{12}/L，血红蛋白为58g/L，血小板计数为7 × 10^9/L。

2. 外周血形态

白细胞升高，原始红细胞占65.0%，原始粒细胞占3.0%；易见大量幼红65∶100，成熟红细胞大小不等，中、晚幼红细胞易见；血小板少见，散在分布（图3-4-31和图3-4-32）。

3. 骨髓形态

取材、涂片、染色良好。骨髓增生明显活跃，粒

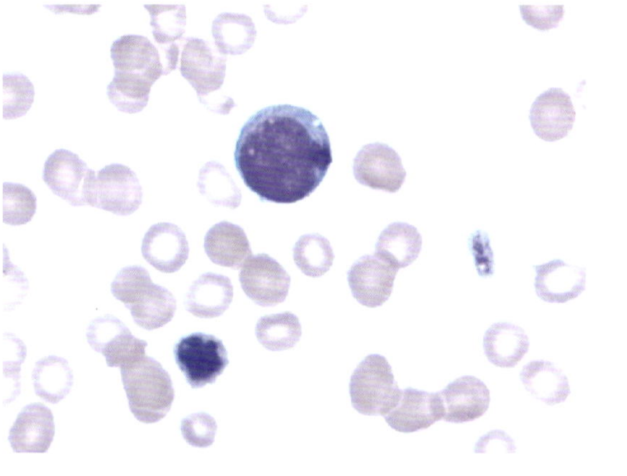

图3-4-31 外周血涂片瑞氏染色，×1000

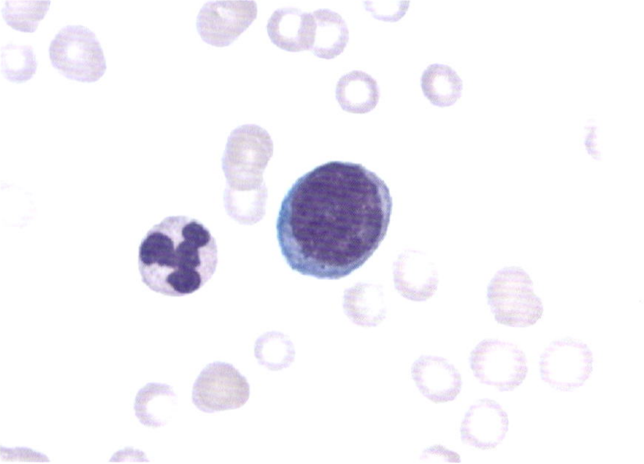

图3-4-32 外周血涂片瑞氏染色，×1000

系增生降低，形态大致正常，红系异常增生，占81%，其中原始红细胞占59%，其胞体呈圆形、椭圆形、不规则形，核椭圆形、类圆形，胞浆丰富，强嗜碱性，染油画蓝色，边缘不规则，可见空泡及瘤状突起，核类圆形，可见双核、多核；部分可见核仁。成熟红细胞大小不一，淋巴细胞占2.5%，全片见巨核细胞1个，血小板散在、少见（图3-4-33和图3-4-34）。MPO为阴性（图3-4-35），PAS染色呈颗粒状或团块状强阳性（图3-4-36）。

形态学意见：考虑AL，AML-M6b可能性大。建议进行免疫分型、染色体及分子生物学检查。

4. 免疫分型

送检标本流式分析可见CD117+细胞占有核细胞总数的17.19%，其免疫表型为CD13+、CD36+、CD71+、CD105+、CD117+、CD33+、CD34+、CD38+、HLA-DR+部分，CD7-、CD10-、CD11b-、CD15-、CD16-、CD19-、CD41-、CD42b-、CD61-、CD56-、

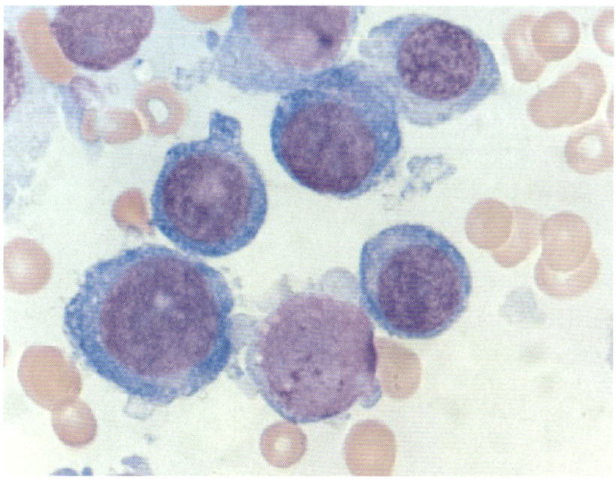

图3-4-33　骨髓涂片瑞氏染色，×1000

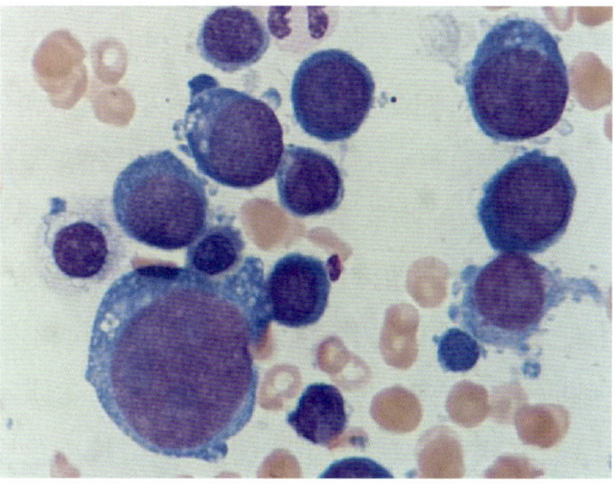

图3-4-34　骨髓涂片瑞氏染色，×1000

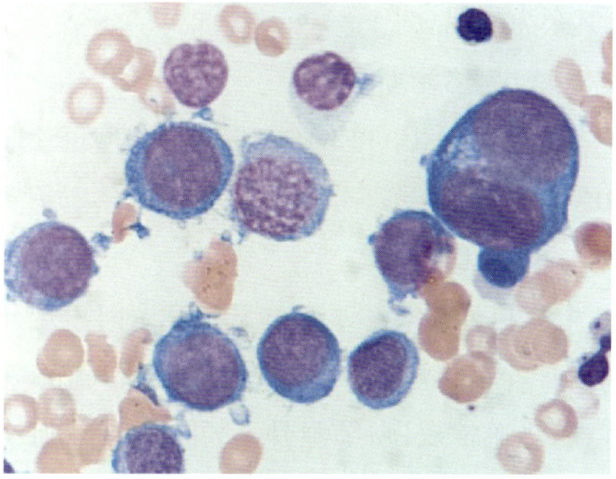

图3-4-35　骨髓涂片MPO染色，×1000

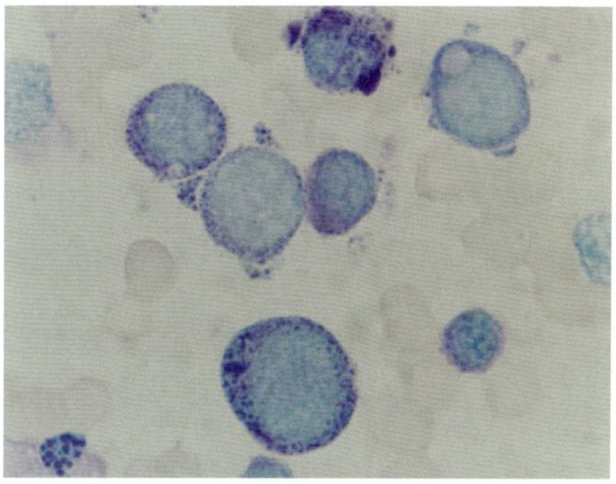

图3-4-36　骨髓涂片PAS染色，×1000

CD235a-，MPO-；粒细胞相对比例降低，其免疫表型CD13、CD15、CD16、CD11b可见表达紊乱。淋巴细胞相对比例正常，其中T细胞占淋巴细胞的76.48%，CD4∶CD8=0.67，未见明显异常；NK细胞占淋巴细胞的8.21%，未见明显异常；成熟B细胞占淋巴细胞的12.59%，为多克隆B细胞。有核红细胞相对比例升高，占有核细胞总数的54.44%。流式结论：送检标本流式分析可见17.19%的异常原始细胞伴红系抗原表达，有核红细胞相对比例升高，请结合骨髓形态学、骨髓活检及基因等结果除外AML-M6。

5. 染色体检查

52，XY，-4，-5，add（5）（q13），+14，add（15）（p11.2），-16，+19，add（19）（p13.1），add（19）（p13.1），-21，+1~8mar[10]。

6. 分子生物学检查

56种髓系白血病相关基因：除TP53突变阳性

外,其余为阴性。

(四)最终诊断

纯红系白血病(PEL)(按照FAB分型可诊断为AML-M6b)。

(五)病例解析

中年男性患者于7天前无明显诱因出现牙龈出血,伴全身乏力,急性发病,贫血、出血不除外血液病。血常规:白细胞升高,重度贫血,血小板减少,AL血象,镜检外周血见原始红细胞及原始粒细胞。骨髓有核细胞增生明显活跃,红系细胞异常增生,骨髓幼红细胞>80%,原始红细胞≥30%(ANC),结合组化染色可确定形态学符合PEL。免疫分型:原始红细胞标志表达比较典型,考虑流式标本存在稀释的状况,所以其原始红细胞的比例比形态涂片偏低,但表型比较典型。细胞遗传学骨髓染色体示复杂核型伴多种结构异常。分子生物学检查:TP53突变阳性,符合PEL的特征。综上,该患者综合诊断为PEL(WHO-HAEM4R)或AEL(WHO-HAEM5)或AML-M6b(FAB分型)。

(六)诊断要点及鉴别诊断

见表3-4-1。

表3-4-1 PEL的诊断要点及鉴别诊断

诊断要点	
形态学诊断处于第一要位	幼红细胞>80%,原始红细胞≥30%;幼红细胞有明显发育异常;原始粒细胞及原幼单核细胞基本缺如或极少
组化PAS染色	通常为块状阳性
免疫分型	分化较好的原始红细胞常表达Gly-A,不表达MPO和其他髓系标记,HLA-DR、CD34阴性,CD117可阳性
细胞遗传学	本病无特征性的染色体异常,常见复杂核型或伴多种染色体结构异常
排除性诊断	无治疗相关病史和重现性遗传学异常(但不包括CML急变的纯红系白血病)
鉴别诊断	
若纯红系白血病没有红系成熟的形态学证据,可能很难与其他类型的急性髓系白血病(AML)相鉴别,尤其是急性原始巨核细胞白血病;它与淋巴母细胞性白血病(即急性淋巴细胞白血病,ALL)及淋巴瘤,偶尔与转移性肿瘤可能也很难鉴别,要MICM综合诊断	
即使先前有MDS或MDS/MPN病史、明显的两系病态造血,或规定的细胞遗传学改变,纯红系白血病也不应被诊断为急性髓系白血病伴骨髓增生异常相关改变(AML-MRC)。因为AML-MRC的诊断需要(髓系)原始细胞≥20%,而纯红系白血病的幼红细胞>80%,原始髓细胞<20%	

(郑象昭 谭波 黄兴琴 梁伟伟 胡昳娜 李婷)

七、急性原始巨核细胞白血病

(一)概论

急性巨核细胞白血病(AMKL)是一种罕见的疾病,占AML病例的3%~5%,发病率低。发病年龄有两个峰值:1~4岁儿童、>50岁成人。儿童发病率明显高于成人,尤其是伴有唐氏综合征的儿童,近50%的AMKL于3岁前发病,平均年龄为2.2岁,占儿童AML病例的3%~10%,多表现为原发性;AMKL在成人中较少见,约占成人AML病例的1.2%,常继发于化疗、骨髓纤维化或MDS的白血病转化、CML的原始巨核细胞急性变。临床表现通常会出现发热或贫血的相关症状,如面色苍白、虚弱,血小板可减少,有的病例血小板可增多。淋巴结肿大或者肝脾大在诊断时不常见。细胞形态学:外周血通常表现为血小板减少,可出现原始巨核细胞,骨髓中巨核细胞一般比出现在外周血的分化差,胞体较小,圆形或不规则形,胞质蓝色或灰蓝色不透明、着色不均,边缘不整齐,呈云雾状或毛刺状,可有伪足突起,核染色质粗而厚实感,多数核仁不明显。在FAB分类体系中,被列为AML-M7，诊断AML-M7需要骨髓中存在30%以上的原始巨核细胞。WHO分类系统中急性巨核细胞白血病归为AML，NOS，WHO诊断要求原始细胞≥20%，其中至少有50%为原始巨核细胞。流式细胞术CD13和CD33可能为阳性，CD34、CD45和HLA-DR通常为阴性，可能存在CD7的异常表达，原始巨核细胞MPO抗体和其他粒细胞分化标志物呈阴性，与巨核细胞表达相关的CD41（糖蛋白Ⅱb/Ⅲa）、CD61（糖蛋白Ⅲa）和CD42b（糖蛋白lb）阳性，CD41或CD61的胞浆表达比表面染色更具特异性和敏感性。尤其在儿童中，CD36是典型的阳性，但不特异。本型没有独特的染色体异常，亦没有独特的分子生物学异常，若存在t(1;22)(p13.3;q13.1)、inv3(q21.3q26.2)或t(3;3)(q31.3;q26.2)，应归类为伴有重现性遗传学异常的AML。

（二）简要病史

患儿女，1岁8个月，发热半个月，以低热为主，最高体温38.5℃，可自行降至正常，每日1~3次不等。1天前于医院就诊，抽血时患儿哭闹明显，出现面部、四肢散在出血点。血常规结果回报PLT为22×10^9/L，涂片可见幼稚细胞，不除外白血病，急诊以“急性白血病?”收治入院。体格检查：可见全身、面部散在针尖大小出血点，双下肢可见1~2处2cm×2cm大小瘀斑，颈部可触及数枚绿豆至黄豆大小淋巴结，无触痛，与周围组织无粘连。

（三）实验室检查

1. 血常规

白细胞计数为18.5×10^9/L，红细胞计数为2.98×10^{12}/L，血红蛋白为82g/L，血小板计数为22×10^9/L。

2. 外周血形态

白细胞升高，原始细胞占2%；成熟红细胞大小不等，可见晚幼红细胞；血小板散在、少见（图3-4-37和图3-4-38）。

3. 骨髓形态

取材、涂片、染色良好。骨髓增生明显活跃，粒系、红系增生受抑制，原始细胞约占50.5%，胞体较大，胞质量中等至丰富，蓝色或灰蓝色不透明、着色不均，边缘不整齐，呈云雾状或毛刺状，可有或拖尾突起，核类圆形，核染色质粗而浓集，多数核仁不明显，偶见蓝染核仁（图3-4-39和图3-4-40）。MPO阴性，PAS阳性（图3-4-41和图3-4-42）。

形态学意见：AL（M7待排）。建议进行免疫分

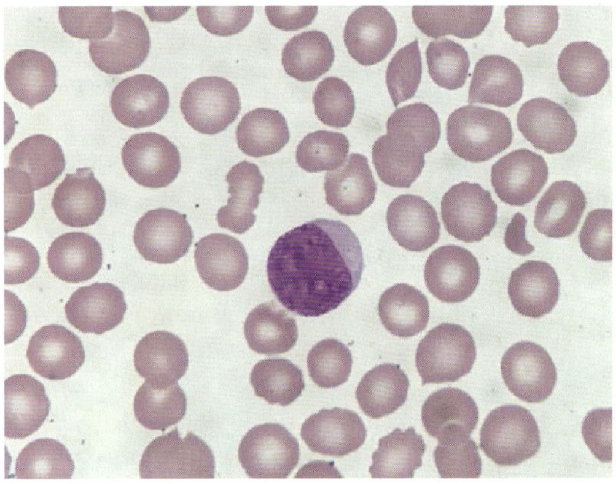

图3-4-37　外周血涂片瑞吉染色，×1000

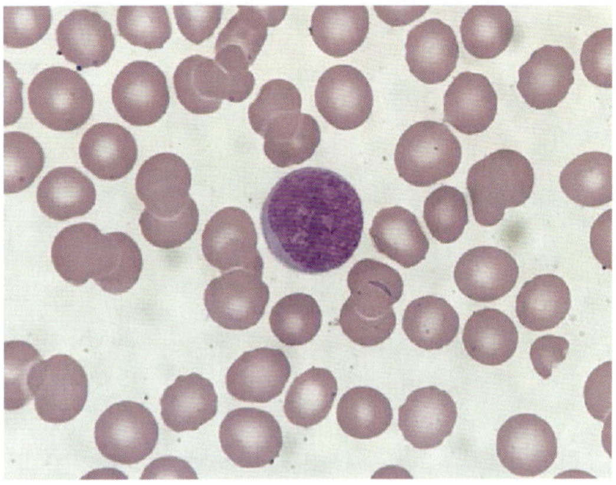

图3-4-38　外周血涂片瑞吉染色，×1000

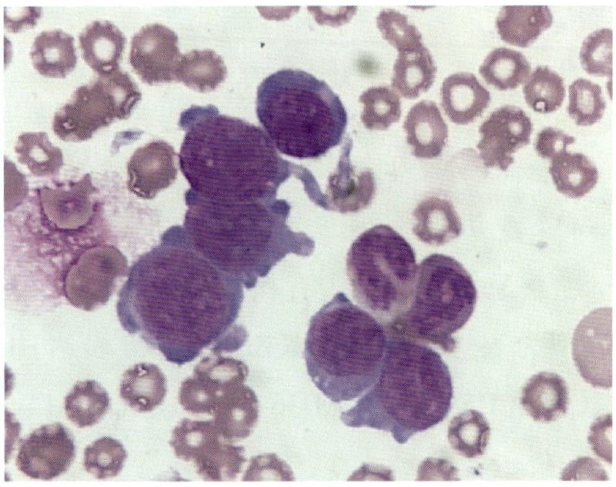

图3-4-39　骨髓涂片瑞吉染色，×1000

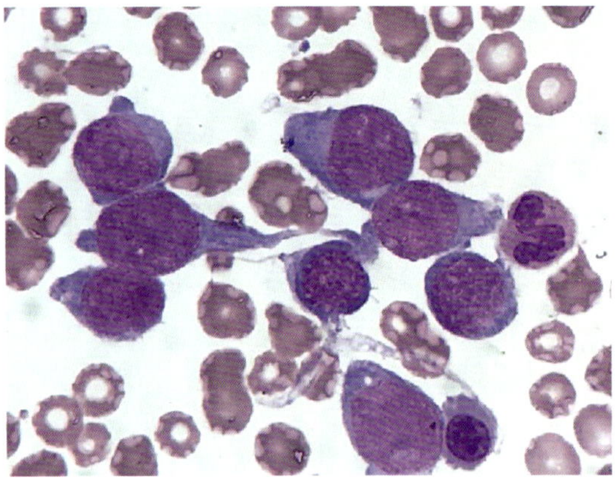

图3-4-40 骨髓涂片瑞吉染色,×1000

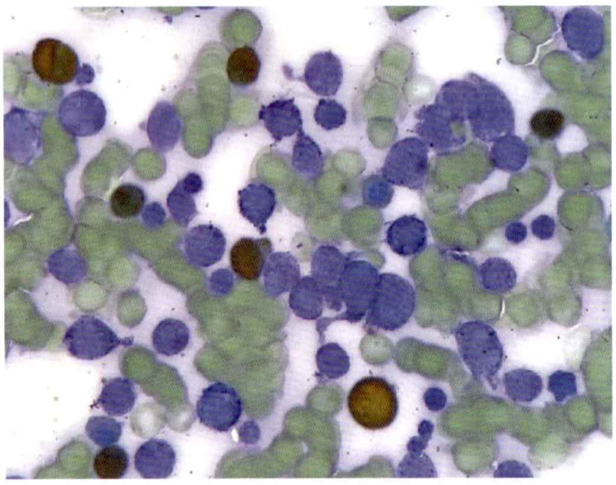

图3-4-41 骨髓涂片MPO染色,×1000

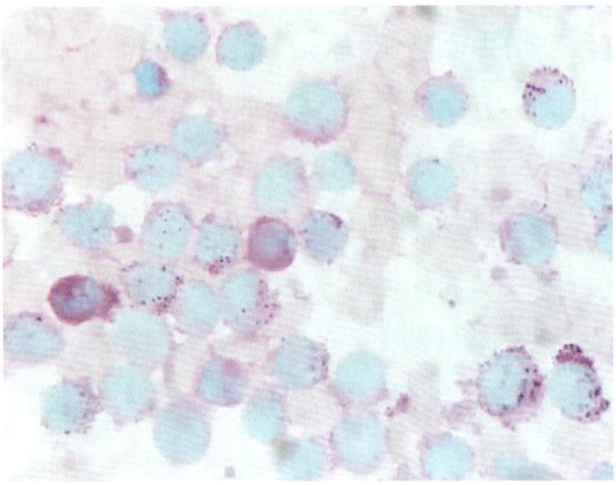

图3-4-42 骨髓涂片PAS染色,×1000

型、染色体及分子生物学检查。

4.免疫分型

髓系原始细胞约占有核细胞的20.40%,其免疫表型为表达CD33、CD4、CD34,部分表达HLA-DR、CD9、CD58、CD71、CD36、cCD41和cCD61。

5.染色体检查

46,XX[20]。

6.分子生物学检查

43种融合基因结果为:阴性。

56种髓系白血病相关基因筛查:WT-1阳性。

(四)最终诊断

AMKL(AML-M7)。

(五)病例解析

患儿,1岁8个月,反复发热半个月,未治疗,于医院就诊抽血时患儿哭闹明显,出现面部、四肢散在出血点,而后血常规回报PLT极低,同时涂片见幼稚细胞,考虑急性白血病收入院。患儿全身、面部散在针尖大小出血点伴发热,病程短,以出血点为主要临床表现,多数首先考虑良性疾病,比如ITP,ITP儿童常见,且多为病毒感染引起。颈部可触及数枚绿豆至黄豆大小淋巴结,往往对于儿童而言与病毒感染相关,而血小板减少引起的出血点也是感染所诱发的,当然也必须排除AL。显微镜检在本案例诊断中发挥了先锋作用,因外周血见原始细胞,骨髓可见可疑原始巨核细胞形态,且比例超过20%,考虑为急性原始巨核细胞白血病。从细胞形态上,因多数医院没有CD41等特异的巨核酶标,不建议直接去诊断M7,报告上可写AL(类型待定,M7不除外),这样可提示临床和免疫分型工作者,加做M7特异性抗原,以鉴别诊断。本病例免疫表型特异性表达CD36及cCD41、cCD61巨核抗原,细胞遗传学未见异常,分子生物学检查见WT-1阳性。综上所述,该患儿AML-M7诊断明确。本例在形态学上和AML-M0、ALL不能确定时可与流式免疫表型相鉴别。M5有时形态与M7相似,此时可通过酯酶化学染色和免疫分型相鉴别。

(姚强 高晓鹏 李婷 龙芳 刘聘聘)

八、急性嗜碱性粒细胞白血病

(一)概论

急性嗜碱性粒细胞白血病(ABL)在WHO-HAEM4R版中属于急性髓系白血病非特指型(AML,NOS),是一种主要向嗜碱性粒细胞分化的急性白血病。WHO-HAEM5归类为由分化定义的AML中,诊断标准不变。该型诊断时需要除外AML伴重现性遗传学异常、AML伴骨髓增生异常相关改变、治疗相关AML的诊断标准、AML伴BCR-ABL1,也需要与肥大细胞白血病及CML及颗粒粗大的ALL相鉴别。该型罕见,在所有AML占不到1%,预后较差。ABL患者表现为与骨髓衰竭有关的临床特点,可有皮肤累及、器官肿大、溶骨性损害和高组胺血症相关症状。

(二)形态学特征

外周血可有或没有原始细胞;骨髓涂片可见原始细胞和不成熟嗜碱性粒细胞,嗜碱性粒细胞的颗粒呈粗大至细小不等,外周血和骨髓中的原始细胞中等大小,核质比高,胞核卵圆形、圆形或双核叶,染色质弥散,有1~3个显著的核仁。胞质中度嗜碱性,含有数量不等的粗大嗜碱性颗粒,可有胞质空泡。成熟嗜碱性粒细胞常少见。可有红系发育异常。细胞化学染色:甲苯胺蓝染色和PAS染色阳性,MPO、SBB、CE、NAE染色阴性;骨髓活检显示骨髓被弥漫性原始细胞取代。

(三)免疫分型

白血病原始细胞表达髓系标志如CD13和(或)CD33,并且CD123、CD203c和CD11b通常阳性,但其他单核细胞标志和KIT(CD117)阴性,可表达CD34,且与正常嗜碱性粒细胞不同的是,HLA-DR可阳性,但KIT(CD117)阴性。ABL还需要与肥大细胞白血病相鉴别,异常肥大细胞表达CD117、肥大细胞类胰蛋白酶、CD25和CD2。原始细胞常表达CD9,有的病例胞膜CD22和(或)TdT可阳性,其他胞膜/胞质淋系相关标志通常为阴性。

(四)遗传学

ABL病例中并未确认到一致性染色体异常,但重现性t(X;6)(p11.2;q23.3)导致的MYB-GATA1似乎出现在罹患ABL的男婴。其他被报道可见于ABL的遗传学异常包括t(3;6)(q21;p21)和12p的畸变。AML伴t(6;9)(p23;q34.1);DEK-NUP214和CML伴BCR/ABL1融合基因常伴嗜碱性粒细胞升高,诊断时要加以鉴别。

(周敏 高晓鹏 张云)

九、急性全髓增殖伴骨髓纤维化

急性全髓增殖伴骨髓纤维化(APMF)是一种伴有骨髓原始细胞增多和纤维化的急性全髓(粒系、红系、巨核系)增殖症,属于AML非特指型。在WHO-HAEM5取消了该诊断。该病起病急,症状严重,常有乏力、高热和骨痛,无脾大或轻微肿大。骨髓穿刺常不成功,由于骨质坚硬,易"干抽",该型少见,病程较短。外周血常见显著全血细胞减少,偶见原始细胞、幼粒细胞和幼红细胞,并可见病态造血细胞,泪滴状红细胞少见。骨髓增生常呈极度降低,原始细胞可增多,通常≥20%,原始细胞MPO往往为阴性。因此,不易区分不同系列的原始细胞。三系伴有明显的病态造血,常易见粒系病态、原早红、小巨核细胞、单圆核巨核细胞及多圆核巨核细胞。骨髓活检比骨髓涂片更为重要,骨髓切片中,有核细胞显著增殖,由三系造血细胞组成,特征性的改变包括原始细胞增生灶和显著发育异常的巨核细胞,Gomori染色网状纤维增多(3级)并有粗纤维。免疫表型:原始细胞常表达CD34和一个或多个髓系相关抗原(CD13、CD33、CD117),MPO常阴性。少数病例原始细胞表达巨核细胞相关抗原(CD41、CD42、CD61)。有些病例原始细胞还表达红系标记,如CD71、GPA和血红蛋白A。细胞遗传学及分子生物遗传学无特异性异常改变,但患者若检测出复杂核型或融合基因突变,常提示预后不良。该病的鉴别诊断很重要,需要与原发性骨髓纤维化(PMF)、AML继发的骨髓纤维化、AMKL、AML-MRC、MDS-EB-F相鉴别。

诊断要点见表3-4-2。

表3-4-2 WHO-HAEM4R和WHO-HAEM5(由分化定义的AML)的诊断要点

	WHO-HAEM4R(AML,NOS)	WHO-HAEM5(由分化定义的AML)
伴微分化型急性髓系白血病	原始细胞≥20%,MPO或NSE阴性,但流式细胞术可检测到髓系标志物,形态学无法诊断。需要流式细胞检测判断	细胞化学染色提示原始细胞MPO阳性(<3%),苏丹黑B(SBB)阴性;表达两种或多种髓系相关抗原,如CD13、CD33和CD117
伴未成熟型急性髓系白血病	原始细胞≥20%,≥3%的原始细胞表达MPO,早幼粒细胞以下阶段细胞≤10%	原始细胞MPO阳性率>3%(免疫分型或细胞化学),或细胞化学染色示SBB阳性,但非特异性酶(NSE)阴性,粒系成熟细胞占髓有核细胞的<10%;表达两种或多种系相关抗原,如MPO、CD13、CD33和CD117
伴成熟型急性髓系白血病	原始细胞≥20%,并且早幼粒细胞以下阶段细胞≥10%,且单核细胞<20%	原始细胞MPO>3%(免疫分型或细胞化学),或细胞化学染色示SBB阳性;粒系成熟细胞占髓有核细胞的10%;单核系细胞占髓有核细胞的20%;表达两种或多种髓系相关抗原,如MPO、CD13、CD33和CD117
急性粒-单核细胞白血病	原始细胞≥20%,粒系及以下阶段≥20%,并且单核细胞≥20%[通过形态学和(或)NSE组化染色确定的]	单核细胞及其前体≥20%;粒细胞≥20%;原始细胞MPO阳性率>3%(免疫分型或细胞化学)
急性单核细胞白血病	原始细胞≥20%,并且单核细胞[通过形态学和(或)NSE细胞化学染色]≥80%,成熟粒细胞<20%	80%原始单核细胞和(或)幼单核细胞;成熟粒细胞<20%;原始细胞和幼稚单核细胞至少表达两种单核细胞标志物,包括CD11c、CD14、CD36和CD4或细胞化学染色NSE阳性
急性红系白血病 WHO-HAEM4R:纯红系白血病	骨髓红系细胞>80%,并且红系中的原始红细胞≥30%	不成熟红系细胞(原红细胞)>30%;髓中以红系为主,通常80%
急性巨核细胞白血病	原始细胞≥20%并且≥50%表达巨核细胞标志(CD41、CD42或CD61)	原始细胞表达至少一种或多种血小板糖蛋白:CD41(蛋白)、CD61(糖蛋白Ia)或CD42b(糖蛋白Ib)
急性嗜碱性粒细胞白血病	原始细胞≥20%,原始细胞具有嗜碱性粒细胞形态特征,嗜碱性粒细胞标志物阳性,免疫表型特征与APL相似,CD34和HLA-DR低表达或阴性。CD13和(或)CD33、CD123、CD203c、CD117和CD11b通常阳性,CD117阴性	原始细胞和未成熟/成熟的嗜碱性粒细胞的甲苯胺蓝染色呈异染性;原始细胞的MPO、SBB和NSE细胞化学染色阴性;CD117表达不强(排除肥大细胞白血病)
急性全髓增殖伴骨髓纤维化(APMF)	骨髓有核细胞增生降低,三系原始细胞升高,原始粒细胞通常≥20%,原早红、小巨核、单圆核巨核及多圆核巨核细胞。粒红巨三系伴有明显的发育不良。骨髓活检有核细胞显著增殖,由三系造血细胞组成,特征性的改变包括原始细胞增生灶和显著发育异常的巨核细胞,Gomori染色网状纤维增多(3级)并有粗纤维。	已删除

(刘腾蛟　高晓鹏　万佳　张云　李婷)

第五节　髓系肉瘤

一、概论

髓系肉瘤(MS)也被称为粒细胞肉瘤，是一种罕见的来源于血液系统的恶性肿瘤，是由髓系来源的不成熟细胞而形成的实体肿瘤，因富含髓过氧化物酶，且部分肿瘤切面呈绿色，故又称绿色瘤。WHO-HAEM4R关于淋巴造血组织肿瘤新版分类中将MS定义为一种发生在骨髓以外解剖部位，由伴或不伴成熟迹象髓系原始细胞所构成的肿块，包括孤立性MS(非白血病性MS)和白血病性MS(白血病髓外浸润)。白血病患者的髓外浸润表现可发生在任何部位，但只有形成实质性肿块并破坏正常组织结构时才能诊断为MS。

白血病细胞可发生髓外浸润，临床上常见如肝、脾和淋巴结肿大，骨骼和关节疼痛，睾丸无痛性肿大等，对于这一类白血病诊断并不困难。但有些白血病，当其发生白血病细胞髓外浸润时，其表现可能会先于正常骨髓造血功能受抑制的表现，特别是浸润到一些少见的部位如颅骨、脊髓等部位时，由于其症状的不典型性，极易被误诊，导致延误治疗。

二、简要病史

患者女，41岁，主诉“背痛半月余，双下肢无力3日余”。

现病史：入院半个月前无明显诱因出现背部疼痛，尚可忍受，无明显加剧及缓解因素，无向他处放射，无肢体无力等，未重视未诊治。入院3天前自觉双下肢麻木，偶有双下肢疼痛，渐出现双下肢无力，无法行走。无发热、盗汗、消瘦，无畏冷、寒战等不适，为求进一步诊治就诊我院，门诊拟“双下肢无力原因待查”收入院。发病以来，精神、睡眠、食欲欠佳，大小便正常，体重未见明显改变。

既往史：平素体健。否认病毒性肝炎、肺结核病史，否认脑血管疾病、心脏病史，否认精神病史、地方病史、职业病史。否认外伤、输血、中毒、其他手术史。过敏史：未发现。预防接种史不详。

三、实验室检查

(一)血常规

白细胞计数为$10.96 \times 10^9/L$，血红蛋白为133g/L，血小板计数为$350 \times 10^9/L$，中性粒细胞百分比为84.8%，淋巴细胞百分比为11.9%，单核细胞百分比为2.1%，嗜酸性粒细胞百分比为0.6%，嗜碱性粒细胞百分比为0.1%。

(二)外周血形态

白细胞数偏高，分类可见中性杆状核粒细胞4%，中性分叶核粒细胞83%，淋巴细胞11%，单核细胞2%。成熟红细胞形态大致正常，血小板呈散在或小簇状分布(图3-5-1)。

(三)骨髓形态

取材、涂片、染色良好。骨髓增生活跃，粒系比例偏低占38.5%，中性中、晚幼粒细胞比例偏低，各阶段粒细胞形态未见明显异常；红系比例大致正常，以中、晚幼红细胞为主，各阶段细胞形态大致正常；全片可见巨核细胞59个，血小板小堆、单个分布，散在可见。可见异常细胞占18.5%，胞体偏大，

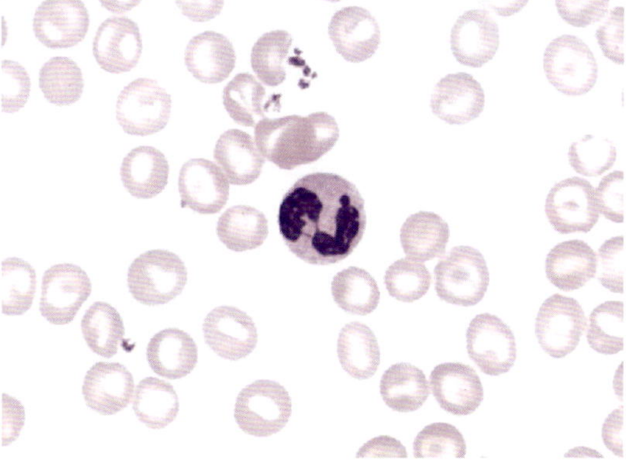

图3-5-1　外周血涂片瑞氏染色，×1000

大小不一，呈圆形或椭圆形，胞浆量丰富呈嗜碱性，可见空泡，部分可见数量不等的紫红色嗜天青颗粒；胞核呈圆形或不规则形，核染色质疏松，部分细胞可见核仁（图3-5-2至图3-5-5）。MPO染色：32%阳性，积分68分（图3-5-6）；AS-DCE染色：16%阳性，积分28分（图3-5-7）。

形态学意见：可见异常细胞占18.5%，结合形态组化特点，倾向来源于髓系，请结合临床及病理等相关检查。

（四）细胞遗传学

染色体核型分析显示46，XX[20]。

（五）影像学检查

腰椎/胸椎CT平扫+三维重建示：T4-7水平椎管内占位，T6-7椎体右侧软组织肿块。

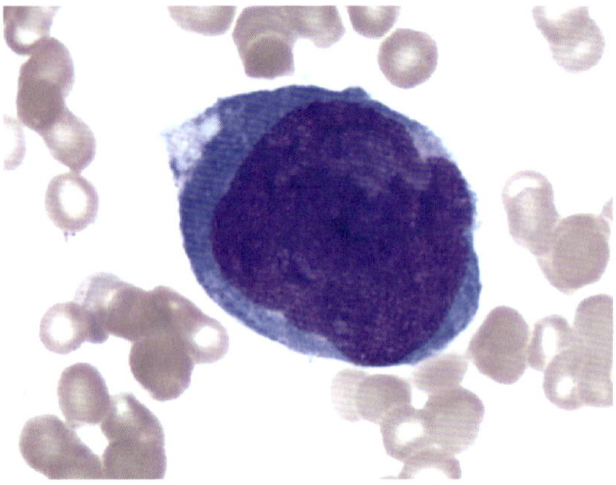

图3-5-2　骨髓涂片瑞吉染色，×1000

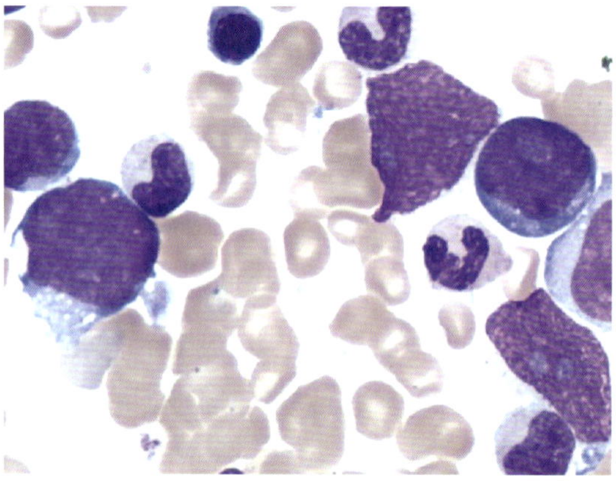

图3-5-5　骨髓涂片瑞吉染色，×1000

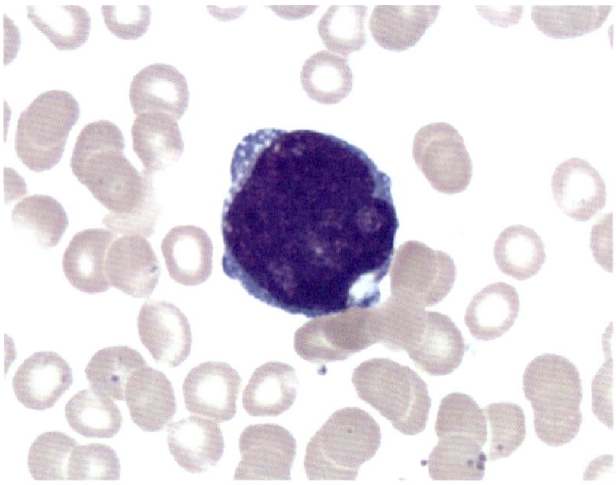

图3-5-3　骨髓涂片瑞吉染色，×1000

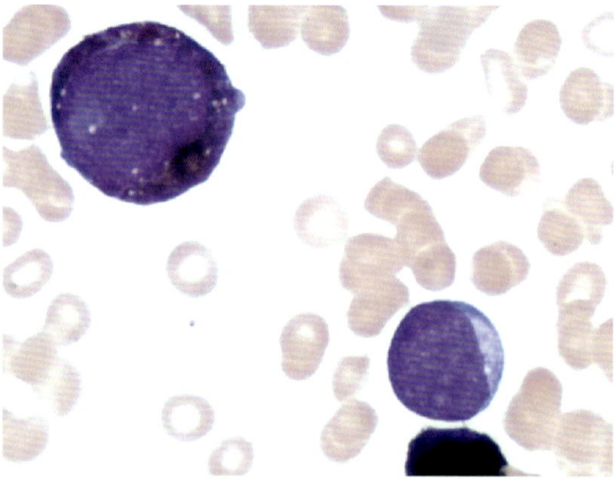

图3-5-6　骨髓涂片MPO染色，×1000

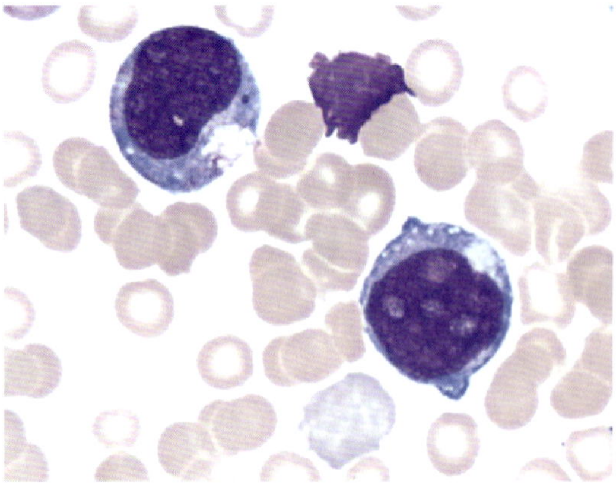

图3-5-4　骨髓涂片瑞吉染色，×1000

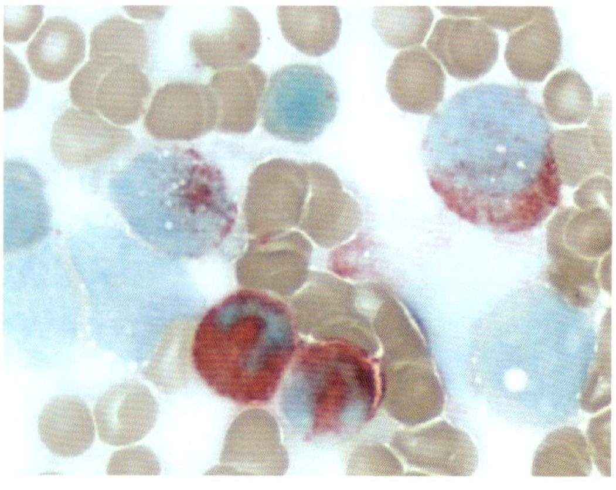

图3-5-7　骨髓涂片DCE染色，×1000

(六)病理学检查

(胸椎肿物)结合免疫组化结果,符合造血系统恶性肿瘤,髓系来源,请结合临床鉴别粒细胞肉瘤或白血病累及胸椎(图3-5-8)。

免疫组化:CK-、CD56部分+、CD3-、CD20-、CD138-、CD38个别+、CD10-、Bcl-2弥漫+、Bcl-6-、MUM1-、CD30-、Ki-67(+,80%)、PAX-5-、TdT-、CD43弥漫+、Bob-1-、LCA-、CD2-、CD5-、CD7-、MPO部分+、CD34弥漫+、CD117+、CD99弥漫+、CD123-、CD68-、CD15-。原位杂交:EBER-。

四、最终诊断

髓系肉瘤侵犯骨髓。

五、病例解析

本例患者为中年女性,因"腰背部疼痛伴双下肢无力"就诊入院,初步考虑可能为神经系统方面疾病所致双下肢无力,行腰椎及胸椎CT平扫及三

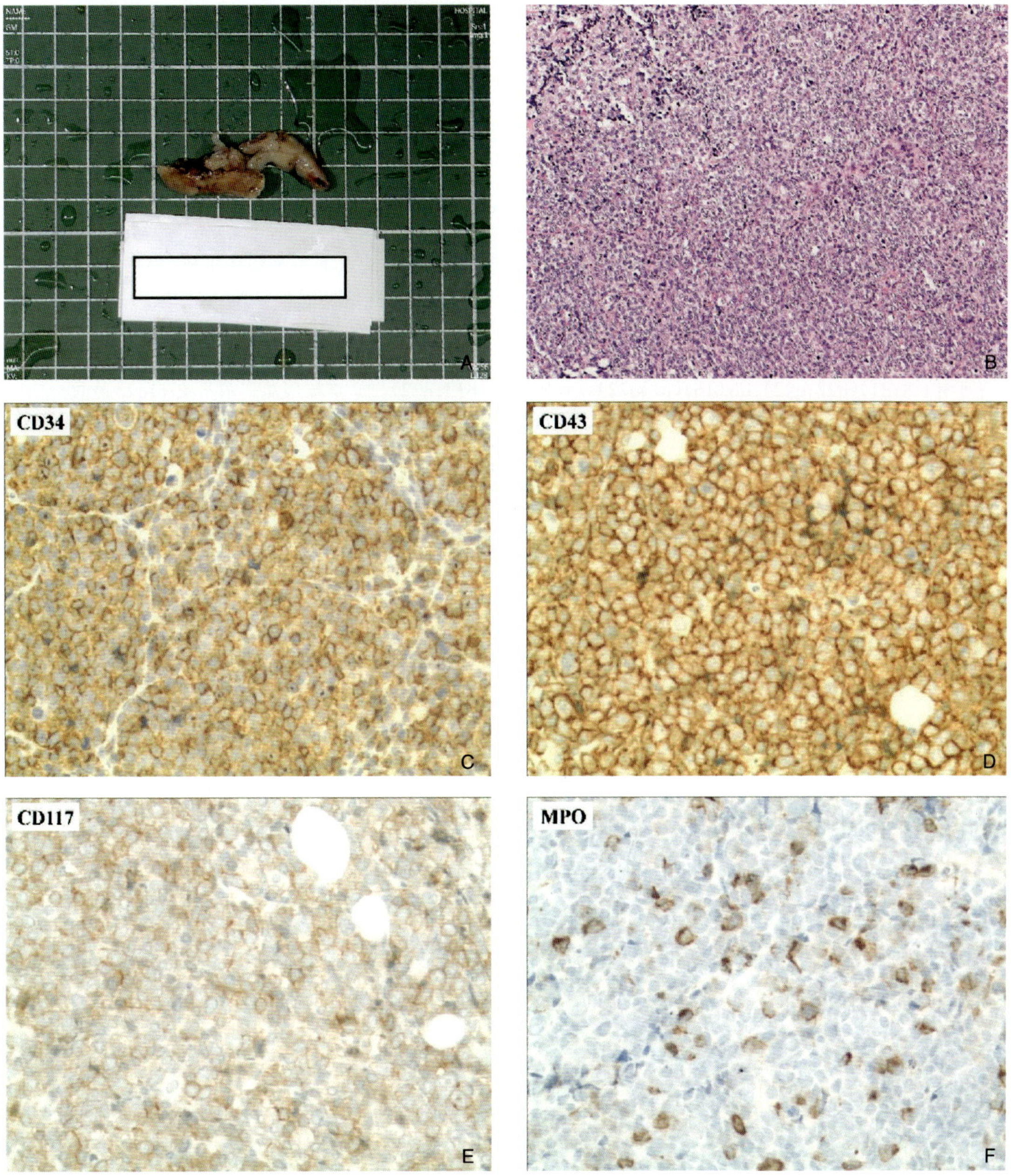

图3-5-8 胸椎肿物切片免疫组化,×400

维重建示椎管内肿物，椎体软组织肿块。一般由肿瘤引起的急性脊髓压迫症者临床诊断考虑转移癌或原发性脊柱肿瘤，而极少考虑白血病髓外浸润或孤立性MS引起的。MS临床上少见，其中以脊髓、神经压迫表现为首发症状的病例更是罕见。

脊柱MS合并脊髓压迫患者临床表现为脊髓和神经根受压症状为主，表现为双下肢进行性乏力或截瘫，大小便失禁及疼痛，其中以疼痛多见，一般较为剧烈，后逐渐出现下肢运动、感觉障碍和括约肌功能障碍，较难与白血病常见的临床表现相联系，且该患者血常规结果基本正常，无贫血、出血及发热等白血病常见的临床症状，这时骨髓细胞形态学检查尤为重要。

在该患者的骨髓涂片中可见异常细胞占18.5%。MPO染色：32%阳性，积分68分；AS-DCE染色：16%阳性，积分28分。结合形态组化特点，考虑为髓系来源肿瘤。术后肿物病理检查提示符合淋巴造血系统恶性肿瘤，结合免疫组化结果考虑髓系来源，最终临床综合以上检查结果考虑髓系肉瘤侵犯骨髓。

六、诊断要点

参照《血液病诊断及疗效标准（第4版）》，见表3-5-1。

表3-5-1　髓系肉瘤的诊断要点

髓系肉瘤（MS）的诊断有以下主要特征：
- 不成熟的髓系细胞只有形成实质性肿块并破坏正常组织结构时才能诊断
- 细胞形态学：髓系肉瘤最常见类型是粒细胞肉瘤，由原粒细胞、中性粒细胞及其前提细胞组成，确定诊断依靠细胞化学和免疫表型分析，粒细胞肉瘤MPO阳性、萘酚ASD氯乙酸酯酶阳性，原始单核细胞肉瘤NAE阳性
- 免疫表型：粒细胞肉瘤可表达CD13、CD33、CD117、MPO，原单核细胞肉瘤可表达CD14、CD11b、CD11c、溶菌酶和CD68；髓系肉瘤多表达CD43
- 遗传学：可有t(8;21)(q22;q22)，inv(16)(p13q22)或t(16;16)(p13;q22)。原单核细胞肉瘤可有11q23易位

（王炳龙　张云　黄兴琴　高晓鹏　侯玉兰）

第六节　唐氏综合征相关的髓系增殖

唐氏综合征（DS，即先天愚型）相关的骨髓增殖症分为两种：短暂性骨髓增生异常（TAM）和唐氏综合征相关髓系白血病（DS-ML）。DS人群患白血病风险是正常人群的10~100倍，小于5岁的DS儿童罹患AML的危险性增加了约150倍，且这种风险一直延伸到成年人。小于4岁的DS儿童ALL与AML的发病率比例大致为1.0∶1.2，而同一年龄组的非DS儿童这一比例是4∶1。4岁以下的DS儿童AML病例70%是急性巨核细胞白血病，而在非DS儿童中该类型白血病的发生率仅为3%~6%。发生在DS儿童的急性巨核细胞白血病有其独特的形态学、免疫表型、分子和临床特征，如有GATA1突变，因此被WHO分类认定为独特类型。WHO明确指出，DS患儿的MDS与AML在生物学上并无明显差异，因此，比较性诊断鉴别流程并不切实需要，且不会具有预后或治疗的重要性，这种疾病类型是DS儿童特有的，所以DS-ML这一名称包括了MDS和AML。

一、短暂性骨髓增生异常

（一）概论

短暂性骨髓增生异常（TAM），是一种DS新生儿的独特疾病，表现为一种血液学疾患，约10%的DS新生儿在出生后数天可出现一过性髓系异常造血，称为短暂性骨髓造血异常或短暂性骨髓异常增殖性疾病，可在出生后3~7天确诊，无症状患儿诊断常延迟。TAM预后良好，多数病例经过数周至3

个月的时间自发消退。20%~30%的这种患儿于3岁之前发生不自发缓解的急性巨核细胞白血病。TAM临床症状个体差异较大，可表现为无症状，也可能病情重，如肝脾大、心包积液、胸腔积液、转氨酶水平升高、黄疸、凝血功能异常、腹水等。TAM外周血主要表现为白细胞增多(往往伴有原始细胞增多，且原始细胞比例高于骨髓)，血小板减少，如果外周血不存在原始细胞或白细胞数量增多，TAM诊断比较困难。值得注意的是，正常新生儿外周血循环中可见到少量原始细胞，比如新生儿败血症、先天性感染、溶血、呼吸困难等疾病引起的类白血病反应可使外周血白细胞总数升高，甚至出现原始细胞。骨髓原始细胞形态上多提示原始巨核细胞特点：胞质嗜碱性、边缘突起、胞浆粗大颗粒或空泡、核染色质厚实、核仁清晰等。原始细胞具有巨核细胞表型。TAM细胞遗传学多有21-三体，在表型正常的21-三体嵌合型患儿很少见TAM，无21-三体异常的患儿更是罕见。分子生物学常见获得性GATA1突变，此突变产物促进巨核细胞增生。

(二)简要病史

患者女，5天，出生后患儿精神反应差，吐奶，入NICU治疗。体格检查：眼距宽，鼻梁低平，皮肤黄染，巩膜轻度黄染，面部和四肢皮肤针尖大小出血点；双肺呼吸音粗；心前区可闻及2~3/6收缩期杂音；左手通贯掌。

(三)实验室检查

1. 血常规

白细胞计数为$18.74 \times 10^9/L$，中性粒细胞计数为$9.15 \times 10^9/L$，淋巴细胞计数为$4.44 \times 10^9/L$，单核细胞计数为$4.74 \times 10^9/L$，红细胞计数为$4.1 \times 10^{12}/L$，血红蛋白为114g/L，血小板计数为$75 \times 10^9/L$。

2. 其他辅助检查

生化检查：TBIL为216.4μmol/L，DBIL为35.1μmol/L，IBIL为181.3μmol/L，ALT为41U/L，AST为43U/L，GGT为325U/L，超敏CRP为61.25mg/L，TSH为7.38IU/mL。

3. 外周血形态

白细胞升高，原始细胞占45%，偶见小巨核及幼稚血小板(图3-6-1和图3-6-2)。

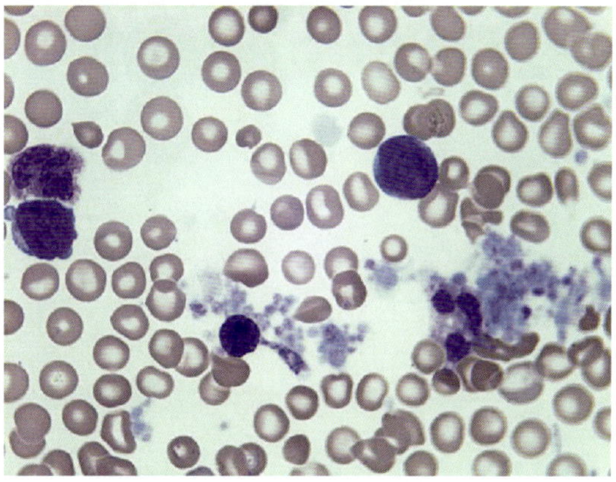

图3-6-1 外周血涂片瑞吉染色，×1000

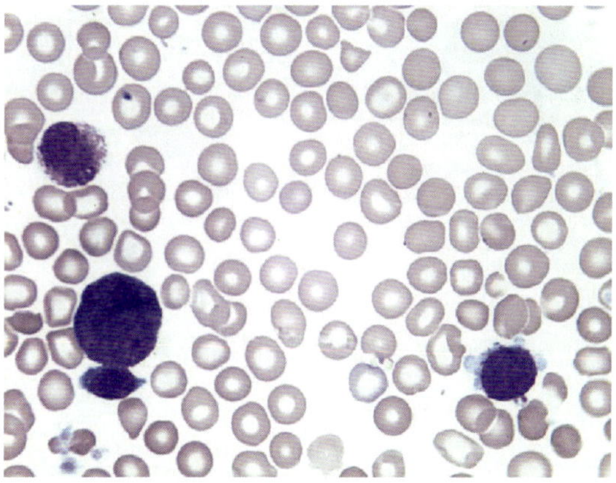

图3-6-2 外周血涂片瑞吉染色，×1000

4. 骨髓形态

取材、涂片、染色良好。骨髓增生活跃，涂片见一类异常细胞占71%，该类细胞胞体较大，呈类圆形、椭圆形；胞浆量少，蓝色，呈云雾状，偶有瘤状突起；胞核类圆形，核染色质厚实；核仁部分清楚。形态考虑为原始巨核细胞(图3-6-3和图3-6-4)。粒系及红系增生降低。全片见巨核细胞37枚，偶见成簇小巨核聚集。血小板单个散在，簇状少见。白血病细胞化学染色：MPO阴性(图3-6-5)，PAS阳性率60%+(图3-6-6)。

形态学意见：AL(M7待排)，建议进行免疫分型、染色体及分子生物学检查。

5. 患儿复诊结果

该患儿初诊后未进行任何血液病ICM检查及

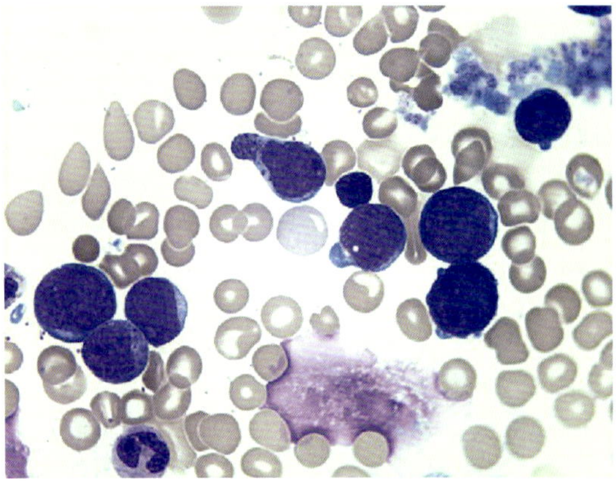

图3-6-3 骨髓涂片瑞吉染色,×1000

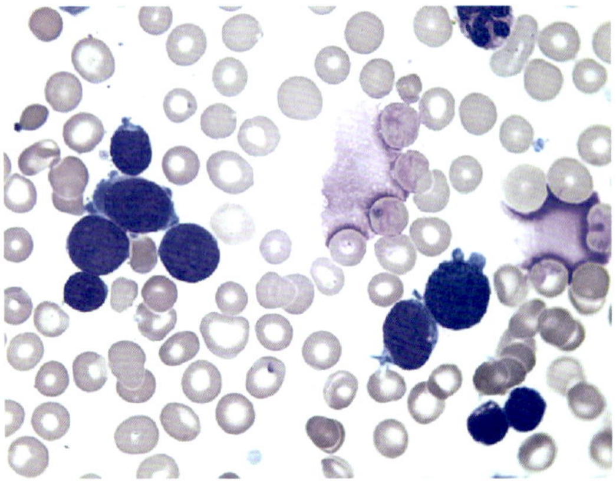

图3-6-4 骨髓涂片瑞吉染色,×1000

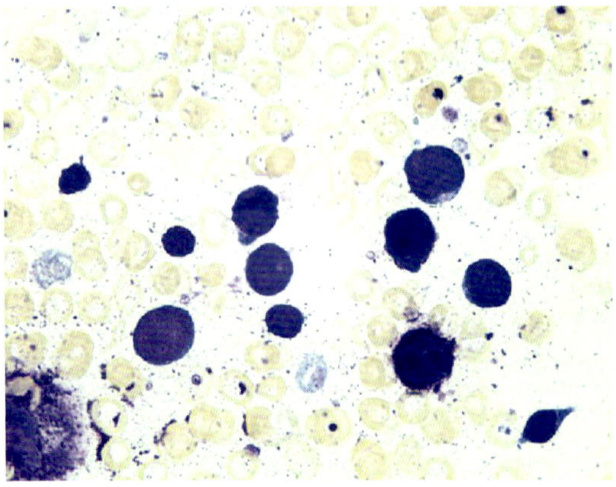

图3-6-5 骨髓涂片MPO染色,×1000

治疗,两年后再次就诊。血常规:白细胞计数为4.3×10^9/L,红细胞计数为3.2×10^{12}/L,血红蛋白为121g/L,血小板计数为190×10^9/L,复查骨髓形态,提示大致正常骨髓象(图3-6-7)。

6.染色体检查

复诊查外周血染色体示:46,XX[5],为正常核型。

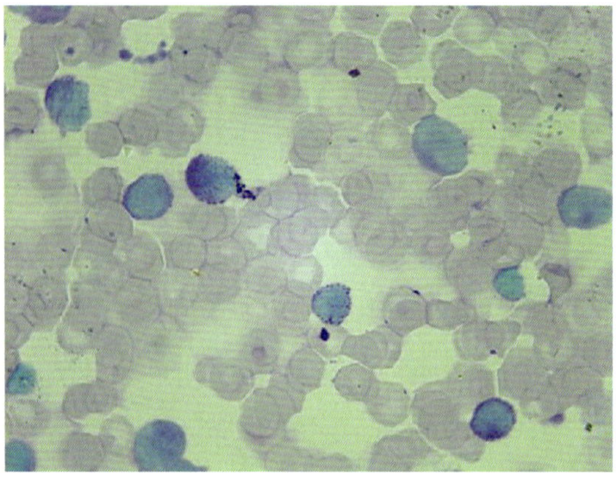

图3-6-6 骨髓涂片PAS染色,×1000

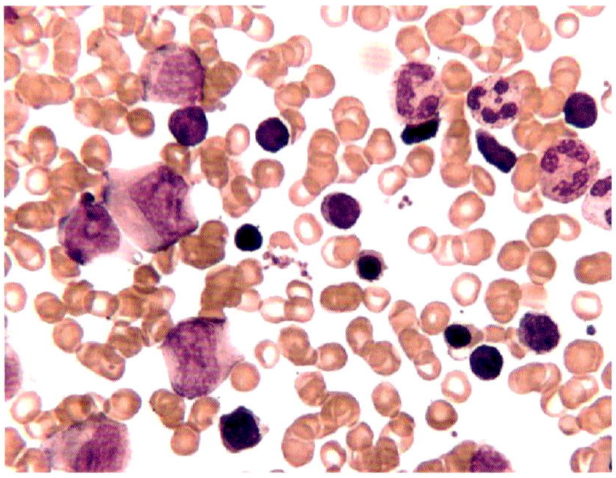

图3-6-7 骨髓涂片瑞吉染色,×1000

(四)最终诊断

短暂性骨髓增生异常(TAM)。

(五)病例解析

患儿为5天龄新生儿,"因出生后精神反应差、吐奶、黄疸"入院。患儿血象一高两低,伴有出血点,镜检发现原始细胞,进行了骨穿。外周血出现原始细胞的疾病对于新生儿来讲,主要见于类白血病反应、急性白血病、幼年型粒-单核细胞白血病(JMML)和TAM。本例从外周血及骨髓形态学来看,均有原始巨核细胞特点,同时伴随小巨核成簇出现,故考虑AML-M7的可能大,遗憾的是患儿家属要求出院,没有相关的免疫分型或遗传分子生物学证据进一步证实。体格检查:眼距宽,鼻梁低平,左手通贯掌,看似患儿有唐氏特殊容貌,心前区可闻及2~3/6收缩期杂音,说明合并先天性心脏病的可能,但未做超声。患儿2岁时再次来我院查外周血染色体:46,XX,为正常核型,说明患儿非单纯唐氏综合征,但不能排除21-三体嵌合型的可能。复查骨髓三系增生，未见异常，总体来说本例为一过性异常的TAM，如果与DS无关，则是极为罕见病例，也说明有些TAM无须特殊处理可自行转归正常。家属避嫌，后续随访未果。

（六）诊断要点（表3-6-1）

OIDSC研究认为TAM的标准是：

新生儿外周血原始细胞>10%，并且原始细胞存在GATA1基因突变。

当DS患儿外周血原始细胞比例<10%且存在GATA1基因突变并不存在TAM相关临床症状时，被称为“静止TAM”。>80%的TAM患儿在3~6个月内自发缓解，但仍有超过10%的TAM或“静止TAM”在出生后的5年内发展为DS-ML，该过程经历3个步骤：①胎儿肝脏造血时，21-三体干扰正常造血；②获得性GATA1基因突变，该基因存在于X染色体，编码蛋白可调控巨核、红系增生，TAM静止或爆发与GATA基因突变的克隆数有关；③获得除GATA1基因以外的其他基因突变，如RAD21、STAG2、SMC3、SMC1A等进展到DS-ML。

表3-6-1　**短暂性骨髓增生异常（TAM）诊断要点**

血常规	白细胞不同程度升高、血小板减少，贫血少见
外周血	可见嗜多色性红细胞、有核红细胞、巨大血小板和巨核细胞碎片，往往伴有原始细胞增多，且原始细胞比例高于骨髓，部分患儿外周血嗜碱性粒细胞增多
骨髓	原始细胞呈特征性的原始巨核细胞形态，MPO阴性。常伴红系、巨核系发育异常 活检标本免疫组化检测CD41、CD42b和CD61对确认巨核系原始细胞具有诊断性
免疫表型	多表达CD34、CD117、CD13、CD33、CD7、CD42、CD41、CD61、CD71和CD36，常异常表达CD7和CD56
细胞和分子遗传学	+21染色体，常有GATA基因突变

（高晓鹏　黄兴琴　龙芳　蒋玲琳　李婷）

二、唐氏综合征相关髓系白血病

（一）概论

唐氏综合征（DS）相关髓系白血病（DS-ML）包括了DS-MDS和DS-AML。由于DS患儿AML发病前常有比较长的MDS时期，MDS期与AML期无明显的生物学及预后差异，因此定义为同一病种，即DS-ML。患有DS的人患白血病风险比正常人群增加10~100倍，DS患儿在5岁前白血病发病率较正常同龄儿童高50倍，其中发生急性巨核细胞白血病（AML-M7）的概率更是高出非DS组达500倍，小于4岁的DS儿童的AML病例70%是AML-M7。DS与AML之间的关联性明显高于ALL，2016年大数据研究中，DS患儿4岁时的AML累积发病率为1405/100 000，14岁时保持不变；4岁时的ALL累积发病率为1059/100 000，14岁时的累积发病率为1714/100 000。5岁以下DS患儿发生AML尤其是AML-M7的风险最高，DS与ALL风险之间的相关性与既往报道一致。大多数DS-ML主要发生在出生后前3年，事先可有或无TAM，髓系白血病较迟发生，大多数年龄<5岁。骨髓原始细胞<20%的患儿临床病程相对惰性，进程缓慢，起初常表现为一段时间的血小板减少。白血病前期相当于难治性血细胞减少，大多都会进展为原始细胞增多的MDS或明显的白血病。

DS-ML在临床表现、形态学、免疫表型及遗传学方面与TAM相类似，呈现AML-M7原始细胞形态及细胞化学染色特征，但不限于M7。大多数病例的原始细胞KIT（CD117）、CD13、CD33、CD11b、CD7、CD4、CD42、CD110（TPO-R）、IL-3R、CD36、CD41、CD61和CD71为阳性，髓过氧化物酶、CD15、CD14和血型糖蛋白A为阴性。骨髓活检常见纤维化。但与TAM不同的是，有50%的病例的CD34为阴性，约有30%的病例CD56和CD41阴性。发生其他类型AML的肿瘤性原始细胞呈现与各自类型相应的免疫表型。遗传学除有21-三体和GATA1突变外，染色体异常可合并+8，-7较罕见。

（二）简要病史

患儿男，1岁8个月，发现心脏杂音1年余，予进行介入手术治疗入住我院。患儿于出生后40天发现心脏杂音，左2~3肋骨连续性杂音，未进行特殊治疗。体格检查：体温36.7℃，发育落后，前囟门未闭合，面色苍白，特殊面容，鼻梁低平，眼距宽，外眦上斜。肝右肋下2cm，脾脏未触及。

（三）实验室检查

1. 血常规

白细胞计数为$2.81\times10^9/L$，N为38.7%，L为52.7%，红细胞计数为$0.95\times10^{12}/L$，血红蛋白为34g/L，血小板计数为$24\times10^9/L$。

2. 其他辅助检查

血清学检查：FIB为1.38g/L，LDH为314U/L。

影像学检查：超声示动脉导管未闭。肺动脉高压（内径为2.7cm，收缩压为40mmHg）。

3. 外周血形态

白细胞减少，可见原始粒细胞，胞浆含奥氏小体；成熟红细胞稀疏；血小板少见（图3-6-8）。

4. 骨髓形态

第1次胸骨取材稀释。

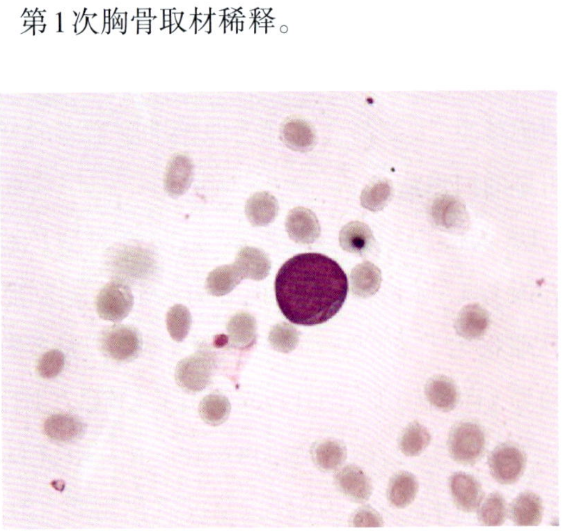

图3-6-8 外周血涂片瑞氏染色，×1000

第2次髂骨取材、涂片、染色良好。骨髓增生明显活跃，原始细胞占67.5%，该类细胞大小不一，呈圆形或椭圆形，胞浆量少或中等，呈蓝色，部分胞浆可见散在或成簇分布的紫红色的嗜碱性颗粒，奥氏小体少见；核呈圆形或椭圆形，可见凹陷与切迹，染色质细致，核仁清楚，1~3个。偶见小巨核细胞。MPO为+12%。PAS为+4%（图3-6-9至图3-6-12）。

形态学意见：AML-M2，建议进行相关检查。

5. 骨髓免疫分型

流式结果骨髓中约有54.1%的异常幼稚髓系细胞，其免疫表型为cMPO+、CD34部分+、CD33+部分、CD117+、CD13+、CD33+、HLD-DR+、CD38+、CD9+、CD123部分、CD15+、CD7+少部分。

6. 外周血染色体检查

47，XY，+21[20]

7. 融合基因

TEL-AML、E2A-PBX1、RBM15-MKL1、BCR-

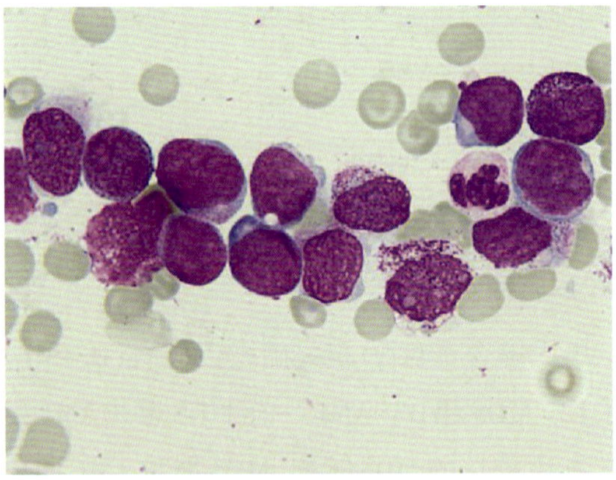

图3-6-9 骨髓涂片瑞氏染色，×1000

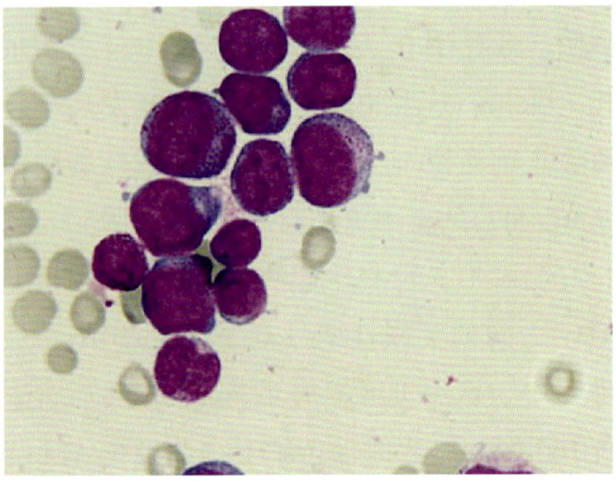

图3-6-10 骨髓涂片瑞氏染色，×1000

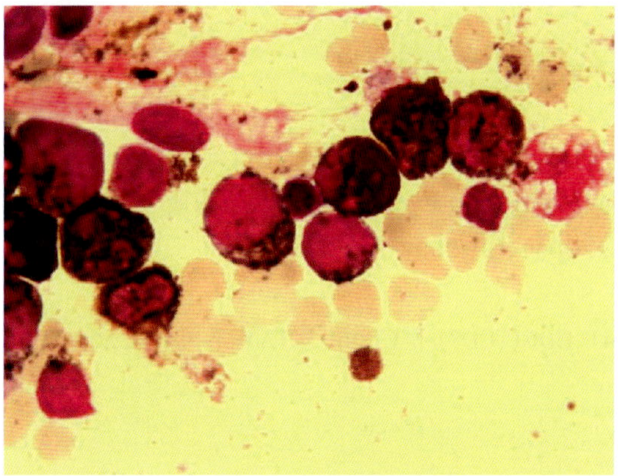

图 3-6-11　骨髓涂片 MPO 染色，×1000

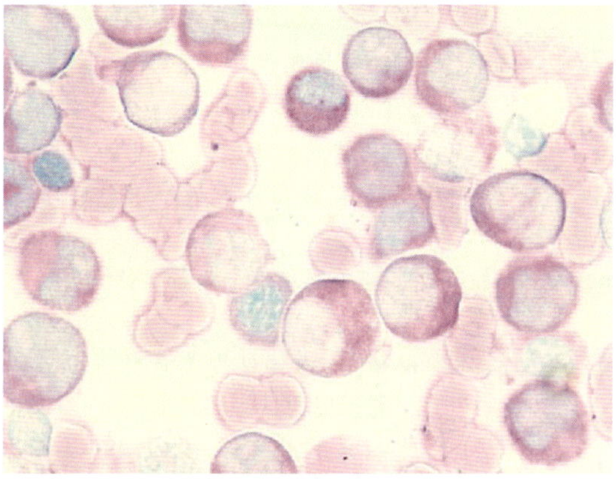

图 3-6-12　骨髓涂片 PAS 染色，×1000

ABL1、MLL-AF4、AML-ETO、PML-RARA、CBFβ-MYH11[(inv(16)]均为阴性。

FISH 检测：CBFβ、ETO/AML1、MLL 重排均为阴性。

8.AML 预后相关基因突变检测

GATA1 基因上检测到无义突变：c.35C>G(p.Ser12Ter)(杂合，突变频率 11.32%)；FLT3-ITD、C-kit/D816、NPM1、CEBPA 突变基因阴性。

(四)最终诊断

唐氏综合征相关髓系白血病(DS-ML)、21-三体综合征。

(五)病例解析

本例为唐氏综合征患儿，从出生就发现心脏杂音，1年余后予进行介入手术治疗。患儿面容特殊，表现为21-三体患儿特有的鼻梁低平、眼距宽、外眦上斜。术前血常规三系明显降低，同时肝大，高度怀疑恶性血液病。血涂片见含奥氏小体的原始粒细胞，指向MPS-EB-2或AML方向。骨髓原始细胞占67.5%，胞浆有颗粒及MPO部分阳性，与流式结果骨髓中约有54.1%的异常幼稚髓系细胞相符合。进一步结合外周血染色体核型47，XY，+21[20]，唐氏患儿无疑。融合基因及FISH检测均阴性。相关基因突变检测GATA1基因上检测到无义突变(杂合，突变频率11.32%)，与骨髓偶见小巨核细胞有一定相关。故综合诊断为唐氏综合征相关髓系白血病(DS-ML)。

绝大多数DS儿童发生髓系白血病是在5岁以下，本例符合。20%~30%有前期TAM病史的儿童会发生DS髓系白血病，并且白血病常发生于TAM后1~3年，本患儿出生未发现TAM，病程相对惰性，进程缓慢，骨髓偶见小巨核细胞，并不能证实从MDS转化而来，无骨髓活检亦不能全观巨核细胞形态，但本例初次穿刺失败不排除胸骨有网硬蛋白增生，导致取材困难。50%的DS-ML呈现AML-M7原始细胞形态及细胞化学染色特征，但本例形态学表现为M2。DS儿童可有非M7髓系白血病，假如没有GATA1突变，是否应诊断为“普通”AML或MDS，有待商榷。笔者认为DS患儿可罹患各种白血病(髓系或淋系)，假如不具有GATA1突变和JAK-STAT途径突变的特征，诊断为DS-ML需谨慎，大于5岁的DS患儿，如没有GATA1突变，应诊断为普通MDS或AML。DS-M7同时需要与急性髓系(原巨核细胞)白血病伴t(1;22)(p13;q13)；RBM15-MKL1鉴别，后者多发生于6个月以内婴幼儿，临床表现、形态和免疫学可与DS-ML相同，但绝大多数的遗传学表现为t(1;22)(p13.3;q13.1)核型异常，并形成RBM15-MKL1融合基因，而DS-ML的遗传学异常多为+21，伴GATA1基因突变。

(六)诊断要点及鉴别诊断

见表3-6-2和表3-6-3。

表3-6-2 唐氏综合征相关髓系白血病的诊断要点

血常规	白血病前期可有难治性血细胞减少，红系发育异常显著 白血病期白细胞不定，血小板常明显减少
外周血形态	可见原始细胞、有核红细胞，成熟红细胞异形性明显，可见巨大血小板或巨核细胞裸核
骨髓形态	原始细胞多呈特征性的原始巨核细胞形态，常伴红系发育异常，易见发育异常巨核簇 活检标本可有显著网硬蛋白增生，免疫组化检测CD41、CD42b和CD61对确认巨核系原始细胞具有诊断性
免疫表型	大多表达CD117、CD13、CD33、CD7、CD42、CD41、CD61、CD71和CD36，与TAM不同的是50%CD34阴性、30%的CD56阴性
细胞和分子遗传学	+21染色体，GATA1基因突变

表3-6-3 先天性白血病、TAM及DS-ML的鉴别诊断要点

	先天性白血病	TAM	DS-ML
本质	白血病	一过性骨髓增殖紊乱	MDS或白血病
年龄	28天内	3个月内	3个月至5岁
对象	新生儿	DS婴儿或其嵌合体	DS儿童或其嵌合体
受累造血系统及免疫表型	造血细胞各系	巨核系，常表达CD34	髓系，巨核系为主，50%表达CD34
细胞遗传学异常	不限，除外21-三体或嵌合体	21-三体或21-三体嵌合体	21-三体或21-三体嵌合体
GATAI突变	极少有	常有，少有附加突变	必须有，常伴继发染色体异常及附加基因突变
治疗	需强化疗	多数无须化疗	需采用DS特异的治疗方案
预后	难治，一旦获缓解，AML预后较ALL好 极少数自行缓解	预后良好。大多数3个月内自行缓解；少数1~3年进展为AML或死亡	年龄较小的伴GATAI突变的DS-AML对化疗比较敏感，年龄较大的伴GATAI突变的DS-AML预后差

（万佳　高晓鹏　黄兴琴　张佳思　龙芳）

第七节　急性未明系列白血病

WHO-HAEM4R版中，急性未明系列白血病（ALAL）分类，见表3-7-1。

一、急性未分化型白血病

（一）概论

急性未分化型白血病是急性白血病中的一种罕见亚型，发病率低，临床表现无特异性，与其他类型急性白血病表现类似，血常规通常表现为白细胞增多，部分出现减少，外周血和骨髓伴有原始细胞增多，原始细胞无髓细胞分化的形态学特征。MPO和酯酶均为阴性，流式检测不表达淋系或髓系特异性的标志物，原始细胞通常表达HLA-DR、CD34和

表3-7-1 ALAL分类

1.缺乏急性未分化型白血病（AUL）系列特异性抗原的急性未分化细胞白血病（AUL）
2.混合细胞白血病（MPAL），包括双表型和双系列急性白血病。原始细胞表达两个或以上系列抗原（≥2），不能肯定的将其分类为任何单一系列的混合表型急性白血病（MAL）
3.急性未明系列白血病，非特指型（ALAL，NOS），既不符合AUL也不符合MPAL，但目前尚无明确的免疫表型能准确定义该组疾病

(或)CD38,TdT可能呈阳性。CD7虽然通常被认为是T细胞抗原,但在一些CD34+造血祖细胞上弱表达,并可能在这些急性未分化型白血病中类似地表达。该类型无特异性遗传学异常,部分患者可见复杂核型,有文献研究表明,部分急性未分化白血病患者中13号染色体三体发生的概率很高。无特异的基因,但部分文献研究表明,该型可表达RUNX1、ASXL1、BCOR和PHF6突变。该类型是急性白血病诊断中的难点,通常在将急性白血病亚型分类之前,必须使用一组全面的单克隆抗体进行免疫表型表达分析,以排除来源于其他异常谱系的白血病,例如来源于浆细胞样树突状细胞、NK细胞、嗜碱性粒细胞,甚至非造血肿瘤的白血病。该类型预后较差,目前国内外无标准诊疗方案。

(二)简要病史

患儿男,9岁10个月,因"关节肿痛伴间断发热2月余"入院。病程中有反复下肢关节游走性疼痛伴红肿,间断发热,伴咳嗽。体格检查:左侧踝关节、右侧足底、左侧肘关节肿痛,局部皮温稍高,左踝关节皮肤背面见一皮下红肿突起,伴触痛,余四肢关节无明显肿痛,其余无特殊。

(三)实验室检查

1.血常规

白细胞计数为3.44×10^9/L,红细胞计数为1.48×10^{12}/L,血红蛋白为47g/L,血小板计数为65×10^9/L。

2.外周血形态

白细胞略低,原始细胞占15.0%;成熟红细胞大小不等,可见晚幼红细胞;血小板散在、少见(图3-7-1)。

3.骨髓形态

取材、涂片、染色良好。骨髓增生明显活跃,粒系增生降低,形态大致正常。红系增生活跃,以中、晚幼红细胞为主。成熟红细胞大小不一。淋巴细胞比例正常。原始细胞占50.5%,其胞体大小较为一致,呈圆形、椭圆形、不规则形,部分细胞可见少量瘤状突起;核较大,呈圆形、类圆形,可见扭曲、折叠,核染色质粗糙,部分原始细胞可见1~2个核仁,胞浆少,轻中度嗜碱。全片见巨核细胞317个,血小板易见,聚集或散在分布。MPO阴性(图3-7-2至图3-7-5)。

形态学意见:AL(类型待定)。建议进行免疫分型、染色体及分子生物学检查。

4.免疫分型

可见原始细胞约占有核细胞的25.1%,其免疫

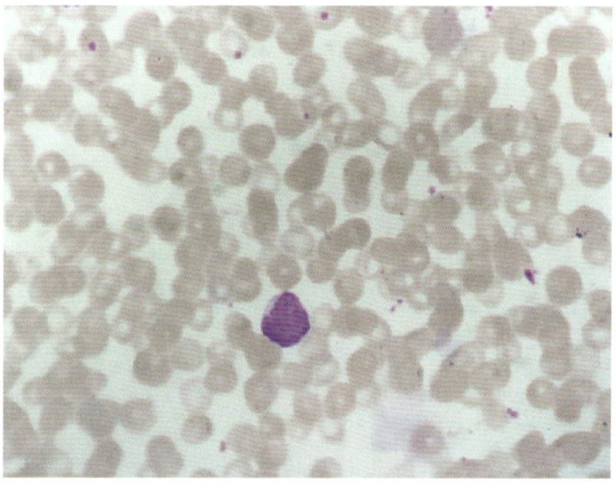

图3-7-1 外周血涂片瑞氏染色,×1000

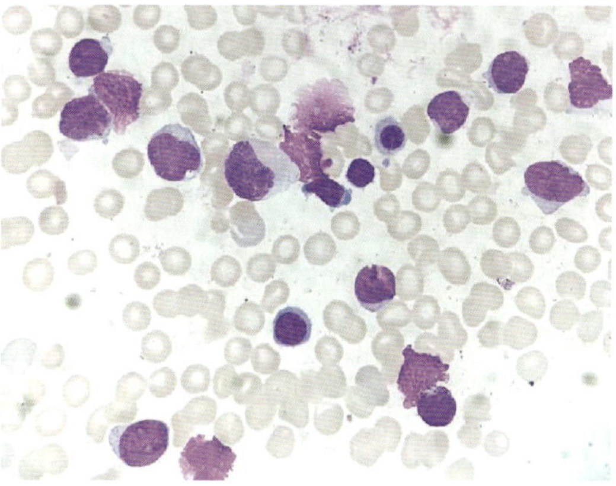

图3-7-2 骨髓涂片瑞氏染色,×1000

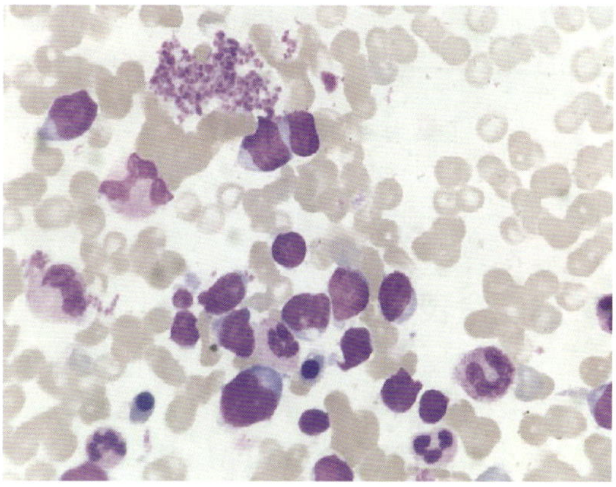

图3-7-3 骨髓涂片瑞氏染色,×1000

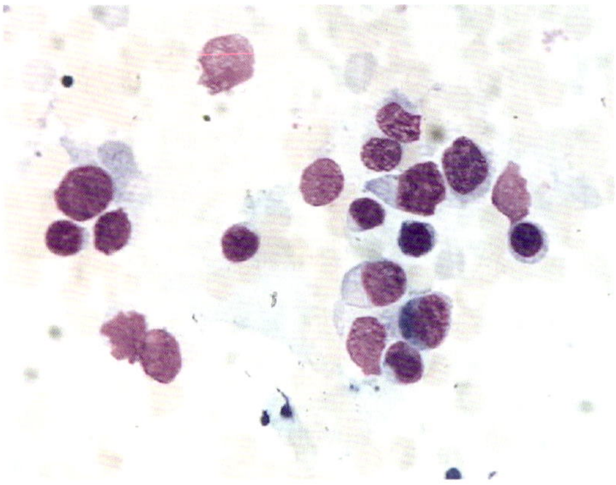

图3-7-4 骨髓涂片MPO染色,×1000

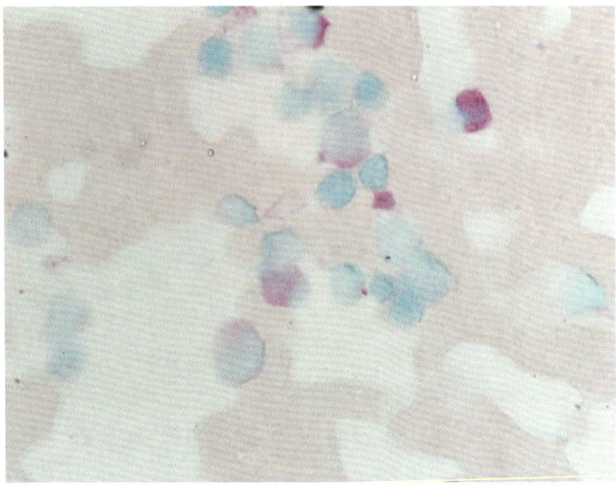

图3-7-5 骨髓涂片PAS染色,×1000

分型为CD7、CD34、CD38、CD71,部分表达CD19、CD58、CD45。

5.染色体检查

46,XY,[20]。

6.分子生物学检查

PICALM-MLLT10阳性。

(四)最终诊断

急性未分化型白血病(AUL)。

(五)病例解析

患者因关节肿痛和间断发热入院,骨髓和外周检查均可见原始细胞,骨髓原始细胞≥20%,MPO阴性,骨髓涂片中原始细胞形态和原幼淋不易区分,结合免疫表型发现无系列特异性标志表达,没有某一系别特异性分化标志,染色体核型检查正常,分子生物学检查结果显示PICALM-MLLT10阳性,未见重现性遗传学异常。因此,诊断为急性未分化型白血病(AUL)。该型的难点是形态学与ALL类似,单凭形态学结果易误诊,且要排除其他满足AML伴重现性遗传学异常,AML-MRC及t-AML,因此,需要通过MICM综合诊断确诊。

(六)诊断要点

见表3-7-2。

表3-7-2 急性未分化白血病的诊断要点

急性未分化白血病	其诊断有赖于免疫表型分型,是确定诊断首选流式细胞术
原始细胞定义	白血病细胞起源早,分化程度差或未分化,无淋系或髓系分化特点,缺乏B/T系和髓系特异性标志,同时也缺乏巨核细胞和浆细胞样树突状细胞等系列特异性标志
原始细胞形态	形态似原幼淋巴细胞,大小不等,胞浆量少、色蓝,核染色质较粗,核形可见凹陷、切迹,核仁可见,涂抹细胞易见,形态易诊断为ALL或AML-M0
细胞化学	髓过氧化物酶和酯酶阴性
免疫分型	原始细胞无系列特异性抗原:MPO-、cCD22-、cCD79a-、cCD3-、CD19-;可以有CD34+、CD38+、HLA-DR+、TDT+,CD7弱表达

(姚强 黄兴琴 张云 蒋玲琳 李婷)

二、混合表型急性白血病

(一)概论

混合表型急性白血病(MPAL)是一组异质性强的恶性血液系统疾病,可能起源于多能干细胞,是髓系和淋巴系共同累及的具有独特的临床生物学特征的急性白血病,表达两类或者以上系列抗原标记的白血病。MPAL根据白血病细胞来源及表达不同,分为双表型和双系列型,WHO根据是否伴重现性遗传学异常和表型特点又将MPAL分为五类(表3-7-

3）。该型在形态学上诊断较难，如果具有大小两群细胞，且疑似为髓淋两系特点时，可疑似MAPL双系列型可能，而双表型却无法通过形态学确诊，但最终诊断均需要免疫分型确认；既往诊断MPAL，主要参考的是Catovsky积分系统或者欧洲的EGIL积分系统，要求每个系列积分大于2分才能诊断。而WHO-HAEM4R分型中MPAL主要依赖于免疫表型，诊断标准满足系别要求（表3-7-4）。MPAL大多数病例可见克隆性异常，已经证实了许多不同的病变，在多个病例中发现的病变包括del(6p)、12p11.2异常、del(5q)、7号染色体结构异常和数量异常，包括近四倍体、复杂核型很常见。部分病例存在重现性遗传学异常，常可见t(9;11)和t(11;19)染色体易位改变，部分病例均通过常规核型分析检测到t(9;22)易位改变，存在t(9;22)易位改变的患者需排除CML患者病史；基因表达谱研究表明，在急性髓系白细胞或急性淋巴细胞白细胞中经常发现的突变在MPAL中也有报道，包括ASXL1、TET1/2、IDH1、IDH2、DNMT3A、NOTCH1和ETV6的突变，以及IKZF1的缺失。部分MPAL伴有重现性遗传学异常，包括混合表型急性白血病伴t(v; 11q23.3)；KMT2A重排和混合表型急性白血病伴t(9; 22)(q34.1;q11.2)；BCR-ABL1重排，伴BCR-ABL1重排的MPAL患者需排除CML病史。最新研究发现，B/

表3-7-3 WHO-HAEM4R与WHO-HAEM5 MPAL分类

WHO-HAEM4R	WHO-HAEM5
混合表型急性白血病伴t(9;22)(q34;q11.2):BCR-ABL1	特定遗传学异常的谱系不明急性白血病
混合表型急性白血病伴t(v;11q23);KMT2A重排	1.混合表型急性白血病伴BCR::ABL1融合
混合表型急性白血病，B/髓系型，不另做分类	2.混合表型急性白血病伴KMT2A重排
混合表型急性白血病，T/髓系型，不另做分类	3.谱系不明的急性白血病伴其他特定遗传改变
混合表型急性白血病，罕见类型，不另做分类	(1)混合表型急性白血病伴ZNF384重排
	(2)谱系不明的急性白血病伴BCL11B重排
	免疫表型定义的不明谱系的急性白血病
	1.混合表型急性白血病，B/M
	2.混合表型急性白血病，T/M
	3.混合表型急性白血病，罕见类型
	4.谱系不明的急性白血病，非特指型
	5.急性未分化白血病

表3-7-4 MPAL常用免疫分型诊断标准

WHO-HAEM4R	WHO-HAEM5
B系	
CD19强阳性，伴CD79a、CyCD22和CD10至少1种强阳性或CD19弱阳性，伴CD79a、CyCD22和CD10至少2种强阳性	CD19强表达时[a]，并有≥1项强表达：CD10、cCD22、CD79a或CD19弱表达时[b]，并有≥2项强表达：CD10、cCD22、CD79a[c]
T系	
CyCD3阳性；或sCD3阳性(MPAL中罕见阳性)	CD3(胞质或胞膜)[d]，流式细胞术检测强度部分超过成熟T表达细胞水平的50%，或非zeta链试剂免疫细胞化学染色阳性
髓系	
MPO阳性(流式细胞术、免疫组化和细胞化学染色)	MPO，强度部分超过成熟中性粒细胞水平的50%
或单核细胞分化标志(NSE CD11c CD14、CD64和溶菌酶)至少2种阳性	或单核细胞分化，≥2项表达：非特异性酯酶、CD11c、CD14、CD64或溶菌酶

注：[a]，CD19流式细胞术强度部分超过正常B祖细胞的50%；[b]，CD19流式细胞术强度不超过正常B祖细胞的50%；[c]，T系不在考虑范围，否则不能使用CD79a；[d]，使用抗CD3ε链抗体。

髓系MPAL中12号染色体ZNF384重排与具有ZNF384的B-ALL有相似的突变、转录和表观遗传学特征。目前ZNF384重排突变的MPAL主要在儿童病例中有报道，成人中目前尚无报道。

（二）简要病史

患儿女，8岁2个月，因“间断面部肿胀1个月发现白细胞异常升高2天”入院。体格检查：颈部淋巴结可触及数个黄豆大小肿大淋巴结，质软，活动度可，局部无红肿热痛，余浅淋巴结未触及肿大，腹软，肝脾肋下未及。

（三）实验室检查

1. 血常规

白细胞计数为$50.28\times10^9/L$，红细胞计数为$3.24\times10^{12}/L$，血红蛋白为122g/L，血小板计数为$178\times10^9/L$

2. 外周血形态

白细胞升高，原始细胞占75.0%；成熟红细胞大小不等，可见晚幼红细胞（1∶10）；血小板易见，聚集或散在分布（图3-7-6）。

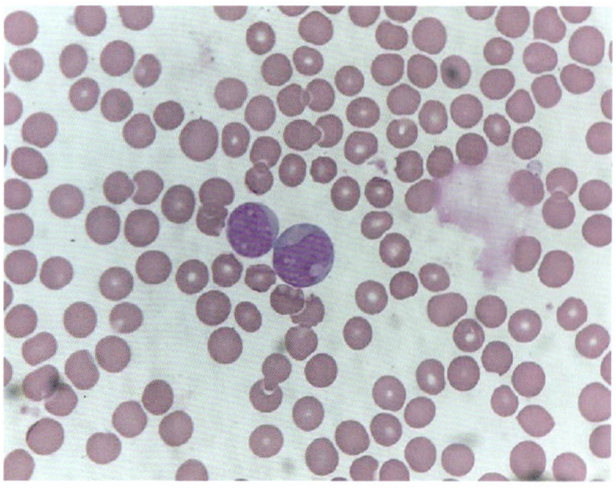

图3-7-6 外周血涂片瑞氏染色，×1000

3. 骨髓形态

取材、涂片、染色良好。骨髓增生极度活跃，粒系增生降低。红系增生降低，以中、晚幼红细胞为主。成熟红细胞大小不一。淋巴细胞比例降低。原始细胞占84%，其胞体大小较匀，呈圆形、椭圆形、不规则形，部分细胞边缘不整齐，呈毛刺状或伪足状突起；核较大，呈圆形、类圆形，核染色质较细，胞浆染蓝色、灰蓝色。全片见巨核细胞107个，血小板易见，聚集或散在分布。MPO：阴性（图3-7-7至图3-7-10）。

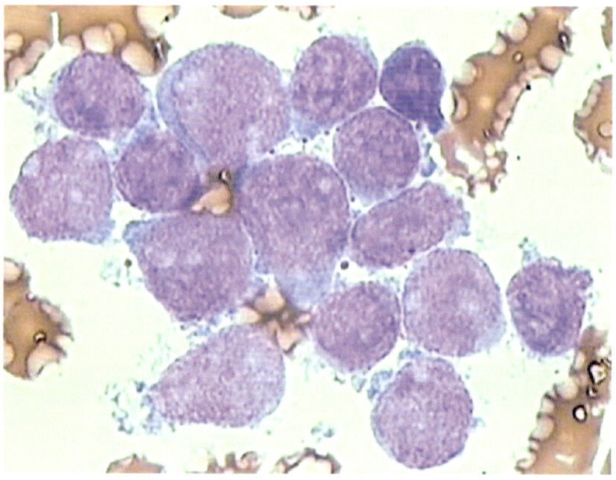

图3-7-7 骨髓涂片瑞氏染色，×1000

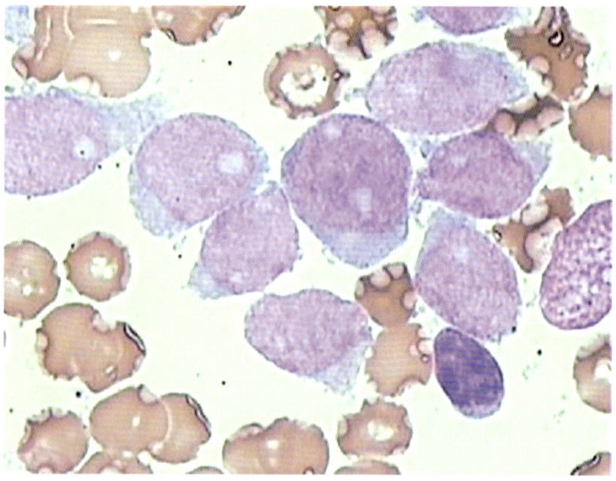

图3-7-8 骨髓涂片瑞氏染色，×1000

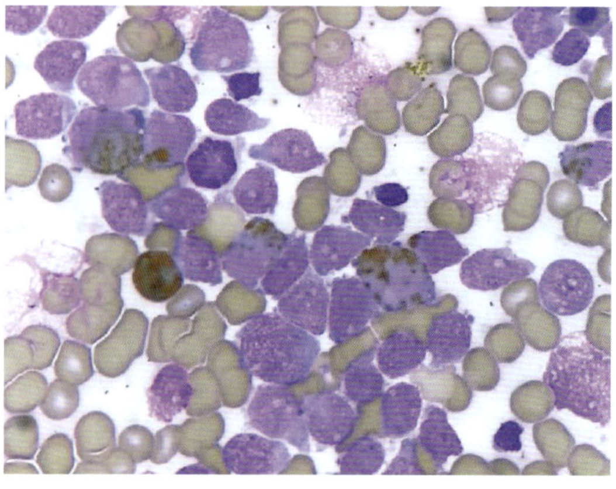

图3-7-9 骨髓涂片POX染色，×1000

形态学意见：①AL（类型待定）；②建议进行免疫分型、染色体及分子生物学检查。

4. 免疫分型

可见异常原始细胞约占有核细胞的73.2%，伴

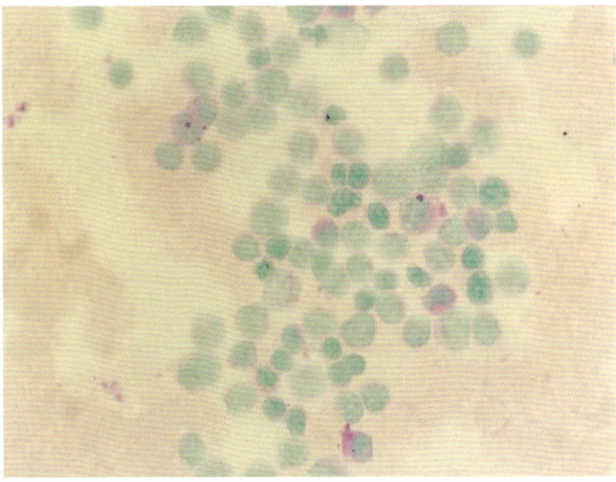

图3-7-10　骨髓涂片MPO染色，×1000

有T系和髓系标志表达，表达CD34、CD7、CD38、CD4、cCD3、CD5、CD99，部分表达CD117、CD33、CD58、CD4、cMPO。

5. 染色体检查

46，XX[20]。

6. 分子生物学检查

43种融合基因检查阴性，NGS检查：NOTCH1突变。

（四）最终诊断

混合表型急性白血病，T/髓系型，不另做分类。

（五）病例解析

患儿因"面部肿胀1月余，白细胞升高2天"入院，颈部可扪及肿大淋巴结，从临床角度不除外病毒感染，外周血分类和骨髓中可见大量原幼细胞，该类原始细胞大小较均一，似一群细胞，MPO阴性，形态学考虑AL，似ALL，但结合免疫分型特点，该患儿属于MAPL双表型（T髓系），染色体检查未见复杂核型，分子生物学检查排除伴MPAL重现性遗传学异常的类型，但有NOTCH1突变，该突变有报道见于MPAL患者。因此，综合诊断为混合表型急性白血病，T/髓系型，不另做分类。MAPL双表型在形态学上无能为力，很多时候可能被诊断为ALL，但通过免疫分型可明确诊断，因此，对于急性白血病诊断而言，MICM综合诊断非常重要。

（姚强　郑象昭　杨丽莎　万佳　李婷）

第八节　母细胞性浆细胞样树突状细胞肿瘤

一、概论

母细胞性浆细胞样树突状细胞肿瘤（BPDCN）是一种罕见的、侵袭性的血液恶性肿瘤，起源于浆细胞样树突状细胞的前体细胞，该病可于任何年龄段发病，但好发于60~67岁，男女比例为3.3∶1。常侵犯皮肤，其次是骨髓、外周血和淋巴结。WHO 2001版根据其细胞学和免疫表型特征将其命名为母细胞性NK细胞肿瘤。WHO 2008版将其命名为BPDCN，并将其划分在急性髓系白血病及相关前体细胞肿瘤里。WHO-HAEM4R中将归为独立的一种疾病，预后较差。

皮肤损害是BPDCN典型病例最常见的临床表现，通过皮肤活检进行诊断。在一些没有皮肤受累且有白血病表现的患者中，根据外周血或骨髓形态分析进行诊断。血常规通常表现为白细胞数量增多，少数减少或正常；血红蛋白、血小板数量常减少；外周血涂片和骨髓中可见一定数量肿瘤细胞，与原幼淋巴细胞或粒细胞相似的、中等大小的原始细胞弥散性、单形性浸润。核形不规则，染色质细致，一到多个小核仁。胞浆量通常少，吉姆萨染灰蓝色，无颗粒。可能显示沿着细胞膜的胞质微空泡和伪足；无颗粒和结晶。细胞化学染色：BPDCN中肿瘤细胞的α-萘丁酸酯酶、萘酚-D-氯乙酸酯酶（CAE）和MPO细胞化学反应呈阴性。骨髓活检显示轻度间质浸润（仅免疫表型分析能检测到）或大块替换；残留的造血组织可能显示发育异常特征，尤其是巨核细胞。

流式细胞检测是诊断BPDCN非常重要的手段，该类型肿瘤细胞表达CD4、CD43、CD45RA和CD56，以及PDC相关抗原CD123（IL3α链受体）、CD303、TCL1A、CD2AP和SPIB，以及I型干扰素依赖性分子MX1。2/3的BPDCN患者有异常核型，但缺乏特定的染色体畸变，复杂的核型很常见；涉及5q21或5q34（72%的病例）、12p13（64%）、13q13-21（64%）、6q23-qter（50%）、15q（43%）和9号染色体丢失（28%）；无特定的基因，其基因组异常主要涉及肿瘤抑制基因或与G1/S转换相关的基因；最常见的是CDKN2A的缺失，TET2是BPDCN中最常见的突变基因。

二、简要病史

患儿女，8岁7个月，因“腰痛腹痛1周”入院。体格检查：右膝关节内侧见一约1cm × 0.5cm的紫红结节，耳后、颈后、颈前、锁骨上、腋窝、腹股沟可扪及数枚肿大淋巴结，最大约2.5cm × 1.0cm。肝脾触诊不满意，超声提示脾大。

三、实验室检查

（一）血常规

白细胞计数为25.34 × 10^9/L，红细胞计数为3.4 × 10^{12}/L，血红蛋白为93 g/L，血小板计数为69 × 10^9/L。

（二）外周血形态

白细胞升高，异常细胞占30.0%；成熟红细胞大小不等；血小板散在、少见（图3-8-1）。

（三）骨髓形态

取材、涂片、染色良好。骨髓增生欠活跃，异常细胞约占61.5%，该类细胞中等大小部分可见伪足状突起；胞浆少至中等，淡蓝色，部分可见细小颗粒，核圆形或类圆形，核染色质粗糙，核仁不明显（图3-8-2至图3-8-5）。

形态学意见：异常细胞增多，建议进行免疫分型、染色体及分子生物学检查。

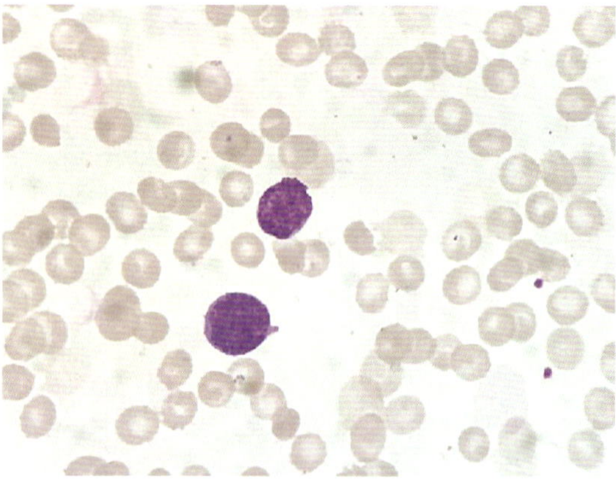

图3-8-1 外周血涂片瑞氏染色，×1000

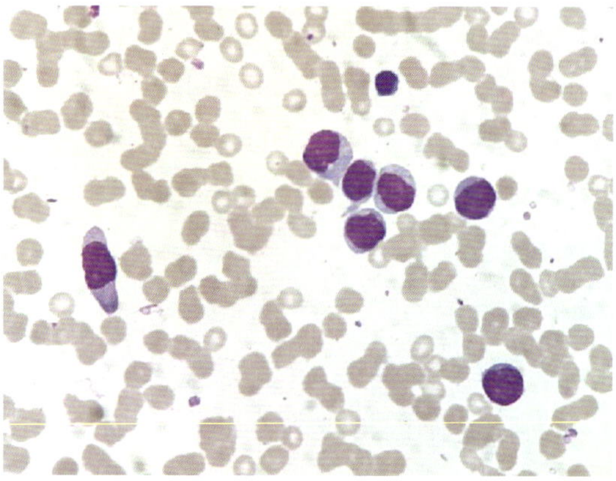

图3-8-2 骨髓涂片瑞氏染色，×1000

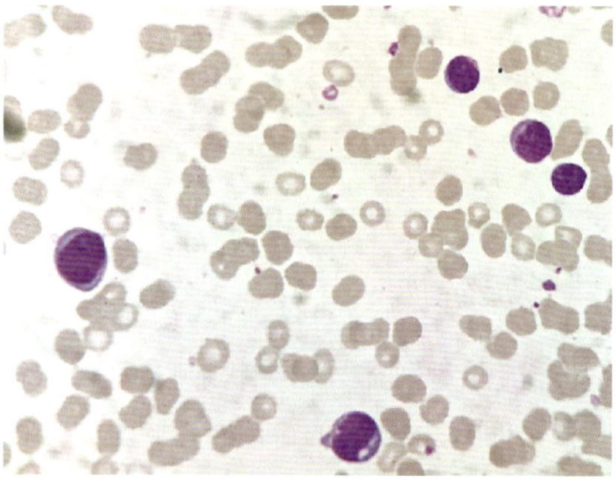

图3-8-3 骨髓涂片瑞氏染色，×1000

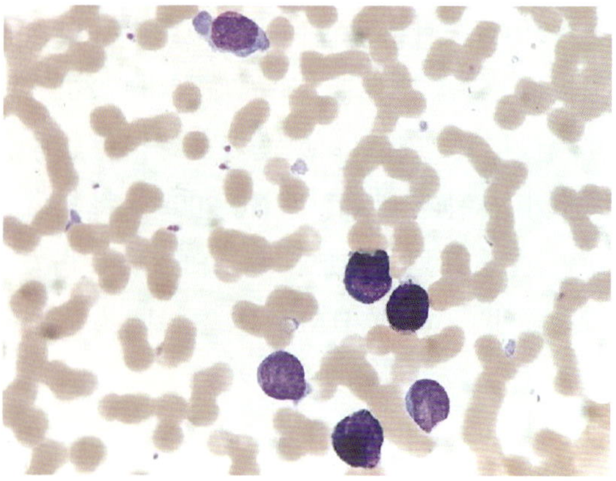

图3-8-4 骨髓涂片POX染色，×1000

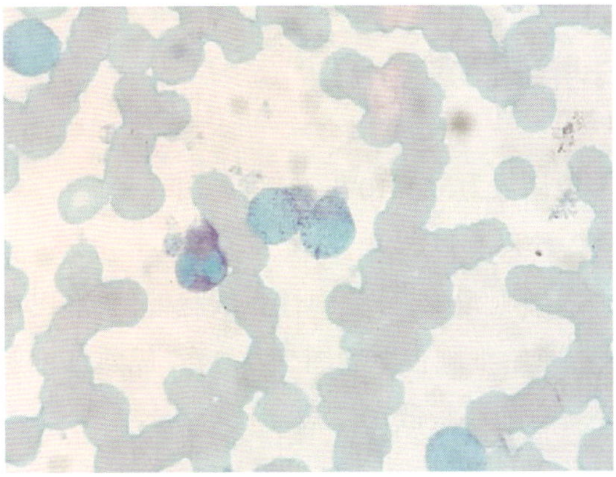

图3-8-5 骨髓涂片PAS染色,×1000

(四)骨髓活检

骨髓结构破坏,弥漫性幼稚小、中细胞浸润,该细胞核染色质细、核仁不明显、核分裂难见、粉染;灶性变性、坏死。免疫组化结果:CD45+/-、Bcl-2+、CD123+、CD4弱+、CD56+、S-100弱+、网状纤维2+,结合形态、免疫组化、流式所见,病变需排除母细胞性浆细胞样树突状细胞肿瘤。

(五)免疫分型

可见异常细胞约占有核细胞的21%,其免疫表型为表达HLA-DR、CD123、CD13、CD4、CD56、CD304,部分表达CD33、CD36、CD45,符合母细胞性浆细胞样树突状细胞肿瘤。

(六)分子生物学检查

显示43种融合基因均阴性。

四、最终诊断

母细胞性浆细胞样树突状细胞肿瘤。

五、病例解析

患儿女,因"腰痛、腹痛1周"入院,右膝关节内侧见紫红色结节,多处淋巴结肿大,超声提示脾大。血常规一高两低,不除外急性白血病。外周血和骨髓均见较多的肿瘤细胞;从临床表现来看,该患者并非以皮肤浸润为首发症状,且无皮损,主要表现为全身多处肿大的包块,属于少数情况;从骨髓细胞形态学来看,该肿瘤细胞没有串珠样空泡的特征,只是类似于淋巴瘤样的树突状细胞形态,容易误认为NK/T细胞淋巴瘤。但该细胞胞浆无颗粒,不考虑NK来源,有些形态又似幼稚单核的特点,结合其形态似淋巴瘤又似幼稚单核细胞的双特点,虽然无串珠样空泡,仍然需要考虑BPDCN。因此该病例不管是临床还是形态均属于特殊情况,本例患儿流式比较典型,表达经典的BPDCN免疫表型,第一时间给出提示方向,最后结合骨髓活检确诊。

六、诊断要点

见表3-8-1。

表3-8-1 母细胞性浆细胞样树突状细胞肿瘤诊断要点

临床表现	发病年龄	任何年龄可发病,大多数为老年人,儿童亦有,男女比例为3.3:1
	皮损表现	常有结节损害,擦伤样皮损具有特殊提示意义
实验室检查	血象异常	往往高白两低
	肿瘤细胞形态	中等大小的类似淋巴母细胞或髓母细胞的形态,部分胞浆拖尾,胞膜边缘有许多小空泡,似珍珠项链样空疱,核圆形或不规则,核染色质较淋系细致,较髓系原始细胞粗糙,可见核仁,多个
	组化染色	POX染色:100%阴性 PAS染色:粗颗粒,小块状阳性
	免疫表型	肿瘤细胞表达CD123、CD4、CD43、CD45RA和CD56、CD303.TCL1A、TCF4。S100在儿童病例常见。若5个主要抗原(CD123、CD4、CD56.TCL1及CD303)表达其中4个,则可确诊BPDCN
综合诊断	主要基于病理组织学、临床表现、细胞形态及免疫分型,免疫性表型最重要	

(姚强 黄兴琴 黄国强 龙芳 谭朝霞)

第九节　骨髓增生异常综合征

WHO-HAEM4R骨髓增生异常综合征(MDS)是一组起源于造血干细胞的异质性髓系克隆性的疾病,特征为一系或多系髓系细胞发育异常,表现为无效造血,难治性血细胞减少,造血功能衰竭,高风险向急性髓系白血病(AML)转化。在WHO-HAEM5该类疾病命名为骨髓增生异常肿瘤(MDN),用于替代骨髓增生异常综合征,强调其肿瘤性质,分为具有明确遗传异常和明确形态异常两大类亚型,与WHO-HAEM4R MDS分型修订有较大的改动,此类克隆性造血肿瘤由血细胞减少和形态发育异常组成。为了在CCUS、MDS和MDS/MPN之间保持一致,采用血细胞减少定义(为血红蛋白浓度<10g/dL,血小板计数<100×10⁹/L和绝对中性粒细胞计数<1.8×10⁹/L,尽管MDS在这些水平以上可出现轻度贫血或血小板减少;PB单核细胞必须<1×10⁹/L)。此外,所有系列的发育异常的阈值设置为10%。

一、MDS伴原始细胞增多1型

(一)概论

MDS伴原始细胞增多型(MDS-EB-1)属于WHO-HAEM4R MDS的一类亚型,在WHO-HAEM5 MDS修订后缩写为MDS-IB1。诊断要点主要是血细胞减少,外周血原始细胞2%~4%,或骨髓原始细胞5%~9%,无奥氏小体,可有或无发育异常(病态造血),但诊断时需要除外原始细胞低于20%可诊断的AML伴重现性遗传学异常类型。

(二)简要病史

患者女,65岁,因"乏力4个多月,加重伴恶心、呕吐、腹痛1周多"入院。体格检查:贫血貌,未触及全身浅表淋巴结肿大,胸骨无压痛。

(三)实验室检查

1.血常规

白细胞计数为2.16×10⁹/L,血红蛋白为64g/L,血小板计数为58×10⁹/L。

2.外周血形态

白细胞减少,分类中性粒细胞偏低,淋巴细胞偏高,原始细胞占1%(图3-9-1)。成熟红细胞大小不等。血小板散在少见。

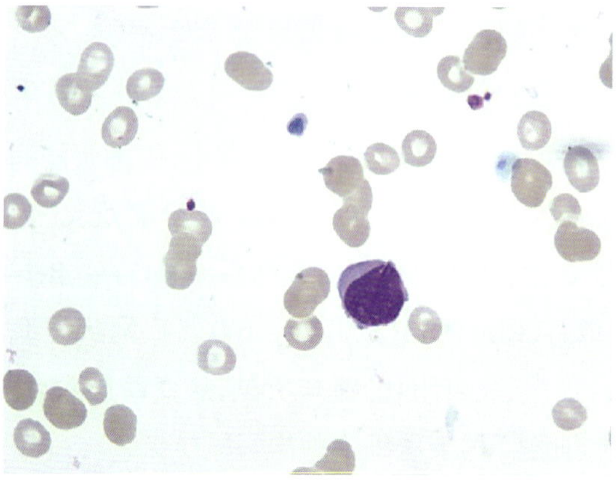

图3-9-1　外周血涂片瑞氏染色,×1000

3.骨髓形态

取材、涂片、染色良好,骨髓小粒易见。骨髓增生活跃,分类粒系增生活跃,原始粒细胞偏高,占6.0%,该细胞胞体大小不等,浆量中等,蓝色,部分含少量细小紫红色颗粒,未见奥氏小体,胞核圆形,可见凹陷、折叠,染色质细颗粒状,核仁可见;部分幼稚粒细胞可见胞体大,核肿胀,呈类巨幼样变;红系增生活跃,可见多核、畸形核、双核巨幼红及核碎裂幼红细胞;全片见巨核细胞443个,可见多圆核、双圆核、单圆核及淋巴样小巨核,血小板散在少见,可见畸形血小板(图3-9-2至图3-9-5)。MPO染色:原始细胞阳性(图3-9-6);PAS染色:原始细胞阴性(图3-9-7)。

形态学意见:MDS-EB-1,建议进行免疫分型、染色体及分子生物学检查。

4.免疫分型

异常髓系原始细胞约占有核细胞总数的3.78%,该群细胞表达CD33、CD34、CD13、CD117,

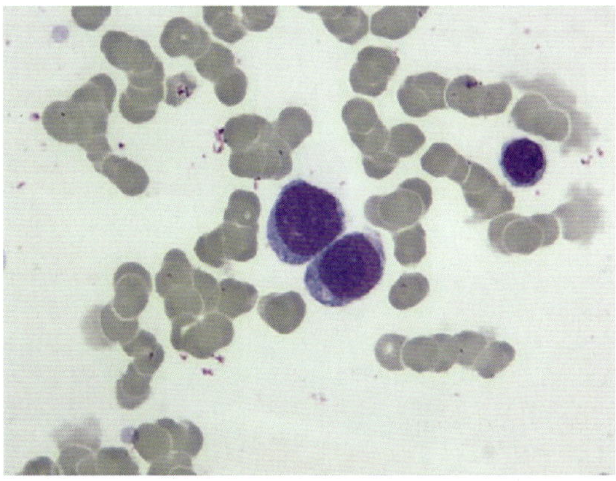

图3-9-2 骨髓涂片瑞氏染色，×1000

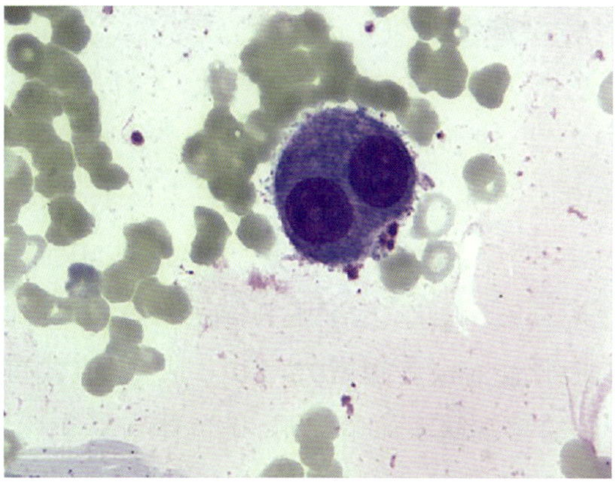

图3-9-5 骨髓涂片瑞氏染色，×1000

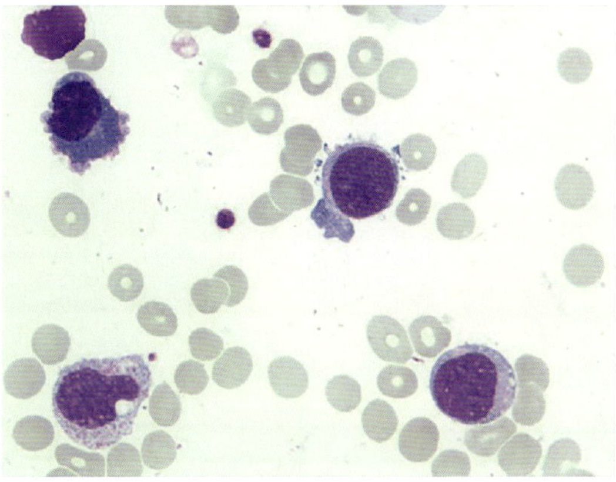

图3-9-3 骨髓涂片瑞氏染色，×1000

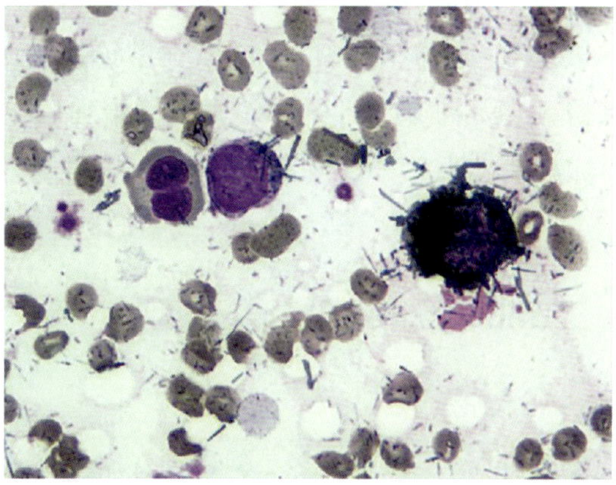

图3-9-6 骨髓涂片MPO染色，×1000

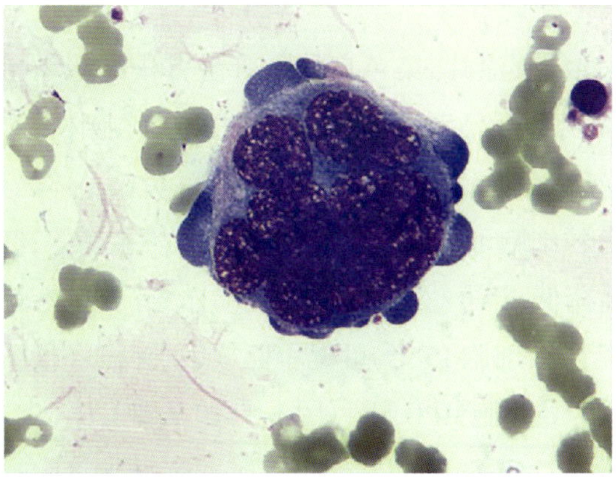

图3-9-4 骨髓涂片瑞氏染色，×1000

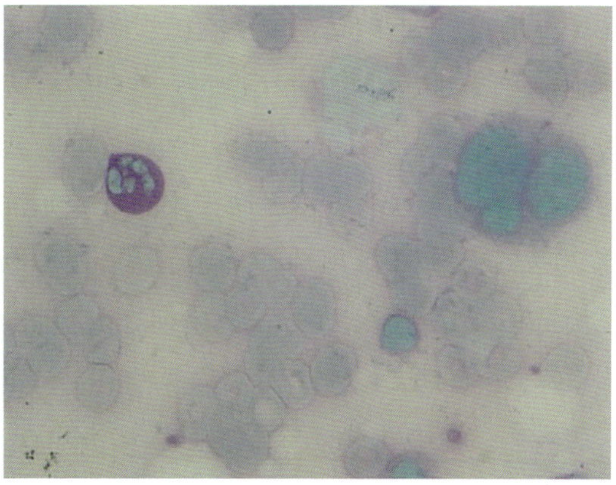

图3-9-7 骨髓涂片PAS染色，×1000

不表达CD2、CD3、CD5、CD7、CD8、CD10、CD11b、CD14、CD15、CD16、CD19、CD20、CD56、CD64。粒细胞相对比例减少，未见明显表达紊乱，少量粒细胞异常表达CD56。MDS不除外，请结合骨髓形态学、活检及染色体核型等结果综合考虑。

5. 染色体检查

45，XX，dup（1）（q21；q32），del（5）（q13；q31），-6，-7，add（14）（q32），-17，add（19）（p13.3），-21，+mar1~3[4]/46，XX[2]

6. 分子生物学检查

白血病56种融合基因筛查检测显示：WT1表达(+)。

（四）最终诊断

MDS-EB-1(按WHO-HAEM5：MDS-IB1)。

（五）病例解析

患者为老年女性，三系降低，无肝脾及淋巴结肿大，巨幼细胞性贫血，自身免疫性疾病，MDS或AML均在考虑范围，血常规三系降低，正细胞性贫血，外周血和骨髓可见原始细胞，MPO染色阳性率>3%，证明原始细胞为髓系来源，外周血原始1%，骨髓6%，考虑MDS-EB-1成立，流式可见3.78%的异常髓系原始细胞，染色体为复杂核型。分子生物学排除原始细胞<20%的伴重现性遗传学异常的AML。综上，按WHO-HAEM4R诊断为MDS-EB-1。在WHO-HAEM5该类型诊断MDS-IB1（骨髓原始细胞5%~9%，外周血原始细胞2%~4%）标准不变。

（洪军　黄兴琴　刘腾蛟　张云　侯玉兰）

二、MDS伴原始细胞增多2型

（一）概论

MDS伴原始细胞增多2型（MDS-EB-2）属于WHO-HAEM4R MDS的一类亚型，在WHO-HAEM5 MDS修订后缩写为MDS-IB2。诊断要点主要是血细胞减少，外周血原始细胞5%~19%，或骨髓原始细胞10%~19%，或可见奥氏小体，可有或无发育异常（病态造血），但诊断时需要除外原始细胞低于20%的AML伴重现性遗传学异常类型，该型属于高危型，预后较差，有较高风险向AML转化。

（二）简要病史

患者男，70岁，血细胞减少待查。体格检查：贫血貌，无肝脾及淋巴结肿大。

（三）实验室检查

1. 血常规

白细胞计数为7.24×10⁹/L，血红蛋白为54g/L，血小板计数为25×10⁹/L。

2. 外周血形态

白细胞数正常，原始细胞约9%；成熟红细胞淡染区明显扩大；血小板散在少见（图3-9-8和图3-9-9）。

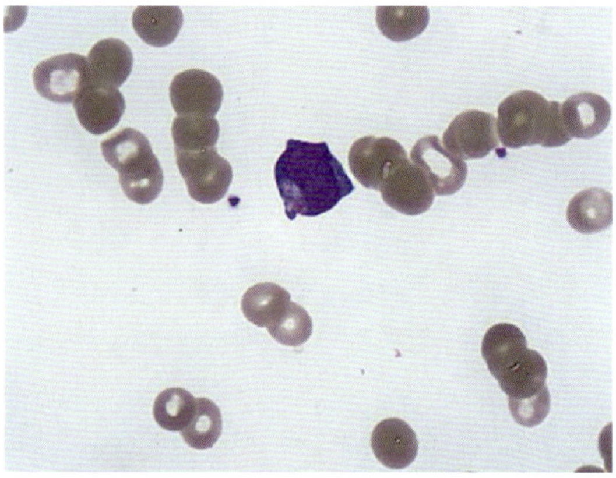

图3-9-8　外周血涂片瑞氏染色，×1000

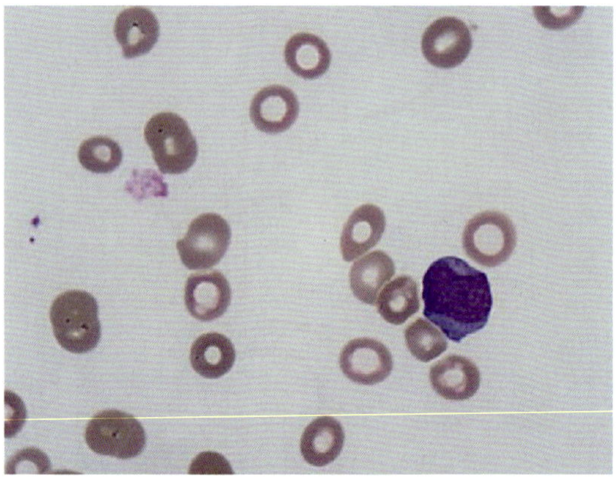

图3-9-9　外周血涂片瑞氏染色，×1000

3. 骨髓形态

取材、涂片、染色良好。骨髓有核细胞增生活跃，粒系增生活跃，原始粒细胞占17%，其胞体大小不一，核染色质细致，核仁明显或隐伏，奥氏小体易见，部分粒细胞可见颗粒减少、核浆发育不平衡等；红系增生降低，部分幼红细胞可见巨幼样变、子母核等；全片见巨核细胞15个，可见小巨核、双圆核巨核细胞等。原始细胞MPO阳性（图3-9-10至图3-9-13）。

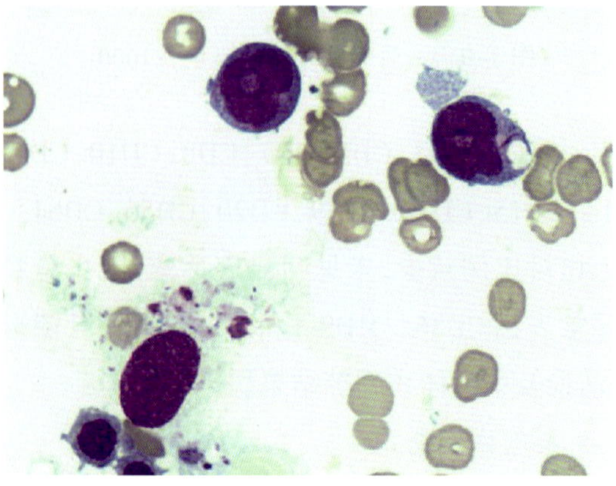

图3-9-10　骨髓涂片瑞氏染色，×1000

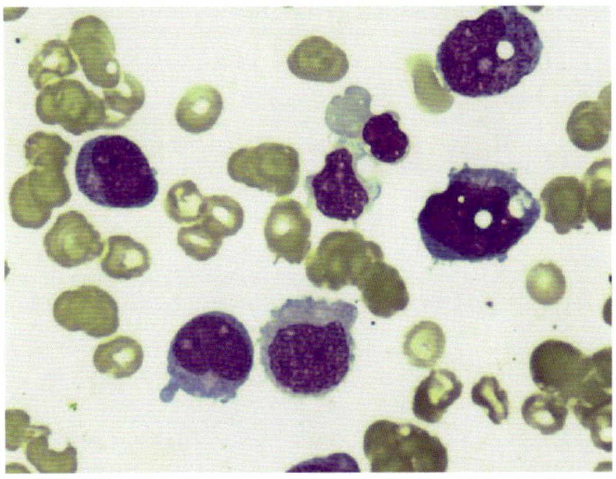

图3-9-11 骨髓涂片瑞氏染色，×1000

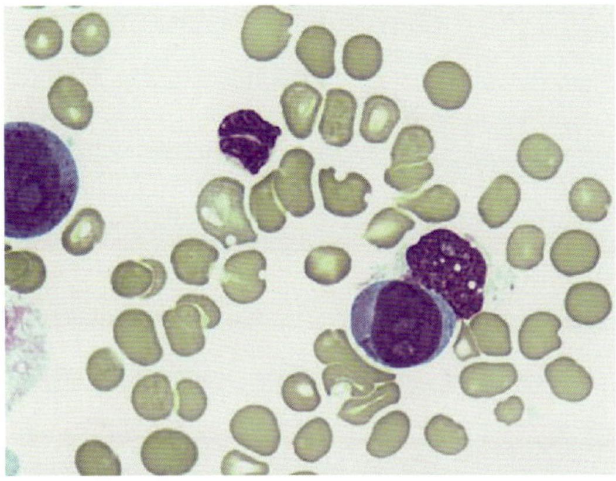

图3-9-12 骨髓涂片瑞氏染色，×1000

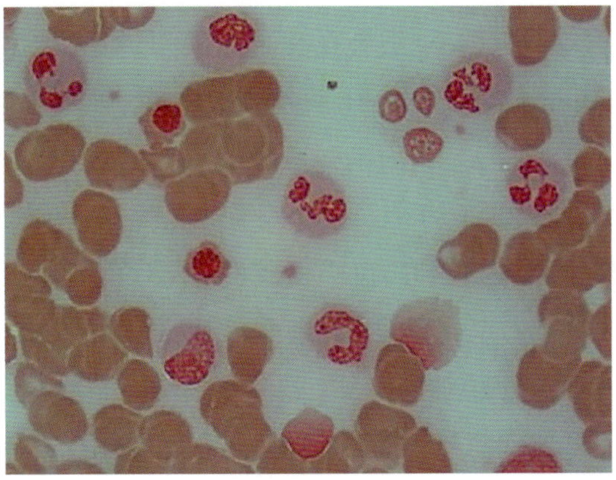

图3-9-13 骨髓涂片铁染色，×1000

形态学意见：MDS-EB-2，建议进行免疫分型、染色体及分子生物学检查。

4. 骨髓活检

骨髓有核细胞增生活跃，粒红比大致正常，易见ALIP现象，原始幼稚细胞呈小簇易见。CD34及CD117小簇多阳性，CD61阴性，CD71散在及小簇阳性。结论：结合免疫组化，符合骨髓增生异常综合征伴原始细胞增多（MF-0级）。

5. 免疫分型

髓系原始细胞占17%，表达CD117、CD13、CD34、CD15、CD64（strong）、CD13（strong）、HLA-DR；弱表达CD14、CD56、CD11b，不表达CD7、CD10、CD19、CD123。

6. 染色体检查

46，XYY，+1，+2，t（3；7）（q21；q22），-5，+6，-9，del（9）（q22），del（11）（q21；q23），-12，+13，+14，+15，-16，-17，-19，-21，+22，XYY，-3，-3，-5，-5，add（6）（q27），-7，-7，del（9）（q22）×2，-11，-12，+14，-16，-18，-19，-20，+5mar[1]/46，XY[10]。

7. 分子生物学检查

未送检。

（四）最终诊断

MDS-EB-2（按WHO-HAEM5：MDS-IB2）。

（五）病例解析

患者为老年男性，两系减少，无肝脾大，外周血原始细胞9%，骨髓中原始细胞17%，易见奥氏小体，红系、巨核系均见病态造血，考虑MDS-EB-2。骨髓活检结果：符合MDS，MF0级，未达到MDS-F标准；免疫分型提示为髓系原始细胞比例17%，该比例不作为诊断MDS原始细胞计数，染色体提示复杂核型。因此，结合血细胞减少、原始细胞比例或可见奥氏小体，诊断为MDS-EB-2；在WHO-HAEM5将该型归入伴原始细胞的MDS（MDS-IB-2）。血液病的综合诊断一定是基于MICM分型，如果有伴重现性遗传学异常，诊断时需结合判断。

（侯仕荣 黄兴琴 高晓鹏 郑象昭 侯玉兰）

三、MDS伴单纯5q缺失

（一）概论

MDS伴单纯del（5q），简称MDS伴单纯5q-，又称5q-综合征，属于MDS的一类亚型，是WHO-HAEM4R中MDS的一种亚型，其特征是贫血伴或不伴其他血细胞减少和（或）血小板增多，以及有单纯del（5q）核型，可伴有1个其他异常[-7、del（7q）除外]的细胞遗传学异常。较常发生于老年女性，中位年龄67岁。该型最常见的临床表现与贫血相关，贫血常是大细胞性，约有半数患者可有血小板增多，而血小板减少不常见。骨髓形态学红系和粒系发育异常不常见，巨核细胞数量增多，明显的核分叶少或不分叶，以产板型巨核细胞为主，可见单圆核、双圆核、多圆核或逃逸核巨核细胞。该型诊断常规染色体核型分析非常重要，除可以单独存在del(5q)外，还可伴有1个其他异常[-7、del(7q)除外]，遗传学方面5号染色体的间质性缺失是其特异性的细胞遗传学异常，缺失的大小和断裂点的位置不定，但总有q31-q33缺失。诊断要点：主要是1~2系血细胞减少，1~3系病态造血现象≥本系10%，外周血原始细胞<1%，骨髓原始细胞<5%，无奥氏小体，以及特征性染色体异常。该类型在WHO-HAEM5 MDS分类中归入伴特定遗传异常大类的低原始细胞伴单纯5q缺失（即MDS-5q），诊断标准主要依靠遗传学，而外周血原始细胞要求改为<2%，其他和WHO-HAEM4R一致，MDS伴单纯del(5q)是低级别MDS，预后较好，中位生存期可达近10年，很少转化为急性白血病，而转化为AML患者中常伴TP53基因突变。其他基因突变情况较少。

（二）简要病史

患者女，57岁，因“头晕、乏力1月余”就诊。体格检查：贫血貌，无淋巴结肿大，肝脾肋下未及。

（三）实验室检查

1. 血常规

白细胞计数为4.89×10⁹/L，血红蛋白为71g/L，MCV为110.90fL，血小板计数为486×10⁹/L。

2. 外周血形态

白细胞分类大致正常，粒系可见类P-H畸形（图3-9-14），成熟红细胞大小不等，偶见泪滴状红细胞；血小板散在成簇易见（图3-9-15）。

3. 骨髓形态

取材、涂片、染色良好。骨髓增生活跃，粒系占55.5%，原始细胞占2.5%，部分细胞胞浆中颗粒

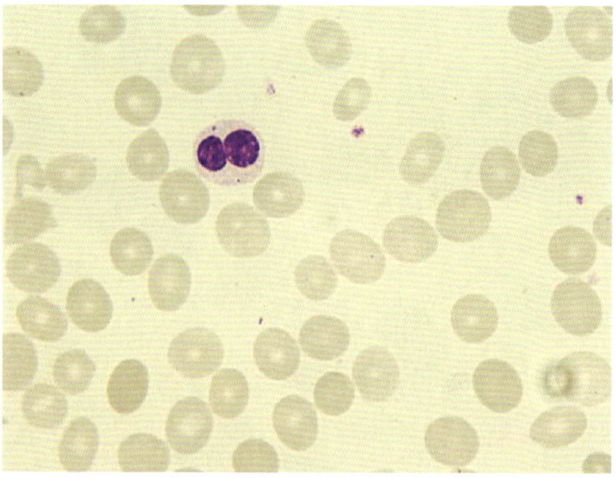

图3-9-14 外周血涂片瑞氏染色，×1000

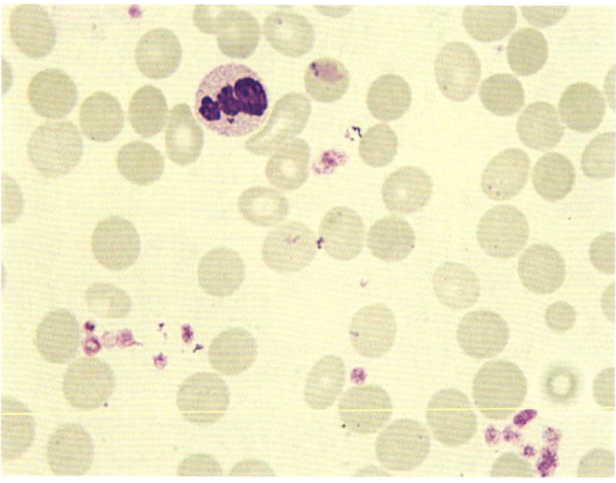

图3-9-15 外周血涂片瑞氏染色，×1000

减少，偶见双核粒细胞及类P-H畸形，可见类巨幼变，病态<本系10%；红系占14.5%，中、晚幼为主，可见巨幼样变、核固缩等现象，病态<本系10%；环片见巨核细胞89个，易见单圆核巨核、小巨核、淋巴样小巨核细胞等，血小板成堆易见（图3-9-16至图3-9-19）。化学染色：细胞外铁+，内铁63%，未见环形铁粒幼细胞。

形态学意见：三系可见病态，血小板增多，结合

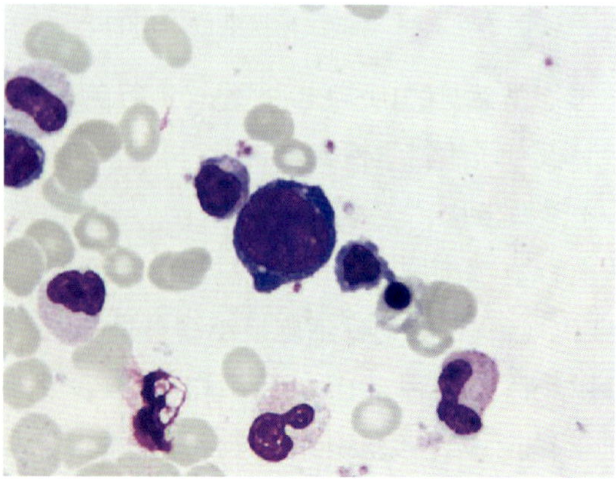

图3-9-16 骨髓涂片瑞氏染色，×1000

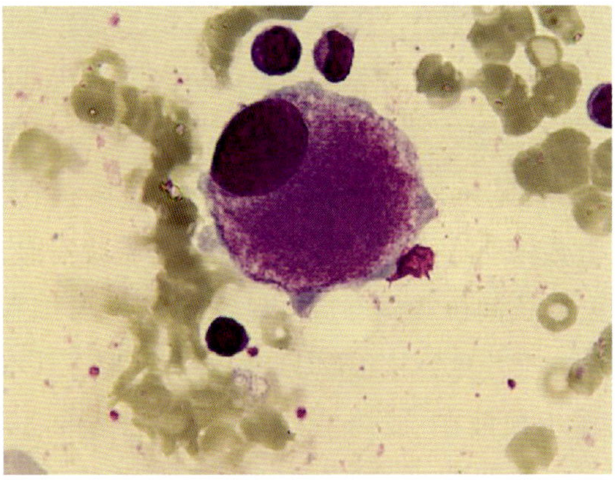

图 3-9-17　骨髓涂片瑞氏染色，×1000

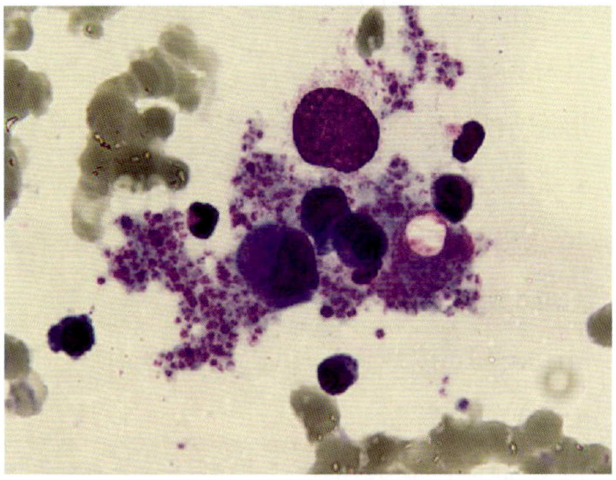

图 3-9-18　骨髓涂片瑞氏染色，×1000

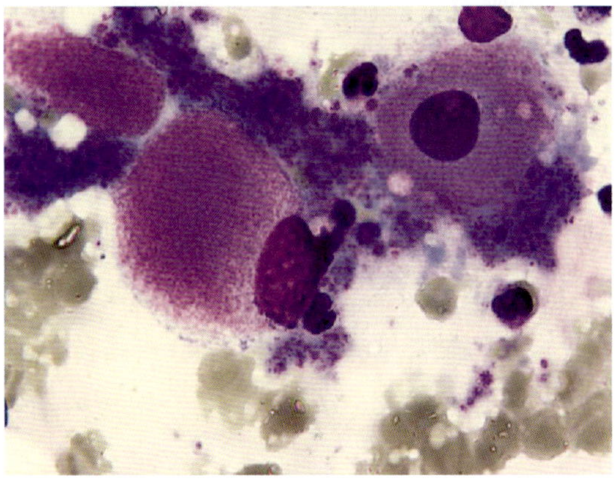

图 3-9-19　骨髓涂片瑞氏染色，×1000

相关检查待排MDS伴单纯del(5q)或MDS/MPN。

4. 骨髓活检

增生明显活跃，三系可见病态，纤维组织增生，MF-级。

5. 染色体检查

46,XX,del(5)(q13;q33)[15]/46,XX[5]。

6. 分子生物学检查

MPN基因检测：JAK2 V617F、CARL、MPL无突变或低于检测下限。

NGS：未检测到与检测基因相关的基因突变。

（四）最终诊断

MDS伴单纯del(5q)（按WHO-HAEM5诊断为MDS-5q）。

（五）病例解析

该患者为老年女性，头晕、乏力1月余就诊，血常规提示白细胞正常、大细胞贫血，而血小板计数>450×10^9/L。从患者血常规就直接排除其他亚型的MDS，因MDS是血细胞减少性疾病，而MDS亚型中唯一可血小板升高的就是MDS伴单纯del(5q)不除外，同时也不能除外MDS/MPN-RS-T类型或PMF或ET；骨髓示原始粒细胞占2.5%，<5%，粒系、红系可见病态造血<本系10%，巨核系易见单圆核细胞，可见小巨核细胞，血小板成堆易见，再结合染色体核型满足5q-诊断的要求，分子生物学特点无特异，本例诊断MDS伴单纯del(5q)成立。该类型按WHO-HAEM5归入具有明确遗传学异常的MDS类型，即MDS伴低原始细胞和孤立性5q-(MDS-5q)。

MDS伴单纯del(5q)作为MDS的一个分型，确诊需要染色体核型支持，但典型的病例，形态学可以及早提示临床MDS伴单纯del(5q)的可能，建议临床医生完善遗传学检查。MDS伴单纯del(5q)常见于老年女性，其特征之一是血小板正常或增多，这点与其他MDS不同。比如，本例血小板升高，骨髓粒系、红系有病态造血，但巨核细胞不分叶，表现为单圆核巨核细胞更明显。通过形态学的特征发现可起到早期提示作用。

（黄兴琴　高晓鹏　龙芳　张云　李婷）

四、MDS伴单系病态造血

（一）概论

骨髓增生异常综合征(MDS)是一组起源于造血干细胞的异质性髓系克隆性的疾病，此类克隆性造血肿瘤由血细胞减少和形态发育异常组成。

MDS伴单系血细胞发育异常(MDS-SLD)属于MDS的一类亚型,诊断要点主要是1~2系血细胞减少,单系病态造血现象≥10%,外周血原始细胞<1%,骨髓原始细胞<5%,无奥氏小体,环形铁粒幼细胞<15%,不符合MDS-5q-诊断标准。该类型在MDS亚型中较多见,可随着病程进展为MDS-MLD、MDS-EB或AML。在WHO-HAEM5该类型归入具有明确形态学定义的MDS伴低原始细胞亚型。

(二)简要病史

患者女,63岁,因“头晕、乏力”就诊。体格检查:贫血貌,无肝脾及淋巴结肿大。

(三)实验室检查

1. 血常规

白细胞计数为$5.0\times10^9/L$,红细胞计数为$1.37\times10^{12}/L$,血红蛋白为53g/L,MCV为103.6fL,血小板计数为$297\times10^9/L$。仪器分类中性粒细胞百分比(NE)为63.9%,单核细胞百分比(MO%)为6.5%。

2. 其他实验室检查

Coombs阴性,酸溶血试验阴性。叶酸为9.30ng/mL,铁蛋白为389.30ng/mL,维生素B_{12}为344pg/mL,风湿病等自身免疫系列检查均为阴性。

3. 外周血形态

白细胞正常,分类及形态大致正常,成熟红细胞轻度大小不一,计数100个白细胞见有核红细胞1个;血小板散在成簇易见(图3-9-20和图3-9-21)。

4. 骨髓形态

取材、涂片、染色良好。骨髓增生活跃,粒系增生偏低,原始粒细胞比例1%,各阶段粒细胞形态未见明显异常;红系明显增生,可见多核、大小核、奇数核幼红细胞,原、早幼红细胞胞浆空泡,巨幼样变、核间桥等病态造血现象,形态异常细胞比例18%;全片见巨核细胞33个,分类及形态基本正常,血小板散在、成簇易见(图3-9-22至图3-9-25)。化学染色:PAS原、早幼红阳性(图3-9-26);铁染色:外铁3+,内铁为49%,环形铁粒幼细胞为2%(图3-9-27)。

形态学意见:MDS-SLD,建议进行相关检查。

5. 染色体检查

46,XX[20]。

(四)最终诊断

MDS-SLD(按WHO-HAEM5诊断MDS-LB)。

(五)病例解析

患者为老年女性,因“头晕乏力、贫血貌”就诊我院,无肝脾及淋巴结肿大。血常规:白细胞、血小板数正常,大细胞贫血,外周血细胞形态可见有核红细胞,需考虑巨幼细胞贫血(MA)、溶血性贫血(HA)、多发性骨髓瘤(MM)可能。患者辅助实验室检查叶酸、维生素B_{12}检查正常,Coombs阴性,因此可基本排除MA、HA。骨髓增生活跃,浆细胞比例未见升高,形态未见异常,因此MM可排除。红细胞系统明显增生,可见多核、大小核、奇数核幼红细

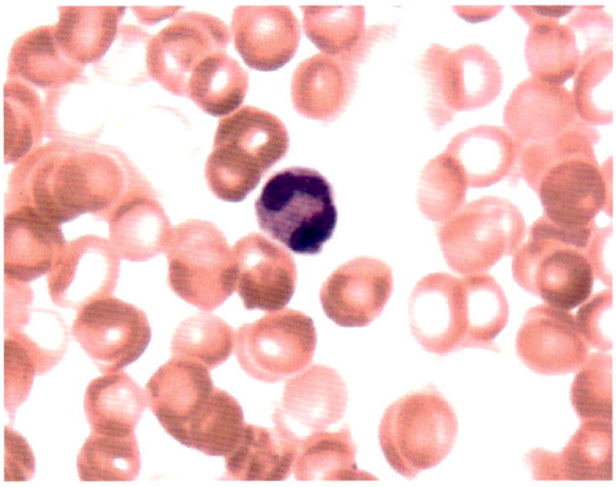

图3-9-20 外周血涂片瑞氏染色,×1000

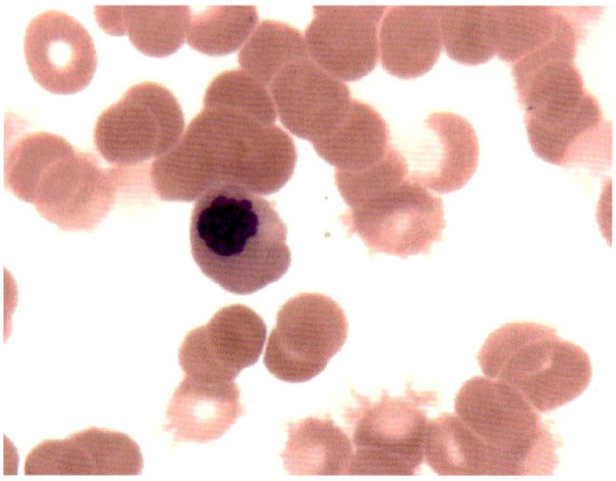

图3-9-21 外周血涂片瑞氏染色,×1000

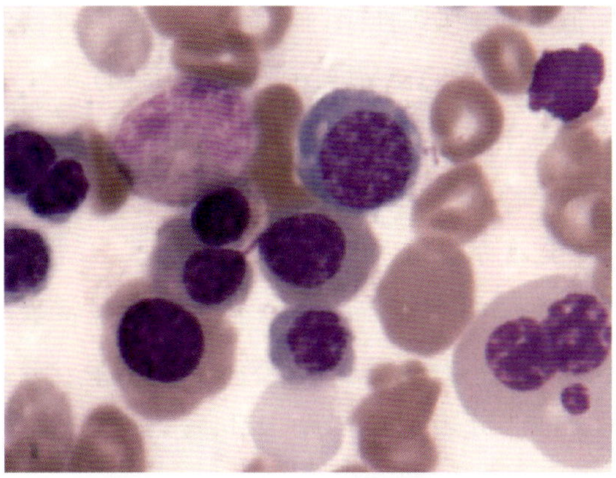

图3-9-22 骨髓涂片瑞氏染色,×1000

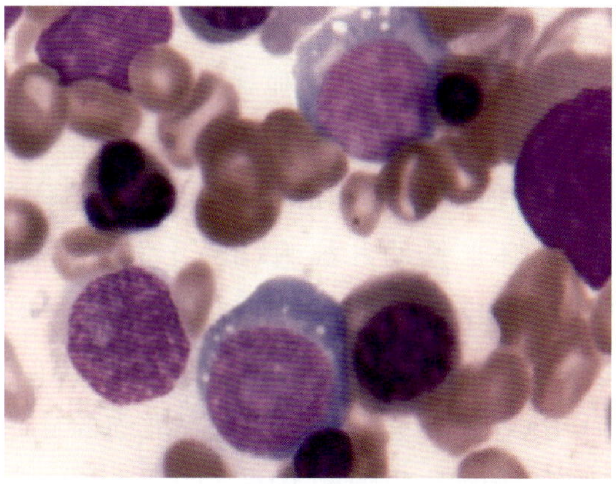

图3-9-25 骨髓涂片瑞氏染色,×1000

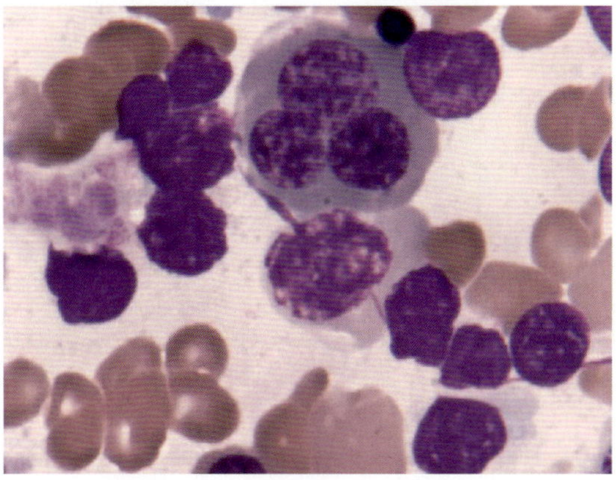

图3-9-23 骨髓涂片瑞氏染色,×1000

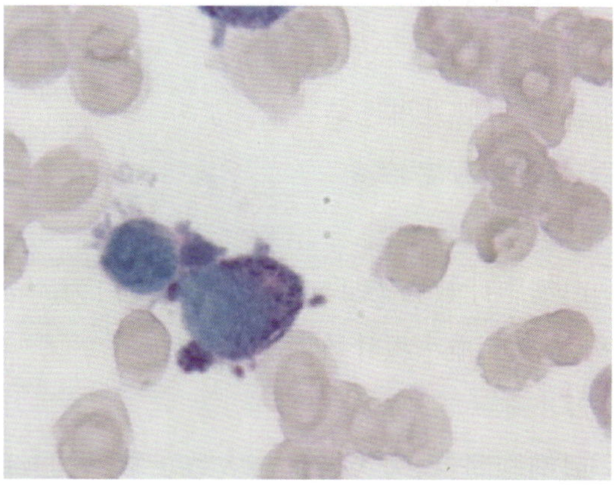

图3-9-26 骨髓涂片PAS染色(×1000):原早红阳性

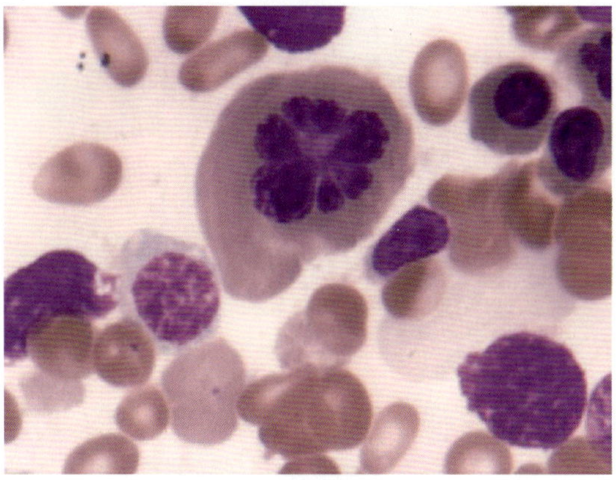

图3-9-24 骨髓涂片瑞氏染色,×1000

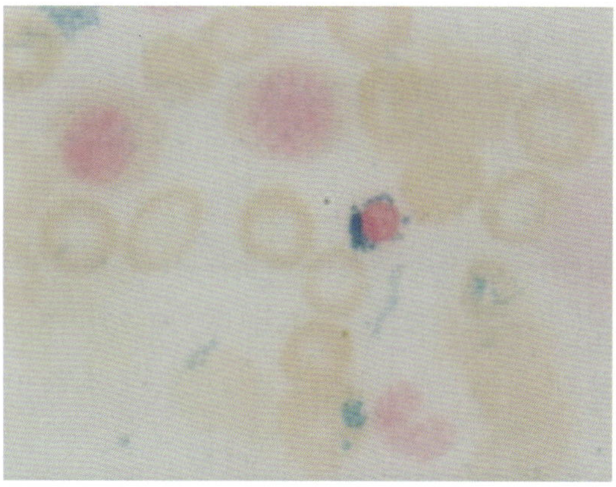

图3-9-27 骨髓涂片铁染色,×1000

胞,原、早幼红细胞胞浆空泡,巨幼样变、核间桥等病态造血现象,形态异常细胞比例18%;糖原(PAS)染色可见有核红细胞阳性反应,因此红系形态异常证实为病态造血,考虑骨髓增生异常综合征(MDS)。根据MDS诊断标准,原始粒细胞不高,排除MDS-EB系列;染色体核型正常,未见孤立性5q-,排除MDS-5q-;环形铁粒幼细胞<15%,可排除MDS-RS系列,患者单纯贫血,骨髓仅红系病态造血>10%,所以该患者诊断为MDS-SLD。

(王海洋 张云 龙芳 罗国霞 李婷)

五、MDS伴多系病态造血

(一)概论

MDS伴多系病态造血(MDS-MLD)属于MDS

的一类亚型，诊断要点主要是1~3系血细胞减少，三系中两系或以上病态造血现象≥本系10%；外周血原始细胞<1%，骨髓原始细胞<5%或无奥氏小体；可为任何核型，不满足MDS-单纯del(5q)的核型要求，环形铁幼红细胞(RS)比例<15%或有SF3B1时RS比例<5%。该类型在MDS亚型中较多见，随着病程进展发展为MDS-EB类型或AML。在WHO-HAEM5该类型归入具有明显形态的MDS亚型，即低原始细胞的MDS(MDS-LB)。

（二）简要病史

患者男，70岁，全血细胞减少。入院体格检查：贫血貌，无肝脾及淋巴结肿大。

（三）实验室检查

1. 血常规

白细胞计数为2.24×10⁹/L，血红蛋白为74g/L，MCV为89fL，血小板计数为25×10⁹/L。

2. 外周血形态

白细胞略低，分类及形态大致正常，成熟红细胞轻度大小不等；血小板散在少见(图3-9-28)。

3. 骨髓形态

取材、涂片、染色良好。骨髓增生活跃，粒系增生偏低，部分细胞胞浆中颗粒减少；红系明显增生，可见双核、多核、大小核、奇数核幼红细胞，幼红细胞胞浆空泡，巨幼样变等病态造血现象；全片见巨核细胞39个，可见小巨核、双圆核巨核细胞等(图3-9-29至图3-9-32)。红、巨核两系中的病态造血现象均>本系10%。

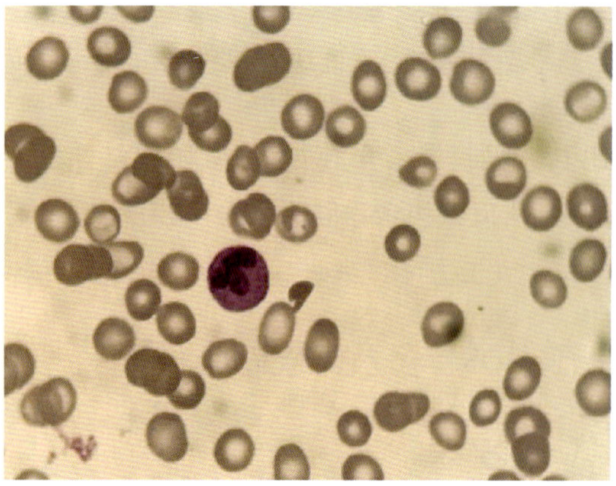

图3-9-28 外周血涂片瑞氏染色，×1000

PAS：原早红细胞阳性(图3-9-33)；铁染色：外铁2+，内铁为62%，未见环形铁粒细胞(图3-9-34)。

形态学意见：MDS-MLD，建议进行染色体及分子生物学检查。

4. 免疫分型

髓系原始细胞占1.14%，未见明显异常表型。有核红细胞占有核细胞61.35%，比例明显升高，表达GlyA，部分表达CD36、CD71，考虑存在异常发

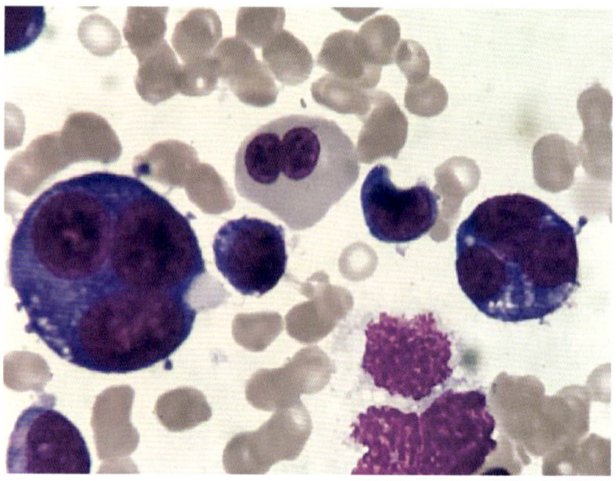

图3-9-29 骨髓涂片瑞氏染色，×1000

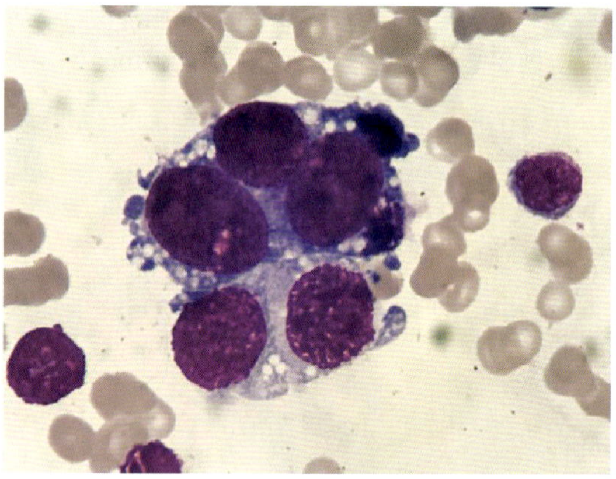

图3-9-30 骨髓涂片瑞氏染色，×1000

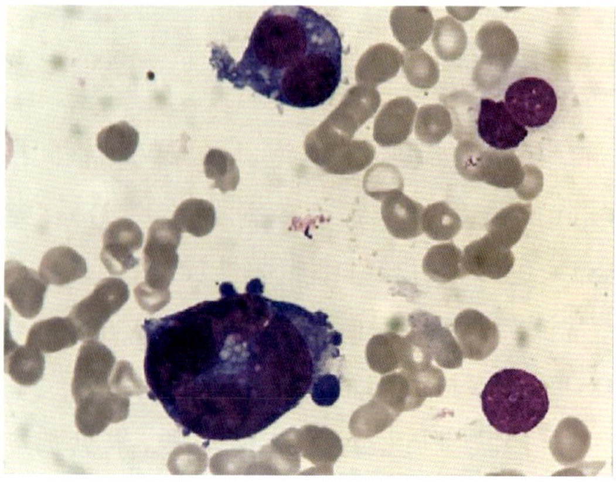

图3-9-31 骨髓涂片瑞氏染色，×1000

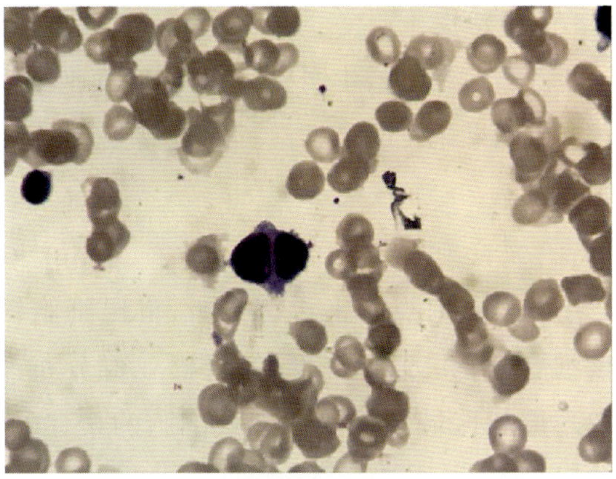

图3-9-32 骨髓涂片瑞氏染色，×1000

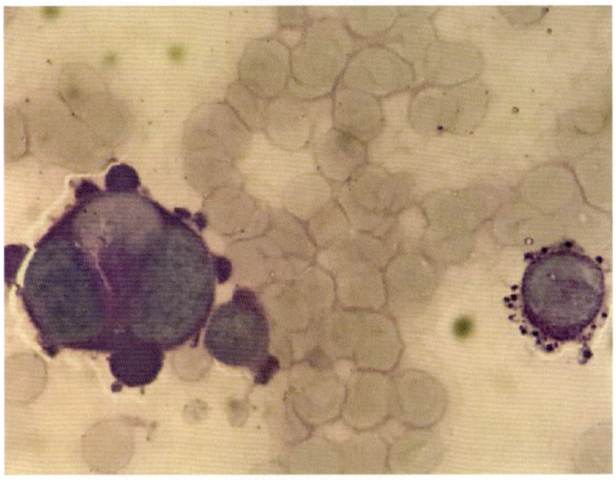

图3-9-33 骨髓涂片PAS染色，×1000

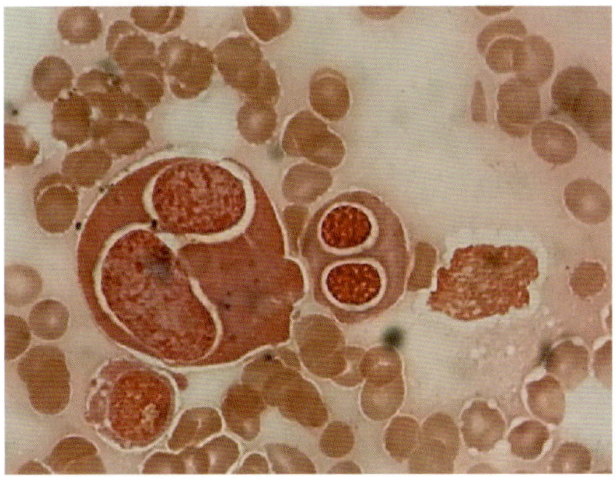

图3-9-34 骨髓涂片铁染色，×1000

育。发育阶段粒细胞占有核细胞26.35%，部分异常表达CD56。单核细胞占有核细胞1.45%。成熟淋巴细胞占有核细胞5.80%，未见明显异常细胞。未见明显非造血细胞。建议完善MDS相关检查。请结合临床及其他实验室检查。

5. 染色体检查

检测结果：62~70<3n>，XYY，+1，+2，t(3；7)(q21；q22)，-5，+6，-9，del(9)(q22)，del(11)(q21；q23)，-12，+13，+14，+15，-1，-17，-19，-19，-1，+22，+2~4mar，inc[cp9]/82<4n>，XYY，-3，-3，-5，-5，add(6)(q27)-7，-7，del(9)(q22)x2，-11，-12，+14，-16，-18，-18，-19，-20，+5mar[1]/46，XY[10]。

（四）最终诊断

MDS-MLD（按WHO-HAEM5诊断MDS-LB）。

（五）病例解析

患者为老年男性，三系减少，无脾大，考虑不除外MDS及AA自身免疫性疾病等可能。形态学提示外周血比例及形态未见异常，骨髓涂片中原始髓细胞不高<5%，红系、巨核系均见病态造血，且红系、巨核系中的病态现象均大于各系的10%，PAS进一步证实红系细胞为病态细胞，铁染色可见异常红细胞内铁阳性，进而证实为原始红细胞，而非原始巨核细胞，无环形铁粒幼细胞，排除了MDS-RS。免疫分型提示红系发育异常，染色体提示复杂核型。综合以上结果，诊断MDS-MLD明确。若按WHO-HAEM5淋巴与造血组织肿瘤分类将该型归入低原始细胞的MDS（MDS-LB）。本例难点在于原始红细胞与原始巨核细胞形态相鉴别，以及与纯红系白血病相鉴别。

（黄兴琴　黄钜略　万佳　李婷　龙芳）

六、MDS伴环形铁粒幼细胞和单系病态造血

（一）概论

MDS伴环形铁粒幼细胞（MDS-RS）属于MDS的一类亚型，MDS-RS按病态造血程度分为两个类型：MDS伴环形铁粒幼细胞单系病态造血（MDS-RS-SLD）和MDS伴环形铁粒幼细胞和多系病态造血（MDS-RS-MLD）。根据有无SF3B1基因突变，在WHO-HAEM5，对无原始增多型MDS中由SF3B1突变定义了一个亚组，即低原始细胞和SF3B1突变的MDS（MDS-SF3B1），骨髓原始细胞<5%，外周血原始细胞<2%，无奥氏小体，不存在5q缺失、单体7或复杂核型，存在SF3B1突变，归类为具有明确遗

传异常的MDS的一个亚型之一。无SF3B1突变，环形铁粒幼细胞≥15%，依然沿用MDS-RS的诊断。

MDS-RS-SLD诊断要点：主要是1~2系血细胞减少，外周血原始细胞<1%，骨髓原始细胞<5%，单系病态造血，骨髓环形铁粒幼细胞≥15%或有SF3B1基因突变且环无铁粒幼细胞≥5%，染色体可见任何核型，但不符合伴单纯del(5q)MDS标准。

（二）简要病史

患者女，74岁，因“反复头昏、乏力2年余，再发1月余”入院。体格检查：全身皮肤、黏膜未见黄染，结膜苍白，无出血点，无肝脾及淋巴结肿大。

（三）实验室检查

1. 血常规

白细胞计数为4.42×10^9/L，红细胞计数为1.95×10^{12}/L，血红蛋白为64g/L，MCV为109.7fL，血小板计数为389×10^9/L。

2. 其他辅助检查

铁蛋白>1500ng/mL。

3. 外周血形态

白细胞增减不明显，分类大致正常，部分中性粒细胞颗粒增多增粗，见个别幼稚粒细胞，未见原始细胞；成熟红细胞明显大小不均；血小板散在可见（图3-9-35和图3-9-36）。

4. 骨髓形态

取材、涂片、染色良好。骨髓增生活跃，粒系增生略低，原始细胞占4%，部分粒细胞胞浆中颗粒增多，偶见双核、核浆发育不良；红系明显增生，可见分裂象，胞浆可见空晕，偶见核畸形及三核红细胞，成熟红细胞形态明显大小不一，嗜多染及嗜碱点彩红细胞，红系中的病态造血现象>本系10%；全片见巨核细胞8个，血小板成簇可见（图3-9-37和图3-9-38）。化学染色：骨髓铁染色，外铁3+，内铁66%，环形铁粒幼细胞25%（图3-9-39和图3-9-40）。

形态学意见：MDS-RS-SLD，建议进行染色体及分子生物学检查。

5. 骨髓活检

此次造血组织增生明显活跃，幼红细胞比例升高，粒、巨两系未见明显异常，请结合临床及相关检查综合考虑。

6. 免疫分型

在CD45SSC点图上设门分析，淋巴细胞约占有核细胞的9%，比例降低，各淋巴亚群分布大致正常。原始区域细胞约占有核细胞的05%，分布

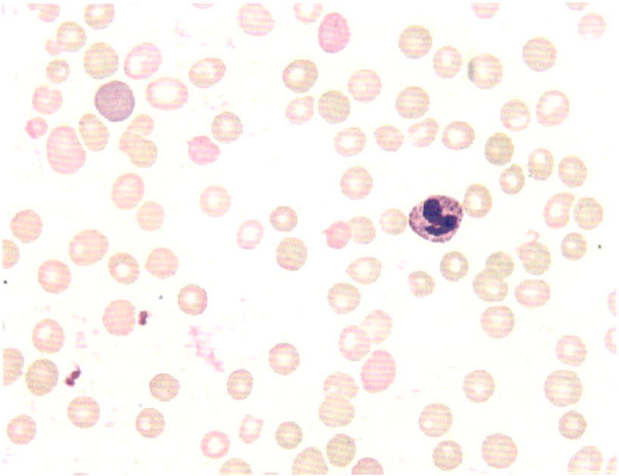

图3-9-35 外周血涂片瑞吉染色，×1000

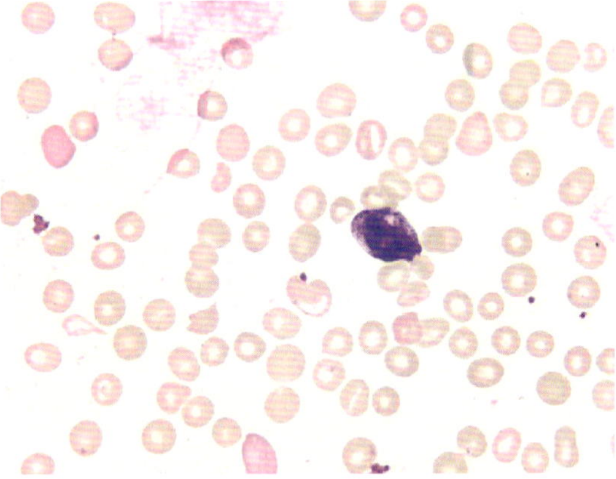

图3-9-36 外周血涂片瑞吉染色，×1000

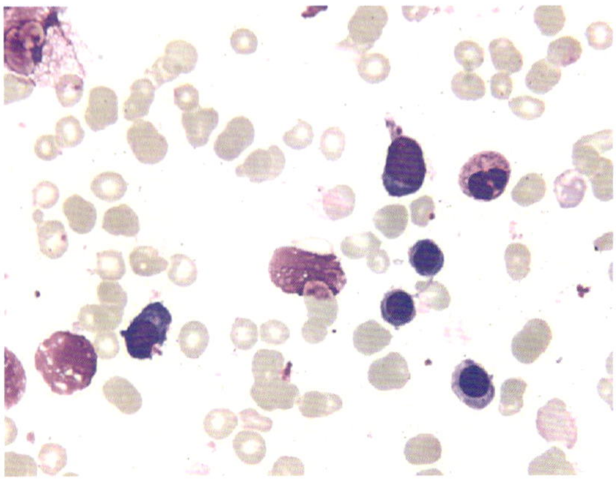

图3-9-37 骨髓涂片瑞氏染色，×1000

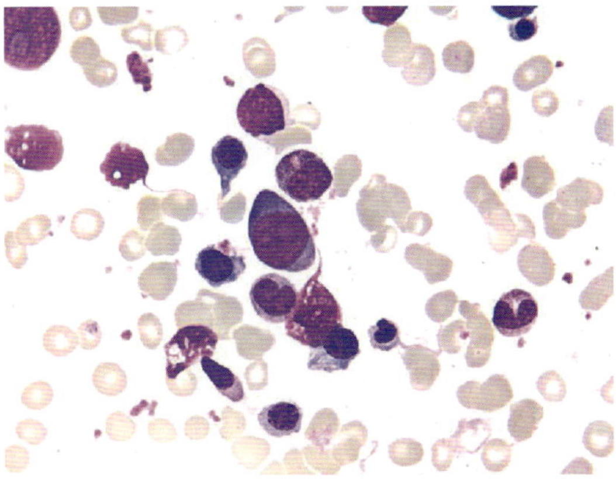

图3-9-38 骨髓涂片瑞氏染色,×1000

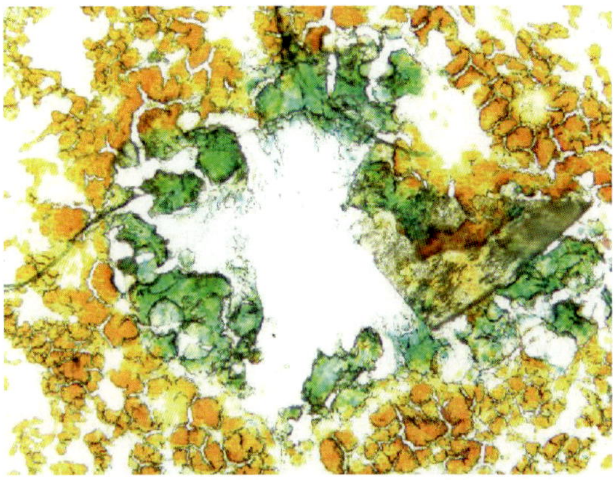

图3-9-39 骨髓涂片铁染色(外铁),×100

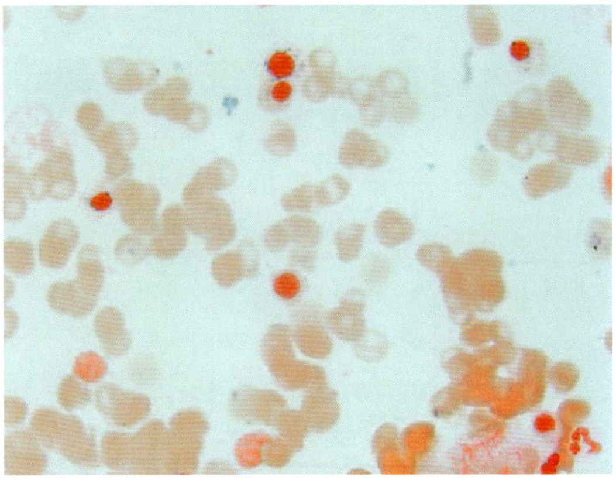

图3-9-40 骨髓涂片铁染色(内铁),×1000

散在。单核细胞约占有核细胞的2.5%,表型成熟。粒细胞约占有核细胞的58.5%,未见明显发育异常。请结合临床及其他辅助检查结果综合判断。

7. 染色体检查

47,XX,+8[11]/46,XX[2]

8. 分子生物学检查

SF3B1基因突变频率41.7%,TET2突变频率33.5%,SRSF2基因突变频率8.6%。

(四)最终诊断

MDS伴环形铁粒幼细胞和单系病态造血(MDS-RS-SLD)。

(五)病例解析

患者为老年女性,反复头昏、乏力2年余,贫血病程长,无脾大,考虑MA、自身免疫性疾病、慢性病贫血等,血常规提示大细胞贫血,白细胞、血小板正常。外周血见幼稚粒细胞,成熟红细胞形态明显大小不均;骨髓涂片中原始细胞<5%,红系单系病态>10%,铁染色环形铁粒幼细胞≥15%,根据诊断要点,1~2系血细胞减少,单系病态,且有环形铁粒幼细胞,形态学诊断MDS-RS-SLD。遗传学染色体异常+8,分子生物学证实存在SF3B1基因突变,TET2基因突变,SRSF2基因突变,故综合诊断为MDS-RS-SLD。在WHO-HAEM5,本例应诊断为低原始细胞和SF3B1突变的MDS(即MDS-SF3B1)。

(罗国霞 幸娟霞 张云 李小红 高晓鹏)

七、MDS伴环形铁粒幼细胞和多系病态造血

(一)概论

MDS伴环形铁粒幼细胞和多系病态造血(MDS-RS-MLD)属于MDS伴环形铁粒幼细胞(MDS-RS)亚型之一。主要是1~3系血细胞减少,外周血原始细胞<1%,骨髓原始细胞<5%,至少两系或以上系别病态造血,骨髓环形铁粒幼细胞≥15%或有SF3B1突变且环铁粒幼细胞≥5%,染色体可任何核型,但不符合伴单纯del(5q)MDS标准。

(二)简要病史

患者女,82岁,因"乏力1年,加重20天"入院。入院前在门诊急查血常规提示全血细胞减少待查。体格检查:贫血貌,皮肤黏膜苍白,无黄染,腹部膨隆,剑突下压痛,无反跳痛,双下肢中度水肿,肝脾肋下未触及。

(三)实验室检查

1. 血常规

白细胞计数为1.8×10^9/L,血红蛋白为58g/L,RDW

为20.2%，MCV为85fL，MCH为31pg，MCHC307g/L，血小板计数为89×10⁹/L。

2. 外周血形态

白细胞明显减少，分类粒细胞减少，胞浆颗粒减少；成熟红细胞大小不一，可见大红细胞；血小板散在可见（图3-9-41）。

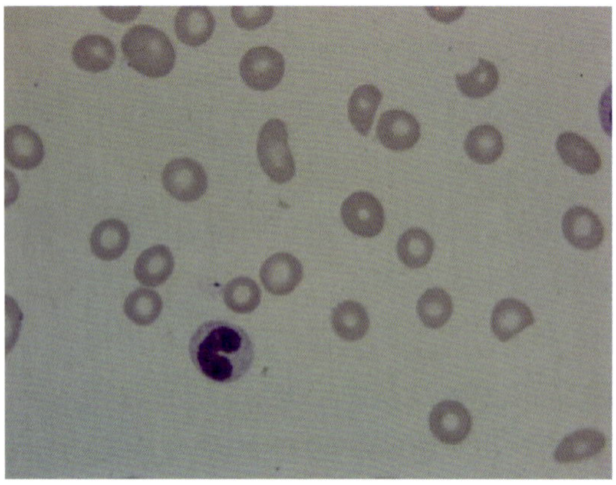

图3-9-41　外周血涂片瑞氏染色，×1000

3. 骨髓形态

取材、涂片、染色良好。骨髓增生活跃，粒系增生明显活跃，原始粒细胞占1%，幼稚粒细胞比例偏高，成熟粒细胞减少，可见粒细胞胞浆颗粒减少，轻度巨幼样变，核棘突>4个，病态造血现象>10%；红系增生相对降低，以中、晚幼红细胞为主，胞浆可见空晕（图3-9-42和图3-9-43），病态造血现象>10%；全片见巨核细胞82个，血小板散在分布。化学染色。PAS染色：异常有核红细胞阳性（图3-9-44）；铁染色：细胞外铁3+，细胞内铁阳性率为88%，

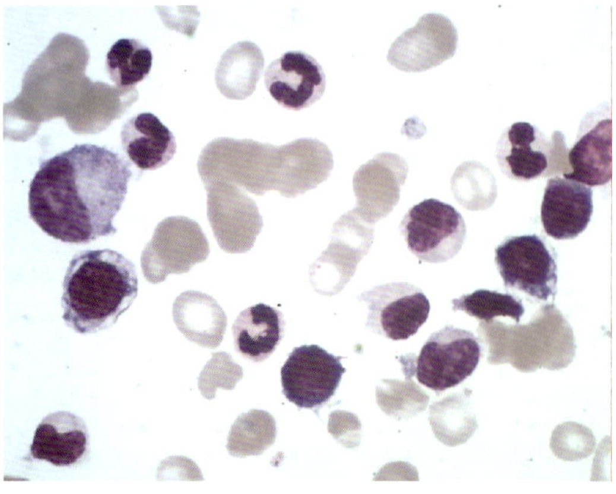

图3-9-42　骨髓涂片瑞氏染色，×1000

可见50%环形铁粒幼细胞（图3-9-45）。

形态学意见：MDS-RS-MLD，建议进行染色体及分子生物学检查。

4. 免疫分型

髓系原始细胞比例不高，各系比例、分化抗原表达未见异常。请结合临床及其他实验室检查。PNH检测：未见PNH克隆。

5. 染色体检查

46，XX[20]

6. 分子生物学检查

送检标本中检出SF3B1基因突变；白血病43种融合基因阴性或低于检测敏感性。

（四）最终诊断

MDS伴环形铁粒幼细胞和多系病态造血（MDS-RS-MLD）。

（五）病例解析

患者为老年女性，三系减少，无脾大，考虑不除

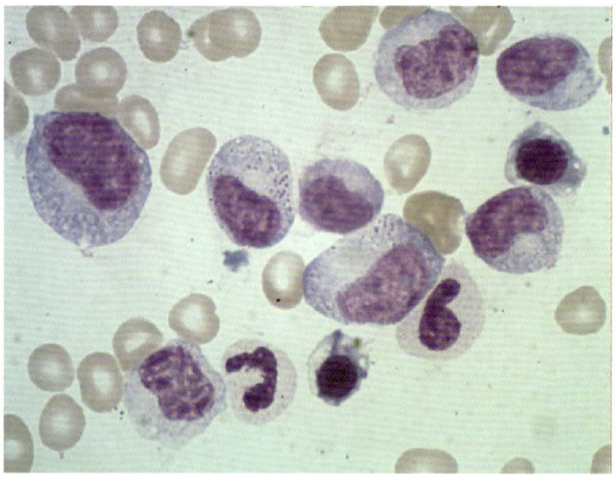

图3-9-43　骨髓涂片瑞氏染色，×1000

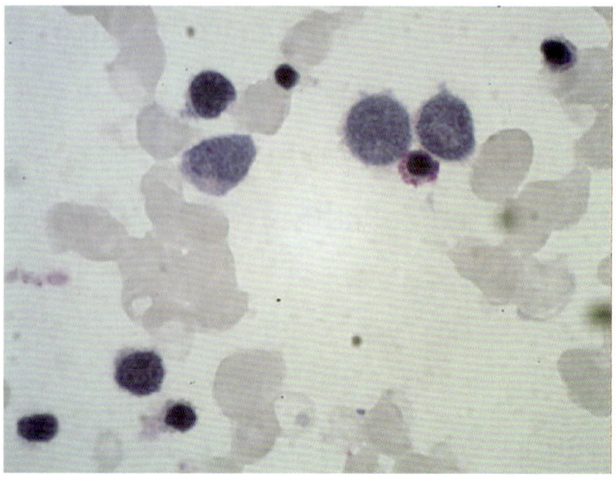

图3-9-44　骨髓涂片PAS染色异常有核红细胞阳性

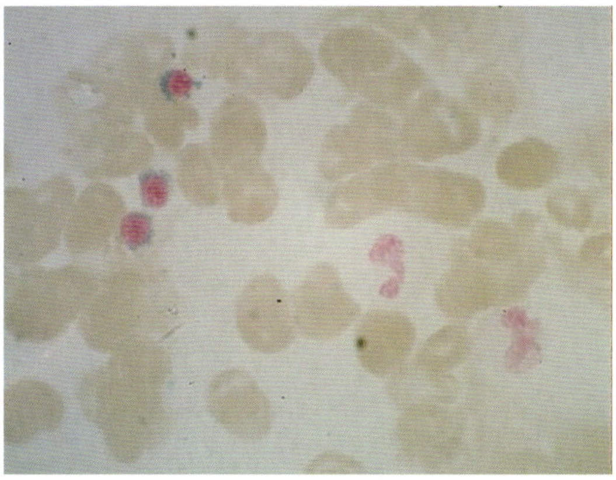

图3-9-45　骨髓铁染色：红系环形铁粒幼细胞占50%

外AA、MDS及自身免疫性疾病等可能，血常规提示三系降低，骨髓涂片中原始髓细胞不高<5%，粒、红两系可见病态造血现象，且粒系、红系中的病态造血现象均大于各系的10%，铁染色提示环形铁粒幼细胞占50%，形态学考虑MDS-RS-MLD，免疫分型提示红系发育异常，染色体示正常染色体核型，分子生物学检出SF3B1基因突变，在WHO-HAEM5，本例应诊断为低原始细胞和SF3B1突变的MDS（即MDS-SF3B1）。

（黄钜略　顾小明　万佳　张云　侯玉兰）

八、MDS不能分类

（一）概论

骨髓增生异常综合征（MDS），不能分类型（MDS-U）属于MDS的一类亚型，诊断要点主要分为3种情况。

（1）外周血原始髓细胞1%型：1~3系血细胞减少，骨髓1~3系病态造血现象≥10%，外周血多次分类原始细胞=1%，骨髓原始细胞<5%。

（2）单系血细胞发育异常伴全血细胞减少型：全血细胞减少，骨髓中单系血细胞发育异常≥10%，外周血原始细胞<1%，骨髓原始细胞<5%。

（3）伴有诊断意义的核型异常型：1~3项血细胞减少，骨髓无血细胞发育异常，或者均<10%，外周血原始细胞<1%，骨髓原始细胞<5%。但存在有定义MDS意义的染色体核型异常。

满足以上3种条件之一均可诊断MDS-U，该类型在MDS亚型中较少见，可随着病程进展发展为MDS-MLD、MDS-EB或AML。MDS-U在WHO-HAEM5中被去除，原属该类型的病例多归入意义未明的克隆性血细胞减少症（CCUS）和具有明确形态学定义的MDS伴低原始细胞（MDS-LB）亚型。

（二）简要病史

患者男，50岁，因发现“全血细胞减少6个月”入院。体格检查：贫血貌，无肝脾及淋巴结肿大。

（三）实验室检查

1. 血常规

白细胞计数为2.0×10^9/L，红细胞计数为2.18×10^{12}/L，血红蛋白为80g/L，MCV为114.4fL，血小板计数为27×10^9/L，仪器分类中性粒细胞百分比为64.5%，淋巴细胞百分比为31.4%。

2. 其他辅助检查

叶酸为16.3ng/mL，铁蛋白为1338ng/mL，维生素B_{12}为495.0pg/mL。自身免疫系列检查结果均为阴性。

3. 外周血形态

白细胞减少，分类及形态大致正常，成熟红细胞大小不一，可见点彩红细胞、大红细胞，计数100个白细胞中见有核红细胞2个；血小板散在少见（图3-9-46和图3-9-47）。

4. 骨髓形态

取材、涂片、染色良好。骨髓增生活跃，粒系比

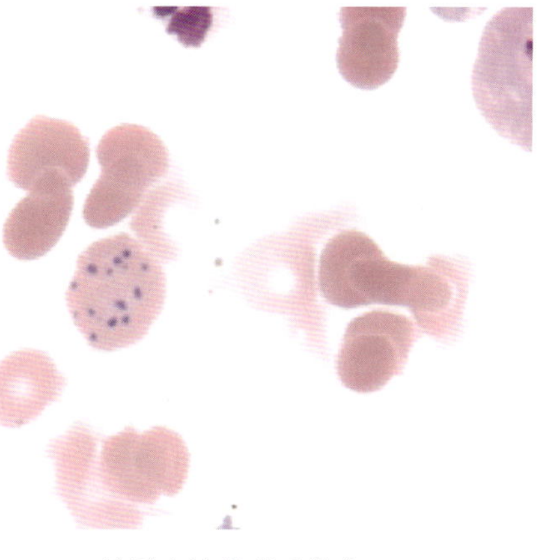

图3-9-46　外周血涂片瑞氏染色，×1000

例降低，形态无明显异常；红系明显增生，可见双核、多核、大小核、奇数核幼红细胞，幼红细胞胞浆空泡、巨幼样变等病态造血现象，红系发育异常占32%；全片见巨核细胞31个，分类及形态未见异常（图3-9-48至图3-9-51）。PAS染色：幼红细胞阳性（图3-9-52）；铁染色：外铁2+，内铁29%，环形铁粒幼细胞1%（图3-9-53）。

形态学意见：MDS-U，建议完善相关检查。

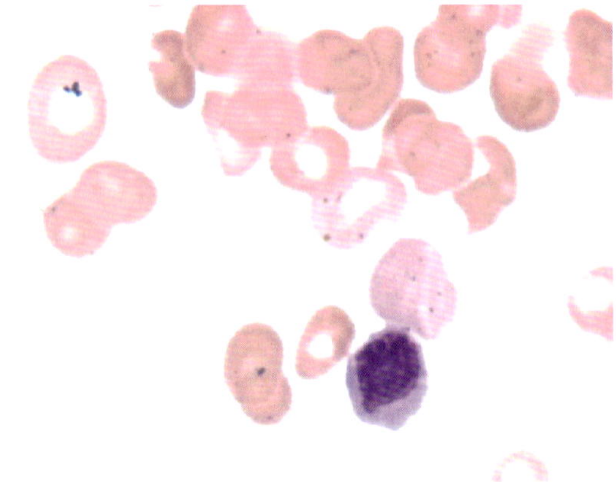

图3-9-47　外周血涂片瑞氏染色，×1000

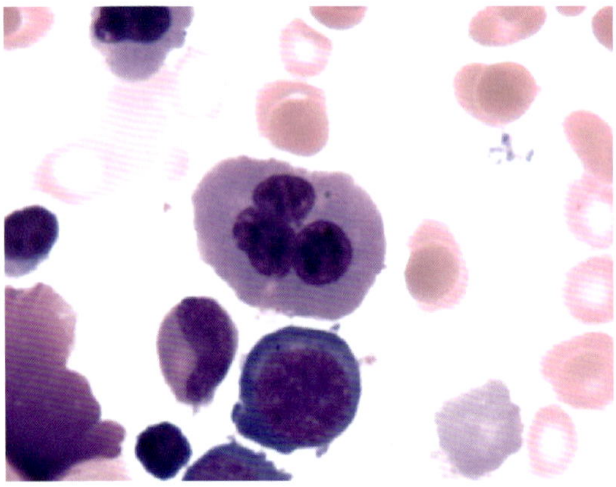

图3-9-48　骨髓涂片瑞氏染色，×1000

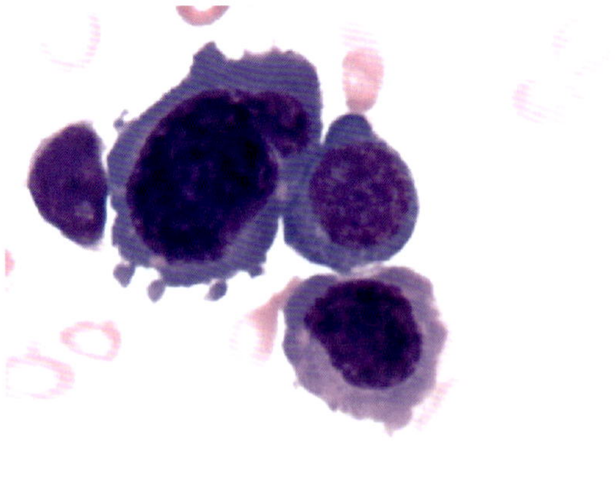

图3-9-49　骨髓涂片瑞氏染色，×1000

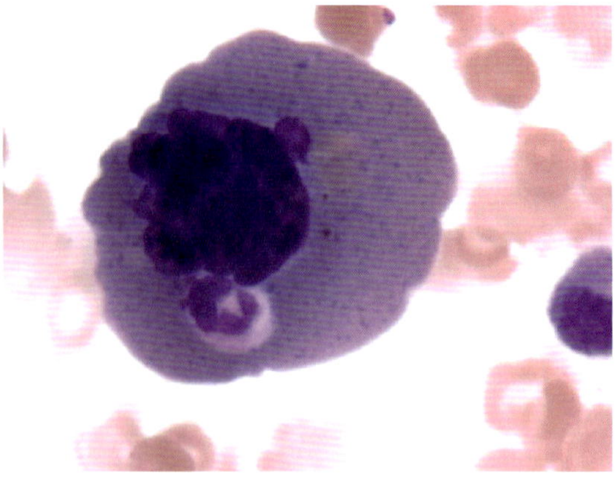

图3-9-50　骨髓涂片瑞氏染色，×1000

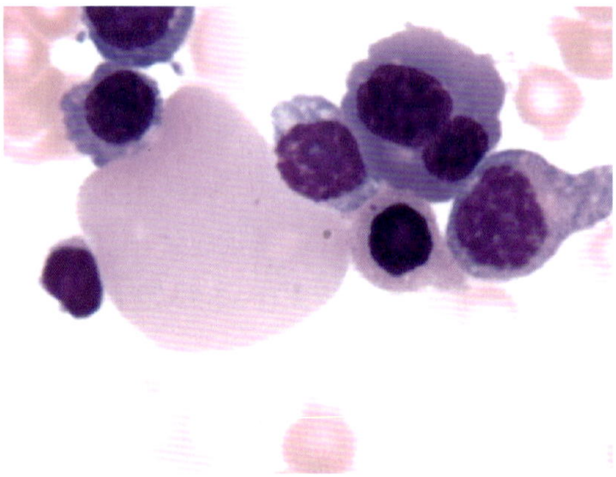

图3-9-51　骨髓涂片瑞氏染色，×1000

5. 染色体检查

46，XY[20]。

6.FISH检查

5q-：65/300；20q-：0，+8：0，7q-：0，-7：0。

（四）最终诊断

MDS-U。

（五）病例解析

患者为中老年男性，全血细胞减少，无肝脾及淋巴结肿大。临床特点：需要注意再生障碍性贫血（AA）、骨髓增生异常综合征（MDS）、巨幼细胞贫血（MA）、自身免疫性疾病等常引起全血细胞减少的疾病。血常规：淋巴细胞百分比（L%）为31.4%，比例未见升高，可基本排除AA，平均红细胞体积为114.4fL，为大细胞性贫血，多考虑MA及MDS。患者辅助检查中叶酸、维生素B_{12}正常，基本排除MA，自身系列检查结果均为阴性，初步排除自身免疫性疾病引起的贫血。患者外周血白细胞减少，比例、形态未见明显异常，见幼稚细胞。成熟红细胞大小

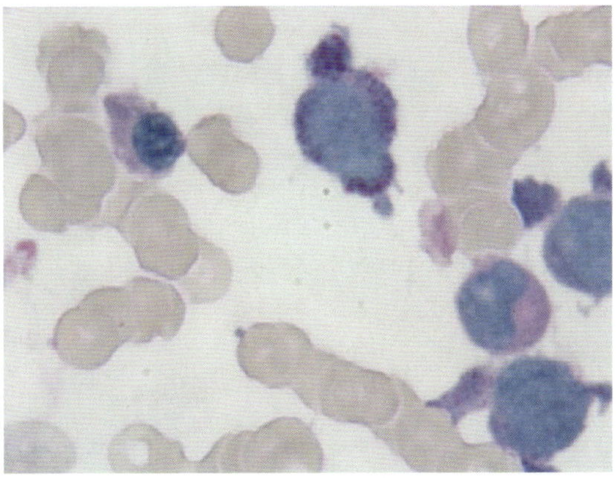

图3-9-52 骨髓涂片PAS染色(×1000):原早红阳性

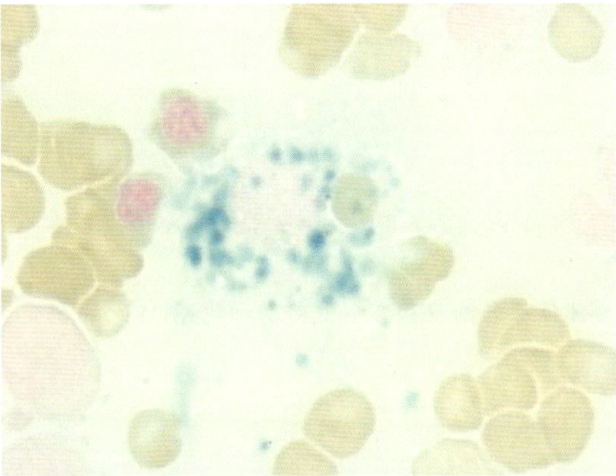

图3-9-53 骨髓涂片铁染色,×1000

不一,未见有核红细胞,血小板散在、小堆少见。未查见寄生虫。骨髓增生活跃,粒系比例降低,原始粒细胞比例为1%,各阶段粒细胞形态无明显异常;红系明显增生,发育异常>本系10%;巨核细胞数目及形态未见异常,因此考虑MDS。骨髓铁染色未见环形铁粒幼细胞增多,可排除MDS-RS系列。值得注意的是,FISH检测到5q-,并不能因此诊断MDS-5q-亚型,因为MDS-5q-多为1~2系血细胞减少,且必须为染色体核型发现,该病例显然不符合条件。FISH不能作为诊断5q-的依据,但可进一步证明该患者诊断MDS的正确性。因此,结合该患者全血细胞减少,单独红系病态造血,符合MDS-U的单系血细胞发育异常伴全血细胞减少型的诊断标准,诊断为MDS-U亚型,该病例需把握符合MDS-U的3种诊断条件,以及与MDS-5q-的鉴别。

本小节案例均参考《骨髓增生异常综合征中国诊断与治疗指南(2019年版)》MDS诊断要点及WHO-HAEM4R和WHO-HAEM5分类,见表3-9-1至表3-9-3)。

表3-9-1 骨髓增生异常综合征(MDS)的最低诊断标准

MDS诊断需满足2条必要条件和一个主要标准
必要条件(2条均须满足)
持续4个月一系或多系血细胞减少(如检出原始细胞增多或MDS相关细胞遗传学异常,无须等待,可诊断为MDS)
排除其他可导致血细胞减少和发育异常的造血及非造血系统疾病
MDS相关主要标准(至少满足一条)
发育异常:骨髓涂片中红系、粒系、巨核系发育异常细胞的比例≥10%
环形铁粒幼细胞占有核红细胞的比例≥15%或≥5%的同时伴有SF3B1突变
原始细胞:骨髓涂片原始细胞达5%~19%(或外周血涂片2%~19%)
常规核型分析或FISH检出有MDS诊断意义的染色体异常
辅助标准(对于符合必要条件未达主要标准在输血依赖的大细胞贫血等常见MDS临床表现的患者如符合2条辅助标准,诊断为疑似MDS)
骨髓活检切片的形态学或免疫组化结果支持MDS诊断
骨髓细胞的流式细胞术检测发现多个MDS相关的表型异常,并提示红系和(或)髓系在单克隆细胞群
基因测序检出MDS相关基因突变提示存在髓系细胞的克隆群体

表3-9-2 MDS分类和定义特征(WHO-HAEM5)

	原始细胞	细胞遗传学	基因突变
具有明确遗传学异常的MDS			
MDS伴低原始细胞和孤立性5q-(MDS-5q)	<5%(骨髓)和<2%(外周血)	单独5q-,或伴有除7号单体或7q-外的1个其他异常	

(待续)

表3-9-2(续)

	原始细胞	细胞遗传学	基因突变
MDS伴低原始细胞和SF3B1突变[a](MDS-SF3B1)	<5%(骨髓)和<2%(外周血)	无5q-、7号单体或复杂核型	SF3B1
MDS伴TP53双等位基因失活(MDS-biTP53)	<20%(骨髓和外周血)	多数患者为复杂核型(>3)	2个或2个以上TP53突变,或1个有TP53拷贝数丢失或cnLOH证据的突变
具有明确形态的MDS			
MDS伴低原始细胞(MDS-LB)	<5%(骨髓)和<2%(外周血)		
MDS,低增生性[b](MDS-h)	<5%(骨髓)和<2%(外周血)		
MDS伴原始细胞增多(MDS-IB)			
MDS-IB1	5%~9%(骨髓)或2%~4%(外周血)		
MDS-IB2	10%~19%(骨髓)或5%~19%(外周血)或有奥氏小体		
MDS伴纤维化(MDS-f)	5%~19%(骨髓),2%~19%(外周血)		

注:[a],环形铁粒幼细胞≥15%可替代SF3B1突变,可接受的相关术语为伴低原始细胞和环形铁粒幼细胞MDS;[b],根据定义,≤25%的年龄调整后骨髓细胞量。cnLOH,拷贝中性杂合性丢失。

表3-9-3 MDS分型修订(WHO-HAEM4R)

疾病类型	发育异常	细胞减少	环形铁粒幼细胞	骨髓和外周血原始细胞	常规核型分析
MDS伴单系/多系发育异常					
MDS伴单系血细胞发育异常(MDS-SLD)	系	1~2系	<15%或<5%	骨髓<5%,外周血<1%,无奥氏小体	任何核型,但不符合伴单纯del(5q)MDS标准
MDS伴多系血细胞发育异常(MDS-MLD)	2~3系	1~3系	<15%或<5%	骨髓<5%,外周血<1%,无奥氏小体	任何核型,但不符合伴单纯del(5q)MDS标准
MDS伴环形铁粒幼细胞(MDS-RS)					
MDS-RS-SLD	1系	1~2系	≥15%或≥5%[a]	骨髓<5%,外周血<1%,无奥氏小体	任何核型,但不符合伴单纯del(5q)MDS标准
MDS-RS-MLD	2~3系	1~3系	≥15%或≥5%[a]	骨髓<5%,外周血<1%,无奥氏小体	任何核型,但不符合伴单纯del(5q)MDS标准
MDS伴单纯del(5q)	1~3系	1~2系	任何比例	骨髓<5%,外周血<1%,无奥氏小体	任何核型,但不符合伴单纯del(5q)MDS标准
MDS伴原始细胞增多(MDS-EB)					
MDS-EB-1	0~3系	1~3系	任何比例	骨髓5%~9%或外周血2%~4%,无奥氏小体	任何核型
MDS-EB-2	0~3系	1~3系	任何比例	骨髓10%~19%或外周血5%~19%或有奥氏小体	任何核型

(待续)

表3-9-3(续)

疾病类型	发育异常	细胞减少	环形铁粒幼细胞	骨髓和外周血原始细胞	常规核型分析
MDS,不能分类型(MDS-U)					
外周血原始细胞1%	1~3系	1~3系	任何比例	骨髓<5%,外周血=1%,无奥氏小体	任何核型
单系血细胞发育异常伴全血细胞减少	1系	3系	任何比例	骨髓<5%,外周血<1%,无奥氏小体	任何核型
伴有诊断意义核型异常	0系	1~3系	<15%	骨髓<5%,外周血<1%,无奥氏小体	有定义MDS的核型异常

注:MDS,骨髓增生异常综合征;血细胞减少定义为血红蛋白<100g/L、血小板计数<100×10^9/L,中性粒细胞绝对计数<1.8×10^9/L,极少情况下MDS可见这些水平以上的轻度贫血或血小板减少,外周血单核细胞必须<1×10^9/L;如果存在SF3B1突变,外周血=1%的原始细胞必须有2次不同时间检查的记录;若环形铁粒幼细胞≥15%的病例有明显红系发育异常,则归类为MDS-RS-SLD。

(王海洋　高晓鹏　李婷　吴佗　蒋玲琳　黄兴琴)

九、儿童难治性血细胞减少

(一)概论

儿童难治性血细胞减少(RCC)是指一类儿童和青少年时期(<18岁)起病的造血干细胞克隆性肿瘤,导致无效造血、难治性血细胞减少和向AML转化的风险。

RCC诊断要点主要是患者年龄<18岁,血细胞减少,1~3系病态造血现象≥10%,外周血原始细胞<2%,骨髓原始细胞<5%,无奥氏小体,环形铁粒幼细胞<15%,不符合MDS-5q-诊断标准。该类型在MDS亚型中较罕见,可随着病程进展为MDS-EB或AML。2008年WHO将RCC纳入MDS的一个建议型,在WHO-HAEM4R归为暂定类型;在WHO-HAEM5该类型归入儿童骨髓增生异常肿瘤(cMDS),强调这类髓系肿瘤在生物学上不同于成人。cMDS分为儿童MDS伴低原始细胞型(cMDS-LB)和儿童MDS伴原始细胞增多型(cMDS-IB),cMDS-LB又分为儿童MDS非特指型及儿童MDS低增生型,RCC等同于cMDS-LB。

(二)简要病史

患儿,8岁,因“发现面黄,颈部及双下肢可见少量针尖样出血点”入院。体格检查:未见肝、脾、淋巴结肿大。以“再生障碍性贫血?”收入院。

(三)实验室检查

1. 血常规

白细胞计数为3.1×10^9/L,红细胞计数为2.32×10^{12}/L,血红蛋白为82g/L,平均红细胞体积为108.2fL,血小板计数为21×10^9/L,网织红细胞百分比为3.1%,中性粒细胞百分比为23.6%,淋巴细胞百分比为71.8%。

2. 其他辅助检查

Coombs阴性,CD55、CD59阴性,叶酸为7.11ng/mL,铁蛋白为127ng/mL,维生素B_{12}为334.0pg/mL,风湿病等自身免疫系列检查结果均为阴性。

3. 外周血形态

白细胞减少,粒细胞比例减少,可见假P-H核畸形,淋巴细胞比例升高,为成熟淋巴细胞;成熟红细胞大小不一,计数100个白细胞见有核红细胞2个;血小板散在少见(图3-9-54和图3-9-55)。

4. 骨髓形态

取材、涂片、染色良好。骨髓增生活跃,粒系增生,原始粒细胞比例3%,体积偏小,存在原始细胞聚集现象,其他阶段粒细胞可见双核粒细胞、假P-H核畸形、巨幼样变、双核、核分叶过多现象,形态异常细胞比例21%;红系明显增生,可见多核、大小核、核碎裂、奇数核幼红、原早幼红细胞胞浆空泡,巨幼样变、核间桥等病态造血现象,形态异常细胞比例18%;全片见巨核细胞53个,可见小巨核及巨核细胞核碎裂现象，血小板少见（图3-9-56至图3-9-59）。PAS染色：有核红阳性（图3-9-60）；铁染色：外铁2+，内铁43%，环形铁粒幼细胞3%（图3-9-61）。

形态学意见：MDS，建议完善相关检查。

5. 免疫分型

该标本原始细胞约占全部有核细胞2.72%，表型为CD45dim、CD117+、CD34+、HLA-DRdim、CD7-、CD19-、CD56-、CD11b-、CD13+，为异常表型髓系原始细胞。粒系占全部有核细胞的36.4%，发育模式异常，请结合临床。

6. 染色体检查

47，XY，+8[20]。

7. 分子生物学检查

SF3B1基因阴性。

（四）最终诊断

儿童难治性血细胞减少症（RCC）。

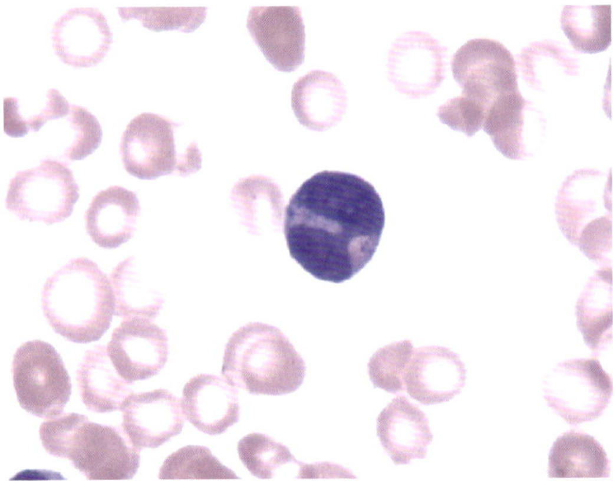

图3-9-54 外周血涂片瑞氏染色，×1000

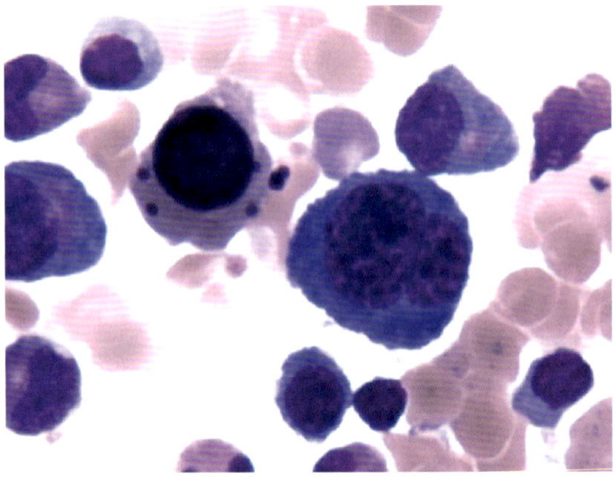

图3-9-57 骨髓涂片瑞氏染色，×1000

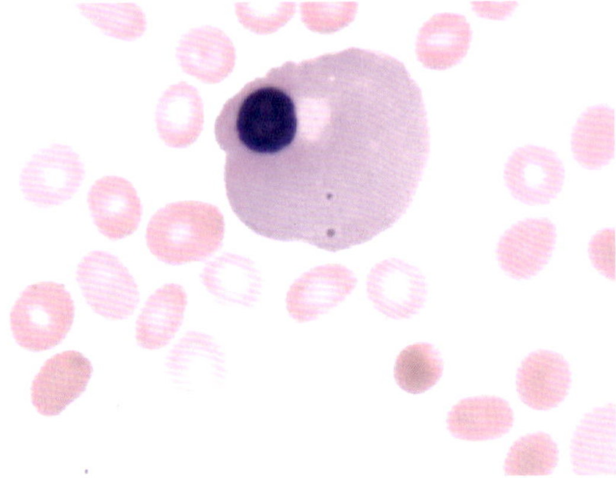

图3-9-55 外周血涂片瑞氏染色，×1000

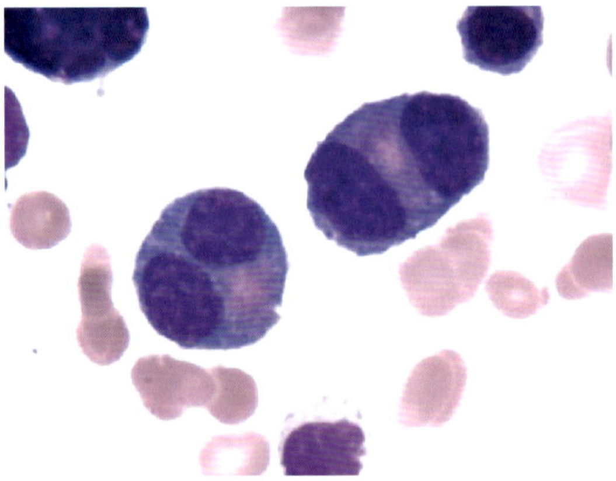

图3-9-58 骨髓涂片瑞氏染色，×1000

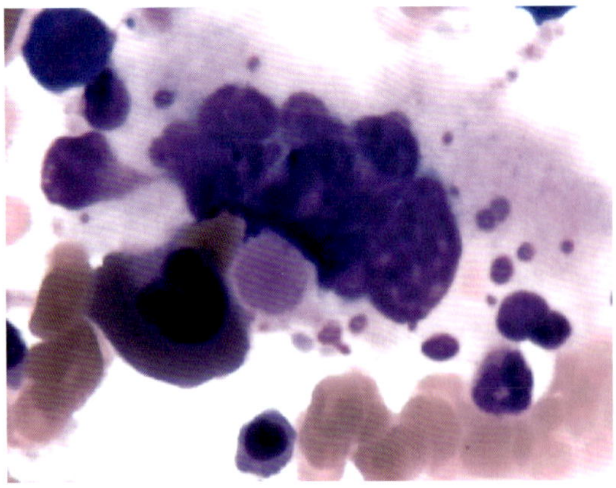

图3-9-56 骨髓涂片瑞氏染色，×1000

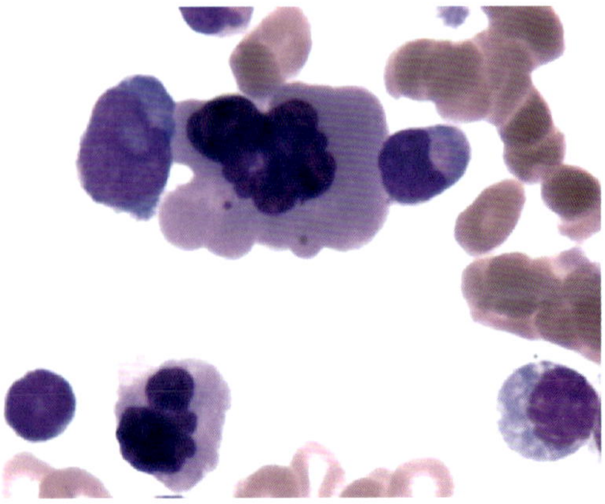

图3-9-59 骨髓涂片瑞氏染色，×1000

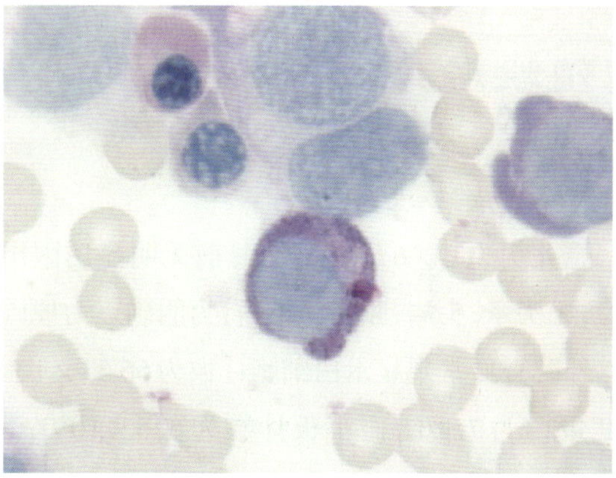

图3-9-60　骨髓涂片PAS染色，×1000

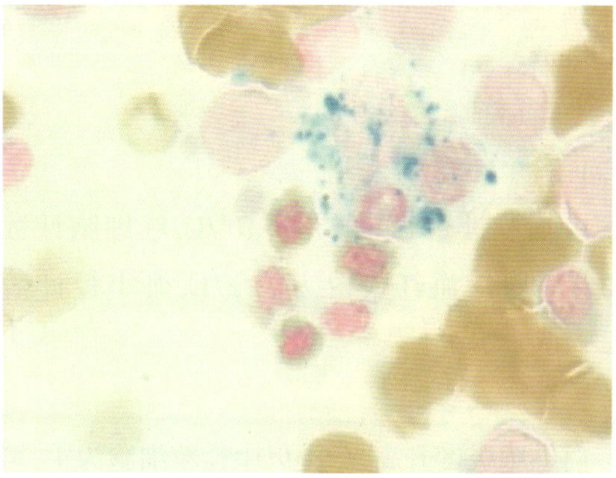

图3-9-61　骨髓涂片铁染色，×1000

（五）病例解析

患儿，8岁，父母体健，因发现“面黄、颈部及双下肢可见少量针尖样出血点”入院，无肝脾及淋巴结肿大。血常规：全血细胞减少，淋巴细胞比例相对升高，门诊以“再生障碍性贫血（AA）？”收入院。患儿全血细胞减少，白细胞分类以成熟淋巴细胞比例升高为主，首先考虑AA。AA患者一般网织红细胞比例降低，但该患儿网织红细胞百分比升高，与AA的初步诊断存在矛盾，CD55、CD59阴性，PNH可能性不大。患儿MCV增大，全血细胞减少，以及自身免疫性疾病也在考虑范围，但患儿叶酸、维生素B_{12}不低，自身免疫系列检查结果均为阴性，因此基本排除MA及自身免疫性疾病。患儿骨髓增生活跃，原始粒细胞比例为3%，体积偏小，存在聚集现象，为MDS形态学特点。粒系形态异常细胞比例为21%，红系形态异常细胞比例为18%，可见小巨核及巨核细胞核碎裂现象，患儿三大造血系统病态造血（形态异常细胞）均>10%且原始粒细胞比例偏高，因此提示患儿为MDS。PAS染色：有核红细胞阳性；免疫分型：出现异常表达原始粒细胞，粒系发育模式异常；染色体出现异常核型均更进一步证实MDS的可能。全血细胞减少，三系病态造血，若患者为成人则诊断为MDS-MLD，但该病例年龄仅为8岁，应诊断为RCC。

（六）诊断标准

见表3-9-4和表3-9-5。

表3-9-4　WHO-HAEM4R RCC的诊断标准

1.≥一系血细胞持续减少
2.≥两系髓细胞发育异常，或至少一系髓细胞发育异常≥10%，骨髓原始细胞<5%
3.需对骨髓活检标本进行评估，明确红系和巨核系异常
4.外周血原始细胞<2%，中性粒细胞发育异常改变

表3-9-5　WHO-HAEM5儿童MDS分型

	原始细胞	补充
儿童MDS伴低原始细胞（cMDS-LB）	<5%（骨髓），<2%（外周血）	应排除细胞减少的非肿瘤性原因，如感染、营养缺乏、代谢性疾病、骨髓衰竭综合征等。胚系致病变异是低原始细胞cMDS的必要条件
低增生		
非特指型		
儿童MDS伴原始细胞增多	5%~19%（骨髓），2%~19%（外周血）	与cMDS-LB相比，获得性细胞遗传学异常和RAS途径突变在cMDS-IB中更常见

（王海洋　张云　黄兴琴　黄钜略　侯玉兰）

第十节 骨髓增殖性肿瘤

一、慢性髓系白血病(CML)

(一)概论

慢性髓系白血病(CML)是一种发生在多能造血干细胞上的恶性骨髓增生性疾病,伴有Ph染色体和(或)BCR-ABL1融合基因的骨髓增殖性肿瘤。病程发展缓慢,常表现为低热、疲乏、盗汗、体重减轻、贫血等,主要体征为脾大,少数无脾大,脾大程度常与白细胞总数成正比,还可伴有胸骨压痛。本病可发生在各年龄段,儿童少见。按病程进展CML可分为三期:慢性期(CP)、加速期(AP)与急变期(BP)。WHO-HAEM5强调CML-CP进展对TKI耐药相关的高风险特征,细化慢性粒细胞白血病危险因素,不再需要加速期,将CML-AP在当前分类中被省略,强调了CML进展和对TKI耐药相关的高风险特征。CML外周血白细胞常显著升高,血小板数增多或正常,部分可达>1000×10^9/L,血红蛋白多正常或轻度减少。血涂片及骨髓检查可见幼稚粒细胞,少见发育异常,常伴有嗜酸及嗜碱性粒细胞增多。NAP染色:阳性率及积分值均明显下降。染色体核型检查90%~95%的患者可检出t(9;22)(q34;q11),部分缺失的22号染色体即Ph染色体,少数也可出现多条染色体的复杂易位表现为隐匿性Ph染色体。分子检测BCR-ABL1融合基因是诊断CML的金标准,BCR基因的断裂点可位于主断裂点丛集区(M-RBC)、次断裂点丛集区(m-BCR)及微断裂点丛集区(u-BCR),产生的融合蛋白大小分别为210kDa、190kDa和230kDa,典型的CML表达p210蛋白居多,成人CML伴p190蛋白者常表现为单核细胞增多,需跟慢性粒-单核细胞白血病(CMML)鉴别,而CML伴p230者多表现为中性粒细胞增多,需要与慢性中性粒细胞白血病(CNL)进行鉴别。

(二)简要病史

患儿男,11岁6个月,1个月前无明显诱因出现乏力,无头晕、头痛、腹痛等不适,为明确乏力原因就诊。外院查血常规显示白细胞计数为66.53×10^9/L,血红蛋白为72g/L,血小板计数为626×10^9/L。体格检查:肝脏巨大,脾巨大。B超提示肝大(肋下长75mm)、巨脾(位于脐右侧100mm处,脾厚80mm,长190mm)。

(三)实验室检查

1. 血常规

白细胞计数为640.14×10^9/L,红细胞计数为1.82×10^{12}/L,血红蛋白为77 g/L,血小板计数为516×10^9/L。

2. 外周血形态

白细胞极度升高,分类以中性粒细胞为主,可见各阶段粒细胞,原始细胞偶见,早中、晚幼粒细胞升高,嗜酸及嗜碱性粒细胞比例升高,细胞形态大致正常;红系增生降低,形态大致正常;全片巨核细胞>500个,产板巨核细胞良好,可见小巨核细胞,血小板增多,散在,成簇易见,形态大致正常。NAP染色:阳性率为0,积分为0分(图3-10-1至图3-10-6)。

3. 骨髓形态

取材、涂片、染色良好。骨髓增生极度活跃,粒

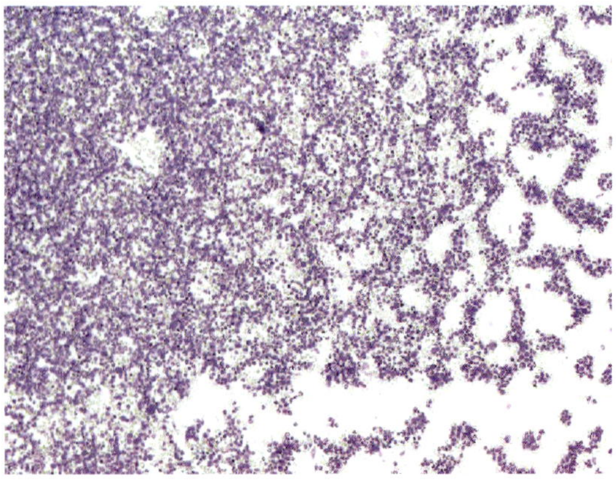

图3-10-1 外周血涂片瑞吉染色,×100

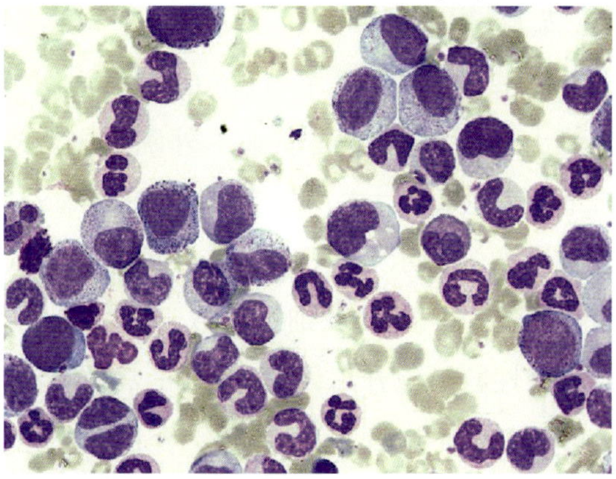

图3-10-2 外周血涂片瑞吉染色,×1000

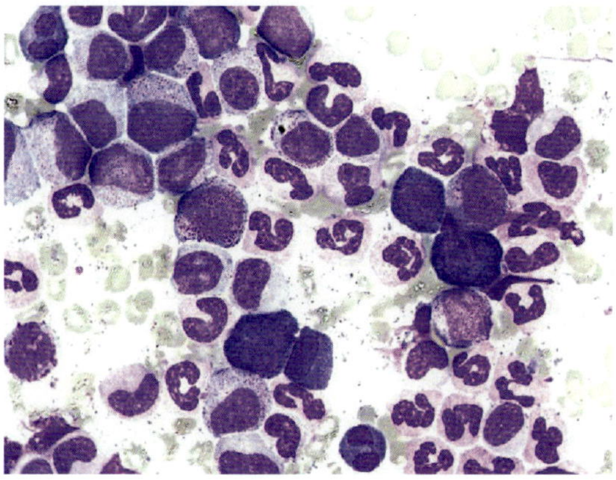

图3-10-3 外周血涂片瑞吉染色,×1000

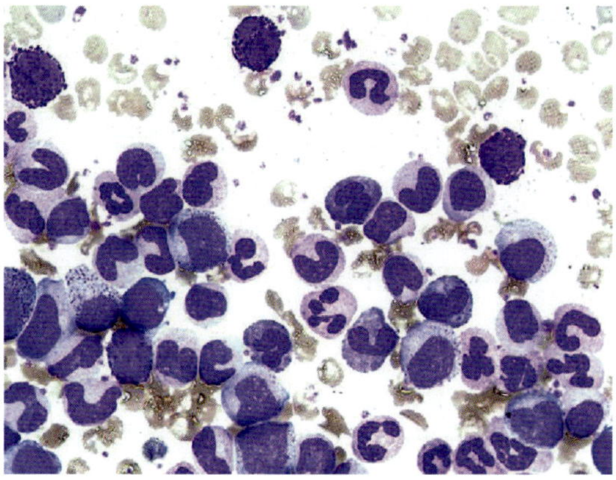

图3-10-4 外周血涂片瑞吉染色,×1000

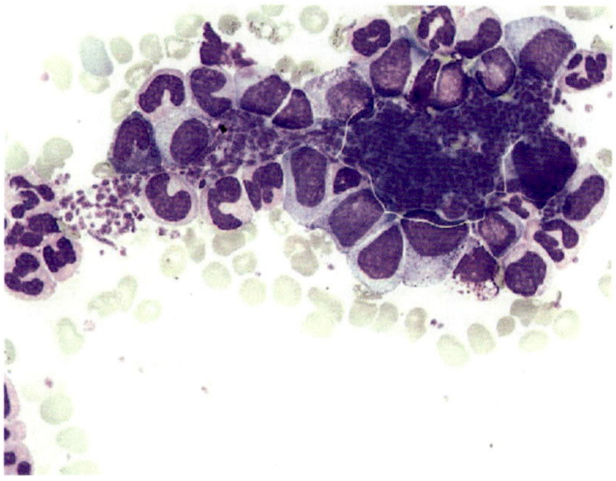

图3-10-5 外周血涂片瑞吉染色,×1000

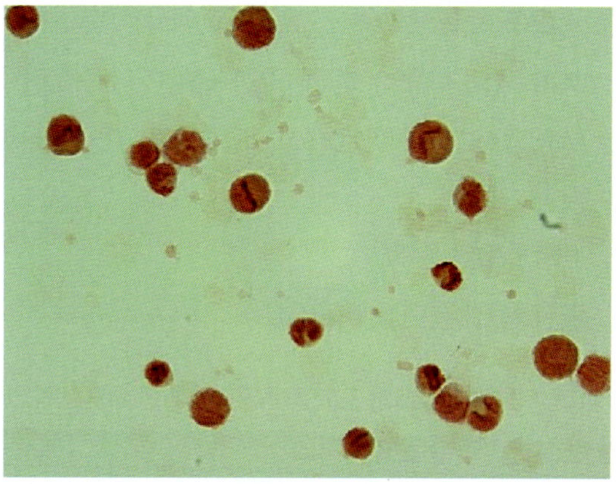

图3-10-6 外周血涂片NAP染色,×1000

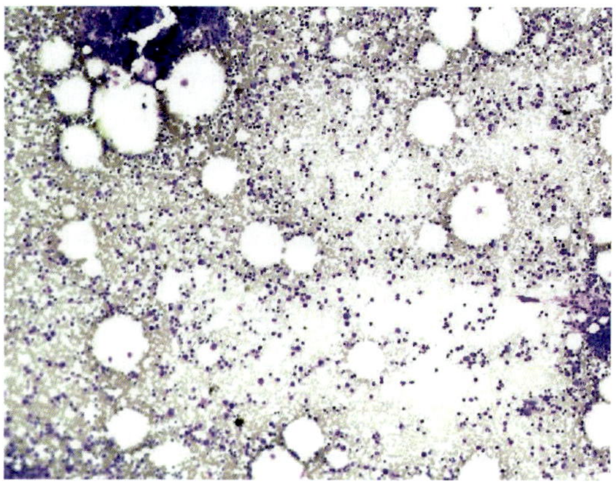

图3-10-7 骨髓涂片瑞吉染色,×1000

系(G)=98.5%,红系(E)=1.0%,粒系增生极度活跃,原始以下阶段细胞均见,以中性中幼粒细胞及晚幼粒细胞为主,原始粒细胞占4.0%,嗜酸性粒细胞占5.5%;红系偶见;巨核细胞全片共见26个,血小板散在(图3-10-7和图3-10-8)。

形态学意见:CML,建议进行染色体及BCR-ABL1基因检测。

4.免疫分型

粒系比例明显升高,幼稚粒细胞占50.4%,可见髓系异常幼稚细胞,嗜碱性粒细胞比例升高,建议结合相关检查排除CML。

5.染色体检查

46,XY,t(9;22)(q34;q11)[4]/45,idem?,-Y[2]/46,XY[14]。

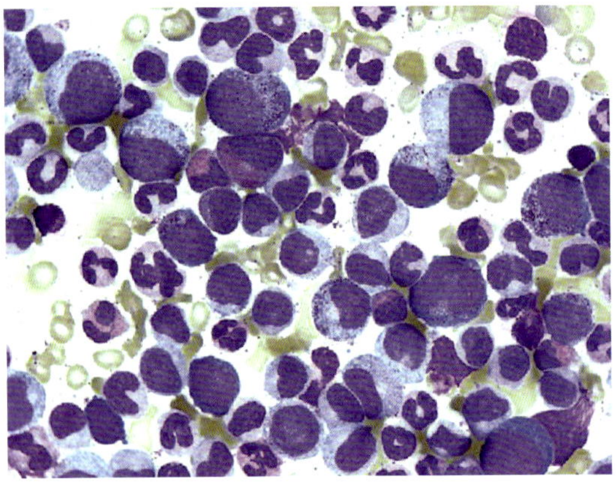

图3-10-8 骨髓涂片瑞吉染色，×1000。

6.分子生物学检查

BCR-ABL1融合基因（P210型）定性检测：阳性。JAK2V617F突变定性检测：阴性。CSF3R突变定性检测：阴性。

（四）最终诊断

慢性粒细胞白血病（CML）。

（五）病例解析

本例患者为男性儿童，11岁6个月，无明显诱因突然出现乏力，多考虑贫血。外院查血常规显示白细胞明显升高，血小板升高，中度贫血，体格检查及影像学显示肝大、巨脾。外周血分类粒细胞明显升高，中、晚幼粒细胞及以下阶段易见，嗜碱及嗜酸性粒细胞升高，形态大致正常，结合血象初步考虑CML。患者无基础病，结合NAP染色，类白血病反应可排除。骨髓增生极度活跃，易见幼稚粒细胞，原始细胞<5%，嗜碱及嗜酸性粒细胞可见，染色体核型可见t(9;22)(q34;q11)，融合基因检测BCR-ABL1融合基因（P210型）定性检测为阳性。综上，诊断CML明确，且该病例处于慢性期。

（六）诊断及分期

见表3-10-1。

表3-10-1 慢性粒细胞白血病WHO-HAEM4R的诊断及分期

分期	诊断标准
慢性期(CP)	需符合下列3项： 1.典型的临床特征和细胞形态学，外周血或骨髓中原始细胞<10% 2.Ph染色体阳性和（或）BCR-ABL1融合基因阳性 3.没有达到诊断加速期或急变期的标准
加速期(AP)	符合下列任何1项或1项以上： 1.治疗无效的持续或白细胞>10×10^9/L。 2.治疗无效的持续性脾大 3.治疗无效的持续性血小板增多(>1000×10^9/L) 4.治疗无关的血小板持续性降低(<100×10^9/L) 5.外周血和（或）骨髓中原始细胞占10%~19% 6.外周血嗜碱性粒细胞≥20%。 7.诊断时有Ph附加染色体异常，包括"主干"异常（双Ph、+8、17q单体、19三体），复杂核型或3q26.2异常 8.治疗期间出现新Ph异常克隆
急变期(BP)	具有以下1项或1项以上者可诊断： 1.外周血或骨髓中原始细胞≥20% 2.髓外原始细胞浸润，常见部位是皮肤、淋巴结或中枢神经系统 3.骨髓切片原始细胞呈局灶性或簇状增生，即使其余部位的骨髓活检显示为慢性期，仍可诊断为BP

（沈珂 高晓 万佳 李婷 郑象昭）

二、慢性中性粒细胞白血病

（一）概论

慢性中性粒细胞白血病（CNL）是一种罕见的BCR-ABL1阴性的骨髓增殖性肿瘤（MPN），起病隐匿，好发于中老年人群，平均年龄48~65岁，男性略多于女性，常伴有脾大，其特征是外周血持续的中性粒细胞增多，白细胞计数≥25×10^9/L，成熟中性粒细胞（即中性杆状核粒细胞+中性分叶核粒细胞）≥80%、未成熟粒细胞（即早幼粒细胞、中幼粒细胞、晚幼粒细胞）<10%，原始粒细胞罕见，无粒细胞发育异常，单核细胞<1×10^9/L。骨髓有核细胞增生明显活跃或极度活跃，粒系以成熟阶段细胞为主，无嗜碱性粒细胞增多，红系多数相对受抑，巨核细胞正常。中性粒细胞碱性磷酸酶（NAP）积分通常升高，一般在300分以上。细胞遗传学无Ph染色体，但近10%的病例有克隆性核型异常，包括+8、+9、+21、del（20q）、del（7q）、del（11q）、del（12p）等，在>60%的病例中可检测到CSF3R T618I突变，是CNL中高度特异而敏感的分子诊断标记，若未检测到CSF3R T618I突变，必须发现证明存在髓系克隆性增殖的细胞遗传学或分子生物学证据或观察3个月，排除明确反应性中性粒细胞增多，无潜在浆细胞肿瘤证据依然可诊断。CNL患者还常伴有ASXL1、SETBP1、TET2、SF3B1、U2AF1等基因突变。WHO-HAEM5CNL诊断标准不变。

（二）简要病史

患者男，65岁，10天前无明显诱因活动后感心慌气短，乏力明显，2天前出现咳嗽，咳少量白痰。30年前曾进行脾脏切除术，3个月前从高层坠落，导致胸骨骨折，卧床保守治疗，体重近4个月减轻4kg左右。体格检查：贫血貌，口腔牙龈有渗血，下肢散在瘀斑，腹平软，肝脾肋下未触及。

（三）实验室检查

1. 血常规

白细胞计数为166.19×10^9/L，中性粒细胞计数为157.39×10^9/L，红细胞计数为1.97×10^{12}/L，血红蛋白为75g/L，血小板计数为1×10^9/L。

2. 外周血形态

白细胞升高，分类以成熟阶段细胞为主，中性杆状核粒细胞+中性分叶核粒细胞占90%，其余细胞少见；成熟红细胞大小不一；血小板零星可见，大血小板偶见（图3-10-9和图3-10-10）。

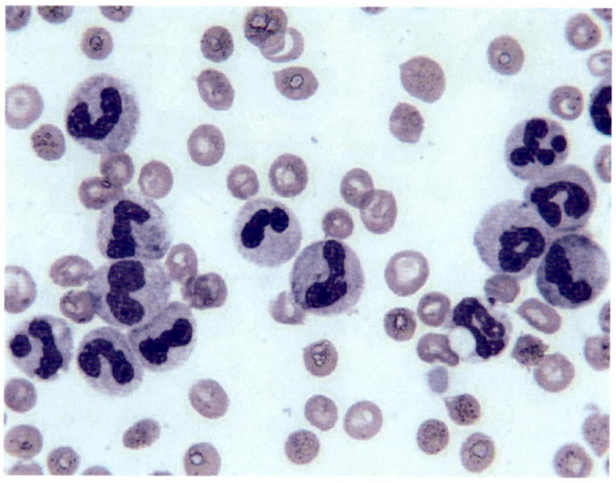

图3-10-9　外周血涂片瑞吉染色，×1000

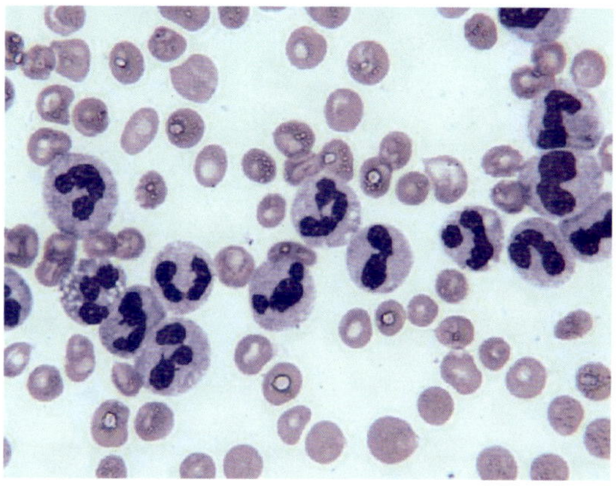

图3-10-10　外周血涂片瑞吉染色，×1000

3. 骨髓形态

取材、涂片、染色良好。骨髓增生极度活跃，粒系增生明显活跃，原始粒细胞偶见，杆状、分叶核粒细胞比例高，部分粒细胞胞浆可见颗粒增粗；红系增生降低，形态大致正常；淋巴细胞比例正常；全片见巨核细胞135个，血小板零星可见，大血小板偶见（图3-10-11和图3-10-12）。NAP染色：阳性率96.0%，积分值355分（图3-10-13和图3-10-14）。

形态学意见：粒系增生明显活跃，以成熟粒细胞为主，建议结合临床，完善染色体及CSF3R基因检查。

4. 骨髓活检

骨髓有核细胞增生明显活跃，粒红比显著增大，未见典型ALIP及热点现象；粒系各阶段均明显增生，以偏成熟阶段细胞为主；可见少量幼稚细胞；巨核细胞数量增多，多为胞体较小、少分叶的巨核细胞；骨髓间质未见明显胶原纤维化，未见骨硬化

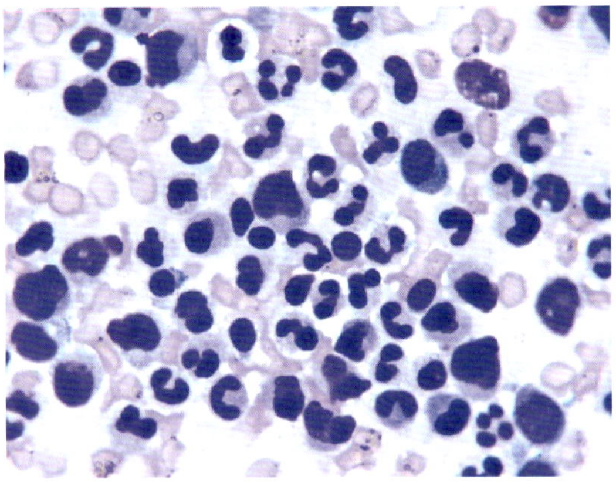

图3-10-11　骨髓涂片瑞氏染色，×1000

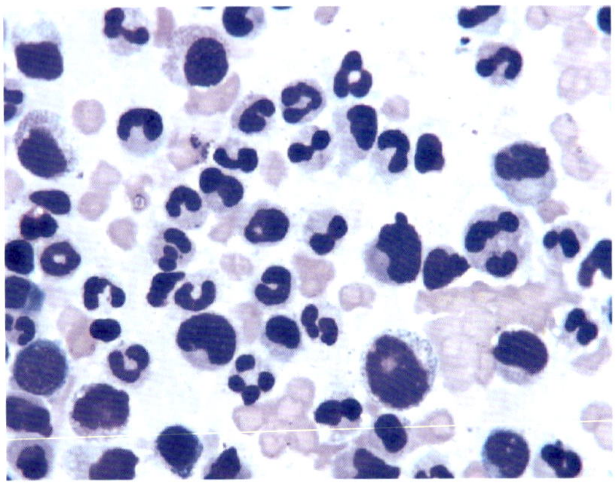

图3-10-12　骨髓涂片瑞氏染色，×1000

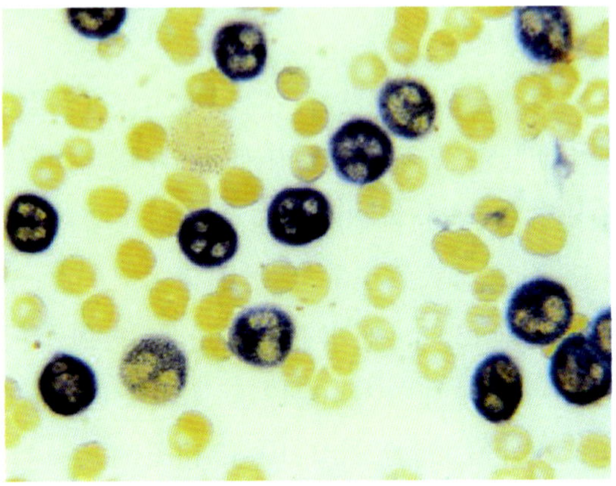

图3-10-13　外周血涂片NAP染色，×1000

（图3-10-15）。

5.染色体检查

45，XY，del（4）（q32），del（11）（q23），add（13）（q34），inc [12]/45，XY，del（4）（q32），-8，-10，?del（11）（q23），add（13）（q34），+1mar，inc [8]。

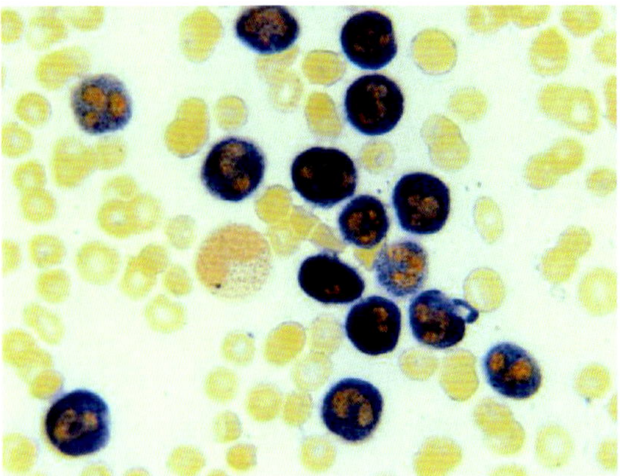

图3-10-14　外周血涂片NAP染色，×1000

6.分子生物学检查

AML/MDS/MPN相关基因突变（38个）结果显示，患者检测到CSF3R、SETBP1、TET2：：BCR/ABL1融合基因阴性。

（四）最终诊断

慢性中性粒细胞白血病（CNL）。

（五）病例解析

患者为老年男性，10天前无明显诱因感活动后心慌气短，乏力明显，考虑贫血所致，2天前出现咳嗽，咳少量白痰，考虑肺部感染可能。患者30年前曾进行脾脏切除术，原因不明。体格检查：贫血貌，伴口腔牙龈有渗血，双下肢散在瘀斑，肝大。血常规：明显异常，白细胞升高，大于25 × 10^9/L，分类中性杆状及分叶核粒细胞占90%，NAP阳性率及积分升高，考虑类白血病反应；骨髓细胞增生极度活跃，粒系增生显著，原始粒细胞比例不高，中性杆状、分叶核粒细胞比例高，骨髓染色体为复杂核型，分子生物学结果检测到CSF3R、SETBP1、TET2突变，BCR：：ABL1融合基因阴性。综上，诊断为慢性中性粒细胞白血病。该疾病诊断时需排除反应性中性粒细胞增多和其他骨髓增殖性肿瘤。

（六）诊断要点

见表3-10-2。

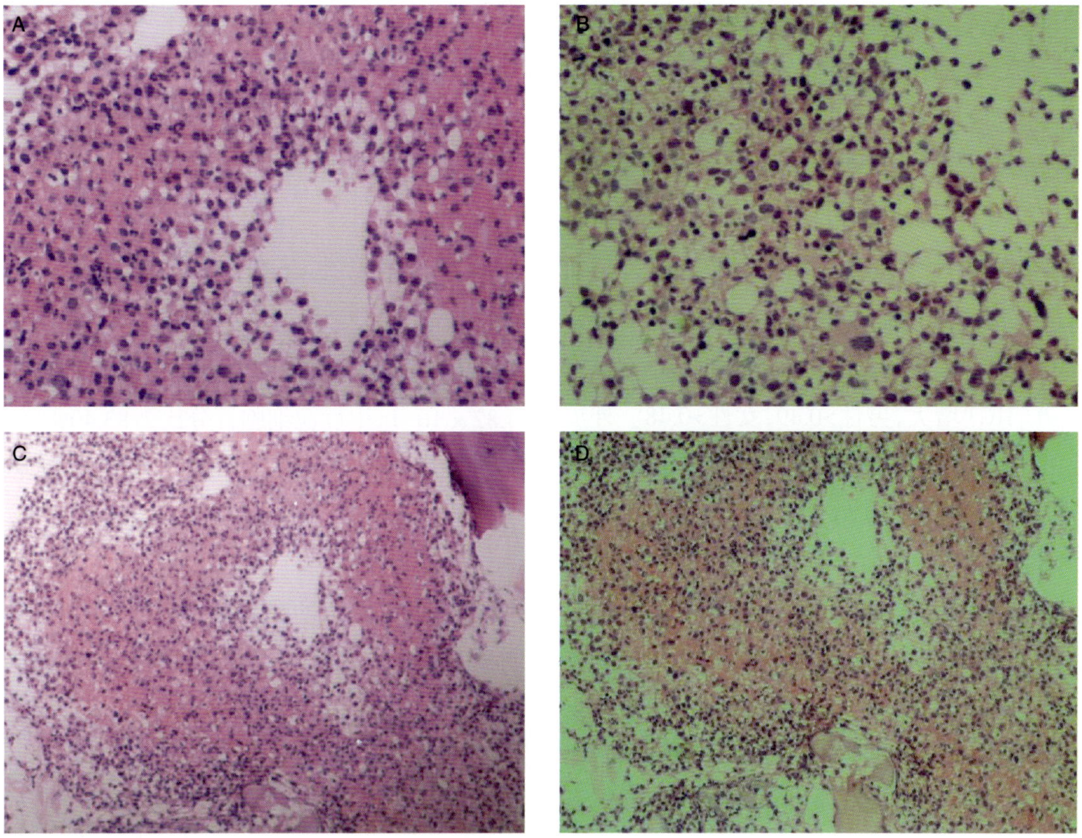

图3-10-15　骨髓活检HE染色，×100

表3-10-2　CNL WHO-HAEM4R诊断标准

1. 外周血白细胞≥25×10⁹/L，≥80%为中性杆状核和分叶核粒细胞，幼稚粒细胞（早幼粒、中幼粒和晚幼粒）<10%，原始粒细胞极少见，单核细胞<1×10⁹/L，无粒细胞发育异常
2. 骨髓高度增生，中性粒细胞比例和数量增多，细胞成熟正常，原始粒细胞<5%
3. 不符合慢性粒细胞白血病（BCR-ABL1⁺）、真性红细胞增多症、原发性血小板增多症或原发性骨髓纤维化的WHO诊断标准
4. 无PDGFRA、PDGFRB或FGFR1或PCM1-JAK2基因重排
5. 有CSF3R T618I或其他CSF3R激活突变；或无CSF3R突变，持续中性粒细胞增多（至少3个月），脾大和无明确的反应性中性粒细胞增多原因，包括无浆细胞肿瘤；如有，则需要细胞遗传学或分子生物学检查髓系细胞克隆性的证据

（李艳春　尹会敏　李婷　张云　高晓鹏）

三、真性红细胞增多症

（一）概论

骨髓真性红细胞增多症（PV）是一种起源于造血干细胞的克隆性慢性骨髓增殖性肿瘤，其特征为红细胞的产生增多，而不依赖于红细胞生成的正常调控机制。本病起病缓慢且隐匿，病变若干年后才被发现，或偶然进行血常规检查时发现。PV患者呈多血质面容，皮肤黏膜暗红（非发绀的红紫），血黏滞度升高，表现为头痛、眩晕、多汗、疲乏、耳鸣、眼花、健忘、肢端麻木与刺痛等症状，常伴有消化道不适及皮肤瘙痒，部分患者有高尿酸血症。部分患者可有血栓形成、肝脾大和不同部位的出血，是PV最常见和最重要的并发症。40%的PV患者伴有血清乳酸脱氢酶、尿酸和血清维生素B_{12}升高。血清EPO水平通常降低，敏感性约为60%，而特异性超过90%。

几乎所有患者都有JAK2 V617F功能获得性突变或其他功能类似的JAK2突变，导致不仅红系，而且粒系及巨核系细胞也发生增殖，即“全髓增殖”。WHO-HAEM4R将PV分为两个阶段。①红细胞增多期：血红蛋白水平升高、血细胞比容(HCT)升高和红细胞数量增加；②衰竭期或红细胞增多后骨髓纤维化期(PV后骨髓纤维化)：特点为包括贫血在内的血细胞减少、无效造血、骨髓纤维化、髓外造血和脾功能亢进。红细胞数增多，男性>6.5×10^{12}/L，女性>6.0×10^{12}/L；血红蛋白升高，男性>165 g/L，女性>160g/L；HCT增大，男性>0.49，女性>0.48。外周血涂片可见增厚的红细胞涂层，肉眼观呈深红色或砖红色，镜下成熟红细胞大小较一致，但数量增多、排列密集；NAP积分值有不同程度的升高，骨髓涂片涂层增厚，肉眼观呈深红色或鲜红色，有核细胞增生活跃或明显活跃，以红系及巨核系细胞增生为主；成熟红细胞明显增多，密集堆积，部分中心浅染区消失。95%的病例骨髓铁贮存降低或缺失。骨髓活检：红系、粒系、巨核系细胞增生极度活跃，其中以红系前体细胞和巨核系细胞增生最为显著，增生的巨核系细胞常呈簇状贴近血窦和骨小梁，形态呈多形性，核分叶增多，无发育异常表现。PV无特异性的细胞遗传学异常，诊断时约20%的患者有细胞遗传学异常，最常见的为+8、+9、del(20q)、del(13q)和del(9p)；有时+8、+9同时出现。无Ph染色体。PV中最常见的分子生物学异常是体细胞功能获得性突变JAK2 V617F。尽管>95%的PV患者有此基因突变，但它并非特异性的，也可见于一部分ET和PMF患者，且在少数AML、MDS患者中亦可检测到此基因突变。此外，第12号外显子发生突变是涉及JAK2的另一类分子生物学异常，有助于JAK2基因V617F突变阴性真性红细胞增多症患者的诊断。无BCR::ABL1融合基因。

(二)简要病史

患者男，54岁，1个月前无明显诱因出现乏力，伴头晕不适，3天前自觉乏力症状较之前加重，当地医院查血常规显示血红蛋白明显升高为进一步诊治，来我院就诊。既往1年前确诊为2型糖尿病；既往无长期高原地区居住史，无先天性心脏病、慢性阻塞性肺疾病等病史。体格检查：体温36.5℃，血压130/85mmHg。神志清楚，精神尚可，多血质面容，睑结膜、球结膜充血，口唇发绀，肝脾肋下未触及。

(三)实验室检查

1. 血常规

白细胞计数为5.91×10^9/L，中性粒细胞计数为4.82×10^9/L，中性粒细胞百分比为83.40%，红细胞计数为8.74×10^{12}/L，血红蛋白为246g/L，血细胞比容为73.20%，血小板计数为334×10^9/L。

2. 外周血形态

肉眼观涂片呈砖红色。白细胞增减不明显，分叶核粒细胞比例高；成熟红细胞大小略不一，密集堆积分布；血小板小簇散在可见，大血小板偶见(图3-10-16)。NAP染色：阳性率为76.0%，积分为126分(图3-10-17)。

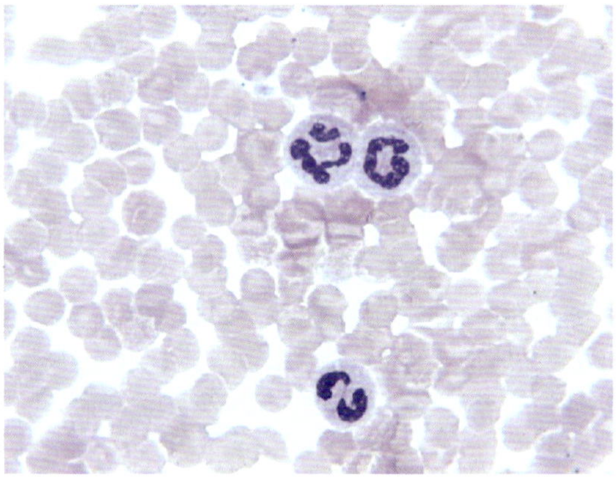

图3-10-16 外周血涂片瑞吉染色，×1000

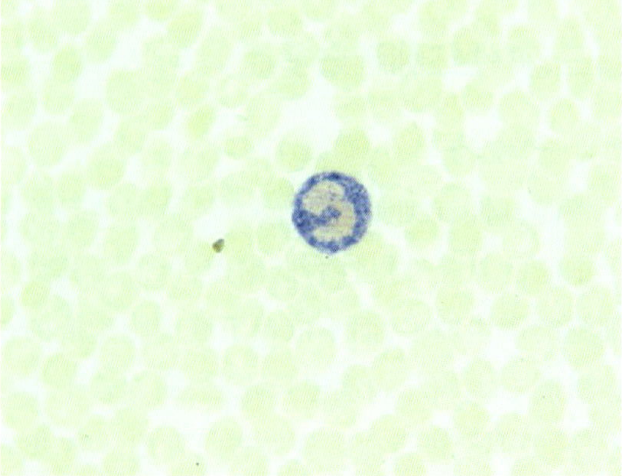

图3-10-17 外周血涂片NAP染色，×1000

3. 其他辅助检查

促红细胞生成素(EPO)为0.82mIU/mL,乳酸脱氢酶为53.00U/L,尿酸为306.00μmol/L,维生素 B_{12} 为337.90 pg/L。

4. 骨髓形态

取材、涂片、染色良好。骨髓增生明显活跃,粒系比例正常,未见原始粒细胞,偶见中幼以下阶段细胞巨幼样变,部分粒细胞胞浆颗粒增粗;红系比例高,成熟红细胞大小略不一,密集堆积分布;全片见巨核细胞258个,单圆核及巨大多分叶巨核细胞偶见,血小板小簇散在可见。形态学考虑真性红细胞增多症可能性大,建议进行综合诊断。铁染色:细胞外铁-,细胞内铁75%(图3-10-18至图3-10-23)。

形态学意见:红细胞增多,MPN-PV待排,建议结合临床,完善骨髓活检及JAK2基因检测。

5. 骨髓活检

骨髓有核细胞增生大致正常(造血面积约55%);粒红比略降低;粒系以偏成熟阶段细胞为主;红系稍易见,以中、晚幼红细胞为主;巨核细胞数量略多,大小不一,有的核分叶多;淋巴细胞散在,少数;骨髓间质未见胶原纤维化增生。形态不除外真性红细胞增多症,建议结合JAK2基因突变及EPO检测综合诊断(图3-10-24和图3-10-25)。

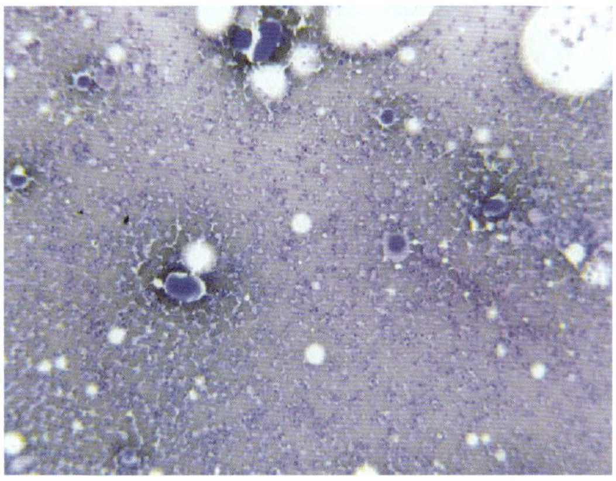

图3-10-18 骨髓涂片瑞氏染色,×1000

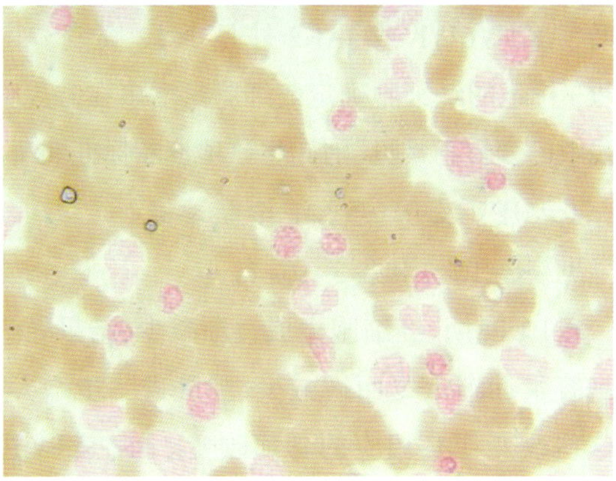

图3-10-19 骨髓涂片瑞氏染色,×1000

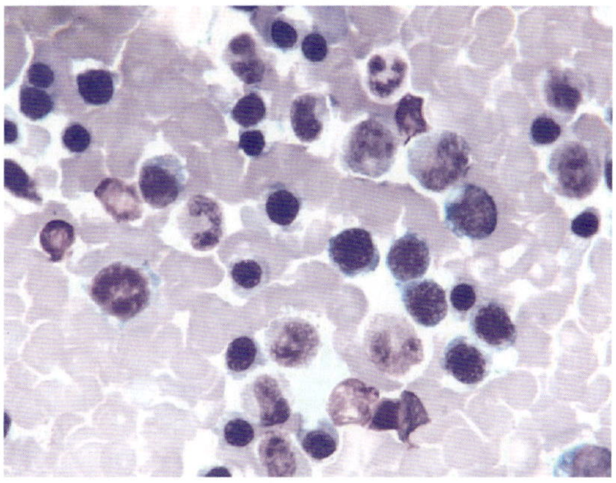

图3-10-20 骨髓涂片瑞氏染色,×1000

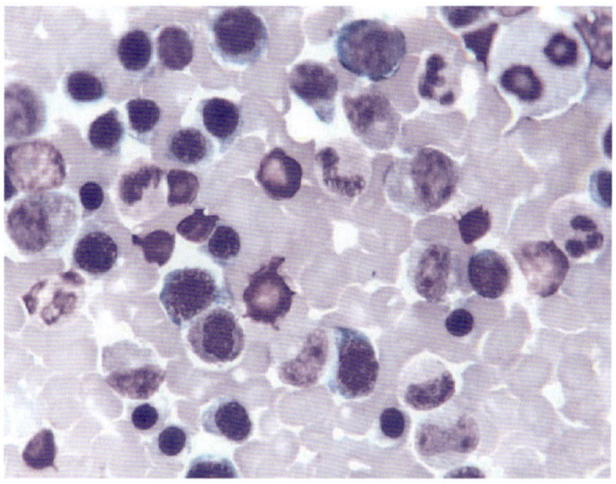

图3-10-21 骨髓涂片瑞氏染色,×1000

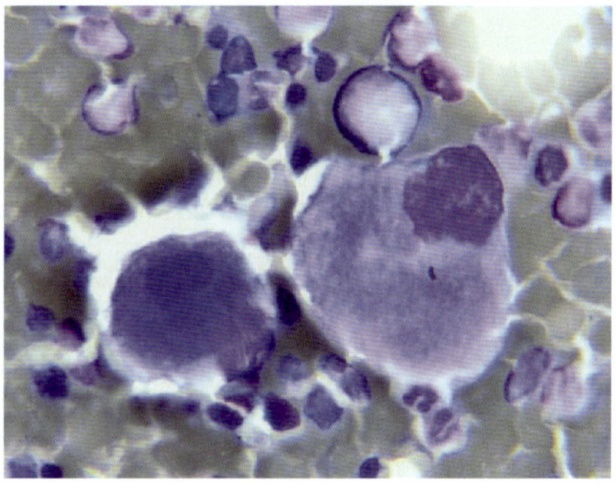

图3-10-22 骨髓涂片铁染色,×100

6. 染色体检查

46,XY[15]。

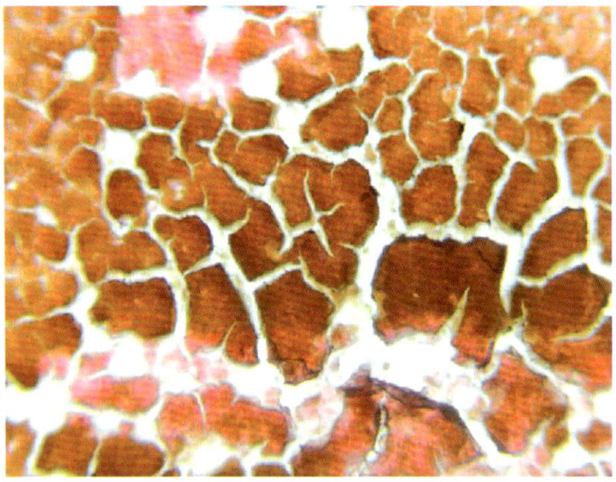
图 3-10-23 骨髓涂片铁染色，×1000

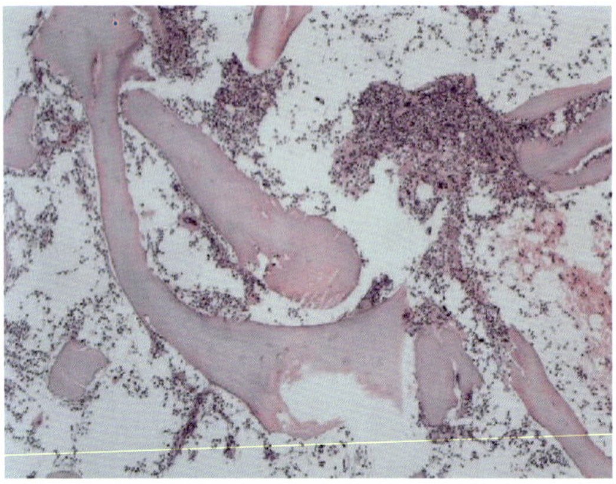
图 3-10-24 骨髓切片 HE 染色，×100

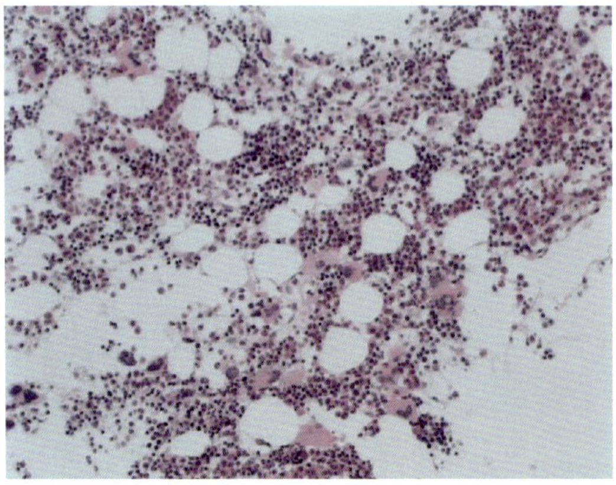
图 3-10-25 骨髓切片 HE 染色，×100

7. 分子生物学检查

MPN 相关基因突变结果显示 JAK2 V617F 基因为突变型；BCR::ABL1 融合基因阴性。

（四）最终诊断

真性红细胞增多症（PV）。

（五）病例解析

54 岁男性患者无明显诱因乏力 1 个月，伴头晕不适，血细胞比容高。体格检查：多血质面容，睑结膜充血，球结膜充血，口唇发绀。血常规：红细胞及血红蛋白显著升高。患者既往无长期高原的居住史，无先天性心脏病，无慢性阻塞性肺疾病等病史，近期无腹泻、呕吐等脱水表现，故暂时排除继发性红细胞增多症。实验室检查：乳酸脱氢酶升高，EPO 低于正常参考值水平。外周血、骨髓涂片、骨髓活检结果均支持真性红细胞增多症的诊断。基因突变结果显示 JAK2 V617F 基因为突变型，BCR::ABL1 融合基因阴性，综上诊断 PV 明确。本病诊断需要详细了解患者病史，排除继发性红细胞增多症和相对性红细胞增多症，前者是由于长期慢性缺氧导致 EPO 水平升高，刺激骨髓红系过度增生所致，常见于右至左分流的先天性心脏病、慢性阻塞性肺疾病、氧亲和力过高或携带氧能力降低的异常的血红蛋白病，不具有 JAK2 V617F 基因突变。后者是由于血浆容量减少引起，如持续性呕吐、严重腹泻、大量出汗、大面积烧伤等造成的脱水或组织液减少，并非真正的红细胞增多，呈一过性增多，随原发病控制而恢复正常。少数患者与吸烟、焦虑、肥胖等有关，去除诱因可恢复正常。

WHO-HAEM5 分类仍然使用 WHO-HAEM4R 中建立的诊断标准，并稍做改进。并强调这些类型之间的区别需将外周血结果、分子数据和骨髓形态学评估结果综合起来分析，因为这些参数单独分开看都不能提供足够的诊断特异性。诊断 PV 的主要诊断标准包括血红蛋白浓度和（或）血细胞比容升高，伴有三系增生（全髓累及），骨髓中有多形性成熟巨核细胞，以及 JAK2 V617F 或 JAK2 外显子 12 突变。由于用 ^{51}Cr 标记的红细胞确定红细胞量增多在常规临床实践中已变得不常见，因此将该项诊断标准取消。

（六）PV 及 PV 后 MF 诊断要点

见表 3-10-3 和表 3-10-4。

在 PV 晚期，红细胞生成逐渐减少，结果导致红细胞容量逐渐恢复而后减少，脾脏进一步增大，通常这些改变伴有相应的骨髓改变。MF 是 PV 进展的最常见模式。

表3-10-3 PV的诊断标准(WHO 2017版)

主要标准
1.血红蛋白升高(男性>165g/L,女性>160g/L);或血细胞比容升高(男性>49%,女性>48%);或红细胞容量增加(>平均正常预测值的25%以上)
2.骨髓活检示与年龄不符合的高度增生和三系(全髓)明显增生,包括红系、粒系及多形性成熟巨核细胞
3.存在JAK2 V617F或JAK2第12外显子基因突变
次要标准
血清促红细胞生成素水平低于正常参考值水平

注:绝对红细胞持续增多的患者,男性Hb>185g/L(Hct 55.5%)、女性Hb>165g/L(Hct 49.5%),如果主要标准第3条和次要标准符合,主要标准第2条(骨髓活检)可不做要求。然而,通过骨髓活检可发现早期骨髓纤维化(存在于多达20%的患者中),并可预测可能快速进展为明显骨髓纤维化,即PV后MF。

表3-10-4 PV后MF的诊断标准(WHO-HAEM4R)

必备标准
1.先前有WHO标准诊断的PV病史
2.骨髓纤维化2~3级(按0~3分级法)或3~4级(按0~4分级法)
附加标准(需符合2条)
1.贫血(低于年龄、性别、居住地海拔相关人群的参考值范围),或不需持续静脉放血或降细胞治疗
2.外周血出现幼粒、幼红细胞
3.脾大:可触及的脾大,即增大距离基线>5cm(距左肋缘)或新出现可触及的脾大
4.出现以下任何2种(或全部3种)的表现:6个月内体重下降>10%,盗汗,不明原因的发热(>37.5℃)

(李艳春 尹会敏 刘聘聘 黄钜略 刘腾蛟)

四、原发性血小板增多症

(一)概论

原发性血小板增多症(ET)是一种主要累及巨核系的慢性骨髓增殖性肿瘤(MPN),其特征是外周血小板数持续性升高≥450×10⁹/L,骨髓大而成熟的巨核细胞数量增多,本病的主要临床表现为血栓形成和出血。发病高峰年龄为50~70岁,偶发于儿童,无性别差异。ET病程缓慢,多数患者早期可能无任何临床症状,在常规外周血检查时偶然发现血小板显著增多,黏膜表面出血最常见。约有10%的ET患者在诊断时可触及轻度脾大,明显脾大更倾向于诊断其他类型的MPN。外周血中血小板超过450×10⁹/L,多数为(600~1000)×10⁹/L。血小板功能检测血小板寿命正常,其功能可能下降,包括肾上腺素、ADP及胶原诱导的血小板聚集异常,但出血时间基本正常或者轻度延长。

血涂片中主要异常是显著的血小板增多,成堆分布。白细胞计数和分类通常正常,有时白细胞可稍微增多。骨髓中巨核细胞正常或增多,巨大多分叶巨核可见,血小板成堆、成簇分布。骨髓活检有核细胞增生活跃或明显活跃,巨核细胞显著增多,主要为较大或特别巨大的巨核细胞,胞质丰富而成熟,核深染且分叶多(鹿角样),产板型巨核细胞增多。未曾报道过异常免疫表型。细胞遗传学目前未发现特异性改变,少数患者可见异常核型,以+8、+9、del(13)(q22)多见。50%~60%病例有JAK2 V617F,30%有CALR突变,3%有MPL基因突变。其三者通常互斥,仅有少数病例可同时检测到2个基因突变。无已知的特异性遗传学或生物学标记,必须排除其他原因引起的血小板增多,包括其他类型MPN、炎症和感染性疾病、出血及其他类型的造血与非造血组织肿瘤。

(二)简要病史

患者男,85岁,5天前因无明显诱因出现乏力、食欲缺乏，偶有咳嗽、咳痰，血常规检查发现血小板升高。胸部CT显示左肺上叶条索影，双肺肺大疱。体格检查：体温36.8℃，轻度贫血貌，肝脾肋下未触及。既往“冠心病”病史10余年。

（三）实验室检查

1. 血常规

白细胞计数为18.01×10^9/L，红细胞计数为3.83×10^{12}/L，血红蛋白为114g/L，血小板计数为1199×10^9/L。

2. 外周血形态

白细胞计数升高，中性杆状核粒及分叶核粒细胞比例高；成熟红细胞大小略不等；血小板成堆、成簇分布（图3-10-26和图3-10-27）。

3. 其他辅助检查

超敏C反应蛋白为131.40 mg/L，白介素-6（IL-6）为113.10pg/L，降钙素原为0.28 ng/L，铁蛋白为1204 μg/L。

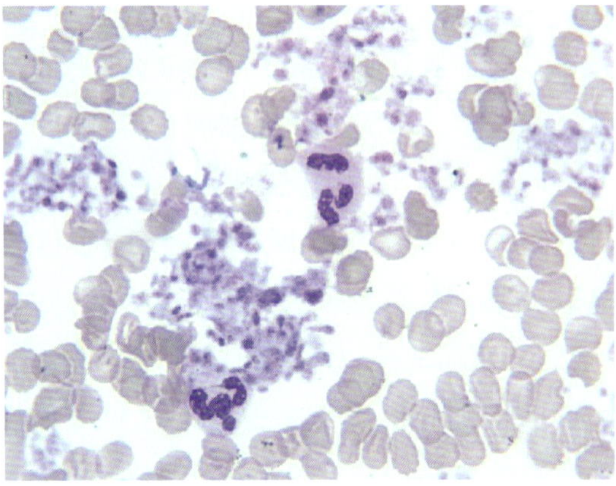

图3-10-26　外周血涂片瑞吉染色，×1000

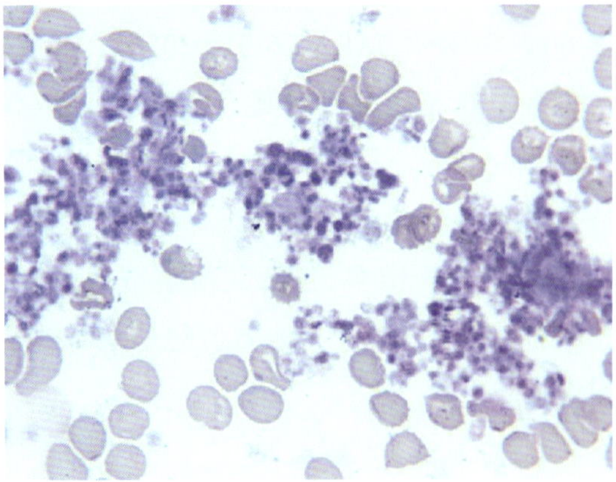

图3-10-27　外周血涂片瑞吉染色，×1000

4. 骨髓形态

取材、涂片、染色良好。骨髓增生活跃，粒系比例高，未见原始粒细胞，少数粒细胞胞浆可见颗粒增多；红系比例正常，成熟红细胞大小略不一；全片巨核细胞178个，巨大多分叶巨核细胞可见，血小板成堆、成簇分布（图3-10-28至图3-10-31）。

形态学意见：血小板增多伴异常巨核，MPN-ET

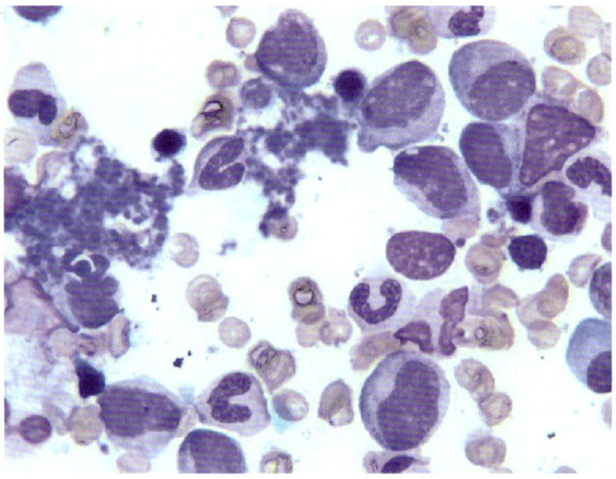

图3-10-28　骨髓涂片瑞吉染色，×1000

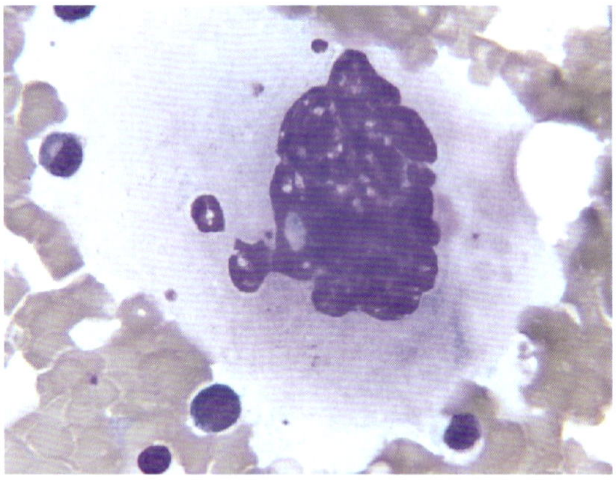

图3-10-29　骨髓涂片瑞吉染色，×1000

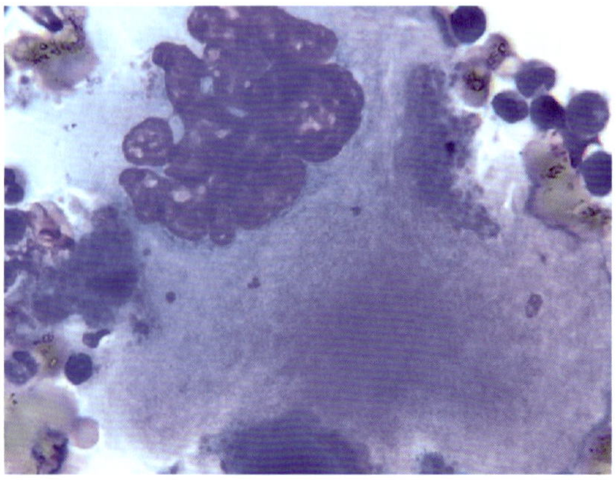

图3-10-30　骨髓涂片瑞吉染色，×1000

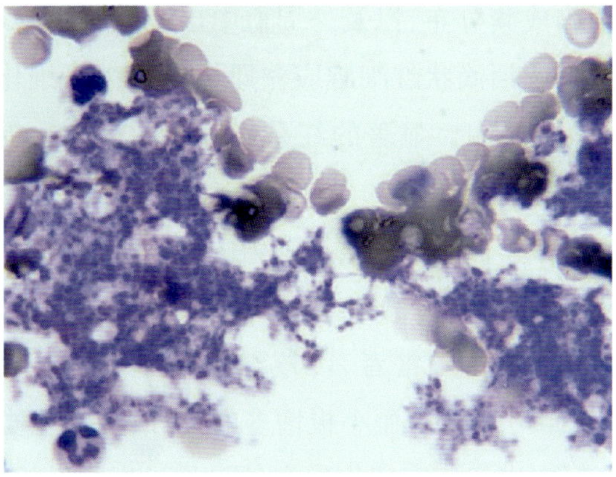

图 3-10-31　骨髓涂片瑞吉染色，×1000

待排，建议结合临床完善骨髓活检及分子生物学检测。

5. 骨髓活检

骨髓有核细胞增生明显活跃（造血容积约60%），粒红比略高，未见典型ALIP及热点现象；粒系增生，以偏成熟阶段细胞为主；红系各阶段细胞均可见，以中、晚幼红细胞为主；巨核细胞数量增多，多为胞体大/多分叶巨核细胞，呈较松散的簇状分布，细胞核染色质较浅染；淋巴细胞散在分布；骨髓间质未见明显胶原纤维化，未见骨硬化（图 3-10-32）。形态符合骨髓增殖性肿瘤，考虑原发性血小板增多症，建议做JAK2、CALR及MPL基因突变检测。

6. 染色体检查

46，XY [20]。

7. 分子生物学检查

MPN相关基因突变结果显示，JAK2 V617F基因为突变型；BCR::ABL1融合基因阴性。

（四）最终诊断

原发性血小板增多症（ET）。

（五）病例解析

本病例为高龄老年患者，因“乏力、食欲缺乏，偶有咳嗽、咳痰”入院，查血常规发现血小板显著升高，炎症三项及铁蛋白均升高，不能除外炎症、感染或其他恶性肿瘤引起的反应性血小板升高，临床也无典型的血栓及出血。体格检查：无脾大，进一步检查。外周血及骨髓涂片：血小板成堆、成簇分布，骨髓细胞学及活检均见巨核细胞数量增多，多为胞

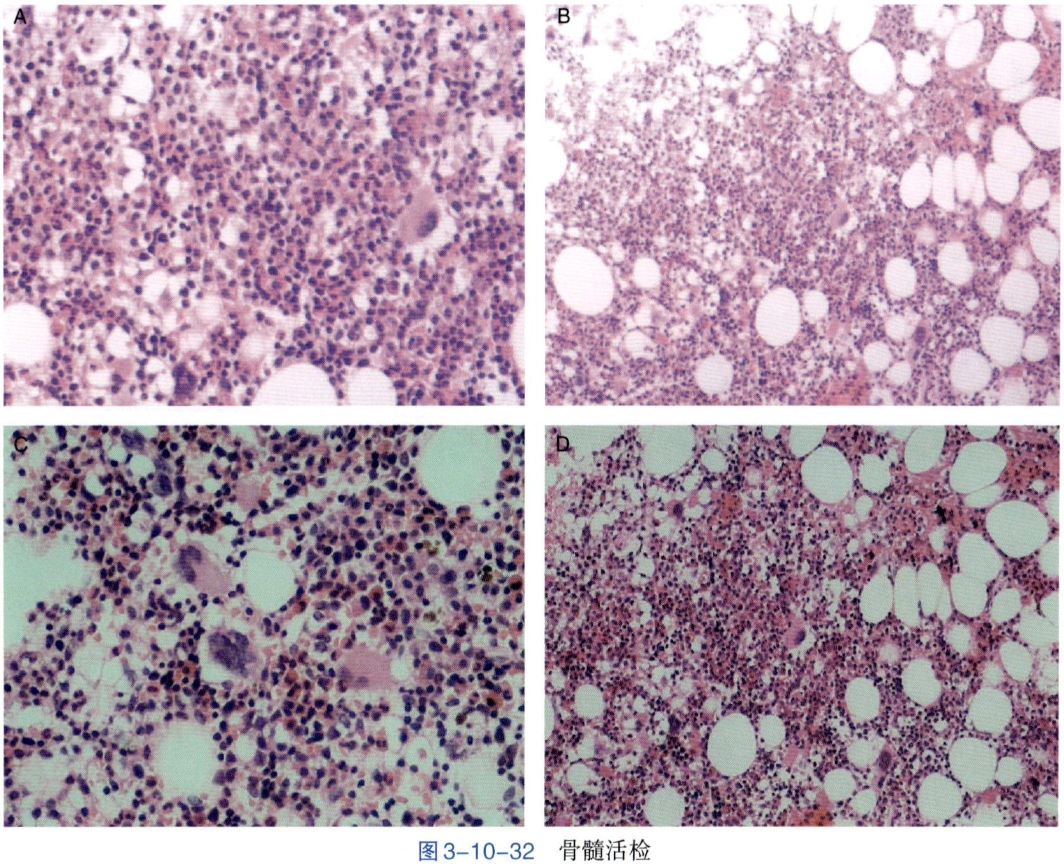

图 3-10-32　骨髓活检

体大/多分叶巨核细胞，形态符合MPN，相关基因突变结果显示JAK2 V617F基因为突变型，BCR：：ABL1融合基因阴性。综合诊断为ET。本例需要与反应性血小板增多症或其他伴血小板增多的血液系统疾病相鉴别。最常见的反应性血小板增多的原因有缺铁性贫血、脾功能降低、感染、炎症及某些恶性肿瘤等疾病。缺铁性贫血时外铁阴性，内铁减退，ET往往外铁阳性，内铁正常或降低。PV、pre-PMF、MDS 5q-、CML等血液系统疾病均可出现血小板增多，骨髓涂片及活检对于鉴别ET与以上疾病非常有必要。同时有粒系与红系增生，即使为轻度也应考虑真红细胞增多症（PV）的前驱期。若有粒系增殖伴有怪异、高度不典型的巨核细胞及巨核细胞成簇分布，以及外周血中出现幼粒细胞、幼红细胞及泪滴状红细胞应立即想到PMF纤维化前期（pre-PMF）。显著的红系或粒系发育异常提示MDS而不是ET，ET的大巨核细胞且胞核过度分叶；MDS 5q-综合征的巨核细胞为中等大小，胞核呈单核叶；伴有inv（3）（q21；q26.2）或t（3；3）（q21；q26.2）染色体异常者，巨核细胞胞体小且发育异常；初始可表现为血小板增多的CML，临床上类似于ET，应进行细胞遗传学和（或）分子生物学检测，以排除BCR：：ABL1融合基因。WHO-HAEM5ET的诊断标准没有改变。

（六）诊断要点

见表3-10-5。

表3-10-5 ET的诊断标准（WHO-HAEM4R）

主要标准
1. 血小板计数≥450×10⁹/L
2. 骨髓活检显示巨核细胞高度增生，胞体大、核过分叶的成熟巨核细胞数量增多，粒系、红系无显著增生或左移，且网状纤维极少轻度（1级）增多
3. 不能满足BCR：：ABL1基因突变的CML、PV、PMF、MDS和其他髓系肿瘤的WHO诊断标准
4. 有JAK2、CALR或MPL基因突变
次要标准：有克隆性标记或无反应性血小板增的证据
诊断ET需符合以上4条主要标准或前3条主要标准+次要标准

（李艳春　尹会敏　吴佗　龙芳　李小红）

五、原发性骨髓纤维化

（一）概论

原发性骨髓纤维化（PMF）是骨髓增殖性肿瘤的一种，是一种以各系形态正常的骨髓增生、骨髓纤维化，以及脾大和各器官髓外造血为特征的克隆性造血干细胞疾病，表现为不同程度的血细胞减少和（或）增多，外周血出现幼红、幼粒细胞，骨髓纤维化和髓外造血，常导致肝脾大。起病多隐匿，大多在中年以后发病，进展缓慢，约30%的患者在诊断时无症状，巨脾是本病的特征性表现，90%的患者存在不同程度的脾大，触诊质硬、表面光滑、无触痛，常见脾大压迫引起的各种症状，如腹胀、食欲不振、腹痛等，多在体检时发现脾大。30%~50%的患者在确诊时即有轻度或中度正细胞正色素性贫血，白细胞数目大小不等，10%~20%的患者在确诊时有高白细胞（>30×10⁹/L）。外周血涂片中可见到原始粒细胞（一般不会超过5%）和各阶段幼稚粒细胞，部分患者还出现嗜碱性粒细胞增多；成熟红细胞大小不等，可见泪滴状、椭圆形、靶形或多嗜性红细胞；早期血小板数目会增多，个别可高达1000×10⁹/L。但随着病情进展，多数患者都会出现血小板减少，血小板大而畸形，甚至可发现巨核细胞。骨髓“干抽”现象是PMF骨髓细胞学检查的典型特征之一，病程早期常见骨髓有核细胞明显增生，后期增生低下，可局灶性增生。骨髓活检主要病理改变以非均匀一致的纤维组织增生为主，通过网银染色或者三色染色（胶原纤维）可清楚地显示纤维化。

至今未发现PMF有特征性的细胞遗传学或分子生物学异常，30%的患者有克隆性染色体异常，del(13)(q12-22)或der(6)t(1;6)(q21-23;p21.3)高度提示PMF，但不能确诊PMF，其他染色体异常包括del(20q)、+1q、+9、+8等。约50%的纤维化期PMF患者存在JAK2 V617F点突变，10%的MF还可出现MPL W515FK/L突变。JAK2 V617F、MPL W515FK/L突变可鉴别PMF与反应性骨髓纤维化，但不能与其他类型MPN相鉴别。PMF最终进展为白血病或生存期短。

（二）简要病史

患者男，67岁，2年前无明显诱因出现周身乏力，活动后气短、气喘，伴耳鸣，未予以特殊诊治。1年前体检出现血红蛋白低，血小板计数为50 × 10^9/L，予以“生血宝合剂”等药物治疗2月余，自觉症状好转，未复查血常规。1个月前体检血常规：血红蛋白为74g/L，血小板计数为40 × 10^9/L，未予以特殊诊治。本次入院体格检查：一般状态可，肝肋下未触及，脾大，肋下约7cm。

（三）实验室检查

1. 血常规

白细胞计数为6.4 × 10^9/L，红细胞计数为3.06 × 10^{12}/L，血红蛋白为75 g/L，血小板计数为37 × 10^9/L。

2. 辅助检查

乳酸脱氢酶为639U/L，铁蛋白为158.90ng/mL，维生素B_{12}为317.4pmol/L，叶酸为11.2nmol/L，肝肾功能检查为阴性，甲状腺功能阴性，肿瘤标志物阴性。

3. 外周血形态

白细胞正常，分类可见1%的原始细胞，4%的中、晚幼粒细胞，成熟红细胞大小不均一，可见泪滴状、椭圆形红细胞，计数100个白细胞见有核红细胞12个。血小板散在少见（图3-10-33和图3-10-34）。

4. 骨髓形态

取材“干抽”。骨髓增生降低，粒系增生降低，分类以成熟阶段粒细胞为主，部分粒细胞可见核膜破裂、核固缩等退行性变。红系增生降低，可见花瓣核晚幼红细胞，成熟红细胞大小不均一，泪滴状红细胞较易见。淋巴细胞比例降低，形态未见异常。浆细胞正常。全片见巨核细胞27个，少部分巨核细胞体积增大，血小板散在、少见（图3-10-35至图3-10-38）。

形态学意见：有核细胞增生低下，外周血可见幼红幼粒及泪滴状红细胞，建议结合临床，完善骨

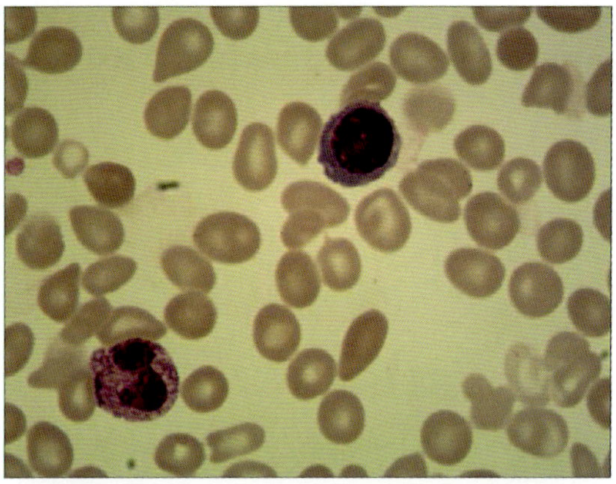

图3-10-33　外周血涂片瑞吉染色，×1000

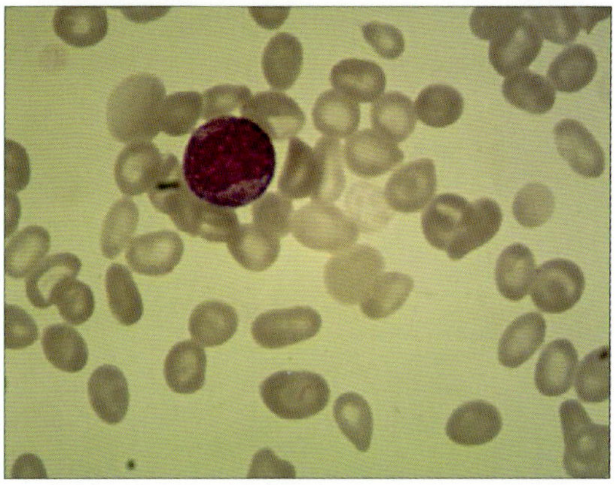

图3-10-34　外周血涂片瑞吉染色，×1000

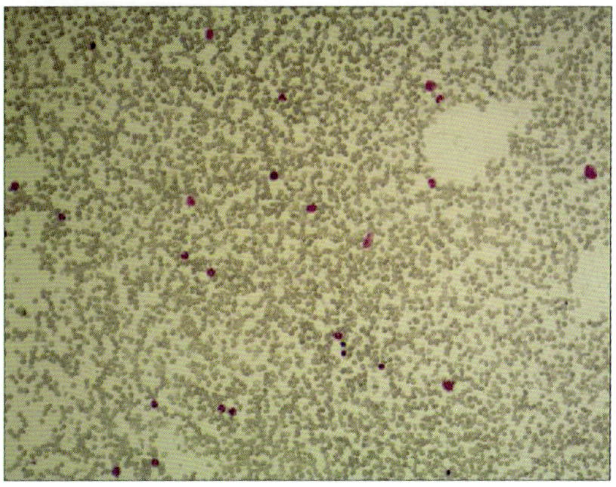

图3-10-35　骨髓涂片瑞吉染色，×1000

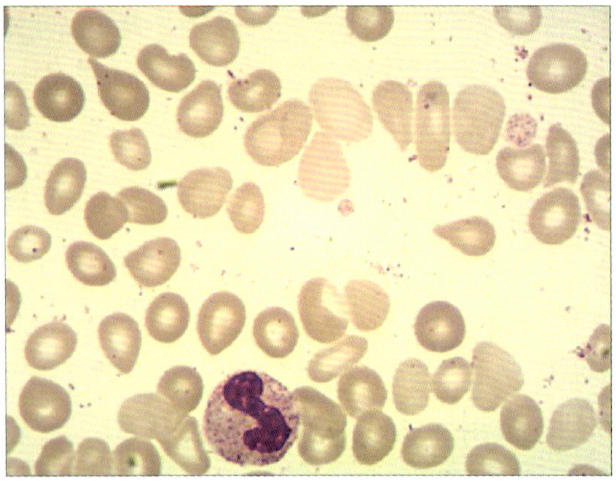

图3-10-36 骨髓涂片瑞吉染色，×1000

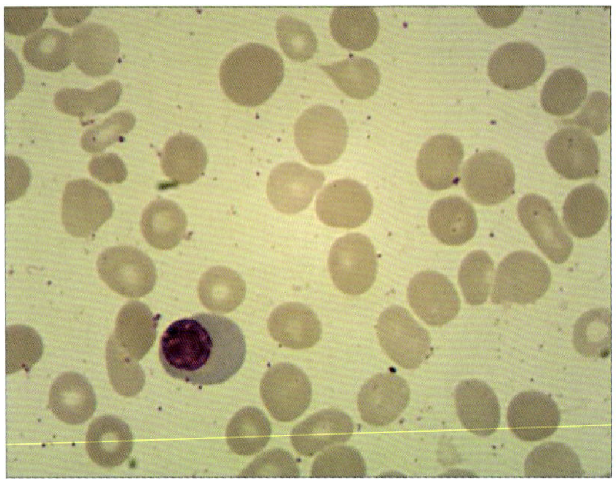

图3-10-37 骨髓涂片瑞吉染色，×1000

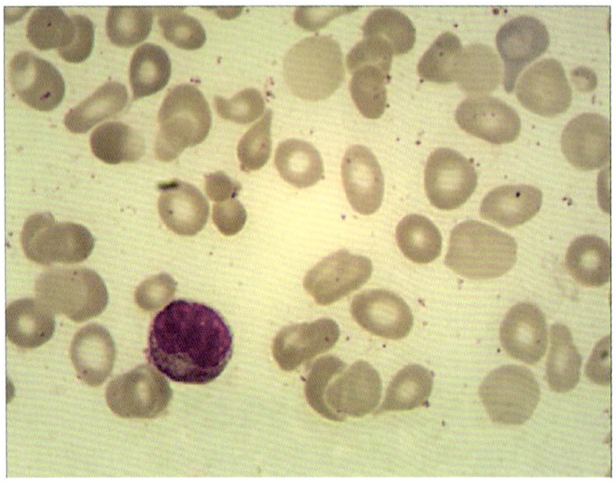

图3-10-38 骨髓涂片瑞吉染色，×1000

髓活检及分子生物学检测。

5.骨髓活检

骨髓有核细胞增生明显活跃（造血容量约65%），粒红比例略升高；粒系增生，以偏成熟阶段细胞为主；红系以中、晚幼红细胞为主；巨核细胞数量增多，见较紧密的簇状分布；淋巴细胞散在分布；骨髓间质可见明显胶原纤维增生，未见骨硬化。免疫组化：CD34散在少+、CD117散在少+、CD61巨核细胞簇状+、CD3散在及小结节+、CD20散在及小结节+、CD138散在+、Ki-67 5%+（图3-10-39），结合免疫组化，符合骨髓增殖性肿瘤，考虑原发性骨髓纤维化（MF-3级，胶原纤维-2级，骨硬化-0级）。

6.染色体检查

46，XY，del（20）（q11.2）[15]//46，XY[2]。

7.分子生物学检查

JAK2 V617F+，突变比例为80.40%；CALR、MPL基因突变为阴性；BCR：：ABL1融合基因检测为阴性。

（四）最终诊断

原发性骨髓纤维化（MF-3级）

（五）病例解析

患者为67岁老年男性，有“周身乏力2年余病史”，加重2个月，巨脾；结合血常规、肿瘤标志物及生化结果无相关AST、ALT等的异常表现，可排除消化系统良性疾病或肿瘤的可能，但乳酸脱氢酶升高，淋巴瘤需要排除，MDS往往很少脾大。外周血幼红幼粒现象，可见泪滴状红细胞，提示骨髓纤维化的可能，符合有慢性骨髓增殖性肿瘤的相关体征及实验室改变。骨髓细胞学穿刺有“干抽”，提示增生降低，泪滴状红细胞较易见，说明该部位骨髓可能存在纤维化的病理改变。骨髓活检示增生明显活跃（造血容量约65%），骨髓间质可见明显胶原纤维增生，网状纤维银染色也提示考虑原发性骨髓纤维化（MF-3级）。分子生物学检查JAK2 V617F+，突变比例为80.40%；CALR、MPL基因突变为阴性；BCR/ABL1融合基因检测为阴性。最终诊断为PMF（MF-3级，高危）。有血细胞减少的PMF应与MDS合并骨髓纤维化进行鉴别诊断，当骨髓中出现病态造血时应高度怀疑MDS，且常无肝脾大。该患者无相关的基础疾病，无恶性肿瘤、感染（主要是结核）和暴露于某些毒物和电离辐射后、骨髓转移癌等，故继发性骨髓纤维化不考虑。继发性MF无JAK2 V617F、MPLW515FK/L突变。要诊断PMF必须与

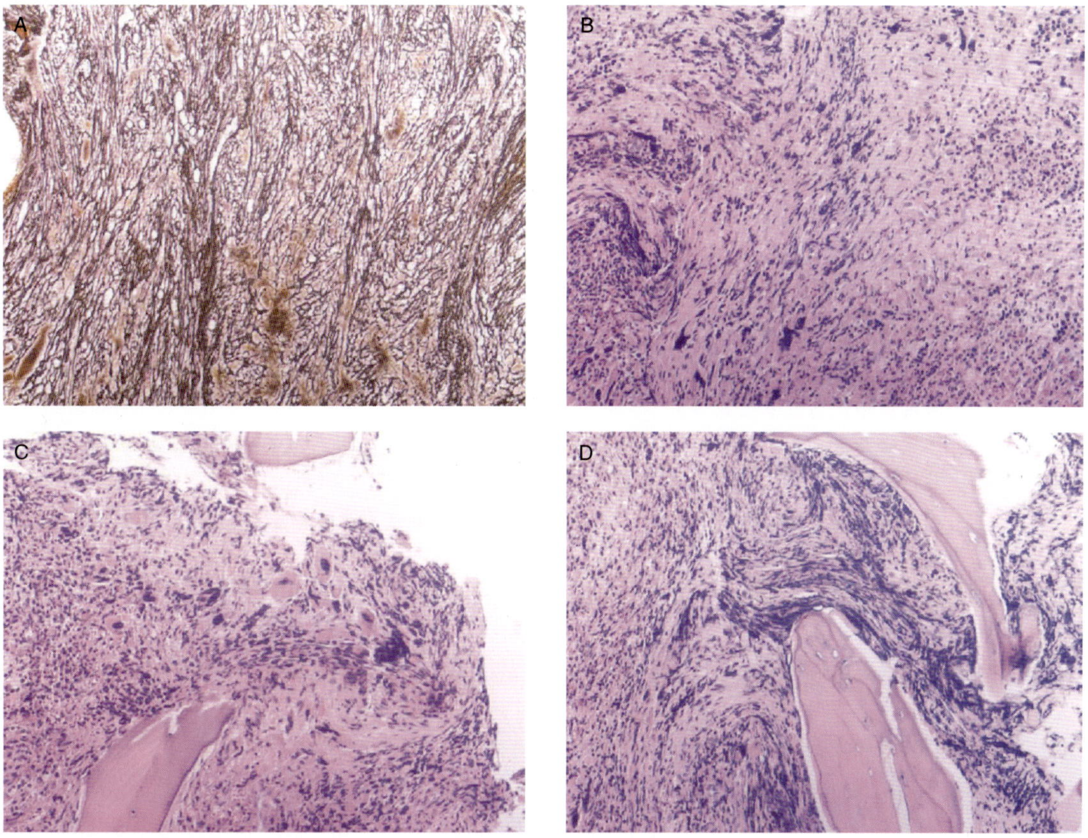

图3-10-39 骨髓活检

CML、PV等其他各类MPN相鉴别：应用FISH或分子检测BCR-ABL1能比较容易区分CML与PMF，阳性则为CML；若临床上符合PV诊断标准，即使表现出明显的骨髓纤维化，也应诊断为PV；纤维化前期PMF应与原发性血小板增多症（ET）易混淆，两者均可能存在JAK2、CALR、MPL突变，所以两者的鉴别主要依靠骨髓形态和骨髓活检病理组织学形态分析，ET中的巨核细胞大而成熟，而纤维化前期PMF巨核细胞成熟异常伴有染色质过度和不规则折叠。

WHO-HAEM5强调PMF的特征是骨髓中异常巨核细胞和粒细胞增生，其纤维化阶段与成纤维细胞的多克隆增加相关，从而驱动继发性网状蛋白和（或）胶原骨髓纤维化、骨硬化和髓外造血。仍然有必要将pre-PMF与ET、PV、PMF纤维化期区分开，使用可重复和标准化的标准连续监测骨髓纤维化和脾脏大小很重要，特别是对于接受JAK1/2抑制剂治疗的患者。PV和ET有少数病例可进展为AP（10%~19%的原始细胞）和BP（≥20%的原始细胞），但在PMF中发生白血病转化更常见，并且PMF纤维化期患者的无白血病生存期短于pre-PMF。虽然JAK2、CALR和MPL突变被认为是驱动事件，但在超过一半的MPN患者中发现了其他基因的突变，特别是TET2、ASXL1和DNMT3A。影响剪接调节因子（SRSF2、SF3B1、U2AF1、ZRSR2）和染色质结构、表观遗传功能和细胞信号传导的其他调节因子（例如，EZH2、IDH1、IDH2、CBL、KRAS、NRAS、STAG2、TP53）的突变不太常见。与PV和ET相比，这些额外的突变在PMF和晚期疾病中更常见，并且已知一些与较差的预后风险相关（例如，PMF中的EZH2、IDH1、IDH2、SRSF2、U2AF1和ASXL1突变）。

（六）诊断要点

见表3-10-6至表3-10-8。

表3-10-6 WHO-HAEM4R骨髓纤维化的分级标准

分级	标准
MF-0	散在线性网状纤维，无交叉，相当于正常骨髓
MF-1	疏松的网状纤维，伴有很多交叉，特别是血管周围区
MF-2	弥漫且浓密的网状纤维增多，伴有广泛交叉，偶尔伴有局灶性胶原纤维和(或)局灶性骨硬化
MF-3	弥漫且浓密的网状纤维增多，伴有广泛交叉，有粗胶原纤维束，常伴有显著骨硬化

表3-10-7 纤维化前/早期原发性骨髓纤维化的诊断标准

诊断需符合3条主要标准和至少1条次要标准	
主要标准	1. 有巨核细胞增生和异形巨核细胞，无明显网状纤维增多(≤MF-1)，骨髓增生程度年龄调整后升高，粒系细胞增生而红系细胞减少
	2. 不能满足真性红细胞增多症、慢性髓性白血病(BCR::ABL1融合基因阴性)、骨髓增生异常综合征(无粒系和红系病态造血)或其他髓系肿瘤的WHO诊断标准
	3. 有JAK2、CALR或MPL基因突变，或无这些突变但有其他克隆性标志，或无继发性骨髓纤维化证据
次要标准	1. 非合并疾病导致的贫血
	2. 白细胞计数≥11×10^9/L
	3. 可触及的脾大
	4. 血清乳酸脱氢酶水平高于参考值上限

表3-10-8 原发性骨髓纤维化期的诊断标准

诊断需符合以下3条主要标准和至少1条次要标准	
主要标准	1. 巨核细胞增生和异形巨核细胞，常伴有网状纤维或胶原纤维(MF-2或MF-3)
	2. 能满足真性红细胞增多症、慢性髓性白血病(BCR::ABL1融合基因阴性)、骨髓增生异常综合征(无粒系和红系病态造血)或其他髓系肿瘤的WHO诊断标准
	3. 有JAK2、CALR或MPL基因突变，或无这些突变但有其他克隆性标志，或无继发性骨髓纤维化证据
次要标准	1. 非合并疾病导致的贫血
	2. 白细胞计数≥11×10^9/L
	3. 可触及的脾大
	4. 幼粒幼红血象
	5. 血清乳酸脱氢酶水平高于参考值上限

（岳瑞　高晓鹏　李婷　张云　龙芳）

六、慢性嗜酸性粒细胞白血病，非特指型

（一）概论

慢性嗜酸性粒细胞白血病，非特指型(CEL，NOS)是骨髓增殖性肿瘤(MPN)的一种，表现为嗜酸性粒细胞持续增多至少6个月，外周血嗜酸性粒细胞≥1.5×10^9/L，原始细胞<20%，伴有其他系发育异常或有克隆性证据。诊断时需要除外伴嗜酸粒细胞增多和酪氨酸激酶基因融合的髓系、淋系肿瘤、伴嗜酸性粒细胞增多的髓系/淋系肿瘤、继发性(反应性)嗜酸性粒细胞增多，需要鉴别特发性高嗜酸性粒细胞综合征，该型在WHO-HAEM5做了较大的改变(表3-10-9)。CEL，NOS的病因不明，该病为多系统疾病，多累及外周血和骨髓。嗜酸性粒细胞在组织浸润，其嗜酸性颗粒释放细胞因子和体液因子，导致一些器官/组织损伤，多累及心、肺、中枢神经系统、皮肤和胃肠道等。30%~50%的患者有肝脾受累。

CEL，NOS的外周血白细胞计数常升高，可达$(50\sim200)\times10^9$/L，常有贫血和血小板减少。外周血形态表现为嗜酸性粒细胞增多，可占20%~90%；主要为成熟嗜酸性粒细胞，仅有少数幼稚嗜酸性粒细

胞，可形态异常，包括胞质颗粒稀疏（并有清晰的胞质区）、有胞质透明区、胞质空泡、胞核分叶过多或过少及胞体增大。形态上无法与反应性嗜酸性粒细胞增多区别，若伴有其他髓系细胞明显的病态造血支持CEL，NOS的诊断。若同时伴有原始细胞偏高（2%~20%），中性粒细胞增多和轻度嗜碱性粒细胞增多时需与CML鉴别。CEL骨髓有核细胞增多，嗜酸性粒细胞升高，以成熟为主，可见幼稚嗜酸性粒细胞，常有Charcot-Leyden结晶。原粒细胞增多（5%~19%），以及其他细胞系别发育异常。大约1/3的病例可见轻中度骨髓纤维化，骨髓纤维化是由嗜酸性粒细胞脱颗粒、释放嗜酸性粒细胞碱性蛋白和嗜酸粒细胞阳离子蛋白引起的。细胞化学染色可用于嗜酸性粒细胞的识别，但并非诊断必要，其MPO染色阳性，糖原染色、酸性磷酸酶染色均可呈强阳性，NAP积分正常或降低。需要注意的是，部分脱颗粒可导致嗜酸性粒细胞内容物的MPO活性降低。

遗传学及分子生物学方面：CEL，NOS中未发现单一的或特异的细胞遗传学或分子基因异常。但若有髓系肿瘤常见的重现性核型异常[如+8、-7或i(17q)]，则支持CEL，NOS的诊断，并提示可能有染色体易位。偶尔有患者有JAK2突变，而ASXL1、TET2和EZH2的突变似乎更常见。值得注意的是，有时可在并未罹患肿瘤的老年人群中发现诸如TET2、ASXL1、DNMT3A等基因突变。因此，检出这些基因突变并不能作为认定嗜酸性粒细胞增多是肿瘤性而非反应性的证据。

（二）诊断要点

见表3-10-9。

表3-10-9 慢性嗜酸性白血病，非特指型（CEL，NOS）的诊断要点

WHO-HAEM4R 标准	1. 嗜酸性粒细胞增多（≥1.5×10^9/L） 2. 不满足WHO BCR-ABL1阳性CML和PV、ET、PMF，以及CMML、BCR-ABL1阴性aCML的诊断标准 3. 无PDGFRA，PDGFRB或FGFR1重排，且无PCM1-JAK2、EVT6-JAK2或BCR-JAK2融合基因 4. 外周血和骨髓原始细胞<20%，且无inv(16)(p13.1q22)或t(16;16)(p13.1;q22)、t(8;21)(q22;q22.1)，以及其他AML的诊断性特征 5. 有克隆性细胞遗传学或分子学异常，或者外周血原始细胞>2%或骨髓中>5% 值得注意的是，部分克隆性分子遗传学异常（如TET2、ASXL1和DNMT3A的突变）可发生于少数没有任何明显血液学异常的老年人，所以对于仅有分子遗传学异常的老年人，应在诊断前排除反应性嗜酸性粒细胞增多的可能
WHO-HAEM5 标准	1. 定义持续性嗜酸性粒细胞增多所需的时间间隔从6个月减少到4周 2. 增加对克隆性和异常骨髓形态的要求（如巨核细胞或红细胞发育不良） 3. 删去原始细胞增多（外周血中≥2%或骨髓中5%~19%）替代为克隆性异常 4. 将CEL，NOS命名中的"NOS"删除，更名为CEL

（向聪　高晓鹏　黄钜略）

第十一节　骨髓增生异常综合征/骨髓增殖性肿瘤

WHO-HAEM4R，MDS/MPN的亚型有CMML、aCML、JMML、MDS/MPN-RS-T和MDS/MPN-U 5种。WHO-HAEM5，MDS/MPN亚型为4种：①CMML；②MDS/MPN伴中性粒细胞增多，取代了aCML；③MDS/MPN伴SF3B1突变伴血小板增多，此亚型断即使SF3B1基因突变阳性，环形铁粒幼细胞也必须≥15%，血小板必须≥450×10^9/L；④MDS/MPN-U成为MDS/MPN非特指型。将JMML归入MPN中。

一、不典型慢性髓系白血病

(一)概述

不典型慢性髓系白血病(aCML)是一种少见的MDS/MPN亚型,临床以白细胞增多、脾大为主要表现,需与有类似特征的慢性粒细胞白血病(CML)、慢性中性粒细胞白血病(CNL)、不能分类的MDS/MPN进行鉴别。aCML无特异性遗传学异常,BCR-ABL1阳性可见于CML,CSF3R突变在aCML较少见,但可见于大部分CNL。MPN相关三基因JAK2、CALR、MPL则不出现于aCML。大约1/3的aCML伴有SETBP1和ETN K1基因突变。

(二)简要病史

患者男,66岁,"反复胸痛4年,加重4个月伴咯血10余天"入院。体格检查:神志清晰,两肺呼吸音清,未闻及明显干湿啰音;心前区无隆起,无震颤,心界不大,心率为75次/分,心律齐,各瓣膜听诊区未闻及明显杂音;腹平软,肝脾肋下未及,双下肢无水肿。

(三)实验室检查

1. 血常规

白细胞计数为77.5×10^9/L,中性粒细胞计数为64.79×10^9/L,中性粒细胞百分比为83.5%,单核细胞百分比为3.9%,红细胞计数为3.11×10^{12}/L,血红蛋白为108g/L,平均红细胞体积为109.6fL,血小板计数为117×10^9/L。

2. 外周血形态

白细胞数明显增多,以成熟粒细胞增多为主,易见多分叶、巨幼样变现象。可见幼稚粒细胞,原始粒细胞比例为3%;成熟红细胞大小不一,血小板散在、小堆易见。NAP染色:阳性率为89%,积分值176分(图3-11-1至图3-11-4)。

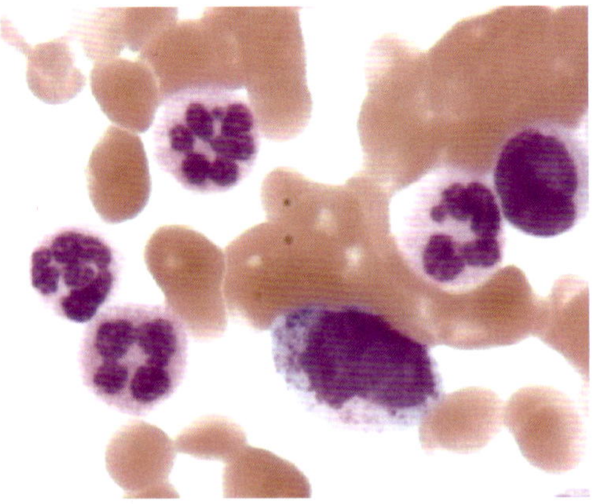

图3-11-1 外周血涂片瑞氏染色,×1000

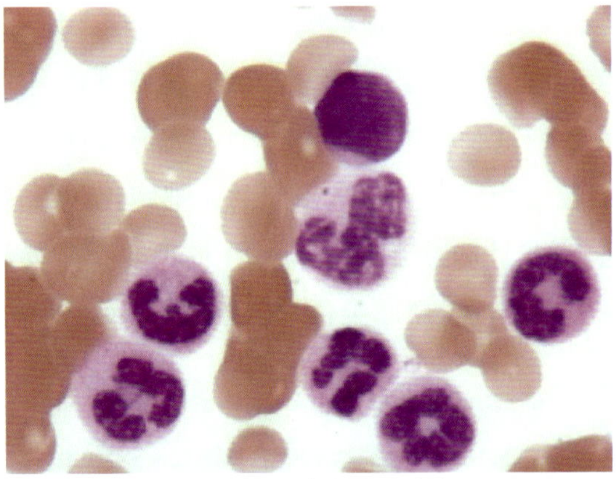

图3-11-2 外周血涂片瑞氏染色,×1000

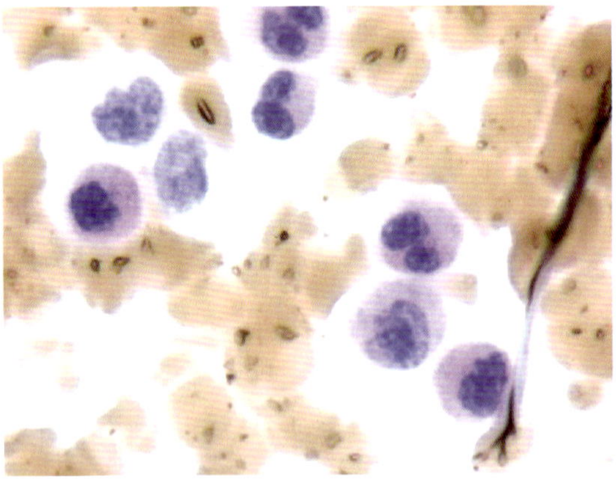

图3-11-3 外周血涂片NAP染色,×1000

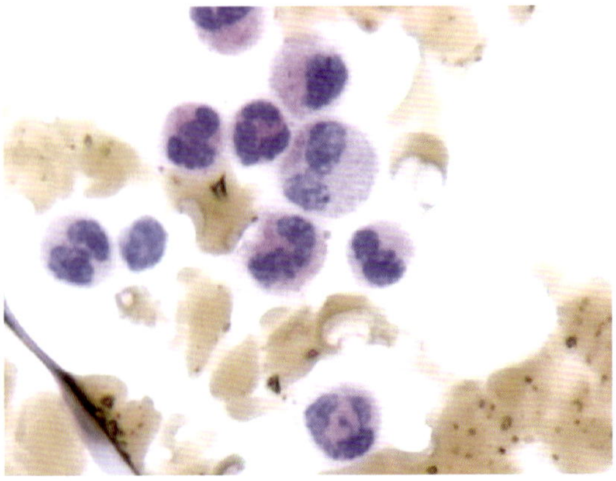

图3-11-4 外周血涂片NAP染色,×1000

3. 骨髓形态

取材、涂片、染色良好。骨髓增生明显活跃,粒细胞系统明显增生,比例高达91%,原始粒细胞比例2%,其他以中晚及以下粒细胞为主,易见巨幼样变、环形核、双核、核染色质异常凝集现象，部分粒细胞中性颗粒缺失。红系比例降低，可见少量中、晚幼红细胞。全片共见巨核细胞20个，血小板散在易见，成堆可见（图3-11-5至图3-11-8）。

4. 染色体检查

46，XY，t（13；19）（p11；p11）[8]/46，XX[2]。

5. 分子生物学检查

BCR-ABL1-。突变基因检查：NPM1-、C-KIT-、FLT3-、CEBPA-、JAK2-、MPL-、CALR-。

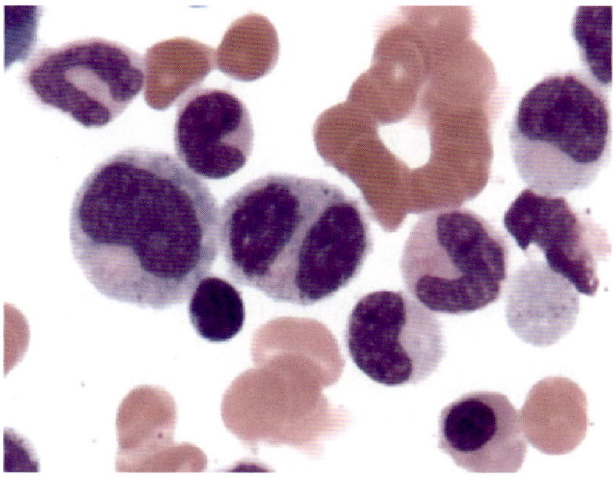

图3-11-5　骨髓涂片瑞氏染色，×1000

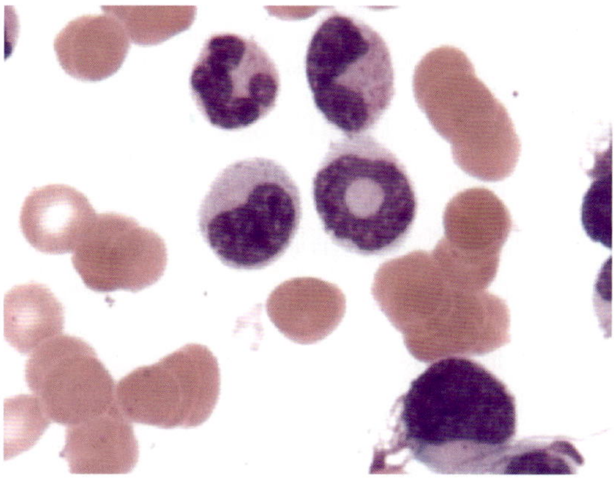

图3-11-6　骨髓涂片瑞氏染色，×1000

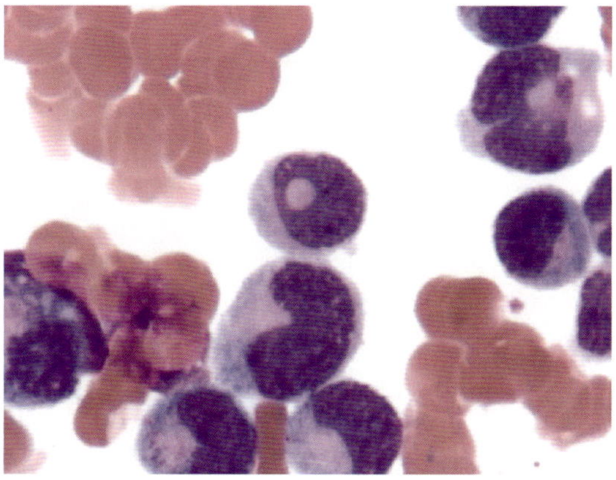

图3-11-7　骨髓涂片瑞氏染色，×1000

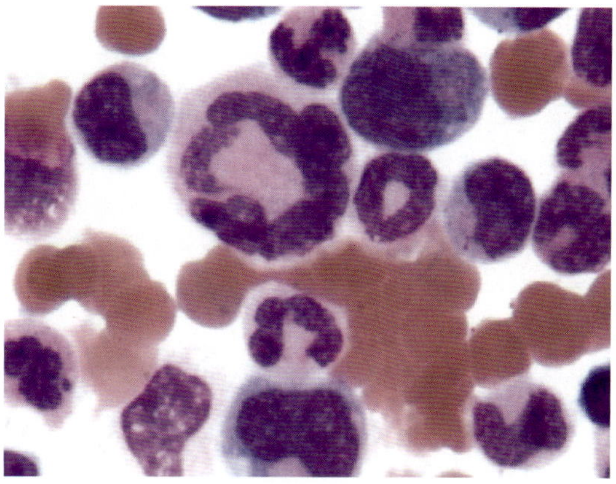

图3-11-8　骨髓涂片瑞氏染色，×1000

（四）最终诊断

不典型慢性粒细胞白血病（aCML）。

（五）病例解析

患者为老年男性，反复胸痛4年，两肺呼吸音清，脾脏未触及。外周血红细胞及血小板基本正常，以白细胞升高为主，可见3%原始粒细胞，但中晚阶段粒细胞并不多见，嗜酸、嗜碱性粒细胞不增多。典型感染患者外周血白细胞可增多，并出现核左移，但一般以中、晚粒细胞增多为主，原始粒细胞少见。CML外周血白细胞增多，可见各阶段幼稚粒细胞，嗜酸、嗜碱性粒细胞比例增多。该患者显然不符合典型感染或者CML血象。骨髓增生明显活跃，以粒系增生为主，原始细胞比例2%，其他以中晚及以下粒细胞为主，易见巨幼样变、环形核、双核、核染色质异常凝集现象，部分粒细胞中性颗粒缺失。嗜酸、嗜碱性粒细胞未见增多，NAP阳性率及积分升高。染色体核型分析：46，XY，t（13；19）（p11；p11）[8]/46，XX[2]，未见AML特定遗传学异常，因此可排除AML。融合基因BCR：：ABL1阴性，JAK2阴性，MPL阴性，CALR阴性，因此可基本排除CML及MPN类疾病。患者有慢性病史，以病态粒系为主，排除其他相关疾病，最终综合诊断为aCML。在WHO-HAEM5将aCML归类为MDS/MPN伴中性粒细胞增多。

（六）诊断要点

见表3-11-1。

表3-11-1 不典型慢性粒细胞白血病(aCML)的诊断标准(WHO-HAEM4R)

1. 外周血白细胞升高,中性粒细胞及其前体细胞(早幼粒细胞+中幼粒细胞+晚幼粒细胞,占白细胞比例≥10%)增多
2. 粒细胞生成异常(包括染色质异常凝集)
3. 无或轻微嗜碱性粒细胞增多,嗜碱性粒细胞比例<2%
4. 单核细胞绝对数不增多或增多不明显,外周血单核细胞比例<10%
5. 骨髓有核细胞增多,粒细胞增生和粒系发育异常,伴或不伴有核红细胞和巨核细胞发育异常
6. 外周血和骨髓原始细胞比例<20%
7. 无PDGFRA、PDGFRB,或FGFR1重排,或PCM1-JAK2融合的证据
8. 不符合WHO规定的BCR-ABL1+CML、PMF、PV或ET诊断标准

(王海洋 黄兴琴 席艳 李婷 梁伟伟 胡昳娜)

二、慢性粒-单核细胞白血病

(一)概论

慢性粒-单核细胞白血病(CMML)是一种骨髓造血干细胞的克隆性疾病,兼具有骨髓病态造血和骨髓增殖双重特征,WHO-HAEM4R将其归类为骨髓增生异常/骨髓增殖性肿瘤(MDS/MPN),中位发病年龄为65~75岁,男:女为(1.5~3):1,年发病率为(3~4)/10万。具体发病机制尚不清楚,其主要特点是外周血单核细胞持续升高>1.0×10⁹/L和人工分类单核细胞比例≥10%,一系或多系(髓系)病态造血,骨髓及外周血原始细胞<20%。诊断时需要排除CML、PMF和ET,PDGFRα、PDGFRβ和FGFR1重排阴性,PCM1-JAK2突变阴性(尤其伴嗜酸性粒细胞增多时)。如果未见病态造血或者少见病态造血,需要存在获得性克隆细胞或分子遗传学异常,单核细胞增多持续至少3个月。并排除了其他单核细胞增多的原因(如感染、炎症和肿瘤)。CMML常出现于TET2、SRSF2、ASXL1基因突变有助于诊断。根据原始细胞多少及是否存在奥氏小体将CMML分为两类。根据白细胞数量,将白细胞<13×10⁹/L归为发育异常型CMML(MD-CMML),白细胞≥13×10⁹/L归为增殖型CMML(MP-CMML),如果伴嗜酸性粒细胞增多,外周血嗜酸粒细胞增多>1.5×10⁹/L,归为CMML-1和CMML-2伴嗜酸性粒细胞增多。WHO-HAEM5CMML有了很大的改变。具体诊断与分型见WHO-HAEM5诊断标准(表3-11-2)。

(二)简要病史

患者男,45岁,因"双下肢乏力、右侧耳鸣4天"入院。体格检查:全身皮肤、黏膜苍白,轻度黄染,可见瘀斑、瘀点,无肝脾及淋巴结肿大,双下肢对称性水肿。

(三)实验室检查

1. 血常规

白细胞计数为27.95×10⁹/L,单核细胞计数为11.00×10⁹/L,红细胞计数为1.4×10¹²/L,血红蛋白为43g/L,血小板计数为6×10⁹/L。

2. 外周血形态

白细胞升高,单核细胞比例明显升高,原始细胞3%(图3-11-9和图3-11-10),成熟红细胞部分偏大;血小板少见。

3. 骨髓形态

取材、涂片、染色良好。骨髓增生活跃,粒红两

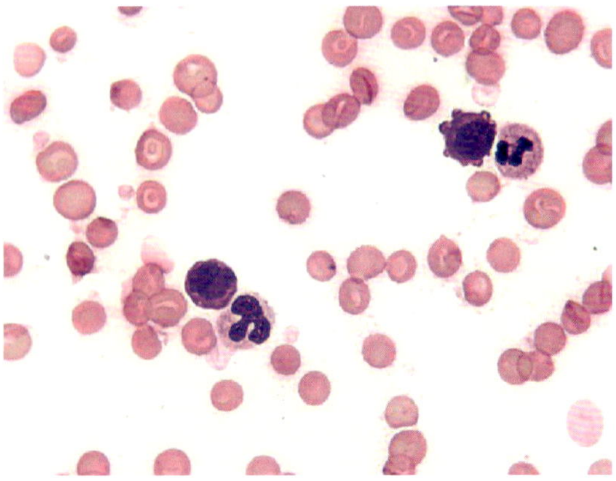

图3-11-9 外周血涂片瑞吉染色,×1000

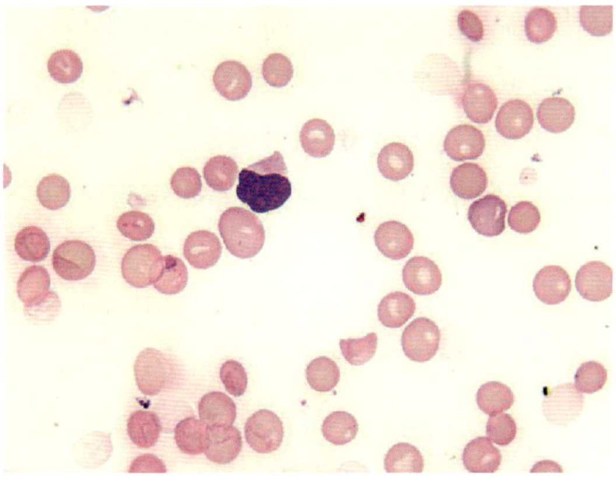

图3-11-10 外周血涂片瑞吉染色,×1000

系增生尚可,原始粒细胞比例升高,占3%,部分粒细胞胞浆颗粒减少;红系增生活跃,偶见核畸形,单核系异常增生,占19%,其中原幼单核细胞占3.5%。全片见巨核细胞7个,血小板少见。MPO:原幼单及原粒弱阳性;PAS:原始细胞弥散状阳性;铁染色:外铁3+,内铁为42%,未见环形铁粒幼细胞。

形态学意见:考虑CMML-1,建议结合临床及相关检查(图3-11-11至图3-11-16)。

4.免疫分型

单核细胞约占有核细胞的50%,比例明显升高,部分表型较幼稚。淋巴细胞约占有核细胞的4.5%,比例明显降低,各淋巴亚群分布大致正常。原始区域细胞约占有核细胞的1.5%,分布散在。粒细胞约占有核细胞的32%,未见明显发育异常。提示:单核细胞比例明显升高。请结合临床及其他辅助检查结果综合判断。

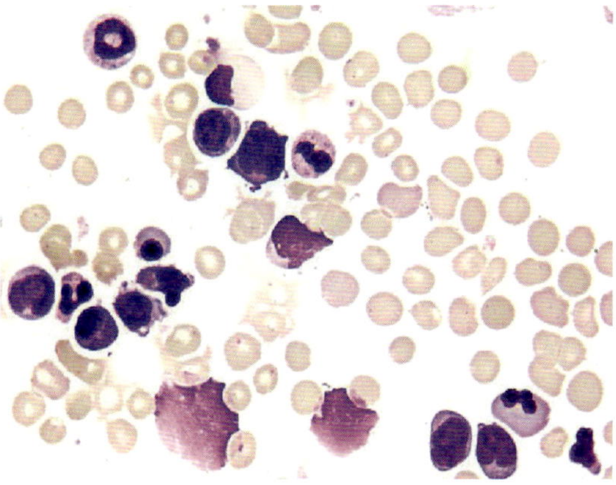

图3-11-11 骨髓涂片瑞吉染色,×1000

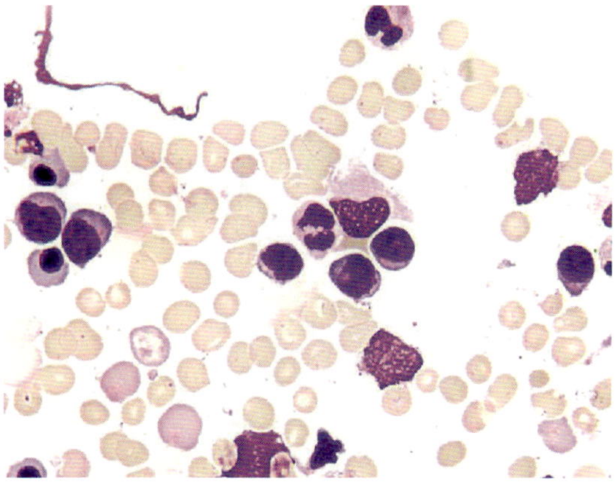

图3-11-12 骨髓涂片瑞吉染色,×1000

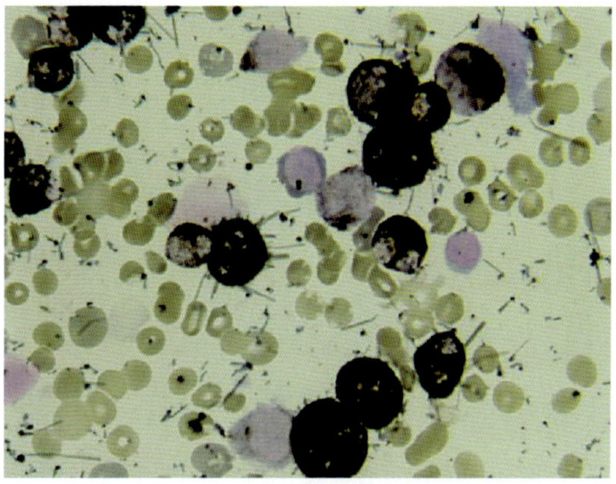

图3-11-13 骨髓涂片MPO染色,×1000

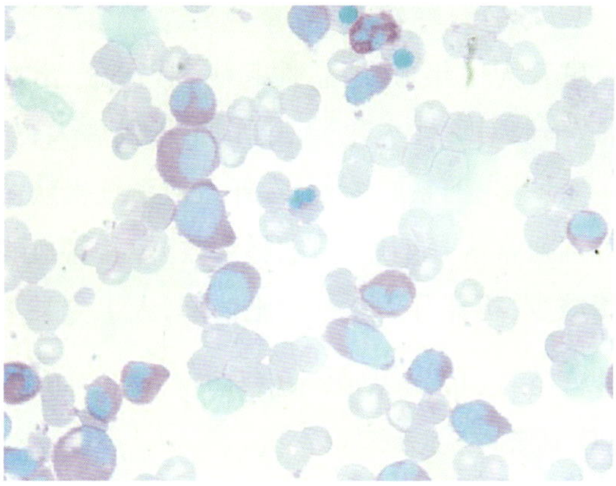

图3-11-14 骨髓涂片PAS染色,×1000

5.染色体检查

44~46,XY,add(1)(q21),inv(2)(p23;q21),del(3)(p25),-7,+?15,inc[cp18]/46,XY[2]。

6.分子生物学检查

白血病43种常见融合基因筛查:阴性。

(四)最终诊断

慢性粒-单核细胞白血病1型(CMML-1)。

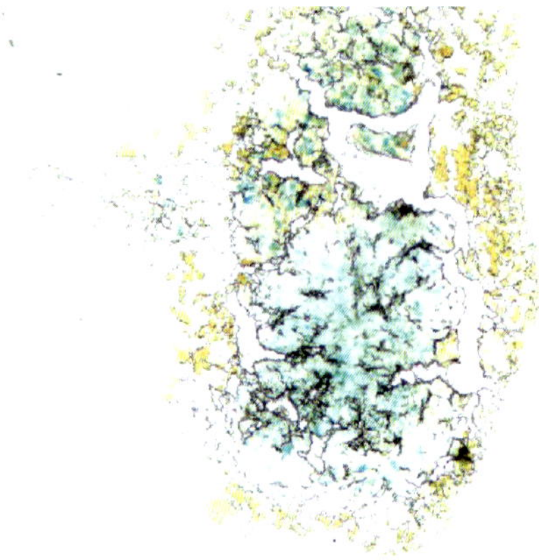

图3-11-15 骨髓涂片外铁染色，×100

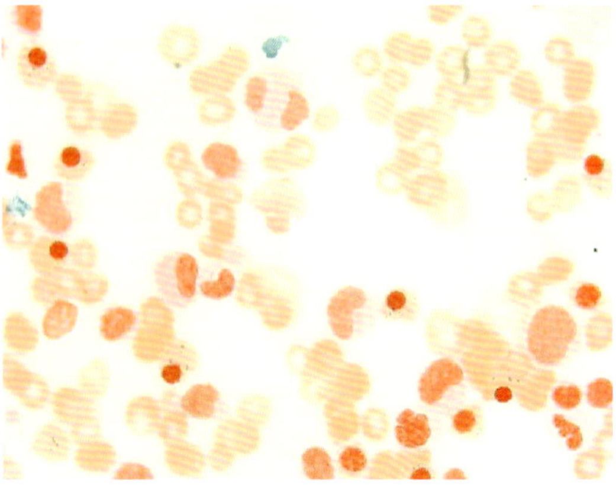

图3-11-16 骨髓涂片内铁染色，×1000

（五）病例解析

患者为中年男性，急性起病，有贫血、出血表现，双下肢对称性水肿，无肝脾、淋巴结肿大，血常规一系增多，两系减少，不除外血液系统疾病。本例外周血常规是重点，白细胞总数升高，贫血和血小板减少，机器分类单核细胞偏高，人工分类单核细胞比例高，原始细胞占3%。外周血单核细胞比例明显升高，需要进一步确定是反应性增多还是肿瘤性增生。形态学外周血和骨髓中的原始细胞比例不足AML的界值，骨髓髓系原始细胞（6.5%），原幼单核细胞可见，单核细胞比例明显升高，细胞形态学诊断CMML。在形态识别上，幼稚单核细胞与未成熟单核细胞的鉴别是重点，形态学上相似的细胞，可以是反应性的，也可以是白血病性的，使用未成熟单核细胞这一术语，纯粹是形态学术语，并不意味着它是白血病性的或者反应性的。幼稚单核细胞是前体单核细胞，有大量浅灰色或轻微嗜碱性胞质，伴少量分散的、淡紫色细颗粒，核染色质粗糙，有显著核仁，核皱褶。未成熟单核细胞是幼稚单核细胞与成熟单核细胞之间的过渡阶段，胞核折叠扭曲，染色质更聚集，核仁模糊，嗜碱性介于原幼单核细胞和成熟单核细胞之间，总的来说似成熟单核细胞，但比成熟单核细胞，更不成熟、胞体更小。对未成熟单核细胞的识别及其与幼稚单核细胞的鉴别，在AML和CMML的鉴别中有决定性的意义，WHO 2008版中，这些细胞应被称为异常单核细胞，但不应被视为原始单核细胞的等同细胞。本例免疫分型单核细胞比例明显升高。染色体提示复杂核型。白血病43种常见融合基因筛查为阴性。

（六）诊断要点

见表3-11-2。

表3-11-2 CMML的WHO-HAEM4R和WHO-HAEM5版诊断标准

WHO-HAEM4R诊断标准	WHO-HAEM5诊断标准
必备条件（必须满足所有标准）	**必要标准（4项）**
1.持续（≥3个月）外周血单核细胞增多≥1×10^9/L，且白细胞分类计数单核细胞比例>10%	1.外周血单核细胞持续绝对增多（≥0.5×10^9/L）和相对增多（≥10%）
2.排除BCR-ABL1+白血病、经典的MPN和所有其他可能导致慢性持续单核细胞增多的骨髓肿瘤	2.外周血和骨髓中原始细胞的比例<20%*
3.外周血和骨髓涂片中的原始细胞计数<20%，排除所有其他可作为AL证据的组织病理学、形态学、分子和细胞遗传学特征	3.不符合慢性髓系白血病或其他骨髓增生性肿瘤的诊断标准**
	4.不符合髓系/淋巴肿瘤伴酪氨酸激酶融合的诊断标准***
形态学标准	**支持标准（3项）**
骨髓涂片中以下任意一系至少10%的细胞有发育异常：红系、粒系和巨核细胞系	1.涉及≥1个髓系发育异常#
	2.获得性克隆细胞遗传学或分子异常
	3.外周血单核细胞亚群的异常分布##

（待续）

表3-11-2(续)

WHO-HAEM4R诊断标准	WHO-HAEM5诊断标准
辅助标准(适用于符合A但不符合B的患者,以及其他表现出CMML典型临床特征的患者,如脾大) 1.通过常规核型分析或FISH发现典型的染色体异常[a] 2.骨髓活检切片的组织学和(或)免疫组织化学异常发现支持CMML的诊断 3.流式细胞术检测骨髓和外周血细胞的异常免疫表型,表明单核和其他髓系细胞中有伴多种CMML相关的表型异常的异常/发育异常细胞群体 4.通过分子(测序)研究确定存在CMML相关突变的髓系细胞克隆细胞群体证据[e]	**诊断要求** 在所有情况下都必须先满足必要标准 1.如果单核细胞增多$\geq 1\times 10^9$/L:必须满足一项或多项支持标准 2.如果单核细胞增多$\geq 0.5\times 10^9$/L且$<1\times 10^9$/L:必须满足支持标准1和2
未单独列出分型标准	注:*,原始细胞和原始细胞等同意义细胞包括原始粒细胞、原始单核细胞和幼稚单核细胞 **,MPN初诊时或疾病过程中可能与单核细胞增多有关,与CMML相似;此时有MPN病史可排除CMML;骨髓中存在MPN特征和(或)高负荷MPN相关突变(JAK2、CALR或MPL)支持伴单核细胞增多MPN而非CMML ***,嗜酸性粒细胞增多中,必须排除伴酪氨酸基因融合髓系/淋系肿瘤 #,骨髓造血系列中≥10%细胞存在病态造血 ##,在无活动性自身免疫疾病和(或)全身性炎症综合征患者中检测到经典单核细胞增多(M01亚群细胞>94%) **分型标准** 骨髓增生异常型CMML(MD-CMMI):白细胞$<13\times 10^9$ 骨髓增殖型CMML(MP-CMML):白细胞$>13\times 10^9$/L
亚组标准(基于原始细胞和幼稚单核细胞的百分比) CMML-0:外周血<2%和骨髓<5% CMML-1:外周血<5%或骨髓<10% CMML-2:外周血中5%~19%或骨髓中10%~19%或有Auer小体	**亚组标准(基于原始细胞和幼稚单核细胞的百分比)** CMML-1:外周血<5%和骨髓<10% CMML-2:外周血中5%~19%和骨髓中10%~19%

(幸娟霞　罗国霞　郑象昭　周立波)

三、幼年型粒-单核细胞白血病

(一)概论

幼年型粒-单核细胞白血病(JMML)是一种发生于儿童早期的造血干细胞来源的骨髓增殖性肿瘤,主要见于婴幼儿,初诊中位年龄<2岁,男童高于女童。其临床表现无特异性:发热、面色苍白、乏力、出血,肝、脾、淋巴结肿大,部分患儿可出现皮损,如面部蝴蝶状斑丘疹、皮疹、黄色瘤、咖啡牛奶斑。外周血通常表现为白细胞数升高,血红蛋白量及血小板计数可正常或降低,单核细胞增多,$\geq 1.0\times 10^9$/L。外周血涂片中性粒细胞增多,各阶段的幼稚粒细胞易见,可同时伴有原始细胞增多(包括幼稚单核细胞)<20%。骨髓有核细胞增生明显活跃至极度活跃,粒红比增加,以粒系增生为主,红系及巨核系常减少,各系细胞可见病态造血,单核细胞比例升高或大致正常,占5%~10%,也可达到30%以上。原始细胞比例升高,无奥氏小体,但<20%。JMML免疫表型特点更接近于CMML,成熟单核细胞CD14表达升高,原始细胞表达CD34、CD117、CD38、HLA-DR、CD13、CD33、CD11b、CD15,可异常表达CD7、CD2。细胞遗传学检查大多数染色体核型正常,部分可见7号染色体单体或缺失。JMML常见的5种经典突变类型为PTPN11(需排除努南综合征)、NF1、N-RAS、K-RAS和CBL,约90%的患者存在1种或多种经典突

变，其中以PTPN11基因突变最为常见。伴有PTPN11基因突变患儿预后差，病死率高，可能与PTPN11基因突变多存在超甲基化有关。CBL及N-RAS基因突变的患儿预后相对较好。由于JMML的临床表现与CML、MDS及类白血病反应有较多的相似性，容易误诊、漏诊。因此，JMML的诊断需借助分子诊断学及其他临床实验室等检查。值得注意的是，由于至少90%的病例发病机制涉及RAS通路的异常活化，因此在WHO-HAEM5分类标准中，JMML不再属于MDS/MPN，而归为MPN大类。JMML的诊断需结合临床、细胞形态学检查、细胞遗传学、分子生物学及其他实验室结果。将JMML纳入MPN反映了其分子发病机制，该疾病实际上不存在真正的骨髓增生异常肿瘤的特征。

（二）简要病史

患儿女，4岁，10天前无明显诱因出现腹胀，无呕吐、腹痛、腹泻，其间有发热，热峰38.5℃，伴有双膝关节疼痛，无抽搐、嗜睡等。身体及智力发育正常，既往健康，无接受细胞毒性药物治疗史和放疗史。体格检查：体温38.2℃，面色欠佳，前胸、双下肢见散在出血点，压之不褪色，左下颌、右腋窝各触及一枚约0.5cm × 0.5cm大小的淋巴结，质中，与周围组织无粘连，活动可。咽部充血、扁桃体Ⅱ度肿大，未见分泌物。双肺呼吸音清。腹部膨隆，轻压痛，移动性浊音阴性。肝肋下6cm，剑突下8cm可触及，质中。脾Ⅰ线4cm，Ⅱ线8cm，质中。双侧膝关节压痛，双膝反射存在。

（三）实验室检查

1. 血常规

白细胞计数为$47.58 \times 10^9/L$，红细胞计数为$3.73 \times 10^{12}/L$，血红蛋白为80g/L，血小板计数为$29 \times 10^9/L$，仪器分类单核细胞计数为$2.85 \times 10^9/L$。

2. 其他辅助检查

血红蛋白电泳：抗碱血红蛋白（HbF）明显升高，占69.5%。

3. 外周血形态

白细胞升高，原始细胞约占6%，幼稚粒细胞比例占8%，单核细胞占12%；成熟红细胞轻度大小不等，可见晚幼红细胞；血小板散在、少见（图3-11-17和图3-11-18）。

4. 骨髓形态

取材、涂片、染色良好。骨髓增生极度活跃，粒系增生旺盛，部分粒细胞胞质颗粒减少。单核细胞比例升高，约占6%。红系比例降低，中、晚幼红细胞减少。原始细胞约占3.5%，其胞体大小不等，呈圆形或类圆形，胞质呈蓝色，胞质内可见少许细小紫红色颗粒，胞核呈圆形或类圆形，染色质细致疏松，可见核仁1~3个。全片巨核细胞267个，可见小巨核、单圆核、双圆核巨核细胞。血小板散在、少见，形态未见明显异常。

形态学意见：考虑JMML，建议结合临床及相关检查（图3-11-19至图3-11-22）。

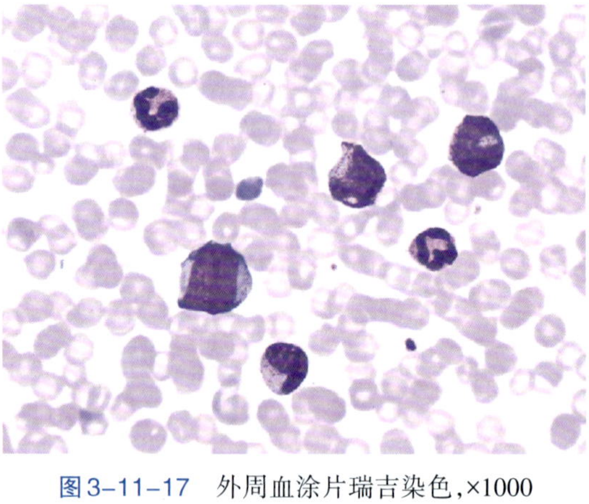

图3-11-17 外周血涂片瑞吉染色，×1000

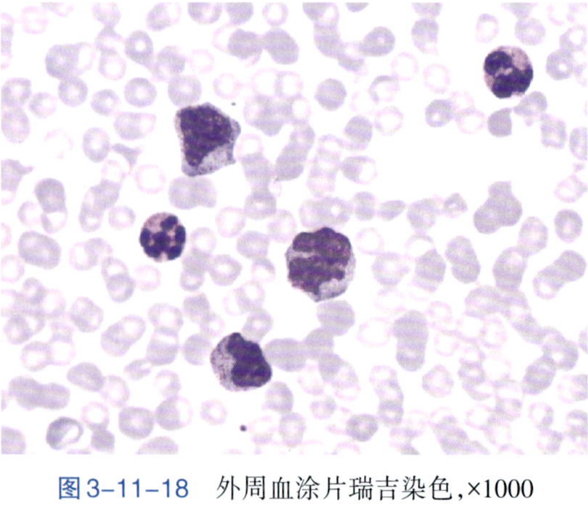

图3-11-18 外周血涂片瑞吉染色，×1000

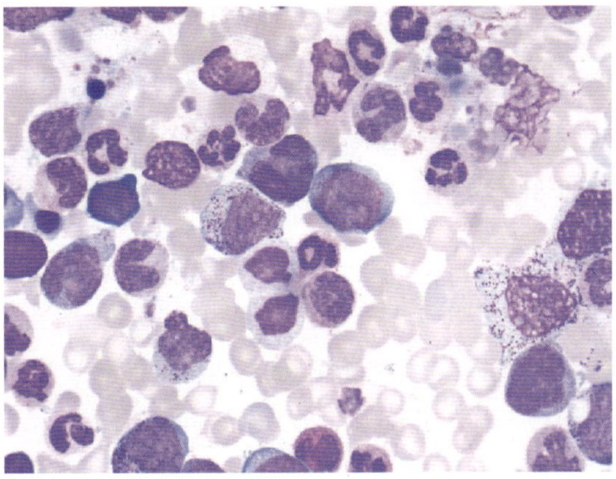

图3-11-19　骨髓涂片瑞吉染色，×1000

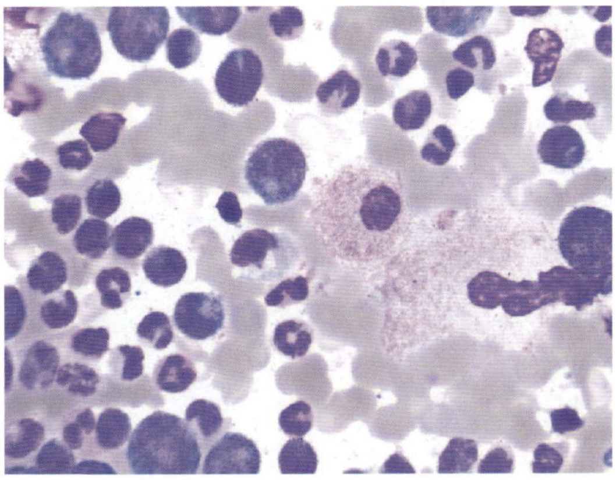

图3-11-20　骨髓涂片瑞吉染色，×1000

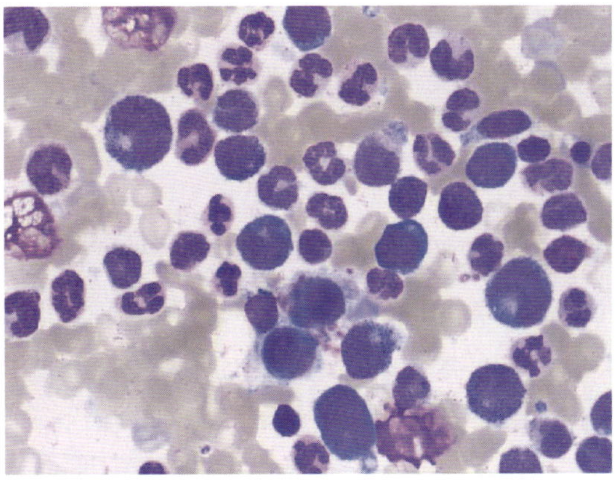

图3-11-21　骨髓涂片瑞吉染色，×1000

5.免疫分型

骨髓可见约占1.1%的髓系原始细胞，其表达CD45：CD34、CD117，部分表达CD13、CD33、HLA-DR。粒细胞比例相对增多，免疫表型CD13、CD16、CD15、CD11b可见抗原表达紊乱。

6.染色体检查

46，XX[6]。

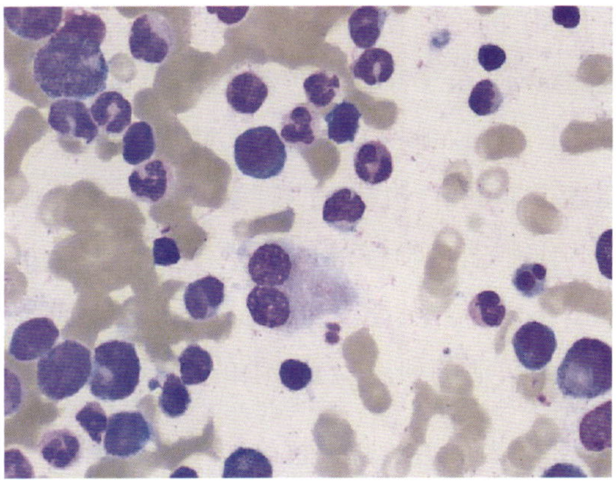

图3-11-22　骨髓涂片瑞吉染色，×1000

7.分子生物学检查

检测到PTPN11（p.A72V）突变（突变频率：91%），53种融合基因均为阴性。

（四）最终诊断

幼年型粒-单核细胞白血病（JMML）。

（五）病例解析

患者为4岁儿童，10天前有发热，淋巴结肿大及咽部充血、扁桃体Ⅱ度肿大，病程短，起病急，考虑感染的可能，可见散在出血点，考虑与血小板降低有关；腹胀，腹部膨隆，轻压痛，肝脾大，伴有双膝关节疼痛，这些临床考虑存在其他疾病的可能，血常规提示白细胞升高，中度贫血，血小板明显降低，外周血形态原始细胞约占6%，可见幼粒幼红细胞，单核细胞比例升高；因单核细胞比例绝对值≥1.0×10^9/L，需考虑JMML。骨髓细胞有核细胞增生明显活跃，粒系异常增生，红系增生降低，单核比例偏高，幼稚单核细胞偶见，同时，患儿血红蛋白电泳分析HbF升高，免疫分型可见约1.1%的髓系原始细胞，粒系可见抗原表达紊乱；细胞形态学及流式证实兼有MDS的髓系细胞分化异常的表现和MPN的单核细胞与粒细胞过度增生的特征，分子生物学检测到PTPN11突变，综上诊断为JMML。JMML被认为是儿童早期的骨髓增生性肿瘤，是一种造血干细胞来源的早期儿童骨髓增生性肿瘤，与胚系致病基因变异相关，至少90%病例的发病机制涉及RAS通路的激活。JMML的诊断需结合临床、细胞形态学检查、细胞遗传学、分子生物学及其他实验室结果。因此，WHO-HAEM5将JMML纳入MPN，并将该诊断标准进行了更新，包括：①排除KMT2A重排；②取消作为细胞遗传学标准的7号染色体单体；③强调分子诊断研究的重要性，特别是那些旨在证明RAS通路激活的研究。JMML的遗传背景在风险分层和治疗方法中起着重要作用，PTPN11体细胞突变和与NF1神经纤维瘤相关的胚系致病性变异引发的病例是最具侵袭性的类型，而一些与致病性胚系CBL变异相关的病例偶尔会发生自发缓解。

（六）诊断要点

参考WHO-HAEM4R分类标准，见表3-11-3。

表3-11-3 JMML的诊断标准（WHO-HAEM4R）

临床和血液学特征（需要满足全部4项）	1.外周血单核细胞计数≥1×10^9/L 2.外周血和骨髓原始细胞比例<20% 3.脾大 4.Ph染色体（BCR-ABL1）阴性
遗传学特征（满足其中1项即可）	1.PTPN11*，或KRAS*，或NRAS*体细胞突变 2.临床诊断为I型神经纤维瘤或NF1基因突变 3.CBL基因胚系突变和CBL基因杂合性缺失**
无遗传学特征患者，除了需要符合第1部分的临床和血液学特征外，还需要满足右侧所列的标准	染色体7或任何其他染色体异常或者至少符合以下2条标准： 1.血红蛋白F随年龄增长 2.外周血涂片发现髓系或红系前体细胞 3.克隆分析发现GM-CSF超敏性 4.STAT5高度磷酸化

*，需要排除胚系突变（指努南综合征）；**，偶有杂合子剪接位点突变病例。

（世淑兰　李婷　张云　龙芳　高晓鹏）

四、骨髓增生异常/骨髓增殖性肿瘤伴环形铁粒幼细胞和血小板增多

（一）概论

MDS/MPN-RS-T主要发生于老年人，诊断时的中位年龄为71~75岁，发病隐匿，常因贫血或血小板增多引起的血栓事件就诊。外周血通常表现为白细胞正常或升高，血红蛋白水平降低，血小板数量升高。人工分类可见幼稚粒细胞，粒细胞可有病态造血，如分叶不良、染色质异常凝集；成熟红细胞大小不等，可见大红细胞、双形性红细胞及有核红细胞；血小板大小不等，可见异形大血小板，成堆聚集的血小板易见。骨髓有核细胞增生活跃或明显活跃，可见原始细胞，三系增生及病态表现，RS≥15%。免疫分型无特征性改变。无特征性细胞遗传学标志。50%的病例可同时有SF3B1和JAK2突变。其他剪接突变：SRSF2为6.7%，U2AF1为53%，ZRSR为22.7%；激酶信号转导基因突变：CBL为4%，MPL为2.7%。另外，可见于MDS或MDS/MPN的基因突变有ASXL1、DNMT3A、TET2、ETV6、RUNX1或SETBP1。67%~71%的ET患者可检测JAK2和MPL突变，但MPL和CALR在MDS/MPN-RS-T中都不常见。ASXL1突变可见于15%~29%的MDS/MPN-RS-T患者，该基因和JAK2同时突变可见于50%的SF3B1阴性MDS/MPN-RS-T患者。

（二）简要病史

患者女，68岁，面黄、乏力半年，伴胸闷、气喘。无特殊细胞毒性药物接触史及放疗史。体格检查：贫血貌，全身浅表淋巴结未触及肿大，肝脾肋下未触及。

（三）实验室检查

1.血常规

白细胞计数为15.04×10^9/L，红细胞计数为

2.23×10^{12}/L，血红蛋白为69g/L，血小板计数为1127×10^{9}/L。

2. 外周血形态

白细胞升高，轻度核左移，中性粒细胞分叶不良；红细胞大小不一，可见嗜多色性红细胞和幼红细胞；血小板多见，可见大血小板和小簇聚集的血小板（图3-11-23和图3-11-24）。

3. 骨髓形态

取材、涂片、染色良好。骨髓有核细胞增生极度活跃，粒、红两系增生明显活跃，粒系比例偏低，原始粒细胞占0.8%，部分幼粒细胞胞质颗粒增粗或分布不均，偶见巨幼样变。红系以中、晚幼红细胞为主，可见类巨幼变、双核、多核及畸形核幼红细胞。成熟红细胞大小不一。全片巨核细胞232个，可见巨大多叶核巨核细胞，血小板成堆、成簇可见。铁染色：外铁2+，内铁阳性率为80%，多为Ⅱ、Ⅲ、Ⅳ型，其中环形铁粒幼细胞占30%。

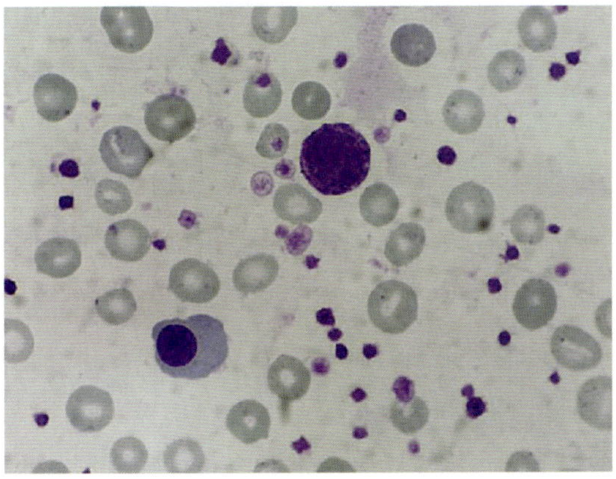

图3-11-23　外周血涂片瑞吉染色，×1000

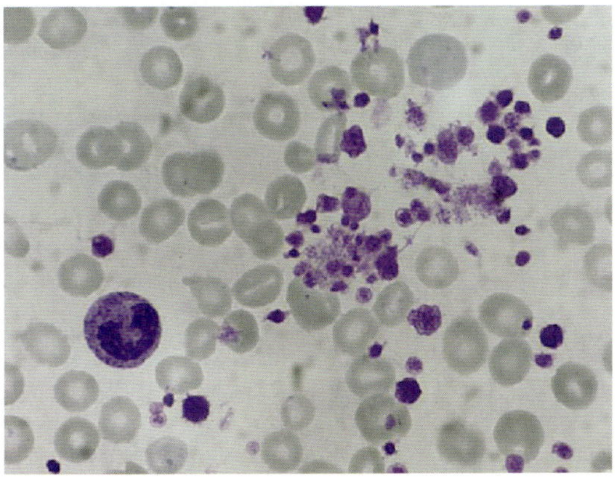

图3-11-24　外周血涂片瑞吉染色，×1000

形态学意见：MDS/MPN-RS-T，建议结合临床及相关检查（图3-11-25至图3-11-30）。

4. 骨髓活检

骨髓有核细胞增生极度活跃（造血容积约占95%），粒红比降低，粒系以成熟阶段细胞为主，偏幼稚细胞散在少见；红系增生，以中、晚幼红细胞为主；巨核细胞簇状、散在多见，以分叶核为主，部分

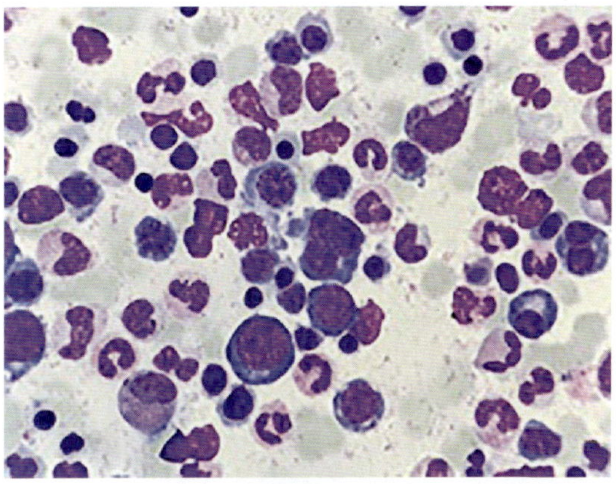

图3-11-25　骨髓涂片瑞吉染色，×1000

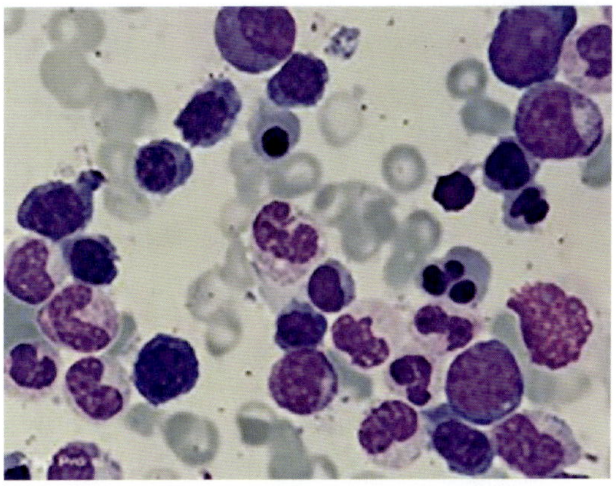

图3-11-26　骨髓涂片瑞吉染色，×1000

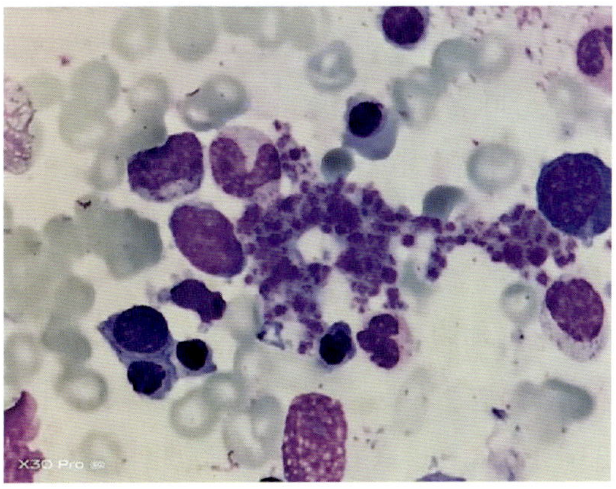

图3-11-27　骨髓涂片瑞吉染色，×1000

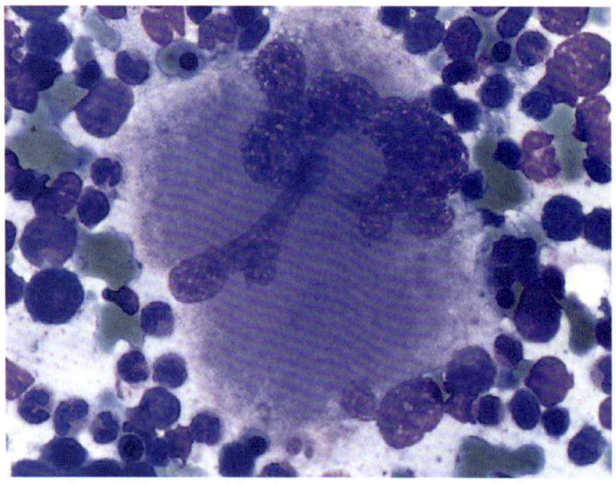

图3-11-28 骨髓涂片瑞吉染色，×1000

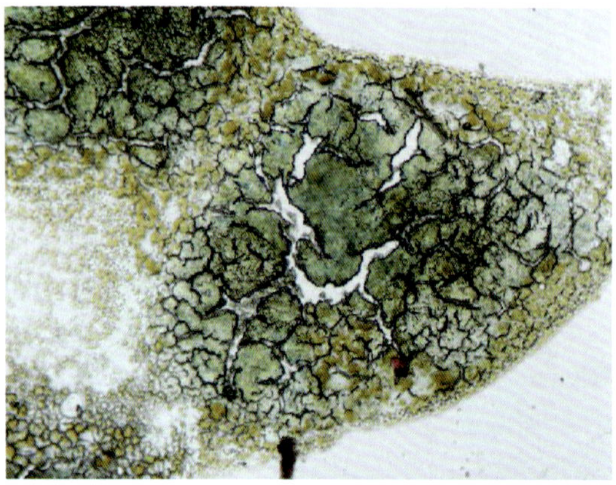

图3-11-29 骨髓涂片外铁染色，×100

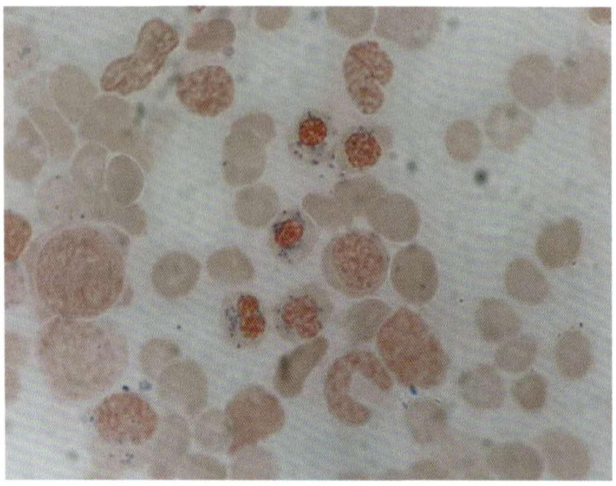

图3-11-30 骨髓涂片内铁染色，×1000

胞体大、分叶多；淋巴细胞散在可见；骨髓间质未见网状纤维明显增生。免疫组化：CD34幼稚细胞偶见+，CD117幼稚细胞偶见+，CD61巨核细胞+。

5. 免疫分型

CD34+细胞占有核细胞总数的1.5%，为原始/幼稚髓细胞，其免疫表型为CD34+、CD117+、CD33+、HLA-DR+、CD13+；粒细胞相对比例正常，其免疫表型CD11b、CD16、CD13、CD15未见明显表达紊乱。

6. 遗传学检查

染色体：46，XX[20]。

FISH：未检测到+8、20q⁻、5q⁻、7q⁻及p53基因(17p13.1)缺失。

7. 分子生物学检查

检测BCR-ABL1融合基因阴性，JAK2 V617F基因阳性。未检测到CALR、MPL基因突变。MDS相关基因检测到Ⅰ类变异：ASXL1、JAK2、SF3B1基因突变。基因拷贝数(CNV)检测到chr17q拷贝数正常的杂合性缺失。

(四)最终诊断

MDS/MPN-RS-T。

(五)病例解析

老年患者，面黄、乏力半年，伴胸闷、气喘就诊，病程较长。外周血白细胞升高，中度贫血，血小板数量升高。血小板增多症患者多不贫血或仅轻度贫血，但ET不能轻易排除，更倾向于MDS/MPN。血涂片分类轻度左移，查见有核红细胞，血细胞有形态学改变。骨髓有核细胞增生极度活跃，粒细胞可见发育异常，可见原始细胞、幼红细胞巨幼样变，核型不规则，可见核碎裂、核畸形、核分叶、核间桥、双核或多核幼红细胞；巨核细胞明显增多且胞体巨大，胞核常见分叶过多，呈"鹿角"样、"巨大球茎"状或"云朵"状，裸核巨核和大量成堆聚集的血小板易见，可见巨大和畸形血小板。患者既往无细胞毒性药物和放化疗史，白细胞计数升高，血小板数量明显升高，骨髓原始细胞<1%，红系病态造血>10%，骨髓铁染色显示环形铁粒幼细胞达30%，存在SF3B1基因突变，JAK2 V617F基因阳性，符合MDS/MPN-RS-T的诊断。该型诊断注意点：不管患者是否存在SF3B1基因突变，必须达到环形铁粒幼细胞≥15%；血小板计数≥450×10^9/L。WHO-HAEM5具有环形铁粒幼细胞和血小板增多症的MDS/MPN基于SF3B1突变重新定义，并重新命名为具有SF3B1突变和血小板增多症的MDS/MPN。具有环形铁粒幼细胞和血小板增多症的MDS/MPN一词已被保留为可接受的术语，用于野生型SF3B1和≥15%环形铁粒幼细胞的病例。

（六）诊断要点

见表3-11-4。

表3-11-4　MDS/MPN-RS-T的诊断标准（WHO-HAEM4R分类标准）

1. 贫血，有红系病态造血，伴或不伴多系病态造血；环形铁粒幼细胞≥15%[a]，外周血原始细胞<1%，骨髓中<5%
2. 持续性血小板增多伴血小板≥$450\times10^9/L$
3. SF3B1突变；或无SF3B1突变情况下，没有近期使用细胞毒或生长因子治疗病史可以解释的MDS/MPN特征[b]
4. 无BCR-ABL1，无PDGFRA、PDGFRB、FGFR1基因重排，无PCM1-JAK2，无t(3;3)(q21;q26)，无inv(3)(q21.3q26)或del(5q)
5. 无MPN、MDS(除外MDS-RS)的病史，或无MDS-MPN的其他类型

注：[a]，有SF3B1突变者环形铁粒幼细胞数量仍需≥15%；[b]；SF3B1与JAK2 V617F、CALR、MPL基因共突变强烈支持MDS/MPN-RS-T诊断。符合MDS伴孤立del(5q)标准者。

（张新丽　温凌玉　郑象昭　罗国霞　蒋玲琳）

五、骨髓增生异常/骨髓增殖性肿瘤不能分类

（一）概论

WHO-HAEM4R分类标准中MDS/MPN的亚型有CMML、aCML、JMML、MDS/MPN-RS-T和MDS/MPN-U 5种。在WHO-HAEM5分类标准中，MDS/MPN的亚型为4种：①CMML；②MDS/MPN伴中性粒细胞增多，取代了aCML；③MDS/MPN伴SF3B1突变伴血小板增多，此亚型诊断即使SF3B1基因突变阳性，环形铁粒幼细胞也必须≥15%，血小板必须≥$450\times10^9/L$；④MDS/MPN-U成为MDS/MPN，非特指型。而将JMML归入MPN中。MDS/MPN-U是高度异质性的疾病，在所有髓系恶性肿瘤中少于5%。中位发病年龄为70岁，男女比为2:1。可有脾大。伴血小板增多（≥$450\times10^9/L$）。20%~30%有JAK2 V617F阳性，15%有染色体+8。部分患者表现类似aCML，但没有粒细胞发育异常，可伴有嗜碱性粒细胞增多，巨核细胞增生，高度骨髓纤维化。

MDS/MPN-U符合MDS/MPN诊断标准之处在于初诊时重叠有MDS和MPN两方面的临床、实验室和形态学特点，为原发性表现。分类为MDS/MPN-U的病例，不符合任何其他MDS/MPN的诊断标准，不符合MDS或MPN的诊断标准。若有BCR-ABL1融合基因或PDGFRA，PDGFRB或FGFR1基因重排则排除MDS/MPN-U的诊断。WHO-HAEM4R分类中的MDS/MPN-U诊断标准为：①外周血和骨髓原始细胞<20%；②符合骨髓增生异常综合征的临床和形态学特征[排除骨髓增生异常综合征伴孤立del(5q)，不管是否存在血小板增多或白细胞增多]；③临床和形态学MPN表现为血小板计数≥$450\times10^9/L$与骨髓巨核细胞增殖和(或)≥$13\times10^9/L$的白细胞；④近期没有细胞毒性药物或生长因子治疗的病史可解释MDS/MPN特征（若近期曾接受过任何的细胞毒性药物或生长因子治疗，则临床需进一步与实验室检查；以证实外周血与骨髓的变化不是由于治疗所致）；⑤没有PDGFRA、PDGFRB、FGFR1及PCM1-JAK2重排。MDS/MPN-U的名称不能用于此前明确诊断为MPN，发生了发育异常的表现，同时疾病转化为更具侵袭性阶段的患者。然而，MDS/MPN-U可能包括某些MPN患者，他们在以前的慢性期时未被查出，而一开始就表现为伴有骨髓发育异常的转化期；若基础性的MPN不能确定，则诊断为MDS/MPN-U比较合适。

（二）简要病史

患者男，48岁，半个月前无明显诱因出现乏力、头晕，无发热、出血，体重无明显变化。既往史正

常。体格检查：贫血貌，肝肋下未触及，脾大。

（三）实验室检查

1. 血常规

白细胞计数为 26.5×10^9/L，红细胞计数为 2.17×10^{12}/L，血红蛋白为61g/L，血小板计数为 28×10^9/L，网织红细胞百分比为0.39%，网织红细胞绝对数为 6.7×10^{12}/L。

2. 外周血形态

白细胞升高，粒细胞比例高，占92%，偶见幼稚粒细胞，多数细胞胞质颗粒粗重。红细胞轻度大小不等，血小板散在（图3-11-31和图3-11-32）。

3. 骨髓形态

取材、涂片、染色佳，骨髓有核细胞增生明显活跃，无核红细胞/有核细胞=6.13/1，G/E=3.36/1。粒系增生明显活跃，占71.2%，中性中幼粒细胞比值偏高，细胞形态正常。红系增生活跃，占21.2%，以中幼红为主，部分中幼红细胞胞体小，胞质量少，边缘不整，胞质呈灰蓝色，深染不均，核固缩，成熟红细胞轻度大小不等。全片见巨核细胞81个，血小板散在可见（图3-11-33和图3-11-34）。铁染色：细胞外铁4+，细胞内铁为77%，其中环形铁粒幼细胞占57%（图3-11-35和图3-11-36）。NAP积分为180分。

形态学意见：考虑MDS/MPN，建议结合临床及相关检查。

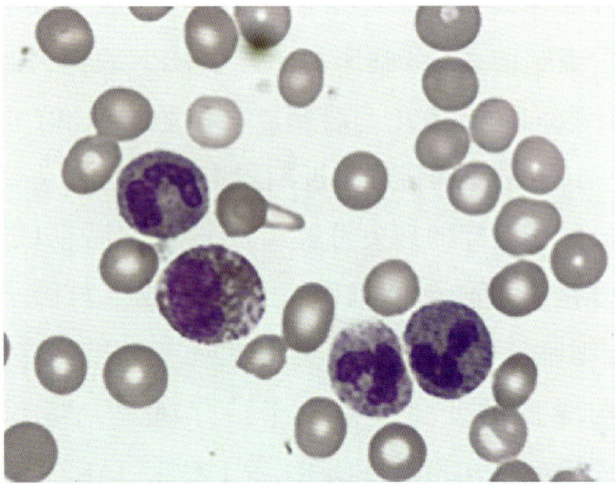
图3-11-31 外周血涂片瑞吉染色，×1000

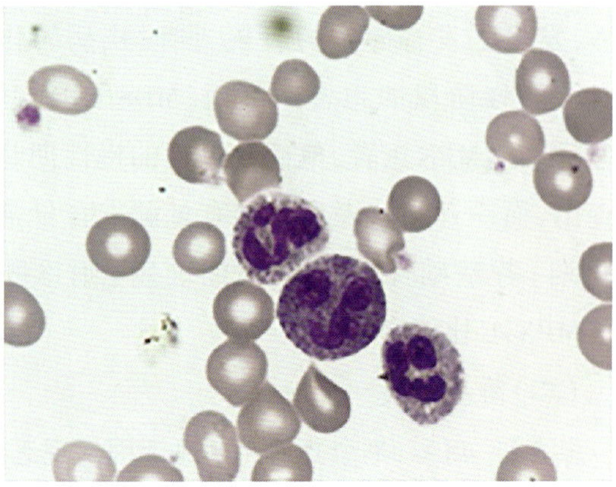
图3-11-32 外周血涂片瑞吉染色，×1000

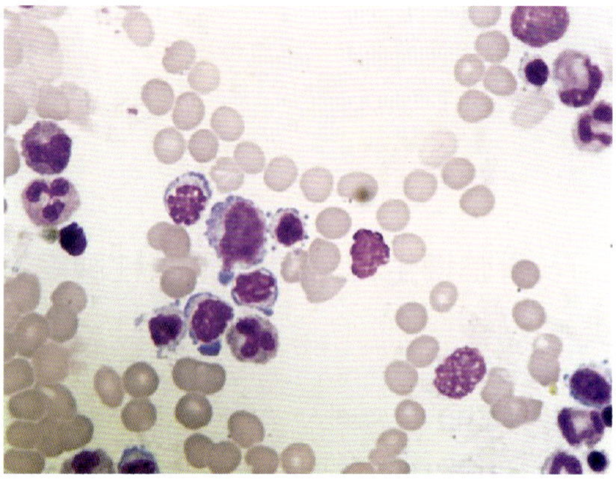
图3-11-33 骨髓涂片瑞吉染色，×1000

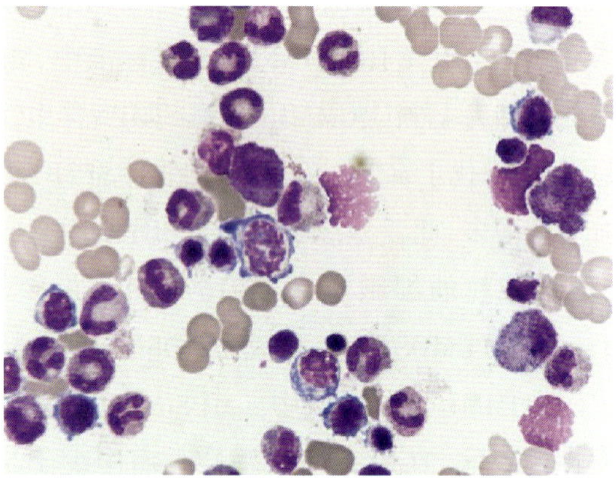
图3-11-34 骨髓涂片瑞吉染色，×1000

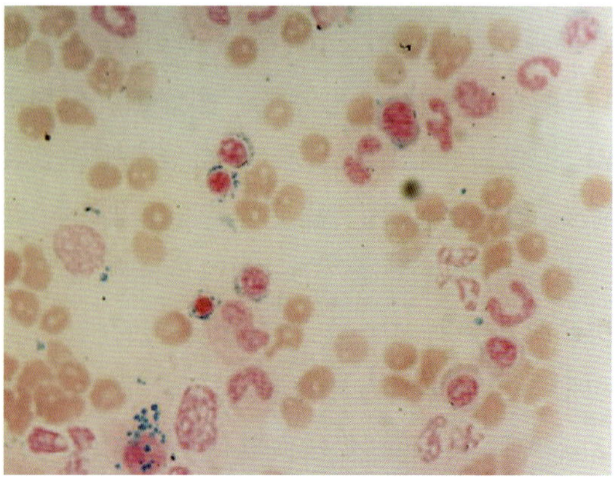
图3-11-35 骨髓涂片铁染色，×1000

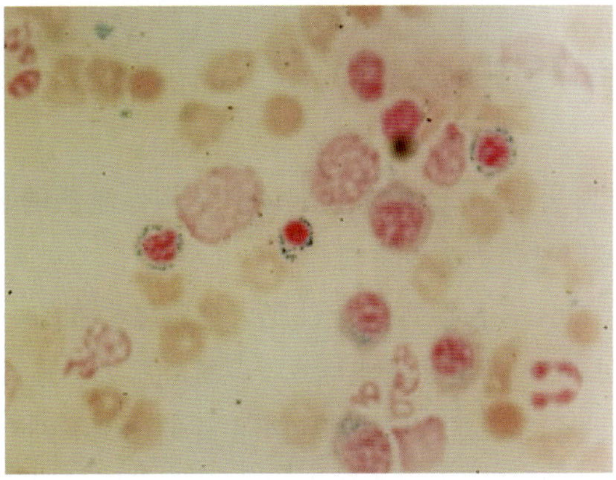

图3-11-36　骨髓涂片铁染色，×1000

4. 免疫分型

髓系原始细胞比例不高，各阶段粒细胞占63.7%，表型未见明显异常。淋巴细胞、单核细胞、浆细胞未见异常。结合临床检查。

5. 染色体检查

46，XY[20]。

6. 荧光原位杂交检查

8p11.1-q11位点不完全缺失。

7. 分子生物学检查

BCR-ABL1融合基因阴性，JAK2基因突变阴性。CALR和MPL基因突变阴性。

（四）最终诊断

MDS/MPN-U。

（五）病例解析

48岁男性患者，无明显诱因出现乏力、头晕半个月，贫血所致。血常规检查：白细胞升高，中度贫血，血小板数量正常。从血常规的角度来分析：如果血细胞减少，可见一系或多系血细胞减少伴病态造血现象，且常≥本系10%，多考虑MDS；若一系或多系血细胞升高，无病态造血现象，考虑MPN；若患者一系或多系血细胞升高，同时伴病态造血现象，要考虑MDS/MPN。MDS/MPN的外周血常规特征，既有MPN的特征，也有MDS的特征，多表现为白细胞升高、血小板升高、贫血。本例白细胞分类粒细胞比例高，占92%，偶见幼稚粒细胞，多数细胞胞质颗粒粗重，患者近期无发热，无感染史，体格检查为脾大，铁蛋白明显升高，MPN、MDS/MPN类疾病均可能，也无法排除其他恶性疾病引起的类白血病反应。骨髓增生明显活跃，原始细胞比例不高与流式结果符合，红系环形铁粒幼细胞易见，单系病态造血，病态≥10%。患者血小板未增多，环形铁粒幼细胞≥15%，故MDS/MPN-RS-T不考虑，SF3B1基因未做，BCR-ABL1、JAK2、CALR和MPL基因突变均阴性。故诊断为MDS/MPN-U。WHO-HAEM5分类中，MDS/MPN-U更名为MDS/MPN，非特指型。

（六）诊断标准

见表3-11-5。

表3-11-5　WHO-HAEM4R分类中MDS/MPN-U的诊断标准

1. 外周血和骨髓原始细胞<20%
2. 骨髓增生异常综合征的临床和形态学特征无异常[a]
3. 临床和形态学骨髓增殖特征（MPN）表现为血小板计数≥450×10^9/L与骨髓巨核细胞增殖和（或）≥13×10^9/L的白细胞
4. 近期没有细胞毒性药物或生长因子治疗的历史可以解释骨髓增生异常/骨髓增殖性特征（MDS/MPN）
5. 没有PDGFRA、PDGFRB或FGFR1重排，也没有PCM1-JAK2

[a]，排除骨髓增生异常综合征伴孤立del(5q)，不管是否存在血小板增多或白细胞增多。

（徐赢东　梁伟伟　胡昳娜　吴佗　龙芳　周立波）

第十二节　肥大细胞白血病

一、概论

肥大细胞增多症包括了一组以肿瘤性肥大细胞(MC)在1个或多个器官系统中扩张和积累为特征的异质性疾病群。根据WHO-HAEM5分类标准,肥大细胞增多症分为三大类:皮肤肥大细胞增多症(CM)、系统性肥大细胞增多症(SM)和肥大细胞肉瘤(MCS)(表3-12-1);而肥大细胞白血病(MCL)隶属于系统性肥大细胞增多症类型。在SM患者中,肿瘤性MC形成病灶和(或)在包括骨髓、脾脏、肝脏、胃肠道等各种内脏器官中弥漫浸润。无论何种类型的SM,几乎所有患者都累及骨髓。皮肤受累通常见于惰性系统性肥大细胞增多症患者,在侵袭性系统性肥大细胞增多症患者中较少见,在肥大细胞白血病中罕见。根据WHO-HAEM4R分类,CD25的异常表达(伴或不伴CD2表达)被认为是诊断系统性肥大细胞增多症的次要标准,不过该标准不是肿瘤性肥大细胞的证据,因为这种异常的免疫表型可出现在化疗后,因此在没有系统性肥大细胞增多症的特征性形态学、分子和临床表现时,应谨慎对待。正常肥大细胞免疫表型典型,具有高CD117、中等强度CD33(类似于单核细胞)、中等强度CD9和CD71、低表达CD38和CD11b、低到中等HLA-DR(低于单核细胞和B细胞但高于T细胞),且CD34阴性、CD19阴性,而白血病性肥大细胞通常表达CD2、CD25和CD33,可以此区分正常肥大细胞。WHO-HAEM5分类标准中对SM的诊断标准进行了修改,强调CD30的表达与SM密切相关,在其他髓系肿瘤中未发现。通过流式细胞术和免疫组化方法,在大多数SM和高级别SM患者的肿瘤性MC中可检测到CD30。即使在高分化形态的患者中,MC可能缺乏CD2和(或)CD25的表达,但肿瘤性MC通常显示CD30阳性。因此该版分类标准指出,表达CD30和导致配体非依赖性激活的KIT突变已被作为次要诊断标准。

MCL是侵袭性系统性肥大细胞增生症的一种少见亚型,其可原发或继发于系统性肥大细胞增生症,占全部系统性肥大细胞增生症的比例不到1%。造血系统受累表现为急性白血病的症状,如贫血、出血和发热,浸润症状如肝、脾、淋巴结肿大,以及骨骼疼痛、病理性骨折等。皮肤、消化系统、呼吸系统、循环系统等多系统受累表现,与肥大细胞颗粒内容物的释放有关。引起的变态反应症状包括面色潮红、荨麻疹、皮肤瘙痒、低血压、心动过速、心包积液、顽固性消化道溃疡、腹痛、腹泻、呕吐、头痛、抑郁、焦虑、睡眠障碍、嗜睡等,还可出现体重减轻。大多数MCL患者对化疗反应较差,生存期多小于1年。

形态学:白血病性肥大细胞散在或成簇分布,形态不成熟或者明显不典型;胞体呈圆形或类圆形,胞质较丰富,呈深蓝色,可有伪足或空泡,充满深紫红色颗粒(可覆盖于核上),胞核呈圆形、类圆形或单核样不规则形,可出现双核、多核,染色质较细致,核仁清楚或不清楚。细胞遗传学:多正常,少数合并MDS的患者可出现5q-,亦有病例报道出现复杂核型。分子生物学:约55%的MCL患者可出现KIT D816V突变,也可出现其他的KIT突变(例如KIT S476I、KIT F522C、KIT V654A、KIT V560G等),部分患者可出现TET2、SRSF2、CBL、ASXL1、BRAF等突变。

二、简要病史

患者女,28岁,4个月来无明显诱因出现发热、乏力伴月经量增多,体温最高为41℃,伴腹痛、双下肢疼痛、周身皮疹。体重近4个月下降8kg。体格检查:贫血貌,睑结膜苍白,胸、腹及四肢可见片状

表 3-12-1　肥大细胞增多症类型和亚型(WHO-HAEM5 分

肥大细胞增多症类型和亚型
皮肤肥大细胞增多症
色素性荨麻疹/斑丘疹皮肤肥大细胞增多症
单形性
多形性
弥漫性皮肤肥大细胞增多症
皮肤肥大细胞瘤
孤立性肥大细胞瘤
多灶性肥大细胞瘤
系统性肥大细胞增多症
骨髓肥大细胞增多症
惰性系统性肥大细胞增多症
冒烟型系统性肥大细胞增多症
侵袭性系统性肥大细胞增多症
系统性肥大细胞增多症伴相关血液系统肿瘤
肥大细胞白血病
肥大细胞肉瘤

红斑，部分融合成片，伴明显瘙痒，肝脾大，肝肋下 15cm，脾肋下 12cm，双下肢略水肿。既往史：患者自 4 岁起，无明显诱因反复出现皮肤红斑伴瘙痒、心悸，就诊多家医院诊断为荨麻疹，间断服用氯雷他定、西替利嗪药物。

三、实验室检查

(一)血常规

白细胞计数为 $1.8 \times 10^9/L$，血红蛋白为 47g/L，血小板计数为 $86 \times 10^9/L$。

(二)外周血形态

白细胞减少，分类中幼粒细胞为 1%，分叶核细胞为 78%，淋巴细胞为 14%，单核细胞为 7%。计数 100 个白细胞见 1 个晚幼红细胞。

(三)骨髓形态

骨髓有核细胞增生活跃，镜下可见散在或成堆的幼稚肥大细胞，占 90.8%，该细胞胞体较大，胞质丰富，含有大量粗大紫色颗粒，胞核呈圆形、类圆形，居中，核染色质较粗糙，核仁可见 1~2 个，可见双核肥大细胞。化学染色：MPO 阴性，PAS 阳性，NBE 染色阳性。

形态学意见：形态学考虑肥大细胞白血病，建议结合临床并完善相关检查进一步确诊(图 3-12-1 至图 3-12-4)。

(四)骨髓活检

HE 染色示送检组织骨小梁破坏，异常细胞弥漫增生(90%)，胞体大，胞质丰富，核椭圆形或不规则形，染色质粗。少量粒红系细胞散在分布，巨核细胞少见，少量淋巴细胞。网状纤维染色(MF-1 级)。免疫组化示肿瘤细胞：CD117+、Tryptase+、CD2+、CD25-、CD68+(弱)、CD20-、CD3-、CD56-、CD138-、MPO-、符合肥大细胞白血病特征。

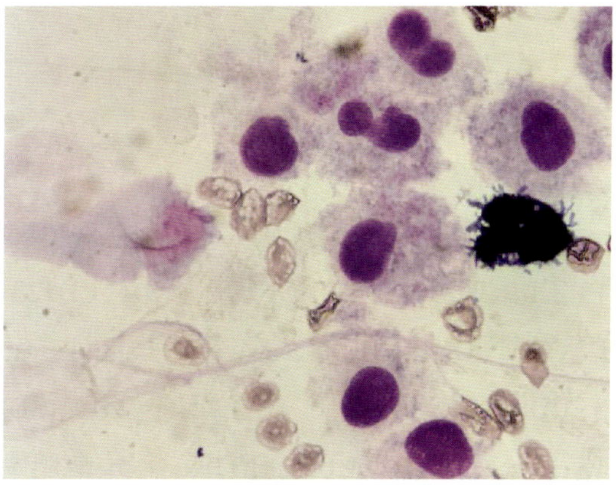

图 3-12-1　骨髓涂片瑞吉染色，×1000

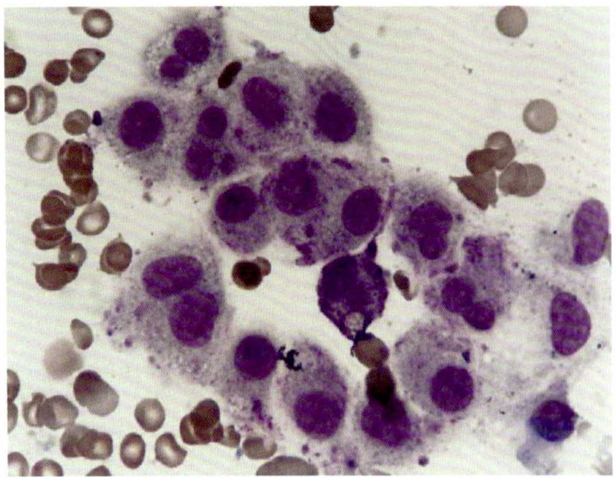

图3-12-2 骨髓涂片瑞吉染色，×1000

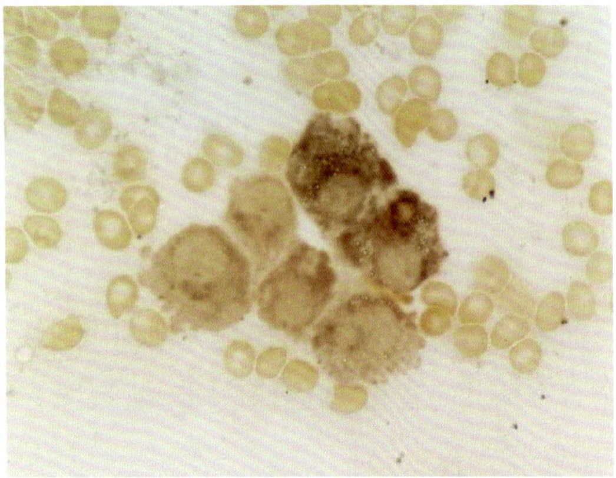

图3-12-3 骨髓涂片NBE染色，×1000

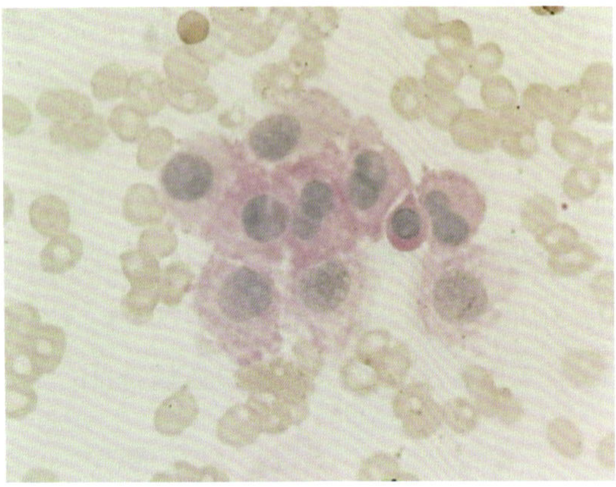

图3-12-4 骨髓涂片PAS染色，×1000

（五）免疫分型

异常细胞主要表达CD117bri、CD33、CD2bri、CD13、CD9、CD64、CD25，部分表达CD4、CD123、不表达CD34、CD19、CD38、cKappa、cLambda、CD7、CD3、CD8、CD11b、CD16、HLA-DR、CD14、CD56、CD15、CD11c、MPO、cCD3、cCD79a，为异常肥大细胞（90.1%），提示肥大细胞白血病的可能。

（六）染色体检查

46,XX[20]。

（七）分子生物学检查

检出IKZF1阳性，突变频率为19.82%，NF1阳性，突变频率为62.61%，未检测出KIT D816V基因突变。

四、最终诊断

肥大细胞白血病（MCL）。

五、病例解析

28岁女性患者，自4岁起无明显诱因反复出现皮肤红斑伴瘙痒、心悸，表现为典型的荨麻疹，间断服用氯雷他定、西替利嗪等药物可缓解，但未根治。4个月来无明显诱因出现发热、贫血、周身皮疹、双下肢疼痛、肝脾大、胃肠不适、明显消瘦等多种表现，临床表现为造血、皮肤、骨骼、消化、循环等多系统受累表现，患者既往荨麻疹、皮肤瘙痒病史多考虑有系统性肥大细胞增多症，考虑由于肥大细胞颗粒内容物介质的释放引起变态反应的症状，但未进行相关检查确诊。患者慢性病程长，急性发作，三系降低血象，考虑急性白血病的可能大。骨髓形态学：白血病性肥大细胞占90.8%，骨髓活检检测到多灶性、密集的肥大细胞浸润且CD2阳性，流式细胞学CD2和CD25阳性，分子生物学提示克隆性，综合诊断为肥大细胞白血病。从患者整个病程来看，推断患者经历从皮肤肥大细胞增多症到肥大细胞白血病的病情演变。临床上没有单一的实验检查可确诊肥大细胞白血病，需要仔细询问病史、进行体格检查和实验室MICM检查来综合判断。还要排除变态反应性疾病、淋巴瘤、AML、MDS和某些恶性肿瘤时伴有的反应性肥大细胞增多，反应性肥大细胞往往散在分布，且不表达CD2和CD25，KIT D816V阴性。形态上也需要与嗜碱性粒细胞白血病相鉴别，嗜碱性粒细胞可表达CD13和CD33，经常表达CD123、CD203c和CD11b，不表达CD117和CD25。

六、诊断要点

WHO-HAEM5分类标准强调CD30的表达与SM密切相关，而在其他髓系肿瘤中未发现。因此该版分类标准指出，表达CD30和导致配体非依赖性激活的KIT突变已被作为次要诊断标准。系统性肥大细胞增多症的诊断标准见表3-12-2。肥大细胞白血病的诊断标准为：SM标准，即至少符合一条主要标准和一条次要标准，或至少3条次要标准，以及骨髓涂片肥大细胞≥20%（表3-12-3）。因此在更新的WHO分类中，MCL的主要标准仍然是骨髓中的肥大细胞百分比≥20%。

表3-12-2　SM的诊断标准

主要标准
肥大细胞多灶性密集浸润（≥15个肥大细胞聚集）在骨髓活检和（或）其他皮肤外器官切片中
次要标准
1. 骨髓涂片中≥25%的肥大细胞是非典型细胞（Ⅰ型或Ⅱ型），或在骨髓或其他皮肤外器官切片中浸润的肥大细胞呈梭形
2. 骨髓或其他皮肤外器官中KIT密码子816或其他关键区域的KIT激活性点突变
3. 骨髓、血液或其他皮肤外器官中的肥大细胞表达一种或多种以下标记：CD2和（或）CD25和（或）CD30
3. 基础血清类胰蛋白酶浓度>20ng/mL（对于无相关的髓系肿瘤患者，类胰蛋白酶升高不算作SM标准）。对于已知HαT患者，类胰蛋白酶水平应调整
如果至少满足1个主要和1个次要标准或3个次要标准→ 诊断为SM

注：主要标准加上1项次要标准，或≥3项次要标准者符合SM诊断。

表3-12-3　肥大细胞白血病的诊断标准

1. 符合系统性肥大细胞增多症的一般标准
2. 骨髓活检显示非典型、未成熟肥大细胞弥漫浸润（通常为致密）。骨髓涂片显示≥20%的肥大细胞
3. 在经典病例中，肥大细胞占外周血白细胞的比例≥10%，但变异型更常见（肥大细胞<10%）
4. 通常没有皮肤病变

（徐赢东　张云　黄兴琴　龙芳　高晓鹏）

第十三节　髓系/淋系肿瘤伴嗜酸性粒细胞增多和PDGFRA、PDGFRB或FGFR1重排，或伴PCM1-JAK2

该类疾病在WHO-HAEM5分类中改为伴嗜酸性粒细胞增多和酪氨酸激酶基因融合的髓系/淋系肿瘤，具体分类见表3-13-1。伴嗜酸性粒细胞增多和酪氨酸激酶基因融合的髓系/淋系肿瘤（MLN-TK）是由编码特定酪氨酸激酶的基因重排导致产生融合蛋白，其中激酶结构域被组成型激活，导致细胞信号传导失调，从而促进增殖。这些BCR::ABL1阴性疾病因其独特的临床病理学特征和对TKI治疗的敏感性而早已得到认可，涵盖了广泛的组织学类型，包括MPN、MDS、MDS/MPN、AML和急性混合细胞白血病（MPAL），以及B或T急性淋巴细胞白血病/淋巴母细胞瘤（B/T-ALL/LBL）。髓外病变很常见。虽然嗜酸性粒细胞增多是一种常见且显著的特征，但在某些疾病中也可能不存在。大多数与PDGFRA基因重排相关的MLN-TK病例具有4q12的细胞遗传学隐匿性缺失，导致FIP1L1::PDGFRA，但也存在涉及其他伴侣基因的PDGFRA融合。PDGFRB重排的病例最常见于t(5;12)(q32;p13.2)，导致ETV6::PDGFRB。但也发现了其他30多个伴侣基因。FGFR1重排病例可表现为慢性粒细胞白血病或B系、T系、髓系或混合表型起源的急变期疾病，通常伴有嗜酸性粒细胞增多。典

表3-13-1 髓系/淋系肿瘤伴嗜酸性粒细胞增多和酪氨酸激酶基因融合的遗传学异常

PDGFRA重排
PDGFRB重排
FGFR1重排
JAK2重排
FLT3重排
ETV6::ABL1融合
其他特定酪氨酸激酶融合:ETV6::FGFR2、ETV6::LYN、ETV6::NTRK3、RANBP2::ALK、BCR::RET、FGFR1OP::RET

型的细胞遗传学特征是染色体8p11的畸变。检测到了JAK2重排与其他基因(PCM1以外)的融合产物,支持MLN-TK伴JAK2重排作为一类单独的类型。具有FLT3融合基因的案例特别罕见,由涉及染色体13q12.2的重排引起。表现为MPN合并髓系肉瘤或T-ALL伴嗜酸性粒细胞增多,但疾病特征和表型可能是多样的。伴ETV6::ABL1的MLN-TK应与伴ETV6::ABL1的B-ALL进行区分。就诊断层次而言,MLN-TK的诊断取代了其他髓系和淋系肿瘤及SM。在某些情况下,在MDS或MDS/MPN等髓系肿瘤疾病进程中或在MPN急变时,需要获得明确的MLN-TK遗传异常。在做出CEL诊断之前必须排除MLN-TK。伴PDGFRA或PDGFRB重排的MLN-TK经TKI(尤其是伊马替尼)治疗,生存期显著改善。相比之下,伴FGFR1、JAK2和FLT3融合,以及ETV6::ABL1患者对新一代TKI具有各异的敏感性,在大多数情况下只有通过异基因造血干细胞移植才能实现长期无病生存。伴嗜酸性粒细胞增多和酪氨酸激酶基因融合的髓系/淋系肿瘤更新要点:①该类疾病重新命名为伴嗜酸性粒细胞增多和酪氨酸激酶基因融合的髓系/淋系肿瘤;②增加了伴有JAK2重排、FLT3重排和ETV6::ABL1融合的新类型;③MLN-TK伴其他明确的酪氨酸激酶基因融合亚型分类可纳入一些新的遗传学改变。

髓系/淋系肿瘤伴嗜酸性粒细胞增多和PDGFRA、PDGFRB、FGFR1基因重排,或伴PCM1-JAK2异常的主要形态学特点。

伴PDGFRA异常的形态特点:外周血最显著的特点为嗜酸性粒细胞增多,主要是成熟嗜酸性粒细胞,只有少量嗜酸性中幼粒或早幼粒细胞。可有嗜酸性粒细胞的异常,包括胞质颗粒稀少伴有透亮区,胞质空泡,较正常颗粒小的不成熟颗粒;核分叶过多或过少,胞体增大。任何组织有可有嗜酸性粒细胞浸润,可有Charcot-Leyden结晶。活检可见肥大细胞增多,呈散在或簇状分布,呈梭形。

伴PDGFRB异常的形态特点:白细胞数增多,可有贫血和血小板减少。中性粒细胞、嗜酸性粒细胞、单核细胞、不成熟嗜酸性粒细胞与中性前体细胞可有不同程度的增多。活检形态类似伴PDGFRA异常。

伴FGFR1异常的形态特点:就诊时可表现为慢性嗜酸性粒细胞白血病(CEL)、AML、T-LBL/ALL或最少见的B-LBL/ALL或MPAL。慢性期常有嗜酸性粒细胞和中性粒细胞增多,偶有单核细胞增多。转化期常有嗜酸性粒细胞增多。总体上,90%的患者有外周血或骨髓嗜酸性粒细胞增多;转化期的嗜酸性粒细胞与淋巴母细胞和原始粒细胞一样,同属于肿瘤性克隆。嗜碱性粒细胞增多不常见,但伴有BCR-FGFR1融合基因时嗜碱性粒细胞可增多。T前体淋巴母细胞性淋巴瘤特征性地表现为淋巴瘤中有嗜酸性粒细胞浸润。

伴PCM1-JAK2异常的形态特点:嗜酸性粒细胞经常增多,外周血可见中性粒前体细胞。有些病例类似CEL的血液学特点,单核细胞增多不常见,嗜碱性粒细胞增多仅偶见。可能有红系病态造血(通常很明显),粒系亦可见病态造血。红系通常明显增生。

从细胞形态学角度分析,当血涂片或骨髓涂片中的嗜酸性粒细胞增多时，除了反应性增多外，一定要想到有可能伴有PDGFRA、PDGFRB、FGFR1、PCM1-JAK2异常。嗜酸性粒细胞增多症的诊断流程图见图3-13-1。

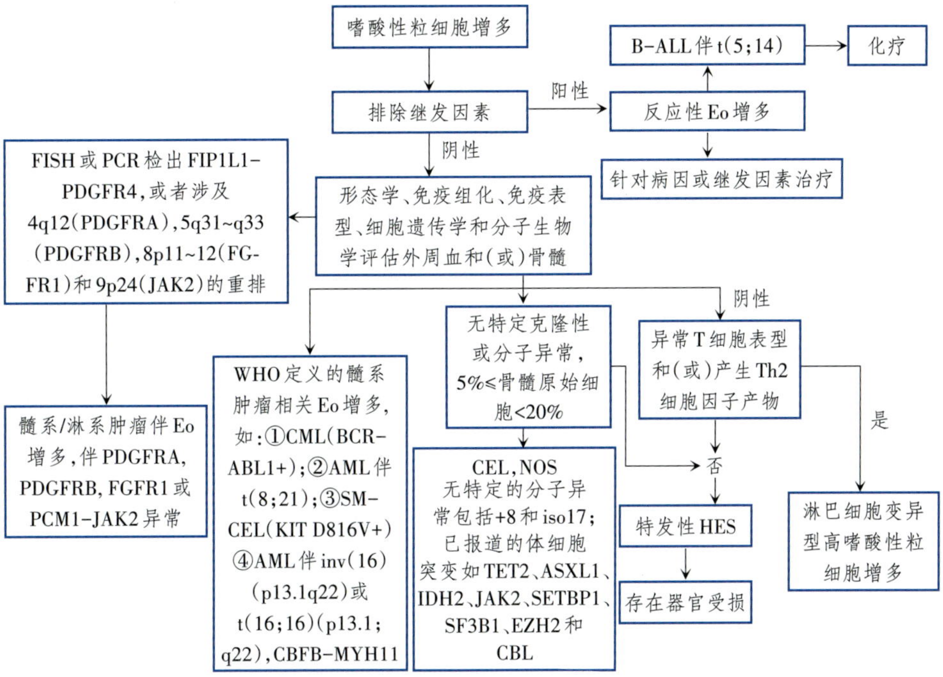

图3-13-1　嗜酸性粒细胞增多症的诊断流程图

注：嗜酸性粒细胞可出现胞质颗粒稀疏或脱颗粒，空泡，胞核分叶过多或过少及胞体增大，这些改变可见于反应性和肿瘤性嗜酸性粒细胞增多。反应性Eo增多可见于过敏、寄生虫感染、肺疾病(如Loffler综合征)、周期性嗜酸性粒细胞增多症、皮肤疾病(如血管淋巴样增生)、胶原血管紊乱、Kimura病等；部分肿瘤性疾病，如T细胞淋巴瘤、霍奇金淋巴瘤、淋巴母细胞白血病、某些实体瘤等，会异常释放细胞因子或集落刺激因子，也会产生继发性Eo增多，与CEL，NOS类似。

（高晓鹏　黄兴琴　王珏　徐赢东）

一、髓系/淋系肿瘤伴PDGFRA重排

（一）概论

髓系/淋系肿瘤伴PDGFRA重排为WHO-HAEM4R分类中髓系/淋系肿瘤伴嗜酸性粒细胞增多和基因重排分类的病种之一。在WHO-HAEM5分类中进一步更新，命名为髓系或淋系肿瘤伴嗜酸性粒细胞增多和酪氨酸激酶基因融合(MLN-TK)。新增了几种重排类型，MLN-TK伴PDGFRA重排不变，该类型发病率较低，常有脾大，通常具有特征性的嗜酸性粒细胞升高，约2/3可见形态学异常，主要表现为胞质空泡、核分叶异常、核出芽等。本病诊断时需要与发应性嗜酸性粒细胞升高及慢性嗜酸性粒细胞白血病(CEL)等鉴别，诊断主要依据特异性的遗传学或分子生物学异常。由于是酪氨酸激酶基因相关，该类型肿瘤均对酪氨酸激酶抑制剂(TKI)敏感。

（二）简要病史

患者男，59岁，腹痛、腹胀，伴乏力4个月。B超：脂肪肝、脾大。

（三）实验室检查

1. 血常规

白细胞计数为12.3×10^9/L，血红蛋白为138g/L，血小板计数为82×10^9/L，嗜酸性粒细胞绝对值为7.69×10^9/L。

2. 外周血形态

白细胞升高，分类中性杆状核粒细胞为4%，分叶核粒细胞为17%，嗜酸性粒细胞为67%，嗜碱性

粒细胞为2%，淋巴细胞为9%，单核细胞为1%。成熟红细胞大致正常，血小板散在可见（图3-13-2和图3-13-3）。

3. 骨髓形态

取材、涂片、染色良好。骨髓有核细胞增生明显活跃，粒系增生活跃，占53.2%，早幼粒细胞比值升高，中幼粒细胞及以下阶段细胞比值正常，部分胞质颗粒增多，嗜酸性粒细胞比值升高，占36%，形态正常。红系增生活跃，占38.8%，以中、晚幼红细胞为主，形态大致正常，成熟红细胞形态大致正常。淋巴细胞比值降低，形态正常。全片见巨核细胞136个，以颗粒巨为主，血小板少见。

形态学意见：嗜酸性粒细胞增多，请结合临床及其他相关检查（图3-13-4和图3-13-5）。

4. 免疫分型

各阶段粒细胞占63.9%，嗜酸性粒细胞占16.5%，比例明显升高，分化未见异常。

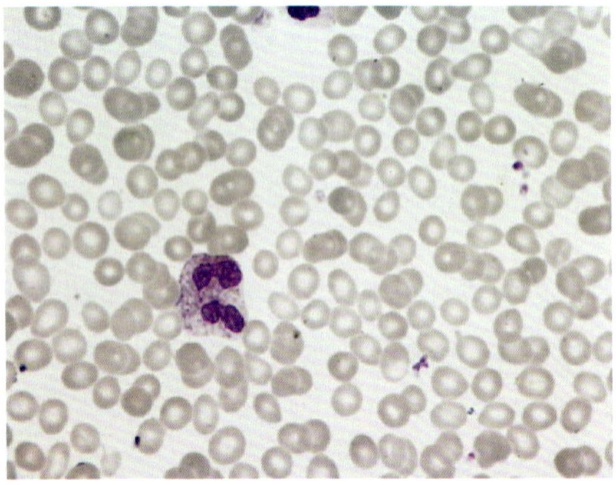

图3-13-2 外周血涂片瑞吉染色，×1000

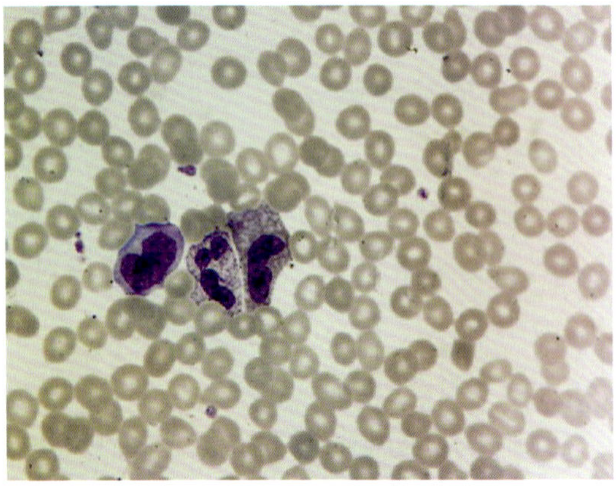

图3-13-3 外周血涂片瑞吉染色，×1000

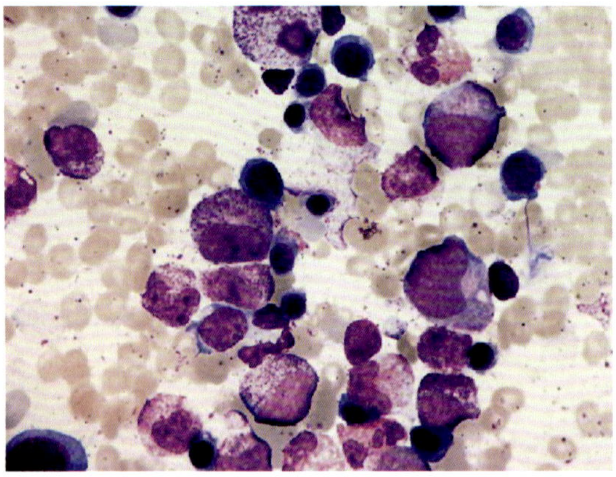

图3-13-4 骨髓涂片瑞吉染色，×1000

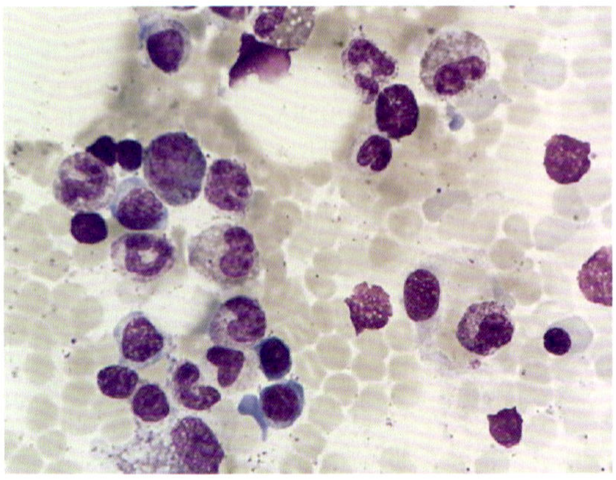

图3-13-5 骨髓涂片瑞吉染色，×1000

5. 分子生物学检查

FIP1L1-PDGFRA融合基因阳性，BCR-ABL1阴性。

（四）最终诊断

髓系肿瘤伴PDGFRA重排。

（五）病例解析

患者为59岁男性，腹痛、腹胀，伴乏力4个月，慢性病程，脾大。血常规：白细胞升高，嗜酸性粒细胞明显升高，无贫血，血小板降低。外周血分类嗜酸性粒细胞为67%，嗜碱性粒细胞为2%；骨髓粒红比偏低，结合流式均显示嗜酸性粒细胞比例明显升高。嗜酸性粒细胞增多有多种病因所致，包括：变态反应性疾病、寄生虫病、感染及免疫相关性疾病、高嗜酸性粒细胞综合征，以及伴嗜酸性粒细胞增多的各种血液系统肿瘤，如PDGFRA、PDGFRB，或FGFR1，或PCM1-JAK2异常的髓系/淋巴系肿瘤、伴嗜酸性粒细胞增多，慢性粒细胞白血病、急性淋巴细胞白血病伴t(5;14)、IGH-IL3、AML-M4Eo和AML-M2b、MDS和MPN伴嗜酸性粒细胞增多，慢性嗜酸性粒细胞白血病等。患者没有过敏症状，无明显诱因，无贫血、出血、发热等，形态学未见原始细胞升高，不考虑反应性嗜酸性粒细胞增多症及急性白血病，结合脾大，倾向于MPN或MDS/MPN类疾病。最终检出分子异常，FIP1L1/PDGFRA融合基因阳性，证实为伴PDG-FRA重排的髓系肿瘤。PDGFRA相关性血液肿瘤比较罕见，有研究对20名此类患者进行外周血检查，发现嗜酸性粒细胞形态异常有13例(65%)，表现为嗜酸性粒细胞胞质变性、核出芽形成、胞质空泡化或异常核分裂或小叶形成，本例未见类似特征。

(六)诊断要点

髓系/淋系肿瘤，不存在BCR::ABL1，检出PDGFRA重排即可做出诊断。

(徐赢东 张云 李婷 蒋玲琳 李小红)

二、髓系/淋系肿瘤伴PDGFRB重排

(一)概论

髓系/淋系肿瘤伴PDGFRB重排为WHO-HAEM4R分类中髓系/淋系肿瘤伴嗜酸性粒细胞增多和基因重排分类的病种之一。在WHO-HAEM5中命名为MLN-TK伴PDGFRB重排。患者常有肝脾大，白细胞升高，常伴有明显嗜酸性粒细胞增多，有时伴有中性粒细胞增多或单核细胞增多，类似CML特点，分子生物学可见t(5;12)(q32;p13.2)或ETV6-PDGFRB融合基因或其他重排的PDGFRB变异型的表现。t(5;12)(q32;p13.2)并不总是导致ETV6-PDGFRB融合，需要分子生物学确认是否存在其他PDGFRB重排；如果无法进行分子分析，则应怀疑是否存在与嗜酸性粒细胞增多症相关的骨髓增殖性肿瘤，是否存在Ph染色体，是否存在带有5q32断点的易位。由于是酪氨酸激酶基因相关，该类型肿瘤均对TKI敏感。

(二)简要病史

患者男，51岁，因头“晕乏力、血象异常”就诊。既往史：慢性乙型肝炎10余年、肺结核、气胸。

(三)实验室检查

1. 血常规

白细胞计数为$69.69\times10^9/L$，血红蛋白为123g/L，血小板计数为$134\times10^9/L$，嗜酸性粒细胞绝对值为$7.07\times10^9/L$，嗜碱性粒细胞绝对值为$0.75\times10^9/L$，中性粒细胞百分比为79.1%。

2. 其他辅助检查

超声检查：脾大。

3. 外周血形态

白细胞明显升高，分类中性中幼粒细胞为17%，中性晚幼粒细胞为18%，中性杆状核粒细胞为34%，中性分叶16%，嗜酸性粒细胞为4%，嗜碱性粒细胞为2%，成熟红细胞大致正常，血小板散在可见(图3-13-6)。

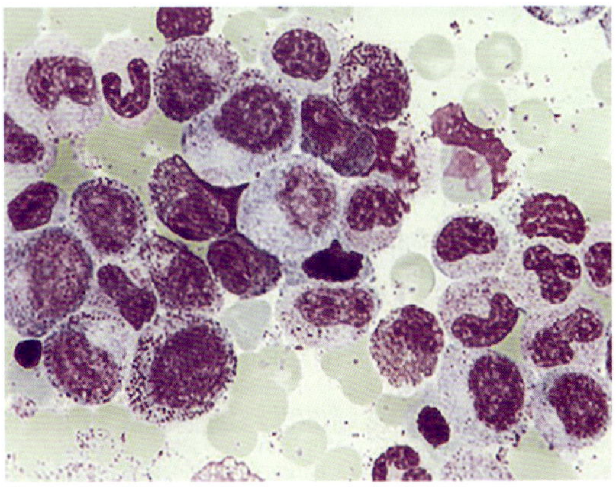

图3-13-6 外周血涂片瑞吉染色，×1000

4. 骨髓形态

取材、涂片、染色良好。骨髓增生极度活跃，粒系异常增生，以中、晚幼粒细胞为主，易见嗜酸及嗜碱性粒细胞；红系增生相对降低，形态大致正常；全片见巨核细胞222个，产板良好，血小板成簇，散在易见。化学染色：NAP阳性率为8%，积分为12分。

形态学意见：MPN，CML待排，建议进行染色体及分子生物学检查(图3-13-7和图3-13-8)。

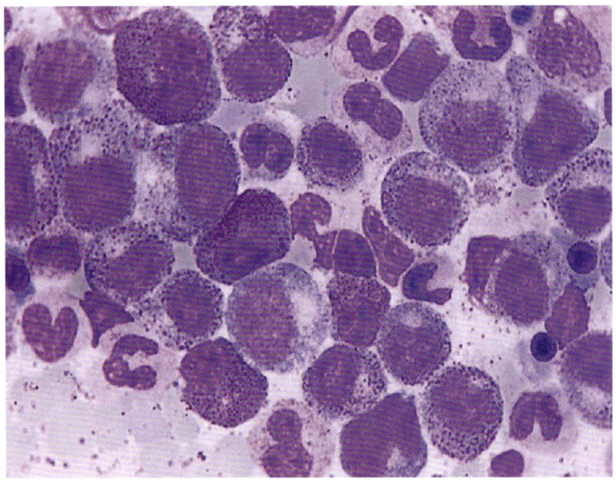

图3-13-7 骨髓涂片瑞氏染色,×1000

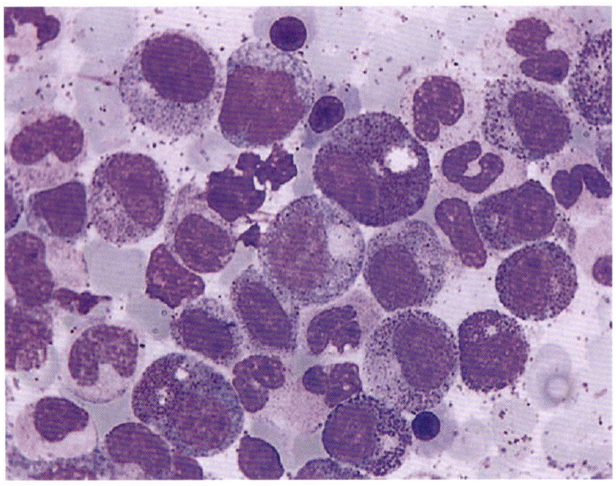

图3-13-8 骨髓涂片瑞氏染色,×1000

5.骨髓活检

骨髓造血组织增生异常活跃,脂肪组织减少。粒系极度增生,原始幼稚前体细胞散在易见,以中、晚幼粒及以下阶段为主,可见幼稚细胞异常定位,且可见骨小梁旁区幼稚前体细胞层增宽,嗜酸性粒细胞明显增多,易见早期阶段嗜酸性粒细胞。红系增生明显低下,幼红细胞簇未见。巨核系增生活跃。纤维组织增生。考虑MPN,请结合临床,完善相关检查分析。

6.染色体检查

46,XY,t(5;12)(q33;p13)[20]。

7.分子生物学检查

BCR-ABL1阴性,TEL-PDGFRB阳性。

(四)最终诊断

髓系肿瘤伴PDGFRB重排。

(五)病例解析

51岁男性患者,头晕乏力、血象异常,但无贫血。血常规白细胞明显升高,头晕可能与白细胞填塞毛细血管有关。外周血分类幼稚粒细胞及嗜酸、嗜碱性粒细胞升高,首先考虑CML。骨髓细胞及病理均提示造血组织增生异常活跃,粒系极度增生,嗜酸性粒细胞明显增多,易见早期阶段嗜酸性粒细胞,NAP积分降低,符合CML骨髓象特点;但染色体检查提示t(5;12)(q33;p13),分子生物学分析BCR-ABL1阴性,TEL-PDGFRB阳性,故排除CML,诊断为髓系肿瘤伴嗜酸性粒细胞增多和PDGFRB重排。本例难点在于与CML的鉴别,两者形态学类似,分子生物学方能将两者区别。在WHO-HAEM5将该型归入髓系/淋系肿瘤(MLN)伴嗜酸性粒细胞增多和酪氨酸激酶基因融合大类中的MLN伴PDGFRB重排。需要注意的是t(5;12)(q31~q33;p12)并不总是产生TEL-PDGFRB融合基因,如果没有分子生物学结果,当存在Ph染色体阴性和(或)BCR-ABL1阴性的MPN伴嗜酸性粒细胞增多且伴5q31~33断裂点移位,仍应怀疑此诊断,还是要通过分子学确认。

(六)诊断要点

髓系/淋系肿瘤,不存在BCR::ABL1,如果检出PDGFRB重排即可做出诊断。

(黄兴琴 张云 周敏 向聪 侯玉兰)

三、髓系/淋系肿瘤伴FGFR1重排

(一)概论

伴嗜酸性粒细胞增多及FGFR1重排的髓系或淋系肿瘤,旧称8p11骨髓增殖综合征(EMS),是一组以8p11重排为主要特征的骨髓增殖性肿瘤。该病是一种较为罕见的血液肿瘤,其临床以外周血白细胞计数明显升高、骨髓中髓系细胞增生、嗜酸性粒细胞增多和淋巴母细胞性淋巴瘤为特征,就诊时临床表现多类似慢性粒细胞白血病(CML),因此很容易被误诊为CML。若无适当治疗通常在1年内转化为急性白血病。8p11可与1~2、6~7、9、11~13、17、19和22号染色体易位。目前发现FGFR1可与14种基因融合,伙伴基因主要有ZMYM2、CEP110、

BCR等基因。其中以与13q12易位产生的ZMYM2-FGFR1最为常见，而由t(8;22)(p11;q11)易位产生的B-FGFR1病例非常罕见。不同的融合基因会导致不同的疾病表型，例如，t(8;13)(p11;q12)/ZMYM2-FGFR1往往会导致髓系/T淋巴系肿瘤；t(8;9)(p11;q33)/CEP110-FGFR1常导致单核细胞相关肿瘤，而t(8;22)(p11;q11)/BCR-FGFR1常会导致髓系/B淋巴细胞肿瘤，以B细胞淋系肿瘤多见。90%的患者有外周血或骨髓嗜酸性粒细胞增多。出现BCR-FGFR1融合基因时患者嗜碱性粒细胞可增多。该病总体生存差，疾病进展迅速，常在1~2年内转为急性白血病，目前认为造血干细胞移植(HSCT)可能为最有效的治疗方法。

(二)简要病史

患者女，67岁，主诉发现颈部包块、扁桃体肿大3个月，患者3个月前无明显诱因下出现双侧扁桃体肿大伴流脓、颈部包块，无发热、畏寒寒战，伴有盗汗，无头晕头痛，无全身骨痛。当地医院给予头孢药物(具体不详)+替硝唑治疗后扁桃体流脓好转，后颈部包块持续增大。当地医院完善淋巴结活检病理显示(左颈部)淋巴结淋巴组织增生性病变，结合形态，不除外淋巴瘤可能，建议到上级医院进行免疫组化检查协助诊断。遂至我院就诊，病理科会诊意见：(左颈部)T淋巴母细胞淋巴瘤/白血病，现进一步治疗，门诊以“淋巴瘤”收治入院。

(三)实验室检查

1. 血常规

白细胞计数为22.79×10⁹/L，嗜酸性粒细胞绝对值为3.18×10⁹/L，嗜酸性粒细胞百分比为13.9%，血红蛋白为135g/L，血小板计数为274×10⁹/L。

2. 其他辅助检查

PET(全身)检查：①双侧腮腺旁、双侧颈部(I~V区)、纵隔(2R、2L、3a、4R、4L、6、7、10区)、双侧腋窝、肝门、肝胃间隙、腹膜后区、双侧髂血管旁、双侧腹股沟区淋巴结肿大，部分淋巴结融合，糖代谢异常活跃，结合外院病理，符合淋巴瘤表现；②右侧扁桃体肿大、会厌前舌根部软组织增厚，均伴糖代谢活跃，淋巴瘤累及可能，必要时活检明确；③全身骨骼(骨髓)呈弥漫性糖代谢升高，淋巴瘤累及可疑，建议进行骨髓穿刺活检；④脾大，呈弥漫性糖代谢轻微升高；⑤双肺散在小结节，糖代谢不活跃，随诊，双肺散在条索状影，糖代谢不活跃，考虑增殖灶，随诊；⑥胸6椎体术后改变，余全身PET-CT扫描所及未见明确异常。

3. 病理组化

全自动快速免疫组化：CD20-、CD3+、CyclinD1-、CD5+、Ki-67(90%+)、TDT+、CD30个别+、CD4+、CD7+、CD8(20%+)、CD19-, CD34-、LMO2-、MPO-、CD99+、CD56个别+。原位杂交：EBER-。意见：T淋巴母细胞淋巴瘤/白血病。

4. 外周血形态

白细胞升高，嗜酸性粒细胞比例升高，占14%。见图3-13-9和图3-13-10。

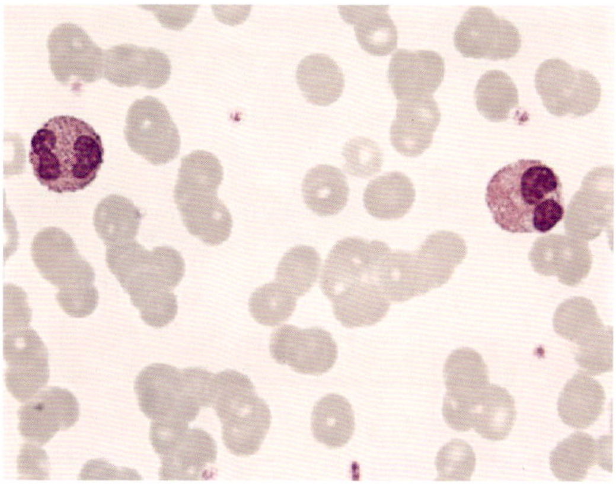

图3-13-9 外周血涂片瑞氏染色，×1000

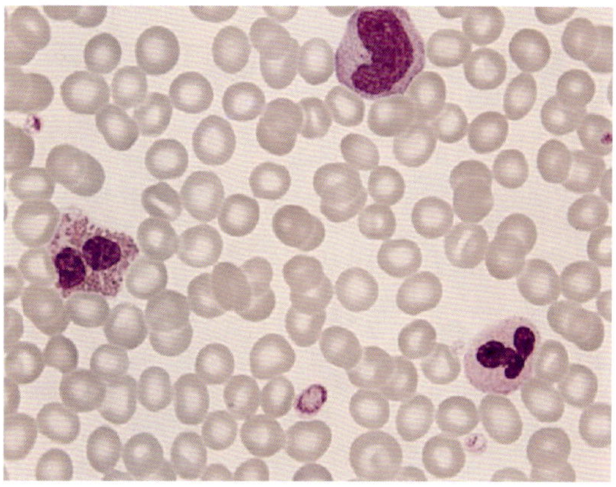

图3-13-10 外周血涂片瑞氏染色，×1000

5.骨髓形态

取材、涂片、染色良好，骨髓增生极度活跃。粒系增生，各阶段细胞比例呈核左移，部分细胞胞体大，核浆比例增大，可见环状核粒细胞，胞浆中颗粒增粗，增多，可见中毒颗粒。嗜酸性粒细胞升高，占9%，形态正常，嗜碱性粒细胞未见。红系增生活跃，以晚幼红细胞增生为主，形态未见异常。成熟红细胞形态大致正常。淋巴细胞占2.5%，偶见不典型淋巴细胞。阅全片见巨核细胞398个，分类25个，其中幼巨核细胞2个，颗粒巨核细胞11个，产板巨核细胞10个，裸核巨核细胞2个，血小板散在可见，可见单圆核巨核细胞及双圆核巨核细胞（图3-13-11至图3-13-14）。

形态学意见：有核细胞增生极度活跃，粒系增生，嗜酸性粒细胞升高，不除外MPN，请结合临床及其他相关检查。

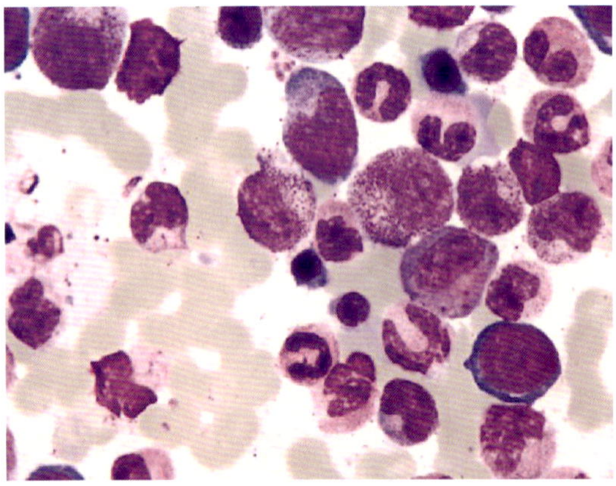

图3-13-11　骨髓涂片瑞氏染色，×1000

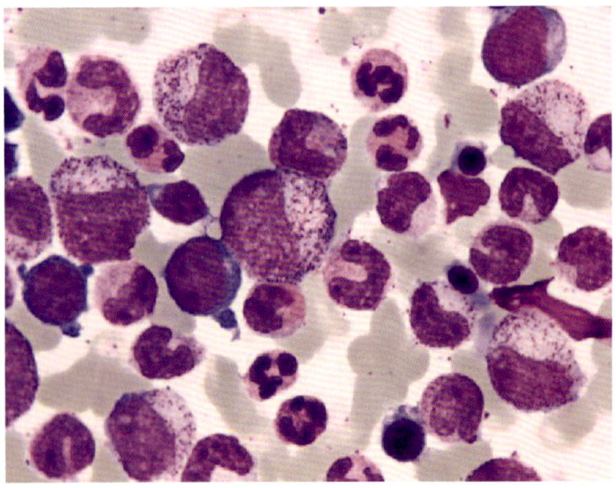

图3-13-12　骨髓涂片瑞氏染色，×1000

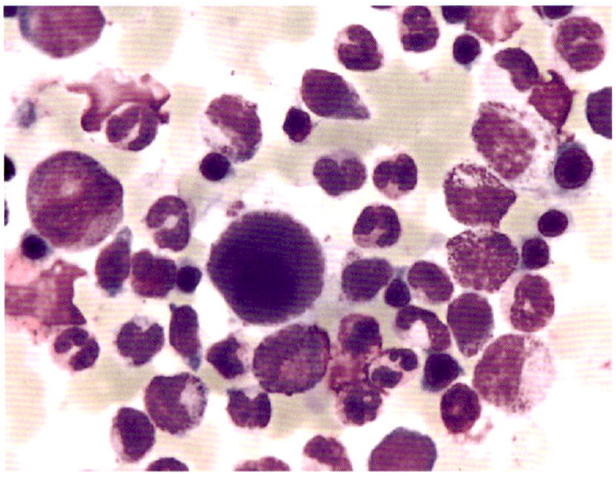

图3-13-13　骨髓涂片瑞氏染色，×1000

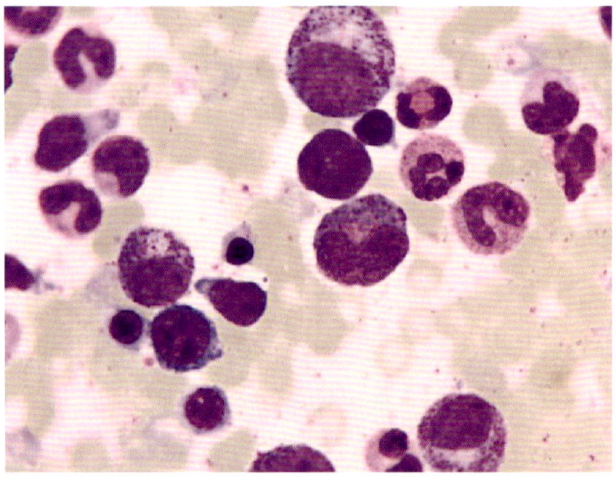

图3-13-14　骨髓涂片瑞氏染色，×1000

6.免疫分型

原始细胞占有核细胞的0.18%，未见明显异常表型。粒细胞占有核细胞的78.20%，未见明显发育异常及异常表型。单核细胞占有核细胞的4.78%，成熟阶段细胞为主，未见明显异常表型。淋巴细胞占有核细胞的3.36%，未见明显异常克隆细胞群。

7.染色体检查

46，XX，t(8；13)(p12；q12)[19]/46，XX[1]。

8.荧光原位杂交检查

检测到FGFR1基因重排。

（四）最终诊断

淋系肿瘤伴FGFR1。

（五）病例解析

患者为中老年女性，因发现颈部包块、扁桃体肿大3个月就诊，伴有盗汗，高度考虑淋巴瘤的可能，淋巴结活检病理提示（左颈部）T淋巴母细胞淋巴瘤/白血病，血常规提示白细胞升高，嗜酸性粒细胞比例升高，骨髓形态学提示有核细胞增生极度活跃，以粒细胞增多为主，同时嗜酸性粒细胞比例升高，未见淋巴瘤细胞，骨髓形态学表现为MPN特征，不除外CML的可能，免疫分型未检测到异常淋巴细胞，排除淋巴瘤浸润骨髓；但染色体提示存在8p12与13q12相互易位，为获得性遗传学变异，排除CML，8q12可能涉及FGFR1基因，后通过FISH检测到FGFR1重排，最终诊断淋系肿瘤伴FGFR1重排，该病例是一种较为罕见的血液肿瘤，形态学类似MPN，若不进一步完善相关检查，很容易被误诊为CML。再加上临床病理诊断T淋巴母细胞淋巴瘤/白血病，且该病例嗜酸性粒细胞并非明显升高，更可能考虑增多反应性嗜酸性粒细胞，而嗜酸性粒细胞增多的其他原因就很容易被忽略，因此，需要尽可能完善相关检查，以明确嗜酸性粒细胞增多的原因。t(8;13)(p11;q12)/ZMYM2-FGFR1往往会导致髓系/T淋巴细胞肿瘤，与该病例相符。该病总体生存差，疾病进展迅速，常在1~2年内转为急性白血病。

（二）诊断要点

外周血白细胞计数明显升高、骨髓中髓系细胞增生、嗜酸性粒细胞增多和淋巴母细胞性淋巴瘤为特征，形态学似CML，染色体或FISH检出8p11重排和（或）分子生物学检出FGFR1重排的变异型异位者，可诊断本病。

（黄兴琴　高晓鹏　李婷　张云　周敏）

四、髓系/淋系肿瘤伴PCM1-JAK2融合

（一）概论

髓系/淋系肿瘤伴PCM1-JAK2融合为WHO-HAEM4R中髓系/淋系肿瘤伴嗜酸性粒细胞增多和基因重排分类新增临时病种。由于近年来检出JAK2与PCM1以外的基因融合，故WHO-HAEM5将伴JAK2重排的MLN-TK作为一种独特的类型。本病好发于男性，男女比约为27∶5，发病年龄为12~75岁，中位发病年龄为47岁，患者常有肝脾大。血象可见嗜酸性粒细胞增多，外周血出现中性粒细胞前体细胞，一些病例具有慢性嗜酸性粒细胞白血病的血液学特征，单核细胞增多少见，偶见嗜碱性粒细胞增多。骨髓可表现为慢性嗜酸性粒细胞白血病或急性髓系/淋系肿瘤，可见粒系发育异常，红系发育异常较显著，骨髓活检可见原始红细胞呈片状，部分病例可有骨髓纤维化。分子生物学可见t(8;9)(p22;p24.1)易位形成PCM1-JAK2融合基因，少见t(9;12)(p24.1;p13.2)形成ETV6-JAK2融合基因及t(9;22)(p24.1;q11.2)形成BCR-JAK2融合基因。该型对新一代TKI具有特异的敏感性，对JAK-2抑制剂治疗敏感，但在大多数情况下只有通过异基因造血干细胞移植才能实现长期无病生存。

（二）简要病史

患者男，56岁，因“头晕，乏力，消瘦1月余，左上腹痛1天”入院。1个月前无明显诱因出现进行性面色苍白，乏力，活动后伴胸闷气短，1月余来体重减轻5kg。突发左上腹痛1天，较剧烈。体格检查：贫血貌，全身浅表淋巴结未及肿大，胸骨无压痛，肝脏肋下未及，脾脏下缘位于盆腔，质地中等，有轻触痛。变应原相关检测阴性。维生素B_{12}升高，为1050pmol/L。

（三）实验室检查

1. 血常规

白细胞计数为26.63×10^9/L，血红蛋白为65g/L，血小板计数为31×10^9/L。

2. 外周血形态

白细胞升高，分类原始粒细胞为1%，早幼粒细胞为3%，中、晚幼粒细胞为12%，中性分叶核粒细胞为56%，嗜酸性粒细胞为12%，嗜碱性粒细胞为2%，淋巴细胞为4%，单核细胞为10%。成熟红细胞形态大致正常，血小板少见（图3-13-15和图3-13-16）。

3. 骨髓形态

取材、涂片、染色良好，有核细胞增生明显活跃。粒系增生明显，比例升高，占94.5%，以中、晚

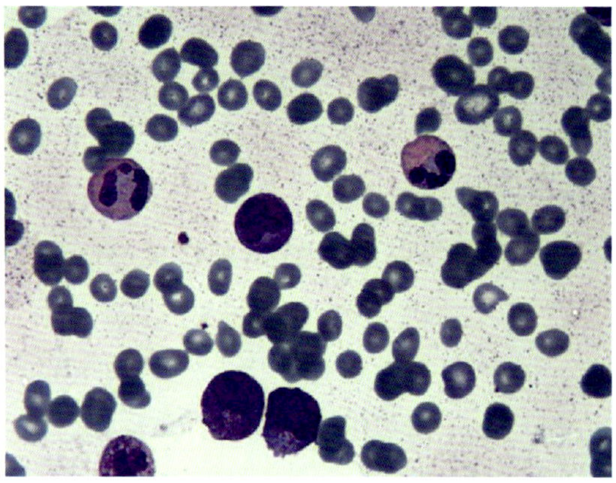

图3-13-15　外周血涂片瑞氏染色,×1000

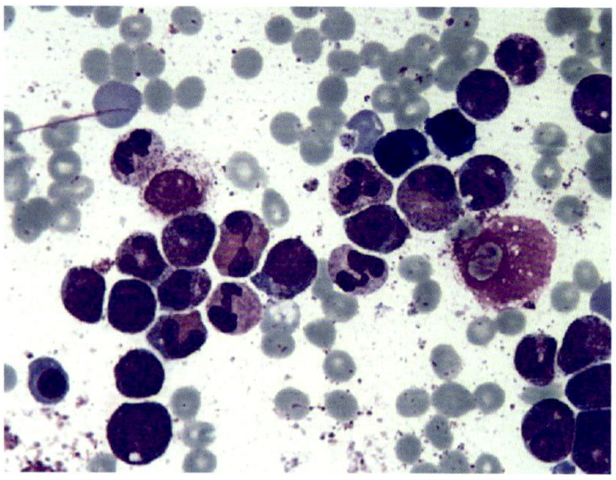

图3-13-17　骨髓涂片瑞氏染色,×1000

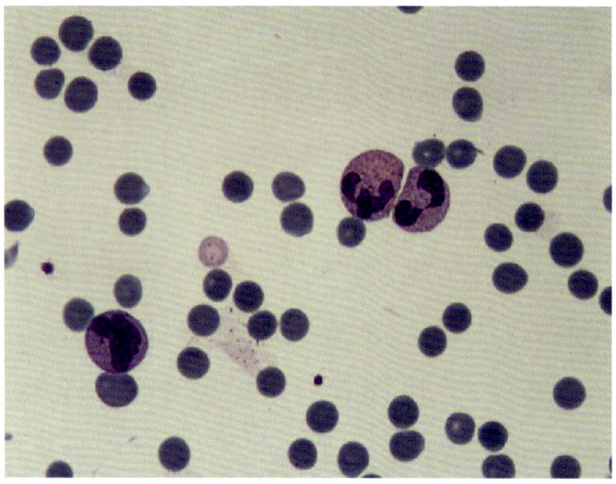

图3-13-16　外周血涂片瑞氏染色,×1000

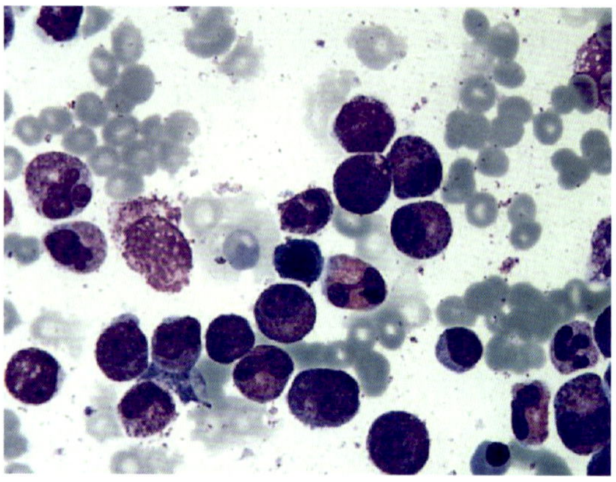

图3-13-18　骨髓涂片瑞氏染色,×1000

幼粒及杆状核粒细胞为主,胞质颗粒增粗,嗜酸性粒细胞比例升高,占19%,可见双染性嗜酸性粒细胞。红系受抑,巨核细胞及血小板少见(图3-13-17和图3-13-18)。

形态学意见:嗜酸性粒细胞增多,请结合临床及其他相关检查。

4. 骨髓活检

HE及PAS染色送检少量骨髓增生极度活跃(>90%),粒系比例升高,红系少见,嗜酸粒性细胞较易见,粒红比例明显升高,偶见巨核细胞伴纤维组织灶性增生,网状纤维染色(MF-2级20%~30%)。建议结合临床及其他检查进一步确诊。

5. 免疫分型

髓系原始细胞占0.09%,CD34和HLA-DR表达增强,部分CD117表达缺失,表型异常。幼稚及成熟粒细胞群比例升高,占83.42%,嗜酸性粒细胞比例升高,占10.18%。红系比例降低,B祖细胞罕见,请结合形态及遗传学检查。

6. 染色体检查

46,XY,del(8)(q23)[20]。

7. 分子生物学检查

白血病43种融合基因检测均为阴性。血液病相关融合基因转录组mRNA测序:检测到PCM1-JAK2融合基因转录本。血液系统疾病基因突变筛查结果:未见疾病相关热点突变。

(四)最终诊断

髓系肿瘤伴PCM1-JAK2融合。

(五)病例解析

56岁男性患者,头晕,乏力,消瘦1月余,伴胸闷气短,左上腹痛1天。1个月体重减轻5kg。巨脾,有轻触痛。血常规白细胞数升高伴中度贫血及血小板减少,镜检可见嗜酸性粒细胞增多,并可见幼稚粒细胞，骨髓粒系增生明显，以中、晚幼粒细胞及杆状核粒细胞占多数，嗜酸性粒细胞增多。维生素B_{12}升高。嗜酸性粒细胞增多伴脾大，首先考虑慢性粒细胞白血病的可能性大，还要排除有无嗜酸性粒细胞升高家族史、药物史、过敏性疾病及实体肿瘤，患者变应原相关检测阴性，进一步追问病史：患者诉自小脾大，肋下一指半左右，7年前因乏力消瘦发现嗜酸性粒细胞增多，当时血红蛋白及血小板正常，至某院进行全面体检，除嗜酸性粒细胞增多外未见异常，未进行骨髓检查，自服中药治疗，乏力消瘦有好转，嗜酸性粒细胞比例可下降但未至正常范围，比例波动在12%~18%。可排除反应性高嗜酸性粒细胞增多症，后续检查BCR-ABL1融合基因阴性，排除CML。结合细胞遗传学有克隆性异常del(8q)，PCM1-JAK2融合基因阳性，明确诊断为髓系肿瘤伴PCM1-JAK2融合，排除了家族性高嗜酸性粒细胞增多症及慢性嗜酸性粒细胞白血病，后两者无PCM1-JAK2融合基因。治疗上伴PCM1-JAK2重排对JAK-2抑制剂治疗敏感。嗜酸性粒细胞增多症治疗的目的是降低嗜酸性粒细胞计数和减少嗜酸性粒细胞介导的器官功能受损，该病对JAK2抑制剂治疗敏感，患者使用芦可替尼治疗3个月血常规降至正常，目前等待异基因造血干细胞移植。

（六）诊断要点

髓系/淋系肿瘤，不存在BCR-ABL1，如果检出JAK2重排即可做出诊断。

（王珏　郑象昭　吴佗　周立波　李婷）

第四章　淋巴系肿瘤的形态学实验诊断

本章介绍的淋巴系肿瘤主要包括急性淋巴细胞白血病/淋巴母细胞淋巴瘤和成熟淋巴细胞肿瘤和浆细胞肿瘤。急性淋巴细胞白血病与淋巴母细胞淋巴瘤是同一疾病的不同起病形式，故以原始淋巴细胞白血病/淋巴瘤称之。诊断ALL的外周血和(或)骨髓原始淋巴细胞比例没有明确切点，许多指南定为>25%，也有不少使用≥20%。为了统一，本章按照>25%来进行统一定义。

除了大家熟悉的WHO分类，还有一种国际共识分类(ICC)。急性B淋巴细胞白血病(B-ALL)和急性T淋巴细胞白血病(T-ALL)的国际共识分类更新包括对先前在WHO-HAEM4R中概述的亚型的修订和几个新描述的实体。ICC分类结合了最近的临床、细胞遗传学和分子学数据，特别强调全转录组分析和基因表达(GEX)聚类研究。B-ALL分类进一步细分B-ALL伴重现性遗传学异常和B-ALL，NOS。此外，定义了9种新的B-ALL类别，包括7种基因重排的类别，以及2种以特定单基因突变为特征的新类别。4个暂定实体也包含在更新的B-ALL分类中，尽管这些亚型的最终鉴定需要GEX检查。T-ALL分类更新将BCL11B激活重排纳入早期T前体(ETP)ALL分类中。此外，在T-ALL子分类中添加8种新的暂定实体。讨论了新实体的临床意义，以及在诊断中使用不同技术的实用方法。新分类特异性的提高将有助于改善ALL患者的风险分层和优化治疗计划。表4-0-1为2024版国际共识(ICC)分类对急淋的具体分类。

表4-0-1　2024版国际共识(ICC)分类对急淋的具体分类

急性B淋巴细胞白血病(B-acute lymphoblastic leukemia，B-ALL)	B-ALL伴ZNF384重排
B-ALL伴重现性遗传学异常	B-ALL伴NUTM1重排
B-ALL伴t(9;22)(q34.1;q11.2)/BCR::ABL1	B-ALL伴HLF重排
仅累及淋系	B-ALL伴UBTF::ATXN7L3/PAN3，CDX2(“CDX2/UBTF”)
累及多系	B-ALL伴IKZF1 N159Y突变
B-ALL伴t(v;11q23.3)/KMT2A重排	B-ALL伴PAX5 P80R突变
B-ALL伴t(12;21)(p13.2;q22.1)/ETV6::RUNX1	暂定实体
B-ALL，超二倍体	暂定实体：B-ALL，ETV6::RUNX1样
B-ALL，低亚二倍体	暂定实体：B-ALL，伴PAX5改变
B-ALL，近单倍体	暂定实体：B-ALL，伴ZEB2突变(p.H1038R)/IGH::CEBPE
B-ALL伴t(5;14)(q31.1;q32.3)/IL3::IGH	暂定实体：B-ALL，ZNF384重排样
B-ALL伴t(1;19)(q23.3;p13.3)/TCF3::PBX1	暂定实体：B-ALL，KMT2A重排样
B-ALL，BCR::ABL1样，ABL-1类重排	B-ALL，NOS
B-ALL，BCR::ABL1样，JAK-STAT活化	T-ALL
B-ALL，BCR::ABL1样，NOS	早T细胞前体ALL伴BCL11B重排
B-ALL伴iAMP21	早T细胞前体ALL，NOS
B-ALL伴MYC重排	T-ALL，NOS
B-ALL伴DUX4重排	暂定实体
B-ALL伴MEF2D重排	暂定实体：NK-ALL

第一节 B-ALL/LBL伴重现性遗传学异常

一、B-ALL/LBL伴t(9;22)(q34.1;q11.2);BCR-ABL1

(一)概论

B淋巴母细胞白血病/淋巴瘤(B-ALL/LBL)伴t(9;22)(q34.1;q11.2);BCR-ABL1是一种来源于B细胞系淋巴母细胞肿瘤,该肿瘤伴有位于22号染色体上的BCR基因与位于9号染色体上的ABL1基因之间存在易位。t(9;22)易位是22q11.2上的BCR基因与9q34.1上的细胞质酪氨酸激酶基因ABL1发生融合,从而产生BCR-ABL1融合蛋白。WHO-HAEM5将该型名称修改为"B淋巴母细胞白血病/淋巴瘤(B-ALL/LBL)伴BCR::ABL1融合"。该型成人比儿童相对更常见,约占成人ALL的25%,但仅占儿童病例的2%~4%。临床表现通常与其他类型B-ALL/LBL患者相似,可有器官受累,但淋巴瘤相关表现少见。以标准年龄和白细胞计数特征来判断,多数B-ALL/LBL合并BCR-ABL1儿童属高危,但却缺乏特征性的临床表现。形态学或细胞化学特征与其他类型ALL无特异性。免疫表型常CD10、CD19和TdT阳性,多同时表达髓系相关抗原CD13和CD33,不表达CD117。在成人中,CD25与该类型密切相关。在多数儿童病例中产生BCR-ABL1融合蛋白为P190。大约1/2的成人病例中,产生融合蛋白为P210,通常出现于BCR-ABL1阳性的CML急淋变,其余者产生P190。预后方面:无论是儿童还是成人,急性B淋巴细胞白血病伴BCR-ABL1都被认为是急性淋巴白细胞主要遗传学类型中预后最差的,目前酪氨酸激酶抑制剂(TKI)的治疗对预后有显著的提升。

(二)简要病史

患者男,52岁,1个月前无明显诱因出现发热,以午后及夜间为主,体温一般波动在37.5~39.4℃,伴头晕、头昏、头痛、全身乏力、出汗、食欲缺乏等不适症状,自行服用感冒药治疗(具体用药不详)效果不佳,当地医院查血常规显示白细胞升高、贫血、血小板减少,又给予"氨基酸、能量合剂"等支持性治疗,动态监测白细胞进行性升高,为进一步诊治来我院。既往体健,自发病以来体重较之前下降约10kg。体格检查:体温36.2℃,无贫血貌,胸骨无压痛,肝脾肋下未触及。

(三)实验室检查

1. 血常规

白细胞计数为85.36 × 10^9/L,红细胞计数为2.97 × 10^{12}/L,血红蛋白为98g/L,血小板计数为97 × 10^9/L,中性粒细胞百分比为5.10%,淋巴细胞百分比为49.30%,单核细胞百分比为45.30%。

2. 其他辅助检查

铁蛋白为849.60μg/L,乳酸脱氢酶为467.3U/L。

3. 外周血形态

白细胞升高,分类原始、幼稚淋巴细胞占80.5%,中性中幼粒细胞偶见;成熟红细胞大小不一;血小板散在、少见(图4-1-1和图4-1-2)。

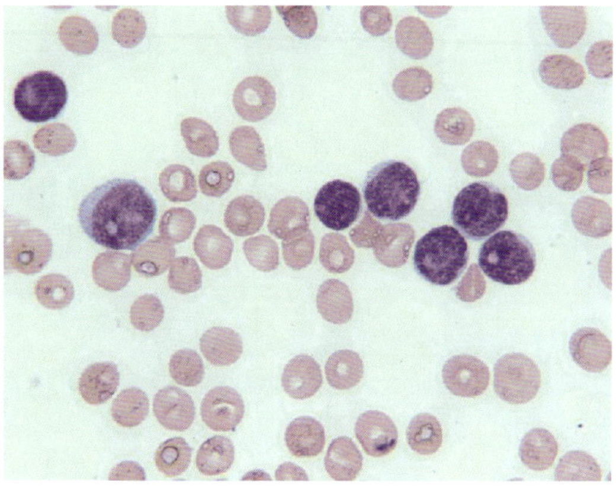

图4-1-1 外周血涂片瑞吉染色,×1000

4.骨髓形态

取材、涂片、染色良好。骨髓增生明显活跃，粒红两系受抑，淋巴细胞系异常增生，占97.6%，其中原幼淋巴细胞占90.2%，其胞体类圆形，胞质量少，淡蓝色，胞核类圆形，核染色质细致，可见核仁1~3个，可见涂抹细胞；全片未见巨核细胞，血小板偶见（图4-1-3和图4-1-4）。MPO染色：原始细胞-（图4-1-5）；PAS染色：原幼细胞（部分粗颗粒）（图4-1-6）；AS-DCE染色：原幼细胞-（图4-1-7）；NAE+NaF抑制染色：原始细胞部分弱阳性且不被NaF抑制（图4-1-8）。

形态学意见：考虑ALL，建议进行免疫分型、染色体及分子生物学检查。

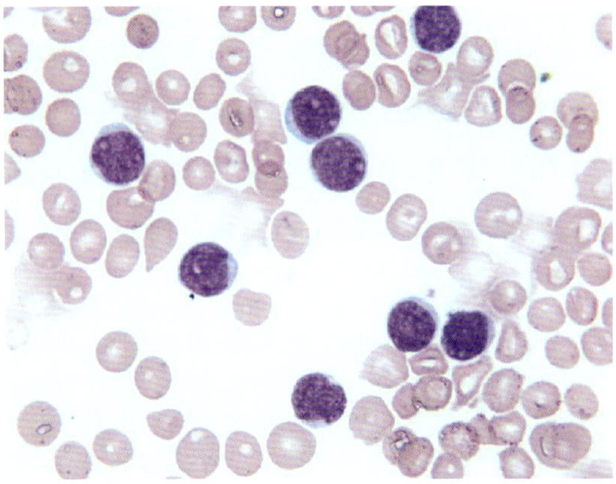

图4-1-2 外周血涂片瑞吉染色，×1000

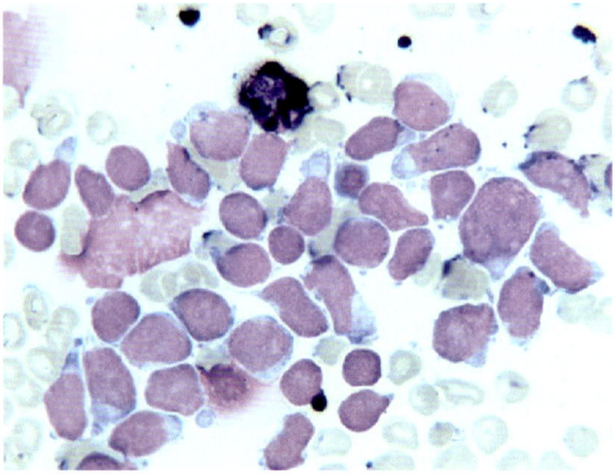

图4-1-5 骨髓涂片MPO染色，×1000

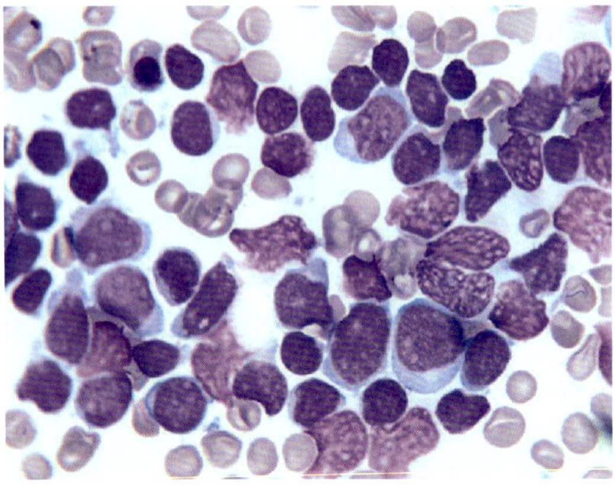

图4-1-3 骨髓涂片瑞氏染色，×1000

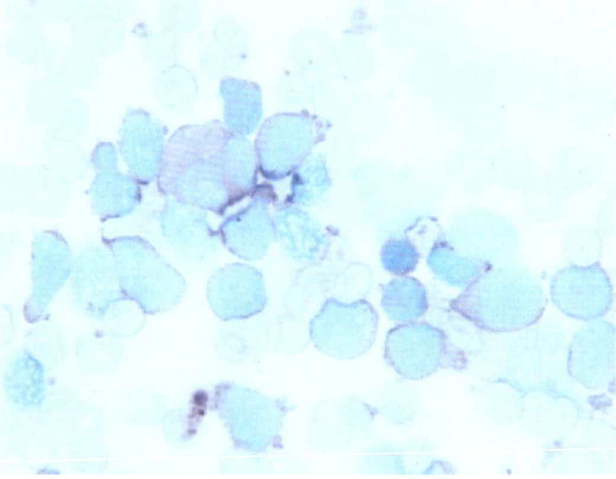

图4-1-6 骨髓涂片PAS染色，×1000

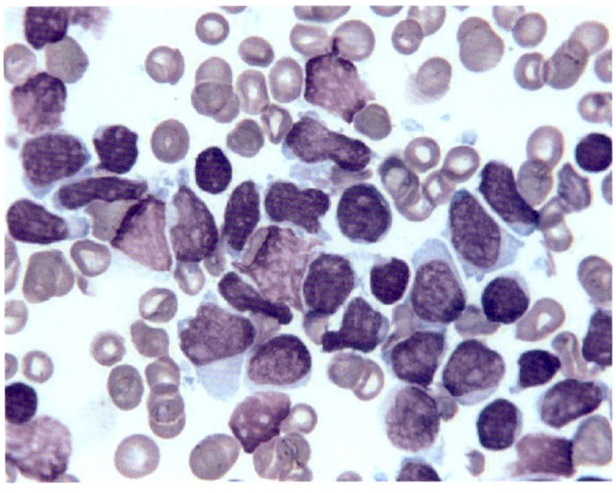

图4-1-4 骨髓涂片瑞氏染色，×1000

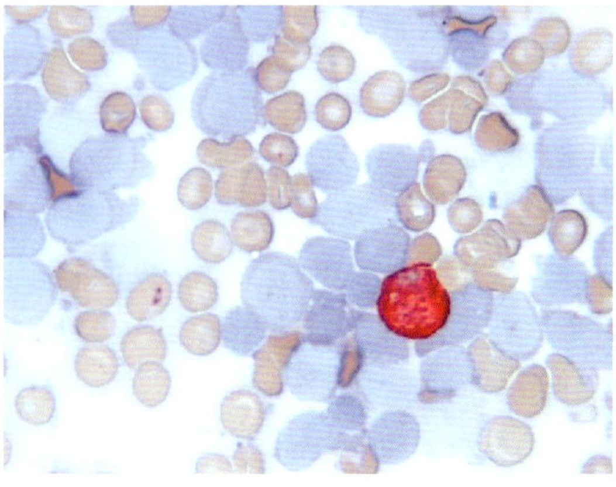

图4-1-7 骨髓涂片DCE染色，×1000

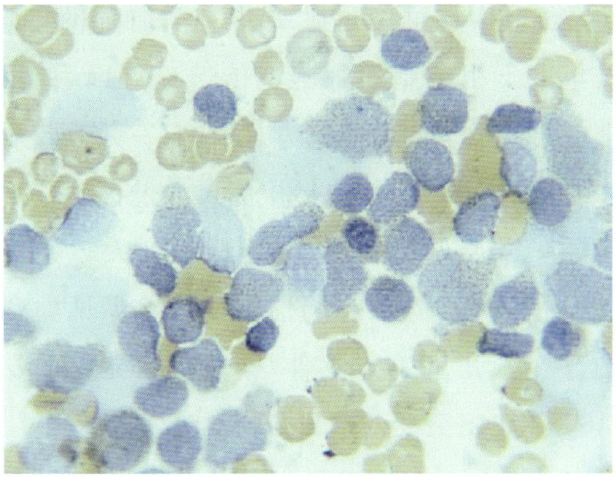

图4-1-8　骨髓涂片NAE染色，×1000

5.免疫分型

异常细胞约占有核细胞比例的89.7%，其免疫表型为表达CD19、CD10、CD13、cCD79、cTDT、CD34，部分表达HLA-DR、CD56、cCD22，不表达CD7、CD117、CD11b、CD64、CD33、CD14、CD4、CD8、CD3、CD2、CD1a、CD16、cMPO、cCD3。

6.染色体检查

46,XY,t(9;22)(q34;q11)[8]。

7.分子生物学检查

56种融合基因筛查结果显示BCR-ABL1 p210融合基因阳性，阳性率为71.50%。

（四）最终诊断

B-ALL伴t(9;22)(q34;q11);BCR-ABL1。

（五）病例解析

患者为52岁中年男性，急性病程，无明显诱因出现发热，以午后及夜间为主，伴头晕、乏力、全身出汗、食欲缺乏、体重下降等不适症状，感染、结核、实体肿瘤、淋巴瘤及急性白血病均不能排除。生化提示LDH升高，血常规白细胞升高、贫血、血小板减少，分类淋巴及单核细胞升高，典型的急性白血病血象特点；外周血及骨髓细胞学查见原始、幼稚淋巴细胞，比例异常升高(>25%)，故诊断为ALL，结合免疫分型见幼稚B淋系抗原表达伴CD13表达，骨髓染色体示t(9;22)(q34;q11)，融合基因筛查显示BCR-ABL1 p210融合基因阳性。因患者既往无CML病史，无脾大，故不考虑CML的急淋变。综上，综合诊断为B-ALL伴t(9;22)(q34;q11);BCR-ABL1，按WHO-HAEM5诊断为B-ALL/LBL伴BCR::ABL1。

（六）诊断要点

见表4-1-1。

表4-1-1　B-ALL伴t(9;22)(q34;q11);BCR-ABL1的诊断要点

1.该病的临床表现通常与其他急性B淋巴细胞白血病的患者相似，可有血小板减少和(或)贫血和(或)中性粒细胞减少，白细胞计数不定，肝脾及淋巴结肿大常见，可有明显的骨关节痛。根据基准年龄和白细胞计数，大部分急性B淋巴细胞白血病伴BCR-ABL1的儿童患者属于高危，但并没有特征性的临床表现
2.该病没有特殊的形态学/细胞化学特征可与其他类型急性淋巴细胞白血病相区别。原幼淋巴细胞胞体中等大小，胞质量少，淡蓝色，无颗粒。核大，核形多不规则，有凹陷、切迹、核裂等，核染色质较粗，紧密感强，核仁多不清。免疫表型是诊断该疾病的关键，B-ALL伴BCR-ABL1的典型免疫表型是CD10、CD19和TdT阳性，常有髓系相关抗原CD13和CD33的表达，通常不表达CD117，在成人中，CD25与该疾病有较强的相关性
3.遗传学特点：t(9;22)易位产生BCR-ABL1融合蛋白。在成人，约有一半的患者产生的是p210融合蛋白，通常出现于BCR-ABL1阳性的CML急淋变；其余患者产生的是p190融合蛋白。在大部分儿童急性淋巴细胞白血病伴t(9;22)的患者中，产生的是p190融合蛋白
4.外周血和(或)骨髓中原始淋巴细胞>25%，具有t(9;22)(q34.1;q11.2)和(或)BCR-ABL1者，即可诊断为本病

（李艳春　尹会敏　周立波　李婷　张云）

二、B-ALL/LBL伴t(v; 11q23.3)；KMT2A重排

（一）概论

B-ALL/LBL伴t(v；11q23.3)；KMT2A重排在B-ALL/LBL中位于11q23的KMT2A基因可与100多种“伙伴”基因发生重排，高达80%的小于1岁的婴儿ALL和大多数与DNA拓扑异构酶Ⅱ抑制剂治疗相关的ALL会携带KMT2A重排。ALL伴KMT2A易位中t(4；11)(q21；q23)最常见，其他常见的伙伴基因包括19p13上的MLLT1(也称ENL)和9p21.3上的MLLT3(也称AF9)。KMT2A-MLLT1在T-ALL中也很常见，而KMT2A-MLLT3更易见于AML。t(4；11)(q21；q23)是4号染色体上AFF1(也称AF4)和KMT2A融合，产生KMT2A-AFF1融合基因。在KMT2A-AFF1阳性的ALL患者中，50%是不满6个月的婴儿，稍大点的婴儿中占10%~20%，儿童中仅占2%，成人B-ALL中约占10%，成人中较多见于治疗相关的ALL。涉及KMT2A的重排，特别是t(4；11)在儿童和成人中都与不良预后有关。1岁以下尤其是年龄小于6个月的婴儿和25~30岁的成年人都预后较差，而1~9岁的儿童对治疗反应较好。

临床上95%的t(4；11)见于ALL，少数为AML-M4或M5、混合表型白血病和治疗相关白血病。大多数患者有肝脾大、淋巴结浸润、贫血，白细胞计数高(常>100×10^9/L)，中枢神经系统浸润在t(4；11)患儿中尤为常见。原始淋巴细胞形态上没有独特的形态或细胞化学特征可用于区分此亚型和其他ALL。涉及KMT2A重排的B-ALL免疫表型可见淋系和髓系抗原混合表达，抗原表达谱通常符合早前B-ALL的特征：CD34+、CD19+、HLA-DR+、CyCD22+、CyCD79a+、TdT+、CD10-、CyIgM-、CD24-、CD20-，可跨系表达一种或多种髓系抗原，如CD15、CD65、CD33。绝大多数病例的原始细胞上特异性表达神经胶质抗原2(NG2)，可能与其容易侵犯中枢神经系统有关。KMT2A-AFF1在淋系及髓系细胞中均可检测到，表明这类白血病可能起源于早期干祖细胞。细胞遗传学KMT2A和AFF1重排主要通过平衡易位的方式，偶有三元或四元染色体易位的报道。t(4；11)检测可通过核型分析或荧光原位杂交(FISH)，PCR可检测到大多数涉及KMT2A的重排，但PCR阴性不能排除少见类型重排的存在。儿童B-ALL伴t(4；11)的突变主要为NRAS或KRAS突变，并可伴有FLT3表达增强。

WHO-HAEM4R该型命名为B淋巴细胞白血病/淋巴瘤，伴t(v；11q23.3)；KMT2A重排，WHO-HAEM5更新为B淋巴细胞白血病/淋巴瘤，伴KMT2A重排。

（二）简要病史

患者女，59岁，因“体检发现白细胞升高2天”入院。既往体健，无接受细胞毒性药物治疗史和放疗史。体格检查：营养良好，全身皮肤黏膜无黄染，无出血点。全身浅表淋巴结未及肿大，肝脾肋下未触及。

（三）实验室检查

1.血常规

白细胞计数为84.39×10^9/L，红细胞计数为3.49×10^12/L，血红蛋白为107g/L，血小板计数为113×10^9/L。

2.外周血形态

白细胞明显升高，分类可见86%的原始、幼稚淋巴细胞，细胞形态同骨髓涂片；成熟红细胞大小轻度不等，计数100个白细胞见1个晚幼红细胞；血小板散在可见(图4-1-9和图4-1-10)。

3.骨髓形态

取材、涂片、染色良好，骨髓小粒多见，油滴少见。有核细胞约>200个/HP，增生极度活跃，G∶E=0.64∶1。淋巴细胞异常增生，其中原始、幼稚淋巴细胞占94.4%，此类细胞胞体偏大，多呈圆形或类圆形，胞质量少至中等，染蓝色，部分细胞胞质可见空泡，胞核多呈类圆形或扭曲折叠形，核染色质较疏松，核仁可见1~2个隐约至明显，偶见核分裂象细胞；涂抹细胞易见。粒系、红系增生受抑。全片

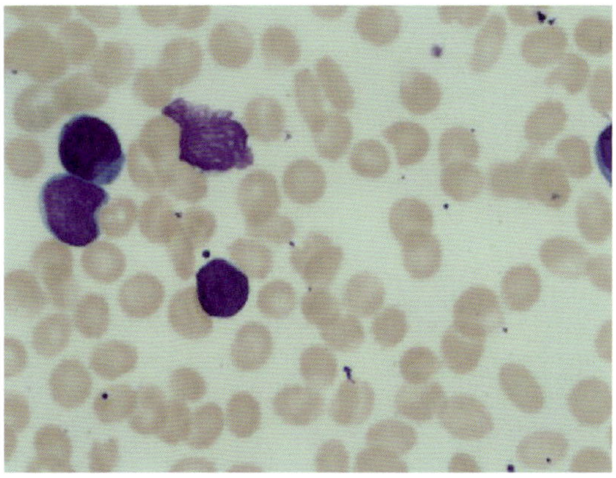

图 4-1-9　外周血涂片瑞吉染色,×1000

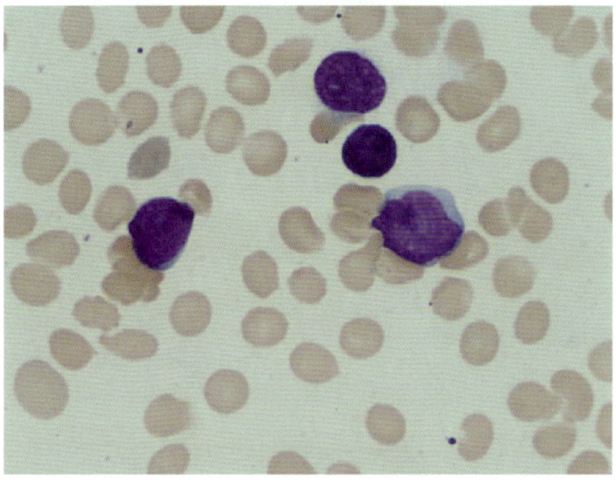

图 4-1-10　外周血涂片瑞吉染色,×1000

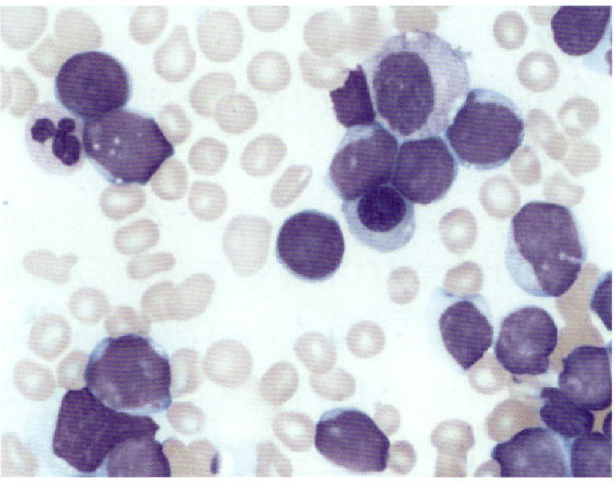

图 4-1-11　骨髓涂片瑞吉染色,×1000

共见 31 个巨核细胞,以颗粒型巨核细胞为主,血小板少见。未见血液寄生虫(图 4-1-11 和图 4-1-12)。MPO:阴性(图 4-1-13);DCE:阴性(图 4-1-14);ANAE:约 60% 的细胞呈弥散点状至细块状阳性,ANAE+NaF:阴性,抑制率 100%(图 4-1-15 和图 4-1-16)。PAS:约 26% 的细胞呈弥散细颗粒状阳性(图 4-1-17);铁染色:外铁-~1+(图 4-1-18),内

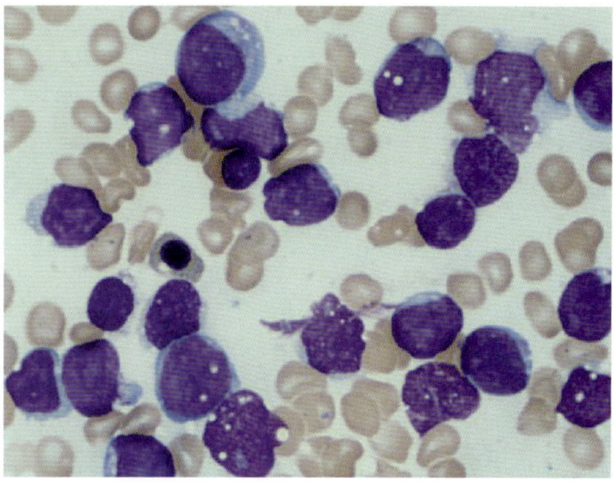

图 4-1-12　骨髓涂片瑞吉染色,×1000

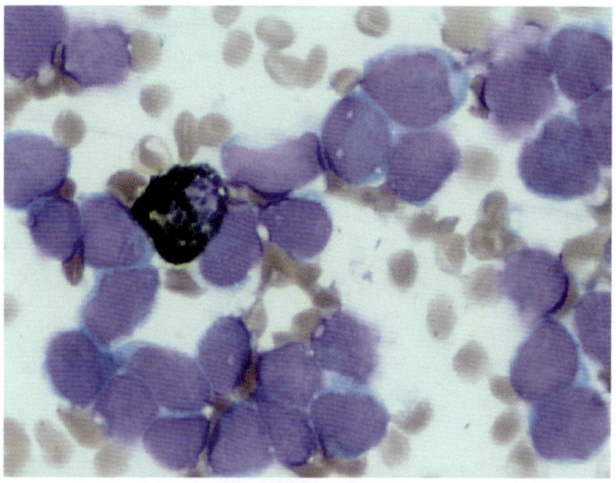

图 4-1-13　骨髓涂片 MPO 染色,×1000

铁为有核红细胞少,不宜评估。

形态学意见:ALL,建议进行免疫分型、染色体及分子生物学检查。

4. *骨髓活检*

骨髓有核细胞增生极度活跃,见一类呈单一性增生的类圆形细胞,弥漫分布,胞体小至中等大小,以中等细胞为主,胞质少,核浆比高,核染色质较细腻,部分可见核仁。免疫组化:TDT 背景染色深,少部分细胞+,CD20-,CD19、CD79a 及 PAX5 弥漫+,CD34 及 CD117 偶见+,MPO 及 CD33 极少量细胞散在+,CD3 少量细胞散在+,CD2 背景染色深,少量细胞散在+,Ki-67(60%~65%,+),CD71 少量有核红细胞散在+,CD56 少量细胞散在+,CD42b 巨核细胞+。考虑 B-ALL。

5. *免疫分型*

送检样本中检测到 94.37% 异常幼稚 B 淋巴细胞,考虑为 B-ALL。其免疫表型为 CD45dim+、

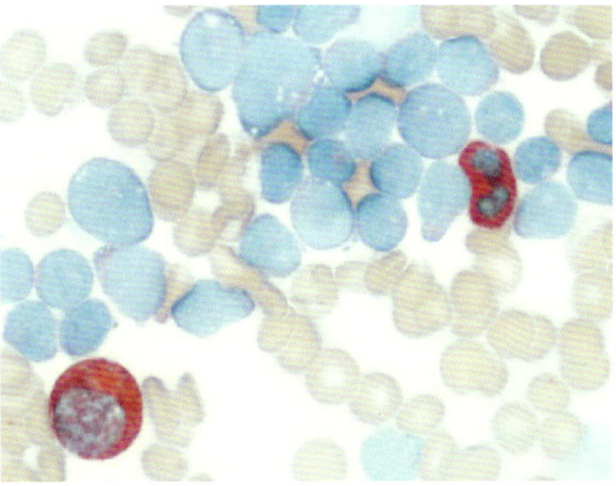

图4-1-14 骨髓涂片DCE染色，×1000

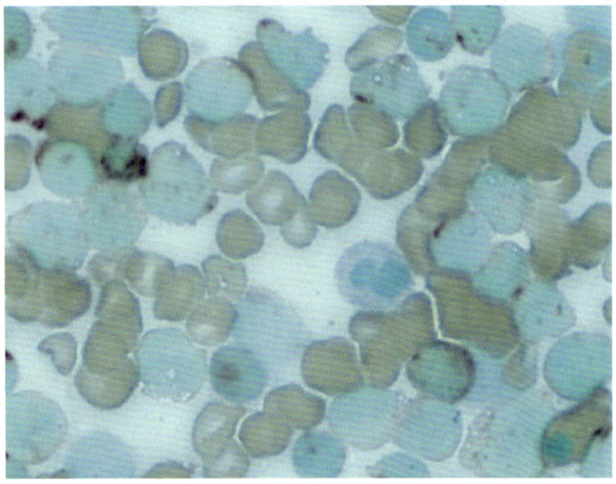

图4-1-15 骨髓涂片ANAE染色，×1000

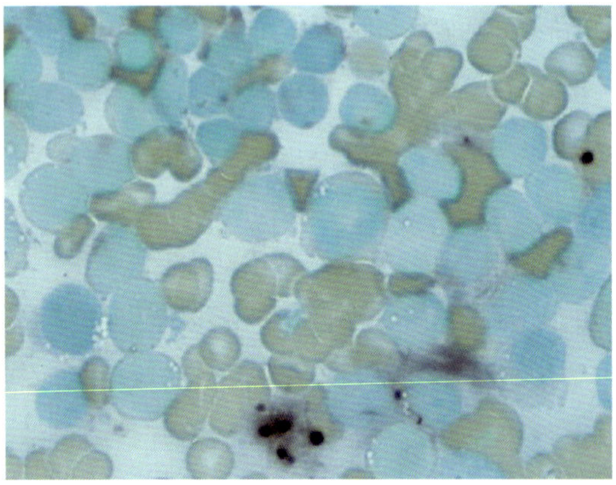

图4-1-16 骨髓涂片ANAE+NaF染色，×1000

CD34-、CD10-、CD19+、CD22part(dim)+、CD20-、CD38+、HLA-DR+、CD15+、TDTpart+、CyCD22part(dim)+。

6.染色体检查

46,XX,t(4;11)(q21;q23)[6]/46,XX[6]。

7.分子生物学检查

显示KMT2A-AFF1融合基因阳性，WT1高表达。

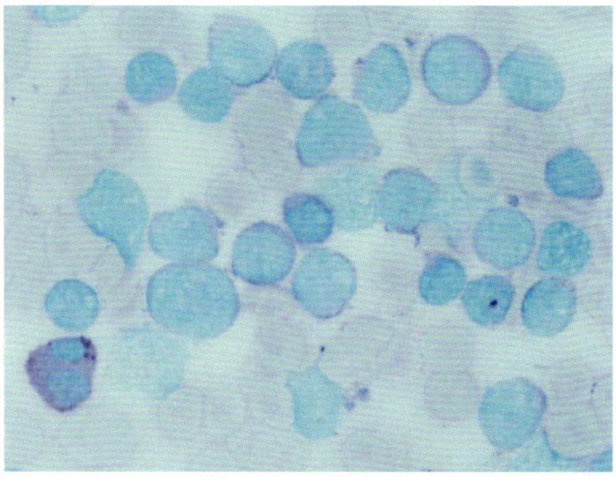

图4-1-17 骨髓涂片PAS染色，×1000

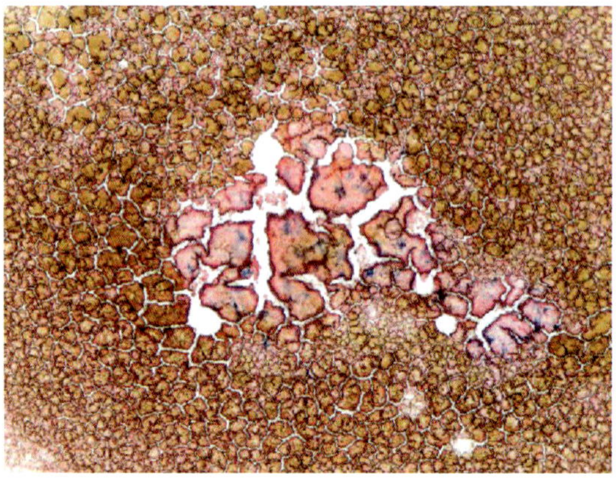

图4-1-18 骨髓涂片铁染色，×100

（四）最终诊断

B-ALL伴t(4;11)(q21;q23);KMT2A-AFF1。

（五）病例解析

患者既往无接受细胞毒性药物治疗史和放疗史，骨髓涂片符合ALL骨髓象；骨髓免疫分型及病理诊断报告考虑B-ALL；有t(4;11)(q21;q23)的细胞遗传学异常；分子生物学检查结果显示KMT2A-AFF1融合基因阳性，未见NPM1及CEBPA双等位基因突变。因此，综合诊断为B-ALL伴t(4;11)(q21;q23);KMT2A-AFF1。本病在形态上需要与急性微分化型髓细胞白血病（AML-M0）及急性单核细胞白血病（AML-M5a）相鉴别。AML-M0骨髓中原始细胞常>90%，根据形态学及细胞化学染色无法识别髓系分化特征，当原始细胞胞体较小，染色质较浓缩，核仁不明显，细胞质较少时与B-ALL伴t(4;11)的原始细胞形态上相似，MPO、DCE阳性率均<3%，可通过免疫表型初步鉴别，AML-M0表

达干细胞相关抗原CD34、CD38、HLA-DR，且至少表达CD13、CD33、CD117之一，可表达某些淋系抗原如CD2、CD7、CD19，但通常强度较弱，不表达淋系特异标志，如CyCD3、CyCD22、CyCD79a，常见核型异常但不伴有重现性遗传学异常。AML-M5a患者具有与B-ALL伴t(4;11)类似的临床表现：肝脾、淋巴结肿大，出血倾向、髓外浸润及中枢神经系统受累。对化疗反应差，白细胞计数高，骨髓原始细胞比例高，胞体较小，胞核规则呈圆形，核仁不明显，胞质量较少且无颗粒时难与ALL原始细胞分辨。MPO：阴性；ANAE：少量弱阳性或阴性。AML-M5a原始细胞至少表达2个单核细胞标志，如CD14、CD4、CD11b、CD11c、CD64(强)、CD68、CD36(强)和溶菌酶，通常表达CD117和HLA-DR，异质性表达CD13、CD33、CD15、CD65。染色体常见+8、11q23缺失或易位，KMT2A重排，如t(9;11)、t(10;11)、t(11;19)，但无t(4;11)，FISH和PCR可帮助鉴别诊断。

(六)诊断要点

见表4-1-2。

表4-1-2 B-ALL伴t(v;11q23.3)；KMT2A重排的诊断要点

1. 该病极高的白细胞计数，常>100×10⁹/L。该病没有特异的形态学/细胞化学特征，与其他类型急性淋巴细胞白血病难以区别。部分伴KMT2A重排的白血病案例可出现原始淋巴细胞和原始单核细胞两种不同的细胞群，可通过免疫表型来证实
2. 免疫表型特点：具有t(4;11)者，典型的免疫表型为CD19+、CD10-、CD24-，符合Pro-B表型，同时表达CD15
3. 遗传学特点：位于染色体11q23上的KMT2A基因是一种繁杂的癌基因，有超过100种融合伙伴。最常见的伙伴基因是位于染色体4q21上的AFF1(AF4)基因。其他常见的伙伴基因包括19p13上的MLLT1(ENL)基因，以及位于染色体9p21.3的MLLT3(AF9)基因。KMT2A-MLLT1融合基因在T-急性淋巴细胞白血病中也很常见，而KMT2A和MLLT3之间的融合则更为特征性与急性髓系白血病相关
4. 外周血和(或)骨髓中原始淋巴细胞>25%，具有t(v;11q23.3)和(或)KMT2A重排者，即可诊断为本病。应注意排除伴有11q23.3缺失而不存在KMT2A重排者

(付兆强 秦尤文 张云 蒋玲琳 周立波)

三、B-ALL/LBL伴t(12;21)(p13.2;q22.1)；ETV6-RUNX1

(一)概论

原始B淋巴细胞白血病/淋巴瘤伴t(12;21)(p13.2;q22.1)是一种原始淋巴细胞定向于B细胞系列的肿瘤，其原始细胞具有位于12染色体上的ETV6(又称TEL)基因和位于21号染色体上的RUNX1(又称AML1基因)之间的易位。该类白血病约占儿童B-ALL的25%，不见于婴儿，在成人中罕见。临床表现贫血、感染、出血，以及白血病细胞髓外浸润导致肝脾、淋巴结肿大，骨关节痛表现突出。

该类型疾病细胞形态学特点：血常规白细胞总数不定，中性粒细胞减少，一般为正细胞正色素性贫血，血小板常减少。涂片原幼淋巴细胞多见，涂抹细胞易见。骨髓象增生明显活跃，原幼淋巴细胞比例升高，外形较规则，圆形或类圆形，胞质少见，蓝色，偶见空泡，核较大，圆形，部分细胞可见切迹，核染色质粗粒状，可见核仁。原幼淋巴细胞MPO与SBB染色：各阶段淋巴细胞均为阴性，原始细胞阳性率<3%。PAS染色：20%~80%的原始淋巴细胞呈阳性反应，为红色颗粒状，个别呈珠状、块状的环形排列，胞质背景清晰。

免疫分型：原幼淋巴细胞表达CD19和CD10，大部分病例表达CD34，几乎或完全不表达CD9、CD20和CD66c，通常有髓系CD13的表达。60%~90%的ALL有克隆性核型异常，包括特异性和非特异性染色体异常。该类型白血病由位于12号染色体上的ETV6基因与位于21号染色体上的RUNX1基因易位形成融合基因，即t(12;21)(p13.2;q22.1)；ETV6-RUNX1。该型预后好，细胞遗传学和分子生物学对该型B-ALL的诊断、预后及靶向治疗具有重要意义。

（二）简要病史

患儿男，6岁，因“面色苍白5天，皮疹3天，腹痛1天”入院。体格检查：贫血貌，全身散在分布红色点状皮疹，面部及双下肢可见散在出血点，浅表淋巴结未及肿大，肝脏肋下4cm，脾脏肋下5cm。

（三）实验室检查

1. 血常规

白细胞计数为 $7.62\times10^9/L$，血红蛋白为73g/L，血小板计数为 $17\times10^9/L$。

2. 外周血形态

白细胞正常，分类可见原幼淋巴细胞增多，成熟红细胞形态大致正常，血小板少见（图4-1-19和图4-1-20）。

3. 骨髓形态

取材、涂片、染色良好。有核细胞增生明显活跃，原幼淋巴细胞占96%，该类细胞大小不一，葡萄串排列，胞体圆形或类圆形，胞质少，蓝色，部分细胞可见空泡，核形较规则，部分细胞可见切迹，核染色质粗颗粒状，核仁1-2个不等。涂抹细胞易见。粒、红、巨三系增生均受抑，血小板少见（图4-1-21和图4-1-22）。化学染色：MPO阴性（图4-1-23）。PAS染色：原幼细胞阳性率为71%，珠状或小块状阳性（图4-1-24）。

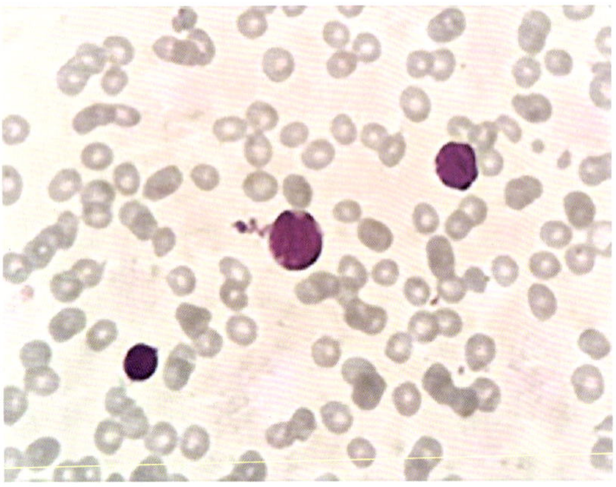

图4-1-19 外周血涂片瑞氏染色，×1000

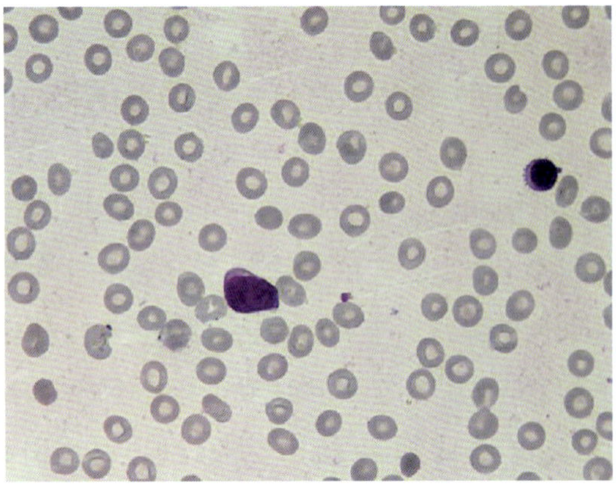

图4-1-20 外周血涂片瑞氏染色，×1000

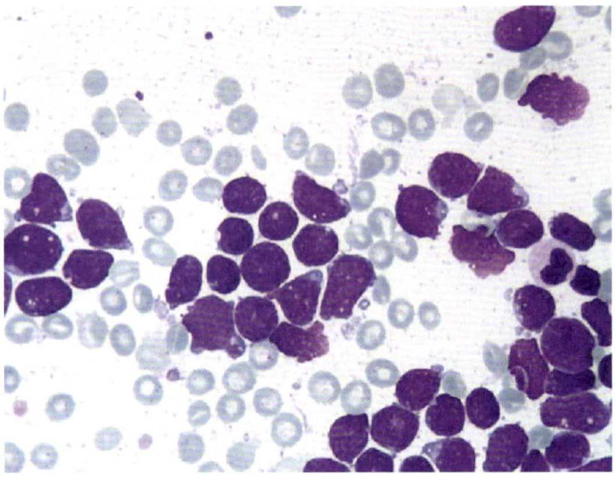

图4-1-21 骨髓涂片瑞氏染色，×1000

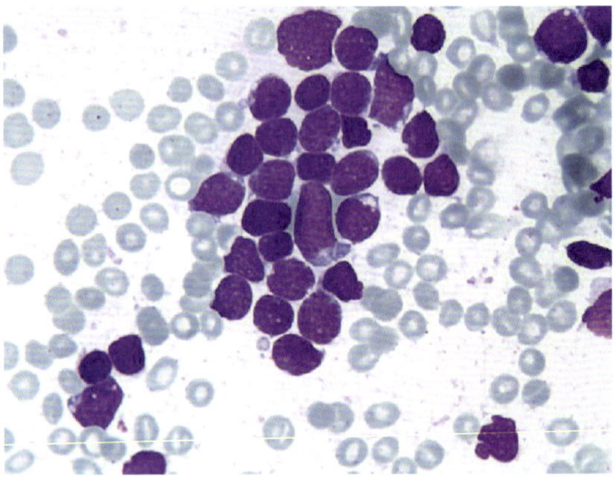

图4-1-22 骨髓涂片瑞氏染色，×1000

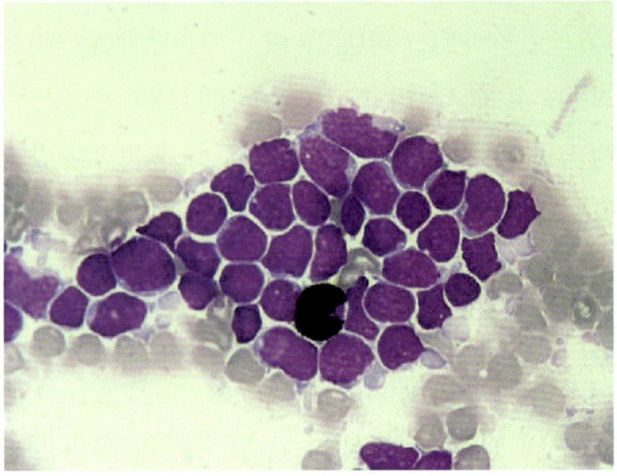

图4-1-23 骨髓涂片MPO染色，×1000

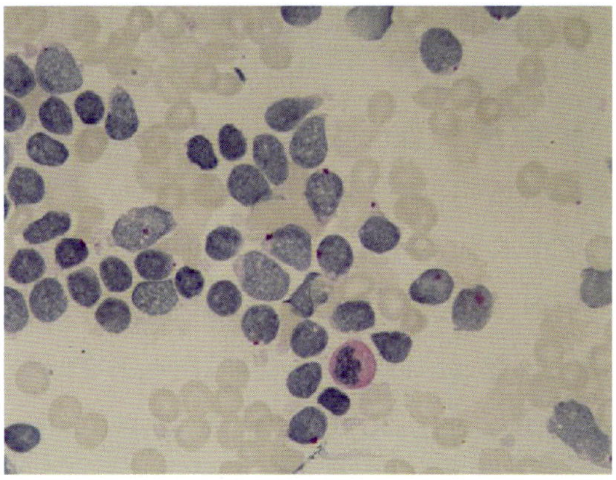

图4-1-24　骨髓涂片PAS染色，×1000

形态学意见：ALL，建议进行免疫分型、染色体及分子生物学检查。

4.免疫分型

幼稚细胞群体占88.5%，表达CD10、CD19、CD38、TdT+（52.0%）、cCD79a+（97.5%）、MPO+（0.1%）、cCD22+（24.1%）、cIgM+（35.4%）、sIgM+（2.7%）、CD22+（93.3%）、CD65+（1.1%）、CD123+（7.4%），不表达CD7、CD34、HLA-DR、CD20、CD14、CD13，CD33、CD2、CD117、CD15、cCD3。符合Pre-B-ALL表型。

5.染色体检查

染色体：46，XY[10]。

6.FISH检测结果

IgH存在基因缺失的可能，BCR-ABL1融合基因阴性，CRLF2重排阴性，EPOR重排阴性，MLL重排阴性，ETV6-RUNX1融合基因阳性率为87%。

7.分子生物学检查

检测到ETV6-RUNX1融合基因。

（四）最终诊断

ALL伴t（12；21）（p13.2；q22.1）。

（五）病例解析

患儿5天前以"面色苍白及双下肢散在出血点"为主要临床表现，考虑与贫血及血小板减少有关。贫血、出血且肝脾大，提示恶性血液病。血常规提示贫血，血小板降低，外周血及骨髓可见大量原幼淋巴细胞，形态学考虑ALL。免疫分型：Pre-B-ALL；染色体正常男性核型，本例虽无t（12；21），但FISH及融合基因检测ETV6-RUNX1阳性。综上，该患者诊断ALL伴t（12；21）（p13.2；q22.1）明确。

ALL伴t（12；21）（p13.2；q22.1）；ETV6-RUNX1多见于儿童，临床表现与其他类型ALL类似，无特异性表现。骨髓中原始淋巴细胞>25%，具有t（12；21）（p13.2；q22.1）和（或）ETV6-RUNX1即可明确诊断。该类型具有很好的预后，超过九成的儿童患者可被治愈，但若患儿年龄超过10岁，高白细胞计数，则会影响预后。

（六）诊断要点

见表4-1-3。

表4-1-3　ALL伴t(12;21)(p13.2;q22.1);ETV6-RUNX1的诊断要点

1.该病没有特殊的形态学/细胞化学特征，不能与其他类型急性淋巴细胞白血病相区别
2.免疫表型：原始淋巴细胞具有CD19+和CD10+的表型，大部分病例CD34阳性；其他的表性特征包括几乎或完全不表达CD9、CD20和CD66c，具有一定的特异性
3.外周血和（或）骨髓中原始淋巴细胞>25%，具有t（12；21）（p13.2；q22.1）和（或）ETV6-RUNX1者，即可诊断为本病

（王珏　张云　蒋玲琳　周立波　黄钜略）

四、B-ALL/LBL伴超二倍体

（一）概论

原始B淋巴细胞白血病/淋巴瘤（ALL/LBL）伴超二倍体是一种原始淋巴细胞定向于B细胞系列的肿瘤，在WHO-HAEM4R中归为B-ALL/LBL伴重现性遗传学异常的独立亚型。在WHO-HAEM5更名为B-ALL/LBL伴高超二倍体。超二倍体核型是指原始细胞包含>50条染色体（通常<66条），而没有其他易位或染色体结构的改变。这一类型的

白血病在儿童常见，约占该年龄组的25%，在成人中相对少见。该类型无特异的血常规表现和临床表现，肝脾、淋巴结肿大，以及以骨关节疼痛就诊时多见；形态学特点与其他急性淋巴细胞白血病相似，可见凹陷、切迹等。MPO染色阴性，PAS染色可阳可阴；免疫表型有典型的CD19+、CD10+，多数CD34阳性，但CD45通常阴性；该类型的染色体最常见染色体数目增加，发生率由高到低为21号、X染色体、14号和4号，最少见为1号、2号和3号。此类检测手段可用于染色体核型分析、荧光原位杂交技术及流式细胞术DNA指数检测。B-ALL/LBL类型具有较好的预后，甚至可治愈。当骨髓中原始淋巴细胞>25%，符合超二倍体核型者，且排除其他伴重现性遗传学异常的ALL可诊断为本病。

（二）简要病史

患儿女，7岁，因发热1周"收入血液科。体格检查：无贫血貌，皮肤黏膜无黄染，无瘀点、瘀斑。双侧颈部可扪及数个淋巴结，直径约1cm，质中，活动度可，无压痛。腹部软无压痛，肝肋缘下未扪及，脾肋缘下未扪及，肝脾区无叩痛，全腹未触及包块，脊柱正常生理弯曲，脊柱四肢无压痛，四肢关节正常，活动自如。

（三）实验室检查

1. 血常规

白细胞计数为$1.1 \times 10^9/L$，红细胞计数为$3.43 \times 10^{12}/L$，血红蛋白为101g/L，血小板计数为$38 \times 10^9/L$，中性粒细胞百分比为7.3%，淋巴细胞百分比为90.9%。

2. 其他辅助检查

CT胸部平扫：①双肺片絮状影，考虑感染的可能，不除外肺水肿，建议治疗后复查，左肺上叶小结节影，考虑炎性结节的可能，建议随访；②显示双侧腋窝及纵隔小淋巴结。

3. 外周血形态

白细胞极度降低，分类中性粒细胞降低，淋巴细胞升高，其中原幼淋巴细胞偶见，占22%，成熟红细胞大致正常，血小板少见（图4-1-25和图4-1-26）。

4. 骨髓形态

取材、涂片、染色良好。骨髓增生极度活跃，淋巴系异常增生，原幼淋巴细胞占97.5%，该类细胞胞体大小不等，多偏小，类圆形，胞质量少，天蓝色，核类圆形，可见切迹、凹陷，核染色质粗糙，核仁可见1~3个；粒、红、巨核三系受抑（图4-1-27至图4-1-29）。化学染色：MPO染色阴性（图4-1-30）。

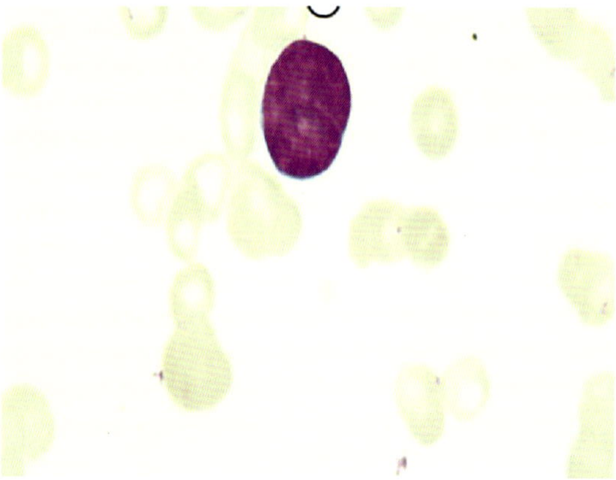

图4-1-25 外周血涂片瑞氏染色，×1000

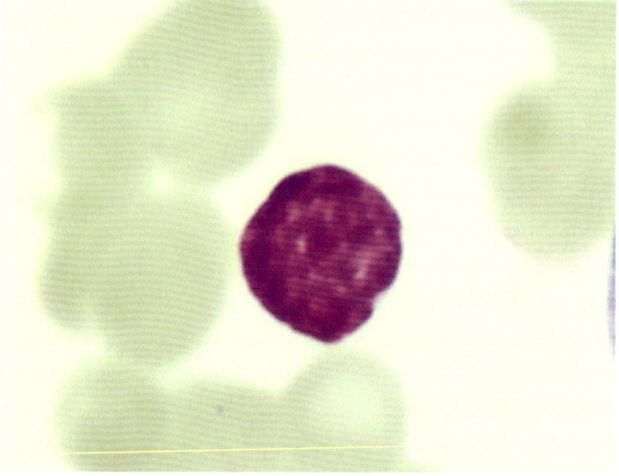

图4-1-26 外周血涂片瑞氏染色，×1000

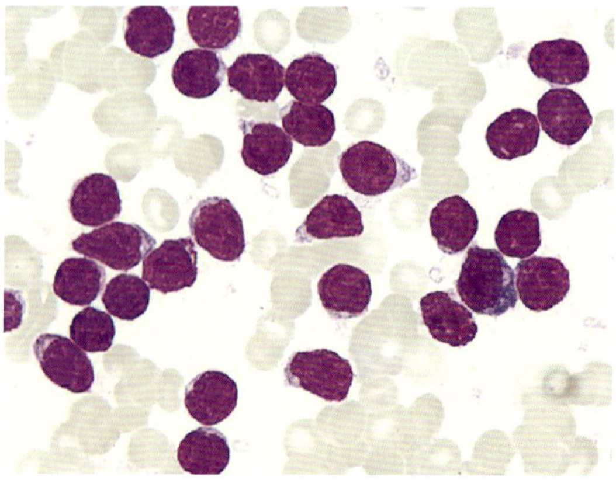

图4-1-27 骨髓涂片瑞氏染色，×1000

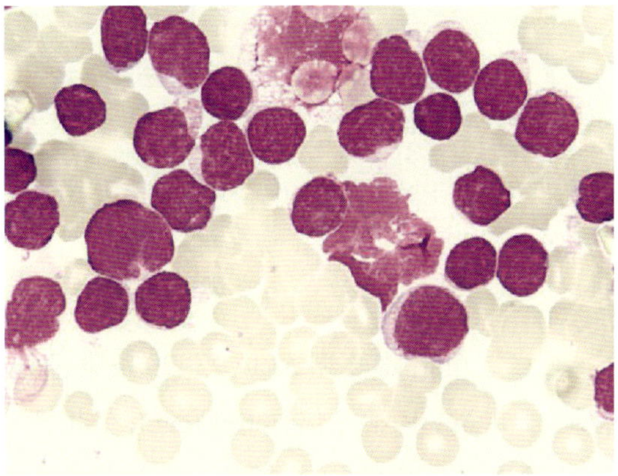

图4-1-28　骨髓涂片瑞氏染色，×1000

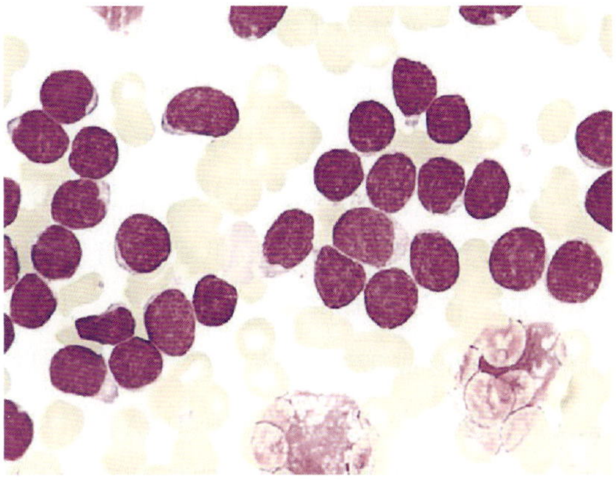

图4-1-29　骨髓涂片瑞氏染色，×1000

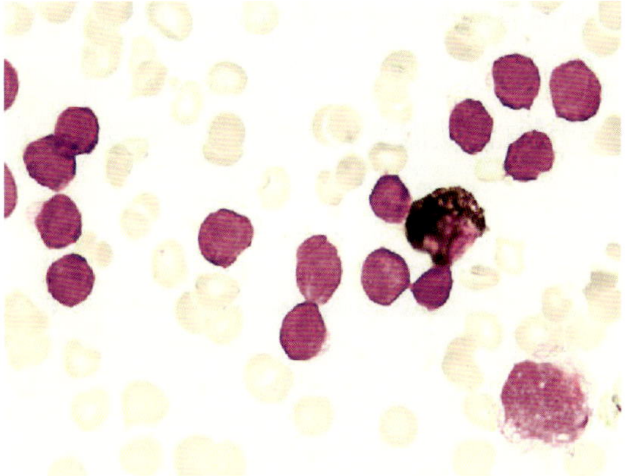

图4-1-30　骨髓涂片MPO染色，×1000

形态学意见：①ALL；②建议进行免疫分型、染色体及分子生物学检查。

5. 免疫分型

50.48%的细胞（占全部有核细胞）表达CD34、HLA-DR、CD19、CD20、CD10，不表达CD3、CD8、CD4、CD2、CD5、CD7、CD15、CD33、CD56、CD13、CD16、CD64、CD117，为异常幼稚B淋巴细胞，考虑B-ALL。请结合临床及其他实验室检查。

6. 染色体检查

55，XX，+X，+4，+6，+10，+14，+17，+18，+21，+22[13]/46，XX[7]。

7. 分子生物学检查

融合基因：BCR-ABL1、MLL-AF4、E2A-PBX1、TEL-AML1、SIL-TAL1均为阴性；NGS示NRAS突变比例为13.19%，PTPN11突变比例为24.5%。

（四）最终诊断

B-ALL伴超二倍体。

（五）病例解析

患儿女，7岁，发热1周，双侧颈部可扪及数个淋巴结，无压痛，儿童患者最常见病毒感染，该患儿血常规提示白细胞明显降低，轻度贫血，血小板降低，此类血常规不考虑病毒感染，需要进一步排查AA及AL。行外周血分类和骨髓检查，提示原幼淋巴细胞明显升高，MPO阴性，诊断为ALL；流式提示B-ALL；染色体符合超二倍体核型，分子生物学提示常见融合基因阴性，排除其他伴重现性遗传学的ALL类型，二代测序提示NRAS和PTPN11有突变，两种突变均常出现在超二倍体ALL中，且对预后无显著影响；故按WHO-HAEM4R诊断标准符合B-ALL伴超二倍体，在WHO-HAEM5应诊断为B-ALL伴高超二倍体。患儿予以VDLP（长春新碱+柔红霉素+门冬酰胺酶+泼尼松）方案联合化疗后，预后良好。

（六）诊断要点

见表4-1-4。

表4-1-4　B-ALL/LBL伴超二倍体的诊断要点

1. 该病没有特殊的形态学/细胞化学特征可与其他类型相区别
2. 原始细胞表达CD10和CD19，大部分病例表达CD34，而CD45通常为阴性
3. 超二倍体核型的ALL存在染色体数目的增加，通常没有染色体结构的异常。21、X、14和4号染色体是最常见的，而1、2、3是最少见的。可通过荧光原位杂交或流式细胞DNA指数检测来印证

（待续）

表4-1-4(续)

4. 值得注意的是,具有超二倍体核型的急性T淋巴细胞白血病患者,尽管大部分为近四倍体核型,但不应被归入本组疾病
5. 超二倍体核型的ALL预后极好,超过90%的儿童患者可治愈,在具有预后良好因素的儿童患者中甚至更高。预后不良因素,如较大的年龄和高白细胞计数可能会导致预后变差,但和没有这一提示预后良好的异常的患者相比,其预后并不差
6. 外周血和(或)骨髓中原始淋巴细胞>25%,可证实为B淋巴细胞表型,具有超二倍体核型(>50条,通常<66条)者,可诊断为本病

(陈兰婷　陈竹　高晓鹏　龙芳　李小红)

五、B-ALL/LBL伴亚二倍体

(一)概论

原始B淋巴细胞白血病/淋巴瘤伴亚二倍体核型是一种原始淋巴细胞定向于B细胞系的肿瘤,属于B-ALL/LBL伴重现性遗传学异常亚型。WHO-HAEM5未做任何改变。这些原始淋巴细胞的染色体数目<46条。亚二倍体核型根据染色体数目分为近单倍体核型(含24~31条染色体);低亚二倍体核型(含32~39条染色体);以及近二倍体核型(40~45条染色体)。而近二倍体核型(含有44~45条染色体),一般不包括在亚二倍体核型急性淋巴细胞白血病的范畴内,因为这些病例并不像其他3个类型那样预后很差。近单倍体核型预后最差。

亚二倍体ALL约占所有ALL的5%,但如果将定义限制为染色体数目<45条,则其发生率接近1%。虽然近单倍体核型ALL(23~29条染色体)似乎仅限于儿童,但亚二倍体核型ALL在儿童和成人均可发生。该病的临床表现通常与其他ALL患者相似,且没有特殊的形态学/细胞化学特征。遗传学是诊断本病最重要的指标,该病染色体数目<46条,在近单倍体核型ALL中,结构的异常几乎从来不见。但需要注意几点:利用标准核型分析可能会使近单倍体核型ALL或低亚二倍体ALL漏诊,因为亚二倍体的克隆经历核内复制、染色体数目加倍后,可形成近二倍体或超二倍体的核型。可通过荧光原位杂交或流式细胞DNA指数检测来印证。分子生物学方面,近单倍体核型ALL常见RAS和酪氨酸激酶受体基因突变。低亚二倍体核型ALL是最为独特的一类:大部分病例存在TP53和(或)RB1的功能缺失突变。该类型预后不良。

(二)诊断要点

见表4-1-5。

表4-1-5　B-ALL/LBL伴亚二倍体的诊断要点

1. 该病的临床表现通常与其他急性淋巴细胞白血病的患者相似,无特殊的形态学和细胞化学特征
2. 原始细胞具有前体B淋巴细胞表型(典型者为CD19和CD10阳性),但没有其他独特的表型特征
3. 利用标准核型分析可能会使近单倍体核型急性淋巴细胞白血病或低亚二倍体急性淋巴细胞白血病漏诊,这是因为亚二倍体的克隆经历核内复制、染色体数目加倍后,可形成近二倍体或超二倍体的核型。荧光原位杂交也可检测到染色体为亚二倍体的细胞,如果核型分析和荧光原位杂交的结果出现染色体数目的不一致时,就应怀疑有该病种的可能
4. 外周血和(或)骨髓中原始淋巴细胞>25%,具有亚二倍体核型(<46条)者,可诊断为本病

(黄兴琴　高晓鹏　吴佗)

六、B-ALL/LBL伴t(5;14)(q31.1;q32.3);IGH-IL3

(一)概论

B淋巴母细胞白血病/淋巴瘤(B-ALL/LBL)伴t(5;14)(q31.1;q32.1);IGH-IL3是一种B细胞淋巴母细胞肿瘤,属于B-ALL/LBL伴重现性遗传学异常亚型。WHO-HAEM5修订为B-ALL/LBL伴IGH::IL3融合,其原始细胞具有IL3和IGH基因之间的易位,导致不同程度的嗜酸性粒细胞增多。它

是一种罕见疾病，在ALL的占比不到1%。据报道，儿童和成人均可发生。其临床特点与其他类型ALL相似，或者患者只表现为无症状的嗜酸性粒细胞增多，外周血中可能见不到原始细胞，极具迷惑性。形态学方面：该疾病的原始细胞具有典型的淋巴母细胞形态，伴许多成熟的嗜酸性粒细胞。一些嗜酸性粒细胞的颗粒分布比较特别，但并非所有病例都是如此。原始细胞具有CD19和CD10阳性的表型。对于嗜酸性粒细胞增多的患者，即使只发现少量具有该表型的原始细胞，依然强烈提示该病。分子遗传学方面，该疾病特征性地具有源于5号染色体的IL3基因与14号染色体的IGH基因的功能性重排，导致IL3过表达，IL3诱导嗜酸性粒细胞的成熟与释放，该异常一般用常规核型分析就能检出。也可通过荧光原位杂交检测。该病的预后被认为与其他类型急性淋巴细胞白血病一致，在诊断时的原始细胞百分比不认为是一个预后因素。本病即使骨髓原始细胞计数不高，也可依据免疫表型和遗传学特点来诊断该疾病。

（二）案例分享（来自Blood文献）

患者男，60岁，因“发热和呼吸困难”入院。他被诊断为深静脉血栓（DVT）和肺栓塞。血常规显示白细胞增多（47.4×10^9/L）和嗜酸性粒细胞增多（33.2×10^9/L），无其他血细胞减少症。血涂片显示不典型嗜酸性粒细胞胞质丰富且脱颗粒，而胞核分叶过多。外周血涂片未见原始细胞（图4-1-31A，×1000）May-Grunwald Giemsa染色）。骨髓涂片示44%的不成熟淋巴细胞伴不典型嗜酸性粒细胞（图4-1-31B，×60，May-Grunwald Giemsa染色）。免疫组化（图4-1-31C，×20）、CD34+原始细胞伴有不成熟淋巴细胞标记（TdT+、CD38+、CD10++）和B细胞标记（CD19+、CD79+、CD22+），同时CD20-。FISH示BCR-ABL1、MLL-AF4和PDGFRα/β均阴性。细胞遗传学显示t(5;14)(q31;q32)和del(15)(q23;

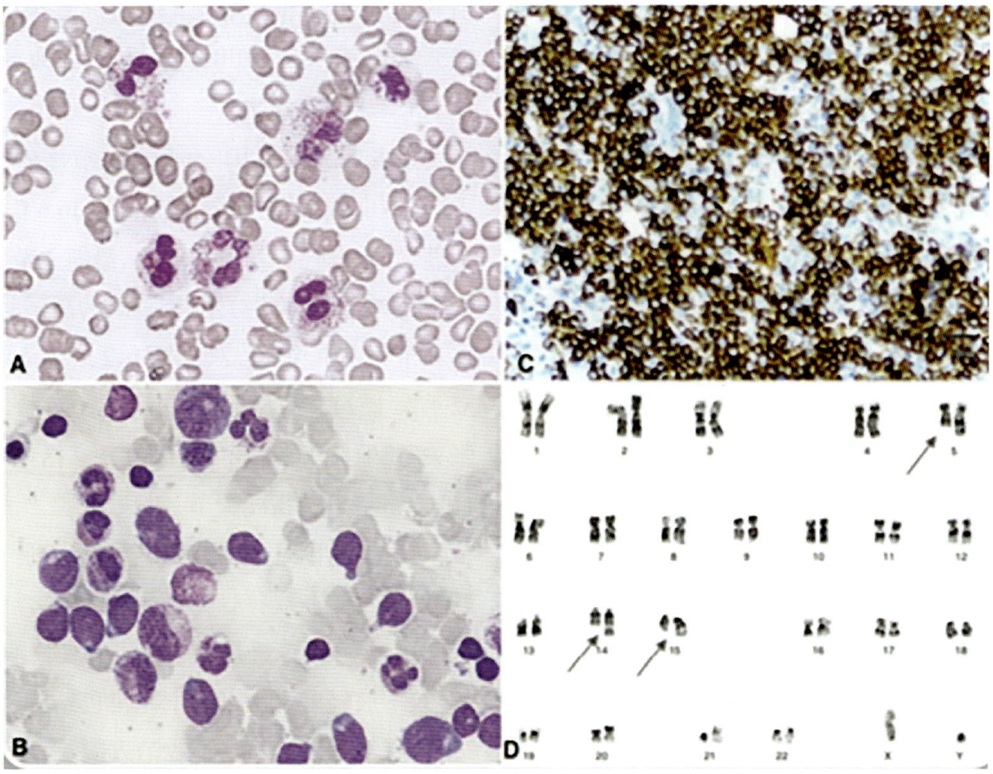

图4-1-31　一例B-ALL伴t(5;14)(q31;q32)(IGH/IL3)患者。(A)血涂片；(B)骨髓涂片；(C)免疫组化；(D)核型图。[Toboso DG, Campos CB. Peripheral eosinophilia as the first manifestation of B-cell acute lymphoblastic leukemia with t(5;14)(q31;q32). Blood. 2017 Jul 20;130(3):380.]

q26)(图4-1-31D)。患者化疗后接受了异基因造血干细胞移植。10个月后，复发并死于感染性休克。该患者诊断为B-ALL伴t(5;14)(q31;q32)(IGH-IL3)，这是一种罕见的伴重现性遗传学异常的急性白血病。IL3基因的过表达导致细胞因子的过度产生，加速了嗜酸性粒细胞的成熟。因此，嗜酸性粒细胞增多是反应性的，而非克隆性的。这些细胞的形态很少见，这种易位是否会增加血栓栓塞的风险尚不清楚。而DVT在高嗜酸性粒细胞综合征中有描述，其中嗜酸性粒细胞在血栓形成中起重要作用。

（三）诊断要点

见表4-1-6。

表4-1-6 B-ALL/LBL伴t(5;14)(q31.1;q32.3);IGH-IL3的诊断要点

1. 形态学特点：该疾病的原始细胞具有典型的淋巴母细胞的形态，引人注目的是嗜酸性粒细胞增多为反应性的，而非克隆性的
2. 免疫表型：原始细胞CD19和CD10阳性。如果患者有嗜酸性粒细胞增多，即使少量的原始细胞具有这样的表型也强烈提示该疾病
3. 预后：虽然确诊的病例数太少，目前认为但该疾病的预后与其他类型ALL没有不同，在诊断时的原始细胞百分比不认为是一个预后因素
4. 诊断：外周血和（或）骨髓中原始淋巴细胞>25%，具有t(5;14)(q31.1;q32.1)和（或）IGH-IL3者，可诊断为本病。若能检出t(5;14)(q31.1;q32.1)和（或）IGH-IL3者，即便原始细胞很低，亦可诊断为本病

（龙芳　李婷　黄兴琴　高晓鹏　张云）

七、B-ALL/LBL伴t(1;19)(q23;p13.3);TCF3-PBX1

（一）概论

急性B淋巴细胞白血病/淋巴瘤伴t(1;19)(q23;p13.3)是一种原始淋巴细胞定向于B细胞系列的肿瘤，在WHO-HAEM4R中归属于B-ALL/LBL伴重现性遗传学异常的独立亚型。这一类型的白血病在儿童相对多见，约占儿童急性B淋巴细胞白血病的6%；在成人中相对少见。该类型无特异的血常规表现和临床表现，多肝脾、淋巴结肿大，以及骨关节疼痛；形态学特点与其他ALL相似，可见凹陷、切迹等；MPO染色阴性，PAS染色可阳可阴；免疫表型有典型的CD19+、CD10+胞质u(Cu)重链阳性，常强表达CD9，而CD34低表达，或者仅有少量的白血病细胞表达有限的CD34；该类型常具有19号染色体上的TCF3(E2A)与1号染色体上的PBX1基因之间的易位，尽管不是所有都有t(1;19)易位，极少数患者中出现另一种TCF3基因的易位，即t(17;19)，这一易位涉及17号染色体上的HLF基因，并且与不良预后有关。该类型在早期的研究表明与预后不良有关，但目前的强化治疗可改观，这些患者可能有相对较高的中枢神经系统复发风险。当骨髓中原幼淋巴细胞≥25%，具有t(1;19)(q23;p13.3)和（或）TCF3-PBX1者，可诊断为本病。

（二）简要病史

患者男，15岁，因“全身多关节疼痛伴发热伴7天”入住中医科。体格检查：体温36.6℃，脊柱正常生理弯曲，脊柱各棘突无压痛，骶髂关节无压痛，双侧“4”字交叉试验(-)，双侧直腿抬高试验阴性。压痛关节：双肩，双腕，双手第1、2、3、4、5掌指关节，双手第1、2、3、4、5近端指间关节，双膝，双踝。肿胀关节：双腕，双手第1、2、3、4、5掌指关节，双手第1、2、3、4、5近端指间关节，双膝，双踝。活动受限关节：双肩上抬困难、双腕活动受限。双膝屈伸受限，畸形关节：无。双膝骨擦感阴性，双膝浮髌征阴性，双膝内外侧旋转挤压试验阴性，双膝抽屉试验阴性，双下肢轻度水肿，无肝脾、淋巴结肿大。门诊拟“幼年型特发性关节炎？”收治入院。

（三）实验室检查

1. 血常规

白细胞计数为13.18×10⁹/L，血红蛋白为131g/L，

血小板计数为 $31\times10^9/L$。

2. 其他辅助检查

血清学检查：C反应蛋白（CRP）为30.3mg/L，补体C3为1.34g/L，血沉为25mm/h。

凝血检查：纤维蛋白原为5.45g/L，D-二聚体为3.91mg/L。

3. 外周血形态

原幼淋巴细胞升高，占58%，可见中、晚幼粒细胞，成熟红细胞大致正常，幼红比为1∶100，血小板少见（图4-1-32和图4-1-33）。

4. 骨髓形态

取材、涂片、染色良好。骨髓增生极度活跃，淋巴系异常增生，原幼淋巴细胞占94%，该类细胞胞体小，类圆形，胞质量少，天蓝色，核类圆形，可见切迹、凹陷、折叠，核染色质粗糙，核仁可见1~3个；三系受抑（图4-1-34至图4-1-36）。化学染色：MPO染色阴性（图4-1-37）。

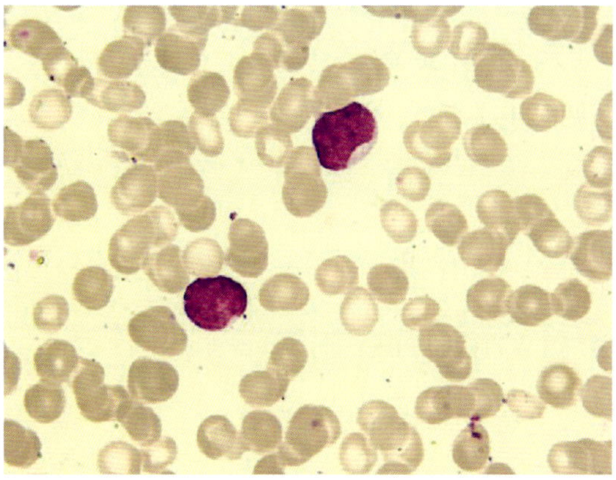
图4-1-32　外周血涂片瑞氏染色，×1000

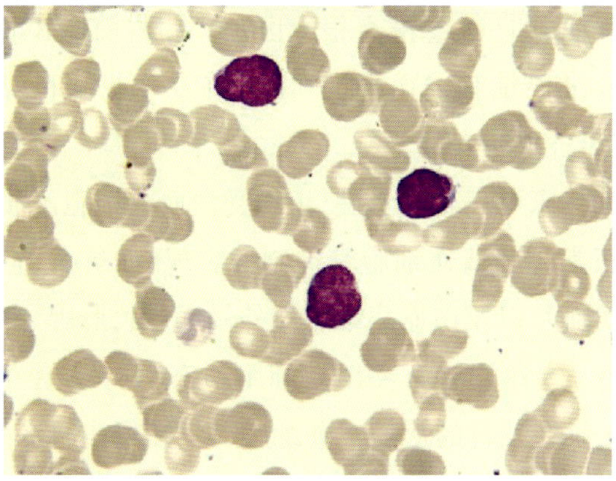
图4-1-33　外周血涂片瑞氏染色，×1000

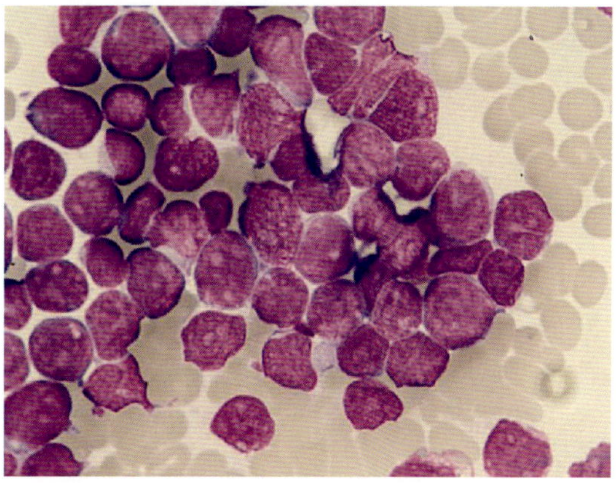
图4-1-34　骨髓涂片瑞氏染色，×1000

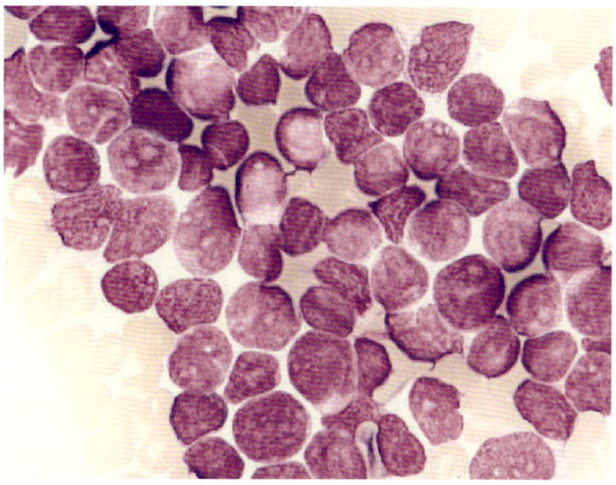
图4-1-35　骨髓涂片瑞氏染色，×1000

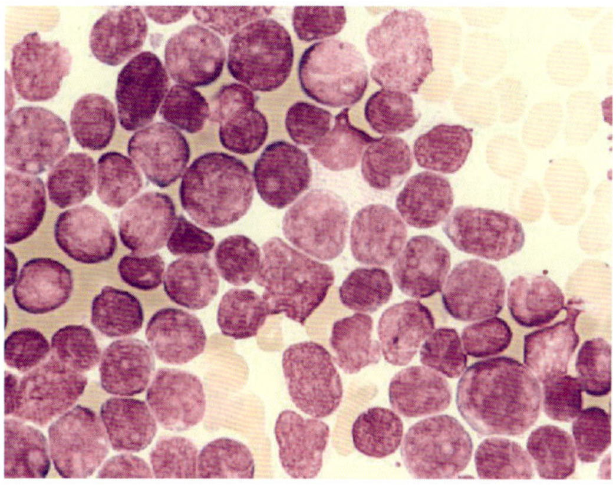
图4-1-36　骨髓涂片瑞氏染色，×1000

形态学意见：①ALL；②建议免疫分型、染色体及分子生物学检查。

5. 免疫分型

85.65%的细胞（占全部有核细胞）表达HLA-DR、CD19、cCD79a，部分表达CD10、CD20dim，不表达CD4、CD2、CD34、CD16、CD64、CD14、CD117、CD33、CD23、kappa、lambda、cCD3、cMPO，其中约

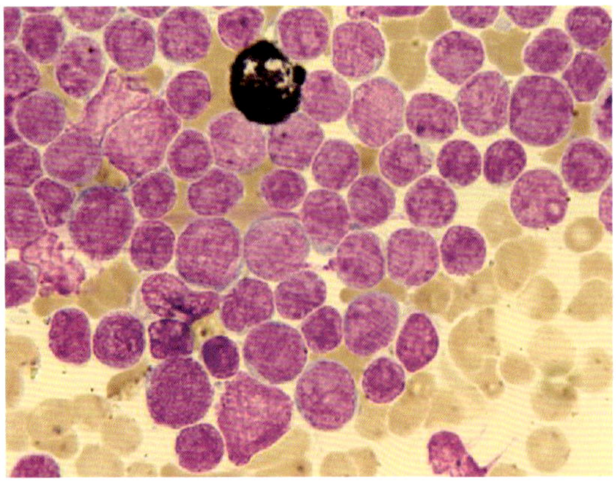

图4-1-37　骨髓涂片MPO染色，×1000

1.65%（占有核细胞）表达CD5、CD7、CD3、CD8，考虑为恶性幼稚B淋巴细胞，考虑B-ALL。请结合临床及其他实验室检查。

6. 染色体检查

51，XY，+7，+8，der（19）t（1；19）（q23；p13）×2，+20，+21，+22[2]/46，XY[18]。

7. 分子生物学检查

TCF3-PBX1阳性。

（四）最终诊断

B-ALL伴t（1；19）（q23；p13.3）；TCF3-PBX1。

（五）病例解析

患者为男性少年，起病急，病程短，以“全身多关节肿痛伴发热7天”为主要表现。儿童患者以关节疼痛起病，除考虑幼年型关节炎以外，亦不能除外AL，特别是ALL的可能，尤其是儿童ALL多以肢体疼痛为主要临床表现就诊，主要原因是骨和关节痛与白血病细胞大量增殖致骨髓腔内压力升高和白血病侵蚀骨实质、骨膜和关节腔有关，因此，此类患者因及时进行骨髓检查以便尽快得到诊治。该患者血常规提示白细胞偏高，不贫血，血小板降低，外周血分类和骨髓中原幼淋巴细胞明显升高，诊断ALL明确；流式检测提示B-ALL，且缺乏CD34，符合该类型的特点；染色体提示存在t（1；19）（q23；p13.3），分子生物学提示TCF3-PBX1阳性，故按WHO-HAEM4R诊断标准符合B-ALL伴t（1；19）（q23；p13.3）；TCF3-PBX1。在WHO-HAEM5的诊断中与WHO-HAEM4R诊断一致，但取消了染色体的要求，诊断为B-ALL伴TCF3：：PBX1。

（六）诊断要点

见表4-1-7。

表4-1-7　B-ALL伴t(1;19)(q23;q13.3);TCF3-PBX1的诊断要点

1. 该疾病的临床表现、细胞形态学、免疫表型特征与其他类型B-ALL相似，并无特别之处。诊断该病关键是t（1；19）（q23；p13.3）和（或）TCF3-PBX1的检出
2. 外周血和（或）骨髓中原始淋巴细胞>25%，具有t（1；19）（q23；p13.3）和（或）TCF3-PBX1者，可诊断为本病

（何容　黄兴琴　向时庆　龙芳　黄钜略）

八、暂定型：B-ALL/LBL，BCR-ABL1样

（一）概论

B-ALL/LBL，BCR-ABL1样，即Ph样ALL，又称为BCR-ABL1样ALL/LBL。WHO-HAEM4R淋巴母细胞白血病/淋巴瘤分型中被列入临时病种，不涉及BCR-ABL1易位，但其基因表达谱与Ph+ALL很相似，经常会涉及其他酪氨酸激酶的易位及CRLF2的重排，因累及的信号通路、形成的融合基因不同，和Ph+急淋有很大区别。约占前体B细胞急性淋巴细胞白血病的0.7%，好发于儿童和成年人，男性多于女性。

临床可表现为骨髓、组织受白血病细胞浸润引起正常骨髓造血细胞受抑制的表现（如贫血、感染和出血），以及白血病细胞髓外浸润导致肝脾、淋巴结肿大，骨关节痛突出。细胞形态学与其他类型ALL没有独特的形态学和细胞化学特征进行区别。免疫表型与普通ALL无明显异常，原始细胞通常表

达CD10和CD19,表达早期B细胞标志,无特异性免疫表型。具有CRLF2易位的病例,流式显示该蛋白产物的高水平表达,这可能是筛查CRLF2易位的一种手段,因为表达不升高的病例不会有CRLF2的易位。

遗传学上该型白血病基因表达谱与BCR-ABL1阳性的ALL相似,涉及基因异常有细胞信号通路的基因异常,包括CRLF2、白细胞介素-7受体(IL-7R)、红细胞生成素受体(EPOR)基因;涉及激酶信号通路的基因异常,包括Abelson白血病病毒(ABL)1/2、JAK1/2、集落刺激因子受体(CSF1R)、血小板生长因子受体β(PDGFRβ)基因,以及与B细胞发育相关的IKZF1基因等。现已发现有91%的Ph样ALL患者可有激酶激活的变异。事实上,Ph样急淋其实是一群疾病,可形成多种融合基因,现已发现30余种融合基因,包括涉及ABL1、ABL2、CRLF2、CSF1R、EPOR、JAK2、NTRK3、PDGFRβ、PTK2B、TSLP、TYK2等基因重排;涉及FLT3、IL7R及SH2B3的序列突变。伴有CRLF2易位的病例大约占所有Ph样ALL病例的一半,而大约一半具有CRLF2重排的ALL患者存在JAK2或JAK1的突变,但激酶易位极少与CRLF2重排同时存在。30%~40%的Ph样ALL患者可检测到JAK2或JAK1基因突变。

Ph样ALL/LBL预后差,临床预后属高危,易复发。多伴有IKZF1改变,具有ABL、CSF1R、PDGFRβ的融合基因对达沙替尼敏感,具有CRLF2、JAK2、EPOR融合基因对JAK2抑制剂敏感。

(二)简要病史

患儿男,10岁,右踝、左膝、右髋关节游走性肿痛1个月。颈部可触及数枚绿豆大小淋巴结,脾肋下3cm,质软。右腕关节肿胀,有触痛及活动时疼痛。

(三)实验室检查

1.血常规

白细胞计数为$9.4 \times 10^9/L$,血红蛋白为119g/L,血小板计数为$307 \times 10^9/L$,淋巴细胞绝对值为$4.36 \times 10^9/L$,淋巴细胞百分比为46%。

2.外周血形态

白细胞正常,分类可见原幼淋巴细胞,成熟红细胞形态大致正常,血小板散在、可见(图4-1-38和图4-1-39)。

3.骨髓形态

取材、涂片、染色良好。骨髓有核细胞增生明显活跃,原幼淋巴细胞占60%,该类细胞大小不一,外形尚规则,胞质少至中等,淡蓝色,核圆形或类圆形,核染色质较细致,可见核仁。粒、红两系比例降低,巨核细胞少见,血小板中小簇散在可见(图4-1-40和图4-1-41)。化学染色:MPO和PAS均阴性(图4-1-42和图4-1-43)。

形态学意见:①ALL;②建议进行免疫分型、染色体及分子生物学检查。

4.免疫分型

幼稚细胞群体占47.1%,表达CD34、CD10、

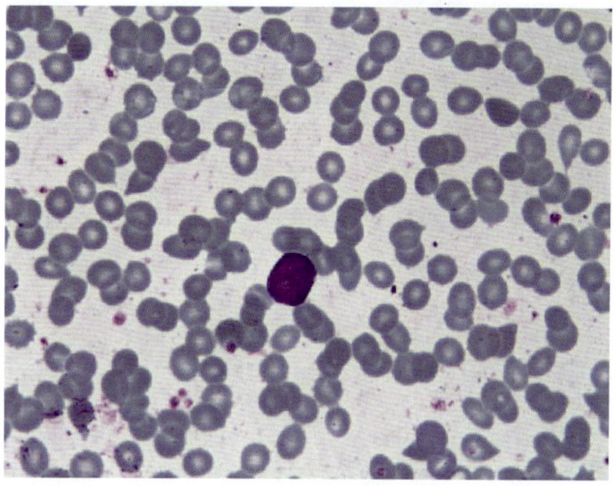

图4-1-38 外周血涂片瑞氏染色,×1000

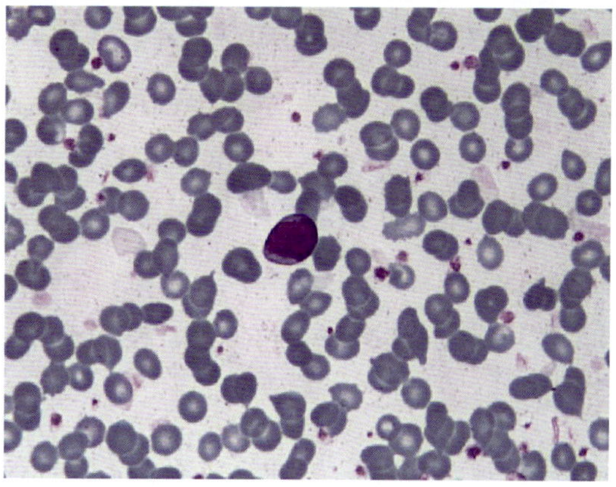

图4-1-39 外周血涂片瑞氏染色,×1000

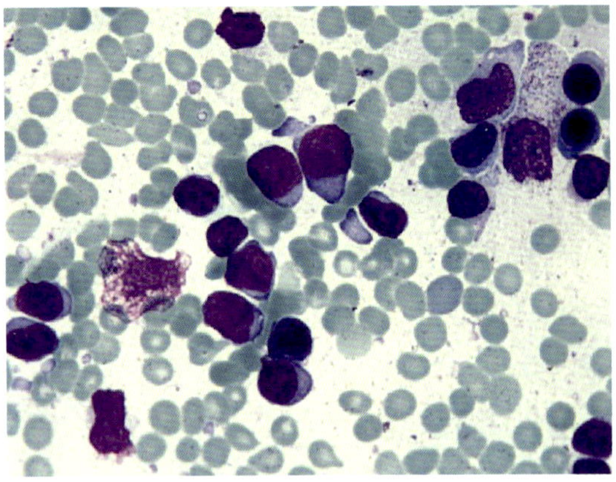

图4-1-40　骨髓涂片瑞氏染色，×1000

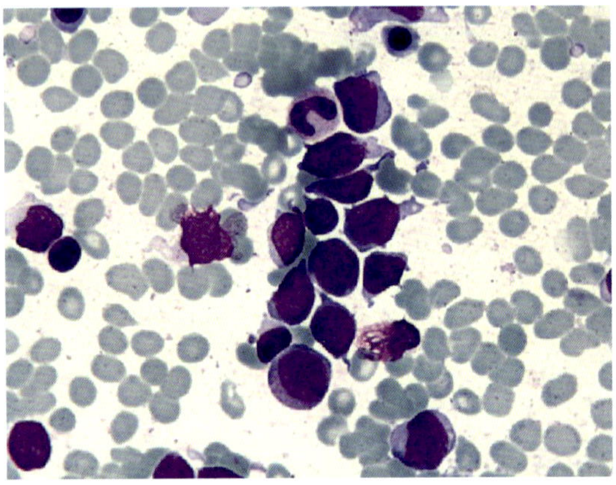

图4-1-41　骨髓涂片瑞氏染色，×1000

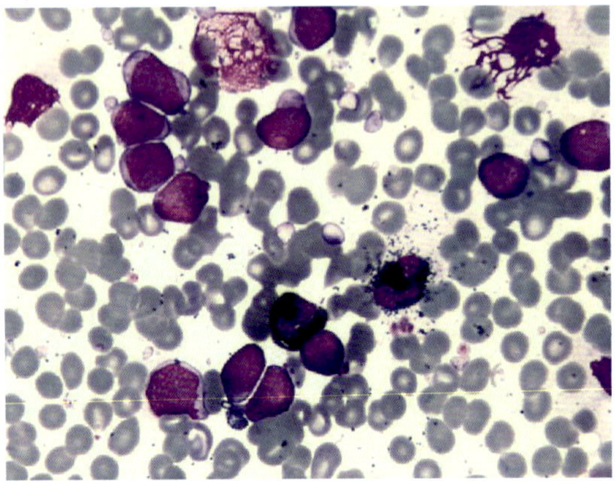

图4-1-42　骨髓涂片MPO染色，×1000

CD19、CD38，弱表达CD45，不表达CD7、HLA-DR、CD20、CD14、CD13、CD33、CD2、CD117、CD15、CD11B、CD64、CD56、CD4、CD8、CD3。幼稚细胞群cIgM+（5.8%）、sIgM+（2.1%）、CD22+（29.6%）、cCD22+（24.9%）、TDT+（94.6%）、cCD79a+（83.2%）。符合Common-B-ALL表型。

5. 染色体检查

46，XY[20]。

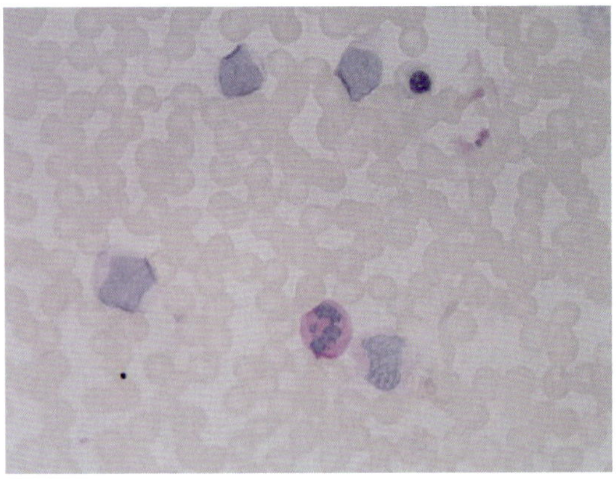

图4-1-43　骨髓涂片PAS染色，×1000

6. 荧光原位杂交检查

IgH重排阴性，BCR::ABL1融合基因阴性，CRLF2重排阴性，EPOR重排阴性，TEL::AML1融合基因阴性。

7. 分子生物学检查

91种白血病融合基因：检测到EBF1-PDG FRB融合基因转录本。IKZF1-IK6检测：阴性。转录组mRNA测序：检测到EBF1-PDGFRB融合基因转录本。

（四）最终诊断

BCR-ABL1样B-ALL/LBL。

（五）病例解析

9岁患儿关节游走性肿痛，浅表淋巴结及脾大，凡是儿童骨痛，有时甚至跛行都需要首先想到ALL或者肿瘤疾病。该患儿血常规三系看似正常，白细胞仪器计数及分类仅淋巴细胞稍高，但临床具有骨痛表现，需要考虑急性白血病，有些儿童白血病以骨痛为首发症状，最终结合骨髓细胞形态及免疫组化诊断为ALL。该病例流式免疫分型Commom-B-ALL，正常染色体核型，融合基因检测到EBF1-PDGFRβ阳性，转录组mRNA测序检测到EBF1-PDGFRβ融合基因转录本，根据WHO-HAEM4R，可综合诊断为Ph样ALL。Ph样ALL在初发时的早期精准诊断至关重要，理论上需要结合基因表达谱分析、转录组测序、外显子组测序等多种技术才能比较准确和全面地鉴定Ph样ALL及其他基因异常，但目前这些技术的临床应用还存在限制性，比较可行的是结合FISH、染色体核型分析和靶向基因测序，检测Ph样ALL中常见的基因易位和突变。需要鉴别诊断的是Ph阳性ALL：两者在临床表现及形态上相似，后者染色体可检出t(9;22)(q34.1;q11.2)，融合基因BCR-ABL1阳性，而Ph样ALL与Ph阳性ALL基因表达谱相似，无BCR-ABL1融合基因。

EBF1-PDGFRβ在Ph样ALL中较多见，占无重现性染色体异常的儿童B-ALL的3%，患者对常规化疗药物易耐药，目前来看Ph样ALL患者总体预后较差，疗效不像Ph+ALL那样确定，MRD检测阳性风险也更高。适合应用的靶向药物有多种，但缺乏统一的治疗模式。目前Ph样ALL的治疗按照高危组ALL处理，最终治疗手段以异基因造血干细胞移植治疗为主，伴有IKZF1基因缺失者预后差。有文献报道在体外实验中，表达ABL1、ABL2、CSF1R及PDGFRβ融合基因的细胞株和人白血病细胞系对达沙替尼敏感，本例患儿使用达沙替尼治疗后第19天骨髓MRD占8.7%；治疗后第56天骨髓基本缓解，MRD为0.036%；治疗后第93天骨髓完全缓解，MRD阴性，可能与其IKZF1基因缺失阴性有关。

（六）诊断要点

见表4-1-8。

表4-1-8　BCR-ABL1样B-ALL/LBL

1. Ph样ALL最常见的基因异常是CRLF2易位，可用流式细胞学方法进行该蛋白产物的检测。Ph样急淋其实是一群疾病，可形成多种融合基因，现已发现30余种融合基因，包括涉及ABL1、ABL2、CRLF2、CSF1R、EPOR、JAK2、NTRK3、PDGFRB、PTK2B、TSLP、TYK2等基因重排；涉及FLT3、IL7R及SH2B3的序列突变
2. 外周血和（或）骨髓中原始淋巴细胞百分比>25%，在Ph染色体和B-ALL伴重现性遗传学异常的相关基因均为阴性时，需要及时检测是否是Ph样急淋

（王珏　张云　吴佗　李小红　秦大兵）

九、暂定型：B-ALL/LBL伴iAMP21

（一）概论

伴21号染色体内部过度扩增（伴iAMP21），属于B-ALL/LBL伴重现性遗传学异常的临时分型，WHO-HAEM5属于正式病种，诊断标准不变。iAMP21是一种重现性的遗传学变异。FISH是最有效及可靠的检测iAMP21的方法，FISH检测到存在5个及以上RUNX1基因拷贝，或中期检测到单条异常21号染色体上存在3个或更多RUNX1额外拷贝数即为阳性。iAMP21在儿童ALL发生率约为2.0%，并常发生于较大年龄组（中位9岁），成人患者少见。这一新病种预后不良，在一定程度上，需要用更积极的治疗方案。

（二）诊断要点

本型常见于儿童，特征是21号染色体的一部分扩增。可通过特征性RUNX1基因FISH探针检测到5个或更多拷贝，或者中期FISH显示单条异常21号染色体上有3个或更多RUNX1基因的额外拷贝。免疫表型多为前B细胞，低白细胞计数，预后不良，需要用更积极的治疗方案。具体诊断标准见表4-1-9。

表4-1-9　B-ALL/LBL伴iAMP21诊断标准（WHO-HAEM4R分类）

外周血/骨髓中原始淋巴细胞>25%，FISH检测到存在5个及以上RUNX1基因拷贝，或中期检测到单条异常21号染色体上存在3个或更多RUNX1额外拷贝数即为阳性者，可诊断本病

（龙芳　李婷　吴佗　李小红）

第二节 B-ALL/LBL，非特指型

一、概论

B-ALL/LBL包括非特定类型和伴重现性遗传学异常两大类。B-ALL/LBL，NOS即原始B淋巴细胞白血病/淋巴瘤，非特定类型。

B-ALL/LBL是一种来源于B细胞系的前体淋巴细胞肿瘤，根据肿瘤细胞累及范围不同，B淋巴母细胞肿瘤分为B-ALL和B-LBL。当有广泛骨髓和外周血受累时，称为B-ALL；当只局限为淋巴结或结外瘤块性病变，不伴或仅有轻微外周血和骨髓受累时，称为B-LBL。通常原始淋巴细胞<25%时诊断LBL，>25%时诊断ALL。B-ALL患者髓外侵犯淋巴结、肝脾、中枢神经系统、睾丸常见，骨关节疼痛较为突出，大多数血常规表现为发热、血小板减少、贫血和(或)中性粒细胞减少，白细胞计数可减少、正常或显著升高。B-LBL患者大多数分期较早，常以侵犯皮肤、软组织、骨组织、淋巴结等起病，发病初期多无症状。

形态学检查原始、幼稚淋巴细胞形态变化很大，细胞体积可大可小或大小不等，胞质少或中等，呈浅蓝至蓝灰色，偶有空泡，核圆形、不规则或有切迹，染色质较粗厚，核仁清楚且数量较多。骨髓增生通常极度活跃，仅少数增生低下，原始、幼稚淋巴细胞异常增生，三系增生受抑，在低倍镜下观察时，可见白血病细胞成小簇状或葡萄串样聚集分布。涂片易见涂抹细胞。MPO染色：原始、幼稚细胞呈阴性，有时候也可呈阳性。PAS染色：原始、幼稚淋巴细胞通常粗颗粒阳性，亦有阴性。

免疫分型方面，几乎所有B-ALL/LBL都表达B细胞标志CD19、CyCD79a和CyCD22；大多数病例的原始淋巴细胞表达CD19，表面CD22、CD24、PAX5和TdT，CD10和CD34的表达情况则是不定的，有的可表达髓系相关抗原CD13和CD33或T细胞抗原CD7，且这些标志的表达不能排除B-ALL/LBL的诊断。根据TdT、CD10表达情况和是否存在细胞质μ链(Cyμ)将B-ALL/LBL分为三类：早前体B-ALL/LBL（Pro-B-ALL/LBL），淋巴母细胞表现为TdT+CD10-Cyμ-；普通型B-ALL/LBL（common B-ALL/LBL），淋巴母细胞表现为TdT+CD10+Cyμ-；前体B-ALL/LBL(Pre-B-ALL/LBL)，淋巴母细胞表现为TdT+CD10+Cyμ+。淋巴母细胞不表达膜免疫球蛋白(sIg)是B-ALL/LBL的重要特征，但如果sIg阳性，而其他细胞免疫学表型、形态和遗传特征符合，也不能完全排除B-ALL/LBL。

具有重现性遗传学异常的B-ALL/LBL均不能归类为B-ALL/LBL，NOS。

（二）简要病史

患者女，3岁4个月，1个月前因步行摔倒后背痛，X线片无异常，口服布洛芬止痛效果不佳。体格检查：双颈部可触及绿豆大小淋巴结；咽部无充血，扁桃体无肿大，腰腹两侧散在分布暗红色皮疹，触之平滑，压之不褪色，部分可融合成片，右侧为著；肝脾肋下未触及。

（三）实验室检查

1. 血常规

白细胞计数为$4.26\times10^9/L$，中性粒细胞计数为$1.06\times10^9/L$，血红蛋白为93g/L，血小板计数为$58\times10^9/L$。

2. 其他辅助检查

血清学检查：支原体IgM抗体阳性，柯萨奇病毒IgM抗体阳性。生化结果大致正常。

腹部CT显示胸腰椎骨质疏松，多发楔形变。

3. 外周血形态

白细胞无明显增减，原幼淋细胞比例升高，形态同骨髓，可见涂抹细胞；成熟红细胞形态未见异常；血小板少见(图4-2-1和图4-2-2)。

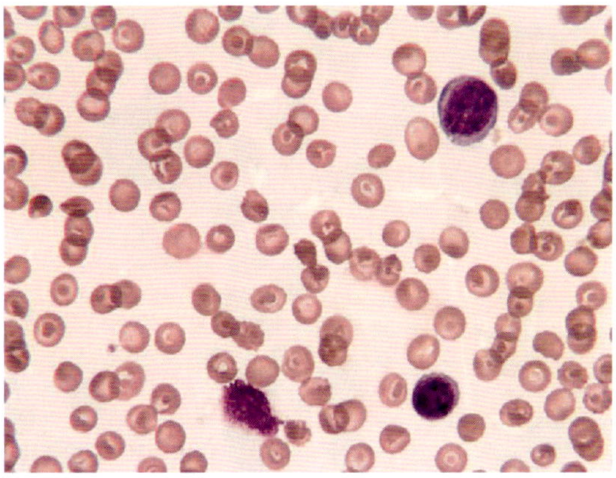

图4-2-1　外周血涂片瑞氏染色,×1000

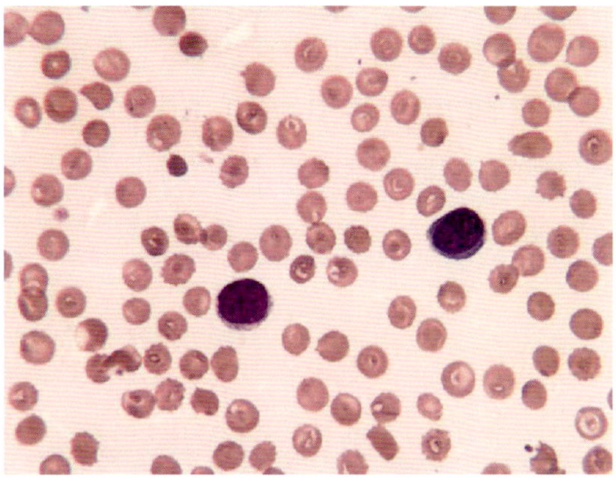

图4-2-2　外周血涂片瑞氏染色,×1000

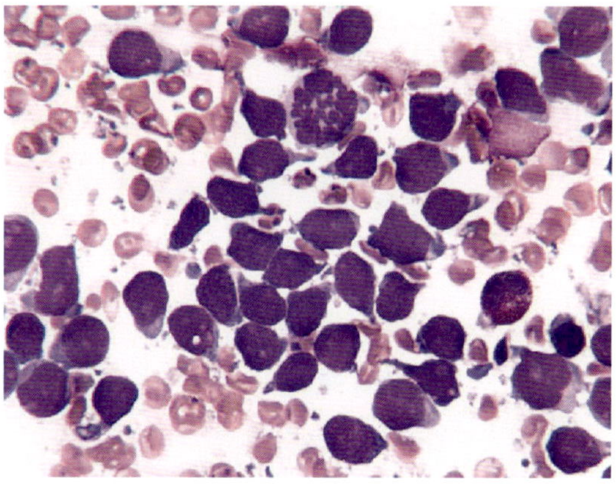

图4-2-3　骨髓涂片瑞氏染色,×1000

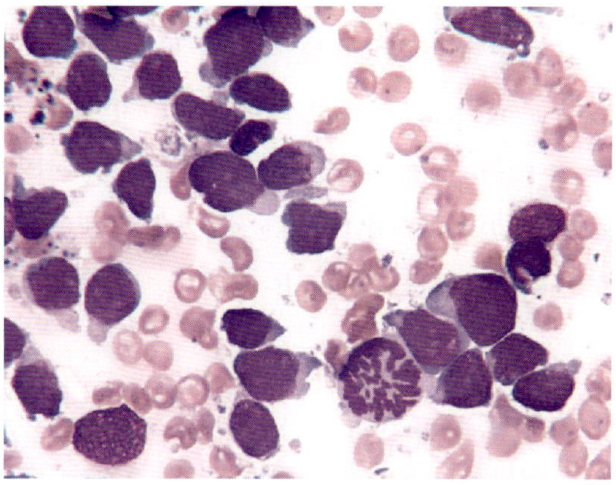

图4-2-4　骨髓涂片瑞氏染色,×1000

4. 骨髓形态

取材、涂片、染色良好。骨髓增生明显至极度活跃,原始、幼稚淋巴细胞异常增生,原幼淋细胞占96%,该类细胞散在或葡萄串样分布,大小不等,类圆或不规则,胞质少至中等,呈蓝色;核圆形、不规则或有切迹,染色质较粗厚,核仁清楚,1至多个。涂片易见涂抹细胞。粒、红两系增生受抑。全片见巨核细胞3个,血小板少见(图4-2-3和图4-2-4)。MPO染色:原始、幼稚细胞呈阴性(图4-2-5)。PAS染色:原始、幼稚淋巴细胞呈阴性(图4-2-6)。

形态学意见:ALL,建议进行MICM相关检查。

5. 免疫分型

异常免疫表型的B淋巴细胞占有核细胞的90.16%,表达CD10、CD19、CD20、CD34、TdT、CD58、CD73、CD123,弱表达CD81,不表达CD38、CD304,考虑为Common B-ALL。

6. 细胞遗传学检查

染色体核型:46,XX[20]。

Fish检测:未见异常融合基因。

7. 分子生物学检查

白血病64种融合基因检测:阴性。pH-样基因检测:阴性。IKZF Plus基因检测:未检测到大片段缺失/重复。

(四)最终诊断

B-ALL/LBL,NOS。

(五)病例解析

患儿为3岁4个月学龄前期儿童,1个月前因摔倒后背痛,口服布洛芬止痛效果不佳,骨痛可能与白血病相关。尽管X线片无异常,但胸腹部CT显示胸腰椎骨质疏松,多发楔形变,说明存在骨质破坏,不除外肿瘤侵犯。体格检查:双颈部浅表淋巴结肿大,皮肤出血表现。血常规:贫血,血小板减少,粒细胞减少。尽管辅助检查支原体IgM抗

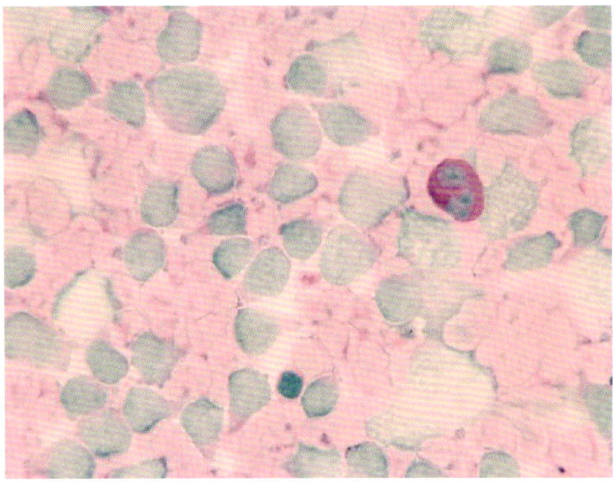

图4-2-5　骨髓涂片PAS染色，×1000

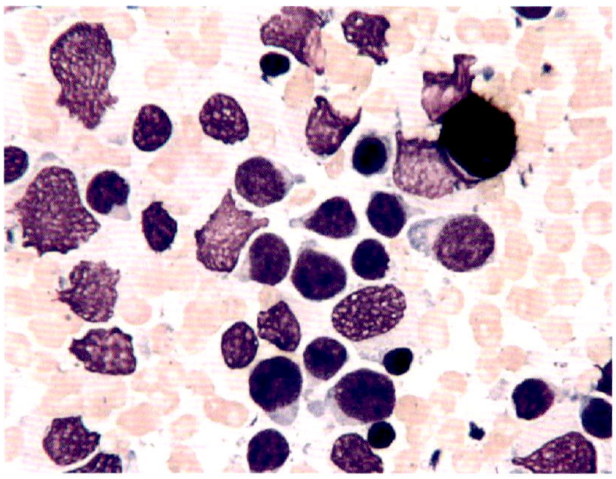

图4-2-6　骨髓涂片MPO染色，×1000

体(+)，柯萨奇病毒IgM抗体(+)，无明显的相应病毒感染症状，也与该患儿骨痛无关。但患者为儿童、三系减降、骨痛，考虑AL的可能性大。外周血及骨髓原幼淋细胞比例升高，形态学诊断为ALL。免疫分型证实为Common B-ALL。细胞遗传学及分子生物学检查均未见重现性遗传学异常的任何证据，故只能归类为B-ALL/LBL，NOS。

（六）诊断要点

见表4-2-1。

表4-2-1　B-ALL/LBL，NOS的诊断要点

1. 外周血和(或)骨髓中原始淋巴细胞>25%，排除B-ALL伴有重现性遗传学异常和伴有Ph样基因的ALL，可诊断为本病
2. WHO-HAEM5诊断标准：同上

（高晓鹏　黄兴琴　李小红　张云　李婷）

第三节　T-ALL/LBL

一、T-ALL/LBL，NOS

（一）概论

T-ALL/LBL分为T-ALL/LBL，NOS和早期前体原始T淋巴细胞白血病(ETP-ALL)，诊断主要依据为形态学和免疫表型。T-ALL，NOS占T-ALL的85%~90%。T-ALL约占儿童ALL的15%，成人ALL的25%，可累及骨髓、血液、胸腺或其他结外部位，中枢神经系统累及较B-ALL更常见。可能累及的其他结外部位包括肝、脾、皮肤、扁桃体和睾丸。T-ALL/LBL病例往往有较多的纵隔受累。白细胞通常升高，涂片原始淋巴细胞为高核质比，可见胞质空泡，胞核可深染且不规则或扭曲。小原始淋巴细胞有致密的核染色质和不明显的核仁，大原始细胞有稀疏的染色质和明显的核仁。骨髓切片原始淋巴细胞显示高核质比、细点状染色质和不明显核仁。细胞化学染色：原始T淋巴细胞显示局灶性酸性磷酸酶阳性，髓过氧化物酶、特异性和非特异性酯酶阴性。T-ALL免疫表型常为TdT阳性，而CD1a、CD2、CD3、CD4、CD5、CD7和CD8表达不定。其中CD7和cCD3通常阳性，但只有CD3具有系列特异性。T-ALL还可根据免疫表型区别不同成熟阶段的前体淋巴细胞，包括Pro、皮质和髓质T急淋。通常，分化越早期阶段，其表达的特定免疫表型预后越差。T-ALL常见细胞遗传学异常，最重要的分子学异常是NOTCH1基因的激活突变，见于

50%以上的T-ALL。在淋系祖细胞内NOTCH信号促使T细胞发育，B细胞发育受限，NOTCH抑制剂可能是一种有效的靶向治疗药物。

（二）简要病史

患儿男，4岁3个月，发现“双侧耳后包块13天”入院。

现病史：患儿家属13天前发现患儿双侧耳后包块，约鸡蛋大小，伴有疼痛，无发热、咳嗽等其他不适，当地县医院诊断为淋巴结炎，给予口服药物治疗4天（具体不详），未见明显好转，后给予静滴药物治疗4天，无好转。转入上级医院诊断为淋巴结炎，给予静点药物治疗4天（具体不详），仍无好转，为进一步治疗，就诊我院门诊。

体格检查：颈部、颌下、耳后、锁骨上凹、腹股沟可触及浅表淋巴结肿大，最大约39mm × 25mm × 20mm，皮肤表面完整、无破溃，皮温不高，边界不清，活动度差。胸廓外形正常，三凹征阴性，胸式呼吸。双肺呼吸动度一致，语颤一致，双肺呼吸音清，未闻及干湿啰音，未闻及胸膜摩擦音。

（三）实验室检查

1. 血常规

白细胞计数为17.87 × 10^9/L，中性粒细胞计数为9.40 × 10^9/L，淋巴细胞计数为6.56 × 10^9/L，中性粒细胞百分比为52.6%，淋巴细胞百分比为36.7%，红细胞计数为5.16 × 10^{12}/L，血红蛋白为131g/L，血小板计数为365 × 10^9/L。

2. 其他辅助检查

血清学检查：超敏CRP为2.75mg/L。生化结果大致正常。

影像学检查：

彩超检查：双侧颈部多发异常形态淋巴结，考虑淋巴瘤累及。前上纵隔内实质性包块，考虑淋巴瘤累及胸腺。心、肝、胆、脾、胰未见明显异常。

CT：前纵隔占位并颈部多发增大淋巴结，右侧胸腔少量积液，考虑淋巴瘤。气管、左侧主支气管受压变窄，双肺通气不良。

3. 外周血形态

白细胞升高，可见异常淋巴细胞；成熟红细胞形态未见异常；血小板散在成簇分布（图4-3-1）。

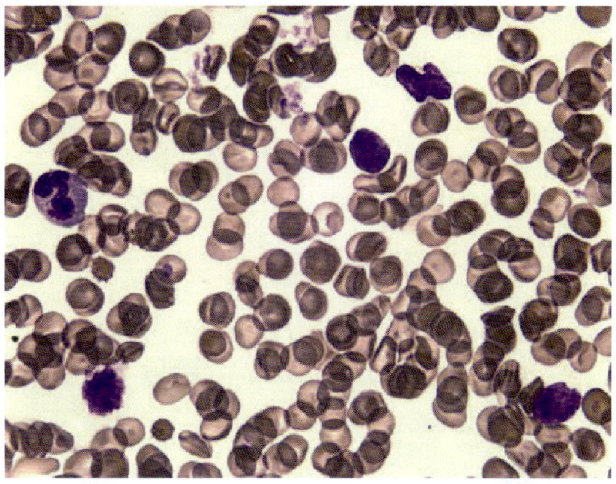

图4-3-1　外周血涂片瑞氏染色，×1000

4. 骨髓形态

取材、涂片、染色良好。骨髓增生明显活跃，粒系各阶段粒细胞可见，部分细胞胞浆颗粒增多增粗；红系比例偏低，以中、晚幼红细胞为主，形态未见异常；淋巴系异常增生，原幼淋巴细胞占53%，其胞体大小不等，圆形、类圆形，胞质少，部分可见空泡突起；核形较规则，部分扭曲折叠明显，核染色质较粗，核仁隐显。全片见巨核细胞215个，血小板聚集或散在分布。化学染色：MPO阴性（图4-3-2至图4-3-5）。

形态学意见：①ALL；②建议进行免疫分型、染色体及分子生物学检查。

5. 免疫分型

可见异常T淋巴细胞约占有核细胞的41.12%，

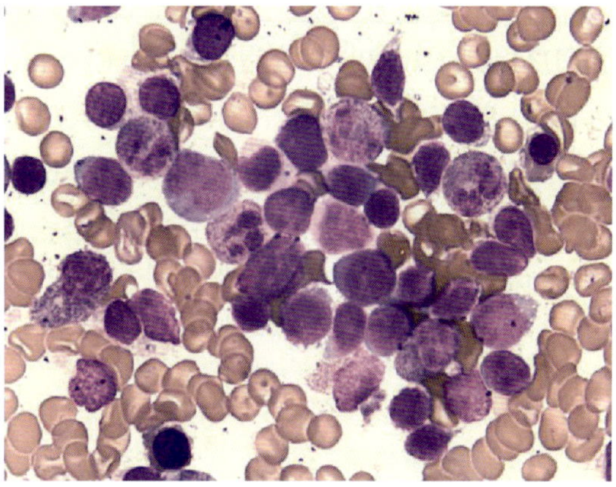

图4-3-2　骨髓涂片瑞氏染色，×1000

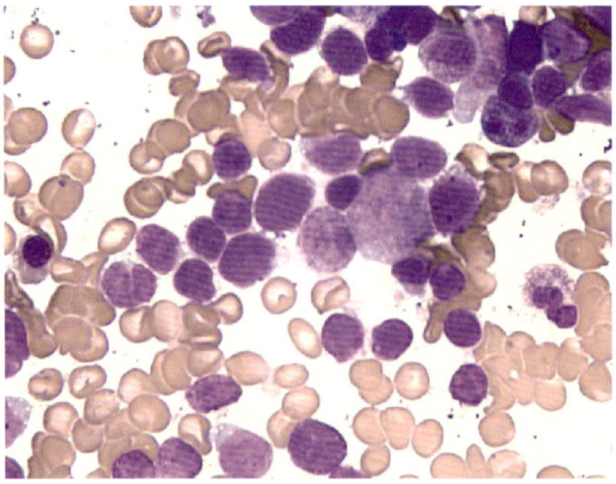

图4-3-3　骨髓涂片瑞氏染色，×1000

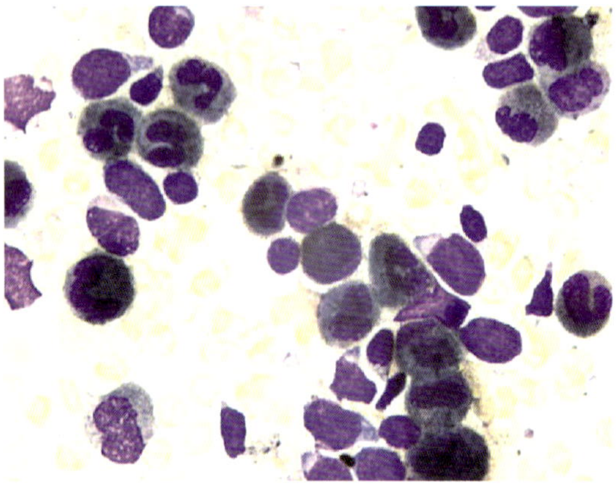

图4-3-4　骨髓涂片NAP染色，×1000

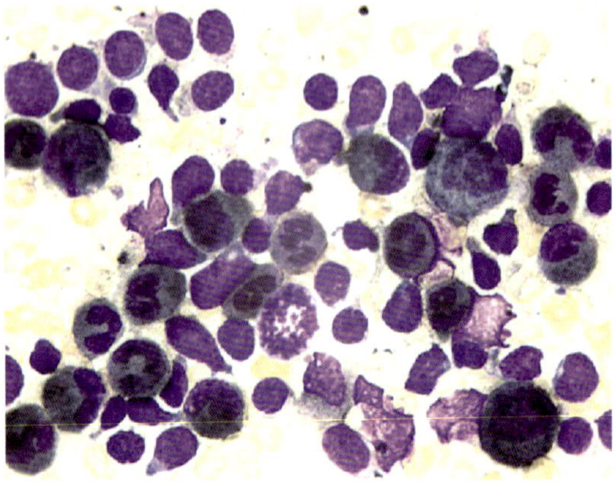

图4-3-5　骨髓涂片NAP染色，×1000

表达CD34、CD7、CD38，部分表达cCD3、CD5dim，不表达HLA-DR、CD8、cMPO、cCD79a、CD15、CD117、CD4、CD14、CD33、CD56、CD64和CD20，考虑为恶性幼稚T淋巴细胞，符合T-ALL表型，请结合临床表现及其他实验室检查。

6. 染色体检查

46，XY[20]。

7. 分子生物学检查

检测到PICALM-MLLT10融合基因阳性。

（四）最终诊断

T急性淋巴细胞白血病（T-ALL）。

（五）病例解析

4岁3个月男患儿，发现双侧耳后包块13天，包块约鸡蛋大小，伴有疼痛，无发热、咳嗽等其他不适，以淋巴结炎给予口服药物和静滴药物治疗均无好转，非炎症性，即可能是肿瘤性。体格检查：全身多发浅表淋巴结肿大，皮肤表面完整、无破溃，皮温不高，边界不清，活动度差，往往是恶性淋巴瘤表现。彩超发现上纵隔内实质性包块，考虑淋巴瘤累及胸腺。CT显示前纵隔占位并颈部多发增大淋巴结，右侧胸腔少量积液，考虑淋巴瘤。进一步做血常规检查，除了白细胞升高外，血红蛋白及血小板正常，生化结果大致正常，可疑淋巴瘤或许未侵犯造血系统。但外周血涂片可见异常淋巴细胞；骨髓淋巴系异常增生，原幼淋巴细胞占53%，符合ALL形态特点，进一步做免疫分型，发现恶性幼稚T淋巴细胞占有核细胞的41.12%，表达CD34、CD7、CD38，部分表达cCD3、CD5dim，考虑T-ALL表型。染色体检查正常。分子生物学检测到PICALM-MLLT10融合基因阳性。最终诊断为T-ALL。

该案例淋巴瘤累及胸腺，前纵隔占位，临床上初步诊断需要与胸腺瘤相鉴别，后者是由胸腺上皮分化而来，多位于前纵隔，早期可无症状，常表现为胸部钝痛、气短、咳嗽等症状。恶性胸腺瘤可表现为重症肌无力、各类粒细胞减少症、红细胞发育不良等副肿瘤综合征。根据患儿病史和临床表现，结合进一步形态学及免疫分型检查，可鉴别。PICALM-MLLT10融合常见核型为t(10;11)(p12;q14)，不过本病例骨髓染色体未见异常，遗憾的是未做FISH，该融合常见T-ALL，少见于AML、淋巴瘤，目前已在100余例儿童和成人T-ALL患者中检测到该融合，约占T-ALL患者的7%，提示预后不良。

（六）诊断要点

见表4-3-1。

表4-3-1 T-ALL，NOS诊断要点

1. 临床特征：T-ALL约占儿童ALL的15%，成人ALL的25%，可累及骨髓、血液、胸腺或其他结外部位，中枢神经系统累及较B-ALL更常见。可能累及的其他结外部位包括肝、脾、皮肤、扁桃体和睾丸。T-ALL病例往往有较多的纵隔受累，白细胞通常升高
2. 形态学特点：T原幼淋巴细胞类似B原幼淋，涂片原始淋巴细胞为高核质比，可见胞质空泡，胞核可深染且不规则或扭曲。部分病例染色质致密，核仁不明显，呈较成熟淋巴细胞形态，需注意识别
3. 免疫表型：T-ALL免疫表型常为TdT阳性，而CD1a、CD2、CD3、CD4、CD5、CD7和CD8表达不定。其中CD7和cCD3通常阳性，但只有CD3为系列特异性。T-ALL还可根据免疫表型区别不同成熟阶段的原始淋巴细胞，包括Pro、皮质和髓质T急淋
4. 分子遗传学：50%以上T-ALL分子学异常是NOTCH1基因的激活突变
5. 诊断标准：外周血和（或）骨髓涂片中原始淋巴细胞>25%，免疫表型符合原幼T细胞，且不符合ETP-ALL可诊断

（侯玉兰　高晓鹏　黄兴琴　李婷　龙芳）

二、ETP-ALL

（一）概论

早期前体原始T淋巴细胞白血病（ETP-ALL）具有独特的免疫表型，遗传学表明其仅限于早期T细胞分化，在免疫表型和基因水平都保留了一些髓系和干细胞的特征。WHO-HAEM4R将ETP-ALL归类为T-ALL/LBL的暂定类型，WHO-HAEM5将其作为正式病种，属于T-ALL/LBL的高危亚型。该型是一种在儿童和成人中罕见的肿瘤，占儿童期T-ALL病例的10%~13%，占成人ALL病例的5%~10%。常表现为肝脾大、发热、乏力和淋巴结肿大。ETP-ALL的细胞形态与普通原幼淋巴细胞相似，免疫分型显示，原始细胞表达CD7，但缺乏CD8和CD1a的表达，通常表达一个或更多的髓系/干细胞标记，包括CD34、KIT（CD117）、HLA-DR、CD13、CD33、CD11b和CD65。早期前体原始T淋巴细胞白血病的原始细胞还表达胞质CD3（CyCD3），极少数病例可表达表面CD3（sCD3），还可表达CD2和（或）CD4。原始细胞的CD5常为阴性；CD5阳性的细胞在原始细胞群中的表达不超过75%。MPO是阴性的，因为具有ETP免疫表型且同时表达MPO的白血病更有可能符合T/髓系混合表型急性白血病（MPAL）的标准。判断ETP-ALL可使用积分，免疫表型积分包括11个标志，可通过11个标志的表达情况计算积分，ETP-ALL的积分≥8分。ETP-ALL无独特的染色体异常，无特异的基因异常，突变频率较高的包括FLT3、RAS家族基因、DNMT3A、IDH1和IDH2。更有典型的急性淋巴细胞白血病突变，如NOTCH1激活突变和CDKN1/2基因突变，但这些在报道中比较少见。该型特别需要与AML-M0及MPAL相鉴别。

（二）简要病史

患儿女，6岁，因“颈部肿大3天”入院，无感染征象，一般情况可，外周血涂片可见幼稚细胞。患儿4个月前无明显诱因出现双下肢疼痛，不剧烈，与活动无关，无肿胀，无跛行，家属就诊于外院门诊，予以“补钙”处理，双下肢疼痛转为偶发，后家属未予以重视。

体格检查：神志清楚，精神反应可；全身皮肤黏膜红润，无皮疹、皮下出血点，双侧颈部均可触及2枚肿大包块，最大为3cm×4cm，质韧缘锐，活动度差，无粘连，有触痛，表面皮温升高，余淋巴结未触及肿大；腹平软，未扪及包块，肝脾肋下未触及肿大。

（三）实验室检查

1. 血常规

白细胞计数为8.28×10^9/L，红细胞计数为2.08×10^{12}/L，血红蛋白为141g/L，血小板计数为271×10^9/L。

2. 外周血形态

白细胞正常，分类原幼淋巴细胞占41.0%；成

熟红细胞大小不等，可见晚幼红细胞2∶100；血小板易见，聚集或散在分布（图4-3-6和图4-3-7）。

3. 骨髓形态

取材、涂片、染色良好。骨髓增生活跃，粒系增生降低，形态无明显异常；红系增生活跃，以中、晚幼红细胞为主，成熟红细胞大小不一。原幼淋巴细胞占41.5%，其胞体大小较为一致，呈圆形、椭圆形，可见少量瘤状突起；核较大，可见扭曲、折叠，核染色质粗糙，部分细胞可见1~2个核仁，胞质少，轻中度嗜碱性。全片见巨核细胞231个，血小板易见，聚集或散在分布。化学染色：MPO和PAS均为阴性（图4-3-8至图4-3-11）。

形态学意见：①ALL；②建议进行免疫分型、染色体及分子生物学检查。

4. 免疫分型

可见异常T淋巴细胞约占有核细胞的26.1%，其免疫表型为CD7+、CD2+、cCD3+、CD38+，部分表达CD33、CD45、CD71、CD58，不表达CD1a和CD8，符合ETP-ALL表型，请结合临床表型及其他实验室检查。

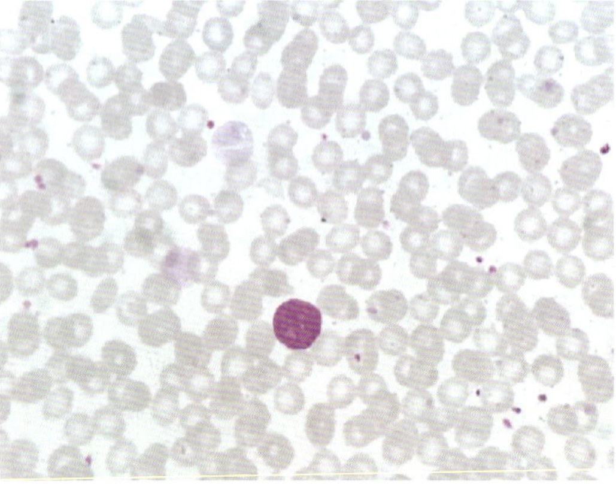

图4-3-6 外周血涂片瑞氏染色，×1000

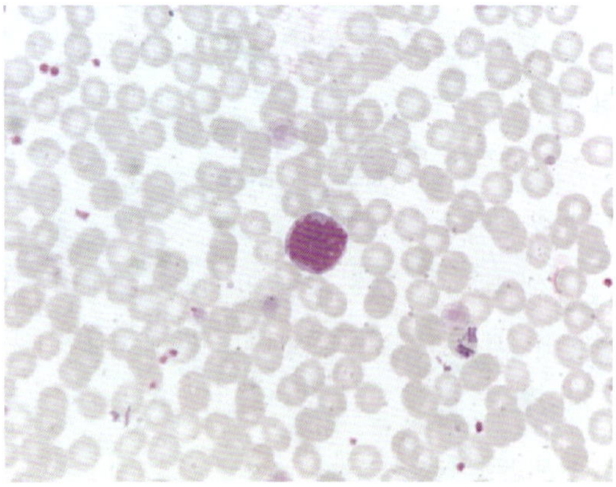

图4-3-7 外周血涂片瑞氏染色，×1000

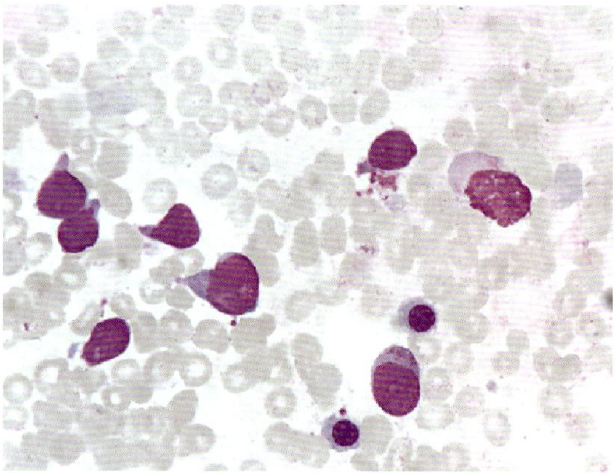

图4-3-8 骨髓涂片瑞氏染色，×1000

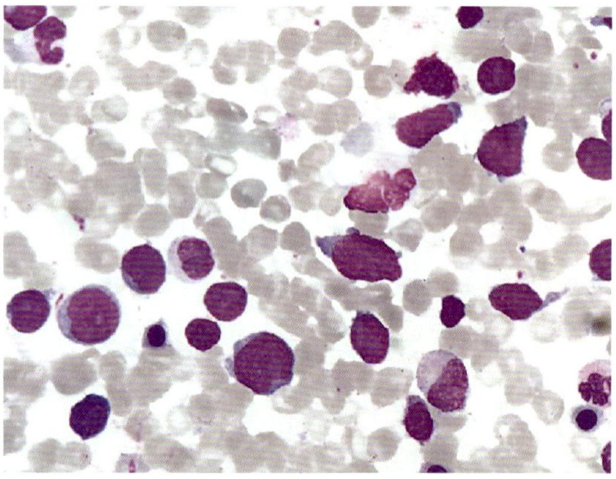

图4-3-9 骨髓涂片瑞氏染色，×1000

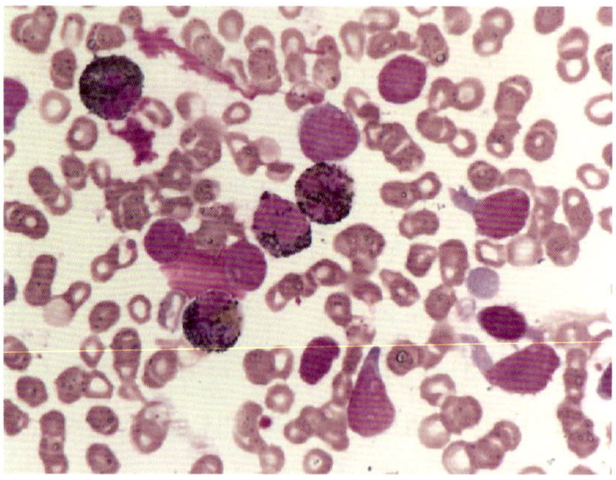

图4-3-10 骨髓涂片MPO染色，×1000

5. 染色体检查

46，XX[20]。

6. 分子生物学检查

TP53、JAK3阳性。

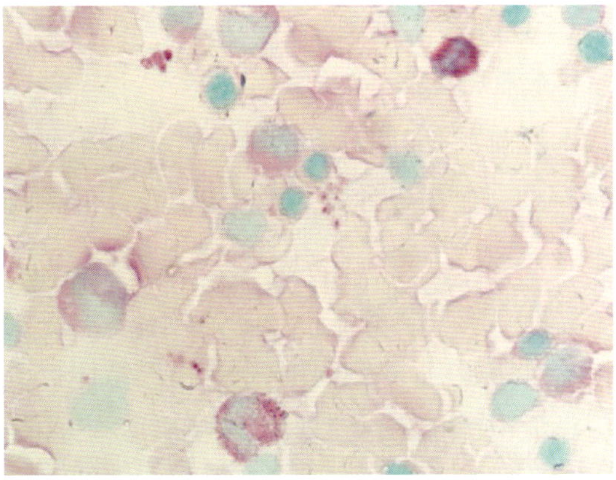

图4-3-11 骨髓涂片PAS染色，×1000

（四）最终诊断

早期前体原始T淋巴细胞白血病（ETP-ALL）。

（五）病例解析

患儿4个月前无诱因下出现双下肢疼痛，未予重视，对于儿童患者，特别是ALL，常以肢体疼痛为主要症状，但也需要排除类风湿关节炎。3天前患儿出现颈部肿大包块，有压痛，除考虑儿童常见的病毒感染外，血常规检查和外周血分类非常重要，血常规无异常，但外周血分类发现原始细胞。骨髓涂片检查可见25%以上原幼淋巴细胞，该细胞形态多不规则，可见长拖尾，有T淋巴细胞特点，但形态学不能鉴别T或B亚型，需要依据免疫分型。化学染色：MPO阴性，故形态学考虑为ALL，根据免疫表型特点表达CD3、CD7，不表达CD1a、CD8，表达部分髓系标志，结合积分，该患儿积分>8分，综合考虑诊断为早期前体原始T淋巴细胞白血病（ETP-ALL）。该患儿染色体正常，基因显示TP53、JAK3阳性，提示预后较差。

（六）诊断要点

见表4-3-2。

表4-3-2 ETP-ALL的诊断要点

1. ETP-ALL患者的原始细胞与其他类型急性淋巴细胞白血病患者的原始细胞相似，胞体小到中等，胞质极少，核仁不显著
2. ETP-ALL的CD7阳性，而CD8和CD1a阴性，髓系/干细胞抗原CD34、KIT（CD117）、HLA-DR、CD13、CD33、CD11b和CD65一个或多个阳性；也可表达胞质标记或罕见的膜CD3，很多时候表达CD2和（或）CD4。CD5通常阴性。部分病例CD5弱阳性，且阳性率<75%。如果CD5表达更强或更均一，不符合ETP-ALL的标准，则称为"接近ETP-ALL"。按照ETP-ALL的定义，MPO为阴性，若为阳性需要与MPAL（T/髓），NOS相鉴别
3. ETP-ALL过表达髓系或干细胞谱相关的基因，如CD44、CD34、KIT、GATA2和CEBPA，也常见FLT3、NRAS、KRAS、DNMT3A、IDH1、IDH2等基因突变
4. ETP-ALL的诊断主要依靠免疫表型

（姚强 黄兴琴 张云 蒋玲琳 龙芳）

第四节 成熟B淋巴细胞肿瘤

一、慢性淋巴细胞白血病/小淋巴细胞淋巴瘤

（一）概论

慢性淋巴细胞白血病（CLL）/小淋巴细胞淋巴瘤（SLL）是一种具有特定免疫表型特征的成熟B淋巴细胞克隆增殖性肿瘤，在欧美国家占NHL的7%~10%，是欧美国家最常见的成人白血病类型。亚洲及中国CLL/SLL的发病率较低，占NHL的1%~3%。诊断时患者的中位年龄大约是65岁，但CLL也可出现在较年轻的成人中，男性较多，男女比例为（1.5~2）∶1。以淋巴细胞在外周血、骨髓、脾脏和淋巴结聚集为特征。CLL与SLL的诊断标准主要区别在于，前者主要累及外周血和骨髓，外周血单克隆B淋巴细胞（CD19+细胞）≥5×10^9/L，克隆性B细胞表型需经流式细胞术确认，典型的免疫表型为CD19+、CD5+、CD23+、CD200+、CD20弱+、CD79b弱+、FMC-7-、CD10-、CyclinD1-。而SLL的肿瘤负

荷主要位于淋巴结，外周血单克隆B淋巴细胞<5×10^9/L。CLL和SLL是同一种疾病的不同表现，SLL需由淋巴结活检的组织病理学确诊，而流式细胞学通常足以诊断CLL，诊断困难时需淋巴结活检及骨髓活检，两者治疗方法相同。大部分CLL/SLL早期一般无明显临床症状，淋巴结肿大是最常见的临床表现，患者常因体检发现白细胞、淋巴细胞增多或淋巴结肿大而做进一步检查，早期患者因白细胞、淋巴细胞升高不明显而漏诊。随着病情进展，克隆性B淋巴细胞不断异常增生，侵及各脏器，可出现肝脾及淋巴结肿大、发热、贫血等表现。CLL/SLL常伴并发症，如感染、自身免疫性溶血性贫血（AIHA）、免疫性血小板减少症（ITP）、Richter综合征（RS）、第二肿瘤或昆虫叮咬时可发生严重的过敏反应。

CLL的外周血涂片中特征性地表现为小的形态成熟的淋巴细胞显著增多，其细胞质少、核致密、核仁不明显、染色质部分聚集，易见涂抹细胞。典型CLL幼淋巴细胞应占淋巴细胞的10%以下。若幼淋巴细胞占淋巴细胞在10%~55%（计数100个淋巴细胞），应考虑慢性淋巴细胞白血病伴幼淋巴细胞增多（CLL/PL）。若幼淋巴细胞（非ALL样幼淋巴细胞）≥55%应考虑幼淋巴细胞白血病（PLL）。若细胞形态不典型，幼淋巴细胞<10%，可诊断为不典型CLL，大多数CLL病例骨髓穿刺涂片中成熟淋巴细胞>40%。组织切片可检测到胞质免疫球蛋白，增殖中心细胞CD20和CD23的表达通常比弥漫性区域强。几乎所有CLL/SLL都异常表达LEF1，而正常成熟B淋巴细胞和几乎所有其他小B细胞淋巴瘤都呈阴性。CLL无特异性遗传学标志，最常见的改变是13q14.3缺失和+12或12q13部分三体。最常见的突变基因是NOTCH1、SF3B1、TP53、ATM、BIRC3、POT1。

（二）简要病史

患者女，76岁，因"乏力1月余"就诊。体格检查发现白细胞升高，双侧颈部、双腋下淋巴结肿大，颈部淋巴结肿大显著。

（三）实验室检查

1. 血常规

入院前：白细胞计数为150.04×10^9/L，血红蛋白为74g/L，血小板计数为148×10^9/L，淋巴细胞百分比为96.80%。

2. 其他辅助检查

淋巴结超声：双侧颌下、颈部淋巴结体积增大，结构异常，双侧腋窝、锁骨区、右侧腹股沟区淋巴结体积增大。腹部超声肝脾不大。胸腹部CT：双侧腋窝、锁骨下、纵隔、胰十二指肠区及腹膜后多发淋巴结增大。

3. 外周血形态

白细胞升高，分类淋巴细胞比例偏高，以小淋巴细胞为主，占98%，可见涂抹细胞（图4-4-1和图4-4-2）。

4. 骨髓形态

取材、涂片、染色良好。骨髓增生明显活跃，粒

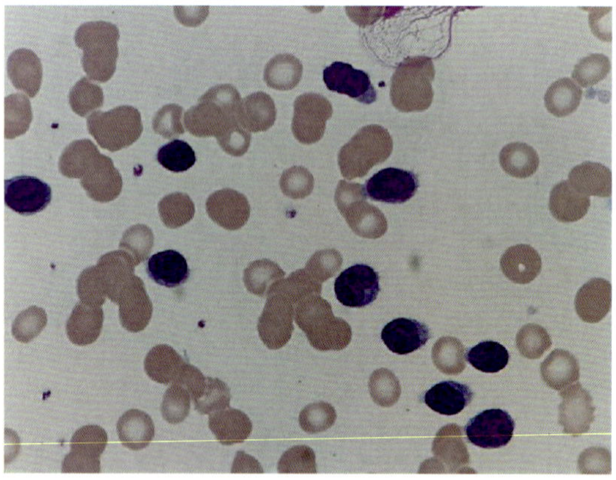

图4-4-1 外周血涂片瑞吉染色，×1000

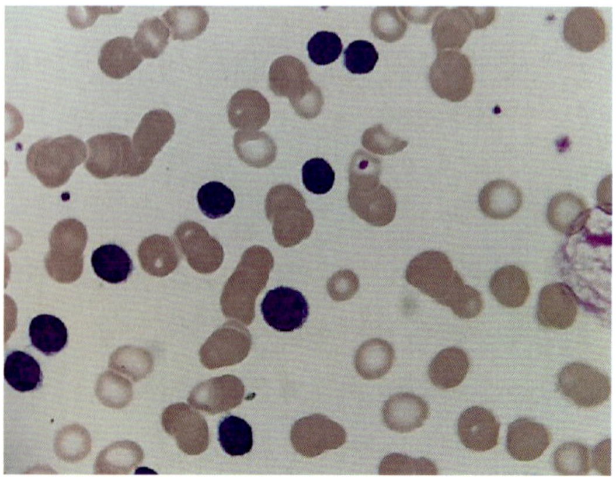

图4-4-2 外周血涂片瑞吉染色，×1000

系增生降低，以中性杆状核粒细胞为主，形态大致正常。红系增生活跃，以晚幼红细胞为主，形态大致正常。淋巴细胞比例升高，占98%，以成熟小淋巴细胞为主，该类细胞大小均一，胞质量少，淡蓝色，核圆形或椭圆形，染色质粗糙，核仁不见，涂抹细胞易见。全片见巨核细胞37个，成熟巨产板良好，血小板散在，聚集可见（图4-4-3和图4-4-4）。PAS：成熟淋巴细胞阴性。

形态学意见：LPD，建议进行免疫分型、染色体及分子生物学检查（图4-4-5和图4-4-6）。

5. 免疫分型

送检样本中可见95.31%的异常成熟B淋巴细胞，该群细胞表达CD22、CD19、CD23、CD200、CD11c、sLambda、IgMdim、cD20，部分表达CD5，不表达CD10、CD34、FMC-7、sKappa、CD79b、CD103、CD25。符合CLL免疫表型，建议结合CLL相关FISH、基因突变及染色体等结果判断。

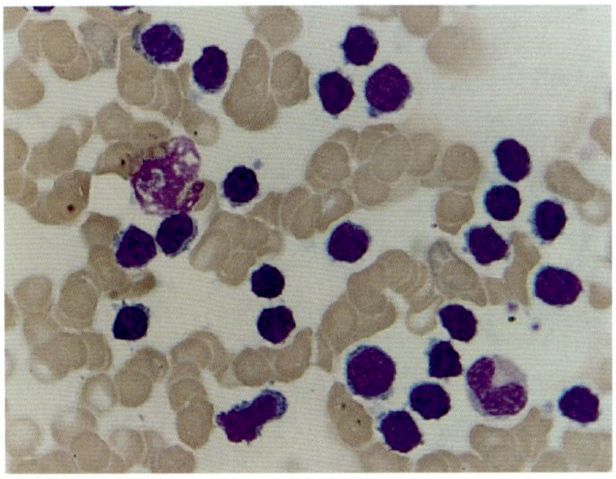

图4-4-3　骨髓涂片瑞吉染色，×1000

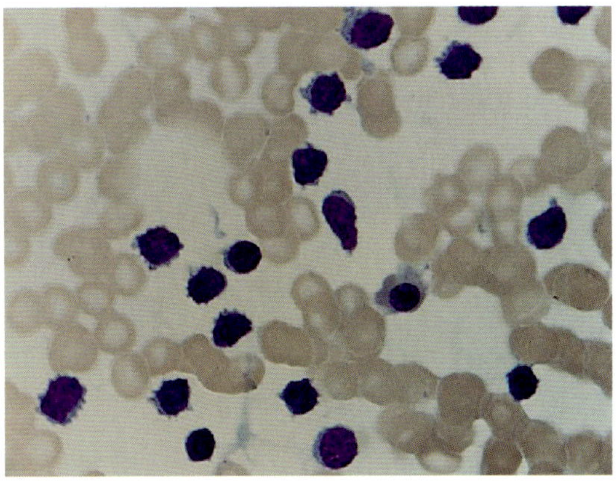

图4-4-4　骨髓涂片瑞吉染色，×1000

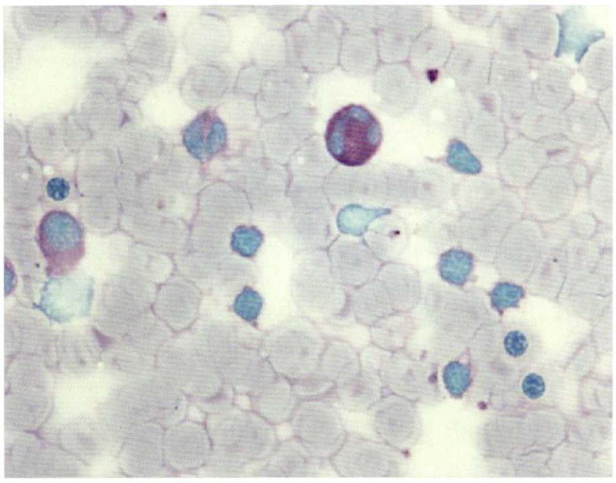

图4-4-5　骨髓涂片PAS染色，×1000

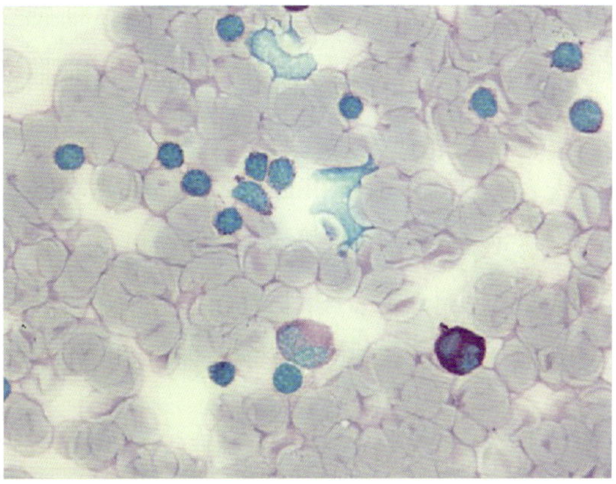

图4-4-6　骨髓涂片PAS染色，×1000

6. 染色体检查

46，XY[20]。

7. 分子生物学检查

IGHV基因突变检测片段分析检测到单克隆重排。基因测序法IGH单克隆性V区测序检测到大于2%的IGHV突变型。血液肿瘤TP53基因检测提示阴性。

8. 淋巴结病理活检

颈部淋巴结为淋巴组织增生性病变，淋巴结正常结构破坏，可见大量小淋巴细胞增生，细胞形态较为一致，胞质少，核仁不明显，核分裂象少见。免疫组化：肿瘤细胞CD20+、CD3-、Pax-5+、CD5+、CD23+、Bcl-2+、CD10-、Ki-67 30%+。原位杂交：EBER-。结合形态及免疫组化结果支持慢性淋巴细胞白血病（CLL）。

（四）最终诊断

慢性淋巴细胞白血病（CLL）。

(五)病例解析

从临床特点来看,老年女性患者,因“乏力1月余”就诊,体格检查发现白细胞升高,双侧颈部、双腋下淋巴结肿大,颈部淋巴结肿大显著,疾病为慢性病程,免疫表型符合CLL表型,结合形态及淋巴结免疫组化结果支持慢性淋巴细胞白血病(CLL)。

(六)诊断要点

在外周血中有3种白血病细胞:小淋巴细胞、大淋巴细胞和多形性(或不典型)幼淋巴细胞。外周血和骨髓幼淋巴细胞、多形性幼淋巴细胞增加时,可指示疾病进展,并提示可能存在TP53和+12异常。少数病例伴有幼淋巴细胞增多,当幼淋巴细胞10%~55%时为CLL/PL。CLL中也可见少量大淋巴细胞和多形性(或不典型)幼淋巴细胞。病情中,逐渐出现大原幼淋巴细胞时,提示可能发生了Richter转化。2%~8%的CLL进展为DLBCL,<1%进展为经典型霍奇金淋巴瘤(cHL)。

CLL与SLL的主要区别在于前者主要累及外周血和骨髓,而后者则主要累及淋巴结。SLL与CLL是同一种疾病的不同表现。淋巴组织具有CLL的细胞形态与免疫表型特征。确诊主要依赖病理组织学及免疫组化检查。临床特征:①淋巴结和(或)肝、脾大;②无血细胞减少;③外周血B淋巴细胞<5 × 10⁹/L。SLL也有组织型MBL,是指无显著进展率的“SLL”淋巴结受累,淋巴结中无增殖中心(PC),CT扫描肿大淋巴结直径<1.5cm。在高达30%的CLL/SLL病例中,PC可表达CCND1和MYC蛋白,且大的或融合的和(或)具有高增殖分数的PC被认为是一种独立的预后不良指标。附WHO-HAEM4R和表4-4-1为CLL和SLL的主要诊断标准,以及WHO分类中的慢淋积分系统(表4-4-1和表4-4-2)。

表4-4-1 CLL和SLL的主要诊断标准(WHO-HAEM4R;中国,2018)

1.WHO-HAEM4R标准
CLL:持续性外周血单克隆成熟B细胞增多,绝对数≥5×10⁹/L;单克隆B细胞伴成熟表型,共表达CD5和CD23,弱表达CD20和sIg(IgM/IgD)
SLL:主要以髓外疾病为主,尤其是淋巴结小淋巴细胞弥漫性浸润,增生灶;外周血单克隆B细胞<5×10⁹/L;单克隆B细胞伴成熟表型,共表达CD5和CD23,弱表达CD20和sIg(IgM/IgD)
2.中国CLL诊断标准(2018)
达到以下3项标准可诊断:
①外周血B淋巴细胞(CD19+细胞)计数>5×10⁹/L;B淋巴细胞<5×10⁹/L时,如存在CLL细胞骨髓浸润所致的血细胞减少,也可诊断CLL。②外周血涂片中特征性表现为小的、形态成熟的淋巴细胞显著增多,其细胞质少、核致密、核仁不明显、染色质部分聚集,并易见涂抹细胞。外周血淋巴细胞中不典型淋巴细胞及幼稚淋巴细胞≤55%。③B典型的免疫表型,CD19+、CD5+、CD23+、CD10-、FMC7-、CD43+/-、CCND1-;表面免疫球蛋白(sIg)、CD20及CD79b表达(dim)。流式细胞学确认B细胞克隆性,即B细胞表面限制性表达κ或λ轻链(κ:λ>3:1或<0.3:1)或>25%的B细胞sIg不表达

表4-4-2 WHO分类中的慢淋积分系统

	CLL	积分	其他B NHL	积分
sIg	弱阳性	1	强阳性	0
CD5	+	1	-(除了MCL)	0
CD23	+	1	-	0
CD79b/CD22	弱阳性	1	强阳性	0
FMC7	阴性	1	+	0
	CLL积分4~5分			

(谭波 洪军 刘聘聘 梁伟伟 胡昳娜 高晓鹏)

二、单克隆B淋巴细胞增多症

（一）概论

单克隆B淋巴细胞增多症（MBL）是指健康个体外周血存在低水平的单克隆B淋巴细胞。当外周血单克隆B淋巴细胞绝对值<5.0 × 10⁹/L只可诊断MBL。该类型主要与CLL相鉴别，两者的主要区别在于外周血单克隆B淋巴细胞绝对值，CLL的诊断是单克隆B淋巴细胞≥5.0 × 10⁹/L。大多MBL具有典型的CLL的免疫分型，被称为CLL样MBL。MBL为CLL的前期病变，CLL样MBL可根据外周血克隆性B淋巴细胞计数分为低计数MBL（克隆性B淋巴细胞<0.5 × 10⁹/L）和高计数MBL（克隆性B淋巴细胞≥0.5 × 10⁹/L），低计数MBL无须常规临床随访，而"高计数"MBL的免疫表型、遗传学与分子生物学特征与Rai 0期CLL接近，需定期随访。

（二）诊断要点

MBL是指外周血中存在<5 × 10⁹/L单克隆性B细胞群的无症状（无淋巴结肿大，无肝脾大及髓外组织受累，或无任何特征）者，形态学和免疫表型可以是CLL/SLL细胞，也可以是不典型CLL/SLL细胞或非CLL/SLL（CD5-）细胞。MBL依据表型分为3个类型：CLL型、不典型CLL型和非CLL型。CLL型最常见，约占75%，以表达CD19、CD5、CD23和CD20（弱阳性）为特征，B细胞轻链限制性阳性或25%丢失sIg。几乎所有的CLL/SLL都有MBL这一先行过程。低计数MBL（外周血中<0.5 × 10⁹/L的CLL细胞）与CLL关系甚远，进展机会极小，不需常规随访。高计数MBL则需要常规检查或每年随访，有更高频率的IGHV突变外，与Rai 0期CLL有非常相似的表型和遗传学特征。不典型CLL型以表达CD19、CD5、CD20（强阳性）和中等至强阳性的sIg，以及CD23可以阴性为特征，此型需要与MCL和其他成熟B细胞肿瘤相鉴别。非CLL表型以CD5阴性或弱阳性、CD19和CD20阳性伴有中等至强阳性的sIg为特征，可能与SMZL等成熟B细胞肿瘤相似。WHO-HAEM4R中MBL的诊断标准见表4-4-3。

表4-4-3 MBL的诊断标准（WHO-HAEM4R）

1. B细胞克隆性异常
2. 外周血B淋巴细胞<5×10⁹/L
3. 无肝脾、淋巴结肿大（所有淋巴结长径均<1.5cm）
4. 无贫血及血小板减少
5. 无慢性淋巴增殖性疾病（CLPD）的其他临床症状

（黄兴琴　高晓鹏　向聪）

三、套细胞淋巴瘤

（一）概论

套细胞淋巴瘤（MCL）是一种具有特殊临床和病理表现的小B细胞非霍奇金淋巴瘤（NHL），占所有淋巴瘤的5%~7%，在NHL中占6%~8%，多数临床进程具有侵袭性，对治疗反应较差，少部分呈惰性进程。好发于老年人，中位年龄为60岁。男多于女，男女比例为（2~4）∶1。从病理角度出发，MCL在WHO-HAEM4R中分成2个亚型：经典型和惰性型MCL；两者在细胞起源上不同，经典型MCL的IGHV基因未突变或少部分突变，同时表达SOX11，常侵犯淋巴结和其他结外组织，伴t(11;14)之外的继发遗传学异常；惰性MCL常为IGHV突变型，不表达SOX11，常侵犯外周血、骨髓和脾脏，临床过程多为惰性，继发遗传学异常较少，如果出现TP53异常，可表现快速侵袭的临床病程。

临床上80%以上的MCL患者确诊时为Ⅲ~Ⅳ期，多数病例临床病程呈侵袭性，表现为淋巴结肿大、脾大及骨髓或外周血受累，其他常见的结外受累部位为胃肠道和韦氏环。实验室血清学LDH、血$β_2$-微球蛋白、血沉、CRP等异常。

MCL免疫表型肿瘤细胞为单克隆性成熟B淋巴细胞，典型的免疫表型为CD5、CD19、CD20阳性，CD23和CD200阴性或弱阳性，Bcl-2、CD43常为阳性，强表达sIgM或IgD，CD10和Bcl-6偶有阳性。免疫球蛋白轻链κ:λ倒置，λ轻链的表达占优势。免疫组化核Cyclin D1阳性是MCL所特有的，半数Cyclin D1阴性MCL可检测到Cyclin D2的表达，经典型MCL常伴有SOX11阳性，而惰性MCL不表达SOX11。Ki-67指数在典型MCL中较低，而在母细胞变型及多形性变型中明显升高。

遗传学上t(11;14)(q13;q32)易位是MCL特征性的细胞遗传学改变。FISH可发现几乎所有的MCL都存在该染色体易位。t(11;14)(q13;q32)异常导致CCND1基因与免疫球蛋白重链(IGH)易位，从而引起Cyclin D1核高表达，导致细胞周期紊乱，加速细胞周期中G1期至S期的进展，促进细胞增殖和肿瘤发生。这见于95%以上的MCL，<5%的MCL患者缺乏t(11;14)(q13;q32)易位，Cyclin D1呈阴性，但常伴有Cyclin D2或Cyclin D3过表达，55%可伴有CCND2基因重排，主要与免疫球蛋白轻链基因发生易位。经典临床型无免疫球蛋白重链基因突变，而惰性MCL可检测到免疫球蛋白重链基因突变。TP53突变与MCL侵袭性、母细胞变异型及高增殖率相关。MCL常含有ATM(40%~75%)、CCND1 (35%)高频率的突变，还有少于15%的病例有NOTCH1、NOTCH2的突变。

病理诊断是确诊MCL的唯一手段。依据形态学诊断有难度，需要蛋白水平(CyclinD1、CyclinD2、CyclinD3)和基因检测(CCND1、CCND2)的协助。肿瘤表达B细胞学标志，CD5+、CD23-、CyclinD1+可为MCL诊断提供较可靠的证据。FISH检测到t(11;14)(q13;q32)染色体易位可确诊MCL，CCND1阴性者若CCND2阳性亦可协助诊断。对于新诊断的MCL，治疗选择基于年龄和健康状况。年轻和健康的患者首选强化疗法，而老年或体弱的患者则适合采用非强化疗法。患者的中位生存时间为3~5年，但大多数患者不能治愈；MCL对治疗反应较差，尽管患者最初对联合化疗有反应，但常在治疗1年内复发；复发后中位生存时间为1年。

（二）简要病史

患者男，66岁，2个月前患者受凉后出现咳嗽，咳黄色黏痰，无发热，自行服用“感冒药”(具体不详)2天后，上述症状明显好转后未再重视。病程中再次受凉后出现咳嗽、咳痰，使用前次“感冒药”2天后症状未改善，当地医院查血常规白细胞计数为48.94×10^9/L，血红蛋白为125g/L，血小板计数为215×10^9/L。考虑肺部感染，白细胞增多待查。予以抗感染治疗，咳嗽、咳痰较前好转，查白细胞计数为50.11×10^9/L，为求进一步治疗，遂就诊于我院血液科。患者自患病以来，精神可，睡眠欠佳，食欲一般，夜尿增加(3~4次/夜)，病程中无发热、盗汗，大便正常，体重变化情况不详。

（三）实验室检查

1. 血常规

白细胞计数为51.4×10^9/L，红细胞计数为4.28×10^{12}/L，血红蛋白为121g/L，血小板计数为293×10^9/L。

2. 其他辅助检查

抗人球蛋白试验：阴性。

凝血六项：D-二聚体为13.09mg/L，纤维蛋白(原)降解产物为32.60mg/L。粪便常规+隐血：大便白细胞+++/HP，大便红细胞+++/HP，隐血试验(OB)阳性。

查见钩虫虫卵；乙肝五项、输血前ICT：阴性；肝肾功能、电解质、LDH、尿常规及尿沉渣未见明显异常。

胸腹部CT：①右肺中叶及双肺下叶部分支气管扩张似感染；②慢性支气管炎、肺气肿；③纵隔及双侧腋窝多发淋巴结肿大；④脾大。

PET：①胃壁弥漫不均匀增厚，糖代谢活跃；②双侧颈部Ⅰ~Ⅴ区、纵隔多组、双侧腋窝、腹腔、腹膜后、盆腔及双侧腹股沟区多发增大淋巴结显示，糖代谢活跃或稍活跃，以双侧颈部及腋窝淋巴结为主；③脾大，糖代谢活跃，红骨髓分布区糖代谢稍活跃；④鼻咽双侧咽隐窝变窄，局部糖代谢活跃，双侧扁桃体肿大，糖代谢活跃。

3. 外周血形态

白细胞明显升高，淋巴细胞升高，占81%，以小淋巴细胞增多为主，可见大淋巴细胞及幼稚淋巴细胞；成熟红细胞形态未见异常；血小板散在、小簇分布(图4-4-7和图4-4-8)。

4. 骨髓形态

取材、涂片、染色良好。骨髓增生明显活跃，粒系、红系增生降低，形态未见异常；淋巴细胞比例升高，占71.5%，以小淋巴细胞为主，可见部分胞体偏大，胞质量少，核染色质偏细致，有核仁的异常淋巴细胞。全片见巨核细胞338个，血小板散在、小簇分布。MPO染色：阳性率为61%，积分为100分。

形态学意见：淋巴细胞比例升高，LPD，请结合相关检查(图4-4-9和图4-4-10)。

5. 骨髓活检

淋巴细胞比例升高，考虑淋巴系肿瘤，请结合临床，完善相关检查。

6. 免疫分型

恶性单克隆成熟B细胞占52.33%，表达CD5、CD19、CD20，Lambda限制性表达，CD23、CD10阴性，细胞大，考虑B-LPD/NHL，不排除MCL、DLBCL等类型，建议结合临床及其他实验室检查。

7. 荧光原位杂交检查

ATM缺失基因探针可见1G表达，约占76%，提示存在11q-；IGH断裂探针可见1G1R1F阳性表达，约占76%，RB1、CSP12、P53、D13S319均正常表达。CCND1断裂探针可见1G1R1F阳性表达，占78%。

8. 染色体检查

43~44，Y，add(X)(p11.4)，add(1)(q44)，+3，

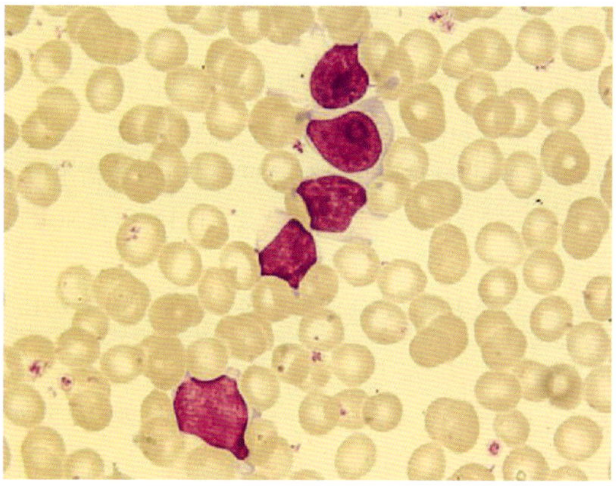

图4-4-7　外周血涂片瑞氏染色，×1000

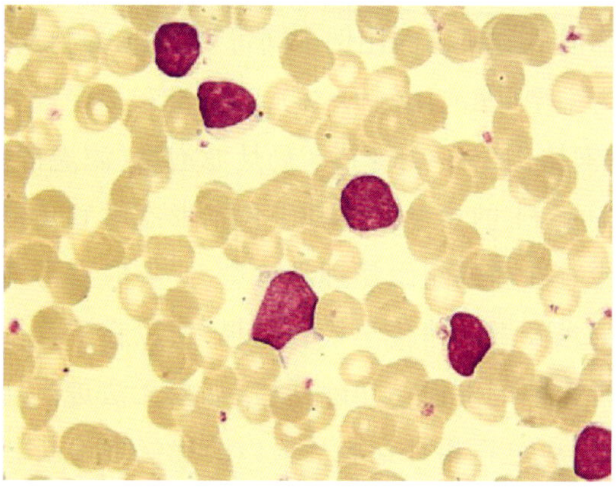

图4-4-8　外周血涂片瑞氏染色，×1000

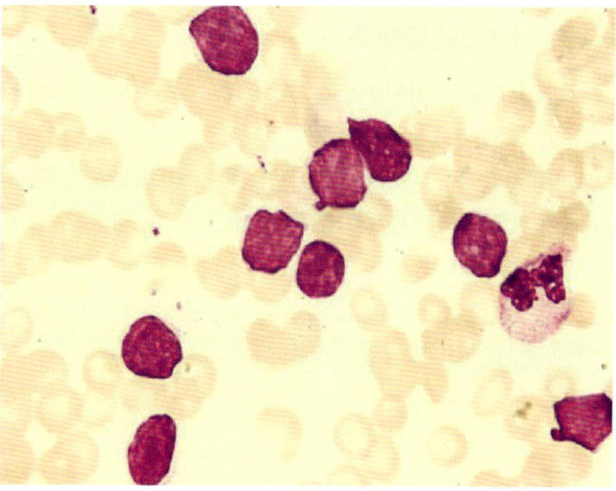

图4-4-9　骨髓涂片瑞氏染色，×1000

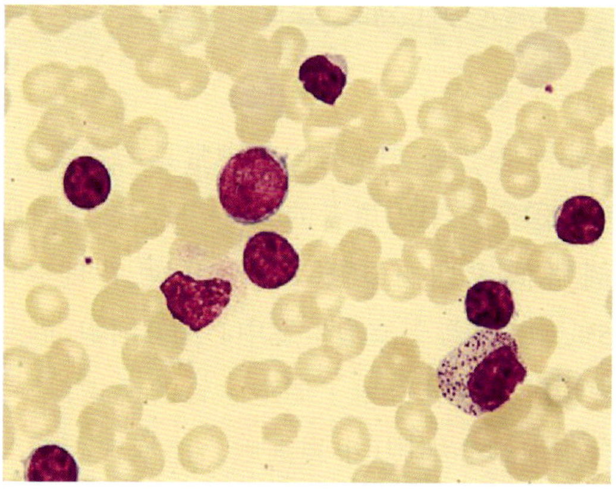

图4-4-10　骨髓涂片瑞氏染色，×1000

add(3)(q27),add(5)(q35),der(8;15)(q10;q10),add(10)(p12),-11,del(13)(q12;q22),add(14)(q32),add(18)(p11.2)[cp12]/46,XY[8]。

9. 分子生物学检查

未检测到IGHV区超突变。

(四)最终诊断

套细胞淋巴瘤(MCL)。

(五)病例解析

66岁老年男性,2个月前受凉后出现咳嗽,咳黄色黏痰,无发热,考虑炎症或病毒感染,服用“感冒药”症状明显好转,病程中再次受凉后出现咳嗽、咳痰,服药后症状未改善,不能除外恶性疾病,当地医院血常规白细胞明显升高,血红蛋白、血小板正常。白细胞增多可能是感染引起的类白血病反应或MPN或LPD等。患者自患病以来,无发热、盗汗,浅表淋巴结未触及肿大,无淋巴瘤的B症状表现,但是PET-CT提示全身多发淋巴结FDG代谢升高伴脾大。行骨髓检查,见大量成熟淋巴细胞,表现为小混大的形态学特点,与CLL不易鉴别,考虑为成熟淋巴系肿瘤,诊断LPD。免疫分型MCL不排除。骨髓染色体CpG刺激B淋巴细胞培养镜下分析发现复杂核型(>5个异常),存在+3、3q27异常、-11、13q-、14q32异常等多条染色体参与的数目及结构异常,为获得性细胞遗传学变异。骨髓FISH检测:ATM缺失基因探针提示存在11q-;IGH及CCND1断裂探针均可见1G1R1F阳性表达。本例患者以咳嗽为首发表现,影像学淋巴结肿大+脾大,伴白细胞明显升高,外周血及骨髓出现小淋巴细胞为主,小混大淋巴细胞的改变,结合流式表型特点,FISH检查CCND1阳性最终诊断为MCL。病理是诊断MCL的金标准,本例未行病理免疫组化略显遗憾,但辅助流式和FISH检查,也可做出明确诊断。

(六)诊断要点

见表4-4-4。

表4-4-4 MCL的诊断要点

1. 按照WHO-HAEM4R分类,MCL除了经典型,还有四种变异型,包括母细胞型、多形性、小细胞型和边缘区样型
2. MCL的诊断主要依据典型的组织形态学特征、免疫组化Cyclin D1核内阳性和(或)t(11;14)(q13;q34)异常。如无法进行组织学检查,而免疫表型符合典型MCL、常规染色体核型分析或FISH检出t(11;14)(q13;q32)异常亦可诊断MCL
3. 如果组织形态学特征符合典型MCL表现,但Cyclin D1和t(11;14)(q13;q32)均阴性,则应该加做SOX11,如果SOX11阳性也可诊断MCL
此外,极少数情况下,MCL可以是CCND1阴性,而CCND2或CCND3阳性,该类MCL的IG伙伴基因常常是IGK或IGL。因此需要进行MICM综合诊断

(黄先琪　黄兴琴　高晓鹏　龙芳　李婷)

四、滤泡淋巴瘤

(一)概论

滤泡淋巴瘤(FL)是NHL中常见的类型之一,在西方国家占NHL患者的22%~35%,在国内所占比例略低于西方国家,占NHL患者的8.1%~23.5%。FL来源于滤泡生发中心的B细胞,形态学表现为肿瘤部分保留了滤泡生长的模式,是一组包含滤泡中心细胞(小裂细胞)、滤泡中心母细胞(大无裂细胞)的恶性淋巴细胞增生性疾病。在镜下FL有时可合并弥漫性成分出现,根据滤泡成分和弥漫成分所占的比例不同可以将FL分为:①滤泡为主型(滤泡比例>75%);②滤泡和弥漫混合型(滤泡比例25%~75%);③局灶滤泡型(滤泡比例<25%)。FL的诊断主要基于包括形态学和免疫组化检查在内的组织病理学检查,必要时参考流式细胞术及细胞遗传学检查结果,所以在治疗前应进行完整的淋巴结切除活检,如果无法进行切除活检,应进行粗针穿刺活检以明确病理诊断。FL好发于中老年人,发病中位年龄约为60岁,男女

比例大致相等。患者多以全身淋巴结肿大和脾大就诊，常累及骨髓和脾脏，也会累及肝脏和外周血，其他结外组织（胃肠道和睾丸）罕见。约10%的患者有B症状，发热、盗汗，体重减轻10%。典型FL细胞形态为较小的裂隙核淋巴细胞，胞体小到中等大小，胞质少，淡蓝色，核染色质呈粗块状，核仁不可见，胞核可见明显裂隙。免疫分型方面，FL具有特征性的免疫表型，细胞表面表达泛B细胞的标志，典型的免疫组化标志为CD20+、CD23+/-、CD10+、CD43-、Bcl-2+、Bcl-6+、CD5-、Cyclin D1-，部分患者可出现Bcl-2-或CD10-。分子遗传学检测可有Bcl-2基因重排，细胞遗传学或荧光原位杂交（FISH）检测到特征性染色体异常t(14;18)和t(8;14)也可协助诊断，发生率为70%~95%。此外，还有-6q、-17p、+2、+5、+6p、+7、+12、+17p、+18、+21和+X。另外，还可选择1p36及IRF4/MUM-1重排检测以协助诊断。WHO-HAEM5将其分为原位滤泡B细胞肿瘤、滤泡淋巴瘤、儿童型滤泡淋巴瘤及十二指肠型滤泡淋巴瘤。

（二）简要病史

患者，44岁，2个月前无明显诱因下发现乏力、多汗、体重减轻，伴腹胀，逐渐加重入院。体格检查：体温36.7℃，颈、腋窝、腹股沟多处淋巴结肿大，无触痛，活动可，边界清晰，腹软，肝脾肋下未及。

（三）实验室检查

1. 血常规

白细胞计数为19.86×10⁹/L，淋巴细胞计数为15.17×10⁹/L，血红蛋白为131g/L，血小板计数为165×10⁹/L。

2. 其他辅助检查

影像学检查：

全腹部CT：腹腔内、后腹膜、两侧髂血管旁及腹股沟多发软组织影，部分融合成团；PET-CT：扫描范围内多发淋巴结、肝脏、脾脏、双侧肾上腺、胸膜、腹膜、胸腹盆皮下组织及骨髓，考虑淋巴瘤累及，建议活检病理证实；彩超（肝胆脾胰）：脾大。

3. 外周血形态

镜检淋巴细胞比例升高，胞体小，胞质少，淡蓝色，核类圆形，部分细胞可见明显裂隙，核染色质粗，核仁不明显，红细胞形态大致正常，血小板散在易见（图4-4-11和图4-4-12）。

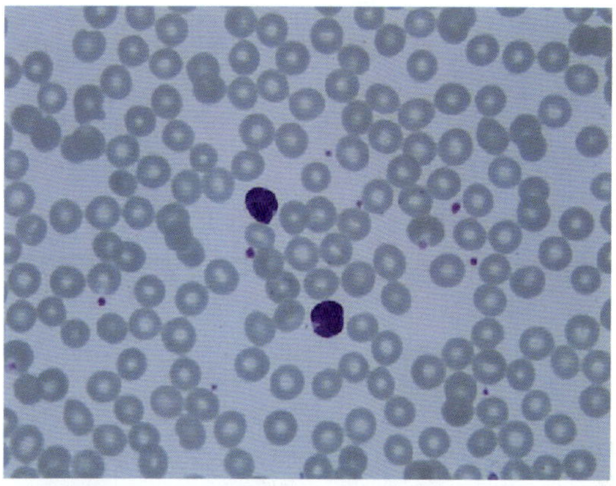

图4-4-11　外周血涂片瑞氏染色，×1000

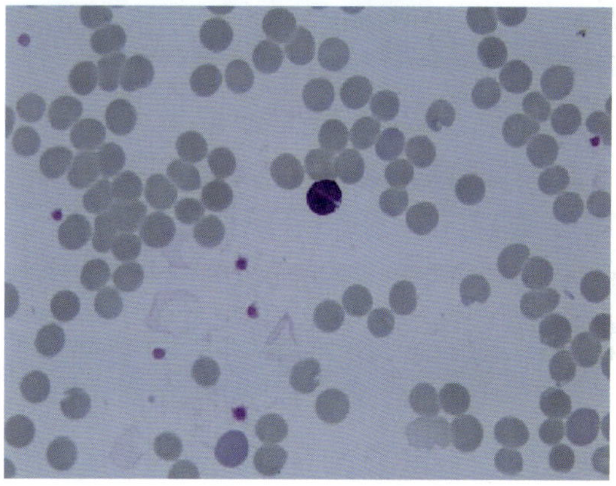

图4-4-12　外周血涂片瑞氏染色，×1000

4. 骨髓形态

取材、涂片、染色良好，有核细胞增生明显活跃。淋巴细胞占89.5%，比例升高，胞体圆或类圆形，胞质少见，核多不规则，可见明显裂隙，核染色质较粗糙，核仁不清楚。

形态学意见：考虑LPD，FL可能（图4-4-13至图4-4-16）。

5. 免疫分型

异常细胞群占有核细胞的67.46%，表达CD19、CD10、Lambda，部分表达CD79b、FMC7、CD20、sIgM，弱表达CD200、CD23、CD81、CD22、sIgD，不表达CD5、CD103、CD71、CD43、CD123、CD11c、CD25、

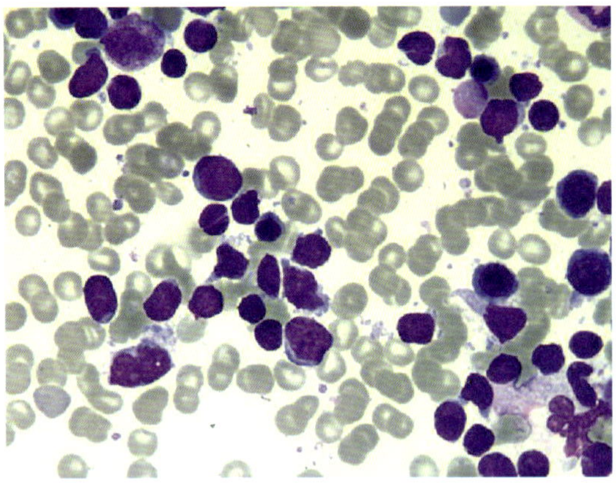

图4-4-13　骨髓涂片瑞氏染色，×1000

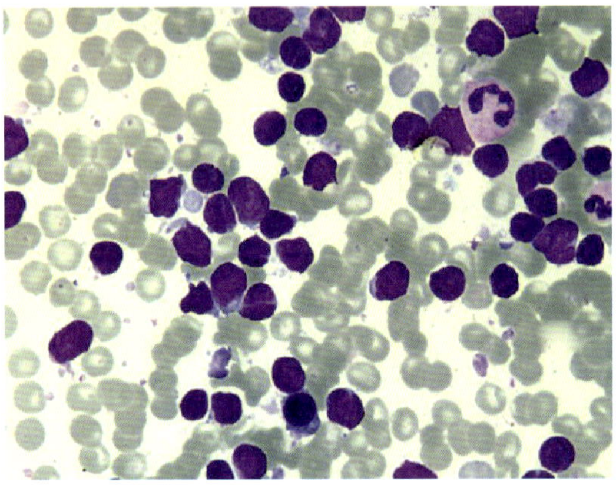

图4-4-14　骨髓涂片瑞氏染色，×1000

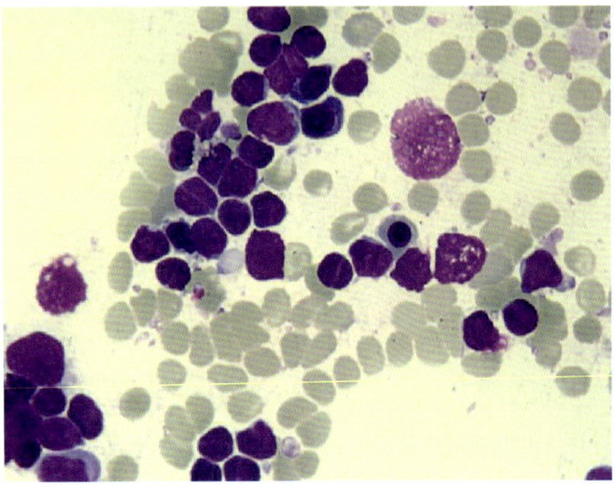

图4-4-15　骨髓涂片瑞氏染色，×1000

CD38、Kappa、FSC及SSC不大，符合CD5-CD10+小B细胞淋巴瘤，多见于FL，请结合临床、病理学及Bcl-2相关检查。

6.染色体检查

46，XY[20]。

7.分子生物学检查

ATM基因缺失阴性。检测12号染色体三体：

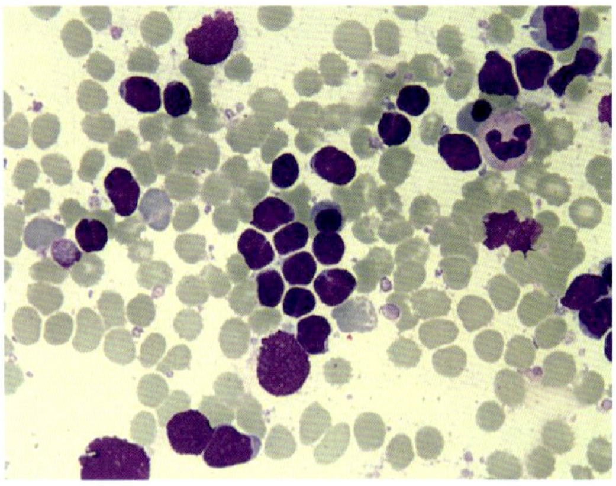

图4-4-16　骨髓涂片瑞氏染色，×1000

阴性。检测D13S319基因缺失：阴性。检测TP53基因缺失：阴性。

8.淋巴结病理活检

穿刺活检组织示淋巴组织弥漫增生，细胞小到中等大，见隐约滤泡样结构。免疫组化：CD20+、CD79a+、CD3-、CD43-、CD21滤泡网+、CD10+、Bcl-2+、Ki-67+（约30%）、原位杂交EBER-、Pax5-、CD23滤泡网+、Bcl-6+、CD5-、CyclinD1-、SOX11-，诊断“左侧腹股沟淋巴结穿刺活检”小B细胞淋巴瘤，考虑滤泡淋巴瘤（2级，混合型）。

（四）最终诊断

滤泡淋巴瘤（FL）。

（五）病例解析

患者为中年男性，淋巴瘤B症状（发热、盗汗和体重减轻）伴腹胀2个月。体格检查：全身多发淋巴结肿大、脾大。血常规白细胞升高，血涂片及骨髓淋巴细胞比例升高，可见典型裂隙核淋巴细胞，免疫分型为CD5-CD10+小B细胞肿瘤，染色体正常，ATM基因缺失、12号染色体三体、TP53基因缺失、D13S319基因缺失均为阴性。左侧腹股沟淋巴结穿刺活检小B细胞淋巴瘤，免疫组化CD20+、CD79a+、CD10+、Bcl-2+、Bcl-6+、CD5-，诊断FL明确。FL的诊断主要基于包括形态学和免疫组化检查在内的组织病理学检查，必要时参考流式细胞术及细胞遗传学结果。FL的外周血及骨髓形态学特征为淋巴细胞升高，表现为裂隙核淋巴细胞升高，在中老年外周血和骨髓中查见具有较高的特异性，其特点是：核畸形表现，不同于常见的正常成熟淋巴细胞的圆形或类圆形单个光滑的核，肉眼观核可部分或完全有一横切口，或核呈深的凹陷，似刀劈斧砍的“核裂”，在切口的两边染色质深染聚集，又好像两个核叠在一起，扭曲折叠，形似两层，也可视为切迹淋巴细胞，不过核染色质粗糙深染成熟表现，不同于ALL的核畸变。FL具有特征性的免疫表型，典型的免疫组化标志为CD20+、CD23+/−、CD10+、CD43−、Bcl−2+、Bcl−6+、CD5−、Cyclin D1−，部分患者可出现Bcl−2−或CD10−。分子遗传学检测可有Bcl−2基因重排，细胞遗传学或FISH检测t(14;18)或t(8;14)，1p36及IRF4/MUM−1重排检测以协助诊断。FL临床进展缓慢，其5年生存率较高，但多数患者最终还是会转化为复发或难治性淋巴瘤，FL也可转化为弥漫大B细胞淋巴瘤，主要发生于3B及以上的高级别FL，转化的FL易耐药，预后较差。

（六）诊断要点

见表4−4−5。

表4−4−5　FL的诊断点

FL的诊断主要基于包括形态学和免疫组化检查在内的组织病理学检查，必要时参考流式细胞术以及细胞遗传学检查结果，所以在治疗前应进行完整的淋巴结切除活检，如果无法进行切除活检，应进行粗针穿刺活检以明确病理诊断
根据世界卫生组织（WHO）淋巴瘤分类方法，FL进一步可分为1~3级
1级：每个高倍镜视野内中心母细胞个数0~5个
2级：每个高倍镜视野内中心母细胞个数6~15个
3级：每个高倍镜视野内中心母细胞个数>15个
其中，仍保留少数中心细胞为3A级，成片中心母细胞浸润，不见中心细胞者为3B级
FL典型的免疫表型为CD20+、CD23+/−、CD10+、CD43−、Bcl−2+、Bcl−6+、CD5−、cyclin D1−，少见情况可以Bcl−2或CD10阴性
分子遗传学可检出Bcl−2、1p36或IRF4/MUM−1基因重排，核型分析或FISH检出t(14;18)或t(8;14)可协助诊断
值得一提的是，在外周血/骨髓细胞形态学，FL的淋巴细胞可以出现裂隙样淋巴细胞。血涂片发现这种形态的淋巴细胞，要想到FL的可能性，提醒临床做MICM相关检查及时确诊

（王珏　张云　龙芳　李婷　高晓鹏）

五、边缘区淋巴瘤

（一）概论

WHO−HAEM5脾B细胞淋巴瘤和白血病类别，包括毛细胞白血病（HCL），伴突显核仁的脾B细胞淋巴瘤/白血病（SBLPN）、脾弥漫性红髓小B细胞淋巴瘤（SDRPL）和脾边缘区淋巴瘤（SMZL）类型。与WHO−HAEM4R不同，新分类SBLPN取代了之前的HCL−v，SBLPN和SDRPL被单独分类，且前者命名发生了改变。在鉴别SDRPL与HCL、SMZL、SBLPN中显示出较好的效能。这一分类最可靠的检测是脾脏病理活检，如不能行脾脏活检，骨髓检查SDRPL的特征是窦腔内增生为主，而SMZL和SBLPN在骨髓中可见不同增生模式，HCL则是典型的弥散性增生伴网硬蛋白纤维化。但没有脾脏活检，精准的区分通常是不可能或比较困难的。

边缘区淋巴瘤（MZL）是起源于边缘带区的B细胞淋巴瘤，恶性程度低，根据起源部位不同可分为黏膜相关淋巴组织结外边缘区淋巴瘤（MALT淋巴瘤）、淋巴结边缘区淋巴瘤（NMZL）及脾边缘区淋巴瘤（SMZL）。MALT淋巴瘤是最常见的MZL亚型，占B细胞淋巴瘤的5%~8%，通常累及起源于生发中心的组织和器官，最常见的原发部位为胃。非胃MALT淋巴瘤常见累及部位有肠道、乳腺、头颈部、肺、眼附属器、卵巢、前列腺、甲状腺等。NMZL亚型少见，占所有淋巴瘤的1.5%~1.8%，中位发病年龄为60岁，NMZL累及淋巴结，需除外MALT淋巴瘤或SMZL合并淋巴结受累。SMZL占所有淋巴瘤的1%~2.7%，中位发病年龄为65岁，起病隐匿，明确诊断时几乎均累及骨髓，近1/3累及肝脏，约半数患者外周血出现淋巴细胞增多。

（二）简要病史

患者男，79岁，3年前无明显诱因出现反复乏力、头晕，查血常规示白细胞明显升高，淋巴细胞比例以升高为主。体格检查：脾大。

（三）实验室检查

1. 血常规

白细胞计数为44.0×10^9/L，血红蛋白为46g/L，血小板计数为155×10^9/L，网织红细胞百分比为27.1%。

2. 其他辅助检查

未结合胆红素（BU）为56.6μmol/L，乳酸脱氢酶（LDH）为2099U/L，抗人球蛋白试验Coombs阳性，抗IgG试验阳性。

3. 外周血形态

白细胞数明显增多，以成熟淋巴细胞增多为主，部分淋巴细胞边缘有短毛刺感，退化细胞易见；成熟红细胞无明显形态异常；血小板散在、成簇易见（图4-4-17和图4-4-18）。

4. 骨髓形态

取材、涂片、染色良好。骨髓增生明显活跃，粒系比例降低，各阶段粒细胞均减少；红系增生活跃，以中晚红为主，可见分裂象。淋巴细胞比例明显升高，以成熟淋巴细胞为主，部分淋巴细胞边缘易见短毛刺状突起，可见少量幼稚样淋巴细胞。退化细胞易见（图4-4-19至图4-4-22）。

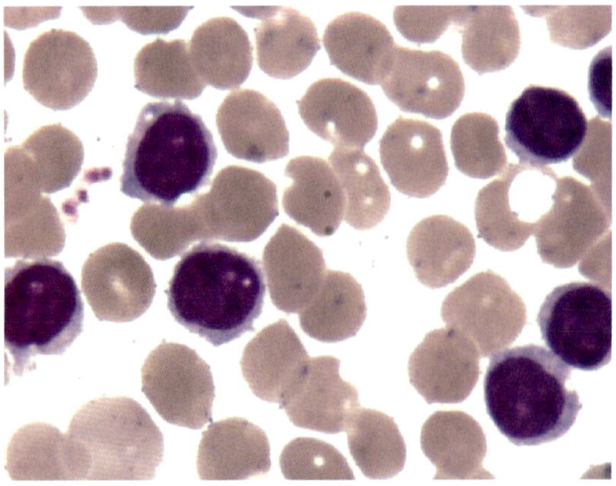
图4-4-17 外周血涂片瑞氏染色，×1000

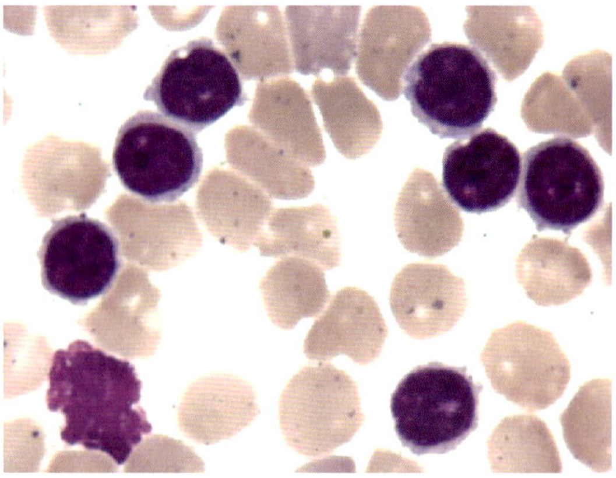
图4-4-18 外周血涂片瑞氏染色，×1000

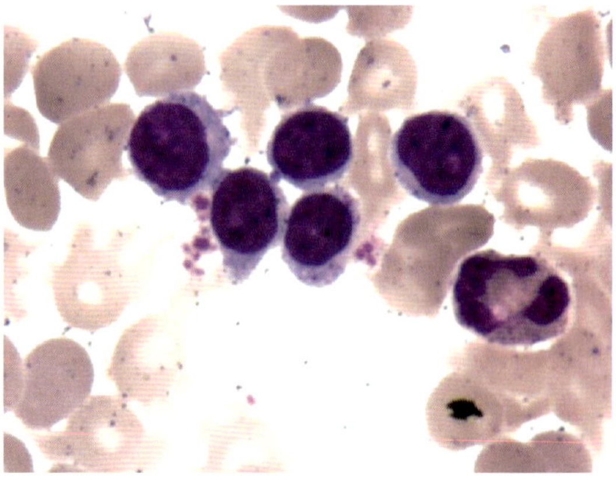
图4-4-19 骨髓涂片瑞氏染色，×1000

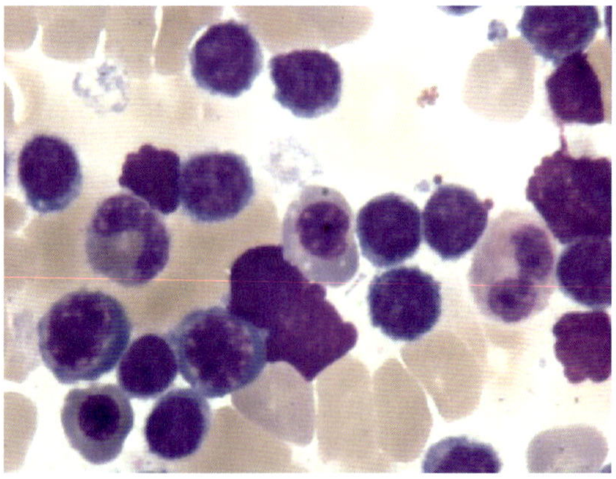
图4-4-20 骨髓涂片瑞氏染色，×1000

形态学意见：LPD。

5. 骨髓活检

骨髓活检：HE及PAS染色示送检骨髓增生极度活跃（70%~80%），粒红比例减小，粒系各阶段细胞可见，以中幼细胞及以下阶段细胞可见，红系以中、晚幼红细胞为主，巨核细胞不少，分叶核为主，小淋巴细胞比例升高，散在或灶性分布，灶性纤维组织增生，网状纤维染色（MF-2级，灶性）。免疫组

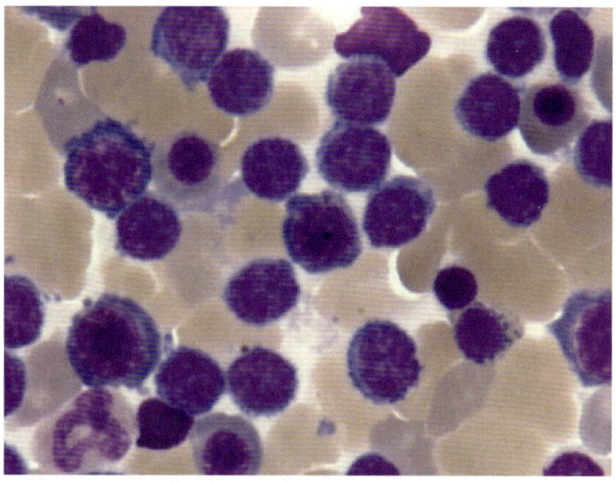

图4-4-21　骨髓涂片瑞氏染色，×1000

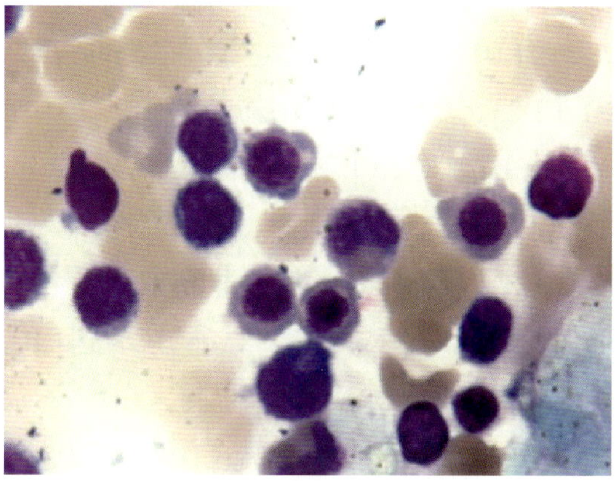

图4-4-22　骨髓涂片瑞氏染色，×1000

化：CD20+、PAX5+、CD3-、CD5少量+、CD10-、CD23-、LEF1-、CyclinD1、SOX11、Ki-67阳性率<10%。考虑边缘区淋巴瘤。

6.免疫分型

CD19+细胞占淋巴细胞比例80.51%，表达CD79b、CD22、CD20、CD200、FMC7、CD148、Lambda，弱表达CD5、CD11c，不表达CD25、CD10、CD103、CD23、Kappa，表型符合CD5+CD10-B淋巴细胞增殖性疾病。另存在一群FSC与SSC较大细胞群，约占有核细胞的8.56%，表达CD19、CD79b、CD22、CD20、CD200、CD5、CD11c、FMC7、CD148、CD81、Lambda，不除外异常表型单克隆大B细胞。

7.染色体检查

46，XY[20]。

（四）最终诊断

边缘区淋巴瘤合并AIHA。

（五）病例解析

患者为老年男性，因“乏力、头晕”入院，白细胞数明显增多，以成熟淋巴细胞为主，骨髓易见大量成熟淋巴细胞，胞体边缘易见毛刺状突起。考虑LPD。毛刺状突起的淋巴细胞常包括多毛细胞白血病（HCL）、毛细胞白血病变异型（HCL-v）、边缘区淋巴瘤（MZL）等。毛细胞白血病常有巨脾，且早期阶段外周血白细胞数减少；HCL-v常表现白细胞数增多，但核仁常清晰可见，HCL与HCL-v多为长毛刺状突起；MZL多为短毛刺状突起，所以单纯从形态学角度考虑为MZL。流式细胞术检测到CD19+细胞占淋巴细胞比例为80.51%，表达CD79b、CD22、CD20、CD200、FMC7、CD148、Lambda，弱表达CD5、CD11c，不表达CD25、CD10、CD103、CD23、Kappa，表型符合CD5+CD10-BLPD。CD5+CD10-的LPD需排除套细胞淋巴瘤（MCL），t（11；14）（q13；q34）是MCL相对特征性遗传学异常，具有鉴别诊断意义，本例染色体正常不支持MCL。而且细胞形态学也不支持套细胞“半生不熟”典型形态学特点。骨髓活检：小淋巴细胞比例升高，散在或灶性分布。免疫组化：CD20+、PAX5+、CD3-、CD5少量+、CD10-、CD23-、LEF1-、CyclinD1、SOX11、Ki-67阳性率<10%，考虑边缘区淋巴瘤。患者骨髓细胞学除成熟淋巴细胞增多外可见部分幼稚样淋巴细胞，与流式细胞学存在的8.56%的FSC与SSC较大细胞群相吻合，需要警惕大B细胞淋巴瘤转化的可能。本例患者贫血，RET%、LDH、BU均明显升高，Coombs试验阳性，骨髓红系增生，易见分裂象，均符合自身免疫性溶血性贫血（AIHA）的特点，最终诊断为MZL合并AIHA。AIHA是B-CLPD最常见的并发症，文献报道发生率为4%~26%，所以诊断LPD类疾病时需关注有无合并AIHA的发生。

（六）诊断要点

见表4-4-6。

表4-4-6 SMZL的诊断要点

1. 在SMZL中，典型表现为脾大，外周淋巴结受累很少，胸部或腹腔淋巴结受累可见于1/3的患者
2. 巨脾和贫血可为首发症状，脾门淋巴结受累常见，也可出现自身免疫现象，如自身免疫性溶血性贫血(AIHA)、特发性血小板减少性紫癜(ITP)
3. SMZL经常累及骨髓(85%)及外周血(30%~50%)。浸润可呈结节性、间质性、弥漫性或小梁旁性
4. 最具特征性的结构是窦内分布，可通过免疫组织化学染色CD20显示
5. 在SMZL中最常见的异常核型包括7q21-32等位基因丢失、3q+、12q+和t(11;14)(q13;q32)
6. SMZL的确诊需要结合病理活检、免疫分型、基因等

(王海洋　张云　蒋玲琳　周立波　龙芳)

六、毛细胞白血病

(一)概论

毛细胞白血病(HCL)简称“毛白”，是一种少见的B淋巴细胞恶性增生性血液系统肿瘤，在WHO分类中被归为非霍奇金淋巴瘤成熟B细胞肿瘤的一个亚型，占白血病的2%~3%。由于HCL细胞在显微镜下胞质有明显的毛状突起，所以被称为毛细胞。HCL多见于老年男性(40岁以上)，中位年龄为52岁，男女比为5比1。起病隐匿，过程缓慢，临床表现复杂多样，可有乏力、腹胀、消化不良等症状，其中脾大最为突出，部分可有肝大和深部淋巴结肿大，浅表淋巴结肿大少见，极少数患者可能存在纵隔或腹腔的巨大肿块、皮肤浸润，以及胃肠道、腮腺累及，部分患者没有任何症状，易误诊或漏诊。目前WHO将HCL分为两种临床类型：经典型HCL(cHCL)和HCL变异型(HCL-v)，其中HCL-v较少见，在LPD和HCL中的比例分别为0.4%和10%。

HCL血象多呈三系减少，少数仅一系或两系减少，轻至中度贫血，血小板、白细胞常减少，淋巴细胞相对升高。90%的病例有特征性毛细胞出现：细胞边缘不整，呈锯齿或伪足状，有许多不规则纤绒毛状突起。骨髓穿刺常“干抽”，增生程度不一。红系、粒系及巨核系均受抑制，淋巴细胞、浆细胞增多，可见广泛或灶性多毛细胞浸润。特征性化学染色是毛细胞酸性磷酸酶(ACP)染色阳性且不被酒石酸盐所抑制(TRAP)。骨髓病理活检可见多毛细胞呈弥散或灶状浸润，网状纤维纤细，多毛细胞呈“煎蛋”样外观，细胞相互交错，胞质丰富、透明，胞核间距宽。毛细胞具有成熟B淋巴细胞的免疫表型，表达CD19、CD20、CD22、CD79a、SmIg，不表达CD21、CD23、CD79b，特异性高表达CD25、CD103和CD11c。CD103对HCL有很高的敏感性和特异性，如果与其他全B淋巴细胞标志物共表达，强烈提示HCL。HCL-v除表达成熟B淋巴细胞免疫标志CD19、CD20、CD22和FMC-7之外，还表达CD11c，其中26%弱表达CD10，5%弱表达CD5，不表达CD25、CD103。故强表达CD25、CD11c和CD103，再结合典型的形态学特征是鉴别经典HCL与其他B系-LPD的标志。在细胞遗传学方面，HCL最常见的遗传学异常有14q+、12p的异常，14q-和IgH基因重排，分子生物学异常常有BRAF V600E突变，而IGHV突变检测，可见IgHV4-34表达。

(二)简要病史

患者为中年男性，53岁，半年前无明显诱因自觉胸闷、乏力，未予重视，近半年体重减轻约5kg。1周前因于当地医院体检，血常规白细胞计数为$16.53\times10^9/L$，中性粒细胞绝对值为$0.59\times10^9/L$，血红蛋白为65g/L，血小板计数为$107\times10^9/L$。以血细胞异常收入我科。体格检查：中度贫血貌，全身浅表淋巴结无肿大，肝脾肋下未及。

(三)实验室检查

1. 血常规

白细胞计数为$11.01\times10^9/L$，红细胞计数为$2.18\times10^{12}/L$，血红蛋白为78g/L，血小板计数为$35\times10^9/L$，中性粒细胞绝对值为$0.47\times10^9/L$，单核细胞

绝对值为 7.12×10^9/L。

2. 其他辅助检查

D-二聚体为3.22mg/L，碱性磷酸酶为221U/L，γ-谷氨酰转肽酶为229U/L，维生素 B_{12} 为533.2pmol/L，ESR为21mm/h，肿瘤标志物及乙肝病毒定量未见异常，自身抗体、结核抗体均为阴性。B超：肝大、脾大，胰腺大血管周围实性团块，考虑腹膜后肿大淋巴结，胆囊、胰腺、双肾声像图未见异常；双侧颈部、腋窝、腹股沟区可见肿大淋巴结。

3. 外周血形态

白细胞轻度升高，分类以淋巴细胞为主，可见45%的毛细胞样淋巴细胞，成熟红细胞大小较一致，血小板散在少见（图4-4-23和图4-4-24）。

4. 骨髓形态

取材、涂片、染色良好。骨髓增生活跃，粒系、红系增生降低，仅见少量成熟阶段粒细胞及幼红细胞，形态大致正常。淋巴细胞比例升高，可见47%的毛细胞样淋巴细胞，其形态为：胞体大小不一，浆量中等，染天蓝色，部分可见细小颗粒，胞质边缘多不规则，可见毛刺状突起，胞核圆形，可见凹陷，核染色质呈块状（图4-4-25至图4-4-28）。全片见巨核细胞23个，血小板小簇可见。

形态学意见：HCL。

5. 骨髓活检

骨髓有核细胞增生明显活跃（造血容量约

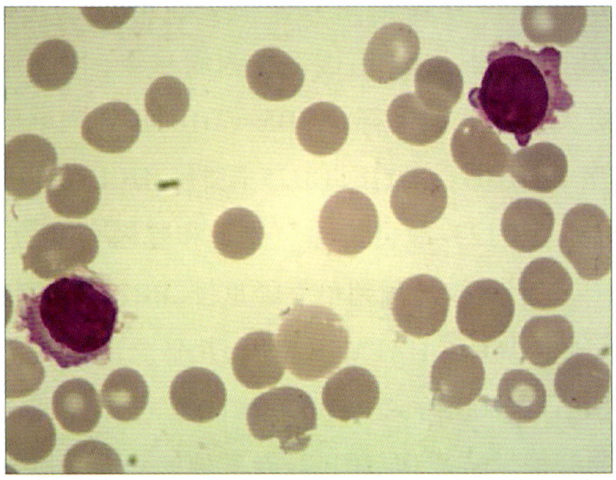

图4-4-23 外周血涂片瑞吉染色，×1000

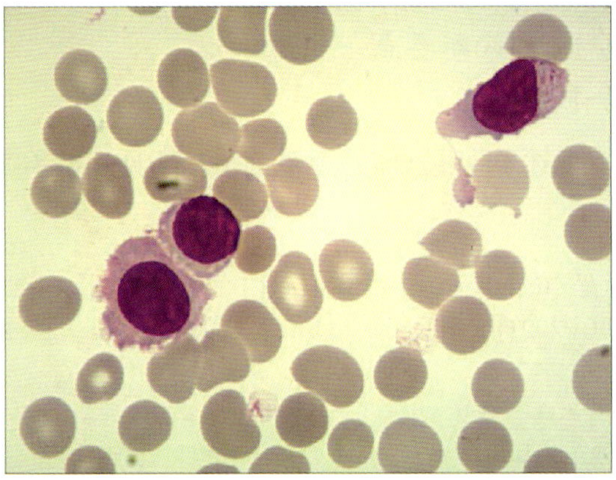

图4-4-24 外周血涂片瑞吉染色，×1000

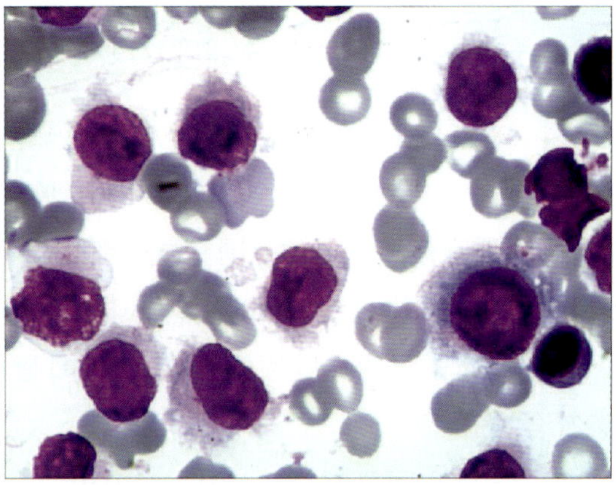

图4-4-25 骨髓涂片瑞吉染色，×1000

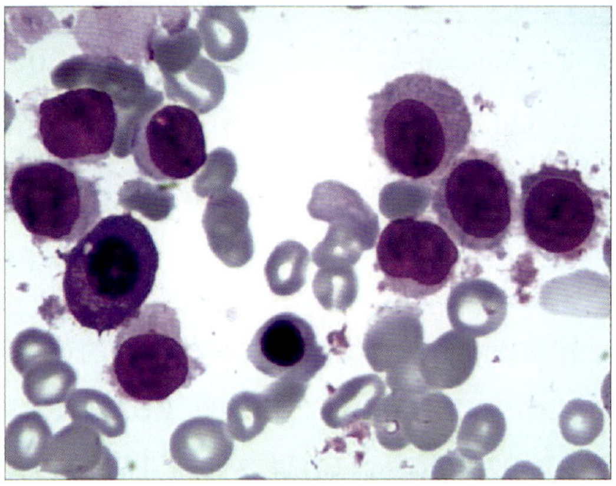

图4-4-26 骨髓涂片瑞吉染色，×1000

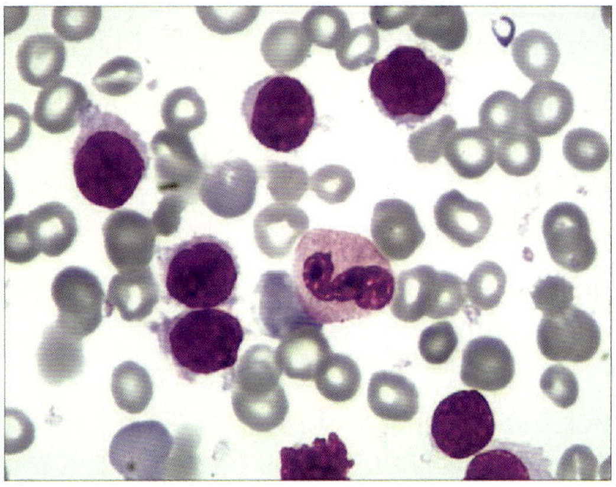

图4-4-27 骨髓涂片瑞吉染色，×1000

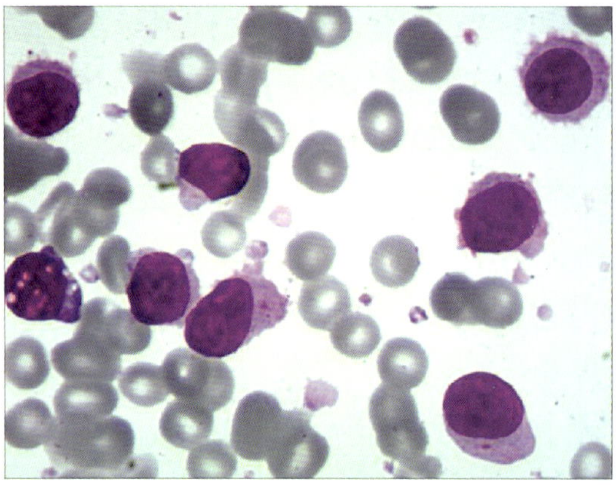

图4-4-28 骨髓涂片瑞吉染色，×1000

60%），粒红比不宜评估，未见典型ALIP及热点现象，可见少量偏成熟阶段粒细胞及少量中、晚幼红细胞，巨核细胞数量在正常范围。淋巴细胞显著增生，呈大片状、弥漫性分布，以成熟小淋巴细胞为主。骨髓间质未见明显胶原纤维化，未见骨硬化，形态符合LPD。

免疫组化和网染：CD3-、CD5-、CD10-、CD20大片+、CD19大片+、CD23-、Cyclin-D1-、CD38-、CD138-、Annexin A1部分+、CD123少数+、CD25大片+、CD11c大片+、IgD大片+、Ki-67（2%+）。MF-1级，符合HCL，请结合临床/建议进一步做相关基因检测。

6. 免疫分型

异常成熟B淋巴细胞群占有核细胞的64.91%，表达CD19、CD20、FMC7、CD200、CD79b、CD103、CD11c、CD25，不表达CD34、Kappa、Lambda、TDT、CD5、CD10、CD23、CD43。结论：检出异常淋巴细胞，表达成熟B淋巴细胞相关抗原（CLL积分为2分）。建议结合分子遗传学检查（BRAF V600E基因突变）和染色体相关检查。

7. 染色体检查

由于细胞生长不良，多次制片，仍未见可分析的分裂象，故培养失败。

8. 分子生物学检查

IGHV基因突变检测：检测到IGHV基因单克隆重排，IGH单克隆V区测序检测到大于2%的IGHV突变型。BRAF V600E突变阳性。

（四）最终诊断

毛细胞白血病（HCL）。

（五）病例解析

患者为53岁男性，间断胸闷、乏力半年余，B超提示肝、脾大，说明病程长，未曾诊治过；发现血细胞异常1周，三系降低，双侧颈部、腋窝、腹股沟区淋巴结肿大，该类全血细胞减少伴有脾大临床表现，高度怀疑LPD之HCL，AL不能除外。进一步细胞形态学检查外周血及骨髓淋巴细胞比例升高，可见典型的毛细胞样淋巴细胞，边缘毛刺样突起，考虑LPD中与毛细胞相关亚型，如HCL、HCL-V、SMZL、SDRPL及MZL，因毛发为周身毛，HCL可能性更大。流式结果符合CD5-CD10-B细胞淋巴瘤表型，CD103、CD11c、CD25阳性，HCL-V往往CD25-、CD123-故可排除。分子和基因突变检查：IGHV基因重排检测到单克隆重排，BRAF V600E发现突变。WHO-HAEM4R指出，几乎全部HCL均具有BRAF V600E突变。BRAF V600E可作为HCL特异的分子学特征，而HCL-v及其他的小B细胞淋巴瘤缺乏该突变。

（六）诊断要点

见表4-4-7。

上述4种淋巴瘤的主要鉴别诊断见表4-4-8。

表4-4-7 HCL的诊断要点

1. HCL的诊断需要结合形态学（活检上可见“煎蛋样”特点）、免疫表型[CD5-、CD10-、CD11c+、CD20+（强阳性）、CD22+、CD25+、CD103+、CD123+、Cyclin D1+、膜联蛋白（Annexin）A1+和CD200+]和分子生物学（BRAF V600E突变阳性）检查
2. 经典型HCL的以脾大、全血细胞减少、单核细胞明显减少为特征
3. HCL-v的特点为CD25-、CD123-、膜联蛋白A1-和BRAF V600E突变检查结果阴性。这有助于区分变异型和cHCL
4. 10%~20%具有cHCL表型的B细胞淋巴增生性肿瘤（BLPD）具有IGHV4-34重排，且通常缺乏BRAF V600E突变。此外，具有毛细胞形态的小B细胞淋巴瘤包括HCL、HCL-v、SMZL和SDRPL

表4-4-8　具有毛细胞形态的小B细胞淋巴瘤的鉴别诊断

特征	HCL	HCL-v	SMZL	SDRPL
性别倾向	男性	男性(1.6)	男女各半	男性
中位年龄(岁)	50	71	65	65
细胞形态	中等大小。不均匀纹毛。模糊的核仁	中等大小。不均匀绒毛。清晰的核仁	细胞小。两极绒毛。小核仁	细胞小。有绒毛。小核仁
白细胞(10^9/L)	全血细胞减少	34	19	11
单核细胞减少	有	无	无	无
CD5	-	-	-	-
CD25	++	-	异质性	-
CD103	++	+	-	-
CD11c	++	++	+	+
CD123	++	-	-	-
CD200	++	-	异质性	NA
Cyclin D1	+	-	-	-
Annexin-A1	++	-	-	-
Sox-11	+	-	-	-
BRAF V600E	+	-	-	-
TRAP	++	+/-	-	-
脾	红髓	红髓	边缘区	红髓
骨髓	间质	间质	结节状-窦内	间质-弥漫,无假窦
平均OS(年)	20	9	-	-

注:疾病名称均按照WHO-HAEM4R。HCL,毛细胞白血病;HCL-v,毛细胞白血病变异型;SMZL,脾边缘区淋巴瘤;SDRPL,脾弥漫红髓B细胞淋巴瘤。

(贺元欣　张琼　幸娟霞　龙芳　李婷)

七、淋巴浆细胞淋巴瘤/华氏巨球蛋白血症

(一)概论

淋巴浆细胞样淋巴瘤/华氏巨球蛋白血症(LPL/WM)是一种较罕见的惰性成熟B细胞淋巴瘤,常累及骨髓,有些累及淋巴结及其他结外部位,很少累及中枢神经系统,偶可累及外周血。平均发病年龄为60岁,男性略多见。90%~95%的LPL为IgM型,即华氏巨球蛋白血症(WM),5%~10%的LPL为IgA型,IgG型或不分泌型临床较为少见。LPL/WM主要临床表现为高黏滞血症、神经病变、淋巴结及脾大、原发性淀粉样变性、冷凝集素病、冷球蛋白血症、虚弱和疲劳(通常与贫血有关)和其他与疾病相关的血细胞减少症。非IgM型LPL易出现B症状(发热、盗汗和体重减轻)。

WHO-HAEM4R指出,从形态学上,LPL/WM是由小B淋巴细胞、浆细胞样淋巴细胞和浆细胞3种细胞组成,骨髓活检可见结节弥漫性或间质弥散的小淋巴细胞、浆样淋巴细胞、浆细胞,常伴较多的肥大细胞浸润。在形态学上,CLL/SLL和MZL中有时会出现浆样分化,要注意鉴别。

当LPL/WM侵犯骨髓且伴单克隆IgM血症(不论数量)时,则应诊断为WM。典型的免疫表型为CD19+、CD20+、sIgM+、CD38/CD138+、CD79a+、FMC7+、CD5-、CD10-、CD23-,但CD5、CD10、CD23可能在10%~20%的病例中呈阳性,但不能仅凭免疫表型排除该诊断。高达90%的患者会出现MYD88 L265P的突变,大约30%的人会出现CXCR4突变(最常见的是CXCR4 S338X或移码突变)。17%的患者有ARID1A突变,还有其他不常见的体细胞突变,例如TP53、CD79B、KMT2D和MYBBP1A突变。MYD88 L265P基因突变在LPL的鉴别诊断中可能会有所帮助,但不特异,在一部分其他小B细胞淋巴瘤、非生发中心型DLBCL,NOS和原发皮肤的

DLBCL，腿型，以及原发中枢神经系统和睾丸DLBCL病例中也可见该突变。而MYD88 L265P野生型也可发生在<10%的患者中，如果满足其他标准，则不应用于排除WM的诊断。另外，需要进一步除外其他可能伴浆细胞分化的淋巴瘤类型。

LPL/WM无特异的形态学、免疫表型及遗传学改变，所以LPL/WM的诊断是一个排他性诊断，需要紧密结合临床表现、病理学等检查结果进行综合诊断。因此在诊断LPL/WM时，最需要进行鉴别诊断的疾病有伴有浆细胞分化小B细胞淋巴瘤，IgM型MGUS和IgM型MM等。

（二）简要病史

患者男，64岁，主诉乏力、盗汗伴双下肢水肿5月余。现病史：患者缘于5个月前无明显诱因出现自感全身发烫、盗汗、体能下降、怕冷、双下肢水肿等症状，伴咳嗽、咳白色黏痰，患者于当地诊所就诊，以“感冒”治疗，效果欠佳。后患者出现活动后全身乏力，休息后稍有缓解，不伴其他不适，为进一步诊治就诊于我院门诊。体格检查：患者神志清晰，精神一般，饮食较差、睡眠可，大小便正常，体重减轻10kg。既往史：患者诉10年前诊断为“肾炎”（具体不详）。

（三）实验室检查

1. 血常规

白细胞计数为$6.23\times10^9/L$，血红蛋白为70g/L，血小板计数为$433\times10^9/L$，MCV为80.30fL，MCH为24.30pg，MCHC为303g/L。

2. 其他辅助检查

生化检查：肌酐为64.00μmol/L，尿素为4.98μmol/L，总蛋白为77.5g/L，白蛋白为23.9g/L，球蛋白为53.6g/L，钠为131.80mmol/L，总钙为2.01mmol/L，β_2-微球蛋白为3.69μg/L。

血清蛋白电泳：M蛋白带阳性，白蛋白为28.2%，α_1-球蛋白为3.0%，α_2-球蛋白为6.5%，β-球蛋白为5.5%，γ-球蛋白为56.8%，A/G为0.39。

血清免疫固定电泳：IgM-κ型M蛋白阳性。

免疫球蛋白+轻链定量测定：免疫球蛋白G（IgG）为19.00g/L，免疫球蛋白M（IgM）为52.30g/L，总免疫球蛋白E（IgE）为338.00IU/mL，Kappa为43.00g/L，Lambda为8.87g/L，Kappa/Lambda为4.85。

3. 外周血形态

白细胞形态比例正常，成熟红细胞大小不等，中心淡染区扩大，可见缗钱状排列，血小板散在易见（图4-4-29和图4-4-30）。

4. 骨髓形态

取材、涂片、染色良好。骨髓增生明显活跃。粒系增生降低，部分细胞胞质中颗粒减少；红系增生尚可，以晚幼红细胞增生为主，部分细胞胞核固缩。成熟红细胞可见缗钱状排列；淋巴细胞占25%，可见浆样淋巴细胞偏高，占12%，浆细胞增多，占7.5%，可见幼稚浆细胞；阅全片见巨核细胞341个，分类25个，其中幼巨0个，颗粒巨17个，产板巨7个，裸核巨1个，血小板散在易见（图4-4-31和图4-4-32）。

形态学意见：不除外LPL/WM，建议结合临床

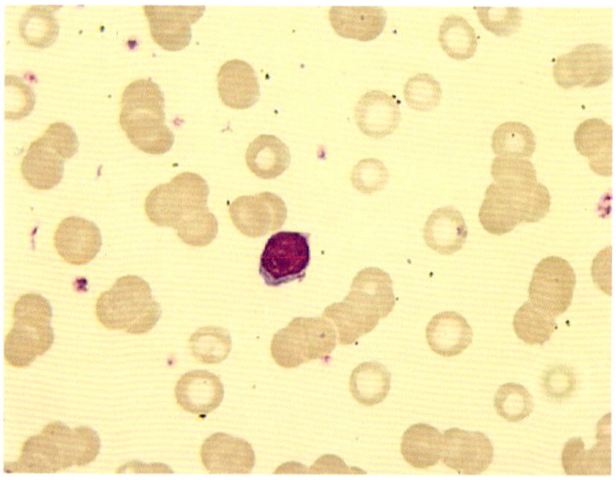

图4-4-29 外周血涂片瑞氏染色，×1000

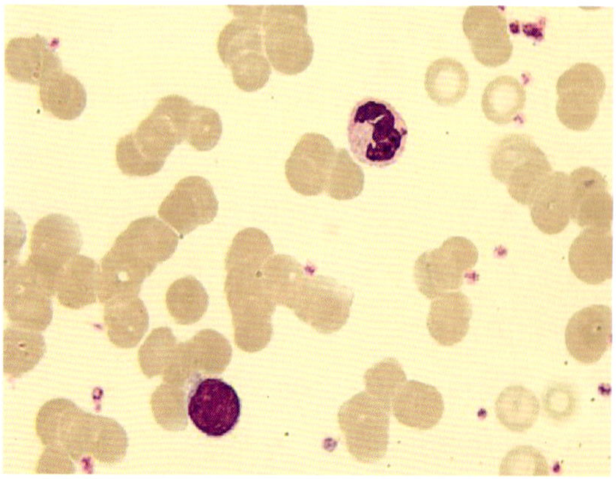

图4-4-30 外周血涂片瑞氏染色，×1000

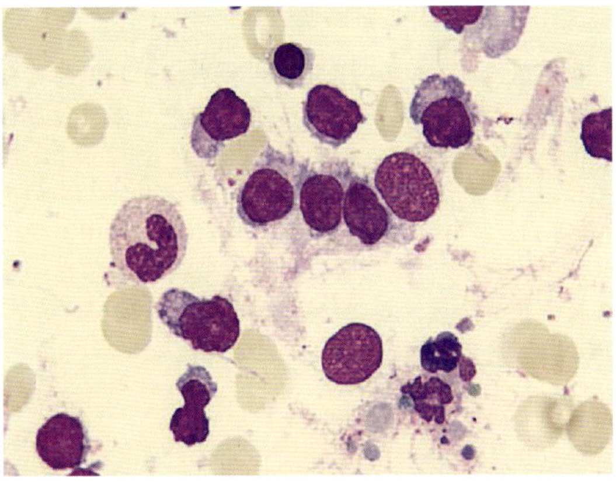

图4-4-31　骨髓涂片瑞氏染色，×1000

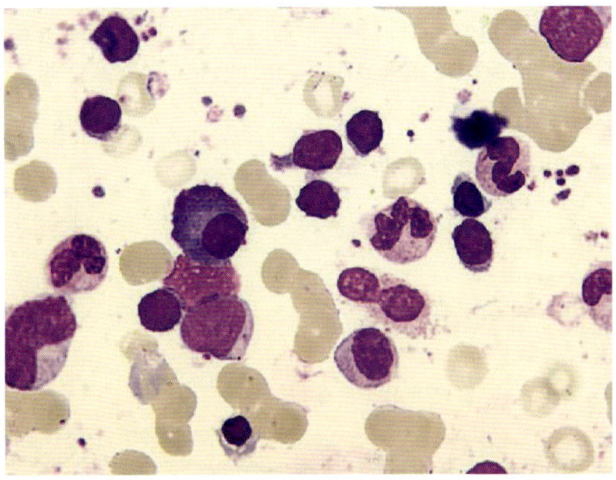

图4-4-32　骨髓涂片瑞氏染色，×1000

表现，完善免疫分型、染色体及MYD88 L265P等相关检查。

5. 免疫分型

20.58%细胞（占全部有核细胞）表达Kappa、CD19、CD45、CD20，部分表达CD38、CD138，不表达CD56、CD3、CD8、CD4、CD2、CD7、CD5、CD10、Lambda，考虑为异常B细胞伴浆细胞分化，LPL可能性大，建议结合其他实验室检查。

6. 染色体检查

46，XY[20]。

7. 分子生物学检查

检出MYD88 L265P突变。

（四）最终诊断

华氏巨球蛋白血症（WM）。

（五）病例解析

患者为老年男性，5个月前以盗汗、体重减轻、乏力、双下肢水肿为主要临床表现，体重减轻10kg，符合淋巴瘤B症状，双下肢水肿考虑肾脏损害所致，乏力考虑与贫血有关。患者病程较长、起病缓慢，从临床来看，不除外恶性血液病；血常规提示贫血，仪器分类正常，生化检查示肾功能轻度异常，球蛋白明显升高，血清蛋白电泳、固定电泳和游离轻链结果提示为IgM-κ型M蛋白阳性，考虑WM的可能性较大，外周血分类未见异常，成熟红细胞缗钱状排列，骨髓涂片可见小淋巴细胞、浆样淋巴细胞及浆细胞三类细胞增多，符合LPL/WM的形态学特点，而非MM，免疫分型进一步支持该诊断，再通过分子生物学检测MYD88 L265P突变明确诊断为WM。本例需要与MM鉴别，MM临床表现常有骨质破坏，而WM常无此表现，免疫固定电泳为IgM时多常考虑WM，而IgM型MM较罕见，MM形态学常以原幼浆细胞为主，本例以淋巴及浆样淋巴细胞为主，MM免疫表型常为CD38、CD138及轻链限制性表达，无淋巴细胞标志，MM常无MYD88突变。

（六）诊断要点

LPL/WM的诊断要点见表4-4-9。

LPL与其他成熟B细胞淋巴瘤的主要免疫表型鉴别见表4-4-10。成熟B细胞淋巴瘤的典型免疫表型鉴别诊断流程图见图4-4-33。

表4-4-9　LPL/WM的诊断要点

1. 在WHO 2016版中，淋巴浆细胞淋巴瘤（LPL）被定义为一种由小B淋巴细胞、浆细胞样淋巴细胞和浆细胞组成的肿瘤
2. LPL最常见的临床表现是高黏滞综合征，通常累及骨髓，有时可累及淋巴结和脾脏
3. 形态学上，LPL常有三类细胞：小淋巴细胞、浆细胞样淋巴细胞和浆细胞，可以其中一种细胞类型为主。典型的LPL骨髓活检形态特征为：含Dutcher小体的浆细胞、肥大细胞和含铁血黄素
4. 最特征性的免疫表型是证实单克隆B细胞与浆细胞共存。LPL常表达B细胞标记（CD19、CD20、CD22、CD79a和PAX5），不表达CD5、CD10、CD23和Bcl-1对于排除其他小B细胞淋巴瘤很重要

（待续）

表4-4-9(续)

5. 鉴别诊断时，边缘区淋巴瘤最难与之区别，因为MZL可有明显的浆细胞分化，单克隆IgM血症和类似于LPL的免疫表型。而LPL通常不存在边缘区结构及边缘区淋巴瘤的单核细胞样形态。而浆细胞骨髓瘤显示骨髓中浆细胞独占性浸润，无淋巴结病；浆细胞恶性增生，单克隆IgM伴溶骨性病变者，应作为IgM型骨髓瘤
6. 在WHO-HAEM5版中，LPL分为2个亚型，最常见的华氏巨球蛋白血症(WM)型和非WM型LPL。后者约占LPL的5%，包括：①克隆性IgG或IgA患者；②不分泌型LPL；③IgM-LPL无骨髓累及。WM型按分子学有无MYD88 L265P突变又分为2个亚型。MYD88 L265P突变型被认为是绝大部分LPL(>90%)患者的致病性驱动因子。该突变可帮助鉴别一些诊断困难的结内和结外MZL伴浆样分化，以及浆细胞骨髓瘤。只有极少数边缘区淋巴瘤(MZL)有MYD88 L265P突变，绝大部分MZL和骨髓瘤无该突变。CXCR4突变发生于约40%的LPL患者，通常与MYD88突变同时发生

表4-4-10 具有浆细胞分化的淋巴瘤(LPL，MALT和PBL)鉴别要点

	B细胞标志	浆细胞标志	归类
LPL	表达CD19、CD20、CD22、CCD79a、CD25	CD138、CD38	小B淋巴瘤
MALT	表达CD19、CD20、CD22、cCD79a、少数CD5+、CD21+、CD35+	CD138	小到中等B细胞
PBL	表达Ki-67、CD79a、CD19(包括+/-)、CD45、CD20可阴可阳。部分病例表达CD4、CD10	表达CD138和CD38，cIg、CD56	大B淋巴瘤

注：LPL，淋巴浆细胞淋巴瘤；MALT，黏膜相关组织结外边缘区淋巴瘤；PBL，浆母细胞淋巴瘤。

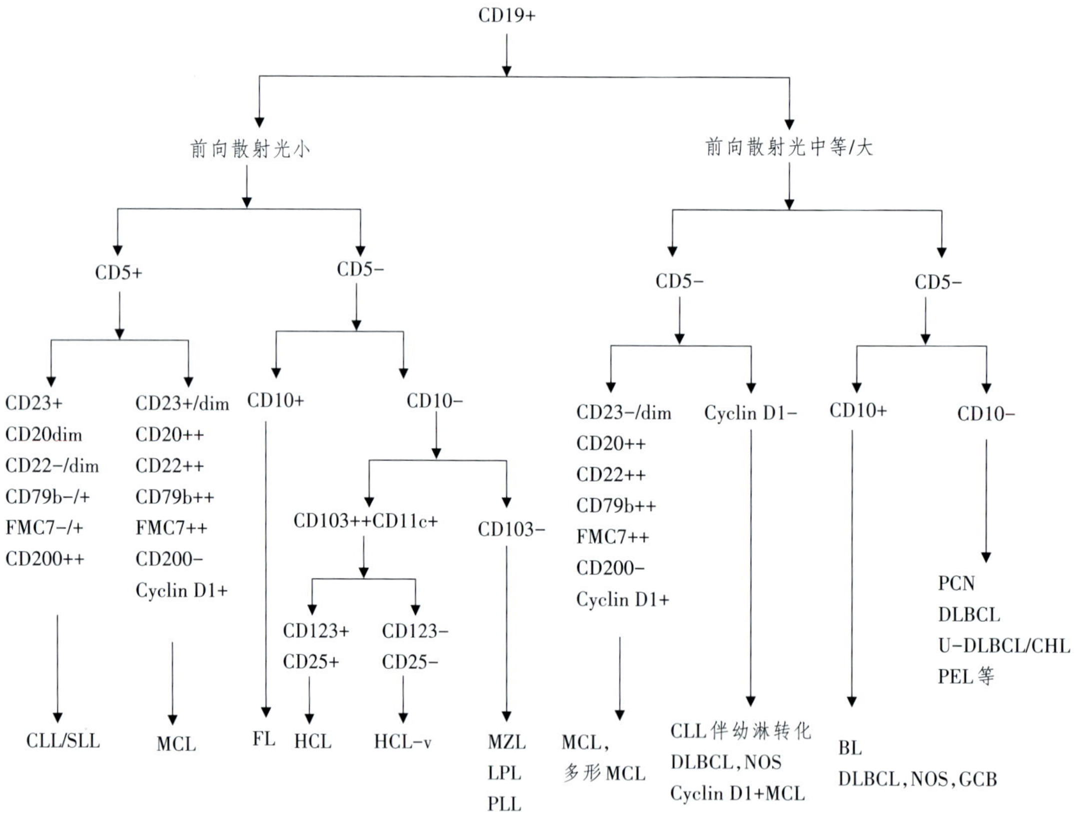

图4-4-33 成熟B细胞淋巴瘤的典型免疫表型鉴别诊断流程图

CLL/SLL，慢性淋巴细胞白血病/小淋巴细胞淋巴瘤；MCL，套细胞淋巴瘤；FL，滤泡淋巴瘤；HCL，毛细胞白血病；HCl-v，毛细胞白血病变异型；MZL，边缘区淋巴瘤；LPL，淋巴浆细胞淋巴瘤；PLL，幼淋巴细胞白血病；DLBCL，NOS，非特指型弥漫大B细胞淋巴瘤；BL，伯基特淋巴瘤，PCN，浆细胞肿瘤；CCB，生发中心B细胞；C-DLBCL/CHL，介于DLBCL和经典型霍奇金淋巴瘤之间难以分型的B细胞淋巴瘤；PEL，原发渗出性淋巴瘤。

（黄兴琴 张云 李婷 周立波 吴佗）

八、伯基特淋巴瘤/白血病

（一）概论

伯基特淋巴瘤（BL）是一种具有成熟生发中心B细胞表型的侵袭性淋巴瘤，其特点是肿瘤体积大，常发生于结外，高增殖指数（Ki-67指数接近100%），MYC基因异常多因t(8;14)(q24.1;q32)可表现为淋巴瘤或白血病。BL有3种流行病学变异型：地方性、散发性和免疫缺陷相关性BL。成人散发性或免疫缺陷相关性BL通常表现为结外病变。地方性BL最常见于4~7岁儿童，好发于下颌骨、上颌骨和腹部器官，特别是肾脏。15%的患者出现突然截瘫和尿失禁。骨髓累及比较少见。BL与疟疾流行有关，几乎在所有病例中EB病毒（EBER）阳性。散发性BL主要发生于大龄儿童和青壮年，表现为腹部疾病（60%~80%）；其次为头颈部，包括淋巴结、口咽、扁桃体和鼻窦。下颌受累比较少见。部分病例EB病毒（EBER）阳性。部分病例可发展为白血病，仅少数病例纯粹表现为血液和骨髓累及。以目前的化疗方案，儿童的总生存率约为90%，成人的总生存率为50%~70%。

细胞形态学：BL的特征为核质比增加的非典型淋巴样细胞，胞质空泡、嗜碱性，细胞核中等大小、圆形单一形态（类似于组织细胞的细胞核），核染色质呈颗粒状或点状，以及几个偏位的嗜碱性核仁。在“非典型”形态的病例中，核仁可能更突出，细胞核多为多形性或表现出浆细胞样特征。

淋巴结：BL的特点是相对单一黏附的中等大小细胞弥漫性浸润，具有大量核分裂象（>10个/HPF）、凋亡细胞和带有凋亡小体的散在巨噬细胞形成“星空”现象。少数病例可表现为稍大的多形性细胞浸润。

骨髓活检：骨髓可伴或不伴白血病表现。主要表现为胞质空泡、核圆形或卵圆形的“母细胞样”细胞弥漫性浸润。

结外部位：结外部位比淋巴结更容易受累，包括颌骨或眶骨（地方性）、腹部器官（特别是回盲部和肾脏）、乳房、腹膜后等部位。无论发生于什么部位，其组织形态学特征都相似，包括星空现象和形态单一的中等大小细胞弥漫浸润。可有肉芽肿样结构，多为EB病毒阳性病例。常出现坏死区域。

免疫表型：CD45、B细胞标志物（PAX5、BOB1、OCT2、CD19、CD20、CD22和CD79a）、CD10、CD43、CD71、MYC和Bcl-6阳性。Bcl-2一般为阴性或弱阳性表达。CD21的表达通常与地方性BL有关。TdT和CD34阴性。绝大多数BL不表达CD5，部分病例表达MUM1。BL一般为CD38阳性和LMO2阴性（有助于与具有BL样形态的CD10阳性B细胞淋巴瘤鉴别）。c-myc蛋白阳性（>80%肿瘤细胞），Ki-67增殖指数（MIB1）接近100%。

免疫组化：肿瘤细胞CD45、B细胞标志物（PAX5、BOB1、OCT2、CD19、CD20、CD22和CD79a）、CD10、CD43、CD71、MYC和Bcl-6阳性。Bcl-2一般为阴性或弱阳性表达。CD21的表达通常与地方性BL有关。母细胞标志物（TdT和CD34）阴性。绝大多数BL不表达CD5，部分病例表达MUM1。BL一般为CD38阳性和LMO2阴性（有助于与具有BL样形态的CD10阳性B细胞淋巴瘤鉴别）。c-myc蛋白阳性（>80%肿瘤细胞），Ki-67增殖指数接近100%。EBV/EBER阳性率不一，地方性BL几乎100%阳性，散发性和免疫缺陷相关性阳性率为20%~40%。散发性BL成人病例的EBER阳性率比儿童更高。

大多数（70%~80%）病例有t(8;14)(q24;q32)，导致MYC基因（8q24）与IGH（14q32）易位。其余病例有t(2;8)(p11;q24)或t(8;22)(q24;q11.2)，导致MYC与免疫球蛋白轻链易位，分别为kappa（IGK，2p11）和lambda（IGL，22q11）。约10%病例的MYC基因重排阴性；部分病例有染色体1q、7和12获得、6q、13q32-34和17p缺失，以及TCF3、ID3、CCND3、TP53、SMARCA4和ARID1A等基因突变。染色体

13q异常在儿童病例中更常见，并与儿童BL预后较差有关。17号染色体异常在儿童和成人BL中出现的频率相似，在成人BL中与不良预后有关。

值得注意的是，MYC易位[t(8;14)]在BL中并不是特异的，在5%~15%的DLBCL、少数B淋巴母细胞白血病/淋巴瘤、滤泡性淋巴瘤转化的侵袭性淋巴瘤，以及一些高级别B细胞淋巴瘤和浆细胞骨髓瘤等淋巴瘤中也能检测到MYC基因重排。由于这些疾病的治疗和预后不同，从临床角度来说，区分BL和DLBCL(或其他淋巴瘤)非常重要。

(二)简要病史

患者女，70岁，发现全血细胞减少半年，尿频尿急、血尿。

(三)实验室检查

1. 血常规

白细胞计数为$2.46 \times 10^9/L$，血红蛋白为65g/L，血小板计数为$8 \times 10^9/L$。

2. 外周血形态

白细胞减少，中性粒细胞比例升高，偶见原始细胞；成熟红细胞形态未见异常；血小板少见(图4-4-34和图4-4-35)。

3. 骨髓形态

取材、涂片、染色良好。骨髓增生明显活跃，淋巴系异常增生，原始幼稚淋巴占94.5%，其胞体均匀一致，呈圆形、椭圆形，以大细胞为主，胞质易见空泡，呈蜂窝状，核圆形、规则，可见凹陷或折叠，核染色质呈均匀细点状，核仁清楚，1~3个，呈小泡状。粒、红、巨三系明显受抑。MPO染色：阴性(图4-4-36和图4-4-37)。

形态学意见：①ALL或伯基特淋巴瘤/白血病；②建议进行免疫分型、染色体及分子生物学检查。

4. 免疫分型

检测结果：81.70%的细胞表达HLA-DR、CD19、CD38、CD45，部分表达CD10、CD20、CD79a，不表达

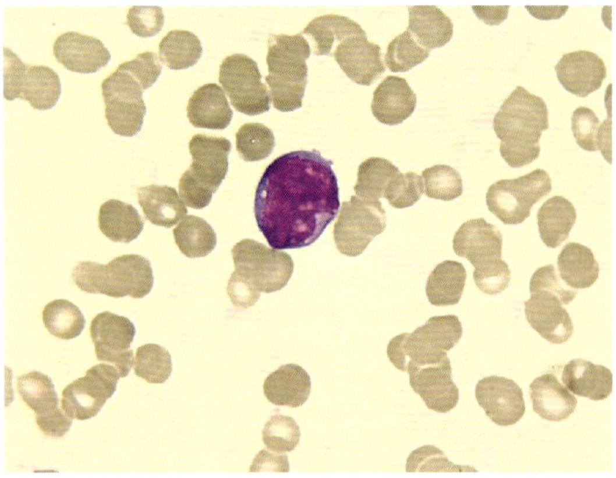

图4-4-34 外周血涂片瑞氏染色，×1000

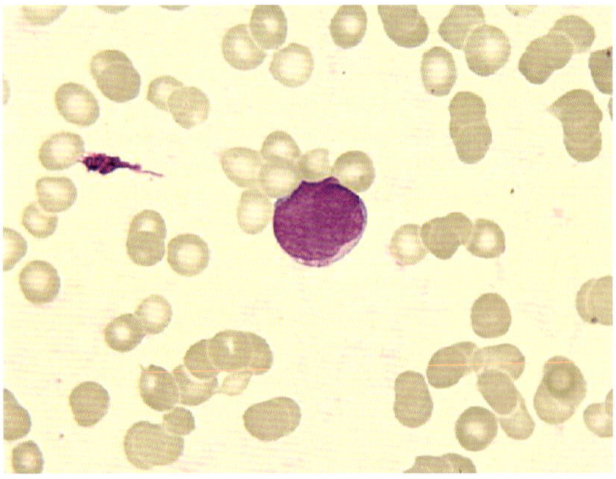

图4-4-35 外周血涂片瑞氏染色，×1000

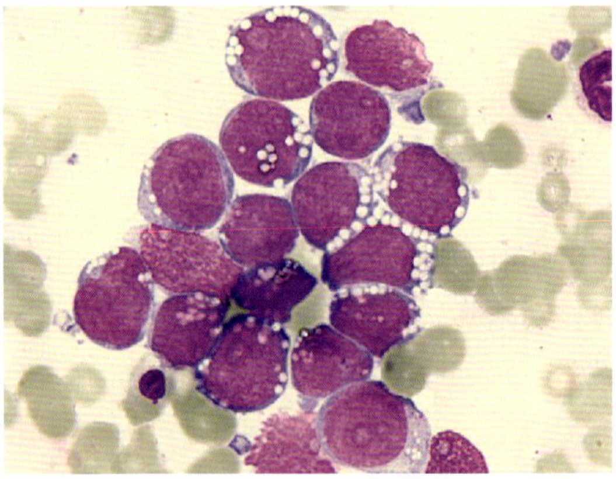

图4-4-36 骨髓涂片瑞氏染色，×1000

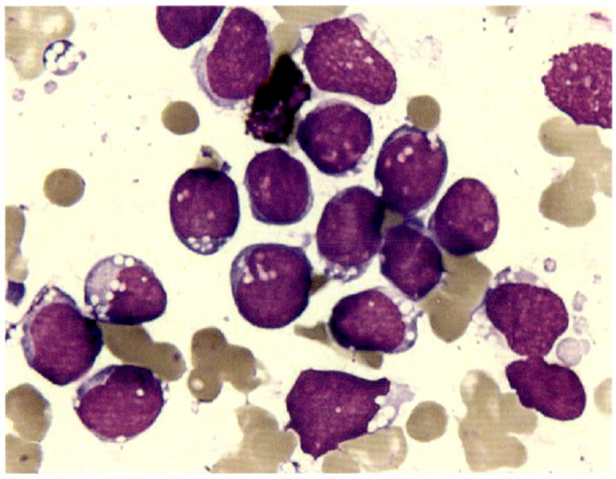

图4-4-37 骨髓涂片POX染色，×1000

CD15、CD33、CD117、CD34、CD4、CD3、CD8、CD2、CD14、CD7、CD64、CD56、Lambda、Kappa，SSC大，考虑为恶性B淋巴细胞。粒细胞占有核细胞的6.59%。有核红细胞占有核细胞的1.63%。成熟淋巴细胞占有核细胞的4.12%。未见明显非造血细胞。

形态学意见：本次检测范围内，恶性B淋巴细胞占81.70%，表型符合伯基特淋巴瘤，建议结合其他实验室检查。

5. 染色体及荧光原位杂交检查

46，XX，t（8；14）（q24；q32）[20]。FISH检查：MYC基因重排阳性。

6. 分子生物学检查

IGH、IGK阳性。

（四）最终诊断

伯基特淋巴瘤/白血病。

（五）病例解析

患者为老年女性，发现全血细胞减少半年，尿频尿急、血尿。血常规三系降低，可能是MDS、AA、AL、MA等。血涂片偶见原始细胞。骨髓穿刺检查淋巴系异常增生，原始幼稚淋巴升高，胞质易见蜂窝状空泡，ALL或伯基特淋巴瘤/白血病均可能，需要通过流式检测鉴别两者，免疫分型提示异常细胞为恶性B淋巴细胞，非原始细胞，表型符合伯基特淋巴瘤，因此，排除了ALL。染色体提示46，XX，t（8；14）（q24；q32）。FISH检查：MYC基因重排阳性。分子生物学检查提示IGH、IGK阳性。进一步综合诊断为伯基特淋巴瘤/白血病。

（六）诊断要点

见表4-4-11。

表4-4-11 伯基特淋巴瘤/白血病的诊断要点

1. 临床表现：常见于儿童和青少年，老年人少见。肿物巨大，生长迅速，伴高尿酸血症和高LDH水平
2. 病理形态：瘤细胞形态单一，中等大小，瘤细胞间常见吞噬细胞，散布成"星空"样
3. 免疫表型及EBV：CD20-、CD19-、PAX5-、CD10-、Bcl-6-，Ki-67≥90%。T细胞抗原阴性。Bcl-2-、CD23-、TDT-、EBER-
4. 细胞和分子遗传学：常有t(8；14)(q24；q32)，导致MYC基因(8q24)与IGH(14q32)易位
5. BL的诊断需要结合形态学、免疫表型、遗传学及分子生物学综合判断

（黄兴琴 高晓鹏 刘婷婷 李婷 何容）

九、弥漫大B细胞淋巴瘤

（一）概论

弥漫大B细胞淋巴瘤（DLBCL）是成人非霍奇金淋巴瘤（NHL）最常见的类型，占全部非霍奇金淋巴瘤的25%~50%。DLBCL是一种来源于成熟B细胞的侵袭性肿瘤，是发生于淋巴结内外的大B淋巴样细胞弥漫增生形成的一组异质性肿瘤，瘤细胞核大小相当于正常吞噬细胞核或正常淋巴细胞的2倍，是一组大细胞、侵袭性的恶性淋巴瘤，临床异质性大，DLBCL中位发病年龄为65岁，男性略多于女性，超过一半的DLBCL患者可使用标准的R-CHOP方案治疗取得一定疗效，但30%~40%的患者会发展为复发/难治性肿瘤。DLBCL可为原发，可原发于淋巴结或胃肠道、中枢神经系统、皮肤、纵隔、骨骼等几乎全身各个部位。也可继发于惰性B细胞淋巴瘤，包括CLL/SLL、FL、MZL、LPL、NLCHL，称为转化型DLBCL。

DLBCL临床表现主要是淋巴结（累及淋巴结）或结外（累及淋巴系统外的器官或组织：胃肠道、中枢神经系统、骨骼）症状。患者通常出现进行性肿大的无痛性肿物（通常在颈部、腋窝或腹股沟），累及淋巴结外者根据累及部位不同出现相应症状，可有肝大和（或）脾大。可有B症状：不明原因持续发热（>38℃）、盗汗（夜间为主）、体重减轻（6个月内体重下降超过10%）等，可有皮肤瘙痒、疲劳、乏力、不适等全身症状。也可出现与疾病或治疗相关的肿瘤溶解综合征，即肿瘤细胞内容物自发释放或由于化疗反应而释放到血液中，引起电解质和代谢失衡，伴有进行性系统性毒性症状，严重时可导致心律失常、多器官衰竭、癫痫发作和死亡。10%~20%的患者可出现骨髓侵犯而致贫血、白细胞增多或减少、血小板减少等表现。

实验室检查可有血 β_2-微球蛋白、乳酸脱氢酶(LDH)及红细胞沉降率(ESR)升高等异常。确诊DLBCL需要进行病灶部位的病理活检，可通过手术切除或粗针穿刺淋巴结或结外组织获得标本，并对肿瘤进行显微镜下形态学和免疫组化分析，确定DLBCL，可细分为中心母细胞型、免疫母细胞型和间变型3类。DLBCL表达CD45和CD45泛B细胞标志物如CD20、CD22、CD79a和PAX-5。表面或胞质免疫球蛋白轻链存在。其他阳性标志物包括CD10、Bcl-6和Bcl-2。约有10%的病例有CD5的表达。少数病例显示后生发中心或浆细胞相关标志物，如CD38、CD138和MUM1，Ki-67标记指数高，少数病例表达CD30，泛T标记是阴性的。随着基因芯片技术和免疫组化技术的发展，基因表达分子分析将DLBCL分为3个主要亚型-生发中心B(GCB)DLBCL、活化的B细胞样(ABC)DLBCL和原发性纵隔B细胞淋巴瘤(PMBL)。基因表达分析显示，t(14;18)(q32;q21)易位累及Bcl-2基因，只见于GCB型。3q27易位累及Bcl-6，可见于30%~40%的DLBCL。MYC基因在DLBCL中重排率为10%~15%。DLBCL的分子发病机制主要涉及Bcl-6、Bcl-2和MYC的重排，最终导致生发中心细胞或B细胞起源的恶性克隆性的转化和扩增。DLBCL不同的亚型临床预后截然不同，生发中心来源较中心外预后好，对化疗敏感，超半数患者可完全缓解，5年总体生存率为60%~70%。50%~60%的患者在一线治疗后可获得缓解并维持完全缓解；30%~40%的患者复发，通常在治疗结束后2年内复发；10%的患者为难治性。

(二)简要病史

患者男，69岁，因“乏力20余天”入院。体格检查：重度贫血貌，无肝脾及淋巴结肿大。

(三)实验室检查

1. 血常规

白细胞计数为 $7.02 \times 10^9/L$，血红蛋白为74g/L，血小板计数为 $25 \times 10^9/L$，中性粒细胞百分比为9.0%，淋巴细胞百分比为89.0%，单核细胞百分比为1.0%。

2. 其他辅助检查

LDH为258.0U/L，β_2-MG为3.70mg/L。

3. 外周血形态

白细胞正常，分类中性粒细胞偏低，淋巴细胞偏高，可见异常细胞2%，该细胞胞体较大，呈圆形，胞质量少，蓝色，无颗粒，胞核大，圆形，核染色质较粗，核仁隐约可见(图4-4-38)。成熟红细胞大小不等。血小板散在少见。

4. 骨髓形态

取材、涂片、染色良好。骨髓增生活跃，可见大量异常细胞，占60.5%，该细胞胞体较大，不规则形多见，胞质量少至多，蓝色，无颗粒，可见拖尾，胞核大或不规则，有凹陷、核裂、花瓣等，核染色质较粗，核仁可见，部分核仁偏大(图4-4-39至图4-4-42)。MPO：异常细胞阴性(图4-4-43)。PAS：部分异常淋巴细胞呈弥散状阳性(图4-4-44)。

形态学意见：可见异常细胞，淋巴瘤细胞白血

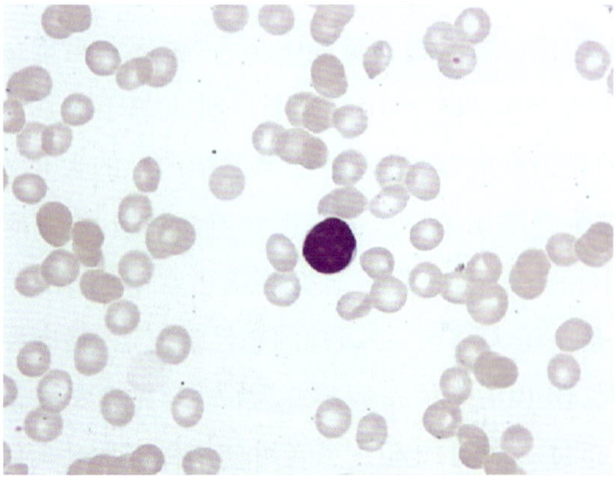

图4-4-38 外周血涂片瑞吉染色，×1000

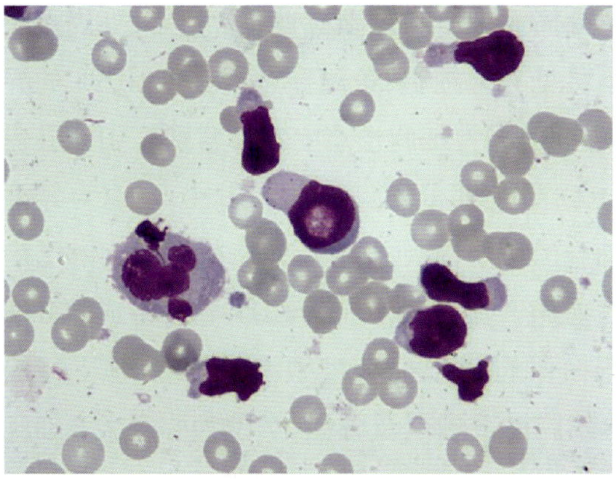

图4-4-39 骨髓涂片瑞吉染色,×1000

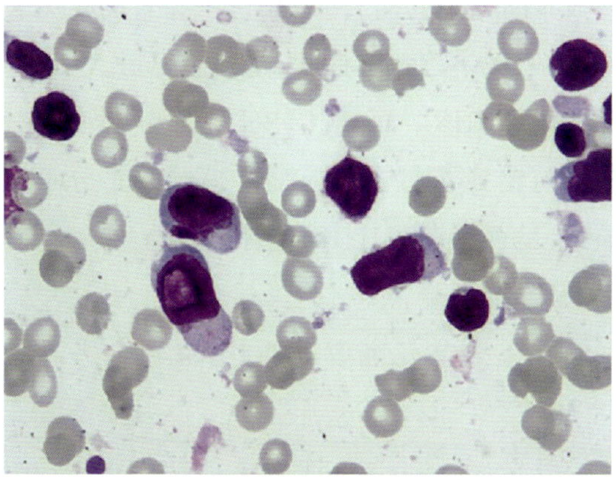

图4-4-40 骨髓涂片瑞吉染色,×1000

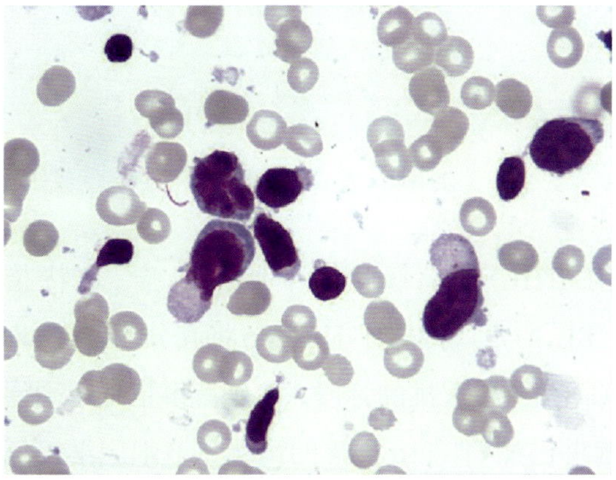

图4-4-41 骨髓涂片瑞吉染色,×1000

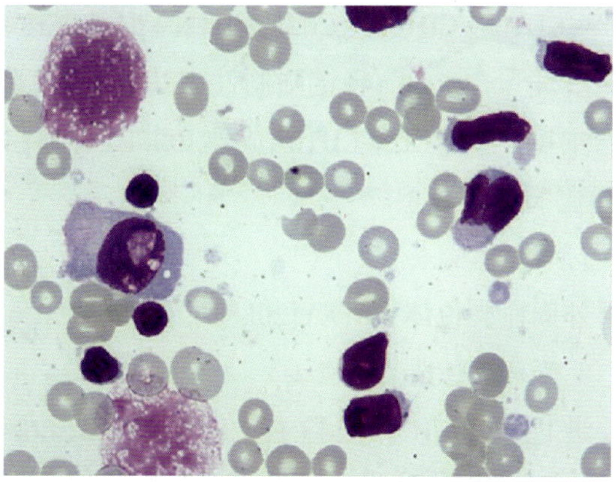

图4-4-42 骨髓涂片瑞吉染色,×1000

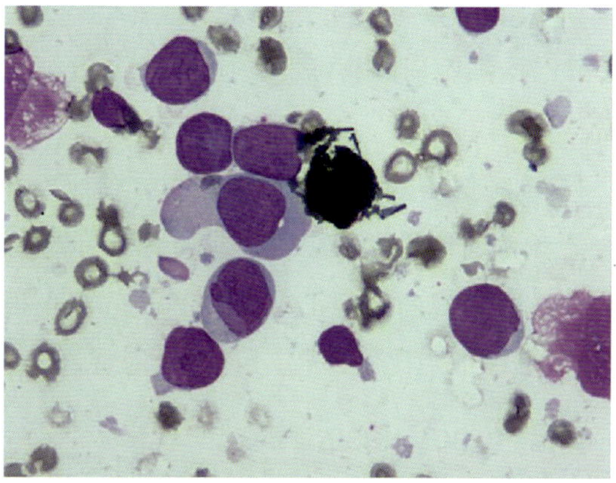

图4-4-43 骨髓涂片MPO染色,×1000

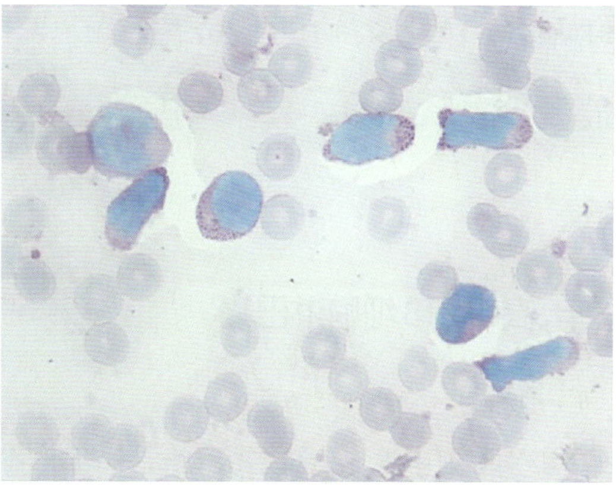

图4-4-44 骨髓涂片PAS染色,×1000

病待排。

5. 骨髓活检

骨髓有核细胞增生极度活跃(约100%),呈填塞式生长,异常淋巴细胞弥漫浸润(约占70%)。细胞体积中等偏大,胞质空亮,核形不规则,可见核分裂象;偏成熟阶段的粒红系细胞散在分布,巨核细胞可见1~2/HP。间质纤维组织局灶增生显著。免疫组化:异常淋巴细胞CD20+对照+、Pax-5+、CD3-、CD5-、CD10-、Bcl-6-、Cyclin D1-、CD117-、Ki-67约50%+、C-Myc约5%+,Bcl-2约60%+,结合形态及免疫组化支持侵袭性B细胞淋巴瘤累及骨髓,类型考虑为弥漫大B细胞淋巴瘤,Mans分类为非生发中心来源。

6. 免疫分型

送检标本中可见约71.33%的单克隆B淋巴细胞,其免疫表型为CD34-、CD19+、CD20+部分、

CD5-、CD10-、CD103-、C025、CD11c+少量表达，胞膜免疫球蛋白Kappa轻链限制性表达，为单克隆B淋巴细胞，符合CD5-CD10-成熟B淋巴细胞白血病/淋巴瘤免疫表型。

7. 染色体检查

外周血染色体：46，XY[20]。

8. 荧光原位杂交检查

淋巴瘤FISH五项检查：TP53、MYC、Bcl-2、Bcl-6、IGH均阴性。

（四）最终诊断

淋巴瘤细胞白血病（表型符合弥漫大B细胞淋巴瘤）。

（五）病例解析

患者为老年男性，乏力20余天，两系降低，无肝脾大。血常规白细胞正常，中度贫血，血小板降低，分类淋巴细胞比例升高，不除外血液系统疾病，此时外周血分类和骨髓检查非常重要，外周血涂片分类可见异常细胞，骨髓穿刺检查见60.5%的异常细胞，此类异常细胞形态上不易鉴别。MPO染色阴性，PAS染色部分可见弥散状阳性，考虑为异常淋巴细胞的可能性大，比例≥25%，故诊断为淋巴瘤细胞白血病。流式提示符合CD5-CD10-成熟B淋巴细胞白血病/淋巴瘤免疫表型，骨髓病理支持侵袭性B细胞淋巴瘤累及骨髓，类型为弥漫大B细胞淋巴瘤。综上，诊断为淋巴瘤细胞白血病（表型符合弥漫大B细胞淋巴瘤）。该病例中患者的临床表现并不典型，无淋巴瘤B症状，也无脏器肿大，最终通过骨髓病理确诊。而MYC、Bcl-2、Bcl-6均为阴性，并非双打击或三打击淋巴瘤。遗憾的是分子生物学未做，是否存在IGH、IGK重排未知。

（六）诊断要点

DLBCL，NOS诊断要点见表4-4-12。

表4-4-12 DLBCL，NOS的诊断要点

1. DLBCL，NOS表达泛B细胞标志物，如CD19、CD20、CD22、CD79a和PAX5，但可能缺乏其中一种或多种。表面和胞质免疫球蛋白（最常见的是IgM，其次是IgG和IgA）。CD138罕见表达，部分病例可表达CD5和（或）CD30。CD10、Bcl-6、IRF4/MUM1、FOXP1、GCET1和LMO2表达是可变的
2. Ki-67增殖指数可以较高
3. DLBCL，NOS的确诊需结合形态学、免疫表型、分子学和临床表现等综合诊断

（洪军　龙芳　李婷　张云　侯玉兰）

十、高级别B细胞淋巴瘤

（一）概述

高级别B细胞淋巴瘤（HGBL）指是一种形态学和遗传学特点介于弥漫大B细胞淋巴瘤（DLBCL）和伯基特淋巴瘤（BL）之间的一类高侵袭性（高度恶性）的淋巴瘤。WHO 2016版恶性淋巴瘤补充分类中取消了WHO 2008版中“形态学介于弥漫大B细胞淋巴瘤（DLBCL）和伯基特淋巴瘤之间不能分类的B细胞淋巴瘤”的暂定分类，取而代之的定义了高级别B细胞淋巴瘤（HGBL），将高级别B细胞淋巴瘤可分为两类：高级别B细胞淋巴瘤，伴MYC、Bcl-2和（或）Bcl-6重排，即双打击/三打击淋巴瘤（DHL/THL）和高级别B细胞淋巴瘤，非特指型（HGBL，NOS）。WHO-HAEM5将其分为三类：即伴MYC和Bcl-2重排的弥漫大B细胞淋巴瘤/高级别B细胞淋巴瘤、伴11q重排的高级别B细胞淋巴瘤和高级别B细胞淋巴瘤，非特指型。

高级别B细胞淋巴瘤的临床特点：常呈侵袭性，多发生在老年人，病变累及范围广，常累及淋巴结及结外器官（尤其骨髓和中枢神经系统），LDH水平高，Ki-67指数高，对R-CHOP方案不敏感或缓解后易复发、预后差。

（二）简要病史

患者男，76岁，于2021年5月前无意间发现右侧颈部肿块，伴有乏力及食欲不振，持续发热就诊。

为进一步诊治收入我院血液科。患病以来，神志清晰，食欲可，大小便可，体重无增减。

既往史：发现双手遇冷变紫5年，诊断为雷诺综合征7月余，未进行特殊治疗。否认肝炎、结核等传染病史及密切接触史，否认重大家族性遗传病史。

（三）辅助检查

1. 血常规检查

白细胞计数为$4.62 \times 10^9/L$，血红蛋白为115g/L，血小板计数为$107 \times 10^9/L$。

2. 其他辅助检查

生化检查：LDH为203U/L。

颈部+腹股沟B超：患者右侧耳后、右侧颈前所示部位见多个低回声团，大小约为36mm × 15mm，边界清，形态饱满，呈融合状。

完善胸腹CT：双腋窝、纵隔、腹膜后、双侧腹股沟多发淋巴结。

全身PET-CT结论：①双侧颈部、腋窝内、纵隔内、腹腔内及腹膜后、双侧腹股沟区多发FDG代谢升高淋巴结，考虑淋巴瘤累及所致；②右肺局灶性炎症，毛糙。

3. 淋巴结活检

于2021年5月给予颈部淋巴结切除术，病理诊断结果：结合形态及免疫组化结果，符合HGBL，NOS。免疫组化：CD3-、CD20+、CD21部分+、P53+，约80%、Ki-67（+，约90%）、CD79a+、PAX-5+、CD10-、MUM-1+、Bcl-2+、Bcl-6-、CD30部分+、ALK-、C-Myc（+，约60%）、CD5-、CyclinD1（少量）、EBER-。

4. 骨髓细胞学检查

骨髓有核增生活跃，可见异常细胞，占5%，该类细胞胞体大，类圆形，胞浆量中等，易见空泡，核圆形，核染色质粗糙，核仁可见。粒系增生活跃，形态大致正常，红系增生略偏低，形态无异常，全片见巨核细胞22个，血小板散在可见。

形态学意见：异常细胞增多，请结合流式细胞术、骨髓病理、染色体及分子生物学检查（图4-4-45至图4-4-48）。

5. 骨髓流式细胞学检查

可见2%免疫表型异常B淋巴细胞；请结合骨髓形态学、活检及IGH重排等结果综合考虑。

6. 骨髓FISH检测

未检测到Bcl-2、Bcl-6、MYC基因分离重排。

7. 骨髓染色体核型分析

46，XY[20]。

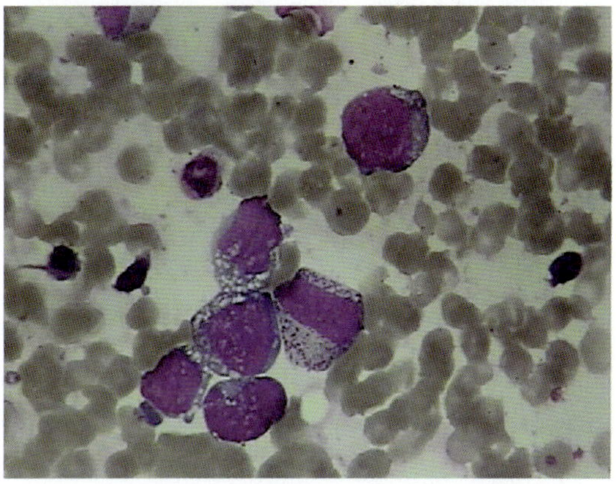

图4-4-45　骨髓涂片瑞氏染色，×1000

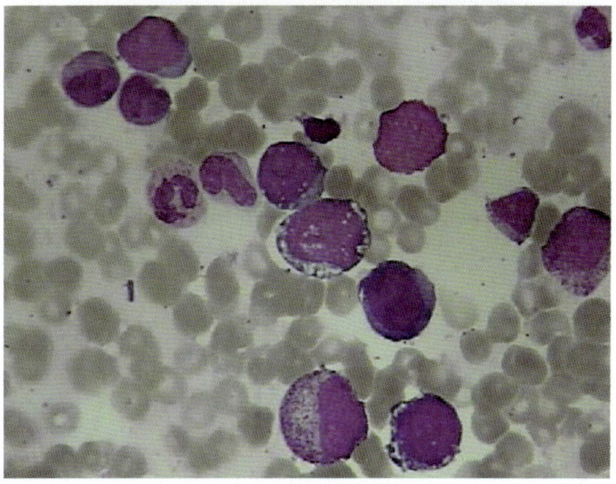

图4-4-46　骨髓涂片瑞氏染色，×1000

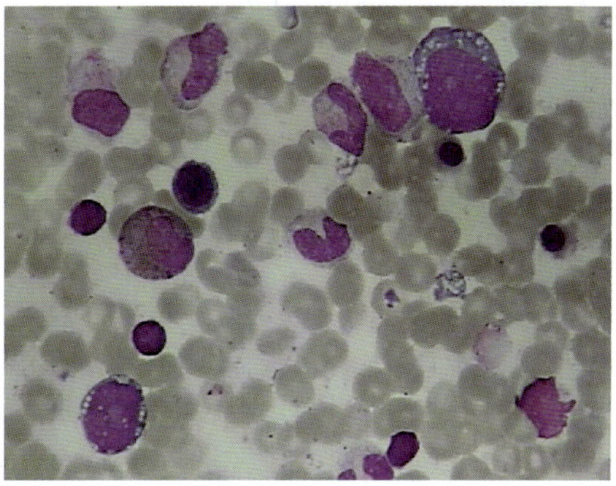

图4-4-47　骨髓涂片瑞氏染色，×1000

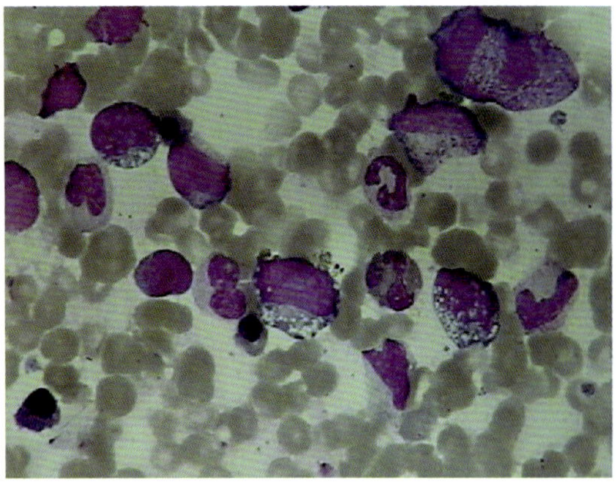

图4-4-48 骨髓涂片瑞氏染色,×1000

(四)最终诊断

高级别B细胞淋巴瘤(Ⅲ期B,IPI2分)。

(五)病例解析

患者为老年男性,因“右侧颈部肿大5月余,持续发热”就诊,不除外淋巴瘤的可能,血常规正常,进一步完善颈部+腹股沟超声显示,患者右侧耳后、右侧颈部所示部位见多个低回声团,呈融合状。完善胸腹CT显示为多发淋巴结。全身PET-CT:双侧颈部、腋窝内、纵隔内、腹腔内及腹膜后、双侧腹股沟区多发FDG代谢升高淋巴结,考虑淋巴瘤累及所致;淋巴结病理提示HGBL,NOS,骨髓形态可见5%的异常细胞,同时流式检测也提示2%的异常B淋巴细胞。不除外B细胞淋巴瘤累及骨髓的可能,结合淋巴结病理综合考虑为HGBL侵犯骨髓。完善FISH检测,未检测到Bcl-2、Bcl-6、MYC基因分离重排,排除了伴MYC和Bcl-2重排的DLBCL/HG-BL,染色体正常核型,排除伴11q重排的HGBL,根据WHO-HAEM5最后综合诊断为HGBL,NOS。

(六)诊断要点

HGBL、BL和DLBCL在形态学和免疫表型上存在一些重叠,参考WHO-HAEM4RHGBL诊断流程图(图4-4-49)。

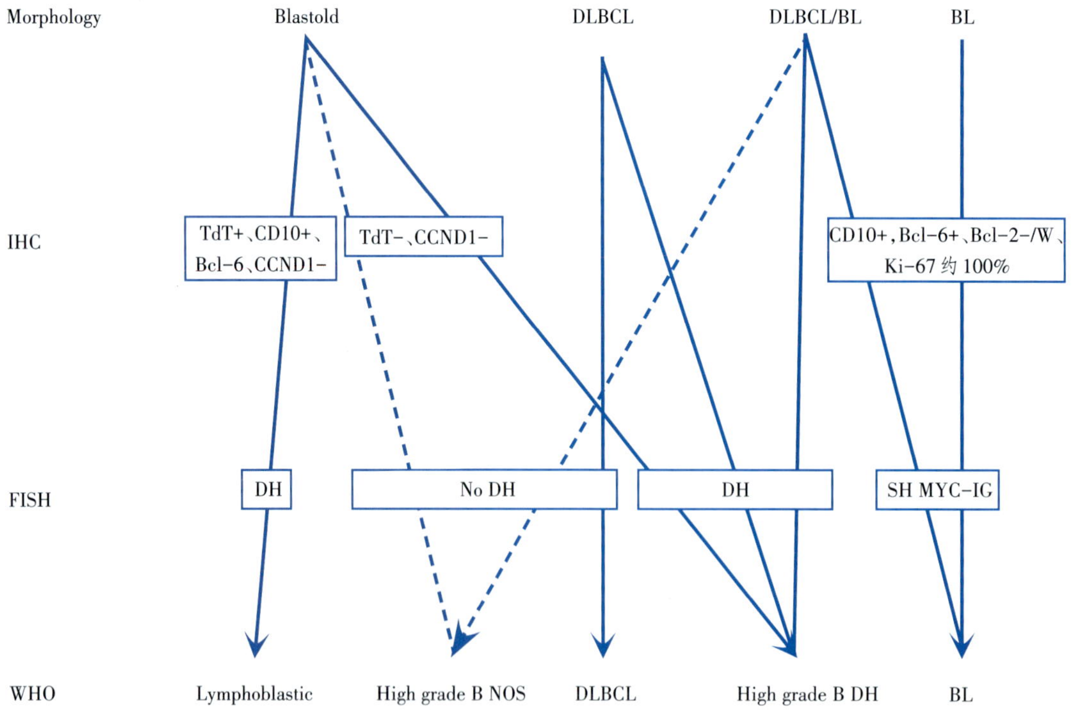

图4-4-49 WHO-HAEM4R中诊断HGBL的流程图

Morphology,形态学;IHC,免疫组化;FISH,荧光原位杂交;blastoid,母细胞样;DLBCL,弥漫大B细胞淋巴瘤;BL,伯基特淋巴瘤;Lymphoblastic,淋巴母细胞;High grade B,高级别B;DH,双打击。

(张云 李娓娜 李婷 刘苏 洪军)

十一、浆母细胞淋巴瘤

（一）概述

浆母细胞淋巴瘤（PBL）最早是在1997年由Delecluse等报道了发生于获得性免疫缺陷综合征（AIDS）患者口腔伴浆细胞分化的B细胞肿瘤。既往属于DLBCL的一个亚型，WHO-HAEM4R淋巴组织肿瘤分类将其独立出来，其肿瘤细胞表现出类似B免疫母细胞的大细胞弥漫性增殖和浆细胞相关抗原表达。WHO-HAEM5将其归为弥漫大B细胞淋巴瘤，NOS类别中。

PBL多见于成年男性，特别是HIV阳性患者，组织病理学表现为中等到大的肿瘤细胞弥漫性浸润，中等或丰富的双染性细胞质，细胞核呈圆形或卵圆形，核圆偏位，部分核内有明显中位核仁，肿瘤细胞表现为从免疫母细胞样到浆细胞样的细胞形态谱。散在成熟小淋巴细胞，核分裂象易见，偶见凋亡细胞和含可染小体的巨噬细胞，可看到"星空"现象。免疫表型一般不表达或弱表达成熟B细胞的标志物，如CD20、CD19、PAX5和白细胞共同抗原CD45，以及成熟T细胞的标志物，如CD2、CD3、CD5和CD7，而常表达浆细胞的标志物CD38、Vs38c、CD138、IRF4、Mum-1和CD79a，40%左右的CD56为阳性，70%左右增殖活性较高（Ki-67增殖率>80%），50%~70% EBER为阳性。分子生物学MYC基因（位于Sq24）重排是PBL中最先被发现的细胞遗传学异常。研究报道FISH可检测出MYC基因重排或扩增，Bcl-2、Bcl-6、MALT-1或PAX5基因的扩增，部分患者可同时出现3种或更多基因扩增。

（二）简要病史

患者男，60岁，于2016年5月22日因"下肢及腰背部疼痛2天，加重2小时"入院。急诊查血常规：血小板计数为40 × 10^9/L，乳酸脱氢酶为21 500U/L，血钙为3.04mmol/L。为求进一步诊治住院治疗。体格检查：神志清晰，浅表淋巴结未及肿大，心肺正常，肝脾肋下未及，双下肢无水肿。

（三）实验室检查

1. 血常规

白细胞计数为6.9 × 10^9/L，红细胞计数为4.67 × 10^{12}/L，血红蛋白为135g/L，血小板计数为40 × 10^9/L，中性粒细胞百分比为48.8%，单核细胞百分比为15%。

2. 其他辅助检查

LDH为21 500U/L，钙为3.04mmol/L，铁蛋白>2000ng/mL，β_2-MG为80 202ng/mL，尿蛋白为1+，乙肝抗原、丙肝抗体及HIV抗体均为阴性。EBV-DNA为阳性。

PET-CT全身肿瘤探查：全身骨质弥漫葡萄糖代谢升高，SUVmax=10.6。

头颅及骨盆X线：头颅正侧位、骨盆前后位无溶骨性病变。

3. 外周血形态

白细胞数正常，单核细胞比例偏高，红细胞基本正常，血小板散在可见，成簇少见（图4-4-50和图4-4-51）。

4. 骨髓形态

骨髓增生活跃，粒细胞系统受抑制，各阶段粒细胞均减少，红细胞系统受抑制，成熟红细胞分布、形态未见明显异常。全片共见巨核细胞4个。查见大量异常细胞，比例76%，单个或聚集分布；胞体大，圆形、不规则形，胞质量丰富，淡蓝、深蓝色，部分含有紫红色细小颗粒，胞质呈浆细胞胞质样改

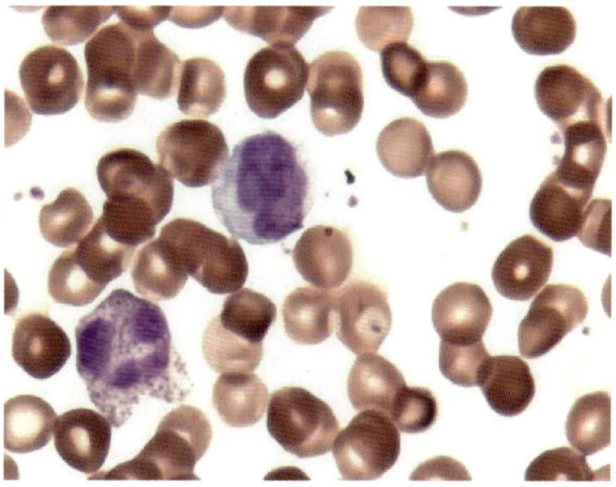

图4-4-50 外周血涂片瑞氏染色，×1000

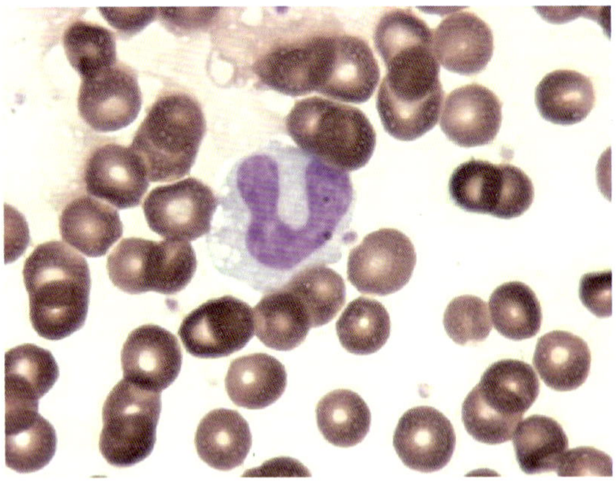

图4-4-51　外周血涂片瑞氏染色,×1000

变;以单个核为主,可见多核,圆形、不规则形,核染色质粗糙,核仁易见(图4-4-52至图4-4-55)。

形态学意见:异常细胞升高,淋巴瘤细胞白血病待排,建议进行相关检查。

5.骨髓活检

骨髓增生极度活跃(90%),异常细胞弥漫增生;免疫组化:CD38+、CD138+、Kappa+、Lambda-、

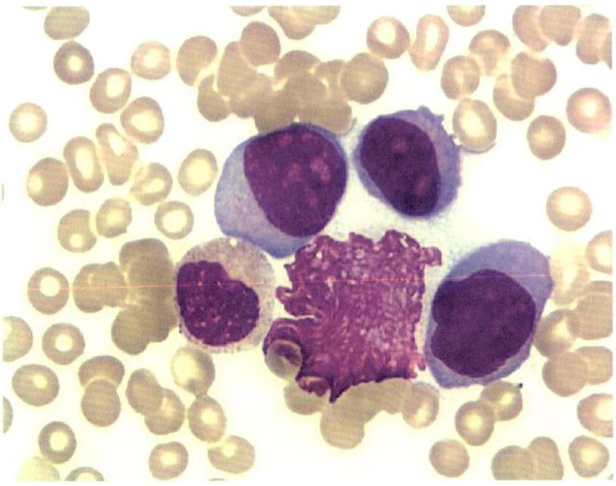

图4-4-52　骨髓涂片瑞氏染色,×1000

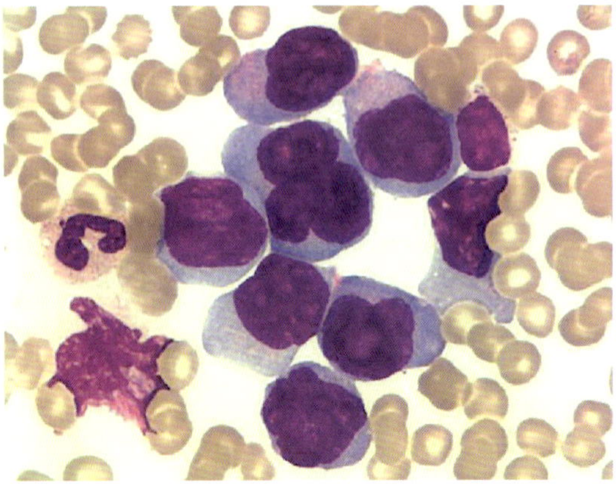

图4-4-53　骨髓涂片瑞氏染色,×1000

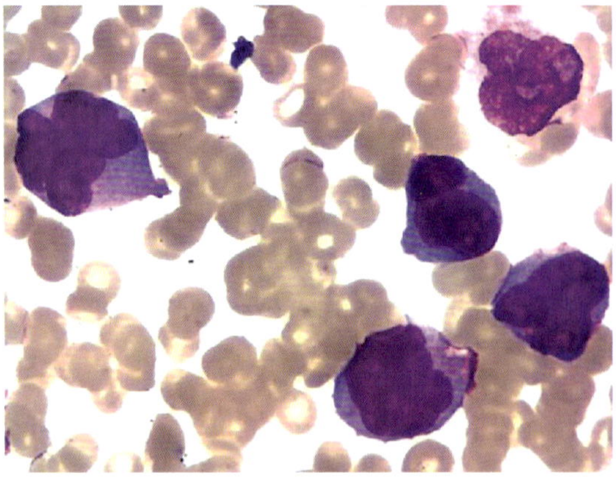

图4-4-54　骨髓涂片瑞氏染色,×1000

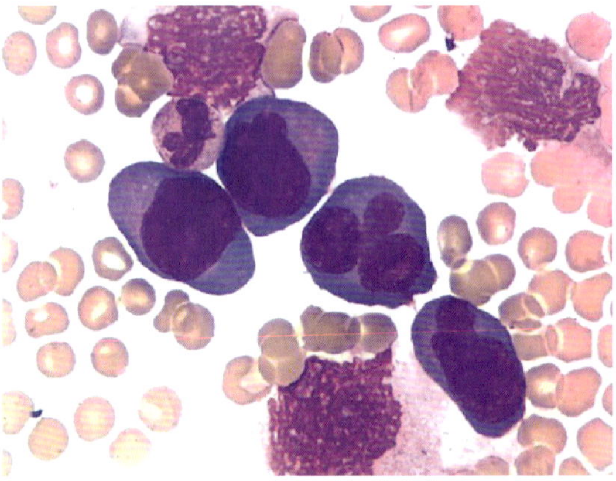

图4-4-55　骨髓涂片瑞氏染色,×1000

CD56+、CD20-、MUM-1+、Ki-67为91%。

6.免疫分型

异常细胞占有核细胞36%,SSC偏大,CD45-、CD3-、CD7-、cCD3-、cCD79a-、cMPO-、CD19-、CD38+、CD138+、CD56+、CD27-、Kappa+、Lambda-。

7.染色体检查

75-80,XX,-X,-Y,+dup(1)(q12;q23)×2,?i(1)(q10)×2,-2,-3,-3,+8,add(8)(q24)×2,+10,der(12;22)(q10;q22)×2,-13,-13,-16,-16,-17,der(18)?t(12;18)(q13;q23)×2,-20,-20,-20,add(21)(p13)×2,-22,-22,1dmin[cp5]。

(四)最终诊断

(原发骨髓)浆母细胞淋巴瘤(PBL)。

(五)病例解析

浆母细胞淋巴瘤属于DLBCL的一个亚型,WHO-HAEM4R淋巴组织肿瘤分类将其独立出来,其肿瘤细胞表现出类似B免疫母细胞的大细

胞弥漫性增殖和浆细胞相关抗原表达。PBL和MM从形态学、免疫分型，甚至病理学都是鉴别的难点。本例患者为老年男性，以下肢及腰背部疼痛入院，形态学肿瘤细胞胞质有浆细胞样改变，免疫分型表达CD38+、CD138+，因此首先要考虑MM的可能。本例患者临床表现虽有骨痛，但MM最常侵犯的颅骨和骨盆，却无任何溶骨表现，也无贫血、高钙血症，以及肾功能损伤等MM常见临床症状。形态学胞质有浆细胞样改变，但细胞核更倾向于淋巴瘤形态特点，免疫分型表现为浆细胞分化特点；细胞遗传学为复杂核型；骨髓活检Ki-67增殖指数高达91%。综合细胞形态学，免疫分型、染色体核型分析，以及骨髓活检最终临床诊断为(原发骨髓)PBL。

(六)诊断要点及鉴别诊断

见表4-4-13和表4-4-14。

表4-4-13　PBL的诊断要点

形态学：类似于B免疫母细胞或浆细胞的大型异型淋巴样细胞弥漫性增生，常伴有星空现象及凋亡小体
组织病理学基础上的免疫表型和分子生物学特征：浆细胞免疫表型(CD38、CD138和MUM-1)阳性，40%左右的CD56阳性，B细胞免疫表型(CD20、PAX5)阴性，70%左右增殖活性较高(Ki-67>80%)，50%~70%的EBER为阳性；MYC基因(位于Sq24)重排是PBL中最先被发现的细胞遗传学异常

表4-4-14　PBL的鉴别诊断

	PBL	PBM	LBCL HHV-8+	DLBCLIBL	ALK+ DLBCL	PEL
分布	结外	骨髓和结外	结节性	结节性	结节性	结外
感染HIV	约70%	否	是	否	否	是
发病机制	EBV、HIV、IL-10	IL-6	HHV-8、MCD	CD20、PAX5	ALK	HHV-8
阳性标志	CD138、IRF-4/MUM1、MYC	CD138、胞质Ig、MYC	CD20-/+、CD138+/-、IgM	CD4、CD138	ALK、CD4、CD45	IRF-4/MUM-1、CD30-/+
阴性标志	CD20、PAX5	CD20、PAX5、Bcl-6	CD138	约80%	CD20、CD30、MYC	PAX5、CD20 CD138、Ig
增殖速度	>90%	>90%	>90%	不常见	>90%	>90%
胞质免疫球蛋白	50%~70%	>90%	IgA lambda	否	不常见	不常见
EBV感染	常见	否	否	否	否	常见
HHV-8感染	否	否	是	否	否	是
分子遗传学	MYC GR	骨髓瘤FISH异常	IG未突变	MYC GR	t(2;17)(p23;q23)	IG高突变

PBL，浆母细胞淋巴瘤；PBM，浆母细胞型骨髓瘤；LBCL HHV-8+，HHV-8阳性大B细胞淋巴瘤；DLBCL IBL，免疫母细胞型弥漫大B细胞淋巴瘤；ALK+ DLBCL，ALK阳性弥漫大B细胞淋巴瘤；PEL，原发性渗出性淋巴瘤。

(王海洋　张云　侯玉兰　龙芳　李婷)

第五节　成熟T淋巴细胞肿瘤

一、T大颗粒淋巴细胞白血病

(一)概论

大颗粒淋巴细胞(LGL)增殖性疾病是指外周血LGL持续增多而无明确病因的一组疾病的总称，本病尚无统一的分类标准，根据克隆性分析，可分为克隆性和非克隆性LGL增殖性疾病两类，前者为肿瘤性，后者为反应性。本病由Mckenna等于1977年首先描述，1990年第4次MIC协作组正式将克隆性LGL增殖性疾病命名为LGL白血病。2001年，WHO造血组织与淋巴系统肿瘤分类将T-LGL单独列出。2008年WHO将其分为3种疾病类型，两种独立疾病，即T细胞大颗粒淋巴细胞白血病（T-LGLL）、侵袭性NK细胞白血病（ANKL），以及一个暂定型，即慢性NK细胞淋巴增殖性疾病（CLPD-NK），并在WHO-HAEM4R中沿用。WHO-HAEM5将T-LGLL更名为T-LGLL、CLPD-NK更名为NK-LGLL。

T-LGLL是一种异质性的细胞毒淋巴细胞克隆性增殖性疾病，好发于老年人，中位年龄为60岁，起病缓慢，男女发病率没有差异，绝大部分呈惰性表现，常见体征为脾大。多数有中性粒细胞减少，约半数患者可有贫血，血小板减少少见，常有多克隆丙种球蛋白血症，循环复合物、类风湿因子及抗核抗体阳性，抗粒细胞及血小板抗体阳性。常见并发症为自身免疫相关疾病，如类风湿关节炎，其他并发症有纯红再障或溶血性贫血、血小板减少性紫癜、单克隆或多克隆免疫球蛋白异常、实体瘤及内分泌疾病。

LGL的典型形态学特点为：胞体较大，胞质量较多，嗜碱性，偏蓝，胞质中含数量不等的嗜天青颗粒；也有胞体不大，胞质无颗粒的LGL，这时需要流式细胞学方法来证实。骨髓常累及，显示间质性或结节性淋巴细胞浸润。该疾病最具特异性的活检特征是细胞毒性T细胞在骨髓中呈窦内线性分布。

T-LGLL典型的免疫表型是CD3+、CD16+、CD56-、CD57+、CD4-、CD8+，常表达CD2，而CD5和CD7常丢失或减弱，大多数病例表达细胞毒标志，如T细胞内抗原1（TIA1）、颗粒酶B和穿孔素。大多数病例表达TCRαβ，少数为TCRγδ，如部分CD4-、CD8-病例可表达TCRγδ。CD11b和CD11c也常表达，还可高表达Fas（CD95）及Fas配体（CD95L）。NK细胞受体（NKR）系统在辅助诊断T-LGLL中发挥了重要作用。NKR系统包括杀伤细胞免疫球蛋白样受体（KIR）和C型凝集素样受体，前者包括CD158系列，后者包括CD94/NKG2复合物，如CD159系列。此外，T-LGLL与CLPD-NK两者形态很相似，但流式表型不同，后者典型表型为sCD3-、cCD3+、CD16+、CD56弱阳性，KIR限制性表达或缺失，表达TIA1和颗粒酶B，STAT3突变率为30%，临床特点为大颗粒淋巴细胞增多持续大于6个月，计数通常为（2~20）× 10^9/L。但CLPD-NK缺乏克隆性标记，很难与反应性NK细胞增多相鉴别。

T-LGLL中鉴定单克隆性最重要的标准是TCR基因重排。大多数病例显示TCRβ基因重排，但少数病例也可检出TCRγ基因重排。基因的克隆性可通过Southern印迹或聚合酶链反应来测定。流式细胞术能通过分析TCRβ基因可变区（Vβ）蛋白表达，来确定T细胞的克隆性。本病尚无统一的诊断标准，一般采用的标准是：外周血LGL≥25%，或绝对值≥2.0 × 10^9/L，无明显病毒感染或其他可导致一过性LGL增多的疾病，经基因或流式细胞检查证实LGL为单克隆增殖即可。

（二）简要病史

患者女，41岁，因“发现贫血3年，确诊纯红细胞再生障碍性贫血2年”入院。体格检查：慢性病容，贫血貌，无肝脾及淋巴结肿大。既往检查结果：7个月前外院胸骨骨髓细胞学示红系增生极度降低，骨髓活检提示骨髓增生低下，见少量偏成熟粒、红系细胞散在分布，巨核系可见，有1~2个/HP，分叶状核粒细胞为主。免疫组化标记：MPO（髓系+）；特殊染色：网染（-）。分子生物学检测：STAT3基因第19~24外显子未检测到任何变异。

（三）实验室检查

1. 血常规

白细胞计数为4.69 × 10^9/L，中性粒细胞百分比为15.40%，淋巴细胞百分比为77.20%，单核细胞百分比为7.2%，血红蛋白为51g/L，红细胞平均体积为110.50fL，血小板计数为439 × 10^9/L。

2. 外周血形态

白细胞增减不明显，分类中性粒细胞降低，淋巴细胞偏高，颗粒淋巴细胞占30%。成熟红细胞形态大小不等。血小板散在、易见(图4-5-1和图4-5-2)。

3. 骨髓形态

取材、涂片、染色良好。骨髓增生活跃,粒系以中性杆状核粒细胞为主,部分幼稚粒细胞胞质中颗粒增多、增粗。红系增生降低,占3%,以原早红为主。成熟红细胞形态大小不等。淋巴细胞占25.5%,其中颗粒淋巴细胞占5.0%。全片见巨核细胞76个,血小板散在、易见(图4-5-3至图4-5-5)。PAS染色(图4-5-6):颗粒淋巴细胞胞质可见小珠状阳性颗粒,对照无颗粒淋巴细胞为阴性。

形态学意见:不排除T-LGLL伴PRCA的可能。

4. 免疫分型

可见约36.96%的CD4、CD8+,表型异常的T淋巴细胞,不除外"T大颗粒淋巴细胞白血病",建议结合骨髓形态学,活检,TCR重排及STAT5b、STAT3等基因结果除外T-LGLL的可能。

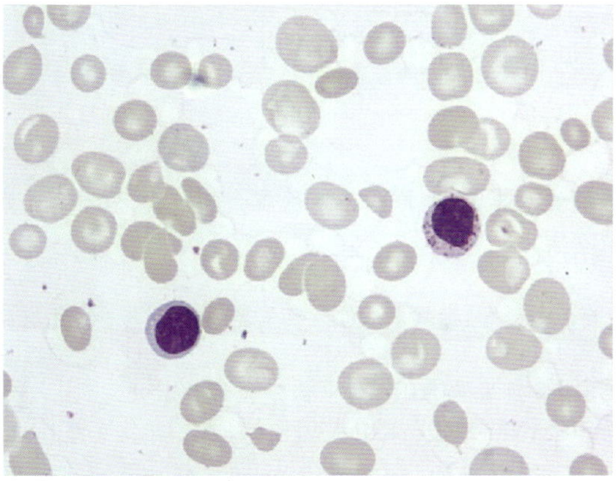

图4-5-1　外周血涂片瑞吉染色,×1000

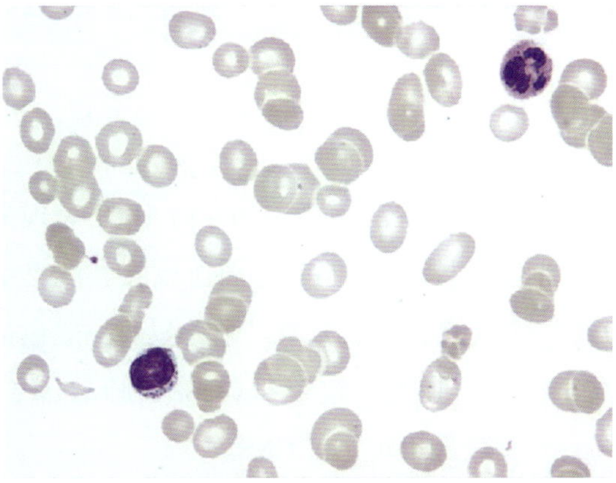

图4-5-2　外周血涂片瑞吉染色,×1000

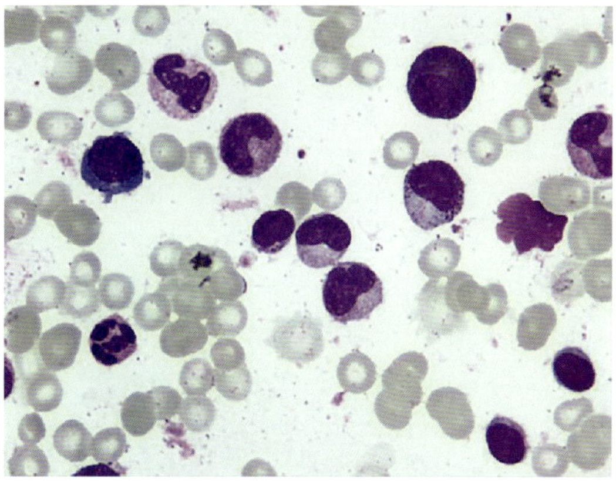

图4-5-3　骨髓涂片瑞吉染色,×1000

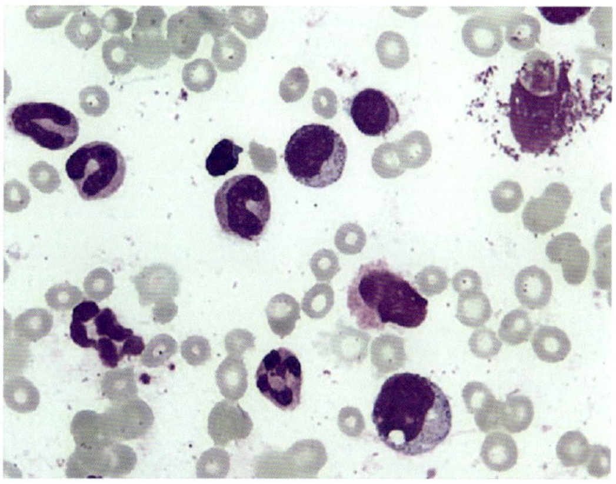

图4-5-4　骨髓涂片瑞吉染色,×1000

5. 染色体检查

46,XX[18]。

6. 分子生物学检查

T细胞克隆性评估(TCR基因重排)示:TCR-γ、TCR-β检测到单克隆重排、TCR-δ未检测到单克隆重排。成熟T/NK细胞淋巴瘤相关基因突变检测:检测到STAT3、ARID1A突变,突变频率分别为16.2%和49.8%。

(四)最终诊断

T-LGLL伴PRCA。

(五)病例解析

41岁女性患者,因"发现贫血3年,确诊纯红细胞再生障碍性贫血2年"入院。体格检查:慢性病容,贫血貌,无肝脾及淋巴结肿大。半年前外院进行骨髓穿刺提示红系增生降低。骨髓活检提示增生低下,未见明显异常。考虑PRCA并做了STAT3基因第19~24外显子,未检测到任何变异,

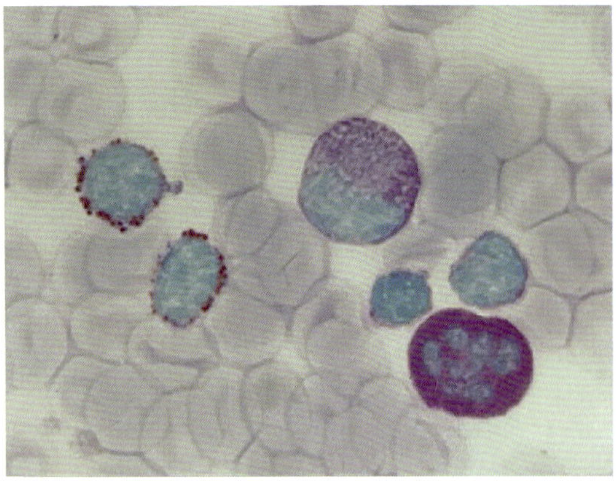

图4-5-5 骨髓涂片PAS染色，×1000

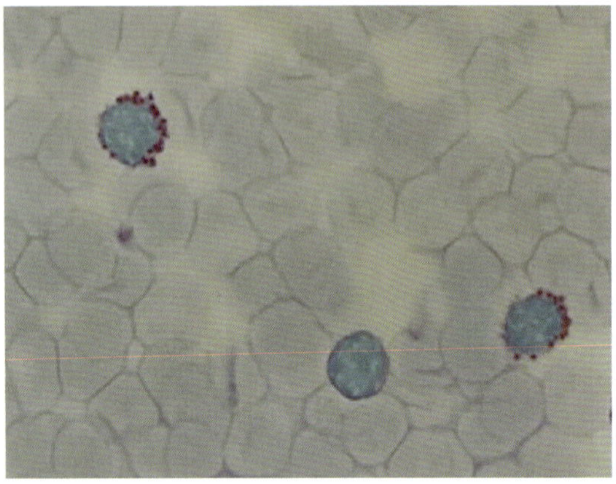

图4-5-6 骨髓涂片PAS染色，×1000

但未提及当时淋巴细胞形态特征。再次就诊时，相隔半年，骨髓形态学分析，红系依旧增生降低（<5%），阅片可见原早红细胞，中、晚幼红细胞明显降低，红系有成熟障碍。粒系、巨核系正常，符合PRCA的诊断标准。该患者为中年女性，属于继发性的纯红再障，需要找出继发性原因。继发性PRCA原因常见于胸腺瘤，其次是淋巴瘤，如CLL、细小病毒B19感染及自身免疫性疾病等。通过外周血和骨髓细胞形态学看到的大颗粒淋巴细胞，胞质内有细小或粗大的嗜苯胺蓝颗粒，免疫分型有异常表达，TCR重排阳性，检测到STAT3、ARID1A突变，综上，该患者诊断为T-LGLL伴PRCA。近年有学者研究发现，STAT3突变在中国T-LGLL患者中占21.4%，该患者前期未检测到该基因突变，正是说明STAT3突变出现疾病的进展。T-LGLL在我国以纯红再障多见，西方国家类风湿关节炎多见，而在我国少见。

（五）诊断要点

见表4-5-1。

表4-5-1 T-LGLL的诊断要点

1. 临床表现：当出现中性粒细胞减少、反复感染、类风湿关节炎、贫血（纯红再障）和原因不明的脾大等症状，外周血大颗粒淋巴细胞（LGL）为主，淋巴细胞克隆性升高6个月以上者，应怀疑本病
2. 外周血LGL细胞绝对值计数通常为持续性大于$0.5×10^9$/L
3. 细胞形态学：LGL细胞体积较大（直径15~18μm），胞质丰富其中有典型嗜天青颗粒，细胞核呈肾形或圆形；也有胞体不大，胞质无颗粒的LGL
4. 免疫表型：T-LGLL：通常CD2+、CD3+、CD8+、CD57+、CD16+、CD56-，多数表达TCRαβ，少部分表达TCRγδ
5. 克隆性检查：T-LGLL：流式TCR Vβ阳性和/或TCR受体基因重排阳性；NK-LGLL：KIR基因阳性；或者其他克隆性证据，如克隆性染色体异常
6. 基因突变：STAT3或STAT5B基因突变有助于LGLL诊断
7. 排除反应性淋巴细胞增多症，包括EBV、肝炎病毒、巨细胞病毒感染，结缔组织病，皮肤病，恶性肿瘤，特发性免疫性血小板减少性紫癜，噬血细胞综合征等

（洪军　刘腾蛟　幸娟霞　刘婷婷　于珍）

二、ALK阳性间变性大细胞淋巴瘤

（一）概述

间变性大细胞淋巴瘤（ALCL）约占NHL的5%，占儿童淋巴瘤的10%~30%。ALK（酪氨酸激酶受体）阳性间变性大细胞淋巴瘤（ALK+ ALCL）大多不超过30岁，男性略占优势。70%的ALCL表现为进展期（Ⅲ、Ⅳ期）疾病，伴有外周血或腹腔淋巴结肿大，通常伴结外及骨髓受累。结外累及一般包括皮肤（26%）、骨（14%）、软组织（15%）、肺（11%）、肝（8%）；个别病例也可累及CNS。

形态学特点：几乎所有病例含有不等量的怪

异核、马蹄核或肾形核细胞，且常伴有核旁的嗜酸性区域，此类细胞比较具有标志性。ALK+ALCL形态学特征变化很大，从小细胞到非常大的细胞。典型的标志性细胞是大细胞，但较小细胞也可出现相似的细胞特征。现主要认识到5种形态学类型，即普通型（60%）、淋巴组织细胞型（10%）、小细胞型（5%~10%）、“霍奇金样”型（3%）和复合型（15%）。

免疫表型：超过75%的ALK+ALCL病例CD3为阴性。70%的病例CD2、CD4和CD5阳性；大多数病例表达细胞毒性相关蛋白TIA-1、粒酶B和（或）穿孔素；CD8通常阴性，也有罕见的CD8阳性病例；CD43表达在2/3病例，不同程度表达CD45和CD45RO，强表达CD25，罕见表达CD15，Bcl-2和EBV阴性。肿瘤细胞CD30阳性，阳性部位在细胞膜和高尔基区。大细胞染色最强，较小的肿瘤细胞可能CD30弱阳或者阴性。在t(2;5)/NPM（核相关磷蛋白）ALK易位的绝大多数病例中，大细胞ALK着色在胞浆和胞核，小细胞通常局限于肿瘤细胞核。其他非t(2;5)/NPM-ALK易位者，ALK染色可以是胞膜或胞浆。绝大多数ALK+ALCL的病例EMA阳性，但有些病例仅部分瘤细胞阳性；同样绝大多数病例表达一个或更多T抗原。然而，由于可丢失多个全T抗原，一些病例可呈现明显的“nullcell”表型。

细胞遗传学：大约90%的ALCL，ALK+病例呈克隆性TCR重排。大多数ALCL与t(2;5)(p23;q35)易位有关，即位于5q35编码的NPM的基因与位于2p23编码的ALK基因融合。也存在ALK和其他位于1、2、3、17、19、22号染色体上的配体基因的变异易位。

（二）简要病史

患者女，25岁，主诉间断发热10天，发现淋巴结肿大6天。

现病史：患者10天前无明显诱因出现发热，体温最高达38.5℃，伴恶心，无呕吐，无畏寒、寒战，无咽痛，无咳嗽、咳痰，无心慌胸闷、憋喘。于2022年4月20日就诊于某医院，查血常规示白细胞计数为$16.63 \times 10^9/L$，中性粒细胞计数为$8.31 \times 10^9/L$，淋巴细胞百分比为47.7%，血红蛋白为131g/L，血小板计数为$300 \times 10^9/L$。腹股沟淋巴结彩超示左腹股沟多发淋巴结肿大，最大者为2.0cm × 1.1cm，右侧未探及明显肿大淋巴结，给予“甲硝唑、左氧氟沙星、美洛西林”静点抗感染治疗5天后效果欠佳，仍有发热，今日就诊于我院发热门诊，排查新冠肺炎核酸检测阴性后，收入血液科进一步治疗。

（三）辅助检查

1. 血常规

白细胞计数为$32.51 \times 10^9/L$，红细胞计数为$3.97 \times 10^{12}/L$，血红蛋白为108.0g/L，血小板计数为$344 \times 10^9/L$，白细胞分类单核细胞占10.1%，白细胞散点图异常，出现一群高荧光细胞，报警信息提示异常/原始细胞。

2. 外周血细胞形态

外周血可见花形核等形态不规则的不典型淋巴细胞（图4-5-7和图4-5-8）。

3. 骨髓细胞学检查

骨髓涂片示骨髓细胞增生明显活跃，可见部分不典型淋巴细胞（占5%），该类细胞胞体不规则形，部分呈拖尾状，核椭圆形、不规则形，核染色质粗糙，核仁不清或未见；胞浆量较少，嗜碱性（图4-5-9和图4-5-10）。

形态学意见：可见5%的不典型淋巴细胞，考虑

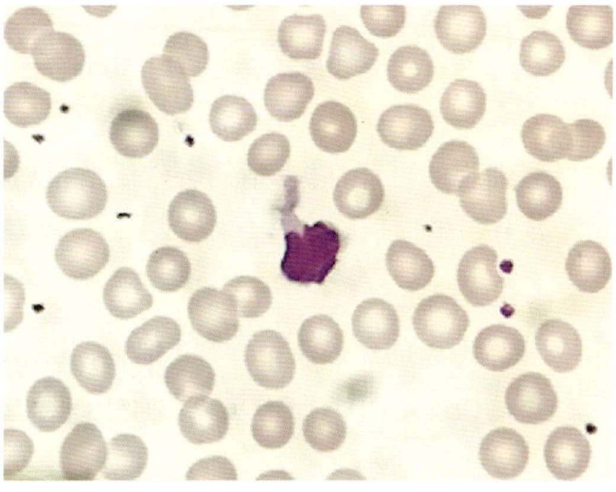

图4-5-7　外周血涂片瑞氏染色，×1000

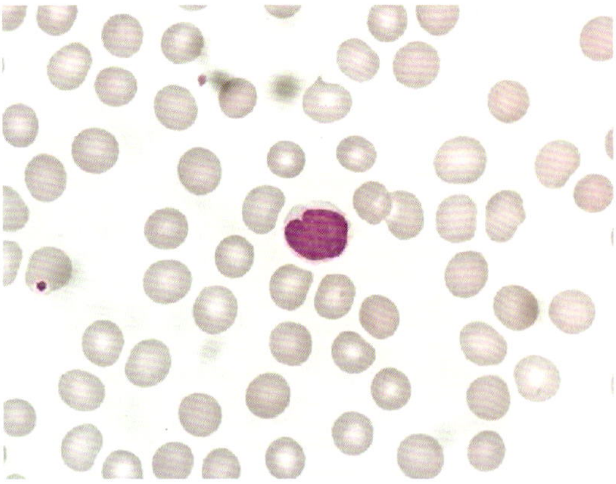

图4-5-8 外周血涂片瑞氏染色,×1000

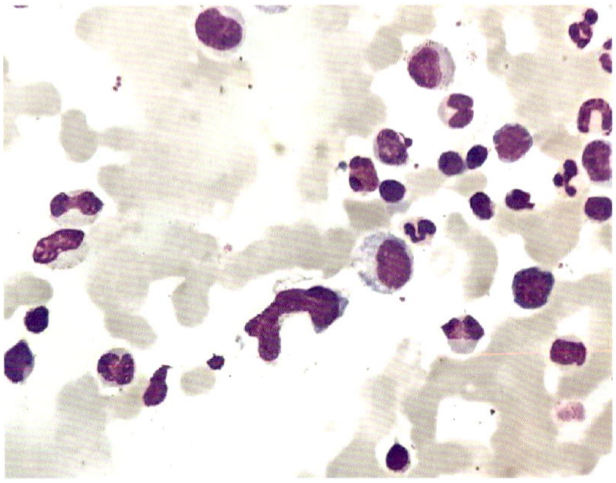

图4-5-9 骨髓涂片瑞氏染色,×1000

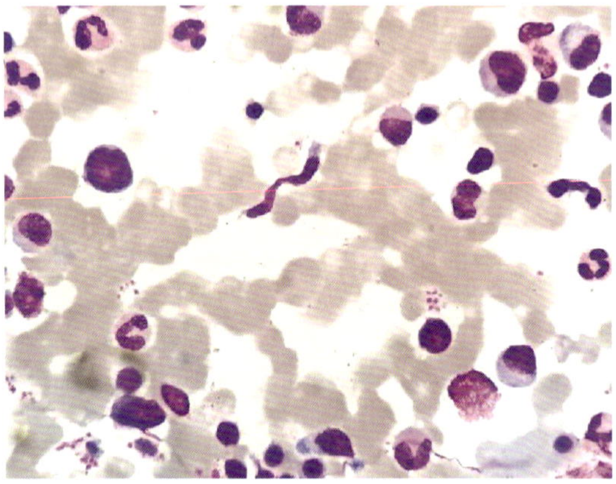

图4-5-10 骨髓涂片瑞氏染色,×1000

为淋巴瘤细胞的可能性大,请结合骨髓活检,流式细胞学及分子生物学检查综合判定。

4.流式细胞学检查

检出25.87%的免疫表型异常T细胞,其免疫表型为CD2+、CD4+、CD7+、CD26+、CD45RO+、CD3+部分、CD5+部分、CD25+部分、CD30+部分,CD8-、CD10-、CD45RA-、CD57-、CD56-、TRBC1-、TCRγδ-,为异常成熟T淋巴细胞。提示为成熟T细胞淋巴瘤的可能,请结合骨髓形态学、活检及TCR重排等结果综合考虑。

5.染色体检查

47,XX,+X,t(16;17)(p10;p10)[3]/46,XX[17]。

6.影像学检查

彩超:脾大及腹膜后淋巴结肿大。

CT:全身淋巴结肿大、脾大,淋巴瘤的可能性大。

7.淋巴结病理检查

右侧腹股沟淋巴结病理检查结果:

免疫组化:CD10-、CD20-、CD3-、CD4部分+、CD43+、CD5-、CD79a-、CD8-、cxcl 13-、EBER-、Gran B+、Ki-67约90%+、PD-1-、Perforin A+、TIA-1散在+、CD21-、ALK+、CD30+。符合ALK阳性的间变大细胞淋巴瘤。

8.TCR重排检查

TCRB/D/G重排结果为阴性。

(四)最终诊断

ALK+间变大细胞淋巴瘤。

(五)病例解析

该患者发热,伴全身淋巴结肿大,临床医生高度怀疑淋巴瘤,影像学提示脾大,外周血和骨髓见不典型淋巴细胞,形态上不规则形居多,胞浆拖尾可见,核椭圆或不规则形,并非典型的大细胞特点。流式提示为异常T淋巴细胞表型,最终通过淋巴结活检证实为ALK+间变大细胞淋巴瘤。追踪患者病历,采用CHOP方案化疗8个疗程后,外周血及骨髓均未检出异常T细胞,病情稳定,予以进行造血干细胞移植。

(六)诊断要点

见表4-5-2。

表4-5-2 ALK+ALCL的诊断要点

1.临床：儿童和年轻患者居多，男性比例略高。大多数淋巴结肿大，通常伴结外及骨髓受累如皮肤、骨、软组织、肺、肝及外周血等
2.形态上：变化很大，从小细胞到非常大的细胞均可见，以核形怪异、似马蹄状或肾形核细胞常见，且常伴有核旁的嗜酸性区域，具有标志性。根据形态学特点分为普通型、淋巴组织细胞型、小细胞型、霍奇金样型和复合型。病理学上小细胞型易漏检，霍奇金样型易与HL混淆，CD30或ALK抗体的免疫组化有助于ALCL的确诊
3.免疫表型：CD3、CD2、CD4、CD43和CD5可阴可阳；大多数病例表达TIA-1、粒酶B和(或)穿孔素；CD8通常阴性；不同程度表达CD45，强表达CD25，CD30阳性
4.遗传及分子学：大多数ALCL存在t(2;5)(p23;q35)易位。约90%ALK+ALCL呈克隆性TCR重排
5.ALK+ALCL的确诊：依靠病理活检、免疫表型和分子生物学等特点

（李婷　李娓娜　张云　侯玉兰　龙芳）

三、血管免疫母细胞性T细胞淋巴瘤

（一）概论

血管免疫母细胞性T细胞淋巴瘤(AITL)是一种成熟滤泡辅助T细胞(TFH)淋巴瘤，在WHO 2020版中称为结节TFH细胞淋巴瘤，血管免疫母细胞型。该病常见于中老年人，具有临床侵袭性，整体预后差，中位生存期<3年。

AITL临床表现各种各样，典型的临床表现为全身多发淋巴结肿大，常伴有B症状(发热、盗汗、体重减轻)、肝脾大、多克隆γ球蛋白血症，皮疹也较常见。疾病原发位点为淋巴结，30%~70%会累及骨髓。实验室检查可见循环免疫复合物、溶血性贫血伴冷凝集素、类风湿因子及抗平滑肌抗体阳性。随着疾病的进展，患者可表现为免疫缺陷。

典型病理特征为累及淋巴结的多形性浸润，并伴有高内皮微静脉及滤泡树突状细胞增生。其多形性炎症背景包含大量反应性淋巴细胞、组织细胞、浆细胞和嗜酸性粒细胞。AITL的细胞来源于生发中心TFH，因此肿瘤细胞免疫表型为表达T细胞分化抗原CD3、CD4，sCD3表达减弱或不表达。免疫组化染色肿瘤细胞表达CD10、CXCL3、ICOS、Bcl-6和PD1，其中CXCL3和CD10最特异，ICOS和PD1最敏感。

AITL最常见的遗传学异常是+3、+5、+X、6q-、+21。在特征性基因突变谱方面，最常见的4种突变是TET2、RHOA、IDH2、DNMT3A。

（二）简要病史

患者男，63岁，以“扁桃体肿大伴颈部淋巴结肿大1月余，加重5天”入院。1个月前无明显诱因出现双侧扁桃体肿大，伴糜烂、疼痛、肿胀，伴双侧耳后、颈部淋巴结肿大，无心慌、胸闷、咳嗽、咳痰、呼吸困难，遂至当地诊所就诊，给予静脉输注头孢、青霉素等消炎药(具体不详)对症处理，自觉症状稍缓解。5天前颈部淋巴结进行性肿大，遂至某中心医院就诊，查血常规示白细胞计数为17.8×10^9/L，中性粒细胞绝对值为3.41×10^9/L，红细胞计数为3.84×10^{12}/L，血红蛋白为99g/L，血小板计数为13×10^9/L。CT：双侧颈部、颌下及双侧锁骨上窝多发肿大淋巴结影。自发病以来，患者食欲正常，睡眠正常，大小便正常，精神正常，体重无减轻。

（三）实验室检查

1.血常规

白细胞计数为13.36×10^9/L，红细胞计数为4.22×10^{12}/L，血红蛋白为111.0g/L，血小板计数为12×10^9/L，单核细胞占33.5%，白细胞散点图异常，出现一群高荧光细胞，报警信息提示异常/原始细胞。

2.其他辅助检查

尿素为14.29mmol/L，肌酐为191mmol/L，$β_2$-微球蛋白为18.06mg/L，钙为1.86mmol/L，总蛋白为82.2g/L，球蛋白为55.7g/L，乳酸脱氢酶为381U/L，IgG为38.54g/L，IgA为6.27g/L，IgM为5.50g/L，总

Kappa为29.4g/L，总Lambda为23.3g/L，游离轻链Kappa为565.9mg/L，游离轻链Lambda为735.7mg/L，免疫固定电泳显示未见异常单克隆免疫球蛋白条带，EB病毒DNA为5.48×10^{3}copies/mL。

3. 外周血形态

外周血涂片可见异常细胞占33%（图4-5-11）红细胞排列呈轻度缗钱状，血小板罕见。

4. 骨髓细胞形态

骨髓涂片示有核细胞增生明显活跃，可见35.6%不典型淋巴细胞，该类细胞胞体中等，类圆或不规则形，部分可见拖尾，核椭圆形，多偏位，核染色质粗糙，核仁不清；胞浆量多少不一，泡沫感，嗜碱性强，形似异常浆细胞或淋巴瘤细胞。浆细胞较易见。粒系、红系比例大致正常，成熟红细胞轻度缗钱排列（图4-5-12和图4-5-13）。

形态学意见：可见35.6%的不典型淋巴细胞，建议进行免疫分型等相关检查。

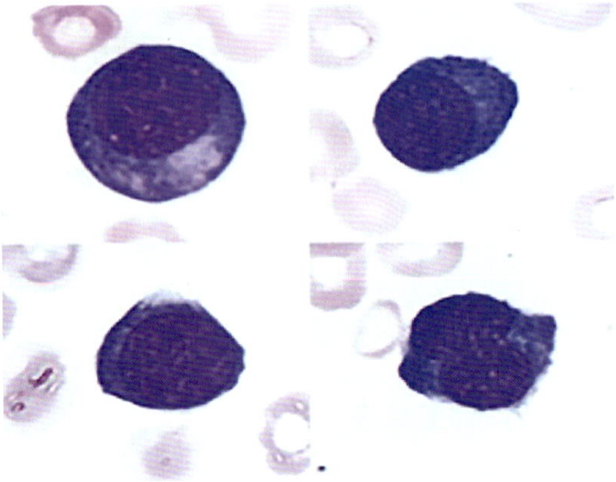

图4-5-11 外周血涂片瑞氏染色，×1000

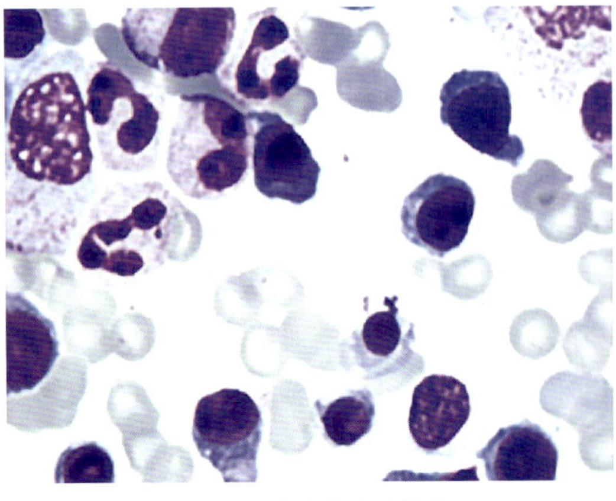

图4-5-12 骨髓涂片瑞氏染色，×1000

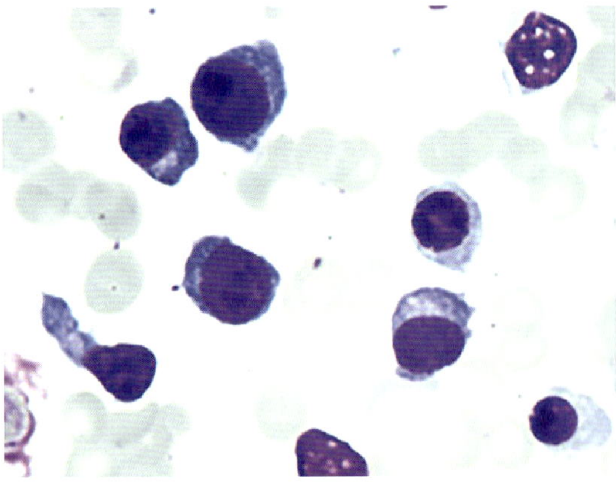

图4-5-13 骨髓涂片瑞氏染色，×1000

5. 骨髓活检

HE及PAS染色示骨髓组织增生大致正常，异常细胞增多（约50%），散在或簇状分布，胞体小至中等，胞质量略丰富，胞核圆形或不规则，核染色质粗，核仁不明显。免疫组化示异常细胞为浆细胞，CD38+、CD138少量+、Kappa部分+、Lambda部分+，CD56-、CD20-、MUM1+。

结论：①骨髓组织增生大致正常，三系造血细胞增生尚可；②浆细胞增多（50%），未见明显克隆性。建议结合Ig定量、电泳等检查进一步确定。

6. 免疫分型

异常细胞群占33.4%，高表达CD19、CD38str、CD81，部分表达CD27、cCD79a，不表达CD138、CD56、CD28、CD10、CD20、CD22、FMC7、CD25、CD103、CD11c、CD200、Kappa、Lambda、cKappa、cLambda，不除外异常浆细胞。淋巴细胞群占8.8%，比例降低。其中CD3+T细胞占81.8%，比例正常，CD4/CD8=1.09，比值正常，其余T系抗原表达大致正常；CD20+B细胞占5.7%，比例正常；CD56+NK细胞占4.5%，比例降低。

7. 染色体检查

46，XY[10]。

8. 淋巴结病理

（颈部）淋巴结活检，外周T细胞淋巴瘤，考虑血管免疫母细胞性T细胞淋巴瘤。免疫组化结果：CD3+、CD20+、CD10-、CD79a+、CD43+、CD30灶+、

CD15-、PAX-5+、MUM-1灶+、Bcl-2+、Bcl-6+、Cy-clinD1-、Ki-67约50%+、CD21+、CD2+、CD5+、CD7+、CD4+、CD8灶+、TIA-1+、GranzymeB-、CD56-、PD-1+、CXCL-13灶+。原位杂交：EBER(散在+)。

（四）最终诊断

血管免疫母细胞性T细胞淋巴瘤(AITL)。

（五）病例解析

本例患者以“扁桃体肿大伴颈部淋巴结肿大”就诊，进行血常规检测示贫血、血小板降低，外周血涂片可见大量异常细胞，形似浆细胞。骨髓涂片结果也显示存在大量浆细胞样细胞，流式提示这群细胞表型异常。此外，该患者还存在贫血、球蛋白升高和肾功能不全，检验人员很容易将其怀疑为MM或PCL，而掉入浆细胞的陷阱。

虽然该患者球蛋白升高，但免疫固定电泳并未见异常单克隆免疫球蛋白条带；这群异常细胞的表型为CD19+、CD38+、CD81+、CD138-、CD56-、CD28-、CD27部分+，结合浆细胞抗原表达特点，这群浆细胞更符合反应性浆细胞的表型。在活检结果未知情况下，结合患者的临床表现和相关的实验室结果，临床医生高度怀疑淋巴瘤，首先采用了糖皮质激素治疗，患者外周血中浆细胞的比例逐渐下降。随后，淋巴结活检证实为AITL，开始采用CHOP方案化疗，3天后外周血中浆细胞完全消失。回顾该病例可以发现，该患者有多发淋巴结肿大、免疫球蛋白升高、外周血和骨髓反应性浆细胞增多等一系列表现，均符合AITL的临床表现。

（六）诊断要点

正常浆细胞、反应性浆细胞、MM和PCL的浆细胞抗原表达见表4-5-3，AITL的诊断要点见表4-5-4。

表4-5-3　正常浆细胞、反应性浆细胞、MM和PCL的抗原表达特点

	正常浆细胞(BM)	反应性浆细胞(PB)	MM(BM)	PCL(PB)
CD38	+++	+++	+++	+++
CD138	+++	+++和-	+++	+++
CD19	+	+	-	-
CD45	+	+	-	-
CD56	-	-	+++	-
CD28	-	-	+	+
CD27	+	+	+或-	-
CD81	+	+	+或-	-

MM，多发性骨髓瘤；PCL，浆细胞白血病。

表4-5-4　AITL的诊断要点

确诊AITL的主要依据是病理活检和免疫组化
1. 病理学：典型的淋巴瘤细胞为中到大的细胞伴特征性的清亮胞质，而且通常显示出血管中心分布。背景细胞由各种比例的小淋巴细胞、组织细胞、嗜酸性粒细胞、浆细胞和免疫母细胞组成。某些病例中可出现少数多核巨细胞或R-S样细胞。还有一个特点是血管呈树枝状，即高内皮小静脉扩张非常明显。骨髓常见增多的血管和斑片状多形性浸润
2. 免疫组化：淋巴瘤细胞一般表达全部的泛T细胞抗原，无“抗原丢失”。CD4常占优势。最近的研究表明，滤泡中心细胞标记CD10和Bcl-6多为阳性，CXCL13几乎100%阳性。另一个有用的免疫染色技术，是用CD21、CD23或CD35染色来显示FDC，树突状网特征性地产生于滤泡外高内皮静脉

（孙萍萍　李婷　洪军　李小红　侯玉兰）

四、T幼淋巴细胞白血病

（一）概论

T幼淋巴细胞白血病（T-PLL）约占成人慢性白血病的2%，是一种以具有成熟胸腺后T淋巴细胞表型的罕见的恶性克隆增殖性疾病，临床过程呈异质性。中位发病年龄65岁，男女比例为2∶1。T-PLL大多数患者表现包括B症状、肝脾及淋巴结肿大和淋巴细胞增多，常以全身广泛播散性疾病起病，可累及外周血、骨髓、淋巴结、肝、脾和皮肤，病程呈侵袭性，治疗反应差，生存期短。外周血主要表现为白细胞升高（常>100×10^9/L）、贫血和血小板减少。

T-PLL经典型细胞形态示淋巴细胞中等大小，圆形或类圆形，核质比高，胞质呈嗜碱性，不含颗粒，胞质突起，核染色质聚集，核仁小而不清。骨髓常表现为弥漫浸润；皮肤为血管周围浸润或真皮弥漫浸润，但不累及表皮；脾脏主要侵犯红髓；淋巴结多浸润副皮质区。流式细胞学特点为胸腺后T细胞的表型，即TdT和CD1a阴性，CD2、CD3、CD5、CD7、TCRa/β阳性，不表达NK细胞相关抗原。其中CD7强阳性可区别于其他成熟T细胞。CD52通常高密度表达，并可作为治疗靶标。大部分为CD4+/CD8-（约占60%）辅助T细胞表型，部分为CD4+/CD8+（约占25%）较不成熟T细胞表型，少部分为CD4-/CD8+（约占15%）细胞毒T细胞表型。T-PLL病例中染色体非常复杂，近90%涉及14号染色体异常，其中以inv（14）（q11；q32）和t（14；14）（q11；q32）常见，两者涉及TCL-1，其他异常有t（X；14）（q28；q11），涉及MTCP-1基因，还包括t（8；8）（p11-12；q12），三体8q、11q缺失、12p缺失、6号、7号染色体异常等，TCL1家族基因TCL1A、MTCP1或TCL1B的重排是T-PLL所特有的，存在于90%的T-PLL中。80%~90%的T-PLL患者存在ATM位点11q23缺失或错义突变。75%的T-PLL涉及JAK/STAT信号传导通路改变，其中JAK3突变患者的预后显著较差，具有预后意义。此外，被发现的基因异常还包括EZH2、BCOR、TET2突变等，31%患者存在TP53缺失，14%存在TP53突变。

（二）简要病史

患者女，58岁，6个月前无明显诱因出现发热、咳嗽，外院就诊发现白细胞升高（未提供检查结果），予抗感染治疗，无明显好转。2个月前于外院完善骨穿提示：淋巴系统增生性疾病，予阿扎胞苷化疗3天。2周前出现水肿，为进一步诊治来我院。体格检查：贫血貌，睑结膜苍白，颈部、腋窝、腹股沟淋巴结肿大，脾肋下触及。

（三）实验室检查

1. 血常规

白细胞计数为73.71×10^9/L，血红蛋白为103g/L，血小板计数为101×10^9/L。

2. 其他辅助检查

B超：肝实质回声略增强；脾大；盆腹腔积液，胰腺右上方低回声，不除外肿大淋巴结（4级），双颈部至双锁骨上下窝、双侧腹股沟淋巴结回声（4~5级），双腋窝淋巴结回声（5级）。肺部HRCT：双肺间质性改变，双侧胸腔积液及叶间积液，颈部、腋窝、纵隔、肺门及心前区，腹膜后及肠系膜多发淋巴结肿大，部分融合，符合淋巴瘤改变。

3. 外周血形态

白细胞明显升高，中性分叶核粒细胞5%，嗜碱性分叶核粒细胞1%，成熟淋巴比例升高，占92%，形态同骨髓，单核细胞2%（图4-5-14和图4-5-15）。

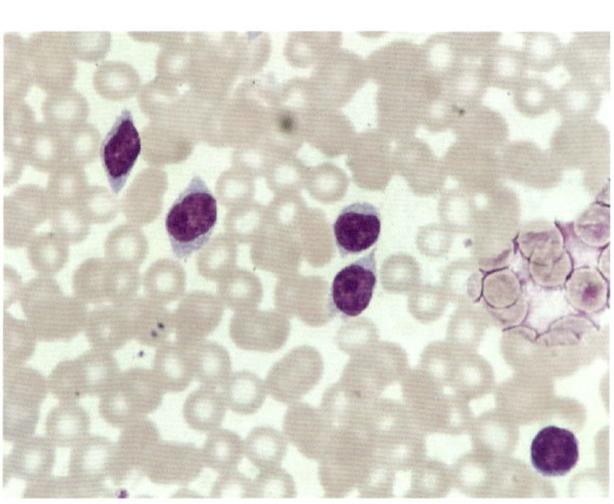

图4-5-14　外周血涂片瑞吉染色，×1000

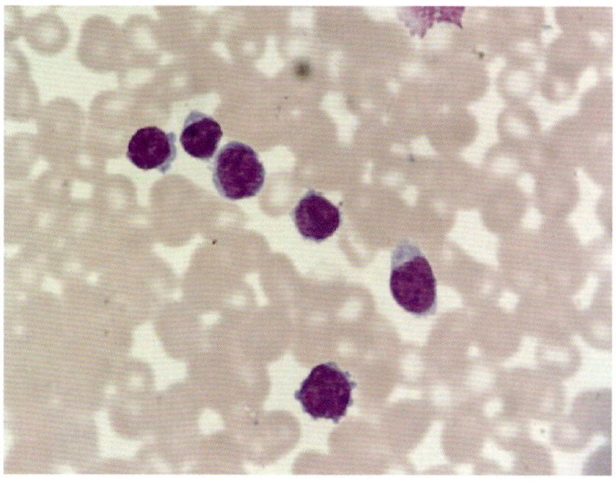

图4-5-15　外周血涂片瑞吉染色，×1000

4.骨髓形态

取材、涂片、染色良好。有核细胞增生明显活跃，粒/红=1.87/1。粒系占22.4%，增生降低，各阶段细胞形态正常。红系占12.0%，比例降低，各阶段幼红细胞形态正常，成熟红细胞形态大致正常。成熟淋巴细胞比例升高，胞体大小不等，中等居多，呈圆形、类圆形，胞质量少，呈蓝色，核呈圆形、类圆形，扭曲折叠可见，核染色质粗糙，核仁不清（图4-5-16至图4-5-19）。

形态学意见：LPD，建议免疫分型等相关检查。

5.免疫分型

异常细胞占有核细胞的83.2%，主要表达CD3、CD7bri、CD5bri、CD4、CD8、CD2dim、CD26、CD28、TCRαβ，部分表达CD38、cKi67，但CD45RA、CD45RO、HLA-DR、CD19、CD38、cKappa、cLambda、CD34、CD117、CD33、CD10、CD57、CD16、CD56、PD-1、CD25、CD1a、CD94、TCRγδ、TRBC-1（0%）、VD-

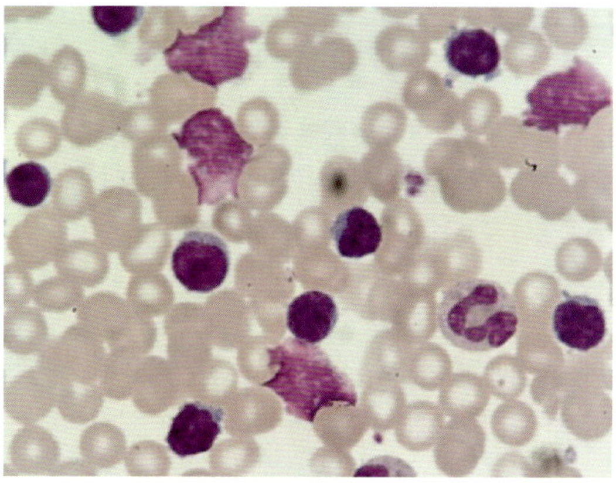

图4-5-16　骨髓涂片瑞吉染色，×1000

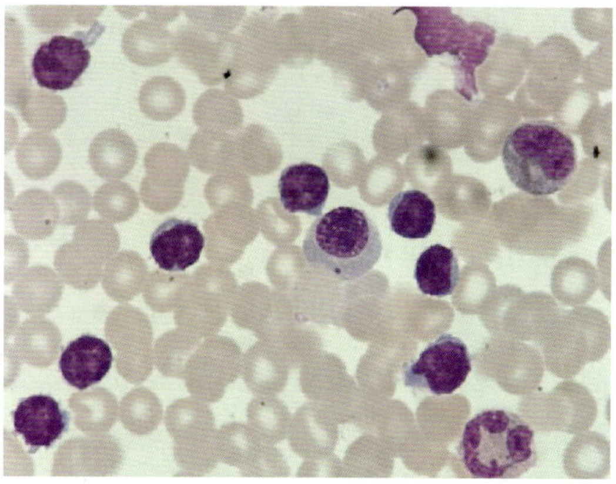

图4-5-17　骨髓涂片瑞吉染色，×1000

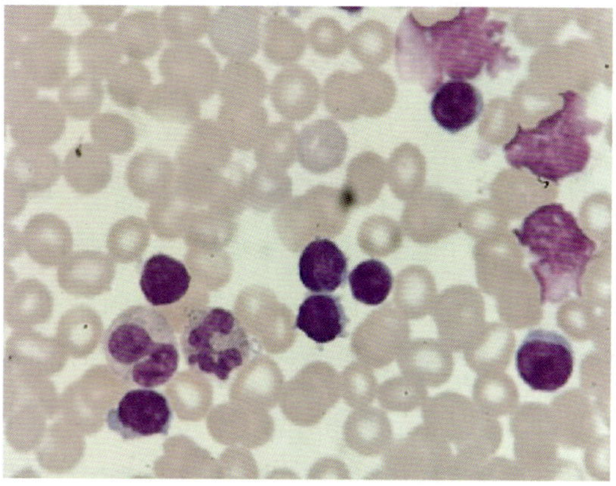

图4-5-18　骨髓涂片瑞吉染色，×1000

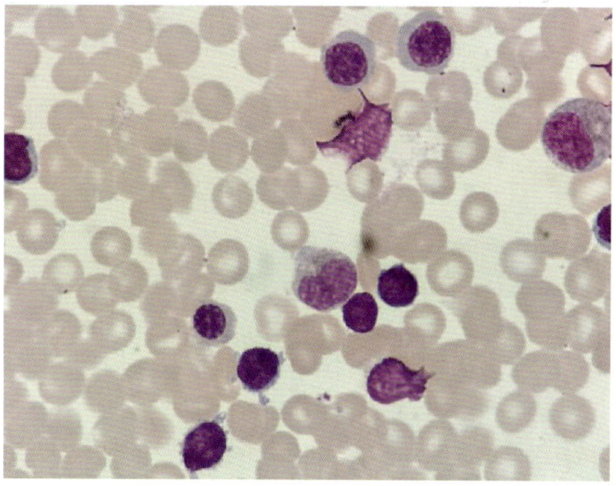

图4-5-19　骨髓涂片瑞吉染色，×1000

2、颗粒酶、穿孔素、CD30、CD25、CD99均为阴性，为异常成熟T淋巴细胞，FSC较小，提示T-PLL的可能。

6.染色体检查

46，XX[20]。

7.荧光原位杂交（FISH）

患者存在ATM位点缺失（11q23缺失）。

8.分子生物学检查

T淋巴瘤克隆性基因检测重排结果：TCR Vβ、

Dβ、Vγ1f、Vγ10-Jγ、Vδ-Jδ、Dδ-Dδ、Dδ-Jδ阳性。

（四）最终诊断

T幼淋巴细胞白血病（T-PLL）。

（五）病例解析

患者为低龄老年女性，无诱因出现发热，外院骨穿提示淋巴系统增殖性疾病，后期出现周身淋巴结肿大、脾大、胸腔及盆腹腔积液，说明疾病进展快，血常规提示白细胞明显升高，骨髓淋巴细胞比值升高，形态表现为胞体小，部分核折叠，无脑沟脑回样，无明显核仁，形态只能提示LPD。免疫分型主要表达CD2、CD3、CD4、CD5 、CD7、CD8、TCRaβ，FSC较小，为异常成熟T淋巴细胞，提示T-PLL的可能。FISH提示ATM位点缺失，分子生物学检查提示T淋巴瘤克隆性基因重排阳性，综合诊断考虑T-PLL。临床上T-PLL的诊断结果形态学没有特异性，通常无法将T-PLL与其他的成熟淋巴细胞淋巴瘤完全区分开，需与CLL、T-LGLL、Sézary综合征（SS）等成熟T淋巴细胞肿瘤疾病相鉴别：与CLL行流式可鉴别；T-LGLL以外周血中大颗粒淋巴细胞持续增多为特征，主要表达CD3、CD8和TCR，分子生物学可检测到STAT3突变，临床上可合并类风湿关节炎、PRCA等，而T-PLL的CD7、CD52通常强表达，行流式可鉴别；SS表现为红皮病、全身性淋巴结病，以及皮肤、淋巴结和外周血中存在Sézary细胞的三联征，其Sézary细胞胞核呈脑沟脑回状，染色质致密，无明显颗粒，通常表达CD2、CD3、CD4、CD5，不表达HLA-DR和CD7，而T-PLL的CD7表达常阳性。

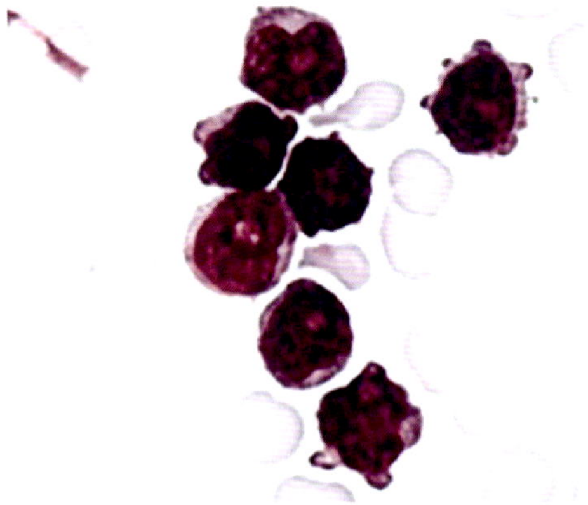

图4-5-20 WHO-HAEM4R中的小细胞变异型T-PLL，细胞核不规则，胞质突起。

（六）诊断要点

T-PLL的诊断要点和B-PLL新版变更见表4-5-5，T-PLL的诊断标准见表4-5-6。

表4-5-5 T-PLL的诊断要点和B-PLL新版变更

1. 外周血白细胞常显著升高（>100×10⁹/L）；幼淋巴细胞增多（高达55%~95%）
2. 形态学特征：常常是大核仁，偶见小细胞型，骨髓切片显示淋巴细胞弥散性浸润，细胞比CLL细胞更大，胞质不规则，可见胞质突起，见图4-5-20
3. 结合临床可以做出提示性诊断，免疫表型（CD73强表达）和分子生物遗传学（检出TCL-1蛋白、14号染色体异常等）进一步确诊
4. B-PLL新版变更，在WHO-HAEM5版中，B-PLL不再作为一个独立类型，而被归入：①套细胞淋巴瘤变异型，特征性表达IGH::CCND1；②CLL/SLL幼淋巴细胞化进展，定义为骨髓和（或）外周血中非套细胞的CD5+肿瘤性幼稚B细胞>15%；③其他类型，分类为“伴突显核仁的脾B细胞淋巴瘤/白血病”

表4-5-6 T-PLL的诊断标准（参考WHO-HAEM5，满足3条主要标准或满足前2条主要标准+1条次要标准）

主要标准	次要标准（至少满足1条标准）
• 外周血或骨髓T-PLL表型的细胞>5×10⁹/L	• 11号染色体（11q22.3；ATM）异常
• T细胞克隆性（经PCR检测TRB/TRG，或经流式细胞术检测）	• 8号染色体异常：idic（8）（p11），t（8;8），8q三体
• 14q32或Xq28异常，或表达TCL1A/B或MTCP1*	• 5号、12号、13号、22号染色体异常或复杂核型
	• 存在T-PLL的特定部位受累（如脾大、积液）

*，对于没有TCL1A、TCL1B或MTCP1重排或相应过表达的患者，统称为TCL1家族基因阴性的T-PLL。

（徐赢东 李婷 张云 龙芳 黄兴琴）

五、肝脾T细胞淋巴瘤

肝脾T细胞淋巴瘤(HSTL)是一种表现为侵袭性病程的结外T细胞淋巴瘤，主要见于年轻成人(中位年龄为35岁)，男性居多。临床表现主要为显著的脾大、肝大，但淋巴结不肿大。肿瘤细胞来源于细胞毒性T细胞，主要累及脾脏、肝脏和骨髓。此类细胞形态单一，多为中等大小，胞质少，淡染。在患者的外周血涂片或组织印片中，可见细胞内有散在的嗜天青颗粒。组织学上还发现有独特的窦内浸润方式，免疫组化标记TIA1阳性(T细胞胞质抗原，用于标记细胞毒性淋巴细胞胞质蛋白)TCRβF1-/TCRδ-1+，极少数病例有TCRβF1+/TCRδ-1-、EBER-。HSTL的流式细胞学特征通常为CD3+、CD2+、CD7+、CD4-、CD8-、CD5-，表达CD16，常伴有CD56的表达，一般不表达CD57；肿瘤细胞多不表达颗粒酶B，少数患者可表现为CD8阳性，也可表现为CD4-、CD8-。HSTL的肿瘤性T细胞以γδT细胞亚型为主，少数为αβ表型。HSTL的大多数γδ型存在7q等臂染色体，部分病例有STAT5B或STAT3突变，常伴TCR重排。

(李婷　龙芳　蒋玲琳　李小红)

六、成人T细胞淋巴瘤

(一)概述

成人T细胞白血病/淋巴瘤(ATLL)与人类T细胞白血病病毒Ⅰ型(HTLV-Ⅰ)的感染直接相关，是成人少见的特殊类型T细胞肿瘤，其病变主要累及外周血淋巴细胞，亦可侵及骨髓。ATLL是第一种与逆转录病毒感染有关的白血病。HTLV主要传播途径和HIV类似，以血液传播、性传播和母婴传播为主。除了ATLL，它还可导致HTLV相关脊髓病/热带痉挛性瘫痪、关节病和葡萄膜炎。HTLV流行于日本的西南部、非洲的中部、美洲的加勒比海地区；中国范围内，HTLV的感染集中于沿海地区，如福建。

ATLL临床上分为冒烟型、慢性型、急性型和淋巴瘤型4种，其中以急性型和淋巴瘤型多见，常伴有高钙血症和骨髓、脾的浸润。目前，ATLL的国内诊断标准具体为：发病于成年，具有白血病临床表现，有浅表淋巴结肿大，无纵隔或胸腺肿瘤。实验室检查有外周血白细胞升高，多叶核淋巴细胞(花细胞)占10%以上。核染色质中等凝集，核仁不明显，胞质轻度到中度嗜碱性(图4-5-21)。

该病的临床类型取决于外周血中此类花细胞的百分比。急性型占55%~65%，常有全身症状，淋巴结肿大、脏器肿大及白血病。皮肤病变往往是最初的临床表现。不典型淋巴细胞通常很多，且呈高度多形性。常见高钙血症和LDH升高。慢性型占20%，淋巴细胞中度增多，其中包括花细胞，这些细胞通常大小和形状都较均匀。血清钙和LDH往往正常。患者可有皮肤病变和淋巴结、肺或肝脏受累。冒烟型见于5%的患者中，无全身症状，也无淋巴细胞增多，但外周血可存在<3%的不典型淋巴细胞，可出现皮肤和(或)肺部病变，血清钙和LDH一般正常。淋巴瘤型的发生率类似慢性型(20%)，主要临床表现为淋巴结肿大，有或无肝脾大，可见皮肤病变和LDH升高，但外周血淋巴细胞增多和高钙表现少见。

免疫表型上，ATLL具有辅助T细胞的表型特征(CD4+CD8-)，经常表达CD25(Tac抗原或白介素2受体)而常不表达CD7抗原，CD2、CD3和CD5可阳性。ATLL的最终诊断有赖于用血清学检测出HTLV-1抗体或用分子技术检测到病毒基因组。

(二)诊断要点

见表4-5-7。

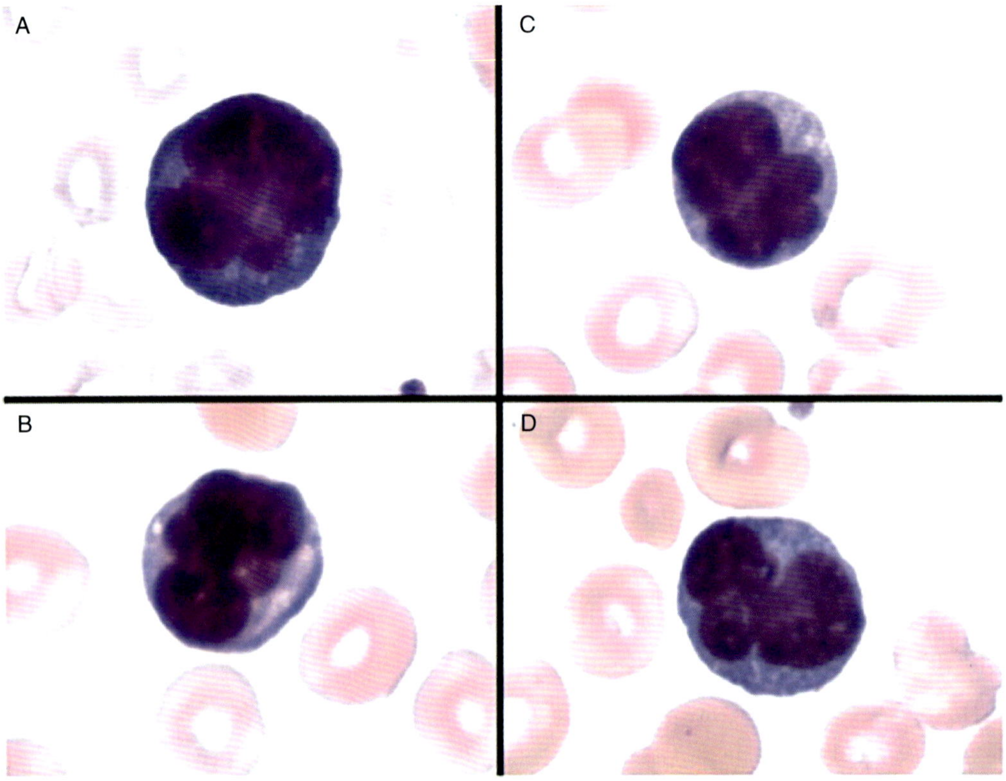

图4-5-21 (A~D)ATLL患者的多叶核淋巴细胞[摘自Tsieh Sun,M.D.(孙捷著),叶向军译,卢兴国审校的《血液肿瘤图谱》(人民军医出版社,2011)]。

表4-5-7 ATLL的诊断要点

1. 淋巴细胞增多,可见部分典型的花细胞(胞核多形性或呈花瓣样和三叶草状)或多核叶淋巴细胞,HTLV-1抗体阳性(必需条件)
2. 急性型,HTLV-1抗体阳性结合外周血有特征的异常T细胞可确诊
3. 淋巴瘤型因外周血异常T细胞少,要结合组织学和免疫学检查
4. 免疫表型多为CD2、CD3、CD4和CD25阳性而CD8阴性
总之,除了临床表现和多叶核细胞(花细胞)的检出,HTLV-I的感染是ATLL确诊的主要依据

(李婷　龙芳　张云　秦大兵)

七 蕈样肉芽肿/Sézary综合征

(一)概论

原发性皮肤T细胞淋巴瘤(PCTCL)种类繁多,蕈样肉芽肿(MF),既往也称为蕈样霉菌病(MF)/Sézary综合征(SS)。当前国际皮肤淋巴瘤协会(ISCL)和欧洲癌症研究和治疗组织(EORTC)皮肤淋巴瘤研究组将MF和SS根据临床行为和细胞来源不同视为两个独立的疾病,部分原因是它们的预后有显著不同,但SS和MF关系密切。MF是小至中等大小的具有脑回样核特征的T淋巴细胞浸润皮肤表层和真皮,表现为斑点状或片状皮损至晚期肿瘤期的皮肤淋巴瘤。SS是一种侵袭性白血病,以红皮病、淋巴结肿大、肿瘤性T淋巴细胞血液浸润和预后差为特征。MF以斑点状向片状和癌性溃疡形成(即斑点状、斑块和肿瘤期3个典型阶段)的皮肤损害为特点,当瘤细胞浸润外周血(MF白血病期)并有红皮病者称为SS。

ISCL发表的SS诊断标准,应符合下列一项或一项以上:①Sézary细胞数绝对值≥1.0×10^9/L,即1000个/μL;②免疫表型异常,CD4+T细胞增加导致CD4/CD8≥10或流式细胞分析泛T细胞标志异常丢失;

③外周血分子或细胞遗传学证明有T细胞克隆。

SS综合征少见，好发成人，表现为红皮病和全身淋巴结肿大，可见瘙痒、秃发、过度角化等症状，是多脏器浸润的全身性疾病。SS既往的三联征定义是：外周血循环的肿瘤性T细胞、全身红皮病和淋巴结肿大。SS预后不良，中位生存期为2~4年，5年生存率为10%~20%。多数患者死于免疫抑制引起的感染。形态学特点为可见脑回样淋巴细胞，即核呈脑回状，多为直径8~10μm的旋绕核淋巴细胞，大型者10~15μm，胞质嗜碱性，少到中等量，可有空泡；胞核占4/5，不规则，凹陷或成分叶状或典型的脑回状，核染色质较粗，核仁不明显，称为Sézary细胞。组化染色：MPO-、NAE-、PAS+、β-葡萄糖醛酸酶+。该肿瘤性T细胞更具有侵袭性，在外周血、骨髓及淋巴结均可出现。肿瘤细胞免疫分型为CD3+、CD4+、CD8-，特征性缺失CD7和CD26，表达PD1。细胞遗传学有复杂的数量和结构改变。特征性基因表达特征包括PLS3、ONM3、TWIST1、EPHA4的过表达和STAT4的低表达，可见TCR基因重排。

（二）简要病史

患者男，31岁，2021年4月21日以“双手掌反复角化2年，周身反复红斑、丘疹脱屑伴瘙痒8个月”入院。

患者诉8个月前因“受热”后，颈部出现泛红伴轻度瘙痒，躯干出现散在丘疹伴瘙痒，自行口服氯雷他定2周，未见好转。2020年9月10日就诊于某医院，诊断为皮肤过敏，行组织活检加病理手术（回报为融合性网状乳头瘤病不除外），予以药物外用治疗（具体不详）后，未见好转，后就诊于某中医院，中药口服治疗1个月后，疗效尚可，面部泛红减轻，躯干丘疹消退，但皮肤干燥脱屑。2个月前，再次因“受热”后，脸部泛红加重，不痒，偶有刺痛，躯干部皮疹主诉不详。2021年3月初触及颈部淋巴结肿大就诊于外院，予以抗感染药物治疗后消退。1个月前因皮肤发红来我院皮肤科就诊，予以依巴斯汀片10mg每日1次口服、富马酸卢帕他定片10mg每日1次口服、卤米松乳膏及多种外用药物治疗后，脸部泛红症状减轻，为求进一步治疗，收住入院。病来精神状态可，饮食睡眠不佳，二便正常，近期体重无明显变化。

既往史：患者诉2019年冬季出现双手掌皲裂，自行外用药膏后好转，冬重夏轻。

（三）实验室检查

1. 血常规

白细胞计数为17.42×10⁹/L，中性粒细胞计数为10.64×10⁹/L，淋巴细胞计数为5.98×10⁹/L，血红蛋白为172g/L，血小板计数为294×10⁹/L。

2. 影像学检查

B超：左右颈部可见数个淋巴结回声，皮质增厚，回声降低，最大者约2.35cm×1.00cm，位于左侧Ⅰ区。左右锁骨上、下窝见多个淋巴结回声，最大者约2.27cm×0.99cm，皮质回声降低不均匀，内见条状血流，可见淋巴门。左右侧腋窝可见多个淋巴结回声，最大者约4.61cm×1.57cm，皮质回声降低不均匀，可见淋巴门。左右侧腹股沟可见数个淋巴结回声，最大者约5.61cm×1.51cm，皮质增厚，回声降低欠均匀，可见淋巴门。双腋窝、双颈部、双锁骨上窝、双侧腹股沟淋巴结回声，提示淋巴源性病变待排。

3. 外周血形态

白细胞升高，淋巴细胞占38%，其中脑回样核淋巴细胞占20%，疑似Sézary细胞（图4-5-22至图4-5-25）。成熟红细胞形态未见异常，血小板成簇分布。

4. 骨髓形态

取材、涂片、染色良好。骨髓增生明显活跃，粒

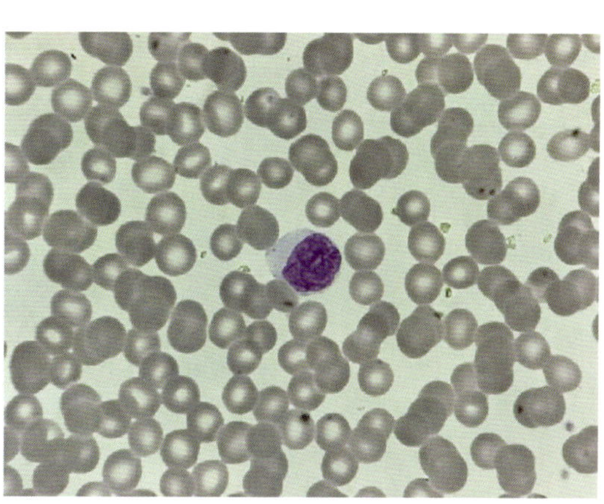

图4-5-22 外周血涂片瑞氏染色，×1000

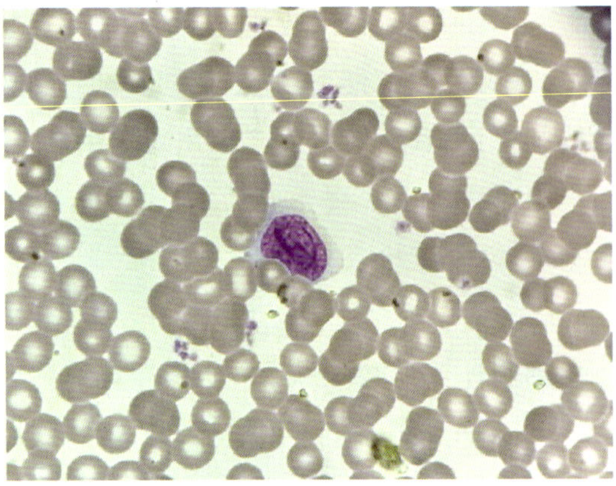

图4-5-23 外周血涂片瑞氏染色,×1000

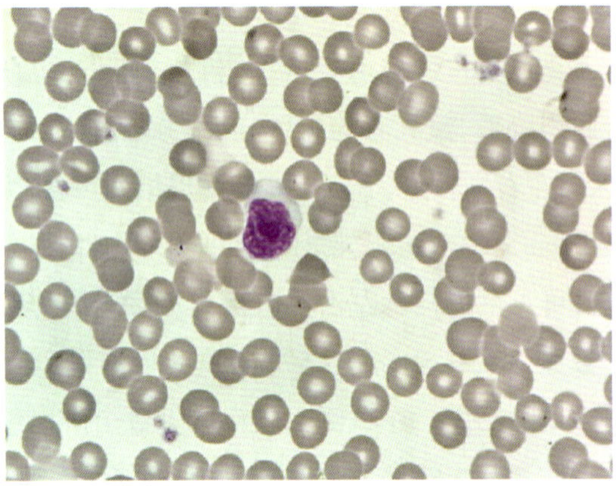

图4-5-24 外周血涂片瑞氏染色,×1000

系增生活跃,占51.2%,各阶段粒细胞比例及形态大致正常,嗜酸性粒细胞比例偏高,占6%;红系增生明显活跃,占30.4%,以中、晚幼红细胞为主,形态未见异常;淋巴细胞占14.4%,偶见脑回样淋巴细胞。全片见巨核细胞31个,血小板成簇分布(图4-5-26和图4-5-27)。NAP染色:阳性率61%,积分为185分。

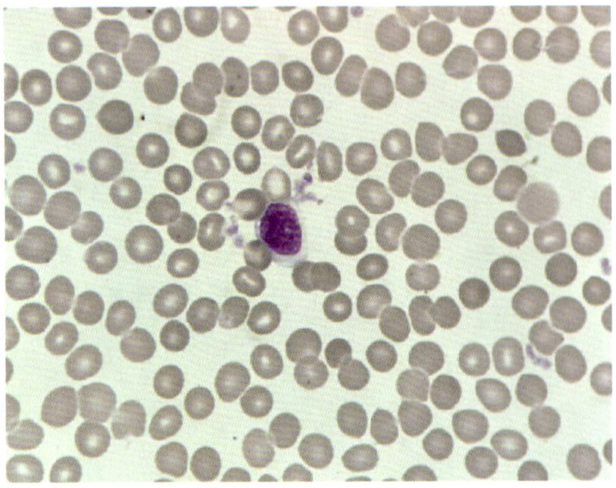

图4-5-25 外周血涂片瑞氏染色,×1000

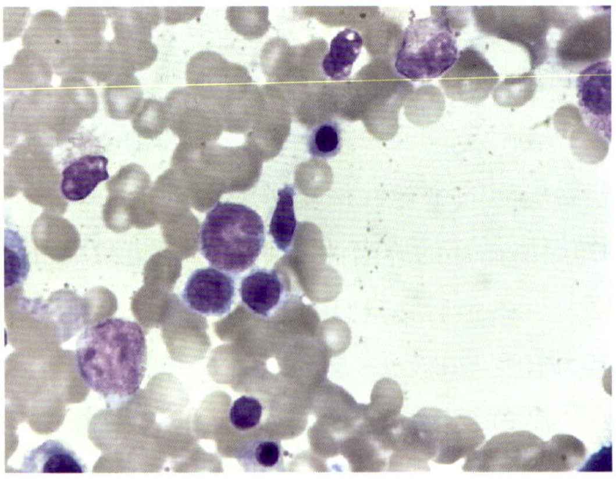

图4-5-26 骨髓涂片瑞氏染色,×1000

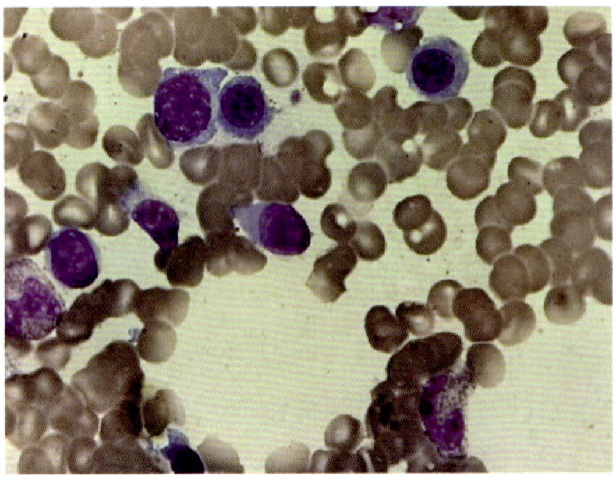

图4-5-27 骨髓涂片瑞氏染色,×1000

形态学意见:血涂片及骨髓均见脑回样淋巴细胞,疑似Sézary细胞,建议结合临床及相关检查。

5.免疫分型

骨髓流式分析异常细胞占9.0%,主要表达CD3dim、CD5、CD4、CD2、CD45RO、PD-1,不表达CD7、CD8、CD19、CD38、cKappa、cLambda、CD10、CD26、HLA-DR、CD1a、CD45RA、CD25、TCRaβ、TCRγδ、cKi67、CD30、CD94、CD16、CD56、CD57,为异常成熟T淋巴细胞,提示为成熟T细胞淋巴瘤可能,请结合临床及相关检查。外周血流式分析异常细胞占52.2%,主要表达CD3dim、CD5、CD4、CD2、CD45RO、PD-1,不表达CD7、CD8、CD19、CD38、cKappa、cLambda、CD56,为异常成熟T淋巴细胞,提示为成熟T细胞淋巴瘤可能(表型与骨髓相符)。

6.皮肤活检

手掌皮肤活检显示真皮浅层血管周围较为密集浸润,灶性带状分布,表皮内淋巴细胞外溢及轻度海绵水肿，灶性淋巴细胞聚集，部分淋巴细胞异型。提示为皮肤T细胞淋巴瘤，建议免疫组化。

躯干皮肤活检显示真皮浅层血管周围有较为致密淋巴细胞浸润，表皮银屑病样增生，表皮内灶性淋巴细胞聚集，海绵水肿不明显，表皮内淋巴细胞异型。免疫组化标记显示表皮内淋巴细胞CD3+、CD4+、CD7+细胞散在（CD7抗原丢失显著）、CD8+细胞散在；表皮内淋巴细胞Ki-67+；其余标记CD20和EBER均为阴性。符合皮肤T细胞淋巴瘤。

淋巴结免疫组化：CK-、Cyclin D1-、Bcl-6（生发中心+、MUM1+、CD30（散在）+、Ki-67（30%）+、CD68（散在）+、C-myc-、P53（散在）+、IgG4-、CD3（散在弱）+、CD20（B细胞）+、Pax-5（B细胞）+、Bcl-2+、CD21（滤泡树突状细胞）+、CD23（生发中心）+、CD10（生发中心）+、CD5+、CD4+、CD2+、CD56-、CD7（散在）+、CXCL-13-、Granzyme B-、TIA-1（散在）+、CD8（部分T细胞）+。

分子病理结果：EBV-。

病理诊断：淋巴结符合T细胞淋巴瘤，结合免疫组化符合Sézary综合征。

7. 分子生物学检查

TCR重排阳性。

（四）最终诊断

Sézary综合征。

（五）病例解析

从病史看，患者为青年男性、皮肤泛红伴丘疹、对称发生、反复发作、自觉瘙痒，丘疹消退、干燥脱屑、慢性病程，非皮肤过敏反应，类似湿疹的临床表现。后期触及颈部淋巴结大，予以抗感染药物治疗后消退，但B超显示双腋窝、双颈部、双锁骨上窝、双侧腹股沟淋巴结回声，提示淋巴源性病变。血涂片及骨髓细胞形态学均发现了脑回样核淋巴细胞，提示Sézary综合征的可能。免疫分型主要表达CD3dim、CD5、CD4、CD2、CD45RO、PD-1，不表达CD7、CD8、CD26，提示成熟T细胞淋巴瘤，分子生物学TCR重排阳性。淋巴结病理诊断结合免疫组化结果CD3+、CD4+，CD7抗原丢失显著，CD8+细胞散在，符合Sézary综合征。该病例患者以皮肤病变为首发，双手掌反复角化2年，周身反复红斑、丘疹脱屑伴痒8个月，应为蕈样肉芽肿（MF），随着时间推移及疾病进展至肿瘤期，即Sézary综合征。

本病例给我们的启示是：①外周血淋巴细胞形态的观察与描述，比如有无颗粒、有无胞质毛发状、有无脑回样核，有无核裂、切迹，有无核仁等，外周血的淋巴细胞形态比骨髓的更为成熟，形态更为典型，观察更为重要；②关注患者病史，有目的、有方向地寻找和识别靶细胞，达到事半功倍；③Sézary综合征患者往往就诊于皮肤科，患者确诊耗时长，明确诊断需要病理组织学，但细胞学具有先锋和提示作用，可以少走弯路；④MF/SS免疫分型CD3+、CD4+、CD8-，特征性缺失CD7和CD26，表达PD1。

（六）诊断要点

SS诊断细胞学标准，多认为最低限度的Sézary细胞应达到1×10^9/L（也有定义MF/SS为外周血中Sézary样淋巴细胞>5%）；CD4+T淋巴细胞组分增加故CD4/CD8比率升高（≥10）和（或）有1个或以上的T细胞抗原丢失；TCR重排是有益于诊断的其他指标。诊断标准见表4-5-8。

表4-5-8　国际皮肤淋巴瘤协会（ISCL）和WHO-HAEM4R的SS诊断标准

国际皮肤淋巴瘤协会（ISCL）诊断标准	WHO-HAEM4R诊断标准
1. Sézary细胞数绝对值≥1.0×10^9/L，即1000个/μL	1.Sézary细胞绝对值至少≥1×10^9/L
2. 免疫表型异常表现：CD4+T细胞增加导致CD4/CD8≥10:1或流式细胞分析泛T细胞标记异常丢失	2.CD4+T细胞增加使CD4/CD8比值≥10:1
3. 外周血分子或细胞遗传学证明有T细胞克隆	3. 流式细胞分析泛T细胞标记异常丢失（CD7、CD26）
	4. 外周血分子或细胞遗传学证明有T细胞克隆
符合以上一项或一项以上即可诊断	符合以上一项或一项以上即可诊断

（徐赢东　黄兴琴　高晓鹏　侯玉兰　李小红）

第六节　成熟NK/T淋巴细胞肿瘤

一、侵袭性NK细胞白血病

（一）概论

侵袭性NK细胞白血病（ANKL）是一种与EBV感染密切相关的NK细胞恶性增殖性疾病，表现为多系统、多器官受累，大部分患者在短期内死亡。

临床表现：患者通常有发热、全身症状和白血病血象，外周血中的白血病细胞数可高可低，贫血、中性粒细胞减少和血小板减少常见。血清中乳酸脱氢酶水平明显升高。肝脾大常见，有时也伴有淋巴结肿大，但皮肤病变不常见。此病可并发凝血异常、噬血细胞综合征或者多脏器衰竭。

细胞形态学：骨髓及外周血中NK肿瘤细胞差异较大，可从类似于正常的大颗粒淋巴细胞到核大、不规则、折叠、染色质细、核仁明显的异形大细胞，胞质丰富、淡染或轻微嗜碱性，含有或粗或细的嗜甲苯胺蓝颗粒。骨髓活检切片中NK肿瘤细胞侵犯的程度、分布方式呈多样性，可以是间质型、灶型、窦内型、弥漫型等多种方式，以间质型多见。常见到数量不等噬血细胞。

免疫表型：肿瘤细胞呈CD2+、sCD3-、CD3e+、CD56+、细胞毒性分子+。

遗传分子学特征：ANKL的T细胞受体（TCR）为胚系型。本病无特征性的遗传学异常，多数为高度复杂异常核型。ANKL的遗传学改变与结外NK/T细胞淋巴瘤比较存在明显差别，本病7p-、17p-与1q+常见，而后者6q-常见。

（二）简要病史

患者男，60岁，主诉乏力、腹胀、食欲缺乏1周，发热1天。现病史：患者1周前无明显诱因出现乏力，双下肢为主，一般活动量较前下降，伴腹胀、食欲缺乏，无明显腹痛、腹泻，无恶心、呕吐，无反酸、胃灼热，患者服用吗丁啉促动力治疗，效果欠佳，就诊于我院。测体温38.5℃，给予消炎痛栓降温。行血清肌钙蛋白测定：未见异常。血细胞分析：白细胞计数为$1.64\times10^9/L$，中性粒细胞计数为$1.16\times10^9/L$，血红蛋白为115g/L，血小板计数为$54\times10^9/L$，超敏CRP为9.40mg/L。生化检查：谷草转氨酶为313.2U/L，钠为116.2mmol/L，氯为80.1mmol/L，乳酸脱氢酶为733.9U/L。尿常规未见异常。心电图：窦性心律，二度房室传导阻滞，ST段改变，左心房增大；下腹部及盆腔CT未见明显异常。给予抗感染、纠正电解质紊乱等治疗，未见明显改善。今晨复查血常规：白细胞计数为$5.24\times10^9/L$，血小板计数为$46\times10^9/L$，收入血液科。

既往史：既往患高血压病10余年，血压最高达160/90mmHg，具体用药不详。

（三）实验室检查

1. 血常规

白细胞计数为$4.6\times10^9/L$，红细胞计数为$3.73\times10^{12}/L$，血红蛋白为119.0g/L，血小板计数为$59\times10^9/L$。白细胞散点图异常，出现一群高荧光细胞，报警信息提示异常/原始细胞。

2. 辅助检查

血清铁蛋白测定：2941.8ng/mL。

凝血检测：PT为15.8秒，APTT为75秒，TT为24.2秒，FDP为8.8μg/mg，FIB为1.71g/L。

生化检测：ALT为253.9IU/L，AST为344.2IU/L，GGT为109IU/L，LDH为779IU/L，LDHI为109.6，TG为2.06μmol/L，TCH为2.05μmol/L。

EB-DNA（全血）检测：EB-DNA（全血）为2.82copies/mL；EB-DNA（血清）为2.28copies/mL。

B超：脾大。

CT检查：肺平扫结果显示，考虑右上肺少许炎性变，右肺下叶磨玻璃样结节，双肺纤维化灶及钙化灶，双侧胸膜增厚，动脉硬化，双侧肾上腺增粗。

3. 外周血细胞形态

白细胞正常，分类可见异常淋巴细胞，成熟红细胞形态大致正常，血小板散在可见（图4-6-1）。

4. 骨髓细胞形态

骨髓涂片示骨髓细胞增生明显活跃，可见较多异常淋巴细胞（占22%），该类细胞胞体小，多不规则，多见拖尾、逗点状，胞浆偏蓝，可见少许颗粒，核椭圆，核染色质粗糙，核仁不清或未见；噬血细胞升高，占2.5%（图4-6-2至图4-6-5）。异常细胞MPO：阴性。

形态学意见：异常细胞升高，考虑淋巴瘤细胞白血病（ANKL不除外）伴噬血，请结合临床及相关检查。

5. 免疫分型

送检标本中可见59.47%的异常NK细胞，其免疫表型为CD2+、CD7+、CD56++、CD38+、CD94+、pERFORIN+、Ki-67+、CD45RO+、Granzymes B+部分、CD158b+少量、CD45RA、CD3-、CD5-、CD8-、CD57-、CD138-、CD158a-、TCRab-、TCRcd-、CD10-、CD13-、CD15-、CD16-、CD19-。考虑侵袭性NK细胞白血病的可能性大，请结合骨髓形态学、活检及IHC结果综合考虑。

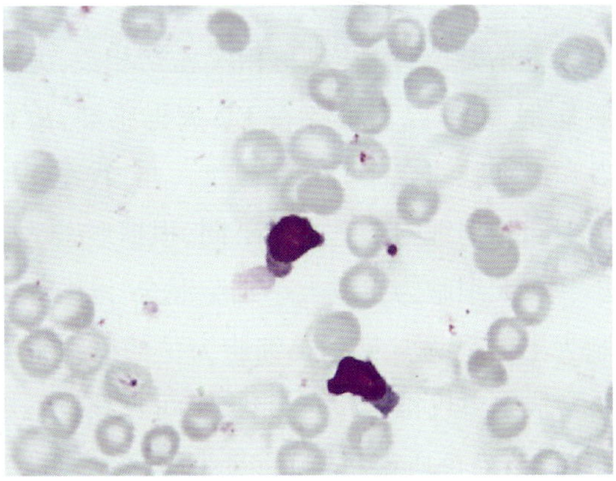

图4-6-1　外周血涂片瑞氏染色，×1000

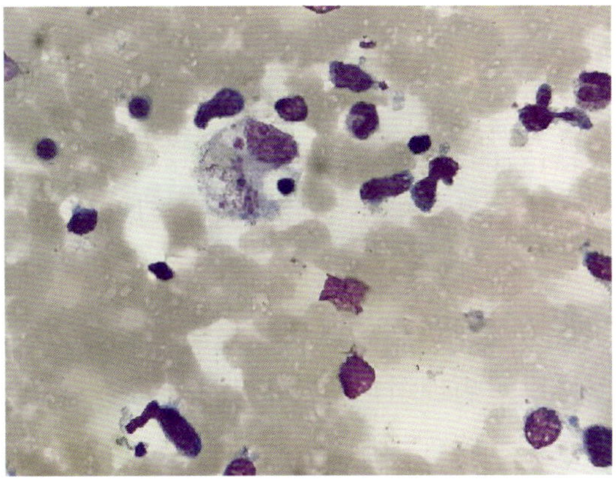

图4-6-2　骨髓涂片瑞氏染色，×1000

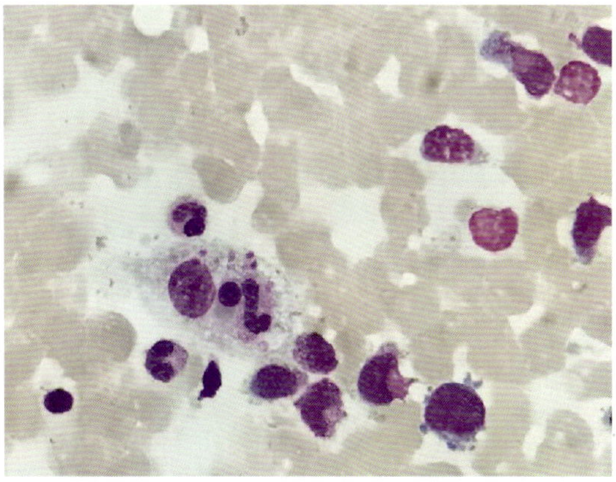

图4-6-3　骨髓涂片瑞氏染色，×1000

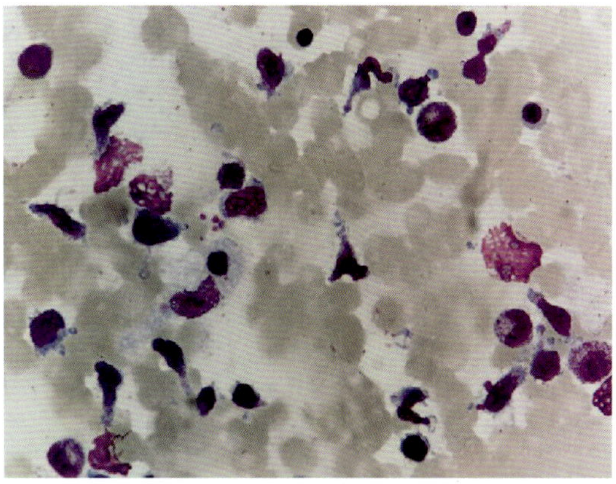

图4-6-4　骨髓涂片瑞氏染色，×1000

6. 染色体检查

46，XY[20]。

（四）最终诊断

侵袭性NK细胞白血病，继发HLH。

（五）病例解析

本患者以“乏力、腹胀、食欲缺乏1周，发热1天”就诊，血常规示白细胞降低、贫血、血小板降低，凝血功能异常，ALT、AST、GGT、LDH升高，EB病毒PNA高表达，外周血及骨髓涂片均显示存在异常淋巴细胞，且骨髓涂片见较多噬血细胞。流式细胞术可见59.47%的异常NK细胞，提示ANKL的可能性大。根据急性临床病程，细胞形态及流式检查综合诊断ANKL成立。

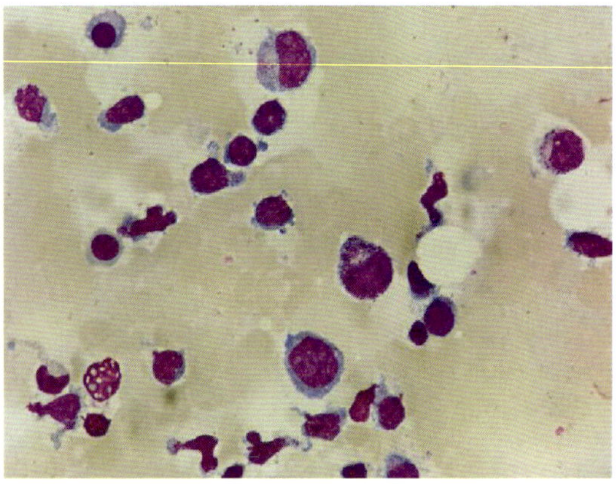

图4-6-5 骨髓涂片瑞氏染色,×1000

另外,该患者发热+铁蛋白高+脾大+血细胞减少+骨髓中见到噬血细胞,根据HLH-2004标准,符合8条中的5条,考虑淋巴瘤引起的噬血细胞综合征。

追踪病例:结合患者的临床表现和常规实验室检查,临床医生采用了抗感染及抗病毒的治疗,患者发热症状有所减轻,但未完全控制,反复发热,病情进行性加重。随后,EB病毒复查DNA持续升高,肝功能损害加重,多项指标异常,白细胞和血小板进行性下降,最终患者死亡。通过该病例可知,ANKL发展迅速,预后极差。

(六)诊断要点

见表4-6-1。

表4-6-1 ANKL的诊断要点

1. 侵袭性NK细胞白血病是NK细胞的全身性增殖性肿瘤
2. 总是伴有EB病毒阳性和侵袭性的临床表现
3. 符合的白血病细胞形态学(比例常≥20%)
4. 免疫表型特点,以及无TCRB和IgH克隆性重排,是诊断的主要条件
5. ANKL的确诊需要结合临床表现、细胞形态学、免疫表型和分子生物学综合判断

(李娓娜 张云 李小红 洪军 幸娟霞)

二、结外NK/T细胞淋巴瘤,鼻型

(一)概论

结外NK/T细胞淋巴瘤,鼻型(ENKTCL),属于NHL中一种特殊类型,占NHL的2%~10%。WHO-HAEM5将EBV阳性NK/T细胞淋巴瘤分为EBV阳性结性T细胞和NK细胞淋巴瘤及结外NK/T细胞淋巴瘤,后者就是WHO-HAEM4R的ENKTCL。结外NK/T细胞淋巴瘤是一组发生于淋巴结外的NK细胞或细胞毒性T细胞淋巴瘤,具有以血管为中心的多形性淋巴细胞浸润,有明显的坏死和血管破坏的特征;多数原发于鼻腔,因此称鼻型NK/T细胞淋巴瘤;也可局限于韦氏环、上呼吸道外和消化道。ENKTCL多发生于成人,中位年龄为44~54岁,男女比例为(2~3):1。鼻NK/T细胞淋巴瘤多表现为鼻腔、鼻咽或上呼吸消化道的进行性毁损和溃疡,或由肿块引起的鼻塞症状,70%为早中期病变,少数可有骨髓侵犯。结外NK/T细胞淋巴瘤的发病机制尚不完全清楚,目前发现与EBV密切相关,尤其是鼻腔病例,80%以上都存在EB病毒感染,故容易并发噬血细胞综合征。

不同病例细胞形态有所不同,根据形态学可分为小、中、大细胞为主或大小细胞混合,以中等大小细胞为主的最为常见。小细胞为主的瘤细胞大小和正常成熟淋巴细胞接近,形态上可见核有不规则或扭曲,核染色质密集,胞质量少,核仁不明显;中等大小细胞为主的瘤细胞形态上可见核圆形或不规则,胞质量中等,可见小核仁;大细胞为主的瘤细胞形态上可见核圆形或不规则,胞质量较多,可见明显核仁,部分可表现为间变形态。大细胞形肿瘤细胞是形态学上容易识别的,往往可见伪足样突起或拖尾,胞质量中等、深蓝色,近核处可见紫红色颗粒聚集出现,胞核多呈圆形或不规则。结外NK/T细胞淋巴瘤病理组织学特征为弥漫性多形性淋巴细胞浸润和炎性细胞,如粒细胞、吞噬细胞、浆细胞,混合广泛性缺血性坏死。淋巴细胞由多形性大淋巴细胞和大量有丝分裂的不典型小淋巴细胞组成，血管中心性和血管侵袭性浸润也常见。

NK/T细胞淋巴瘤典型的免疫表型呈CD2+、胞内CD3ε+膜CD3-和CD56+，CD56-者具有细胞毒分子及EBV+，T相关抗原通常呈阴性，部分病例可表达HLA-DR。大部分肿瘤细胞表达细胞毒性颗粒相关蛋白，如颗粒酶B、细胞毒性蛋白(TIA-1)、穿孔素及EB病毒(EBV-EBER)等。已知有多种细胞遗传学异常的报道，但至今未发现特异性染色体易位，最常见的细胞遗传学异常是6q21q25缺失或等臂6p10。TCR基因检测在多数病例中呈胚系结构，少数病例显示TCR的克隆性重排。

(二)简要病史

患者男，48岁，2年前无明显诱因出现双侧鼻塞，伴流脓涕，双侧鼻腔嗅觉减退，在当地医院予以“局麻下行左鼻肉切除术”，未做病理活检。术后左侧鼻塞明显减轻，1年半前右侧鼻孔再次出现鼻塞伴脓涕、气短，无发热及盗汗，在我院行鼻内镜并鼻腔肿物术后，病理诊断结外NK/T细胞淋巴瘤。给予6个周期化疗后，疗效评价：完全缓解。1个月前查血常规发现血小板减少，后续出现发热，体温37.5~38℃，精神欠佳，食欲减退，体重有所下降。体格检查：轻度贫血貌，浅表淋巴结未触及明显肿大，肝脾肋下未及。

(三)实验室检查

1.血常规

白细胞计数为1.41×10^9/L，红细胞计数为3.3×10^{12}/L，血红蛋白为94g/L，血小板计数为36×10^9/L，淋巴细胞百分比为20.4%，单核细胞百分比为10.6%，中性粒细胞百分比为69.0%。

2.其他辅助检查

尿液检测：尿白蛋白>150.0mg/L，尿白蛋白/肌酐≥300.0mg/g，尿蛋白定性2+，红细胞定性2+。

凝血检测：凝血酶原时间为14.8秒，部分凝血活酶时间为52.3秒，纤维蛋白原为1.22g/L。

生化检测：总胆红素为9.8μmol/L，直接胆红素为4.6μmol/L，间接胆红素为5.2μmol/L，谷草转氨酶为106U/L，碱性磷酸酶为196U/L，总蛋白为46.5g/L，白蛋白为26.5g/L，球蛋白为20.0g/L，尿素为3.91mmol/L，肌酐为48μmol/L，胱抑素C为1.67mg/L，总钙为1.86mmol/L，乳酸脱氢酶为1139U/L，甘油三酯为2.50mmol/L，铁蛋白>2000ng/mL。

EB病毒DNA定量：8.37拷贝/mL；sCD25(可溶性白介素-2受体)为43 440pg/L，NK细胞活性为20.79%。

腹部B超：脾大，肝脏、胆囊、双肾未见明显异常。胸部CT：纵隔部分淋巴结稍大；颈部多发小淋巴结，额面部多发骨折；双侧腹股沟多发小淋巴结。

3.外周血形态

白细胞减少，分类以中性杆状、分叶核粒细胞为主，部分粒细胞质内可见中毒颗粒和空泡，分类可见2%的中幼粒细胞，偶见异常淋巴细胞，成熟红细胞大小较一致，血小板散在少见(图4-6-6图4-6-7)。

4.骨髓形态

取材、涂片、染色良好。骨髓增生明显活跃，粒系增生降低，早幼粒及以下阶段细胞均可见。红系增生活跃，以中、晚幼红细胞为主，成熟红细胞大致正常。异常细胞占18%，其形态为：胞体大小不一，形态多不规则形，可见拖尾状及瘤状突起，胞质量中等至丰富，染蓝色，可见紫红色颗粒聚集出现，胞核较规则，核染色质较粗，部分核仁可见1~2个(图4-

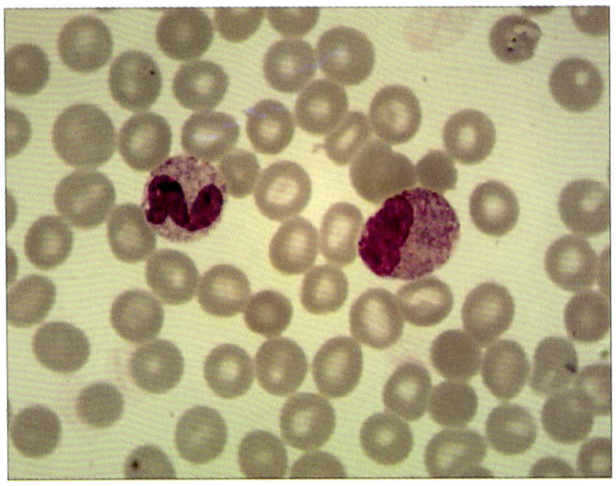

图4-6-6 外周血涂片瑞吉染色，×1000

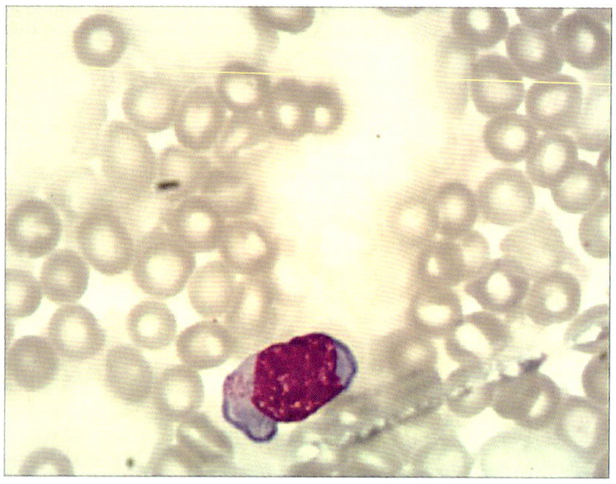

图4-6-7 外周血涂片瑞吉染色,×1000

6-8至图4-6-11)。涂片中组织细胞及吞噬组织细胞较易见,主要吞噬血小板、中性粒细胞及有核红细胞。全片见巨核细胞73个,血小板散在、少见。

形态学意见:异常淋巴细胞升高,考虑淋巴瘤骨髓浸润,建议完善免疫分型、染色体及分子生物学检查。

5.骨髓活检

骨髓有核细胞增生活跃(造血容量约50%),粒红比例大致正常,未见典型ALIP及热点现象,异型细胞簇状分布;粒系以偏成熟阶段细胞为主;红系以中、晚幼粒细胞为主;巨核细胞数量在正常范围,各种形态均可见;骨髓间质未见明显胶原纤维增生,未见骨硬化。结论:骨髓增生活跃,异型细胞簇状分布,请结合其他检查协诊。

6.免疫分型

检出28.32%的异常NK/T细胞,其免疫表型为、CD2+、CD3-、cCD3+、CD4-、CD5-、CD7+部分、

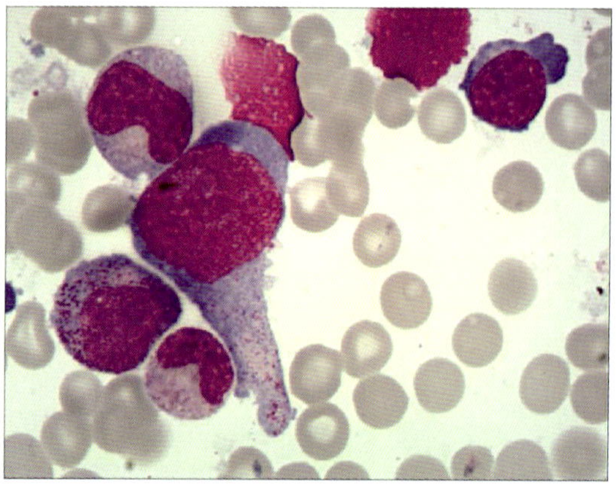

图4-6-8 骨髓涂片瑞吉染色,×1000

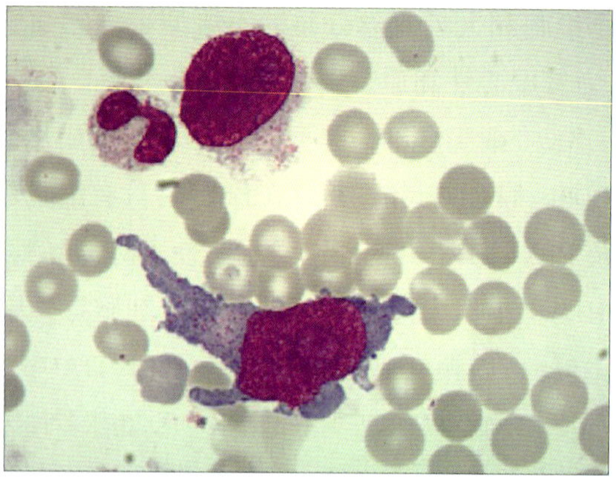

图4-6-9 骨髓涂片瑞吉染色,×1000

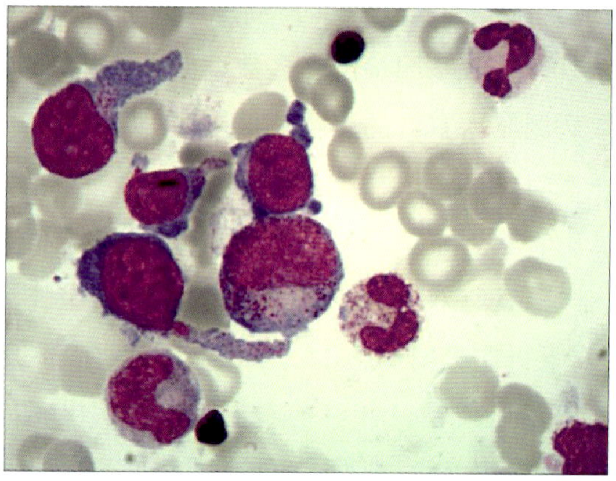

图4-6-10 骨髓涂片瑞吉染色,×1000

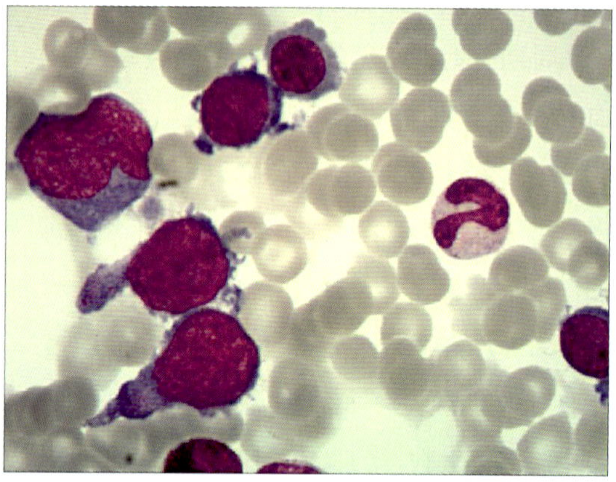

图4-6-11 骨髓涂片瑞吉染色,×1000

CD8+、CD56+、TCRαβ-、TCRγδ-、CD16+、CD34-、CD57-、CD30-、TDT-,考虑为CD4-CD8+免疫表型异常NK/T淋巴细胞。

7.鼻腔肿物病理活检

镜下坏死周围可见不规则样淋巴细胞,免疫组化CD3+、CD20-、CD2+、CD5-、CD21-、CD56+、TIA-1+、GranzymeB+、Ki-67约80%+;EBER原位杂交:阳性。结合免疫组化及镜下检查,右侧鼻腔形态学

符合淋巴瘤，支持NK/T细胞淋巴瘤的诊断。

（四）最终诊断

NK/T细胞淋巴瘤骨髓浸润。

（五）病例解析

患者为中年男性，鼻塞病史2年，1年半前行左侧鼻内镜鼻腔肿物术后，病理诊断为结外NK/T细胞淋巴瘤。患者有明确的淋巴瘤病史，化疗6个周期后，行血常规发现血小板减少，后续出现低热、体重有所下降，表现部分B症状。血常规三系降低，蛋白尿，纤维蛋白原降低，乳酸脱氢酶明显升高，甘油三酯高，铁蛋白>2000ng/mL，EB病毒DNA定量拷贝数高，sCD25（可溶性白介素-2受体）升高。腹部B超示脾大，CT示多发淋巴结大。患者疾病快速进展，呈侵袭性的临床特点，实验室检查结果已满足噬血标准，HLH明确。外周血少数异常细胞形态同骨髓异常细胞，异形性明显，有拖尾状及瘤状突起，近核处胞质可见紫红色聚集颗粒，核染色质粗糙，同时阅片吞噬性组织细胞较易见，这种形态多考虑NK/T细胞淋巴瘤合并HLH。流式细胞术检出CD4-CD8+免疫表型异常，支持NK/T淋巴细胞，同时患者伴有EB病毒感染，且有淋巴瘤病史，更指向EB+淋巴瘤的骨髓浸润，因此诊断为NK/T细胞淋巴瘤。

（六）诊断要点

NK/T细胞淋巴瘤的诊断需要结合临床表现、形态学、病理活检、免疫表型和分子生物学综合诊断。鼻NK/T细胞淋巴瘤的诊断要点见表4-6-2，附常见成熟T和NK细胞肿瘤免疫表型和遗传学特征，见表4-6-3。

表4-6-2　鼻NK/T细胞淋巴瘤的诊断要点

临床特点	多表现为鼻腔、鼻咽或上呼吸消化道的进行性毁损和溃疡，或由肿块引起的鼻塞，多存在EB病毒感染，常合并噬血细胞综合征
形态学	胞浆可见伪足样突起或拖尾，胞质量中等、深蓝色，近核处可见紫红色颗粒聚集出现，胞核多呈圆形或不规则，核仁多见。
免疫表型	呈CD2+、胞内CD3ε+、膜CD3-和CD56+，CD56-者具有细胞毒分子（颗粒酶B、TIA-1、穿孔素）及EBV+，T相关抗原通常呈阴性，部分病例可表达HLA-DR
遗传学	至今未发现特异性染色体易位，最常见的细胞遗传学异常是6q21q25缺失或等臂6p10
分子生物学	TCR基因检测多数病例呈胚系结构，少数病例显示TCR的克隆性重排

表4-6-3　常见成熟T和NK细胞肿瘤免疫表型和遗传学特征

肿瘤	免疫表型	遗传学
T-PLL	CD3+、CD4+、CD8+/-、CD7+、CD5+、CD2+	TCRα/β重排，累及14（q11；q32）（75%－80%）
T-LGLL	CD3+、CD4-、CD8+、CD7-/+、CD5-/+、CD2+、TIA+、GrB+、Per+、CD56-、CD16+、CD57+	TCRα/β重排，也可见TCRγ/δ重排
ATLL	CD3+、CD4+、CD8-、CD7-、CD5+、CD2+、CD25+	TCRα/β重排，t（14；14）（q11.2；q32），inv（14）（q11.2q32）
CLPD-NK	CD3-、cCD3ε+、CD4-、CD8+、CD7-、CD5+/-、CD2-、TIA+、GrB+、Per+、CD56+、CD16+、CD57-、KIR+、EBV-	无TCR重排
Agg NK	cCD3+、CD4-、CD8-/+、CD7-、CD5-、CD2+、TIA+、GrB+、Per+、CD56+、CD16+、CD57-、EBV+	无TCRα/β重排，存在EBV
ENK/T鼻型	cCD3+、CD4-、CD8-/+、CD7-、CD5-、CD2+、TIA+、GrB+、Per+、CD56+、CD16-、CD57-、EBV+	无TCRα/β重排，存在EBV
EATL	CD3+、CD4-、CD8-/+、CD7+、CD5-、CD2+、TIA+、GrB+、Per+、CD30-/+、CD25-/+、CD56-/+*、EMA-/+	TCRβ重排

（待续）

表4-6-3（续）

肿瘤	免疫表型	遗传学
HSTCL	CD3+、CD4-、CD8+/-、CD7+、CD5-、CD2+、TIA+、GrB-、Per-、CD30-、CD25-、CD56+/-	TCRγ/δ 重排，存在整合的 HTTLV-1
SPTCL	CD3+. CD4-、CD8+、CD7+、CD5-/+、CD2+、TTA+、GrB+、Per+、CD30-、CD25-、CD56+	TCRα/β重排
MF/SS	CD3、CD4+、C08-/+、C07-/+、C5+/-、CD2+、TIA-、GrB-、Per-、CD30-、CD25-、CD56-	TCRα/β重排
原发皮肤γδ-TCL	CD3+、CD4-、CD8-/+、CD7-/+、CD5-、CD2+、TIA+、GrB+、Per+、CD30-、CD25-、CD56+	TCRγ/δ重排
原发皮肤CD30+LPD	CD3+、CD4+、CD8-、CD7-、CD5+/-、CD2+、TTA+、CrB-/+、Per-/+、CD30+、CD25+、CD56-、EMA+/-	TCRα/β重排
AITL	CD3+、CD4+/-、CD8-/+、CD7-/+、CD5-/+、CD2+、TIA-、GrB-、Per-、CD30-、Bcl-6+/-、CD10+/-	TCRα/β重排(75%~90%)，lg基因重排(25%~30%)及相关B细胞EBV+，+3、+5
PTCL, NOS	CD3+、CD4+/-、CD8-/+、CD7-/+、CD5-/+、CD2+、TIA-、GrB-、Per-、CD30-/+、CD25-、CD56-	TCRα/β重排
ALCL, ALK+	CD3-/+、CD4+/-、CD8-/+、CD7-/+、CD5+/-、CD2+/-、TIA+、GrB+、Per+、CD30+、CD25+、CD56+/-、EMA+、Bcl-6+、ALK+	TCR 重排，t(2:5)(p23;q35)和NPM-ALK，也见2p23的其他易位
ALCL, ALK-	CD3+/-、CD4+/-、CD8-/+、CD7-/+、CD5+/-、CD2+/-、TIA+/-、GrB+/-、Per+/-、CD30+、CD25+、CD56+/-、EMA+、Bcl-6-、ALK-	TCR 重排，无 t(2;5)(p23;q35)，也无NPM-ALK

TCR，简称TR、TCRγδ，少数表达TCRαβ，表达于单形性型或Ⅱ型；T-PLL，T幼淋巴细胞白血病；T-LGLL，T大颗粒淋巴细胞白血病；ATLL，成人T细胞白血病/淋巴瘤；CLPD-NK，慢性NK细胞增殖病；Agg NK，侵袭NK细胞白血病；ENK/T鼻型，结外NK/T细胞淋巴瘤，鼻型；EATL，肠病相关T细胞淋巴瘤；HSTCL，肝脾T细胞淋巴瘤；SPTCL，皮下脂膜炎样T细胞淋巴瘤；MF/SS，草样霉菌/红皮病；TCL，T细胞淋巴瘤；LPD，淋巴增殖病；AITL，血管免疫母T细胞淋巴瘤；PTCL，NOS，外周T细胞淋巴瘤非特定类型；ALCL，间变性大细胞淋巴瘤；ALK，间变性淋巴瘤激酶；GrB为粒酶；Per，穿孔素；EMA，上皮细胞膜抗原。

（赵浩宇　岳瑞　李婷　龙芳　梁夫卫）

第七节　浆细胞肿瘤

浆细胞肿瘤(PCN)起源于生发中心后终末分化B细胞的恶性克隆浆细胞疾病。浆细胞肿瘤包括浆细胞骨髓瘤(PCM，亦称MM)、浆细胞瘤[（骨孤立性浆细胞瘤(SPB)、骨外浆细胞瘤）、伴有副肿瘤综合征的浆细胞肿瘤(POEMS综合征、TEMPI综合征)、单克隆免疫球蛋白沉积症[原发性淀粉样变性(PAL)]、系统性轻链和重链沉积症及非IgM型意义未明的单克隆γ-球蛋白血症(MGUS)。浆细胞肿瘤的诊断和分类需要结合临床表现、实验室及影像学结果。根据M蛋白含量，克隆性浆细胞比例和临床表现的不同可分为MGUS、MM、PCL、SPB、pAL和POEMS综合征等。详见浆细胞相关疾病简易版诊断标准图（图4-7-1）和诊断流程图（图4-7-2）。

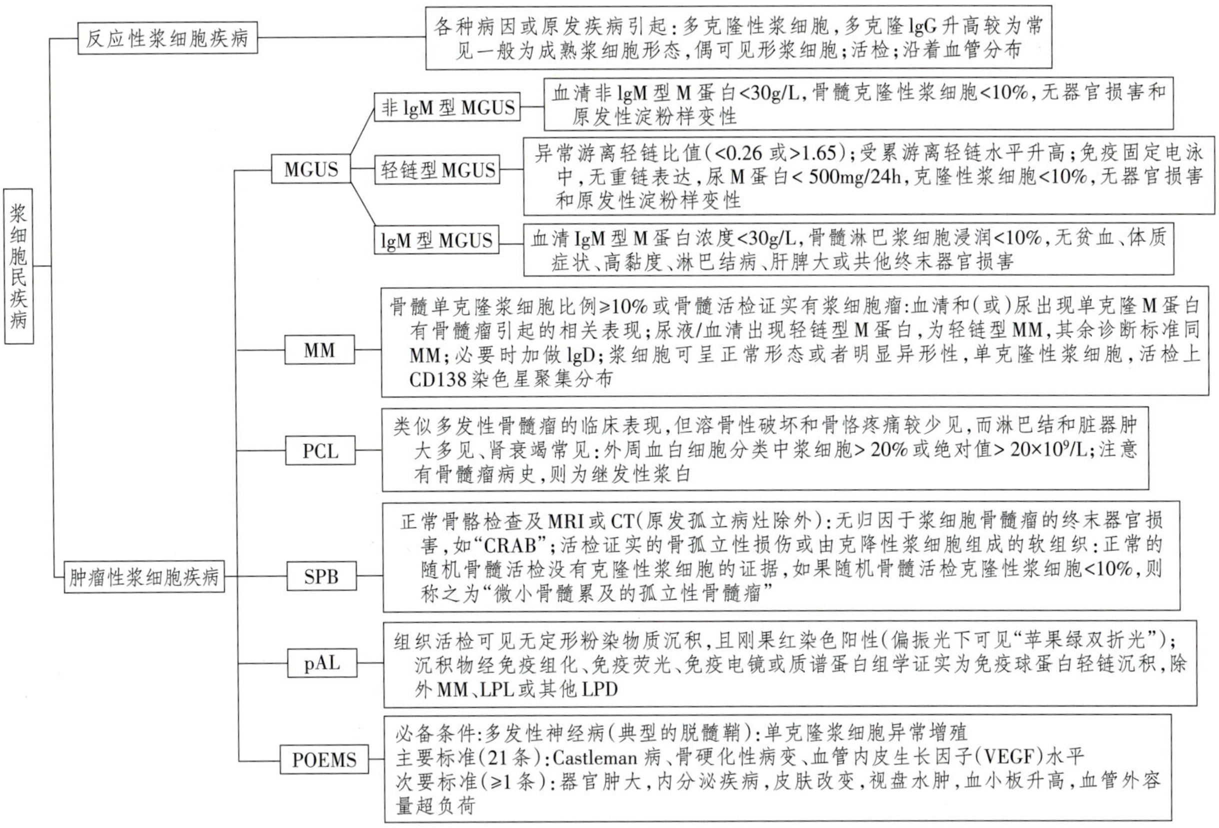

图4-7-1　浆细胞相关疾病简易版诊断标准(参考《血液病临床检验诊断》中浆细胞肿瘤章节)

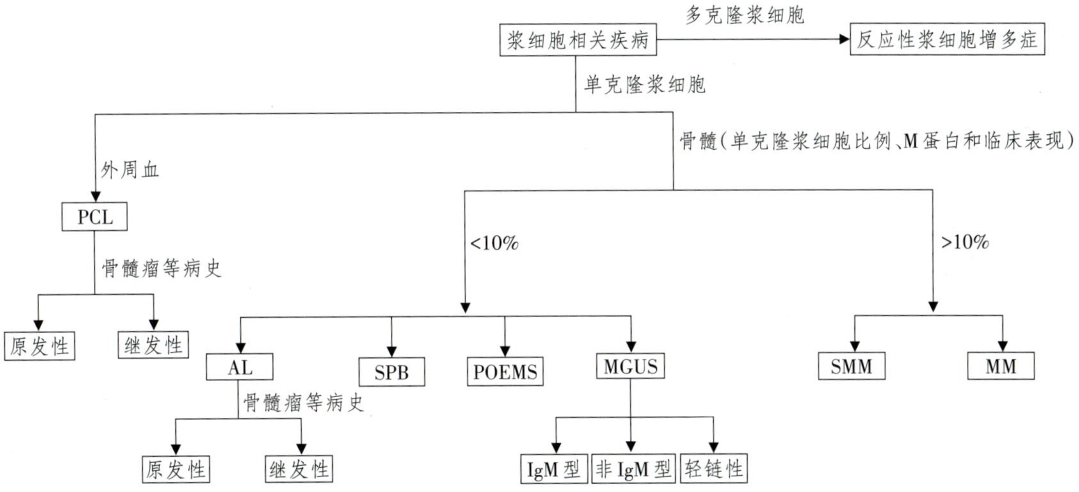

图4-7-2　浆细胞相关疾病诊断流程图(参考《血液病临床检验诊断》一书浆细胞肿瘤章节)

对浆细胞相关疾病诊断流程图中骨髓克隆性浆细胞比例的一些说明：SPB分为两种类型，一种是除单发病灶外，无克隆性骨髓浆细胞增生；一种是单克隆骨髓浆细胞很少(<10%)，常仅通过流式细胞术鉴定。pAL骨髓的中位浆细胞比例为9%；POEMS综合征中浆细胞通常小于5%，但在弥散性疾病患者中可达50%；而根据MGUS的诊断标准，单克隆浆细胞比例必须小于10%；MM骨髓单克隆浆细胞比例≥10%或者骨髓活检证实有浆细胞瘤，至少一个骨髓瘤事件(CRAB+SLiM)；而SMM骨髓单克隆浆细胞比例为10%~60%，和(或)M蛋白≥30g/L，或24h尿轻链≥0.5g，且无骨髓瘤事件。

(龙芳　李婷)

一、多发性骨髓瘤

（一）概论

多发性骨髓瘤（MM）也称PCM，是最常见的浆细胞肿瘤，WHO-HAEM4R将其归为B细胞淋巴瘤的一种，其发病率约占血液系统肿瘤的10%，国内发病率为1.6/10万，中位发病年龄为59岁。PCM根据M蛋白类型可分为：IgG型（占5%），IgA型（占20%），IgD型、IgM型、IgE型、轻链型、双克隆型（占10%）及不分泌型（占3%）。PCM的临床变异型包括冒烟型骨髓瘤、无分泌型骨髓瘤、浆细胞白血病（PCL）。PCM常见的症状包括骨髓瘤相关器官功能损伤的表现，即"CRAB"症状（高钙血症、肾功能损害、贫血、多发性溶骨性损害），以及继发淀粉样变性等相关表现，伴有感染、出血、神经症状等，易被误诊。溶骨性病变和骨质疏松可引起骨痛和高钙血症，单克隆轻链蛋白尿损害肾小管导致肾功能受损，贫血是骨髓被肿瘤细胞取代和肾功能损害引起的促红细胞生成素丢失的结果。正常多克隆免疫球蛋白的减少导致患者发生反复感染。因肿瘤性浆细胞产生粒细胞刺激因子，少部分PCM可伴有类白血病反应。也有报道非常罕见的MM伴有CNL的病例。

实验室检查：血常规少部分病例白细胞及血小板数轻度减少，多为正细胞正色素性贫血，涂片红细胞可见缗钱状排列。少数病例可见幼粒幼红。若外周血浆细胞≥20%或绝对值≥2.0×10^9/L，则诊断为PCL。国际骨髓瘤工作组2021年建议外周血浆细胞比例≥5%为PCL。PCM骨髓增殖多为灶性，骨髓中浆细胞比例高低取决于穿刺部位及取材时是否"干抽"。浆细胞常≥10%，可高达90%，形态变异大，多形性、多核、核畸形，胞质深蓝色或火焰色，部分可见如Russell小体、Mott细胞、Dutcher小体、类奥氏或柴捆小体等包涵体，少见冰凌结晶体。骨髓活检当骨髓瘤细胞占据骨髓体积>30%以上时，通常考虑PCM。免疫分型：高表达CD38、CD138、CD56，并且是轻链限制性。与正常浆细胞相比，骨髓瘤细胞表达更强的CD138而较弱的CD38，CD45呈阴性或低表达，几乎不表达CD19，CD27和CD81常阴性。CD56在大多数PCM中表达，其表达缺失与髓外浸润有关，提示预后不良。约1/3的PCM存在染色体核型异常，常有复杂核型异常，55%~70%的PCM可发生染色体14q32的IGH易位，Fish多见del（13）（q14）。

骨髓瘤引起的相关表现：

（1）靶器官损害表现（CRAB）

C：血清钙>0.25mmol/L（>1mg/dL）高于正常上限，或者>2.75mmol/L（>11mg/dL）。

R：肌酐清除率<40mL/min，或血清肌酐>177μmol/L（>2mg/dL）。

A：血红蛋白低于正常下限20g/L，或<100g/L。

B：溶骨性破坏，通过影像学检查（X线片、CT、MRI或PET-CT）显示至少1处病变。

（2）无靶器官损害，但出现以下1项或多项指标异常（SLiM）

S：骨髓单克隆浆细胞比例≥60%。

Li：受累/非累及血清游离轻链比≥100。

M：MRI检查出现>1处5mm以上局灶性骨质破坏。

（二）简要病史

患者女，65岁，体检发现全血细胞减少2周，感头昏、乏力、面黄。

（三）实验室检查

1. 血常规

白细胞计数为3.13×10^9/L，血红蛋白为82g/L，血小板计数为66×10^9/L。

2. 其他辅助检查

生化检查：肌酐为87.1μmol/L，β_2-微球蛋白为6.3mg/L；特定蛋白检测：IgA为28.0g/L，IgG为4.56g/L，IgM为0.19g/L。

多排螺旋CT平扫：右侧顶骨，额骨小圆形低密度影，符合多发性骨髓瘤表现。

血免疫固定电泳：检出单克隆免疫球蛋白类型为IgG-κ型和IgA-κ型；尿免疫固定电泳：κ泳道发现异常单克隆条带。

3. 外周血形态

白细胞分类无特殊，成熟红细胞可见轻度缗钱状排列（图4-7-3和图4-7-4）。

4. 骨髓形态

取材、涂片、染色良好，有核细胞增生活跃。全片骨髓瘤细胞占49.5%，该类细胞胞体偏小，外形不规则，胞质丰富，深蓝色或火焰色，含紫红色颗粒，核圆形，偏位，核染色质较细致，部分细胞可见核仁，可见双核型瘤细胞。粒系占20.5%，红系占17.5%，RBC呈缗钱状排列，巨核细胞及血小板少见（见图4-7-5至图4-7-8）。

形态学意见：MM，建议进行相关检查。

5. 骨髓活检

骨髓增生活跃，浆细胞大片状分布，免疫组化CD138大片状阳性，kappa大片状阳性，lambda阴性，Ki-67+3%，考虑浆细胞骨髓瘤（浆细胞约占65%）。

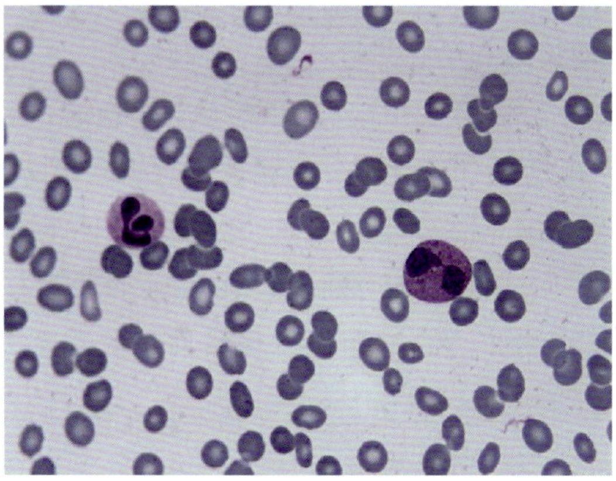

图4-7-3 外周血涂片瑞氏染色，×1000

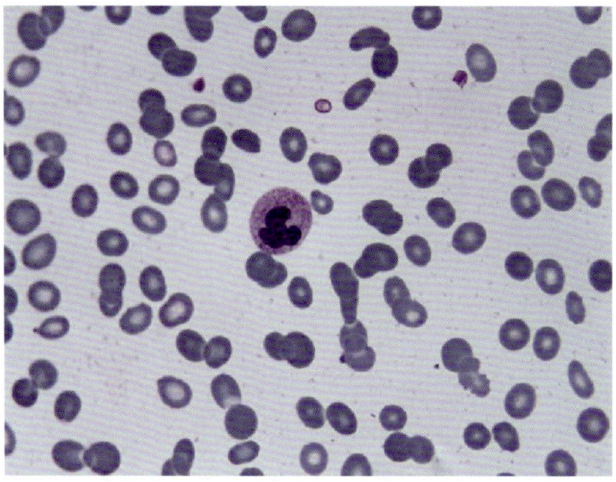

图4-7-4 外周血涂片瑞氏染色，×1000

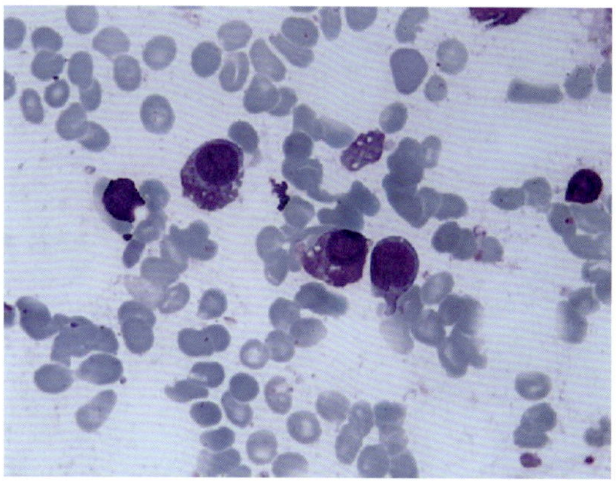

图4-7-5 骨髓涂片瑞氏染色，×1000

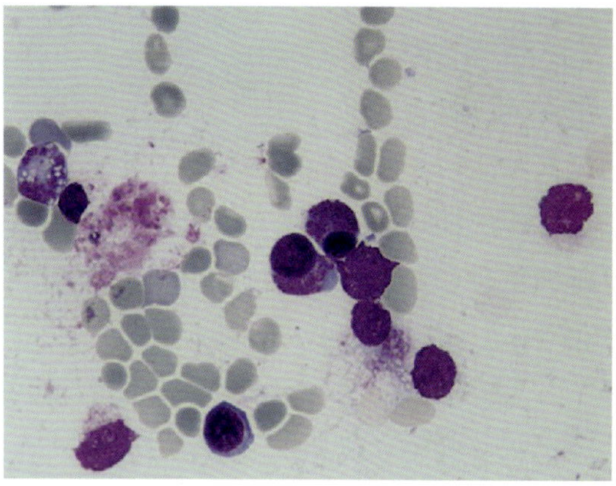

图4-7-6 骨髓血涂片瑞氏染色，×1000

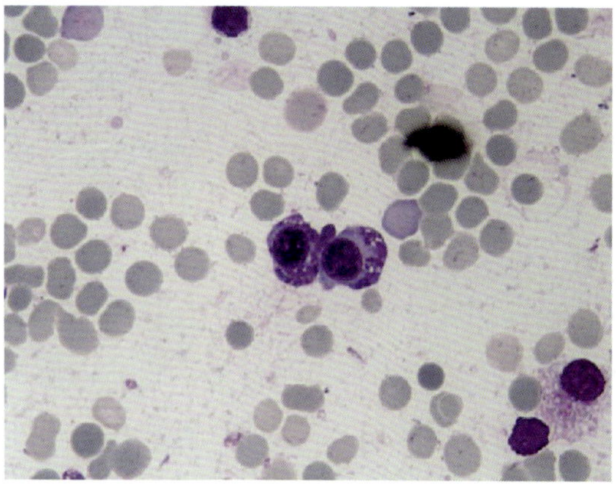

图4-7-7 骨髓涂片瑞氏染色，×1000

6. 免疫分型

异常浆细胞占有核细胞15.4%，表达CD27、CD38、CD81dim、CD138，部分表达CD19，cKappa限制性表达，不表达CD45、CD56和CD117。

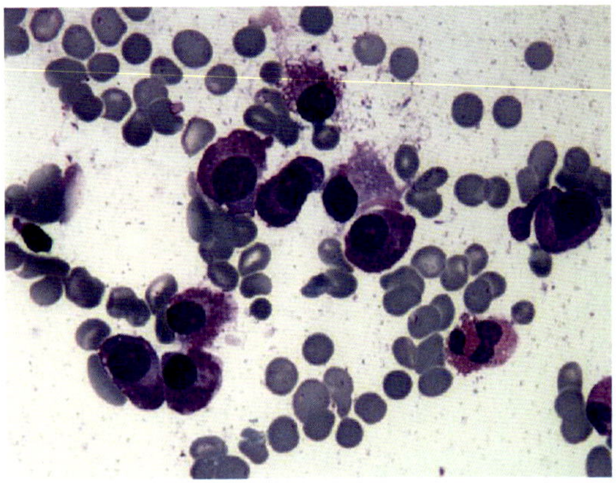

图4-7-8 骨髓血涂片瑞氏染色，×1000

7. 染色体检查

46，XX[20]。

8. 荧光原位杂交检查

检出1q增加（58%），13号染色体单体（79%），IGH基因重排（27%），但未与FGFR3、CCND1、MAF基因融合。

（四）最终诊断

多发性骨髓瘤IgA-κ型。

（五）病例解析

本例为老年女性，临床有贫血表现，实验室检查全血减少，肾功能轻度损害，骨质破坏，符合CRAB 3条症状，故高度怀疑PCM。绝大多数PCM经过骨髓检查即可确诊，但灶性增生，髓象变异大，要全面检查。骨髓中异常浆细胞形态多样，异形性和核畸形最为多见，也有特殊的胞质包涵体出现，比如Russell小体是由粗面内质网内黏多糖和免疫球蛋白积聚形成，多个Russell小体聚集形成Mott细胞；Dutcher小体来源于胞质内球形免疫球蛋白内陷；类奥氏小体是一种具有α-N-酯酶活性的溶酶体来源的包涵体；还有过度的小纤维积聚形成的类戈谢样细胞；还有富含糖蛋白IgA染色为火焰状的火焰浆细胞；本例异常浆细胞胞质内含丰富的紫红色颗粒，较为罕见，提示异常免疫球蛋白的异常合成与沉积，有学者认为其来源于溶酶体，可能与IgG-κ型相关。本例血免疫固定电泳单克隆免疫球蛋白为IgG-κ型和IgA-κ型，尿免疫固定电泳检出κ单克隆条带，血特种蛋白IgA明显升高，流式检测出免疫表型异常的克隆性浆细胞，表达CD27、CD38、CD81dim、CD138，部分表达CD19，cKappa限制性表达，2022版增加了有条件的单位加做CD269等抗体，建议临床研究时开展。本例染色体为正常女性核型，但FISH检出1p缺失、1q增加、13号染色体单体及IGH重排，骨髓活检也符合浆细胞肿瘤，故临床最终诊断为多发性骨髓瘤IgA-κ型。PCM目前仍无法治愈。随着新药不断问世及检测手段的提高，MM的诊断和治疗得以不断改进和完善。中国多发性骨髓瘤诊治指南（2020年修订）增加了达雷妥尤单抗联合治疗部分及相关注意事项，在难治复发性MM部分增加了嵌合抗原受体T细胞（CAR-T）免疫疗法，强调自体造血干细胞移植（ASCT）对于适合移植患者仍然具有不可替代的地位。

（六）诊断要点

见表4-7-1。

表4-7-1 多发性骨髓瘤的诊断要点

有症状（活动性）多发性骨髓瘤诊断标准
1. 骨髓单克隆浆细胞比例≥10%或者骨髓活检证实有浆细胞瘤
2. 血清和（或）尿中出现单克隆M蛋白
3. 骨髓瘤引起的相关表现（详见本节概论）
（1）靶器官损害表现（CRAB）
（2）无靶器官损害，但出现以下1项或多项指标异常（SLiM）

（待续）

表4-7-1(续)

此外,还有单纯轻链型MM,尿液/血清出现轻链型M蛋白,其余诊断标准同MM。与2017版MM诊治指南相比,2020年版的MM诊治指南在诊断标准上有一些变动。在诊断所需基本检测项目——血液检查部分中的免疫固定电泳由2017版"在轻链型加做IgD"变更为"必要时加做IgD",同时在2017版的基础上新增"肝肾功能(尿酸)";在诊断标准部分将2017版"浆细胞单克隆性可通过流式细胞术、免疫组化、免疫荧光的方法鉴定其轻链κ/λ限制性表达,骨髓涂片中浆细胞比例较低时,可结合骨髓活检中的浆细胞比例,在穿刺和活检比例不一致时,选用浆细胞比例高的数值"变更为"浆细胞单克隆性可通过流式细胞术、免疫组化、免疫荧光的方法鉴定其轻链κ/λ限制性表达,判断骨髓浆细胞比例应采用骨髓细胞涂片和骨髓活检方法而不是流式细胞术进行计数,在穿刺和活检比例不一致时,选用浆细胞比例高的数值"

(王珏 黄兴琴 李婷 幸娟霞 郑象昭)

二、浆细胞白血病

(一)概论

浆细胞白血病(PCL)是一种侵袭性强、进展快、预后差的罕见恶性浆细胞肿瘤。依据临床有无多发性骨髓瘤(MM)病史,可将PCL分为原发性浆细胞白血病(PPCL)和继发性浆细胞白血病(SPCL),PPCL约占PCL的60%,发病时即处于白血病阶段,既往无MM病史;SPCL占40%,多为MM的一种终末期表现,也可继发于华氏巨球蛋白血症、B细胞淋巴瘤、慢性淋巴细胞白血病和淀粉样变性等,由MM进展为SPCL的患者占全部MM患者的2%~4%。与MM患者相比,PPCL的发病年龄更为年轻化,中位发病年龄为52~65岁,男女比例接近。初诊PPCL患者的临床表现兼有急性白血病与MM的特征,起病急,表现为发热、贫血、血小板减少、体重减轻等非特异性症状,病程进展快,溶骨性损害较轻,骨痛较少见,而淋巴结肿大、肝脾大、肾衰竭、高钙血症、血清乳酸脱氢酶,以及β_2-微球蛋白水平显著增加更多见。浆细胞白血病最显著形态学特征是外周血浆细胞升高,比例≥20%或绝对值≥2×10^9/L,国际骨髓瘤工作组2021建议外周血浆细胞比例≥5%为浆细胞白血病,同时,成熟红细胞常呈缗钱状排列,可见幼粒、幼红现象;骨髓中见大量的浆细胞浸润,常表现为浆细胞胞体小,胞质较少,类似于浆样淋巴细胞,需与WM鉴别。PPCL几乎100%表达浆细胞的相关抗原CD38和CD138,与多数MM之间的显著差异是PPCL更多表达CD20,很少表达CD56、CD117和HLA-DR。CD20+常预示生存期较短,CD56-的MM通常有髓外累及。PPCL患者细胞遗传学异常比例显著高于MM,核型常表现为亚二倍体,与预后不良有关。最常见的异常核型为t(11;14)易位,发生率高达25%~65%,其次是17p缺失。此外,1号染色体畸变(1p缺失和1q扩增)、MYC易位或扩增等在PPCL中发生率亦较高。

(二)简要病史

患者男,70岁,2个月前活动后出现胸背部疼痛不适,休息后疼痛缓解,持续反复,遂入院。体格检查:轻度贫血貌,胸背部脊柱旁压痛阳性,未触及异常肿物,浅表淋巴结未触及肿大,肝脾肋下未及。

(三)实验室检查

1. 血常规

白细胞计数为23.44×10^9/L,红细胞计数为2.97×10^{12}/L,血红蛋白为102g/L,血小板计数为135×10^9/L,淋巴细胞百分比为34.50%,单核细胞百分比为56.0%,中性粒细胞百分比为8.90%。

2. 其他辅助检查

尿常规:尿白蛋白为80mg/L,尿白蛋白肌酐比为150mg/g,尿蛋白定性1+。生化检测:总蛋白为106.5g/L,白蛋白为31.9g/L,球蛋白为74.6g/L,白球比为0.4,尿素为7.79mmol/L,肌酐为128μmol/L,胱抑素C为2.06mg/L,尿酸为749μmol/L,总钙为2.16 mmol/L,β_2-微球蛋白为8.70mg/L,乳酸脱氢酶为163U/L,IgG为47.52g/L,IgA为0.03g/L,IgM为0.15g/L。贫血三项:铁蛋白为887.30ng/mL,维生素B_{12}为493.3pmol/L,叶酸为36.5nmol/L;肿瘤标志物:未见

明显异常；胸部CT：胸廓多发骨质破坏；头颅＋骨盆CT：脑萎缩，颅骨及骨盆诸骨多发骨质破坏，符合多发性骨髓瘤改变；腰椎＋颈椎MRI：脊柱多个椎体及附件、双侧骶骨翼多发骨质破坏。

血清免疫固定电泳：IgG-λ型M蛋白阳性。血清游离κ轻链为9.05mg/L，血清游离λ轻链为3545.97mg/L，血清游离κ/游离λ为0.0026。

3.外周血形态

白细胞总数升高，分类见约78%的浆细胞，可见原幼浆细胞及少量有核红细胞，浆细胞绝对值为18.25×10^9/L（图4-7-9和图4-7-10）。成熟红细胞呈缗钱状排列，血小板散在小簇可见。

4.骨髓形态

取材、涂片、染色良好。骨髓增生活跃，粒系增生降低，各阶段粒细胞均明显减少；红系增生降低，幼红细胞形态大致正常，成熟红细胞呈缗钱状排列；原幼浆细胞比例升高，占74%，其形态为：胞体多偏小，胞质中等，染蓝色，泡沫感，胞核多偏位，可见双核及三核，部分核仁清晰1~2个；全片见巨核细胞6个，血小板散在小簇可见（图4-7-11至图4-7-14）。

形态学意见：PCL，建议完善相关检查。

5.骨髓活检

骨髓有核细胞增生明显活跃（造血容量约70%），浆细胞弥漫性增生，约占有核细胞的85%，粒红比例不宜评估；全片未见巨核细胞；骨髓间质

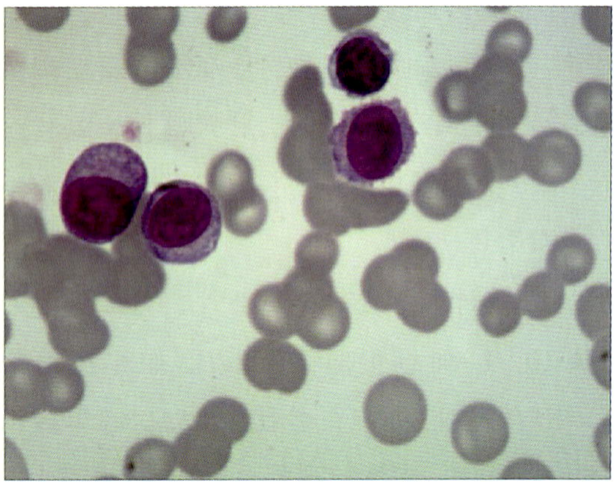

图4-7-9 外周血涂片瑞吉染色，×1000

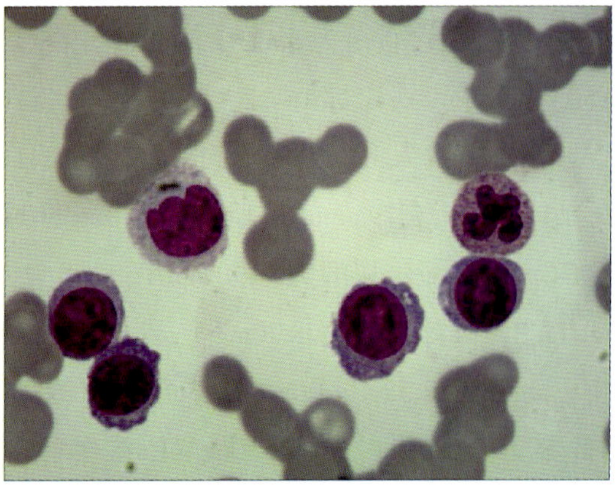

图4-7-10 外周血涂片瑞吉染色，×1000

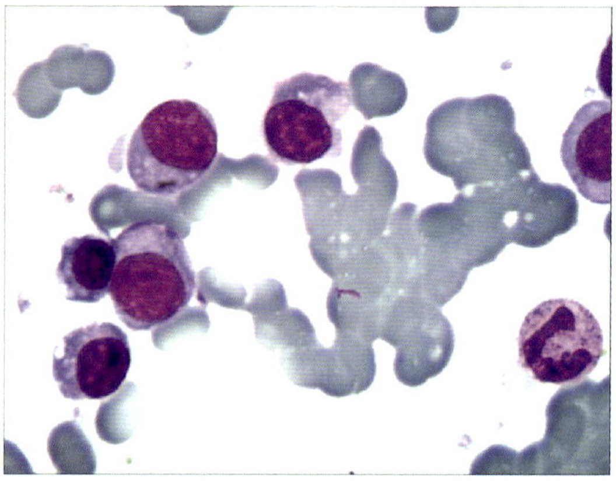

图4-7-11 骨髓涂片瑞吉染色，×1000

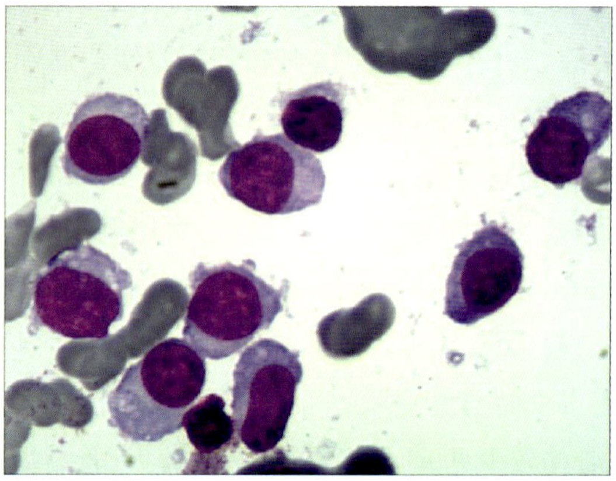

图4-7-12 骨髓血涂片瑞吉染色，×1000

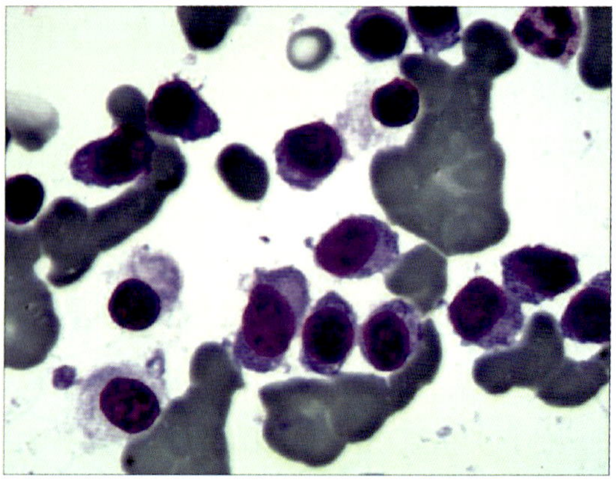

图4-7-13 骨髓涂片瑞吉染色，×1000

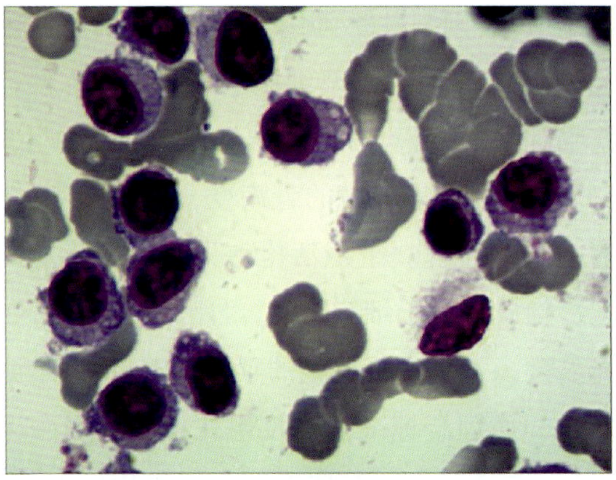

图 4-7-14　骨髓血涂片瑞吉染色，×1000

未见胶原纤维增生。不除外多发性骨髓瘤。

6. 免疫分型

可见约 59.05% 的单克隆浆细胞，其免疫表型为 CD38++、CD138+少量、CD19-、CD20-、CD28-、CD56-、CD81-，胞内免疫球蛋白 Lambda 轻链限制性表达，提示为单克隆浆细胞。

7. 荧光原位杂交检查

FGFR3/IGH 阴性，1q21 阳性，P53 阴性，MAF/IGH 阴性。

（四）最终诊断

浆细胞白血病

（五）病例解析

患者为 70 岁老年男性，胸背部疼痛不适 2 个月，胸背部脊柱旁压痛阳性，轻度贫血貌，未触及异常肿物，需要警惕浆细胞肿瘤和实体瘤所导致的骨痛。尿常规蛋白定性 1+，肌酐及尿酸升高提示肾损伤；生化总蛋白及球蛋白升高，白球比降低，浆细胞疾病的可能性大。综上，临床表现为骨痛、贫血、肾功能受损，β_2-微球蛋白水平升高，虽无高钙血症，与 MM 有较大的相关性。肿瘤标志物虽未见明显异常，实体瘤可除外，影像学检查发现多发骨质破坏，综上，满足 RAB 症状，符合 MM 改变。免疫固定电泳提示 IgG-λ 型 M 蛋白阳性，故该患者为 IgG-λ 型 MM，因外周血原幼浆细胞占 78%，浆细胞绝对值为 18.25×10^9/L，符合 PCL 诊断标准，且患者既往无 MM 病史，因此综合诊断为 PCL。本例形态学上浆细胞体积偏小，似浆样淋巴细胞，因此需要与 WM 相鉴别。WM 是一种较少见的 B 淋巴细胞增殖性疾病，其主要特征是浆细胞样淋巴细胞浸润骨髓并伴大量单克隆 IgM。WM 是浆细胞样淋巴细胞浸润，可见成熟淋巴细胞、浆样淋巴细胞、浆细胞，这三类细胞共出现，而 PCL 是以原始或幼稚浆细胞为特征的瘤细胞浸润。PCL 与 WM 两者临床相似，不足以作为鉴别依据，但 WM 发病缓慢，血清中能产生大量单克隆 IgM，血液中大部分淋巴细胞胞膜和胞质均携有单克隆 IgM。

（六）诊断标准及分类

见表 4-7-2。

表 4-7-2　PCL 的诊断标准与分类

PCL 的诊断标准
1. 临床上有类似多发性骨髓瘤的临床表现，但溶骨性破坏和骨骼疼痛较少见，而淋巴结和脏器肿大多见、肾衰竭常见。
2. 外周血白细胞分类中浆细胞>20% 或绝对值>2.0×10^9/L
3. 国际骨髓瘤工作组 2021 建议外周血浆细胞比例≥5% 为浆细胞白血病
PCL 分类
根据临床上有无浆细胞骨髓瘤病史，分为原发性和继发性
1. 原发性浆细胞白血病（PPCL）：无浆细胞骨髓瘤病史，起病时外周血单克隆浆细胞≥20%，或外周血浆细胞绝对值≥2.0×10^9/L，临床表现与急性白血病相似
2. 继发性浆细胞白血病（SPCL）：大多数继发于浆细胞骨髓瘤，少数继发于 LPL/WM、淋巴瘤和淀粉样变性。SPCL 是骨髓瘤表现为白血病性浆细胞期。60%~70% 的 PCL 为原发性，患者诊断的中位年龄比骨髓瘤更小。表现为发热、贫血、血小板减少和体重减轻等症状。淋巴结病、器官肿大、肾衰竭、高钙血症等较常见，溶骨性病变和骨痛较少见。骨髓瘤以 IgG 或 IgA 型为主，而 PCL 主要为轻链、IgE 和 IgD 型。肿瘤性浆细胞除侵犯骨髓和外周血以外，还可见于髓外组织（例如肝、脾、体腔积液和脑脊液）

（赵浩宇　岳瑞　洪军　李小红　周立波）

三、原发性淀粉样变性

(一)概论

原发性淀粉样变性(AL)是一种因异常物质的淀粉样物在体内各脏器细胞间的沉积,破坏人体器官的结构和功能,而引起受累脏器功能逐渐衰竭的罕见疾病,是一组临床疾病的统称,能影响身体的几乎所有不同部位(心、肝、肾、脾、胃肠道、肌肉、神经系统等)。西方国家的统计显示,每100万人里,大概只有20~40人得这个病。淀粉样沉积物主要由被称为"淀粉样原纤维"的不溶性蛋白质纤维组成,当正常可溶性蛋白质的结构变得异常即发生所谓蛋白质错误折叠时,则会形成淀粉样原纤维,原发性淀粉样变性中最为常见的类型是异常克隆性浆细胞分泌的免疫球蛋白轻链沉积导致的轻链型淀粉样变性,其他常见的类型还包括转甲状腺素蛋白(ATTR)型、血清淀粉样蛋白(AA)型等,共计有30多种淀粉样变类型。该病预后差,自然病程1~5年,原发性淀粉样变性预后不良,和多发性骨髓瘤相关的淀粉样变性预后最差,常在1年内死亡,常见的死亡原因是继发感染和心脏及肾衰竭。继发性淀粉样变性预后取决于基础病病情及病变进展速度,若原发病控制得当,则淀粉样变性病情可得到明显控制。

淀粉样变性症状和体征是非特异性的,由所受累的器官和系统决定,常被原发疾病所掩盖,肾脏系统是表现最强烈的,早期仅有轻度的蛋白尿,可发展至全身水肿、低蛋白血症和大量的蛋白尿。皮肤表现可作为提示淀粉样变性诊断的早期或唯一特征,若患者同时出现巨舌、心力衰竭、蛋白尿、周围/自主神经病变或肝大等症状,应考虑系统性淀粉样变性的诊断,建议及时进行相关检查避免漏诊。多数患者血常规正常,部分患者有贫血表现。血沉增快,生化检查无特异性,与累及器官有关。约一半的原发性淀粉样变性患者,其血清或尿蛋白电泳中可见单克隆蛋白,若进一步做免疫电泳或免疫固定电泳,则阳性率可达72%。60%的原发性淀粉样变性患者骨髓中浆细胞≤10%,18%的患者骨髓浆细胞≥20%,平均7%(1%~95%),而在这些患者中,约30%可见骨髓瘤的骨病变,60%有多发性骨髓瘤的临床表现。组织活检在光学显微镜下可见无定形物质沉淀于细胞之间,经刚果红染色后在偏振光显微镜下呈现出典型的苹果绿双折射,是淀粉样变性的病理金标准。免疫组化检测应用酶标或荧光标记抗λ或抗κ抗体进行免疫组化检查,可证实该淀粉样物质是λ链或κ链。

原发性轻链型淀粉样变(pAL)也称免疫球蛋白轻链相关淀粉样变性,是一种由具有反向β折叠结构的单克隆免疫球蛋白轻链沉积在器官组织内,并造成相应器官组织功能异常的系统性疾病。是最常见的淀粉样变性类型,也是进展最为迅速的淀粉样变性,平均存活时间为12~15个月。pAL以肾脏和心脏受累最常见,若累及心脏,则生存期不足5个月,其次为肝脏和外周神经。pAL其临床表现多样,主要由均一性、嗜酸性的"淀粉样蛋白"在全身不同脏器与组织中沉积引起,其预后与器官受累的种类、数量及程度,尤其是心脏的受累程度密切相关。原发性淀粉样变性的单克隆浆细胞的免疫表型与PCM相似。骨髓切片免疫球蛋白κ和λ轻链的免疫组化染色通常呈现单克隆浆细胞染色模式,但如果克隆体较小,则可能被正常的多克隆浆细胞掩盖。在AL病例中,流式检测出的单克隆浆细胞比例一般没有MM高。免疫表型方面,CD138、CD20和CD56的表达没有差别,而CD19在AL中的表达高于MM患者,CD56在MM中表达高于AL。原发性淀粉样变性的遗传学异常与非IgM型MGUS和PCM相似。大部分为非正倍体,超二倍体占11%,IGH重排比例>75%,值得注意的是,超过40%的淀粉样变性患者存在t(11;14)易位;其他常见的染色体异常包括13q-和1q21+。目前认为pAL的发病主要与异常增生的浆细胞或B细胞克隆产生异常免疫球蛋白轻链——淀粉样物质前体有关,异常聚集形成淀粉样纤维沉积在组织中，引起器官功能障碍和损伤。本病的鉴别诊断应分为两步走：第一步是淀粉样变性与其他疾病的鉴别；第二步是肯定了淀粉样变性诊断之后，对淀粉样变性类型的鉴别。因为不同类型淀粉样变性在治疗及预后方面均有所不同，故淀粉样变性类型的鉴别具有重要的临床意义，而此点易被忽略。

（二）简要病史

患者男，73岁，入院前4个月患者无明显原因出现左小腿皮肤瘀青，未诉其他不适，当地医院住院治疗（具体不详）后好转出院。3天前发现右侧脚踝、双上肢皮肤多处瘀青，最大直径约为5cm，无其他伴随症状。血小板计数为 74×10^9/L，定量D-二聚体为115.41mg/L，遂以"凝血功能障碍"收入院。入院后完善相关检查，第3天患者上厕所后感头晕不适，测血压为78/56mmHg，急查腹部床旁超声，提示腹腔内有大量积液，考虑腹腔出血，急行剖腹探查术，术中见肝脾破裂并腹腔内大量出血，行脾切除并肝修补，术后患者脾窝引流管持续引出大量血性液体，血压呈进行性下降，并心率快，监测血气分析提示血红蛋白持续下降，床旁腹部超声提示脾区及腹腔大量液性暗区，考虑活动性出血持续存在，行二次剖腹探查，术后病情平稳。

（三）实验室检查

1. 血常规

白细胞计数为 14.72×10^9/L，红细胞计数为 3.16×10^{12}/L，血红蛋白为99g/L，血细胞比容为27.50%，血小板计数为 74×10^9/L，中性粒细胞绝对值为 13.27×10^9/L。

2. 其他辅助检查

血清学检查：超敏C反应蛋白为87.94mg/L，降钙素原为265ng/mL。免疫球蛋白+补体：补体C3为0.46g/L，补体C4为0.10g/L，IgG为6.58g/L，IgA为0.81g/L。

凝血：血浆凝血酶原时间为11.2秒，国际标准化比值为0.97，活化部分凝血活酶时间测定为26秒。

肝肾功能：总胆红素为33.19μmol/L，直接胆红素为27.75μmol/L，白蛋白为31.70g/L，谷丙转氨酶为34U/L，谷草转氨酶为62U/L，尿素为13.99mmoL/L，肌酐为127.50μmol/L。

双下肢超声：左侧小腿肌层内可见一大小约5.2cm × 3.3cm × 4.2cm的混合回声包块（以囊性为主），多考虑血肿；双下肢动脉内膜均欠光滑；双侧小腿肌静脉内径增宽，血流速度降低；余上述动、静脉血管二维、彩色血流及频谱形态未见异常。

心脏超声：主动脉窦部内径增宽，升主动脉内径略增宽，主动脉硬化，室间隔增厚；左室收缩功能正常；主动脉瓣反流（少-中量）。

胸部CT：右肺上叶尖段结节影，考虑良性；双肺下叶条索灶并少许渗出性病变；双肺散在肺大疱；双侧多发肋骨形态不规则，考虑陈旧性损伤。

腹部超声：肝内多发低密度影及脾内稍低密度影，囊肿可能性大。

术后复查凝血：血浆凝血酶原时间为13.90秒，国际标准化比值为1.22，活化部分凝血活酶时间为39.30秒，纤维蛋白原检测为1.76g/L。

术后床旁超声：脾脏切除及肝脏修补术后；脾脏切除术后。肝脏大小正常，肝囊肿（多发）；胆、胰大小正常，图像未见明显异常。腹水。

血、尿轻链定量：血清游离轻链κ/λ=8.49，明显升高。血清游离轻链κ为158.0mg/L，升高。血清游离轻链λ为18.6mg/L；尿游离轻链κ/λ=21.04，明显升高。尿游离轻链κ为252.5mg/L，升高。血清游离轻链λ为12.0mg/L，轻度升高。

3. 外周血形态

无。

4. 骨髓形态

取材部分稀释，涂片、染色良好。油滴（+），骨髓小粒（+）。骨髓增生活跃，粒∶红=7.73∶1。粒系占42.5%，中幼粒细胞及以下阶段细胞可见，分叶核阶段比值高，粒细胞胞质可见颗粒增粗。红系占5.5%，比例低，成熟红细胞大小不一，部分中心淡染区扩大。淋巴细胞为39.0%，比例高，形态大致正常。单核细胞、浆细胞、网状细胞、破骨细胞可见，噬血细胞偶见。全片见巨核细胞2个，均为颗粒型巨核，血小板零星可见。未见寄生虫。铁染色：细胞外铁2+，细胞内铁（幼红细胞少，不宜评估）。NAP染色：阳性率为35%，积分为45分。观察多张骨髓涂片，均易见成团紫红色无定形物质（图4-7-15和图4-7-16）。刚果红染色：紫红色物质（+）（图4-7-17和图4-7-18）。

形态学意见：可见无定形物质，淀粉样变性待排，建议结合临床完善相关检查。

5. 脾脏病理

可见粉红色无定形物质（图4-7-19）和刚果红染色阳性（图4-7-20）。

（四）最终诊断

原发性轻链型淀粉样变性。

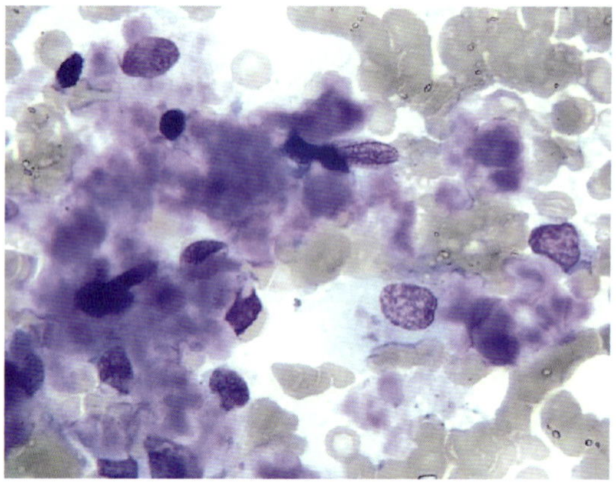

图4-7-15 骨髓涂片瑞吉染色，×1000

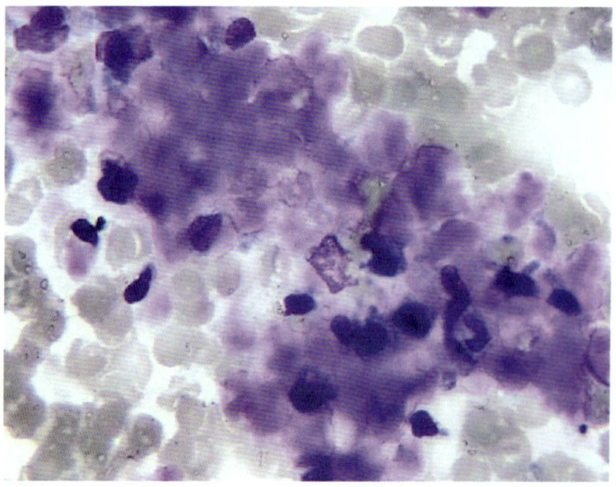

图4-7-16 骨髓涂片瑞吉染色，×1000

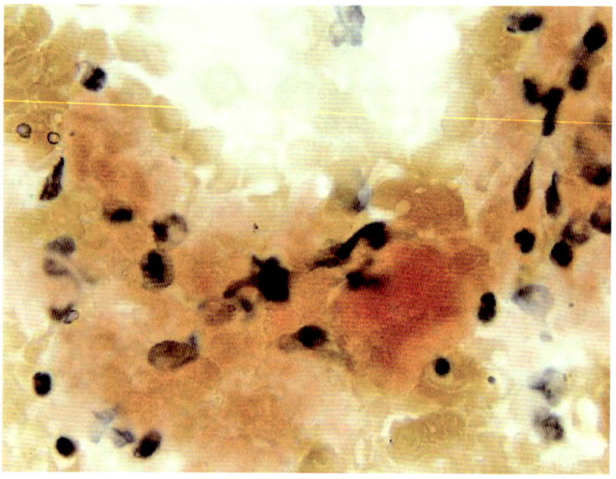

图4-7-17 骨髓涂片刚果红染色，×1000

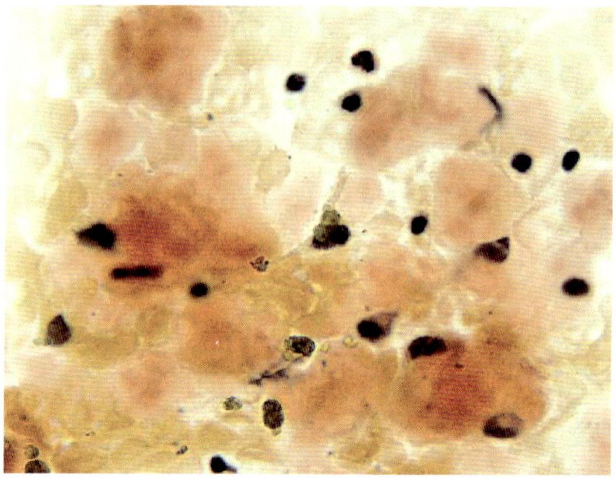

图4-7-18 骨髓涂片刚果红染色，×1000

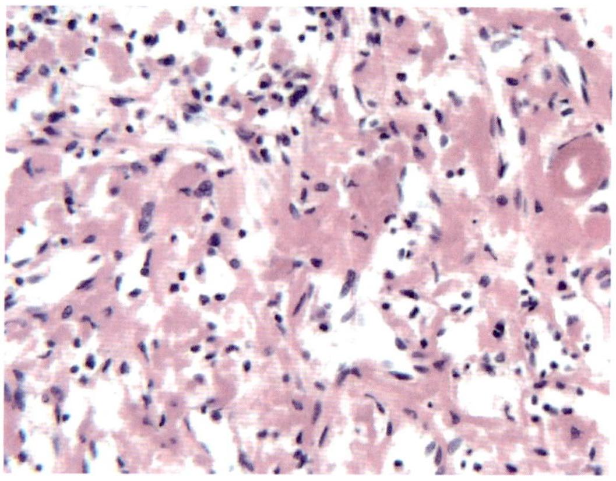

图4-7-19 脾脏活检HE染色，×400

（五）病例解析

患者为老年男性，无明显原因出现左小腿皮肤瘀青4个月，可能是凝血功能障碍或血小板减少或功能障碍或老年人毛细血管脆性增加所致。3天前右侧脚踝、双上肢皮肤瘀青，较以往数量增多，血常规提示血小板计数为74.00×10^9/L，凝血检测示D-二聚体（定量）为115.41mg/L。超声提示左侧小腿肌间血肿，住院检查心脏超声提示主动脉硬化，室间隔肥厚，主动脉瓣反流。胸部CT双肺散在肺大

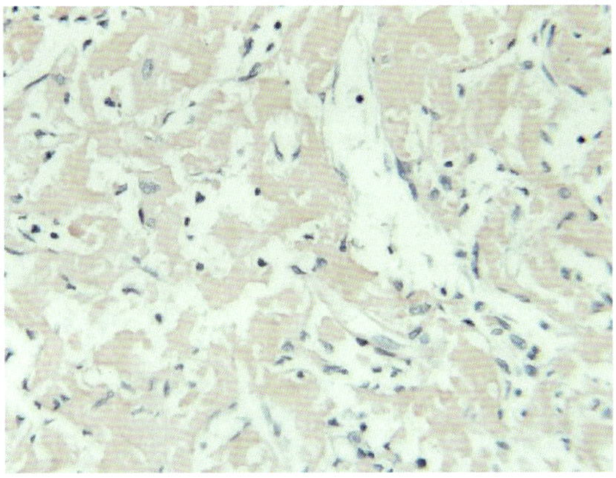

图4-7-20 脾脏活检刚果红染色，×400

疤；双侧多发肋骨陈旧性损伤；肝内多发低密度影及脾内稍低密度影，囊肿可能性大。从以上临床信息可以看出，患者除了严重的凝血功能障碍外，心脏、肝、肺、甲状腺等多种器官及组织累及病变，肝肾功能异常指标多，与年龄有关，也不能排除多器官累及病变的可能及血液系统肿瘤。骨髓涂片未见原幼浆细胞，成熟浆细胞可见，比例正常，但观察多张骨髓涂片均易见成团紫红色无定形物质，且刚果红染色（+），这类无定形物质在显微镜下面看起来和淀粉类似，实质是轻链类物质的沉积，故骨髓诊断淀粉样变性。入院第3天患者上厕所后感头晕不适，测血压偏低，床旁超声提示腹腔大出血，剖腹探查脾破裂，行脾脏切除及肝脏修补术，并送脾脏病理活检证实为脾脏淀粉样变性。血清及尿游离轻链κ/λ比值明显升高，血清及尿游离轻链κ明显升高。故本例为κ型AL。

在原发性系统性淀粉样变性中仅40%的患者骨髓浆细胞明显增多，而60%的患者骨髓中浆细胞不足10%。本病临床表现缺乏特异性，各种类型的淀粉样变性虽然由各种不同的病因引起，但是所导致的各组织器官损害的临床表现是相同的，早期常无症状，晚期则可引起心、肾、肝等器官功能衰竭，乃至全身多系统、多器官的衰竭，临床表现广泛、复杂，常无特异性，易误诊。本案例显示本病累及多种器官及组织，所以早期的实验室筛查十分重要。如果患者不能及时诊断必然延误治疗，病情重、进展快、治疗困难、病死率高。

（六）诊断要点

原发性轻链型淀粉样变性的确诊需要结合典型临床表现、体征，血/尿中存在单克隆免疫球蛋白；组织活检可见无定形粉染物质沉积，且刚果红染色阳性。沉积物经免疫组化、免疫荧光或免疫电镜等证实为免疫球蛋白轻链沉积，诊断标准见表4-7-3。此外，鉴别诊断也很重要，因为存在粉红色无定形物质，需要与骨髓坏死、骨髓凝胶样变性和轻链/重链沉积病进行鉴别。由于涂片可出现浆细胞增多，血/尿中存在单克隆免疫球蛋白，需与多发性骨髓瘤、华氏巨球蛋白血症或其他伴有浆细胞分化的淋巴细胞增殖性疾病区别。

鉴别诊断：原发性轻链型淀粉样变性需要与继发性淀粉样变性、骨髓坏死、骨髓凝胶样变性、轻链和重链沉积病及重链病进行鉴别见表4-7-4。

表4-7-3 原发性轻链型淀粉样变性的诊断标准

1. 具有器官受累的典型临床表现和体征
2. 血/尿中存在单克隆免疫球蛋白
3. 组织活检可见无定形粉红色物质沉积，且刚果红染色阳性（偏振光下可见苹果绿双折光）
4. 沉积物经免疫组化、免疫荧光、免疫电镜或质谱蛋白组学证实为免疫球蛋白轻链沉积
5. 除外多发性骨髓瘤、华氏巨球蛋白血症或其他淋巴浆细胞增殖性疾病

表4-7-4 鉴别诊断

1. 继发性淀粉样变性：MM、LPL/WM或其他淋巴浆细胞增殖性疾病可出现继发性淀粉样变性。原发性淀粉样变性与继发性淀粉样变性的主要鉴别在于，后者是否能够达到相关疾病的诊断标准。多发性骨髓瘤中骨髓单克隆浆细胞比例≥10%或者骨髓活检证实有浆细胞瘤；血清和/或尿出现单克隆M蛋白；出现“CRAB”症状（血钙升高、肾功能损害、贫血、骨病）和SLiM等相关临床表现

（待续）

表4-7-4(续)

1. 继发性淀粉样变性：MM、LPL/WM或其他淋巴浆细胞增殖性疾病可出现继发性淀粉样变性。原发性淀粉样变性与继发性淀粉样变性的主要鉴别在于，后者是否能够达到相关疾病的诊断标准。多发性骨髓瘤中骨髓单克隆浆细胞比例≥10%或者骨髓活检证实有浆细胞瘤；血清和/或尿出现单克隆M蛋白；出现“CRAB”症状（血钙升高、肾功能损害、贫血、骨病）和SLiM等相关临床表现
2. 骨髓坏死：骨髓坏死是指骨髓中造血和基质组织的大面积坏死，最常见的病因是造血系统相关疾病，包括急性白血病、骨髓转移癌、恶性淋巴瘤、多发性骨髓瘤等。临床表现有骨痛、发热、疲乏、黄疸、血细胞减少和LDH升高。骨髓涂片染色后镜下可见有核细胞轮廓不清，胞膜及胞核结构模糊，成熟红细胞呈溶解状，细胞之间常有均匀分布的粉红色嗜酸性物质；骨髓活检坏死表现为嗜伊红染色，呈颗粒状，重者表现为嗜伊红均质片状。这跟淀粉样变性的粉染物质本质不同，后者实为免疫球蛋白的沉积
3. 骨髓凝胶样变性：也叫凝胶样转化，通常见于神经性厌食、艾滋病或恶病质。阿尔辛蓝染色证实为酸性黏多糖。淀粉样变性也可有类似形态，但刚果红染色阳性。通过蛋白质谱分析可有效鉴别二者
4. 轻链和重链沉积病：单克隆性免疫球蛋白轻链或重链以颗粒形式而不是β折叠片形式的沉积，这些沉积物是浆细胞肿瘤或罕见的淋巴浆细胞肿瘤分泌的异常轻链或较少见的重链，沉积在组织引起器官功能障碍。不结合刚果红或不含淀粉样P成分。这是跟原发性淀粉样变性的主要鉴别点
5. 重链病(HCD)：重链病包括IgG(γHCD)、IgA(αHCD)和IgM(uHCD)，只产生单克隆免疫球蛋白重链而不产生轻链，这跟pAL中的单克隆免疫球蛋白轻链沉积不同。这些重链常不完整，因而不能完整组合，不能产生特征性的血清蛋白电泳高峰。通过蛋白电泳/免疫固定电泳检测游离重链可区分重链病和pAL

（李艳春　高晓鹏　黄兴琴　龙芳　李小红）

第五章　与血液系统相关疾病的形态学实验诊断及精选病例解析

第一节　类脂质沉积病

一、海蓝组织细胞增生症

（一）概述

海蓝组织细胞增生症（SBH）是一种特殊类型的组织细胞增生症，为一种少见的不典型的脂质代谢障碍性疾病。其特点是在骨髓和其他单核-巨噬细胞系统的组织和器官可见胞质中含有粗大蓝色颗粒的组织细胞，即海蓝组织细胞。海蓝组织细胞可大量浸润骨髓、肝、脾、胃肠道、肺、脑及淋巴结等器官。

临床上一般将SBH分为两种类型：一种是原发性海蓝组织细胞增生症，为常染色体隐性遗传性疾病；另一种是获得性海蓝组织细胞增生症，继发于其他疾病，如慢性粒细胞白血病（CML）、特发性血小板减少性紫癜（ITP）、真性红细胞增多症（PV）、系统性红斑狼疮（SLE）、慢性肉芽肿、多发性骨髓瘤（MM）、淋巴瘤、戈谢病、尼曼-匹克病等。

（二）简要病史

患者男，28岁，“反复乏力10余年，发热1天”入院。患者10年前开始反复出现乏力不适，休息后症状能缓解，后逐渐出现呕血、黑便，经我院消化科诊断为“肝硬化、脾功能亢进、上消化道出血”，后转入普外科行脾切除手术。近年来多次查乙肝、丙肝标志物阴性且反复出现黑便，均于我科住院，并诊断为“肝硬化、上消化道出血”。

（三）实验室检查

1. 血常规

白细胞计数为$2.1 \times 10^9/L$，红细胞计数为$3.27 \times 10^{12}/L$，血红蛋白计数为79g/L，MCV为73.4fL，血小板计数为$182 \times 10^9/L$，中性粒细胞绝对值为$0.43 \times 10^9/L$，中性粒细胞百分比为20.6%，淋巴细胞百分比为56.3%。

2. 外周血形态

白细胞数减少，以粒细胞减少为主，红细胞体积小，中心淡染区扩大，呈小细胞低色素性贫血，血小板计数正常（图5-1-1和图5-1-2）。

3. 骨髓形态

骨髓增生活跃，粒系增生，轻度成熟障碍，各阶段比例形态未见明显异常；红系增生，各阶段比例形态未见明显异常。全片共见巨核细胞32个，血小板散在、成簇易见。低倍镜下易见海蓝组织细

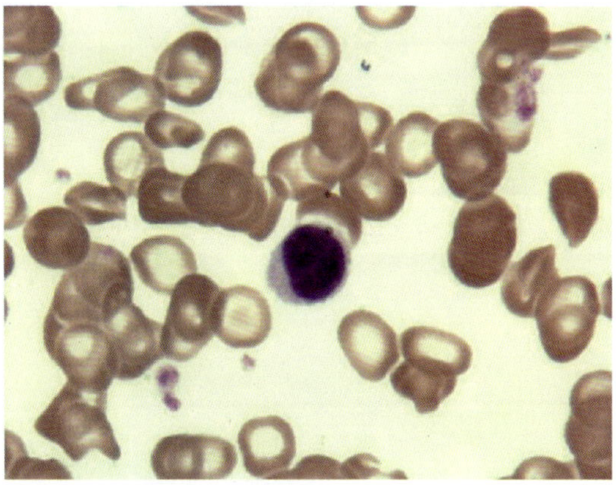

图5-1-1　外周血涂片瑞吉染色，×1000

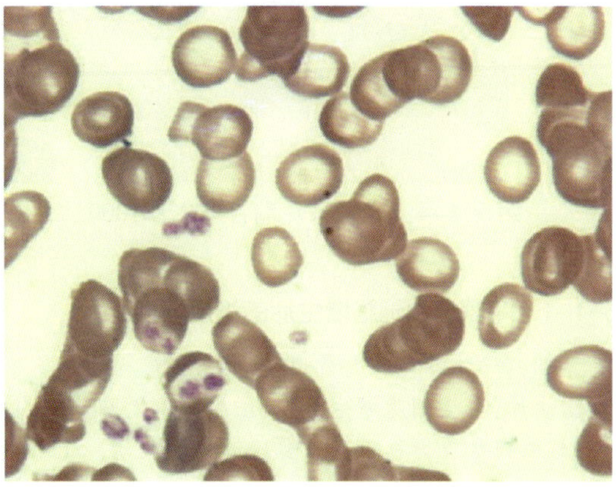

图5-1-2　外周血涂片瑞吉染色，×1000

胞，形态学表现为：胞体较大，胞质量极为丰富，胞膜边缘不完整，胞质中伴有大量深蓝色或绿色粗大颗粒为其特征，有时颗粒充满整个胞质；核小，单个核或双个核，核常偏于细胞一侧，核染色质成粗糙团块状，核仁不清（图5-1-3至图5-1-6）。

形态学意见：海蓝组织细胞升高，建议结合临床及相关实验室检查综合分析。

（四）最终诊断

海蓝组织细胞增生症。

（五）病例解析

该患者为年轻男性，在十几岁时即出现肝硬化、脾功能亢进、消化道出血。多次乙肝、丙肝等病毒性肝炎标志物均为阴性，无饮酒史，不存在酒精性肝炎的可能。患者肝硬化病因不明确，骨髓细胞形态学查见大量海蓝组织细胞，胞质中充满大量深蓝绿色粗大颗粒，形态较典型。SBH是一种多系统受累疾病，骨髓、肝、脾、淋巴结，甚至肺等组织器官病理学检查发现海蓝组织细胞是诊断SBH的重要依据。该患者骨髓中海蓝组织细胞形态典型，诊断SBH明确，但该患者比较年轻，拒绝肝脏活检，父母及兄弟姐妹没有临床表现亦不愿接受检查，因此该患者尚不能明确为原发还是继发SBH。

（六）诊断要点

见表5-1-1。

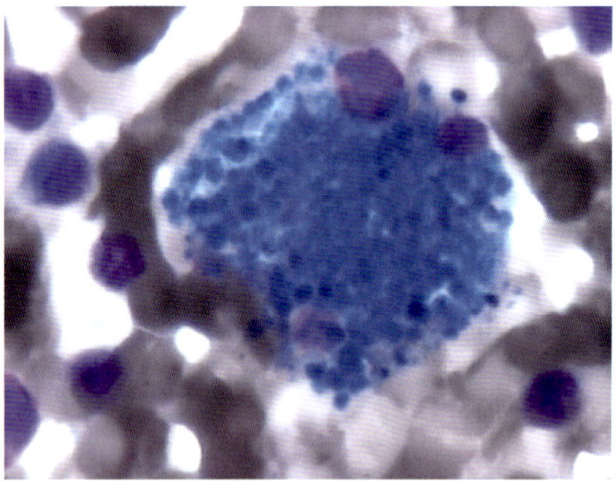

图5-1-3　骨髓涂片瑞吉染色，×1000

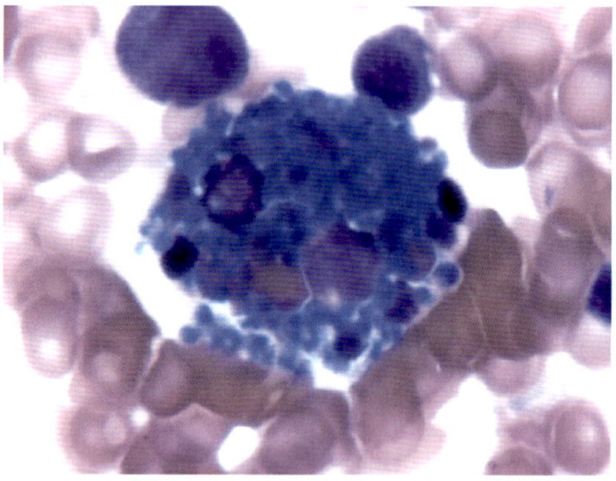

图5-1-5　骨髓涂片瑞吉染色，×1000

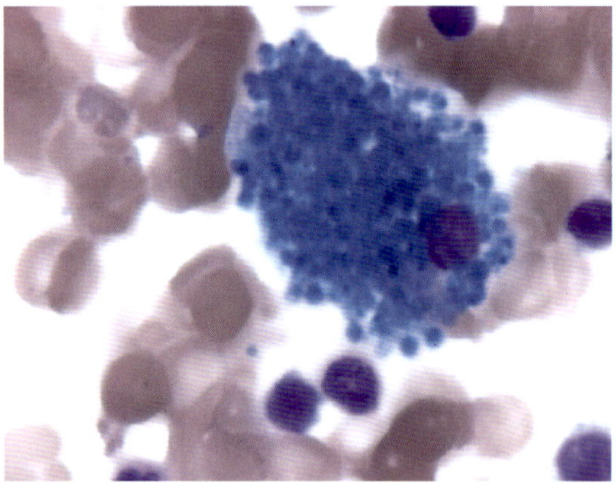

图5-1-4　骨髓涂片瑞吉染色，×1000

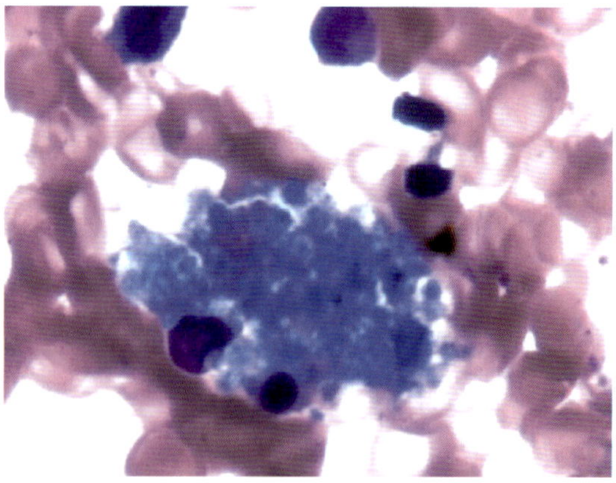

图5-1-6　骨髓涂片瑞吉染色，×1000

表5-1-1　海蓝组织细胞增生症的诊断要点

1. 脾体征：脾大，脾内有大量海蓝组织细胞
2. 骨髓涂片：有核细胞增生，造血细胞基本无殊，在涂片末梢可见较多SBH和泡沫细胞；在骨髓切片中，SBH呈空泡或泡沫样，胞质内含黄棕色蜡样带蓝染的色素成分

（待续）

表5-1-1(续)

3. 肝及其他活组织检查:肝脏组织易检出SBH。其他受累组织,如中枢神经系统、肺和胃肠道组织活检也可找到SBH
4. 肝组织的脂质分析:磷酸神经鞘脂类和神经鞘糖脂含量增多,茚三酮阳性的氨基糖脂增加,以及非药物引起的磷酸甘油酯增加
5. 眼底检查:可见斑点小白环。部分患者可检出染色体19q13.32上载脂蛋白E(APOE)基因deltal 49 leu突变

(王海洋　洪军　张云　侯玉兰　吴佗)

二、戈谢病

(一)概论

戈谢病为常染色体隐性遗传病,是一种罕见病,被收录于《第一批罕见病目录》。各种族均可发病,但最常见于犹太人,预期发病率为1/850个新生儿,在普通人群发病率为1比(50 000~100 000)。戈谢病为较常见的为溶酶体贮积病,该病由于葡萄糖脑苷脂酶基因突变导致机体溶酶体中的葡萄糖脑苷脂酶活性缺乏或缺陷,造成葡萄糖脑苷脂分解障碍,并在肝、脾、骨骼、肺,甚至中枢神经系统的巨噬细胞溶酶体中贮积,形成典型的贮积细胞即“戈谢细胞”,临床表现多脏器受累并呈进行性加重。葡萄糖脑苷脂酶基因定位于染色体1q21,已报道戈谢病患者该基因突变超过40种,突变类型及比例有种族差异,且基因型与临床表型的尚不确定。中国人戈谢病基因突变类型约40种,以L444P为最常见的突变类型,其次为F213I、N188S、V375L和M416V突变类型。

戈谢病根据神经系统是否受累,按照临床表现将其分为3型:非神经病变型(Ⅰ型)、急性神经病变型(Ⅱ型)及慢性或亚急性神经病变型(Ⅲ型)。Ⅰ型无原发性中枢神经系统受累表现,各年龄段均可发病,约2/3的患者在儿童期发病。症状轻重差异很大,一般来说,发病越早,症状越重。脏器表现主要为肝脾大,尤以脾大显著,常伴脾功能亢进,甚至出现脾梗死、脾破裂等。血液学主要表现为血小板减少和贫血,部分患者白细胞减少,可伴有凝血功能异常。Ⅱ型患者除有与Ⅰ型相似的肝脾大、贫血、血小板减少等表现外,主要为急性神经系统受累表现。常于新生儿期至婴儿期发病,进展较快,病死率高。有迅速进展的延髓麻痹、动眼障碍、癫痫发作、角弓反张、认知障碍等急性神经系统受损表现,精神运动发育落后,2~4岁前死亡。一些重度患者会出现关节挛缩。Ⅲ型早期表现与Ⅰ型相似,逐渐出现神经系统受累表现,常发病于儿童期,病情进展缓慢,寿命可较长。患者常有动眼神经受侵、眼球运动障碍,并有共济失调、角弓反张、癫痫、肌阵挛,伴发育迟缓、智力落后。骨髓形态学检查并非戈谢病诊断的金标准,当骨髓中查见戈谢细胞时,应高度怀疑戈谢病,但并不能以此确诊戈谢病,葡萄糖脑苷脂酶活性检测是戈谢病诊断的金标准。当其外周血白细胞或皮肤成纤维细胞中葡萄糖脑苷脂酶活性降低至正常值的30%以下时,即可确诊戈谢病。少数患者虽然具有戈谢病的临床表现,但其葡萄糖脑苷脂酶活性未降低至正常值的30%以下,需进一步做基因突变检测确诊,基因诊断并不能代替酶活性测定的生化诊断,但可作为诊断的补充依据。

(二)简要病史

患儿男,4岁1个月,以“间断抽搐3年,发育落后”入院。体格检查:精神运动发育落后于同龄儿,对答反应慢,腹部膨隆,肝脾触诊配合不满意。既往史:患儿1岁1个月时无明显诱因抽搐发作,当地医院脑电图提示异常诊断为癫痫,一直口服抗癫痫药物治疗,曾就诊多家医院,效果不佳。腹部B超:肝脾大。

(三)实验室检查

1. 血常规

白细胞计数为$8.24\times10^9/L$,血红蛋白为125g/L,血小板计数为$225\times10^9/L$。

2. 外周血形态

白细胞分类及形态无异常。

3. 骨髓形态

取材、涂片、染色良好。油滴(+),骨髓小粒(+)。骨髓增生活跃,粒:红=3.73:1。粒系占52.5%,早幼粒及以下阶段细胞可见,比值及形态大致正常。红系占14.5%,以中、晚幼为主,形态大致正常。淋巴细胞、单核细胞、浆细胞、网状细胞、破骨细胞可见,噬血细胞偶见。全片见巨核细胞352个,血小板成簇可见。未见寄生虫。片中见数量不等的、形态特殊的一类细胞,此类细胞胞体大,呈圆形或不规则,胞质丰富,淡蓝色,胞质中含有许多与细胞长轴平行的粗暗条纹样结构,交织成网,如"洋葱皮"或菱形条纹;胞核圆或椭圆形,较小,1~3个或更多,多位于胞体的边缘,偏向一侧,核染色质粗糙,偶有假核仁,考虑戈谢细胞。异常细胞PAS染色:阳性率100%;铁染色阴性(图5-1-7至图5-1-10)。

形态学意见:考虑戈谢病,建议结合临床完善戈谢病相关基因和酶学检查。

4. 酶学检查

全血β葡萄糖脑苷脂酶活性检测:0.6nmol/(mg·h)。

(四)最终诊断

戈谢病。

(五)病例解析

4岁1个月男童发育迟缓,间断抽搐3年的癫痫病史,抗癫痫药物治疗效果不佳。癫痫患儿肝脾大者不多见,该患者肝脾大符合骨穿指征。多数戈谢患儿由于戈谢细胞浸润及脾功能亢进引起肝脾大,往往血象提示贫血、血小板或白细胞减少、粒细胞缺乏,本例各项血细胞正常,说明戈谢患者血液系统症状较隐匿且不特异,但骨髓易见戈谢细胞。后通过全血β葡萄糖脑苷脂酶活性检测提示显著降低,最终确诊戈谢病。需要注

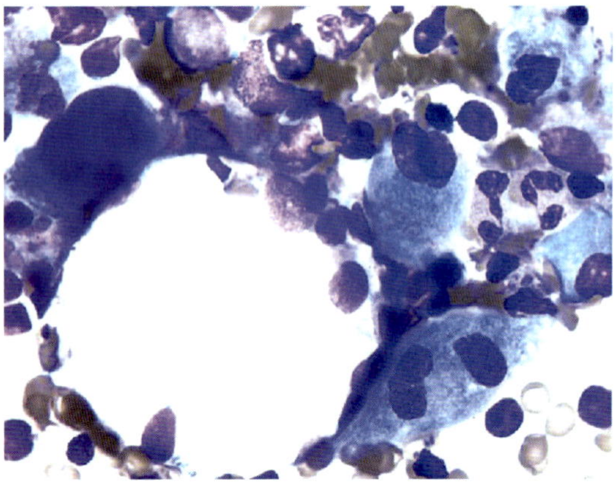

图5-1-7 骨髓涂片瑞吉染色,×1000

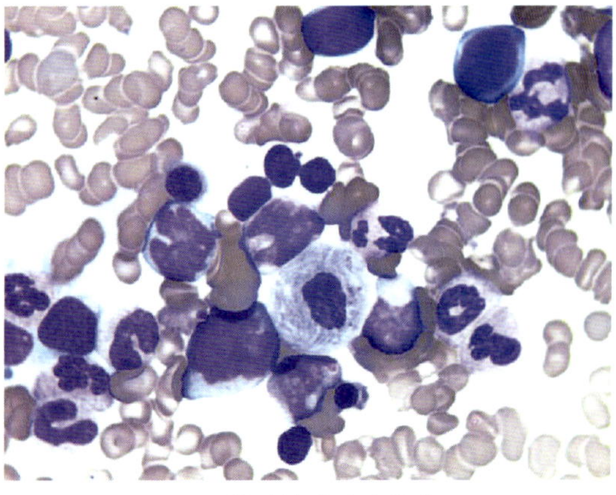

图5-1-8 骨髓涂片瑞吉染色,×1000

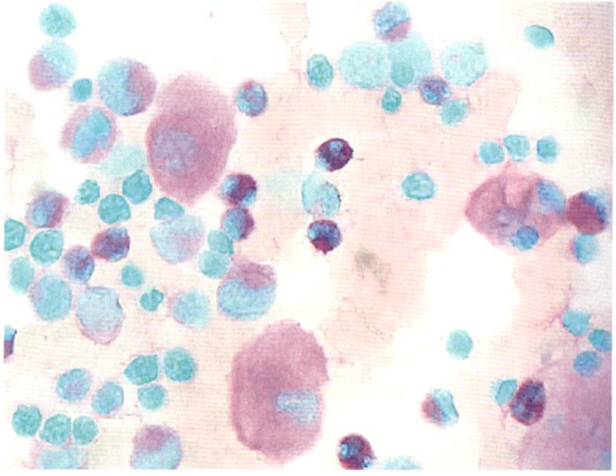

图5-1-9 骨髓涂片PAS染色,×1000

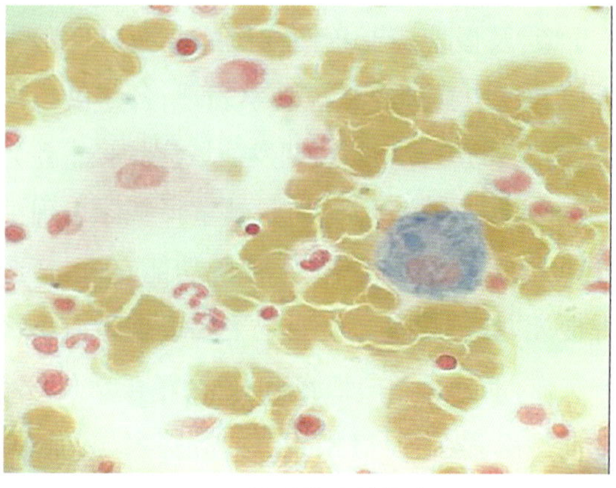

图5-1-10 骨髓涂片铁染色,×1000

意的是，大多数戈谢病患者骨髓中能发现戈谢细胞，但该检查存在假阴性和假阳性的情况：假阴性就是骨髓中未见戈谢细胞时，不能否定患有戈谢病，需要通过葡萄糖脑苷脂酶活性检测进行确诊；假阳性就是"类戈谢细胞"，需要与"真戈谢细胞"进行鉴别，比如在CML、浆细胞疾病、Erdheim-Chester病及其他脂质贮积病（尼曼-匹克病、海蓝组织细胞增生症）中也较易见类戈谢细胞，要结合临床及相关影像学检查、实验室检查等进行鉴别。

（六）诊断要点

见表5-1-2。

儿童戈谢病诊断流程见图5-1-11（摘自：中国儿童戈谢病诊治专家共识2021）。

表5-1-2　戈谢病的诊断要点

1. 酶活性检测：GBA活性检测是戈谢病诊断的金标准。检测方法包括荧光分析法和串联质谱法。利用荧光分析法检测外周血白细胞或成纤维细胞酶活性，多用于确诊，当患者外周血白细胞或皮肤成纤维细胞中GBA活性降低至正常值下限的30%以下时，可确诊戈谢病
2. 基因检测：GBA基因检测是诊断戈谢病的方法之一，并用于携带者检测、家系验证和产前诊断。已报道的中国人戈谢病基因变异中以L444P最为常见
3. 骨髓形态学检查：骨髓形态学检查可发现特征性细胞即戈谢细胞，该细胞体积大、核偏心，染色质和细胞质浓缩，呈"洋葱"皮样，多聚集于片尾，有时会被遗漏
4. 生物标志物：壳三糖酶和葡萄糖鞘氨醇是戈谢病的重要生物标志物，可用于戈谢病的辅助诊断和随访监测
5. 影像学检查：用于戈谢病的早期诊断、疾病严重程度和相关并发症的评估、治疗监测等
6. 其他辅助检查：脑电图监测、神经眼科检查等。戈谢病患儿的血常规、血生化检查通常表现为血红蛋白降低、血小板减少、血脂异常（血胆固醇降低、高密度脂蛋白和载脂蛋白A降低）以及血清铁蛋白升高等

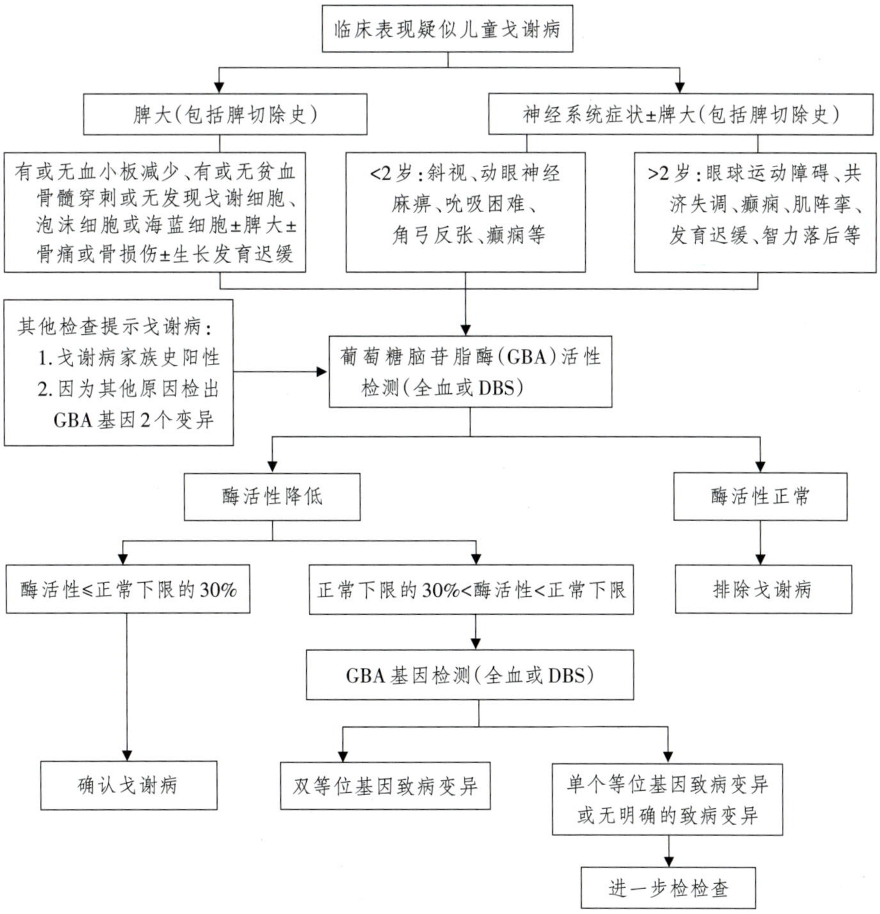

图5-1-11　儿童戈谢病的诊断流程

（高晓鹏　黄兴琴　黄先琪　龙芳　张云）

三、尼曼-匹克病

（一）概论

尼曼-匹克病（NPD）是一组罕见的累及多系统的常染色体隐性遗传疾病。按发病机制可分为NPD-A、NPD-B、NPD-C三型。NPD-A/B型均是由编码酸性鞘磷脂酶（ASM）的SMPD1基因突变所致，SMPD1基因编码的鞘磷脂磷酸二酯酶-1属于ASM一种，位于11号染色体（11p15.1~p15.4），是定位于溶酶体的具有催化活性的成熟蛋白。SMPD1基因发生突变可导致ASM活性下降、缺失，造成单核-吞噬系统内鞘磷脂及胆固醇异常贮积，临床表现为肝脾大、神经系统退行性变等。NPD-C型由位于18号染色体（q11~q15）的NPC1基因和（或）14号染色体（q24.3）的NPC2基因发生突变所致，其中以NPC1基因突变所致为主占95%。NPC1基因编码组成的细胞膜蛋白及NPC2基因编码组成的可溶性膜蛋白对胆固醇有较强的亲和力，维持细胞内胆固醇和其他脂类的动态稳定，当NPC基因发生突变，会导致细胞内脂质转运障碍，引起未酯化的胆固醇和鞘糖脂在溶酶体及内质网内大量沉积。NPD发病率极低，起病隐匿，临床易误诊或漏诊。

依据临床表现分为3型。①NPD-A型（急性神经型或婴儿型）：该型最常见，一般在出生后3~6个月发病，病情进展快，肝脾大，肺间质疾病，部分患儿可见樱桃红斑，存在中枢神经系统受累，大部分死于幼儿期。ASM活性为正常的5%~10%，最低可<1%。②NPD-B型（慢性非神经型或内脏型）：于婴幼儿期发病，病情进展缓慢，主要表现为肝脾进行性肿大，肺部病变，眼部可见樱桃红斑或黄斑晕，无神经系统累及，可存活至成人，ASM活性为正常的5%~20%。③NPD-C型（慢性神经型）：该型可发生在任何年龄段，临床表现多样。新生儿期起病表现广泛性内脏受累，肺间质病变、肝脾大、黄疸消退延迟等，可致腹水、呼吸功能衰竭。婴儿期或儿童患者主要表现为肝脾大或单纯脾大，后累及神经，缓慢进展的共济失调、肌张力障碍、构音障碍、痴笑猝倒、惊厥等。青少年及成人发病的患者肝脾大不明显，可出现学习障碍、认知减退、痴呆、精神疾病（精神分裂症、抑郁、双相情感障碍等）。垂直性核上性眼肌麻痹（VGSP）、痴笑猝倒、认知能力下降及痴呆表现都可作为提示因素。ASM活性可达正常的50%或接近正常。

NPD外周血可有不同程度的正细胞正色素贫血，全血细胞减少者少见，或与脾功能亢进有关。血涂片单核细胞、淋巴细胞可有特征性空泡。骨髓涂片发现尼曼-匹克细胞为本病诊断要点，该类细胞成堆或散在分布，胞体大，胞质量丰富，充满泡沫样空泡似蜂窝状，个别细胞可吞噬少量血细胞，核1~2个，偏心位；PAS染色：尼曼-匹克细胞空泡壁呈弱阳性，空泡呈阴性。

（二）简要病史

患儿男，3岁，因“间断腹泻3年，发现肝脾大半个月”收入院。患儿出生后多次腹泻，1岁6个月时曾诊断“贫血”，口服铁剂治疗3个月，复查血常规提示血红蛋白正常（具体不详）。2岁左右家长自觉患儿语言及运动发育明显差于同龄儿童，未就诊。半个月前患儿入园体检发现腹部膨隆，遂就诊我院。体格检查：发育落后于同龄儿，神情呆滞，颜面及双手指端稍肿胀，双手掌侧皮肤可见类肝掌样改变，腹膨隆，触诊肝肋下6cm，剑突下8cm。脾测量：Ⅰ线11cm，Ⅱ线12cm，Ⅲ线5cm，浅表淋巴结未触及肿大。

（三）实验室检查

1. 血常规

白细胞计数为3.4×10^9/L，血红蛋白为112g/L，血小板计数为90×10^9/L。

2. 其他辅助检查

生化指标：ALT为75.7 U/L，AST为164.8 U/L，DBiL为5.13μmol/L，Glu为4.36mmol/L。

凝血功能：APTT为51.3秒，Fib为1.93g/L。

腹部超声：肝剑下61mm，肋下30mm，脾脏长161mm，脾厚32mm，脐下25mm。

儿童发育行为心理评估：SPT2分，<12个月。

骨密度检查：骨强度严重不足。

Gesell智能发育检查：适应性、大运动行为、精细动作行为、语言行为、个人社交行为均明显低下。

3. 外周血形态

白细胞略少，分类大致正常，偶见异型淋巴细胞，个别细胞胞质可见小空泡（图5-1-12）；成熟红细胞大致正常，计数100个白细胞未见有核红细胞。血小板少见，部分体积偏大。

4. 骨髓形态

取材、涂片、染色良好。骨髓增生明显活跃，粒系占32.5%，红系占30.0%，粒系、红系形态大致正常，全片见巨核135个，血小板单个散在。全片易见成堆或散在尼曼-匹克细胞：该细胞体积大，胞质丰富，充满泡沫样空泡似蜂窝状，个别细胞可吞噬少量血细胞，核1~2个，偏一侧，部分可见核仁。糖原染色呈阳性（图5-1-13至图5-1-15）。

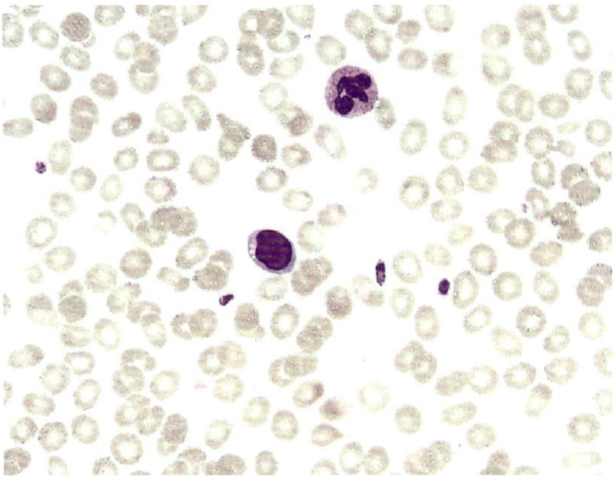

图5-1-12　外周血涂片瑞吉染色，×1000

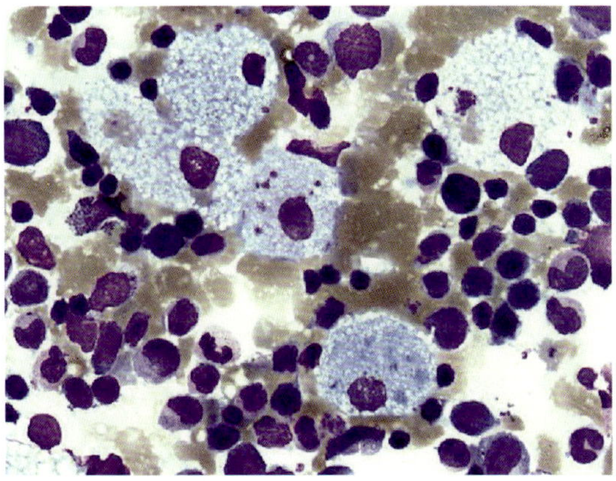

图5-1-13　骨髓涂片瑞吉染色，×1000

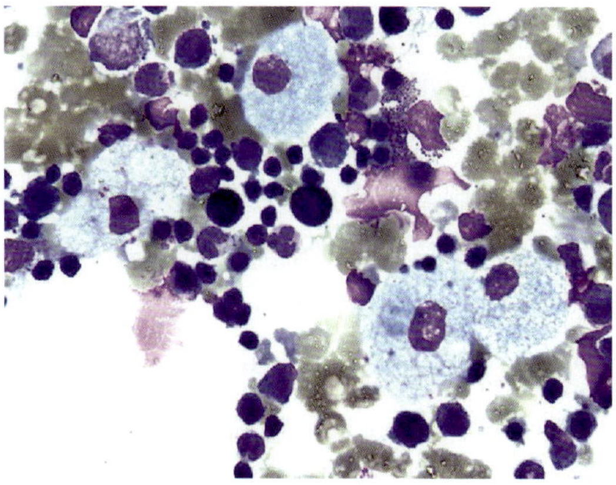

图5-1-14　骨髓涂片瑞吉染色，×1000

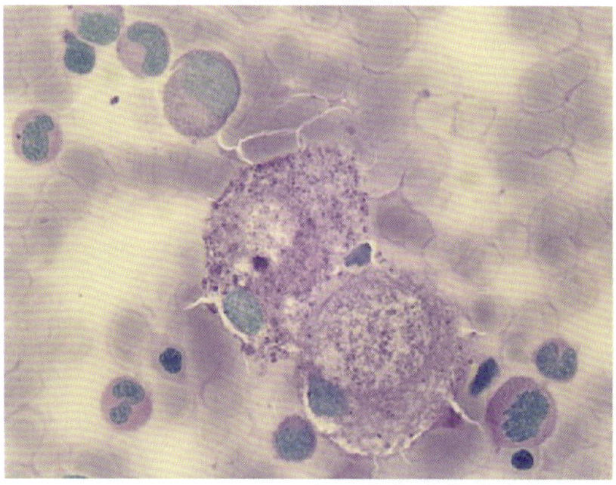

图5-1-15　骨髓涂片PAS染色，×1000

形态学意见：尼曼-匹克病，建议结合临床及相关检查。

5. 葡萄糖脑苷脂酶（GBA）检查

4.41μmol/L/h，结果显示酶活性无显著异常，未提示所筛查疾病。

6. 分子生物学检查

尼曼-匹克病高通量基因测序：患者在SMPD1基因中发现两处突变c.318+1G>T chr11：6412147及c.129A>G p.S43S chr11：6413385，SMPD1基因关联疾病为尼曼-匹克病A/B型。

（四）最终诊断

尼曼-匹克病A/B型。

（五）病例解析

3岁男患儿，间断腹泻3年，语言及运动发育明显差于同龄儿童，肝脾大半个月。血常规三系降低，腹部B超显示脾明显增大，由于是儿童，急性白血病或遗传代谢病均不能排除。骨髓全片易见成堆或散在泡沫细胞，胞体巨大且典型，胞质量丰富含大量空泡，空泡的特点是大小均匀一致，PAS染色显示细胞内PAS阳性的胞质颗粒，故形态学考虑尼曼-匹克细胞。外周血涂片偶见异型淋巴细胞，个别中性粒、单核及淋巴细胞胞质可见小空泡，外周血此类细胞不具特异性，对于疑似糖原贮积症患儿有参考作用。患儿有累及中枢神经系统症状、肝脾大、智力迟钝，通过葡萄糖脑苷脂酶(GBA)检查显示酶活性无显著异常，排除戈谢病；再经高通量基因测序：患者在SMPD1基因中发现两处突变，SMPD1基因关联疾病为尼曼-匹克病A/B型，故诊断明确。

（六）诊断要点

见表5-1-3。

尼曼-匹克病诊疗流程见图5-1-16(摘自《罕见病诊疗指南》2019版)。

表5-1-3 尼曼-匹克病的诊断要点

1. NPD-A/B型
对于有肝脾大、间质性肺疾病、眼底樱桃红斑、发育迟缓的婴幼儿患者应高度怀疑NPDA型
对于肝脾大伴肝功能异常、血小板减少、间质性肺疾病、血脂异常，尤其是HDL胆固醇血清水平降低、LDL胆固醇升高及高甘油三酯血症的患者应高度怀疑NPDB型
确诊有赖于外周血淋巴细胞或皮肤成纤维细胞培养酸性鞘磷脂酶活性降低或SMPD1基因分析检出2个等位基因已知致病变异
2. NPD-C型
对于临床有以下表现的患者应考虑该病的诊断：
(1)新生儿出现腹水、肝功能异常、病理性黄疸及肺浸润
(2)婴儿出现持续肌张力过低
(3)婴幼儿不明原因肝脾大
(4)儿童期患者出现垂直性核上性凝视麻痹、共济失调、肌张力障碍或抽搐
(5)成人出现痴呆、抑郁、双相障碍或精神分裂症等
怀疑指数工具有利于筛选出可疑NPDC型患者。成纤维细胞Filipin染色是确诊NPDC型的方法之一。NPC1或NPC2基因检出2个等位基因致病突变有确诊意义。对临床疑似尼曼-匹克病的患者，尤其骨髓涂片见尼曼-匹克细胞而酸性鞘磷脂酶活性正常的患者，建议行NPC1和NPC2基因突变分析，以明确诊断

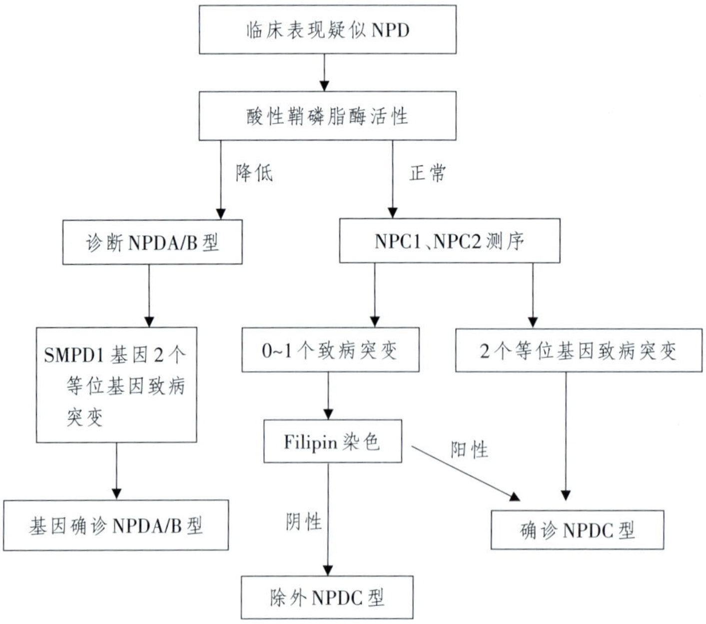

图5-1-16 尼曼-匹克病的诊断流程

(沈珂 高晓鹏 李婷 张云 李小红)

第二节　朗格汉斯细胞组织细胞增生症

一、概论

朗格汉斯细胞组织细胞增生症(LCH)是一种组织细胞疾病，旧称"组织细胞增生症X"。LCH是一组由未成熟树突状细胞即朗格汉斯细胞(LC)活化增殖，在单核-巨噬细胞系统广泛增生浸润且异常聚集为主要病理特征的罕见疾病，好发于骨、肺、肝、脾、骨髓、淋巴结和皮肤等部位，可累及全身各个脏器。LCH在任何年龄均可发病，但低龄儿童发病率较高，高峰年龄为1~3岁，15岁以内儿童发病率为(200~2000)/10万，男女之比约为2∶1。传统上本病分为三型：勒雪病(LS)、韩-雪-柯病(HSC)、骨嗜酸细胞肉芽肿(EGB)。WHO 2017版组织细胞疾病和巨噬-树突状细胞系肿瘤分类标准中将其与Erdheim-Chester病(ECD)共同分为L组，目前认为是LCH是一种炎性髓系肿瘤，病因尚未明确，多数学者认为本病为分化性组织细胞增生症，属介于免疫反应性非肿瘤性增生和恶性肿瘤性组织细胞增生疾患之间，也有认为是一种恶性克隆性疾病。目前多数研究表明，LCH的发生可能与免疫缺陷有关。

LCH临床表现异质性强，可表现为从自限性的皮疹或单个骨破坏到危及生命的多脏器损害，具体表现如下。①骨骼：骨损害，最常累及部位为颅骨，其次为大腿骨、下颌骨、骨盆，颅骨损害以眶周骨、颞骨为主，可导致眼突、中耳炎。②皮肤：皮疹可表现为脂溢性、湿疹样、脓疱性和结节性皮炎等。③神经系统：受累时尿崩症是LCH的初期表现。④呼吸系统：受累时表现为呼吸急促、呼吸困难、咳嗽等。⑤肝脏：受累时可表现为低白蛋白血症、水肿、肝大、高胆红素等，甚至可进展为硬化性胆管炎、肝纤维化、肝衰竭。血象无特异性改变，多器官受累者常有中度以上小细胞低色素性贫血，合并血液系统受累或脾功能亢进的可有白细胞减下降和血小板减少。骨髓象部分病例有骨髓增生低下，可见组织细胞增多，罕见噬血现象，有骨髓受累的患者常伴有贫血、白细胞减少，以及发热、皮疹等表现。骨髓活检免疫组化找到CD1a+和(或)CD207(Langerin)+的朗格汉斯细胞可明确骨髓受累。组织病理检查是确诊LCH最可靠的依据，尤其是免疫组化CD1a和(或)CD207+是诊断本病的"金标准"。最常见的活检部位为皮肤、骨、淋巴结等，典型病理所见光镜下病灶部位可见大量朗格汉斯细胞浸润，常伴有嗜酸性粒细胞、巨噬细胞、淋巴细胞等不同程度的增生，免疫组织化学染色CD1a、CD207、S-100蛋白、CD68、ATP酶、α-D-甘露糖苷酶、花生凝集素阳性。电镜下可找到具有Birbeck颗粒的组织细胞与CD207+意义相同。MAPK通路的异常激活与本病的发生密切相关，约占LCH患儿的85%，尤其是BRAF V600E突变见于60%左右的LCH患儿，BRAF V600E突变检测可辅助诊断LCH并在治疗过程中作为微小残留病的监测手段。

二、简要病史

患儿男，4个月，以"发热、咳嗽5天"就诊。起病前有百白破五联疫苗接种史，体温波动于37~38.8℃，鼻塞、咳嗽等逐渐加重，患儿较激惹，食欲下降，吃奶量明显减少，睡眠情况差，大便稀，小便少。监测血常规发现白细胞、血红蛋白进行性下降。体格检查：体温38.0℃，贫血面容，口唇苍白，全身皮肤苍白，无皮疹、皮下出血。颈部及腹股沟可触及肿大的淋巴结，最大约0.5cm × 0.5cm，活动性差，按压有哭闹，肝脏肋下平脐，脾脏肋下未触及。

三、实验室检查

（一）血常规

白细胞计数为1.54×10^9/L，红细胞计数为2.05×10^{12}/L，血红蛋白为82g/L，血小板计数为82×10^9/L。

（二）其他辅助检查

胸腺超声：胸腺大小约5.7cm×5.0cm×2.6cm，内部回声不均，显示散在小片状极低回声区和斑片状高回声区。

颈部淋巴结：双侧颈部均显示数枚增大淋巴结回声，右侧为著，最大约右侧3.1cm×1.5cm，左侧1.4cm×0.5cm，内回声不均。

CT：双侧腋窝、肠系膜、双侧腹股沟区见多发肿大淋巴结影，部分融合，增强呈轻度强化。T6、8、9、11、12椎体，S1椎体左侧及S2右侧横突，S3椎体，双侧髂骨，坐骨及胸骨多发斑片状低密度区，局部可见硬化边，左侧股骨近侧可见少许层状骨膜反应。

（三）外周血形态

白细胞降低，分类未见明显异常；成熟红细胞大小不等；血小板较易见，成簇或散在分布（图5-2-1）。

（四）骨髓形态

取材、涂片、染色良好。骨髓增生活跃，粒系增生降低，形态大致正常。红系增生活跃，以中、晚幼红细胞为主。成熟红细胞大小不一。淋巴细胞比例正常。见一群分类不明细胞，散在或聚集分布，多数细胞呈卵圆形或不规则形，胞质中等丰富，偏嗜酸性，核呈折叠状、凹陷或分叶状，常有核沟，核染色质细致，核仁不明显；双核、多核细胞可见（图5-2-2至图5-2-4）。全片见巨核细胞117个。血小板较易见，成簇或散在分布。

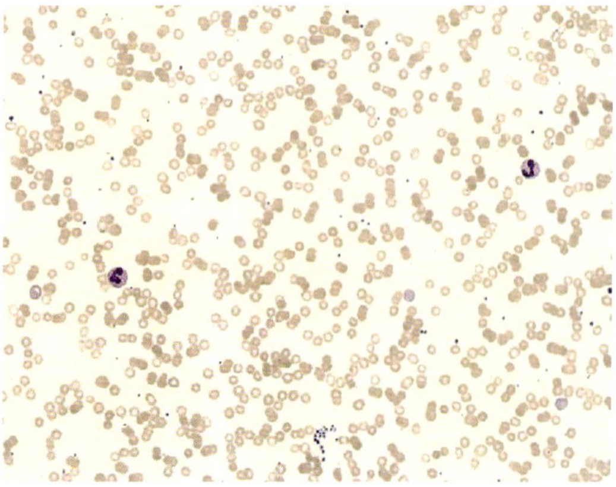

图5-2-1 外周血涂片瑞吉染色，×100

形态学意见：LCH？建议结合临床及相关检查。

（五）骨髓活检

光镜下所见：骨髓造血组织结构破坏，其内见多量组织细胞样细胞浸润，散在嗜酸性粒细胞浸润

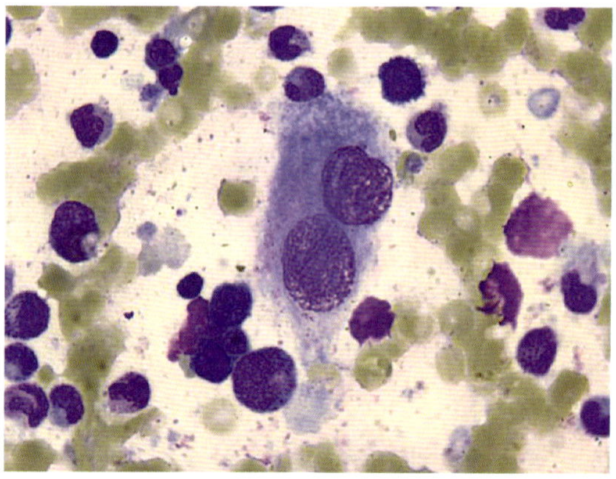

图5-2-2 骨髓涂片瑞吉染色，×1000

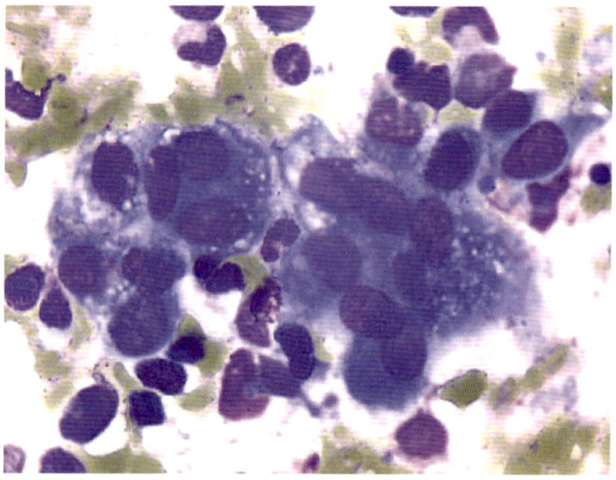

图5-2-3 骨髓涂片瑞吉染色，×1000

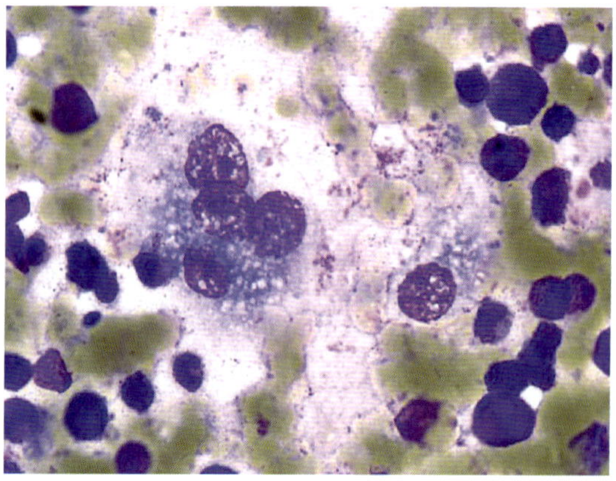

图5-2-4 骨髓涂片瑞吉染色，×1000

(图5-2-5和图5-2-6)。

免疫组化:CD61(巨核)+、CD1a+、Langerin(局灶)+、S-100+、PAX-5(个别)+、CD3(个别)+、TDT(个别)+。

(六)颈部淋巴结活检

光镜下所见:淋巴结结构部分破坏,可见成片组织细胞样细胞浸润,瘤细胞核圆形或椭圆形,可见核沟及核折叠(图5-2-7和图5-2-8)。

免疫组化:CD1a+、Langerin+、S-100+、Ki-67(约30%)+、CD30-、PAX-5(滤泡+为主)、CD20(滤泡+为主)、BRAF(部分)+、ALK-。

四、最终诊断

朗格汉斯细胞组织细胞增生症(LCH)。

五、病例解析

4个月婴儿,发热、咳嗽5天,起病前有百白

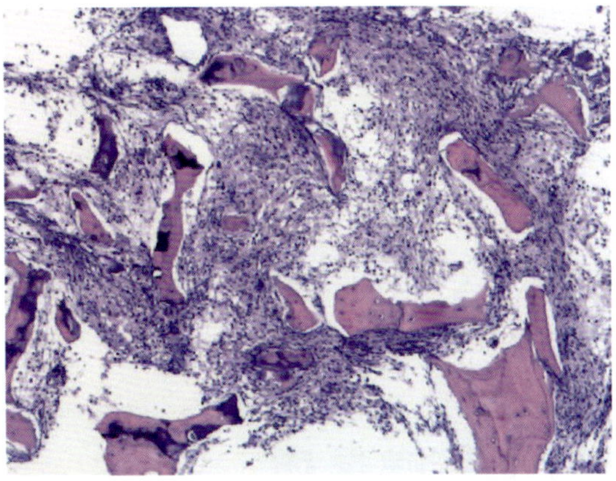

图5-2-5　骨髓活检HE染色,×20

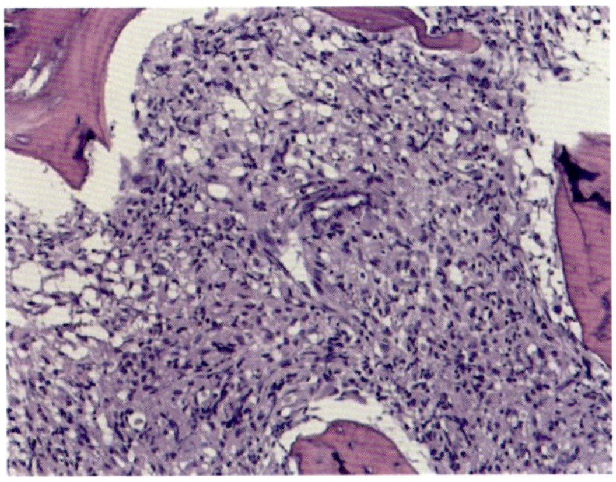

图5-2-6　骨髓活检HE染色,×40

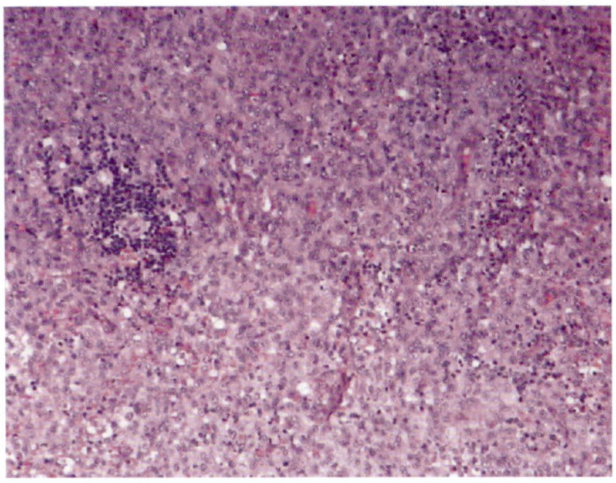

图5-2-7　淋巴结活检HE染色,×20

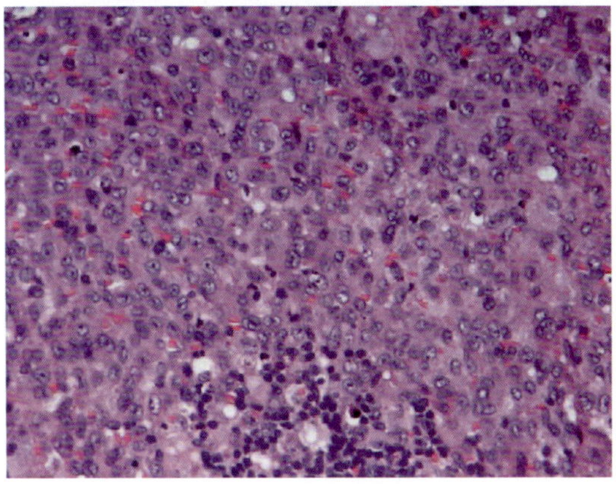

图5-2-8　淋巴结活检HE染色,×40

破五联疫苗接种史,体温波动于37~38.8℃,多数情况下注射疫苗后6~24小时引起发热,体温不超过38℃,2~3天自行恢复正常,该患儿5天低热未缓解,伴有咳嗽,幼儿无法语言表达,吃奶量明显减少,睡眠情况差,大便稀,小便少,均提示患儿身体极为不适。监测血常规发现白细胞、血红蛋白进行性下降,三系降低明显,腹股沟可触及肿大的淋巴结,肝脏肋下平脐,起病急,病程短,提示急性白血病或噬血细胞综合征不除外,需要进行骨穿刺。影像学提示小儿多发骨质破坏,肿瘤亦可能存在。骨髓可见组织样细胞,这类细胞分布及形态与HLH骨髓的组织细胞、戈谢细胞、尼曼-匹克细胞、NB细胞形态可鉴别,要考虑LCH骨髓侵犯可能,最终经骨髓、淋巴结活检及免疫组化CD1a+和CD207(Langerin)+,最终明确朗格汉斯细胞骨髓及淋巴结受累。LCH的临床表现多种多样,LCH患者临床症状由于受累器官多少

和部位的不同差异很大，几乎任何器官均可受累，病情从轻至重差异很大，尤其常见于儿童，更容易被误诊和漏诊。

六、诊断要点

见表5–2–1。

LCH诊疗流程图见图5–2–9。

表5–2–1　LCH的诊断要点

1. 病理诊断是 LCH 诊断的金标准
(1)LCH 的典型病理表现：光镜下可见分化较好的组织细胞增生。此外，可见泡沫样细胞、嗜酸粒细胞、淋巴细胞、浆细胞和多核巨细胞。慢性病变中可见大量含有多脂质性的组织细胞和嗜酸粒细胞，形成嗜酸细胞肉芽肿，增生中心可有出血和坏死。
(2)除了上述光镜下特点外，确诊还需要免疫组化检查，巨细胞的 CD68、CD1a、S100 及 langerin(CD207)均为阳性
(3)电镜检查可见朗格汉斯巨细胞，这种细胞是一种体积较大的单个核细胞，直径可达 13μm，胞体不规则。胞质中可见被称为朗格汉斯颗粒或者 Birbeck 颗粒的分散的细胞器，颗粒长 190~360nm、宽 33nm，末端可呈泡沫样扩张，形态如网球拍。细胞核不规则，常呈扭曲状，核仁明显，多为 1~3 个
(4)约 50% 的 LCH 患者存在 BRAF V600E 基因突变

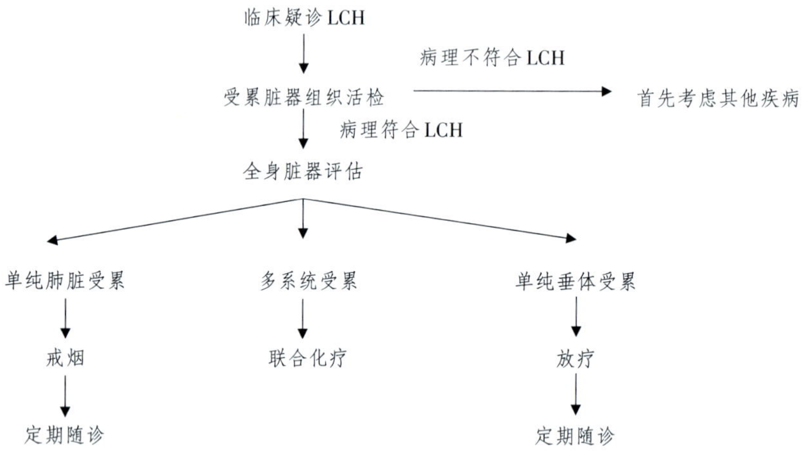

图5–2–9　LCH诊疗流程

（姚强　郑象昭　洪军　幸娟霞　梁伟伟　胡昳娜）

第三节　病原体及真菌感染性疾病

一、组织胞浆菌病

（一）概论

组织胞浆菌病（HP）是一类少见的由组织胞浆菌所致的具有传染性的深部真菌病，主要通过呼吸道吸入被鸟类或蝙蝠等禽类粪便污染的泥土或尘埃中的真菌孢子而感染。组织胞浆菌感染性极强，但95%的患者表现为无症状隐性感染，在7~21天急性发作，可表现为流感样症状，大多数患者可自愈，出现临床症状的患者不到1%。根据临床症状不同将该病分为肺组织胞浆菌病和播散性组织胞浆菌病（PDH），后者主要累及单核巨噬细胞系统及全身多个脏器，如肝、脾、骨髓、淋巴结等。播散性感染患者多是由于体内潜伏的组织胞浆菌再激活，多见于存在肺部基础疾病或免疫缺陷患者，常见的临床特征为发热、体重减轻、全血细胞减少、肝、脾及淋巴结肿大。该病常被误诊及漏诊，多数病例是通过骨髓穿刺检查找到相应的致病源，并结合病原学检查而最终得以确诊的。

荚膜组织胞浆菌是一种双相型真菌，25℃培养为霉菌相，37℃培养时为酵母相，在组织内呈酵母型。包括荚膜组织胞浆菌、荚膜组织胞浆菌杜氏变种及马皮疽荚膜组织胞浆菌。在世界各地均有分布，尤其是河谷地区，流行区域包括美国密西西比河和俄亥俄河流域以及拉丁美洲、非洲、亚洲的部分地区，在我国偶有散发和慢性病例报道，在免疫功能低下者中传播。组织胞浆菌病患者常见的接触环境为鸡舍或建筑项目，人为活动造成表层土壤中的孢子形成气溶胶，继而被吸入体内引起感染。因此，在组织胞浆菌流行区域从事挖掘、拆迁、洞穴探险等活动均有感染组织胞浆菌的风险。实验室诊断可通过血清学试验（血清、尿样或支气管肺泡灌洗液（BALF）的抗原检测，或血清抗体检测）、分子诊断（PCR法）、组织胞浆菌皮肤试验、真菌培养（痰、骨髓、口腔溃疡分泌物等）、组织病理学等检查手段。从患者体内检出荚膜组织胞浆菌是诊断HP的金标准，BALF细胞学检测是敏感度及特异度均较高的推荐检测方法。荚膜组织胞浆菌与黑热病利杜体、马尔尼菲篮状菌等这些疾病临床症状颇为相似，涂片病原体在镜下形态、大小较接近，都位于单核巨噬细胞内，容易相互混淆。

（二）简要病史

患者女，32岁，因“反复夜间发热18天余”入院，最高体温38℃。体格检查：腹膨隆，质软，全腹无压痛、反跳痛及肌紧张，肝脾肋下未扪及。

（三）实验室检查

1. 血常规

白细胞计数为$2.95 \times 10^9/L$，血红蛋白为103g/L，血小板计数为$156 \times 10^9/L$，中性粒细胞绝对值为$1.38 \times 10^9/L$，RET#为$0.103 \times 10^{12}/L$，RET%为2.70%。

2. 其他辅助检查

血清学检查：白蛋白为39.8g/L，谷草转氨酶为40.7U/L，乳酸脱氢酶为270U/L。降钙素原为0.08ng/mL。乙型肝炎表面抗原：>250IU/mL；结核感染T细胞检测结果判读：阳性；铁蛋白：167.81ng/mL；真菌D-葡聚糖检测、13种呼吸道病原菌检测、自身抗体谱+抗核抗体、甲状腺功能、急性心肌梗死全定量、抗人球蛋白试验、流感病毒核酸、粪便常规+隐血实验、糖化血红蛋白、凝血指标未见明显异常。

尿常规：尿胆原1+（2mg/dL）。

腹部彩超：脾大。

胸部CT增强：右肺中叶少许条索状影。右肺下叶见直径约0.4cm实性小结节（肺窗100），未见明显强化。纵隔部分淋巴结钙化。

3. 外周血形态

白细胞低，分类及形态大致正常，成熟红细胞形态正常；血小板散在可见。

4. 骨髓形态

取材、涂片、染色良好。骨髓增生活跃，粒系增生活跃，各阶段细胞形态正常；红系增生活跃，形态正常，成熟红细胞大致正常；全片见巨核细胞9个，血小板小堆、单个散在可见。片中可见组织细胞吞噬荚膜组织胞浆菌，该菌形态特点为：菌体呈类圆形或卵圆形孢子，直径2~4μm，大小较一致，一端稍尖，一端稍圆，胞质呈淡蓝色，胞核大染深紫色，位于菌体一端，环孢子一圈可见不着色区为荚膜（图5-3-1至图5-3-4）。

形态学意见：查见荚膜组织胞浆菌，建议结合临床及相关检查。

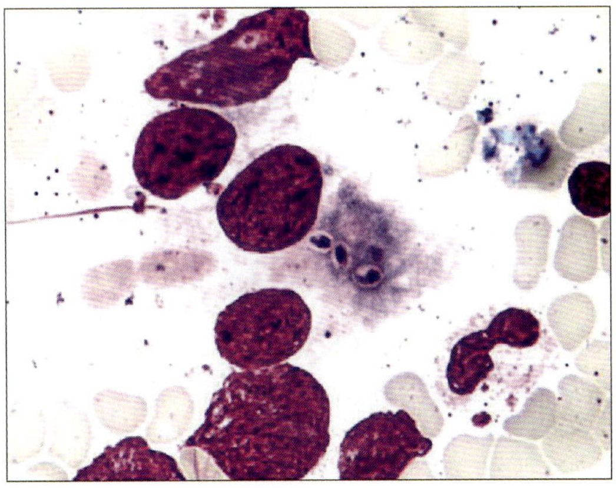

图5-3-1　骨髓涂片瑞吉染色，×1000

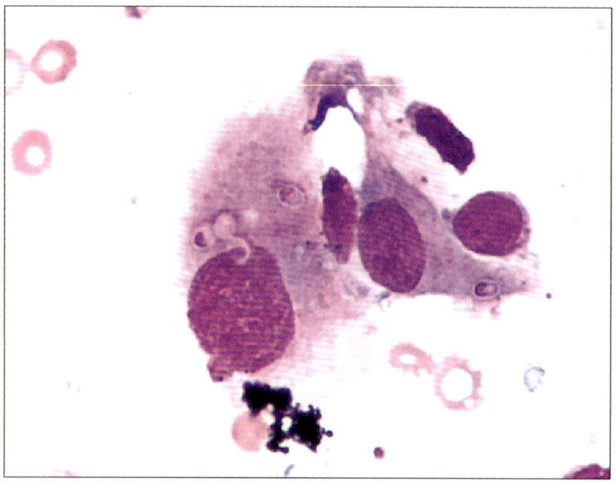
图 5-3-2 骨髓涂片瑞吉染色,×1000

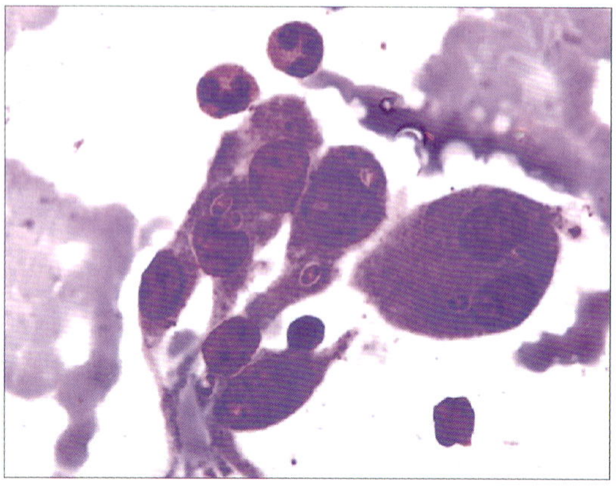
图 5-3-3 骨髓涂片瑞吉染色,×1000

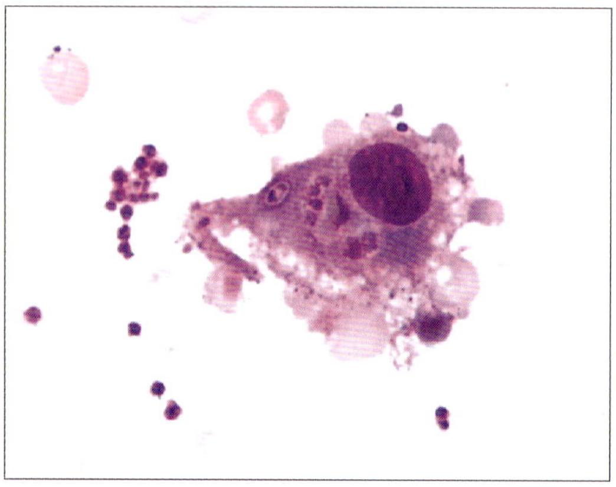
图 5-3-4 骨髓涂片瑞吉染色,×1000

(四)最终诊断

播散性荚膜组织胞浆菌病。

(五)病例解析

患者为青年女性,发热18天之久,以低热为主,伴有心动过速,考虑不除外上呼吸道感染、原发性甲状腺功能亢进或肺结核等可能。血清学检查低白蛋白血症,降钙素原、乳酸脱氢酶及铁蛋白轻度升高,不除外病毒或细菌等感染。体格检查:腹膨隆,肝脾肋下未扪及,但是腹部彩超示脾大。血常规白细胞、血红蛋白两系降低,与脾功能亢进有关。外周血细胞形态未见异常,但骨髓涂片中查见荚膜组织胞浆菌,可直接排除其他引起发热的疾病,形态学一项检查起决定作用。本例患者未进行真菌培养,在确诊该病时略显不足,但回顾该患者的治疗,临床给予两性霉素B治疗后,复查未见组织胞浆菌,临床症状缓解明显,进而证实该诊断。临床上很多长期不明原因的发热疾病不能明确诊断,与不注重骨髓检查有关,对于高度怀疑可能是荚膜组织胞浆菌、马尔尼菲青霉菌、利杜体感染的患者要尽快行涂片检查,形态学镜检对早期诊断具有重要作用。

本例难点在荚膜组织胞浆菌与马尔尼菲篮状菌、利杜体的鉴别。三者的鉴别点是形态相似又不同:组织胞浆菌分布于组织细胞细胞质内,荚膜组织胞浆菌孢子呈圆形或卵圆形,2~5μm,胞体一端深染,着紫红色,一端呈较明亮的淡蓝色,核膜较厚,外围绕一圈明亮而着染色的空晕,边界清楚,形似荚膜是其特征。若一端见膨大的芽孢,则更利于诊断。利杜体在涂片上组织细胞胞内或胞外均可见分布,2.9~4.0μm,胞核虫体位于一侧,圆形团块状,染紫红色,细胞质位于另一侧,呈淡蓝色,胞膜薄,核旁有小棒状动基体是其特征,虫体的尖端可见毛基体和一单根丝体。马尔尼菲篮状菌在涂片上组织细胞胞内或胞外均可见分布,胞体呈类圆形、长圆形或腊肠形,大小较为不一致,2~8μm,胞核紫红色,1~2个,胞质淡蓝色;且在腊肠状细胞胞内可以发现一明显透明横隔,腊肠形细胞和横隔为其特征。涂片在HE染色下,组织胞浆菌孢子呈嗜碱性,周围有空晕,形似荚膜,而利杜体胞质中为大量黑色小颗粒,胞体一侧有一圆形主核及一点豆状副核。仅通过瑞氏染色对这三类疾病还不能明确辨别的,可以通过PAS染色进行区分,组织胞浆菌和马尔尼菲篮状菌属于真菌,PAS可染出明显的细胞壁,马尔尼菲青霉菌在PAS染色呈红色环状的同时,部分细菌在环内可见一条深染的红色横隔,是与组织胞浆菌鉴别的要点，而利什曼原虫无细胞壁该类结构，PAS呈阴性或弱阳性。有时候，实际镜检中，菌量或虫体少，需要检验者细致严谨的侦查工作，以及对异常形态高度的敏感性，仔细阅片、多片寻找才能找出异常背后的真实原因。对于这样的病例应行骨髓常规检查、骨髓活检，必要时进行免疫分型、染色体检查及分子生物学检测。如果一次骨髓检查没见异常或骨髓稀释，必须换部位穿刺。

（六）诊断要点

见表5-3-1。

表5-3-1　PDH的诊断要点

1. 骨髓、真菌培养及分子等手段查见荚膜组织胞浆菌的病原学证据
2. 荚膜组织胞浆菌孢子形态：呈圆形或卵圆形，2~5μm，胞体一端深染，着紫红色，一端呈较明亮的淡蓝色，核膜较厚，外围绕一圈明亮而着染色的空晕，边界清楚，形似荚膜是其特征
3. 组织胞浆菌PAS染色细胞膜着色
4. 需与利杜体及马尔尼菲篮状菌鉴别

（解小红　高晓鹏　黄兴琴　张云　刘腾蛟）

二、马尔尼菲篮状菌病

（一）概论

马尔尼菲篮状菌（TM），亦称马尔尼菲青霉菌（PM），是一种少见致病菌，可引起深部真菌病，好发于免疫缺陷或免疫功能抑制的易感人群，如艾滋病、肿瘤放化疗、器官移植等患者，以艾滋病患者居多。主要在东南亚流行，如泰国、越南等，我国以广东、广西地区多发。PM是青霉菌中唯一的呈温度双相型的条件致病菌，在37℃时为椭圆形孢子状，中间会有膈，在25℃时可形成菌丝状。它主要累及单核-巨噬细胞系统，常播散全身，病程进展快，导致病死率高。

马尔尼菲篮状菌病（TM病）常隐匿发病，临床上分为局限性感染与全身系统性感染。局限型主要在肺，临床表现似肺结核，极易误诊。播散型临床表现复杂，累及肺、肝、浅表淋巴结、扁桃体、皮肤、骨关节、消化道和脾等器官，尤以肺和肝受累最多且严重，表现为突然高热，咳嗽、咳痰，腹痛、腹泻，贫血，皮肤损害等。几乎所有TM病外周血均有白细胞增多，分类粒细胞增多，部分病例可有嗜酸粒细胞升高。随着病程长短可有不同程度的贫血，Hb在30~97g/L。外周血涂片中可找到TM，菌体大小不均，2 ~8μm，有类圆形、长圆形、处于分裂前状态的真菌呈粗短的腊肠状（长3~4μm）且具有横膈，胞壁呈粉红色，胞质呈淡蓝色，有1~2个紫红色小核。PAS染色胞壁染红色，轮廓清楚，在腊肠状的细胞内可见一明显深红色的横膈，胞内容物不易着色。骨髓增生活跃或明显活跃，粒系细胞形态基本正常，部分病例可见核左移现象，红系一般形态无特殊，巨核系无异常。淋巴细胞、单核细胞、浆细胞无特殊表现，部分病例可见浆细胞轻度增多。组织细胞增生，可见大量散在和聚集的及被吞噬细胞吞噬的TM。血液或其他体液标本直接或间接找到TM即可诊断TM病，血清学检验有TM的特异性抗体，TM免疫扩散试验阳性或分子PCR诊断。真菌培养从体内分离出TM是诊断TM病的金标准。本病一般抗感染治疗无效，需与结核、伤寒败血症、组织胞浆菌病等鉴别。TM病是可治之症，早发现、早诊断、早治疗，完全可以治愈。

（二）简要病史

患儿女，10岁，因"腹部稍膨隆9月余，反复咳嗽伴发热6个月，面色苍白1个月余，加重伴食欲缺乏3天"入院。体格检查：身高118cm，体重18kg，身材矮小，智力发育正常，精神欠佳；睑结膜苍白，面色、口唇、甲床苍白，双下肢可见暗红色瘀点，未高出皮面，压之不褪色，浅表淋巴结未扪及；口腔黏膜可见溃疡，表面可见白膜附着；咽部稍充血，双侧扁桃体无肿大；双肺呼吸音稍粗，腹部膨隆，轻压痛，过脐腹围59cm，腹部左右尚对称，肝肋下9cm可扪及，剑突下10cm，质软，轻触痛；脾脏增大，甲乙线9cm、甲丙线10cm、丁戊线+1cm，质软，轻触痛。肾区无叩击痛，神经系统体格检查无异常。

（三）实验室检查

1. 血常规

白细胞计数为3.85×10^9/L，中性粒细胞百分比为58.3%，红细胞计数为2.44×10^{12}/L，血红蛋白为62g/L，血小板计数为20×10^9/L。

2. 其他辅助检查

血清学检查：HsCRP为12.27mg/L，降钙素原测定（PCT）为0.88ng/mL，钾（K）为3.12mmol/L，钠（Na）为133.90mmol/L，肌酐（Cr）为31.0μmol/L，葡萄糖（GLU）为3.81mmol/L，总钙（Ca）为1.62mmol/L，谷草转氨酶（AST）为96IU/L，谷氨酰转肽酶（GGT）为58IU/L，碱性磷酸酶（ALP）为271IU/L，总蛋白（TP）为57.50g/L，白蛋白（Alb）为14.20g/L，球蛋白（G）为43.30g/L，白球比值（A/G）为0.33，总胆固醇为1.24mmol/L，高密度脂蛋白胆固醇（HDL-C）为0.19 mmoL/L，载脂蛋白A1（APO-A1）为0.21g/L，载脂蛋白B（APO-B）为0.25g/L。IgA为6.68g/L，IgG为35.00g/L，IgM为2.23g/L。

凝血检查：凝血酶原时间（PT）为15.20秒，活化部分凝血活酶时间（APTT）为49.10秒，纤维蛋白原（Fib）为0.55g/L，凝血酶时间（TT）为23.50秒，D-二聚体为5.72mg/L。

病毒血清学检查：Torch检查（IgG）为抗-单纯疱疹病毒-IgG阳性、抗-风疹病毒-IgG阳性、抗-巨细胞病毒-IgG阳性。

T细胞亚群及绝对计数（≥7岁）：CD3+为448个/μL，CD4+为156个/μL，CD8+为272个/μL，CD4/CD8为0.57。

尿常规+尿分析+尿沉渣：胆红素1+、白细胞1+、红细胞2+、红细胞88.55/μL、细菌4324.08/μL、未分类结晶100.35/μL、酵母7.38/μL。

超声（腹部）检查：①肝稍大，肝回声密集；②胆囊壁毛糙增厚；③脾稍大；④胰、双肾超声未见明显异常。超声（心脏）检查：心脏各房室大小超声未见明显异常。

3. 外周血形态

白细胞减少，以中性粒细胞增多为主，镜下发现粒细胞吞噬马尔尼菲篮状菌现象；成熟红细胞部分中空区扩大；血小板少见。幼红比为2∶100（图5-3-5和图5-3-6）。

4. 骨髓形态

取材、涂片、染色良好。骨髓增生活跃，粒系比例偏低，分类示核左移；红系比例升高，以晚幼为主，偶见双核，成熟红细胞部分中空区扩大；巨核细胞全片见5个，血小板少见。淋巴、浆细胞大致正常，单核细胞比例升高，可见大量马尔尼菲篮状菌，呈散在、聚集分布或出现在组织细胞内，腊肠状的细胞内可见一明显横膈（图5-3-7至图5-3-10）。

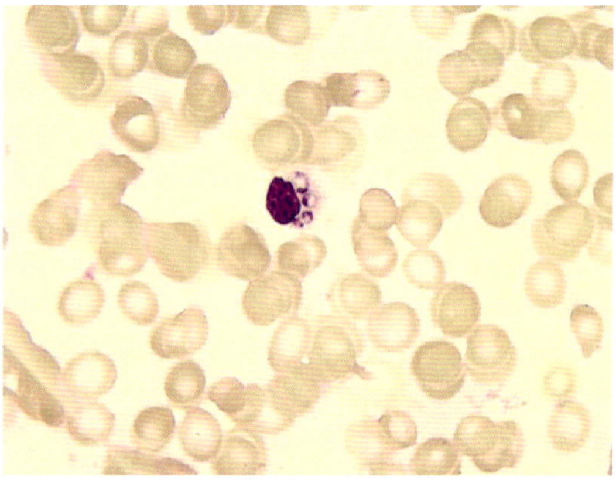

图5-3-5 外周血涂片瑞吉染色，×1000

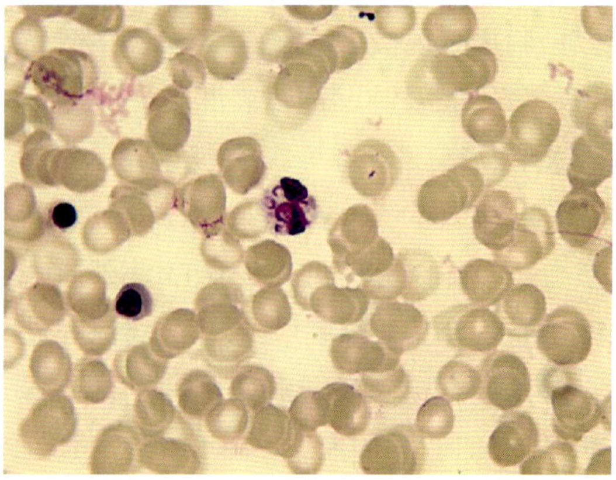

图5-3-6 外周血涂片瑞吉染色，×1000

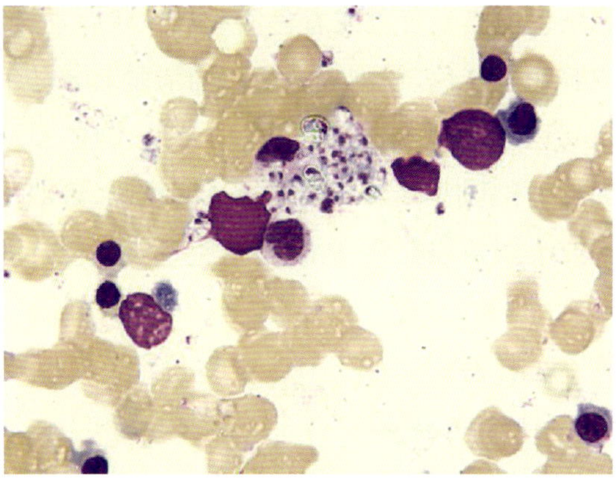

图5-3-7 骨髓涂片瑞吉染色,×1000

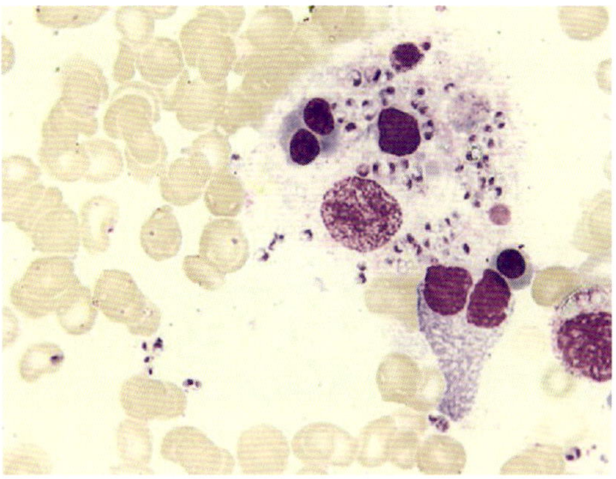

图5-3-8 骨髓涂片瑞吉染色,×1000

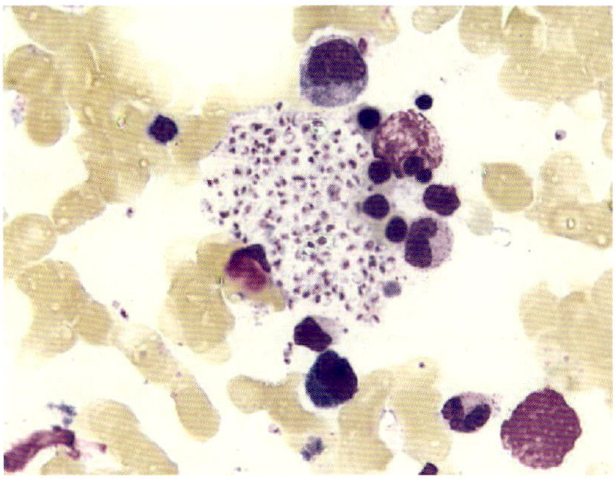

图5-3-9 骨髓涂片瑞吉染色,×1000

形态学意见:查见马尔尼菲篮状菌,请结合相关检查。

5. 血液细菌培养+鉴定

血液培养出马尔尼菲篮状菌。

6. 输血前核酸检测

HIV-1 RNA:9.17×10^5。

(四)最终诊断

马尔尼菲篮状菌病。

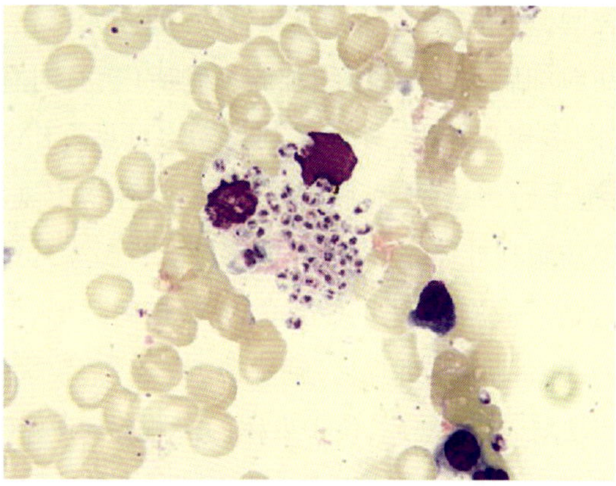

图5-3-10 骨髓涂片瑞吉染色,×1000

(五)病例解析

患者为10岁女童,病史较长,腹部膨隆9月余,反复咳嗽伴发热6个月,面色苍白1月余,加重伴食欲缺乏3天。体格检查:身材矮小,智力正常;睑结膜苍白,面色、口唇、甲床苍白,双下肢可见暗红色瘀点,未高出皮面,压之不褪色,患儿有贫血及出血表现,但浅表淋巴结未扪及;查体及影像均示肝脏、脾脏体积增大,血常规示三系减少。患儿居住地点及生活习惯有一定的特殊性,口腔黏膜表面可见溃疡及白膜附着,鹅口疮说明患儿免疫力低下,生化结果显示低蛋白血症,营养不良。患儿发热、肝脾大、外周血细胞减少、低纤维蛋白血症,病程长,外院一般治疗效果不佳,故送检血涂片及骨髓做细胞形态学检查,排除血液病或特殊病原菌感染,如地贫、寄生虫感染、噬血细胞综合征、急性白血病、结核、淋巴瘤、遗传代谢相关性疾病。本例外周血白细胞未见升高,但外周血涂片镜下发现粒细胞吞噬马尔尼菲篮状菌现象;骨髓见吞噬细胞吞噬的马尔尼菲篮状菌,低倍镜下犹如桑椹状细胞团,油镜下可见腊肠状细胞和横膈,与组织荚膜胞质菌及黑热病利杜体不同。血液培养可见马尔尼菲青霉菌生长,最终明确诊断。患儿输血前核酸检测HIV-1 RNA载量极高,提示HIV感染,故患儿真菌感染是因免疫力降低导致。

本病形态学诊断的关键点在于和组织荚膜胞质菌、黑热病利杜体的鉴别。①组织荚膜胞质菌:2~4μm大小卵圆芽生、有荚膜的孢子,一端较尖一端较圆，周围有一个似荚膜的亮圈如同大鸭蛋，通常在粒细胞、单核或组织细胞细胞质内，有时在细胞外，多聚集成群，外周血及骨髓均可见。PAS染色：孢子轮廓清楚，荚膜着红色，胞内容物不着色。②黑热病利杜体：外周血极为罕见。骨髓涂片组织细胞胞内或胞外均可见分布，圆形或椭圆形，大小2.9~4.0μm，胞质淡蓝色，胞膜薄，核一个，较大，圆形团块状，染紫红色，位于虫体的一侧，另一侧有一细小深染的紫红色动基体，犹如船尾一把小雨伞。PAS染色胞壁不着色或着色浅或颗粒状而不连续，胞内容物染红色，较胞膜着色深而清楚。③马尔尼菲篮状菌：外周血及骨髓涂片均可见，胞体圆形或卵圆形，可呈腊肠形，可见明显透明横膈，恰似一河两岸或类似两瓣红唇；PAS染色胞壁染红色且清楚连续，在腊肠状的细胞内可见一明显的横膈，胞内容物不易着色。

（六）诊断要点

见表5-3-2。

表5-3-2　马尔尼菲篮状菌病的诊断要点

本病多为散发，较罕见，真菌学诊断是金标准，需综合诊断。总结要点如下：
1. 患者居住地、职业、旅居史的问询
2. 临床病情的复杂多样，病程长短不一，是否机体免疫功能低下，抗生素治疗是否有效，与多种疾病需要鉴别
3. 血象有不同程度的贫血，白细胞多数增多，亦有三系或两系降低者
4. 形态学诊断简单、直观、快速，形态鉴别是关键，吞噬如桑椹，单个见横膈
5. 血清学检验有PM的特异性抗体，血PM免疫印记试验阳性，分子生物学或DNA序列测定均有助诊断
6. 人体组织受损时可制作病理标本，真菌数量多时，HE染色可见巨噬细胞胞质中有淡蓝色颗粒，实际是真菌的核
7. 真菌培养出PM双相菌，在25℃和37℃时分别表现为菌丝状和椭圆形酵母型

（黄兴琴　高晓鹏　何容　龙芳　张云）

三、黑热病

（一）概论

黑热病又称内脏利什曼病，是由杜氏利什曼原虫（又称利杜体）寄生于人体内脏器官的巨噬细胞中而引起的一种地方慢性传染病，本病分布广泛，是人畜共患病，危害较大。疾病名称因印度患者皮肤上常有暗的色素沉着而得名。黑热病主要通过中华白蛉叮咬传播，杜氏利什曼原虫其生活史包括前鞭毛体和无鞭毛体，前鞭毛体寄生于白蛉体内，无鞭毛体寄生于人及哺乳动物的肝、脾、骨髓、淋巴结等器官的巨噬细胞内。患者常见临床表现以不规则发热、进行性脾肿大、消瘦、贫血、白细胞减少及血清蛋白升高为特征，脾大是黑热病最主要的临床特征。肝肾功能受损，同时浆细胞大量增生合成球蛋白增加，出现白、球蛋白比例倒置等。由于脾亢，血象白细胞、红细胞和血小板均可减少，即全血细胞减少，脾越大，全血细胞减少越显著。血涂片中中性粒细胞或单核细胞胞质中罕见利杜体，但不典型，不易辨认，易与血小板混淆。骨髓象有核细胞增生变化不大，组织细胞吞噬细胞多见，胞质中可见无鞭毛的利杜体。瑞氏染色后利杜体形态：虫体卵圆形，常见于吞噬细胞内，胞质呈淡蓝色或深蓝色，内有一个较大的圆形核，呈红色或淡紫色。动基体位于核旁，细小、杆状、着色较深。黑热病实验室诊断主要通过病原学诊断（如骨髓、淋巴结、脾穿刺涂片）和免疫学诊断（如rk39免疫层析法），其中骨髓涂片安全简便且检出率高，是确诊黑热病最常用的病原学检查方法。目前国际上内脏利什曼病在具有典型临床表现的基础上辅助血清学证据也能确诊。黑热病患者因免疫缺陷，易并发各种感染，如不及时给予有效治疗，90%的患者在感染后1~2年内死亡。目前治疗的最佳药物为葡萄糖酸锑钠，痊愈率高，可获终身免疫，一般不再感染。

（二）简要病史

患者男，60岁，因“腹胀1月余，伴食欲缺乏，发现球蛋白增多2天"入院。体格检查：贫血貌，无发热，肝肋下3cm可扪及、质韧、无压痛，脾脏未扪及。

（三）实验室检查

1. 血常规

白细胞计数为2.06×10^9/L，血红蛋白为76g/L，MCV为81.7L，MCH为26.3pg，MCHC为322g/L，血小板计数为74×10^9/L，RET%为2.12%，RET#为0.064×10^{12}/L。

2. 其他辅助检查

血清学：总蛋白为94.9g/L，球蛋白为71.9g/L，白球比为0.32，碱性磷酸酶为230U/L，β_2-微球蛋白为8.33μg/L，IgG为64.86g/L，IgA为0.73g/L，IgM为11.20g/L，免疫球蛋白κ轻链为16.95g/L，免疫球蛋白λ轻链为7.23g/L。血清铁为4.15μmol/L，转铁蛋白为1.7g/L，总铁结合力为29.5μmol/L，铁蛋白为888.75ng/mL。血沉为58.00mm/h。

血清蛋白电泳：α_1-球蛋白为3.90%，γ-球蛋白为61.70%，α_1-球蛋白为3.88g/L，γ-球蛋白为61.45g/L。

抗人球蛋白试验：直接Coombs（IgG）阳性（2+）、直接Coombs（C3）阳性（2+）。

自身抗体谱+抗核抗体：抗着丝点抗体强阳性（+++）、抗线粒体亚型抗体（M2）弱阳性（+）、抗核抗体1:1000阳性（核颗粒型）。

尿常规：尿蛋白1+（30mg/dL）、尿微量白蛋白15.00mg/dL、草酸钙结晶2+/LP。

腹部彩超：肝脾大。腹部增强CT：脾脏体积增大；肝脏体积大伴多发囊肿，肝右叶点状钙化灶，门静脉增粗。

3. 外周血形态

白细胞减少，分类大致正常，部分粒细胞胞质可见空泡，成熟红细胞形态正常；血小板散在可见（图5-3-11）。

4. 骨髓形态

取材、涂片、染色良好。骨髓增生活跃，粒系增生降低，形态大致正常；红系增生降低，形态正常，部分成熟红细胞呈缗钱状排列。见组织细胞内吞噬血细胞及利杜体，或单个散在，其特点为：胞体呈类圆形或椭圆形，胞质呈淡蓝色，可见紫红色的核及动基体，核呈圆形，靠近虫体一侧，动基体呈小杆状，且呈深紫红色（图5-3-12至图5-3-15）；全片见巨核细胞5个，血小板小簇、单个可见。

意见：黑热病。

5. 分子生物学检查

利什曼原虫（PCR法）：未检出。外送病原体高

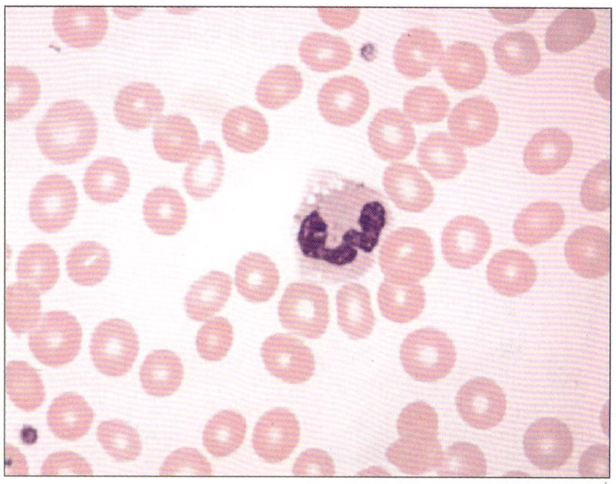

图5-3-11　外周血涂片瑞氏染色，×1000

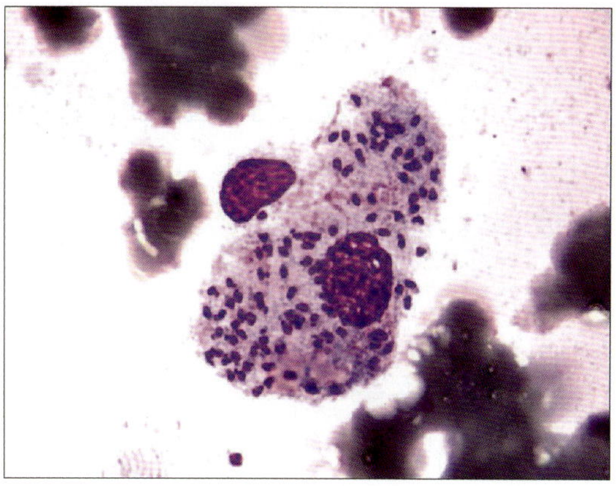

图5-3-12　骨髓涂片瑞吉染色，×1000

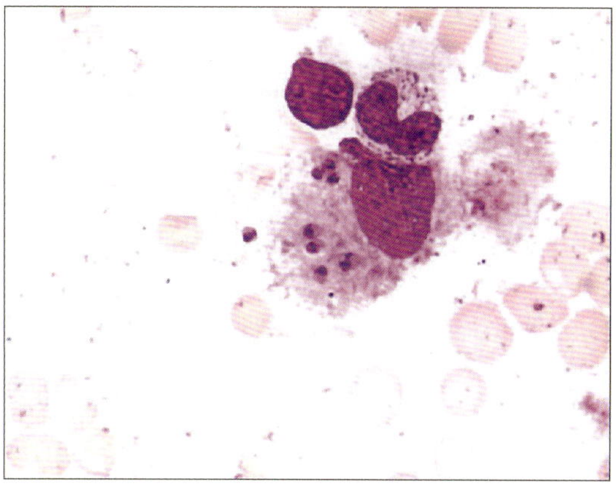

图5-3-13　骨髓涂片瑞吉染色，×1000

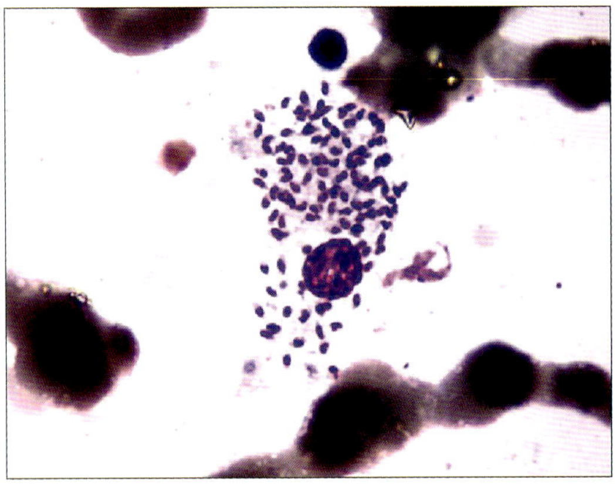

图5-3-14 骨髓涂片瑞吉染色，×1000

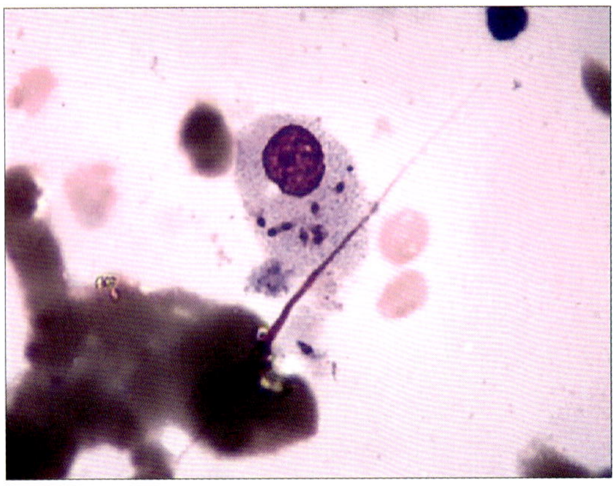

图5-3-15 骨髓涂片瑞吉染色，×1000

通量DNA+RNA测序：检出利什曼原虫属，相对丰度99.8%，序列数178.266。

（四）最终诊断

黑热病。

（五）病例解析

患者为老年男性，腹胀伴食欲缺乏1月余，起病急，贫血貌，无发热，发现球蛋白升高，全血细胞减少，肝脾肿大，血清学球蛋白升高，白、球蛋白比例倒置。考虑不除外多发性骨髓瘤及脾功能亢进等可能，需要进一步骨髓穿刺检查。骨髓涂片中成熟红细胞缗钱排列与球蛋白升高有关，但是浆细胞比例及形态正常，反而在巨噬细胞内外查见利杜体，考虑黑热病；同时，病原体高通量DNA+RNA测序检出利什曼原虫属，进一步确诊为黑热病。一般情况下，对于长期、反复发热，治疗效果不佳患者，特别是长期住在感染科不明原因发热的患者，应想到行骨髓检查以排除血液系统疾病或寄生虫感染。本例患者无发热，但是脾大，这与黑热病的间歇性发热有关，无热期患者可无任何症状或体征，通过形态学检查排除了浆细胞肿瘤，阅片发现吞噬血细胞及利什曼原虫的组织细胞而确诊。此类标本阅片时，需低倍镜仔细寻找边缘与尾部有无巨大细胞、成团细胞、组织细胞吞噬组织细胞，如找到吞噬细胞再转到油镜鉴别吞噬的是什么细胞或什么成分，并在报告中描述。单次骨髓穿刺未见异常，或骨髓稀释，需要进行多次多部位穿刺以排除噬血细胞综合征或特殊菌的感染。

（六）诊断要点

见表5-3-3。

表5-3-3 黑热病的诊断要点

1. 流行病学史：黑热病流行区内的居民，或曾在5~9月白蛉成虫活动季节内在流行区居住过的人员
2. 临床表现：长期不规则发热、盗汗、消瘦、进行性脾大、轻度或中度肝大、全血细胞减少和高球蛋白血症，或有鼻出血及牙龈出血等症状
3. 实验室检测

（1）免疫学检测

下列任何一种免疫学方法检测结果为阳性者：直接凝集实验、间接荧光抗体试验、rk39免疫层析试纸条、酶联免疫吸附试验

（2）病原学检查

在骨髓、脾或淋巴结等穿刺物涂片上查见利什曼原虫无鞭毛体，或将穿刺物注入三恩氏（NNN）培养基内培养出利什曼原虫前鞭毛体

（解小红　李婷　张云　黄先琪　陈竹）

四、疟疾

（一）概论

疟疾是经雌性按蚊叮咬或输入带有处于感染阶段疟原虫血液，感染疟原虫所引起虫媒传染病，俗称打摆子、瘴气。疟疾的传染源为疟疾患者及无症状携带者，在热带地区及亚热带地区易感。大部分病例是由蚊虫叮咬所致，小部分是输入含有感染阶段疟原虫血液所致。疟疾在全球热带和亚热带地区流行，人对疟疾普遍易感，好发于疟区生活、蚊虫叮咬人群。感染后可获得一定程度免疫力，但不持久。疟疾流行区主要分布在非洲、东南亚、东地中海、西太平洋地区和美洲地区等，其中撒哈拉沙漠以南的非洲地区疟疾发病率最高。蚊虫叮咬，雌性按蚊为传播媒介，按蚊叮咬、吸血为主要感染途径，亦可经妊娠胎盘传播引起先天性感染或经输入含疟原虫的血液及共用注射器途径感染。主要表现为突发性寒战、高热，伴有头痛、乏力等。典型疟疾发作表现是周期性寒战、高热和出汗退热连续症状，主要由红内期疟原虫裂殖体所致，还伴有腹痛、胸痛、咳嗽、厌食等症状，儿童主要表现为生长发育缓慢以及嗜睡，并发症有贫血、脾肿大、黑尿热、脑型疟疾等。

疟原虫是一类单细胞、寄生性的真核动物，是疟疾的病原体。寄生于人体的疟原虫主要有4种，即恶性疟原虫、间日疟原虫、三日疟原虫和卵形疟原虫，分别引起临床症状不尽相同的四种疟疾。潜伏期恶性疟平均12天，间日疟和卵形疟平均14天，三日疟平均28天，输血所致平均10天。间日疟是由间日疟原虫感染导致，表现为典型周期性寒战、发热和出汗退热症状隔日发作，因为两次发作之间的间隔期大约为48小时，所以称为间日疟。卵形疟相对比较少见，每隔36~48小时发作一次，治愈后有可能存在复发情况。三日疟也相对比较少见，典型周期症状每隔两日发作，故称为三日疟。恶性疟比较凶险，患者临床表现比较严重，一般寒战期不明显，发热期可持续36~48小时。我国主要是间日疟原虫和恶性疟原虫，其他两种较为少见，近年来输入性疟疾多见。

本病就诊科室优先考虑去感染科就诊。疟疾的诊断可以根据流行病学资料、临床资料和实验室诊断加以判断，其中采用血膜染色镜检法病原学检查在患者外周血中检出疟原虫是疟疾确诊的金标准。利用血清学方法检测疟原虫抗原，快速试剂盒可在2~15分钟得到结果。采用PCR技术可检测外周血中的疟原虫抗原基因片段。核酸探针检测具有独特的高特异性，敏感性可高于镜检，可在短时间内成批处理大量样本，可用于疟疾流行病学调查及评价抗疟措施效果。常用治疗药物是氯喹、奎宁、甲氟喹、青蒿素、蒿甲醚。

（二）简要病史

患者男，36岁，间断发热、寒战4天，伴头痛、恶心呕吐1天，主诉全身酸痛、食欲下降、乏力。体温39.9℃，以“不明原因发热待查”就诊感染科门诊，既往体健，1周前有非洲加纳出国史。入院体格检查：体温36.3℃，脉搏102次/分，呼吸20次/分，血压100/60mmHg。

（三）实验室检查

1. 血常规

白细胞计数为14.51 × 10^9/L，红细胞计数为5.4 × 10^{12}/L，血红蛋白为153g/L，血小板计数为18 × 10^9/L，RET#为209.5 × 10^9/L，中性粒细胞百分比为79.9%，幼稚粒细胞百分比为5.0%。

血常规报警提示：

A. 白细胞 Flag(s)：a. Neutrophilia（中性粒细胞增加）；b. IG Present（幼稚粒细胞增加）；c. Blasts（原始细胞）；d. Left Shift（核左移）。B.RBC Flag(s)：a. RET Abn Scattergram（网织红细胞散点图异常）；b. Reticulocytosis（网织红细胞增加）。C.PLT Flag(s)：a. PLT Abn Distribution（血小板直方图异常）；b. Thrombocytopenia（血小板减少）（图5-3-16）。

血常规异常散点分析：①单核细胞区域上方出现异常散点提示可能有原始细胞、异常淋巴细胞、异型淋巴细胞等；②中性粒细胞区域上方出现异常

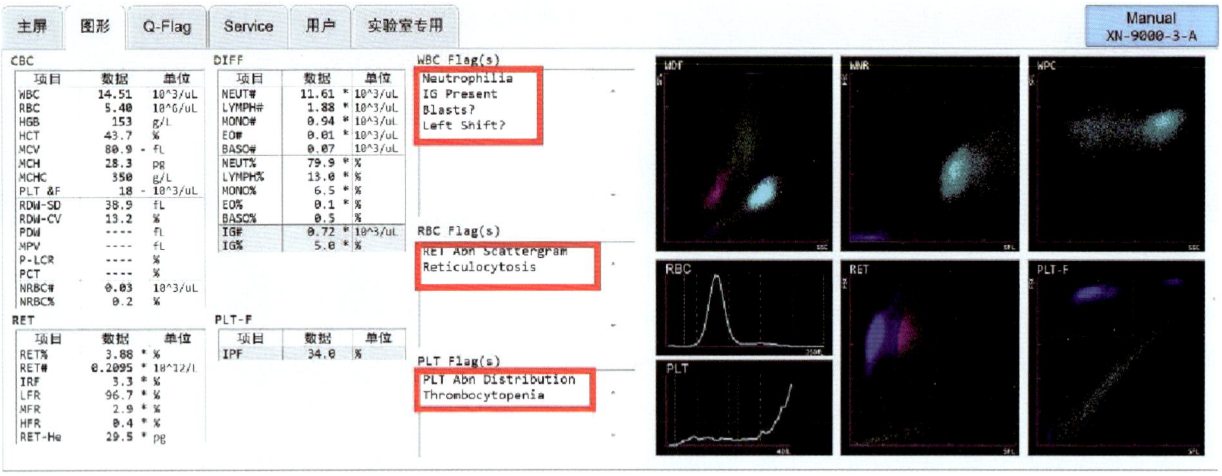

图 5-3-16　血常规报警提示

散点提示有粒细胞核左移、幼稚粒细胞等；③红细胞区域与低荧光区网织红细胞之间出现异常散点提示可能有内含物的红细胞（如疟原虫、嗜碱性点彩、帕彭海默小体）增多、幼稚型网织红细胞增多等（图 5-3-17 和图 5-3-18）。

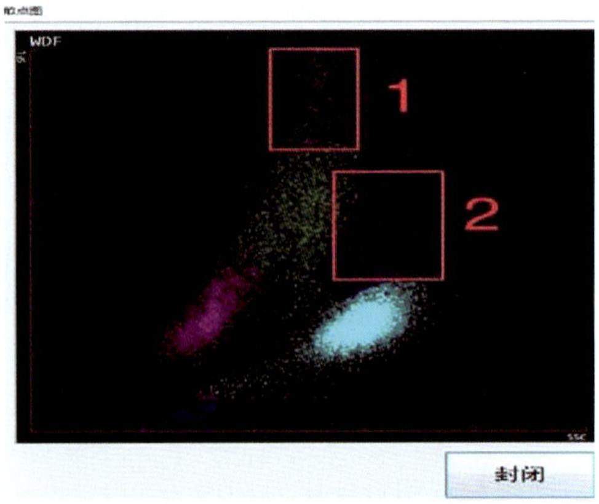

图 5-3-17　WDF 异常散点仪器原图

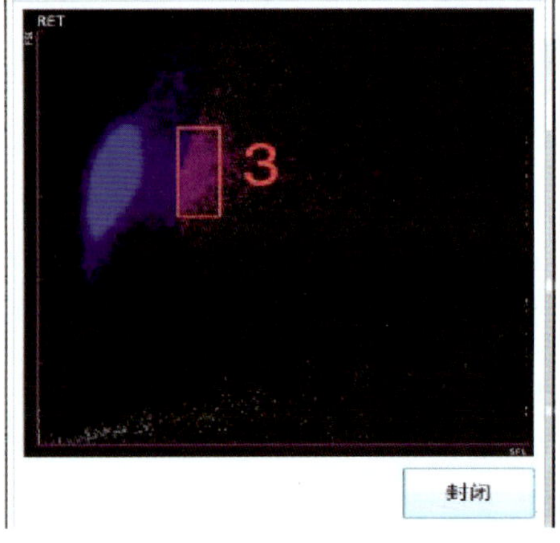

图 5-3-18　WNR 异常散点仪器原图

2. 其他辅助检查

总胆红素为 197.4μmol / L，直接胆红素为 138.5μmol/L，间接胆红素为 58.9μmol/L，总蛋白为 63.7g/L，白蛋白为 33.0g/L，白球比（A/G）为 1.07，谷草转氨酶为 110.8U/L，γ-谷氨酰转肽酶为 154.1U/L，尿素氮为 11.30mmol/L，肌酐为 172.7μmol/L，二氧化碳结合力为 18.0mmol/L，钾（K）为 2.90mmol/L，钠（Na）为 134.4mmol/L。活化部分凝血酶原时间（APTT）为 57.6 秒；铁蛋白（FER）>1000ng/mL；血沉为 5mm/h；C 反应蛋白为 291.93mg/L，超敏 C 反应蛋白（hCRP）>10mg/L，降钙素原（定量）为 100.00ng/mL。

3. 外周血形态

厚血涂片中可见大量疟原虫环状体，较小。核 1~2 个，胞质纤细。呈"!""飞鸟""V""断环"状，符合恶性疟原虫形态特征。

薄血涂片中可见感染虫体的红细胞大小不一，外形相对规整；虫体红核蓝浆，环状体纤细，呈"戒指"样；可见一个红细胞内有 2 个或 3 个环状体；部分环状体位于红细胞边缘，血涂片中未见其他发育期虫体（图 5-3-19 至图 5-3-22）。

4. 免疫学检查

免疫胶体金抗原检测结果：检测区（T1）及质控区（C）各出现一条红色反应线，提示恶性疟原虫感染。

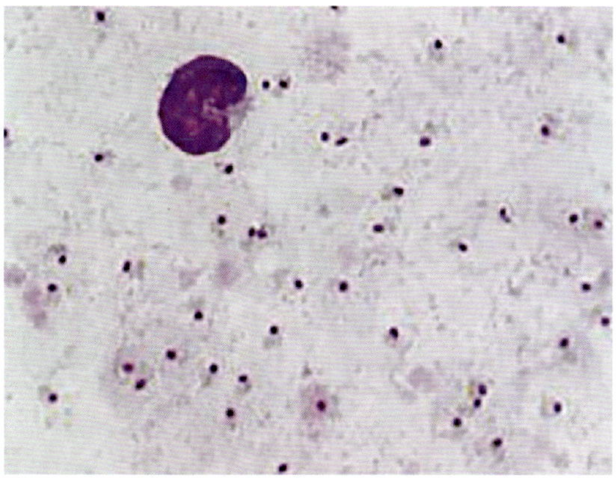

图5-3-19 外周血厚涂片瑞吉染色，×1000

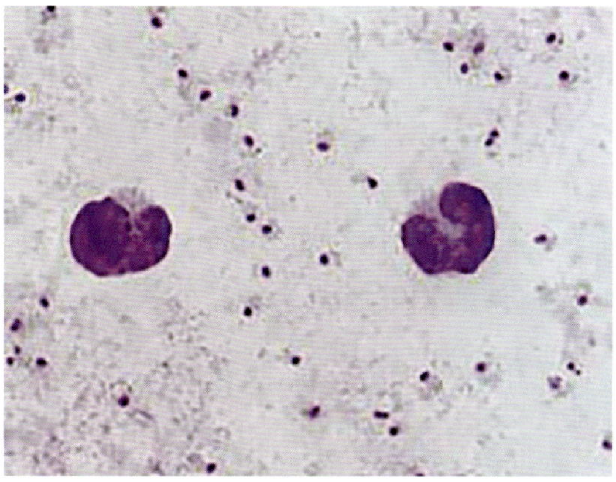

图5-3-20 外周血厚涂片瑞吉染色，×1000

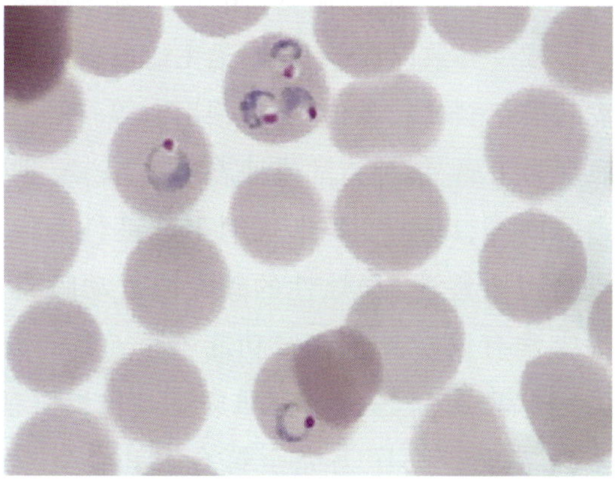

图5-3-21 外周血薄涂片瑞吉染色，×1000

（四）最终诊断

恶性疟原虫感染。

（五）病例解析

患者为36岁青年男性，既往体健，1周前有非洲加纳出国史，归国后出现间断发热、寒战，伴头痛、恶心呕吐、全身酸痛，食欲下降，乏力，体温

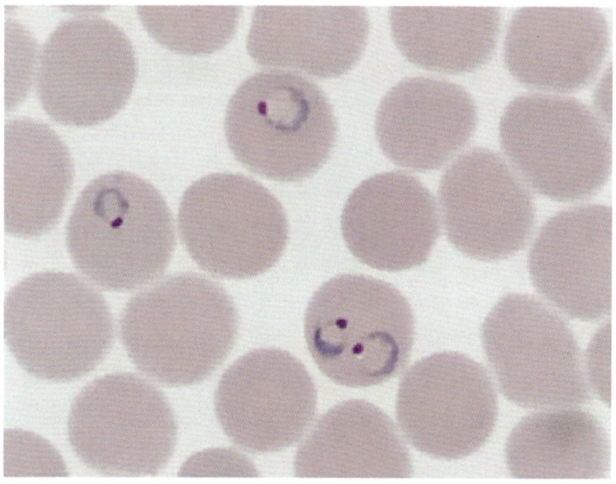

图5-3-22 外周血薄涂片瑞吉染色，×1000

39.9℃，发热原因不明，可能是急性上呼吸道感染、乙型脑炎、流行性脑脊髓膜炎、败血症、中毒性菌痢、钩端螺旋体病、巴贝虫病、黑热病这类细菌或寄生虫感染性疾病，但患者有非洲出国史，疟疾可能性大。血常规白细胞偏高，报警提示核左移、网织红细胞升高，红细胞区域与低荧光区网织红细胞之间出现异常散点提示可能有内含物的红细胞（如疟原虫、嗜碱性点彩、帕彭海姆小体）增多，经过外周血涂片镜检中性杆状核粒细胞增多，反应性淋巴细胞可见，并查见大量疟原虫环状体，未见其他期，薄片及厚片形态特征均符合“恶性疟原虫”，考虑恶性疟原虫感染，后外送疾控中心（CDC）经实时荧光PCR技术也确诊为恶性疟原虫感染。2017年以来，中国已连续4年实现国内本地疟疾病例零报告，现阶段每年有近3000例境外输入疟疾病例。2016年6月实施的卫生行业标准WS259—2015《疟疾的诊断》中指出，显微镜检查血涂片查见疟原虫、疟原虫抗原检测阳性、疟原虫核酸检测阳性，以上3种方法任意其中一个都可以结合流行病学史和临床症状做出疟疾的诊断，并且血涂片中疟原虫形态及被寄生红细胞形态可以作为疟原虫种类的依据。

（六）诊断要点

见表5-3-4。

表5-3-4 恶性疟疾感染的诊断要点

1. 诊断原则：根据流行病学史（在境外非洲或东南亚疟疾流行区有夜间停留史或近2周内输血史）、临床表现及实验室检查结果等予以诊断
2. 诊断标准
（1）无症状带虫者：疟疾病原学检查阳性，但无临床表现者
（2）临床诊断病例：有流行病学史和疟疾临床表现，但疟疾病原学检查阴性
（3）确诊病例：疟疾病原学检查阳性，有临床表现（包括流行病学史）
（4）重症病例：确诊病例，同时出现重症疟疾临床表现
非典型的疟疾病例，临床表现错综复杂，易与其他发热性疾病混淆，应注意鉴别诊断。临床表现酷似疟疾，但反复检查血涂片均系阴性，需按规定作为 疟疾临床诊断病例进行传染病报告，进行RDT检测，并留取抗凝血样本送当地疾病预防控制机构，通过镜检和核酸复核以确认或排除

（华星　李婷　张云　李小红　周立波）

第四节　其他疾病

一、血栓性血小板减少性紫癜

（一）概论

血栓性血小板减少性紫癜（TTP）是一种少见的临床危急重症，年发病率为（3~11）/100万，是指因先天性或获得性血管性血友病因子（VWF）裂解蛋白酶（ADAMTS13）活性遗传性或获得性缺陷，导致血管性血友病因子（VWF）多聚体裂解障碍导致微血栓形成，是一类累及全身多器官多系统的血栓性微血管病（TMA）。分为先天性TTP和获得性TTP，先天性TTP系ADAMTS13基因突变导致酶活性降低或缺乏所致，常在感染、应激或妊娠等诱发因素作用下发病。获得性TTP又称免疫介导的TTP（iTTP），根据其有无继发因素可分为原发性iTTP和继发性iTTP。原发性iTTP患者在无明确基础疾病或诱发因素的前提下，体内产生了针对ADAMTS13的自身抗体，导致ADAMTS13活性降低或缺乏（<10%），是TTP最为多见的临床类型；继发性iTTP患者有明确基础疾病或诱发因素导致，常见的继发因素包括结缔组织病（如SLE）、感染（如HIV、CMV）、妊娠或药物（如噻氯匹定、奎宁、辛伐他汀、甲氧苄氨嘧啶、长效干扰素等）。

TTP典型临床表现以微血管病性溶血性贫血（MAHA）和血小板减少为基本特征，可同时伴有多脏器（如中枢神经系统、肾脏、消化道、心脏等）缺血性损伤的相应临床表现。TTP临床表现多样，典型表现为“五联征”：微血管病性溶血性贫血、血小板减少、神经精神异常、发热和肾脏损害，临床上往往以前三项表现常见，称为“三联征”。MAHA多为轻、中度贫血，可伴黄疸、尿色加深；因血小板减少导致以皮肤、黏膜为主的出血表现，多为皮肤瘀点、紫癜、鼻出血、齿龈出血等；神经系统常表现为头痛、精神错乱或神志异常、失语、抽搐、视力障碍等，以一过性、反复性和多变性为特点，严重者可有昏迷、局灶性的感觉或运动障碍；肾脏损害常有尿检异常或肾功能不全；可有发热、乏力、胸痛、腹痛、关节痛、肌痛等其他器官损伤的临床表现。临床上完全符合TTP典型“五联征”的患者相对少见，以MAHA、血小板减少和神经精神症状为主的“三联征”为多见。本病患者可发生微血管病性溶血性贫血，血象表现为中度到重度的贫血，伴网织红细胞计数升高；血小板计数显著降低，多数患者可降至$30 \times 10^9/L$以下且动态下降较显著；外周血涂片可见裂片红细胞（>1%）及有核红细胞。骨髓增生活跃或明显活跃，以红系代偿性增生为主。同时，血胆红素升高，以结合胆红素为主，患者有黄疸及血红蛋白尿，可有游离血浆血红蛋白升高。该病起病急，病情凶险，病死率高，未及时治疗的病死率极高（90%以上），目前治疗策略有血浆置换、糖皮质激素、免疫抑制剂、靶向药物等，早期诊断和足够强度的治疗是挽救生命的关键。

（二）简要病史

患者男，36岁，因“恶心、呕吐、发热、头痛2天，发现血常规异常1天”入院。2天前无明显诱因出现恶心、呕吐，呕吐物为胃内容物，伴发热，体温最高37.9℃，头痛，无呕血、黑便，无腹痛、腹泻，无咳嗽、咳痰，无咽喉部疼痛，无尿频、尿急、尿痛等不适。精神欠佳、食欲下降。既往体健，无手术史及服用其他药物病史。体格检查：体温37.2℃，呼吸104次/分，精神欠佳，表述病程不清楚，贫血貌，双侧睑结膜、口唇、甲床苍白，全身及四肢皮肤可见瘀点、瘀斑。双肺呼吸音粗，未闻及明显干湿啰音。肝脾肋下未触及，双下肢无水肿。

（三）实验室检查

1. 血常规

白细胞计数为 10.1×10^9/L，红细胞计数为 2.24×10^{12}/L，血红蛋白为71g/L，血小板计数为 13×10^9/L，RET#为 0.337×10^{12}/L，RET%为15.26%。

2. 其他辅助检查

凝血：D-二聚体为4.70mg/L，活化部分凝血活酶时间（APTT）为20.8秒。

生化：总胆红素为45.4μmol/L，直接胆红素为16.2μmol/L，间接胆红素为29.2μmol/L，谷丙转氨酶为70.5U/L，谷草转氨酶为97.80U/L，γ-谷氨酰转肽酶为91U/L，乳酸脱氢酶为1980U/L，α-羟丁酸脱氢酶为1390U/L，甘油三酯为2.10mmol/L，尿酸为593.90μmol/L，钾为3.20 mmol/L。

Coombs试验：阴性。

其他：铁蛋白为1707ng/mL，超敏C反应蛋白为14.87mg/L，降钙素原为0.19ng/mL，促甲状腺素4.820mIU/L；自身抗体：ANA1：320核颗粒型阳性，SS-A阳性。

尿常规：尿红细胞定性+，尿蛋白定性1+。

血栓弹力图：凝血因子激活时间为3.20分钟，纤维蛋白酶原激活速率为44.40deg，血块强度为33.50mm，凝血综合指数为-3.6，凝血因子功能亢进，纤维蛋白原及血小板功能低下，无纤溶亢进低凝。其余均为阴性。

颅脑CT平扫未见明显异常。肺部CT平扫：双肺散在纤维灶，双肺小结节，请随诊。

浅表淋巴结超声：双侧颈部、双侧腋窝、双侧腹股沟肿大淋巴结。

腹部及肾脏超声：脂肪肝，胆囊、胰腺、脾脏、双肾声像图未见异常。

3. 外周血形态

白细胞分类示核左移，见2%的晚幼粒细胞，形态大致正常。成熟红细胞大小不均一，裂片红细胞较易见（约占14%），易见幼红23：100（图5-4-1和图5-4-2）。

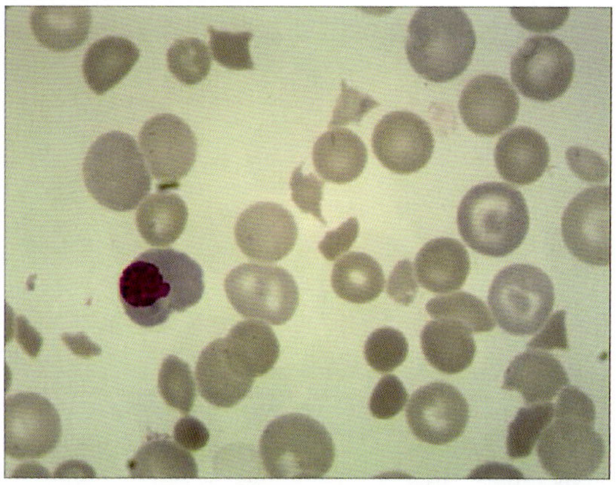

图5-4-1　外周血涂片瑞吉染色，×1000

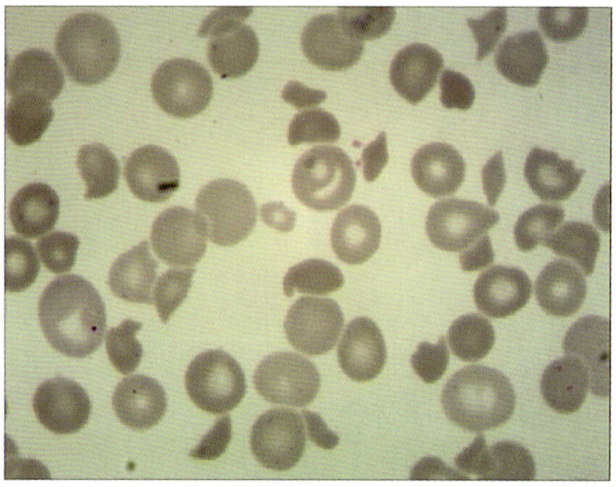

图5-4-2　外周血涂片瑞吉染色，×1000

4.骨髓形态

取材、涂片、染色良好。骨髓增生明显活跃，粒系增生降低，以中性晚幼及杆状核粒细胞为主，细胞形态未见明显异常。红系增生明显活跃，以中、晚幼红细胞为主，偶见巨晚幼红细胞，成熟红细胞大小不一，可见裂片红细胞（2%）及嗜多色性红细胞。淋巴细胞比例正常。全片见巨核细胞116个，分类示成熟障碍，血小板散在少见，未见成簇血小板（图5-4-3和图5-4-4）。

形态学意见：考虑TTP，建议结合临床及相关检查。

5.酶学检查

ADAMTS13酶活性0.40%。

ADAMTS13活性抑制性抗体阳性。

（四）最终诊断

血栓性血小板减少性紫癜（TTP）。

（五）病例解析

患者为青年男性，既往体健，因“恶心、呕吐、发热、头痛2天，发现血常规异常1天”入院，急性发病，贫血严重，全身及四肢皮肤出血表现与血小板减少有关。患者发病有头痛，体检中有一过性思维表述不清的神经精神症状，颅脑CT平扫未见明显异常，非颅脑实质性病变。生化提示溶血，高代谢，蛋白尿提示肾脏受损。临床上表现为血小板减少和溶血性贫血的其他血液疾病，例如Evans综合征、阵发性睡眠性血红蛋白尿、巨幼细胞性贫血、骨髓增生异常综合征等，均可能出现上述症状。Coombs试验阴性排除Evans综合征的可能，该患者具备溶血+血小板减少+神经精神症状+肾损+发热的五联征表现。外周血涂片查见裂片红细胞，排除上述疾病。患者近期无手术史或受伤等可能导致机械性溶血，从而产生红细胞碎片的可能，可排除机械损伤导致的血管内溶血。患者促甲状腺素升高；自身抗体：ANA1:320核颗粒型阳性，SS-A阳性，可能是自身免疫性疾病导致的继发性TMA。最终ADAMTS13酶活性严重缺乏（<10%），ADAMTS-13活性抑制性抗体阳性（+），诊断为TTP。除了临床表现，外周血涂片中红细胞碎片明显升高（比例>1%），是TMA最直接和最重要的形态学证据，病程早期或检验技术等因素可导致假阴性，必要时反复多次检测。ICSH专家组认为诊断TMA进行裂片红细胞计数，应全面评价红细胞的整体形态，并对裂片红细胞进行如下定义：①形状各异、大小不一的红细胞碎片，有的呈刺形、三角形，扭曲形、小新月形，常畸形，深染；②盔形红细胞为受损红细胞，呈半圆盘状，有时可有一个尖角突起或呈盔形；③比碎片稍大的受损红细胞，在破损一侧膜呈现部分凹陷，边缘两端有一对尖角突起，有时为两对甚至三对，通常把这种细胞称为有角红细胞；④小球形红细胞体积通常比正常红细胞小，密度高的圆形深染红细胞，中央淡染区消失，细胞厚径增大，有球形立体感。如果上述1~3种情形存在的话，小球形红细胞计数应在裂片红细胞范围内。

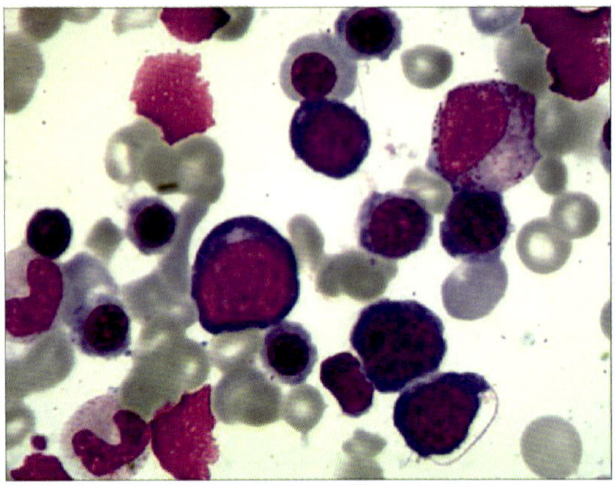

图5-4-3 骨髓涂片瑞吉染色，×1000

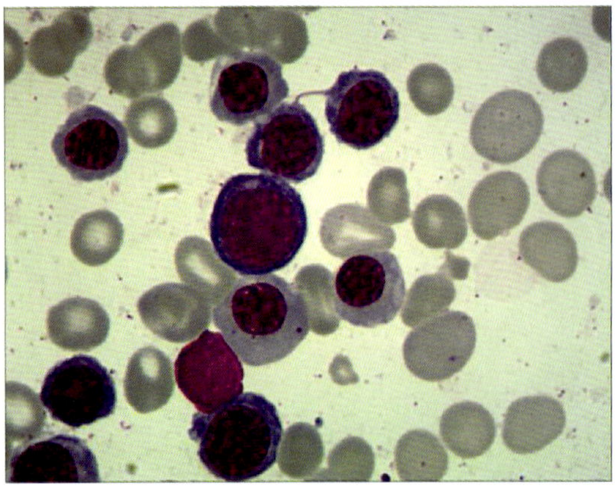

图5-4-4 骨髓涂片瑞吉染色，×1000

（六）诊断要点

见表5-4-1。

表5-4-1 TTP的诊断要点

1.具备TTP临床表现。如微血管病性溶血性贫血、血小板减少、神经精神症状三联征，或具备五联征
2.典型的血细胞计数变化和血生化改变。贫血、血小板计数显著降低，尤其是外周血涂片中红细胞碎片明显升高；血清游离血红蛋白升高，血清乳酸脱氢酶明显升高。凝血功能检查基本正常
3.血浆ADAMTS13活性显著降低，在特发性TTP患者中常检出ADAMTS13抑制物。部分患者此项检查正常
4.排除溶血尿毒综合征(HUS)、弥散性血管内凝血(DIC)、HELLP综合征、Evans综合征、子痫等疾病

（张琼　侯玉兰　幸娟霞　龙芳　张云）

二、原发免疫性血小板减少症

（一）概论

原发免疫性血小板减少症(ITP)是一种因免疫因素导致血小板破坏过多而引发血小板减少的疾病。定义为外周血小板低于100×10^9/L，并排除其他引起血小板减少的诱因或基础疾病。ITP是一种常见的出血性疾病，也是血液科最常见的出血性疾病，本病多发于儿童、青壮年，女性多于男性，60岁以上老年人是高发群体，育龄期女性的发病率略高于同年龄组男性。成人ITP发病率为(2~10)/10万，约占出血性疾病总数的30%。临床以外周血血小板减少、血小板生存时间缩短为特征。儿童患者(急性型)多由病毒抗原激发机体产生抗体，抗体附着于血小板表面并使血小板致敏，后者再被单核-巨噬细胞系统破坏导致血小板减少；成人患者(慢性型)多由机体产生原因不明的抗血小板抗体，该抗体与血小板膜糖蛋白结合，引起血小板在单核-巨噬细胞系统(如脾脏)中过多过快地破坏而导致血小板减少。总的来说，ITP主要发病机制是血小板自身抗原免疫耐受性丢失，导致体液和细胞免疫异常活化，共同介导血小板破坏加速及巨核细胞产生血小板不足。该病临床表现变化较大，无症状血小板减少、皮肤黏膜出血、严重内脏出血、致命性颅内出血均可发生。

ITP的诊断是排他性诊断，通过病史、体格检查、血细胞计数、外周血涂片镜检等除外其他继发因素所致血小板减少后方可确立ITP。至少连续2次血常规检查示血小板计数减少，外周血涂片镜检血细胞形态无明显异常。骨髓检查：ITP患者骨髓细胞形态学特点为巨核细胞增多或正常，伴成熟障碍。从病史来看，ITP通常起病隐匿，病程持续或反复，很少自发缓解，详细的病史询问有助于排查引起血小板降低的原因，特别注意排除其他引起血小板减少的继发性因素，如感染、出血、血栓、肝功能异常、药物、手术等。

（二）简要病史

患者女，64岁，发现牙龈出血3个月，每次出血量不大。体格检查：血常规血小板重度减少入院，无肝脾及淋巴结肿大。

（三）实验室检查

1.血常规

白细胞计数为8.74×10^9/L，血红蛋白为102g/L，血小板计数为1×10^9/L。

2.其他辅助检查

生化肝肾功能无异常，自身免疫抗体阴性、凝血无异常、肝炎标志物(甲、乙、丙、丁、戊)阴性、HIV阴性、梅毒阴性、甲功无异常。肿瘤标志物阴性。

3.外周血形态

白细胞数量正常，中性分叶核比例升高，形态大致正常，成熟红细胞形态正常；血小板罕见(图5-4-5)。

4.骨髓形态

取材、涂片、染色良好。骨髓增生活跃，粒系占61%，比例及形态大致正常；红系占22.5%，以中、晚幼红细胞增生为主，成熟红细胞形态未见明显异常；全片见巨核细胞229个，以颗粒巨核细胞为主，产板型巨核细胞偶见，功能欠佳，示成熟障碍，血小

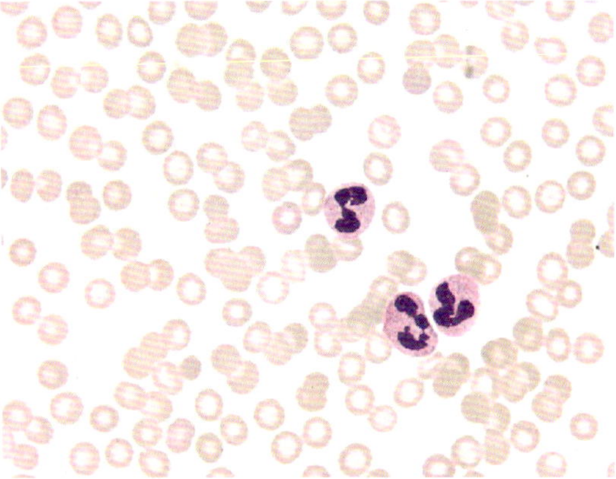

图5-4-5 外周血涂片瑞吉染色,×1000

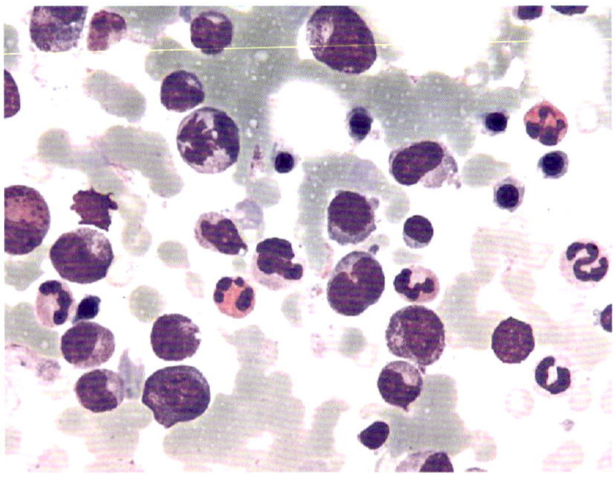

图5-4-6 骨髓涂片瑞吉染色,×1000

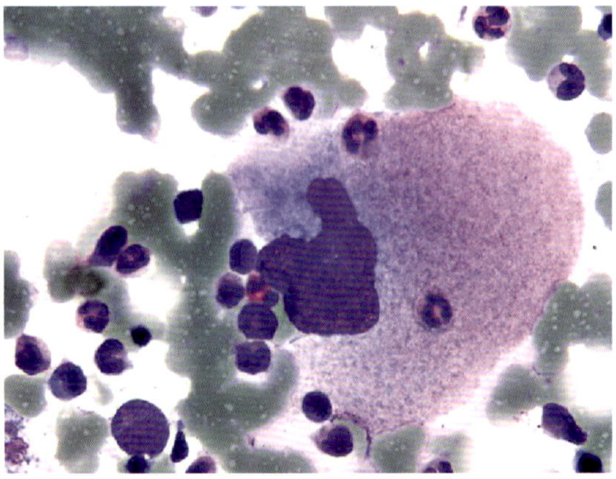

图5-4-7 骨髓涂片瑞吉染色,×1000

板少见。

形态学意见:巨核细胞增多伴成熟障碍,血小板少见(图5-4-6和图5-4-7)。

(四)最终诊断

原发免疫性血小板减少症(ITP)。

(五)病例解析

患者为老年女性,牙龈出血3月余,考虑血小板减少有关,入院后自身免疫相关抗体均阴性,排除自身免疫系统疾病,血常规提示单纯血小板减少,无其他阳性结果。外周血形态学红细胞及白细胞形态未见异常,血小板减少,未见异常血小板;骨髓涂片红系及白细胞分类及比例未见明显异常,巨核细胞增生,颗粒巨核细胞增多,产板型巨核细胞少见,巨核系示成熟障碍。综合其他相关检查排除了其他继发原因导致的血小板减少,故考虑ITP可能。入院后及时输注血小板、静脉输注免疫球蛋白(IVIg)及泼尼松治疗有反应,1周内患者血小板升至正常,未有牙龈出血表现,说明治疗有效。故本例诊断为免疫性血小板减少症(ITP),诊断关键点在于排除引起血小板减少的其他病因以及骨髓形态学表现为巨核细胞增多伴成熟障碍。

(六)诊断要点

见表5-4-2。

表5-4-2 ITP的诊断点

ITP的诊断仍基于临床排除法,须除外其他原因所致血小板减少。需详细询问病史及体格检查后,其余诊断要点包括:
1. 至少连续2次血常规检查示血小板计数减少,外周血涂片镜检血细胞形态无明显异常
2. 脾脏一般不增大
3. 骨髓检查:ITP患者骨髓细胞形态学特点为巨核细胞增多或正常,伴成熟障碍
4. 须排除其他继发性血小板减少症:自身免疫性疾病、甲状腺疾病、淋巴系统增殖性疾病、骨髓增生异常综合征(MDS)、再生障碍性贫血(AA)、各种恶性血液病、肿瘤浸润、慢性肝病、脾功能亢进、常见变异型免疫缺陷病(CVID)、感染、疫苗接种等所致继发性血小板减少;血小板消耗性减少;药物所致血小板减少;同种免疫性血小板减少;妊娠期血小板减少;先天性血小板减少及假性血小板减少

(付素容 幸娟霞 吴佗 龙芳 李婷)

三、噬血细胞性淋巴组织细胞增生症

(一)概论

噬血细胞性淋巴组织细胞增生症(HLH)又称为噬血细胞综合征(HPS),是一种遗传性或获得性免疫调节功能异常导致的淋巴细胞、单核细胞和巨噬细胞异常激活、增殖和分泌大量炎性细胞因子引起的过度炎症反应综合征。HLH缺乏特异性临床表现,以发热、血细胞减少、肝脾肿大及肝、脾、淋巴结和骨髓组织发现噬血现象为主要临床特征。由于HLH的潜在病因多种多样,首诊科室较多,存在多学科交叉的特点,容易误诊、漏诊。HLH是一种进展迅速的高致死性疾病,一旦发生,进展很快,直接危及患者生命,HLH未经治疗的中位生存时间不超过2个月。按照是否存在明确的HLH相关的基因异常,HLH可分为"原发性"和"继发性"两类。原发性HLH由遗传性淋巴细胞毒功能受损或炎症活性相关基因缺陷导致,遗传方式主要为性染色体和(或)常染色体隐性遗传。目前报道的HLH相关基因有100余种,相对明确的HLH致病基因有17种。继发性HLH:由肿瘤、自身免疫性疾病、感染等多种诱因所致的严重炎症反应综合征,通常无已知的HLH致病基因缺陷及家族史。病毒是感染相关HLH最常见的诱因,尤以EB病毒(EBV)感染最常见。

(二)简要病史

患者男,65岁,1个月前出现发热,伴乏力、食欲缺乏,伴气短,在外院给予抗感染、抗病毒及补液支持治疗,患者仍有间断发热,最高体温40.5℃,精神差,乏力明显。4天前无明显诱因出现恶心、呕吐伴腹泻,就诊于我院。体格检查:体温39.3℃,心率108次/分,血压90/60mmHg。神志清晰,精神较差,贫血貌,咽部充血,双肺呼吸音低,闻及散在湿性啰音,腹部平坦,无压痛、反跳痛,肝脾肋下未触及,双侧腹股沟触及黄豆大小淋巴结,双下肢轻度水肿,四肢散在瘀斑。

(三)实验室检查

1.血常规

白细胞计数为2.9×10^9/L,红细胞计数为2.34×10^9/L,血红蛋白为64g/L,血小板计数为13×10^9/L,中性粒细胞绝对值为1.93×10^9/L,淋巴细胞绝对值为0.60×10^9/L。

2.其他实验室检查

凝血:D-二聚体为2.53mg/L,凝血酶原时间(PT)为17.6秒,部分凝血活酶时间(APTT)为56.3秒,纤维蛋白原为4.4g/L。

血清学:C反应蛋白为191.09mg/L。

生化:总胆红素为86.2μmol/L,直接胆红素为48.0μmol/L,间接胆红素为38.2μmol/L,总蛋白为41.4g/L,白蛋白为20.1g/L,谷草转氨酶为36.70U/L,甘油三酯为2.30mmol/L,乳酸脱氢酶为393U/L,α-羟丁酸脱氢酶为283U/L。

铁蛋白:>2000ng/mL,维生素B_{12}为505.5pmol/L,叶酸为3.29nmol/L。

肿瘤标志物及乙肝病毒定量未见明显异常。

EB病毒DNA定量2.80×10^3拷贝/mL。

自身抗体:ANA 1∶100阳性,其余均为阴性。

免疫学检查:sCD25(可溶性白介素-2受体)为43 103pg/L,NK细胞活性为29.83%。

超声:肝囊肿、右肾囊肿、脾大;双侧腋窝、双侧腹股沟区实性团块,考虑淋巴结。

PET-CT:①中轴骨散在葡萄糖代谢升高,脾大伴葡萄糖代谢升高;②双肺弥漫性葡萄糖代谢升高,双肺上叶多发微结节灶及纤维条索灶伴糖代谢轻度升高。

3.外周血形态

白细胞总数降低,分类以中性分叶核为主,部分粒细胞质内可见中毒颗粒和空泡,偶见异型淋巴细胞,成熟红细胞大小较一致,血小板单个少见(图5-4-8和图5-4-9)。

4.骨髓形态

取材、涂片、染色良好。骨髓增生明显活跃,粒

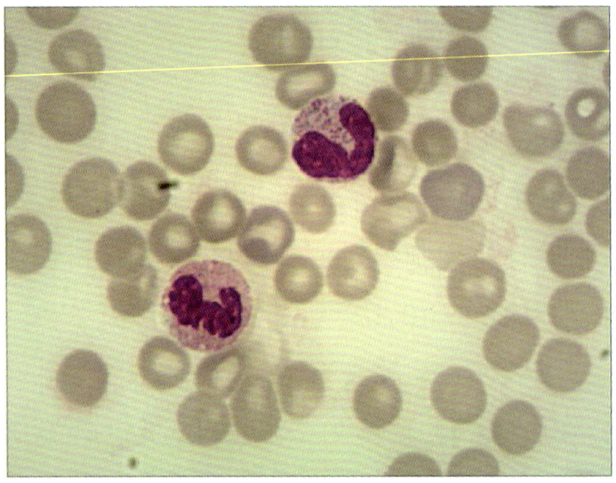

图 5-4-8 外周血涂片瑞吉染色,×1000

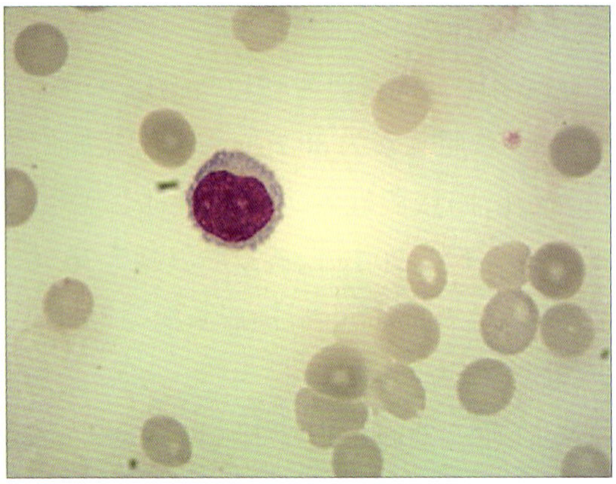

图 5-4-9 外周血涂片瑞吉染色,×1000

系各阶段细胞均可见,分类以中、晚幼粒、杆状核粒细胞为主,部分粒细胞大小不等,胞质内颗粒增多、增粗,可见空泡变性。红系增生活跃,以中、晚幼红细胞为主,成熟红细胞大小较一致。涂片中易见组织细胞及吞噬组织细胞,主要吞噬血小板、淋巴细胞、中性粒细胞及有核红细胞。全片见巨核细胞43个,血小板散在少见。

形态学意见:噬血细胞易见,建议结合临床及相关检查待排HLH(图5-4-10至图5-4-13)。

5.骨髓活检

骨髓增生活跃,三系增生可,请结合临床、骨髓涂片及其他相关检查。

6.免疫分型

未检测到明显的急性白血病、NHL和高危MDS相关免疫表型异常证据。

(四)最终诊断

噬血细胞性淋巴组织细胞增生症(HLH)。

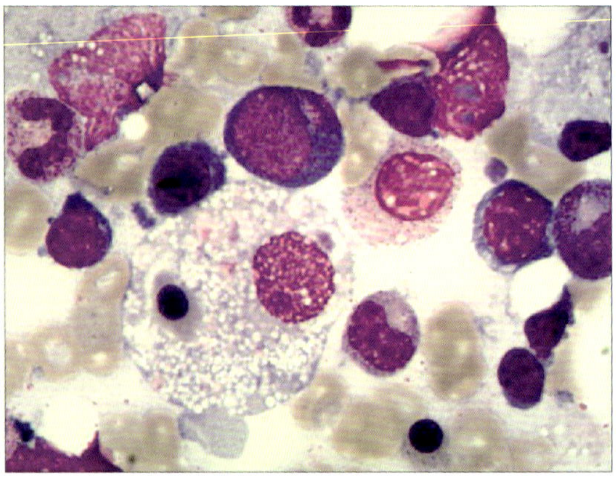

图 5-4-10 骨髓涂片瑞吉染色,×1000

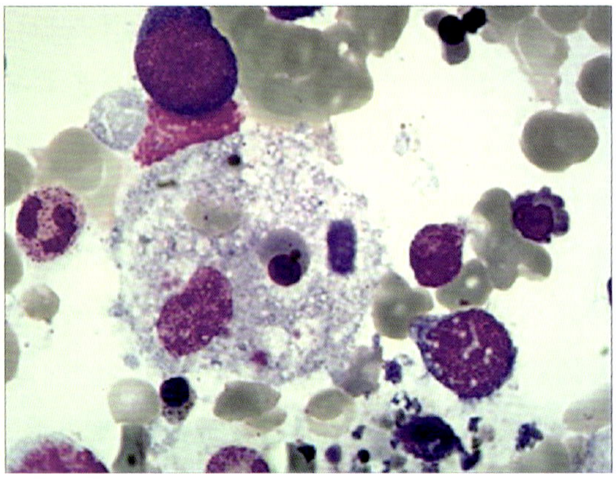

图 5-4-11 骨髓涂片瑞吉染色,×1000

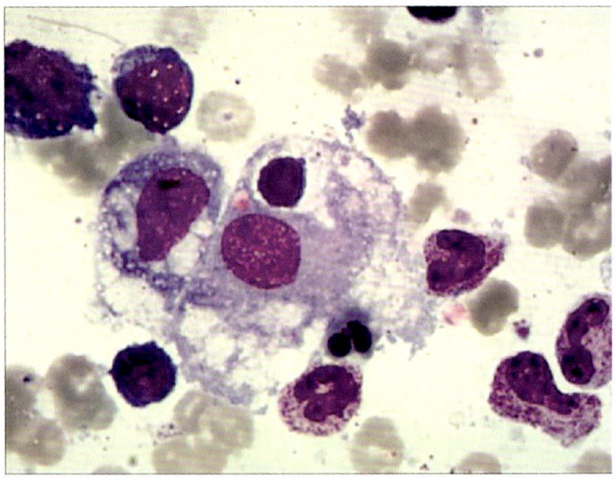

图 5-4-12 骨髓涂片瑞吉染色,×1000

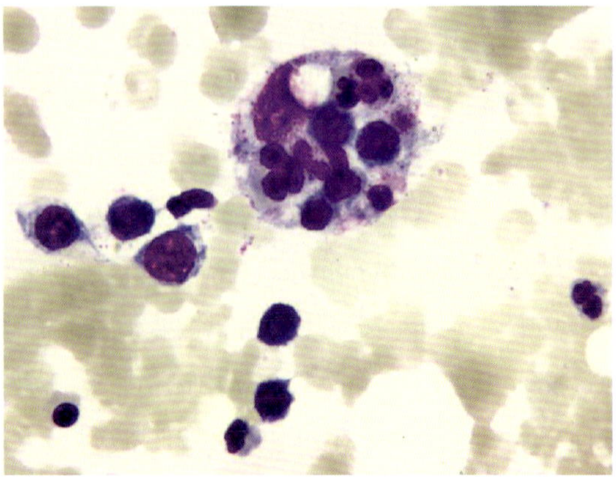

图 5-4-13 骨髓涂片瑞吉染色,×1000

（五）病例解析

患者为老年男性间断发热1月余，体温最高达40.5℃，伴三系细胞减少，腹部超声提示脾大，淋巴结肿大；铁蛋白升高>500ng/mL，高甘油三酯血症，血浆sCD25明显升高，尽管纤维蛋白原是升高的，NK细胞活性也未见降低，但是骨髓涂片中易见组织细胞及吞噬组织细胞，符合HLH诊断标准8条指标中的6条，足够诊断为噬血细胞综合征。当患者诊断HLH时，寻找导致HLH的原因也很重要，该患者EB病毒DNA定量拷贝数升高，咽部充血，腹股沟及腋窝淋巴结肿大，不除外EB病毒感染所致；但是因未进行淋巴结活检，患者要求自动出院，淋巴结活检及免疫组化未完善，并不能完善除外淋巴瘤等原因所致。分析现有的结果该患者可能是EB病毒感染触发宿主免疫功能受损而致病，也可能是淋巴瘤相关HLH，EBV感染参与了在各种类型HLH的疾病过程，并非仅见于EBV-HLH。在淋巴瘤相关噬血细胞综合征（LA-HLH）患者中，其可能是HLH的感染诱因，亦可能是EBV阳性淋巴瘤的疾病表现，但目前骨髓形态学仅见噬血细胞，并未见淋巴瘤细胞，流式检查也未提示异常，因此，倾向于与病毒感染相关的HLH。

（六）诊断标准

见表5-4-3。

诊断流程图见图5-4-14。

（赵浩宇　洪军　吴佗　张云　曹艳林）

表5-4-3　HLH的诊断要点

目前公认的HLH诊断标准，国际组织细胞协会于2004年修订，符合以下2条标准中任何一条时可诊断HLH
1. 分子诊断符合HLH：存在目前已知的HLH相关致病基因，如PRF1、UNC13D、STX11、STXBP2、Rab27a、LYST、SH2D1A、BIRC4、ITK、AP3β1、MAGT1、CD27等病理性突变
2. 符合以下8条指标中的5条或以上：
（1）发热：体温>38.5℃，持续>7天
（2）脾大
（3）血细胞减少（累及外周血两系或三系）：血红蛋白<90g/L（<4周婴儿，血红蛋白<100g/L），血小板<100×10⁹/L，中性粒细胞<1.0×10⁹/L且非骨髓造血功能降低所致
（4）高甘油三酯血症和（或）低纤维蛋白原血症：甘油三酯>3mmol/L或高于同年龄的3个标准差，纤维蛋白原<1.5g/L或低于同年龄的3个标准差
（5）在骨髓、脾脏、肝脏或淋巴结中发现噬血现象
（6）NK细胞活性降低或缺如
（7）血清铁蛋白升高：铁蛋白≥500μg/L
（8）sCD25（可溶性白细胞介素-2受体）升高

四、嗜酸性粒细胞增多症

（一）概论

嗜酸性粒细胞增多症（HE）定义为外周血嗜酸性粒细胞计数>0.5×10^9/L。可根据病因大致分为四类：遗传性、反应性、原发性和特发性。遗传性极为罕见；反应性嗜酸性粒细胞增多见于过敏性疾病、某些感染、皮肤病、肿瘤等；原发性指克隆性嗜酸性粒细胞增多的各种血液肿瘤，包括急慢性嗜酸性粒细胞白血病；特发性嗜酸性粒细胞增多综合征（IHES）是一组原因不明，嗜酸性粒细胞持续升高，并伴有嗜酸性粒细胞介导的器官损害的疾病。IHES诊断标准为符合嗜酸性粒细胞增多症，其定义为至少两次测得外周血中嗜酸性粒细胞绝对计数>1.5×10^9/L，持续≥6个月；存在嗜酸性粒细胞介导的器官损伤证据；除外其他嗜酸性粒细胞增多的原因。反应性嗜酸性粒细胞增多症最常见，常见寄生虫感染、过敏性疾病、多种药物反应等基础疾病所致的嗜酸性粒细胞增多呈非克隆型。

（二）简要病史

患者男，31岁，入院前10天无明显诱因出现咳

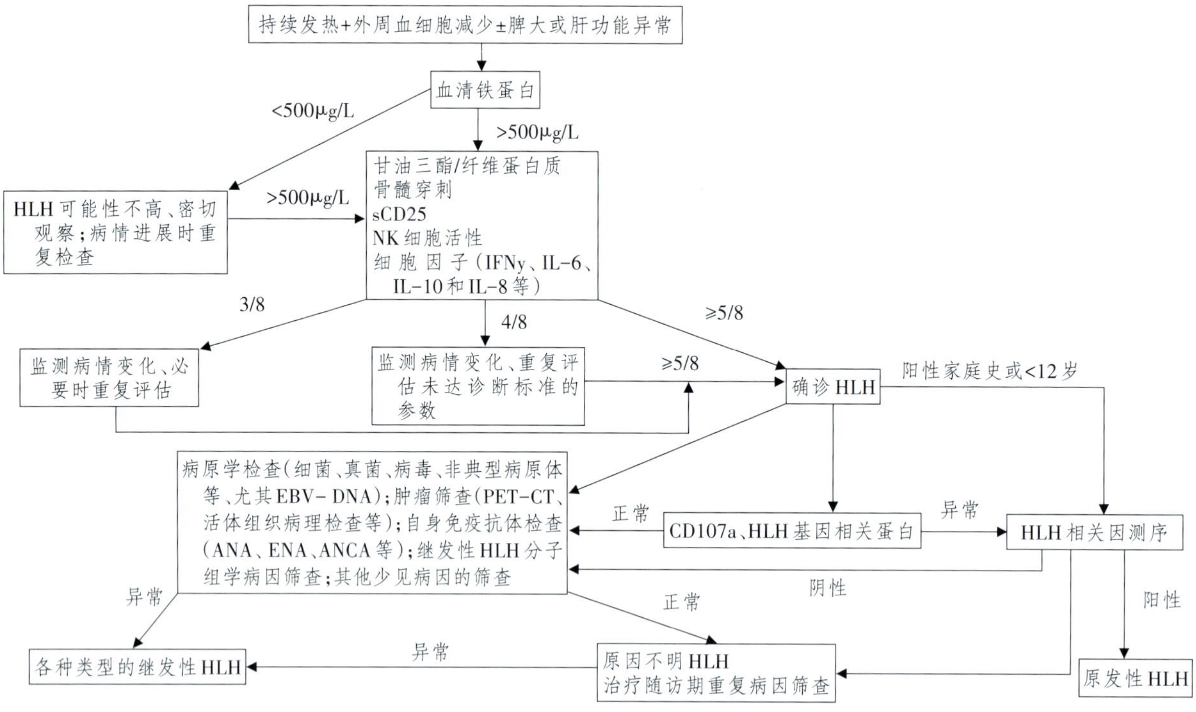

图5-4-14 HLH诊断流程图[摘自:中国噬血细胞综合征诊断与治疗指南(2022年版)]

嗽,呈阵发性咳嗽,无明显加重及减轻,伴腹泻,约2次/d,行胸部CT检查提示右肺下叶背段14mm×8mm结节,无畏寒发热,全身皮肤、黏膜未见黄染及出血点;全身浅表淋巴结未触及肿块,详细询问病史患者于4月前有大量进食小龙虾史,否认进食生肉史,无疫区居留史。

(三)实验室检查

1. 血常规

白细胞计数为15.59×10⁹/L,中性粒细胞绝对值为5.67×10⁹/L,嗜酸性粒细胞绝对值为6.94×10⁹/L,中性粒细胞百分比为36.40%,嗜酸性粒细胞百分比为44.5%,血红蛋白为146g/L,血小板计数为192×10⁹/L。

2. 外周血形态

白细胞偏高,分类可见成熟嗜酸性粒细胞比例明显升高,占52%,成熟红细胞形态正常,血小板成簇可见。未见血液寄生虫(图5-4-15)。

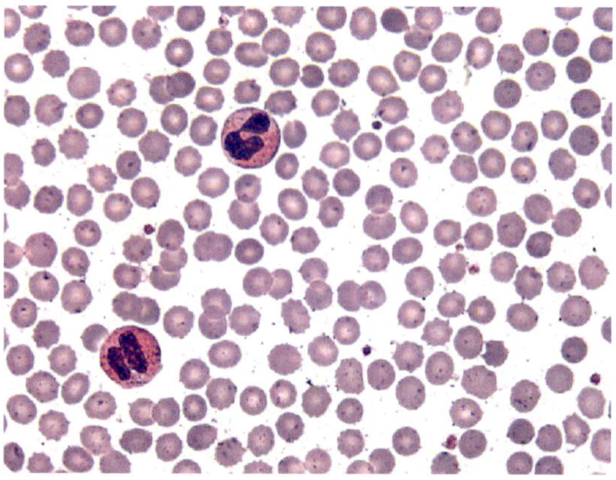

图5-4-15 外周血涂片瑞氏染色,×1000

3. 骨髓形态

取材、涂片、染色良好。骨髓增生明显活跃,粒系明显增生,占70%,嗜酸性粒细胞比例明显升高,占47%,中、晚幼嗜酸性粒细胞可见,形态大致正常。红系占25%,以中、晚幼红细胞为主,形态未见异常。全片见巨核细胞238个,血小板成簇可见。未见血液寄生虫(见图5-4-16和图5-4-17)。

形态学意见:①嗜酸性粒细胞比例升高;②建议结合过敏原及寄生虫相关检查。

4. 实验室检查

外送寄生虫抗体检测:包虫IgG抗体(+)。

(四)最终诊断

嗜酸性粒细胞增多症(反应性)。

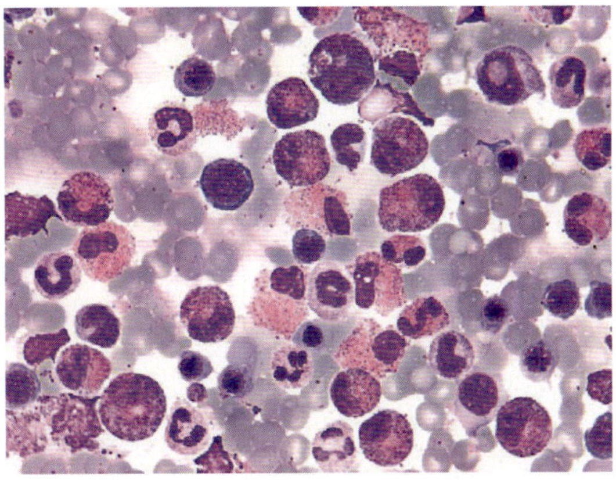

图5-4-16　骨髓涂片瑞氏染色，×1000

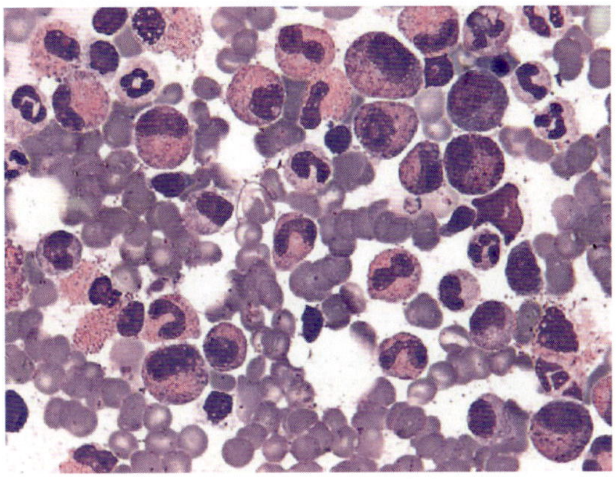

图5-4-17　骨髓涂片瑞氏染色，×1000

（五）病例解析

患者为中年男性，无明显原因咳嗽、腹泻就诊，行胸部CT检查提示右肺下叶背段14mm×8mm结节，虽无畏寒发热，肺结核病不能排除，详细询问病史患者于4个月前有大量进食小龙虾史，否认进食生肉史。血常规检查嗜酸性粒细胞绝对值及比值明显升高，不排除患者为寄生虫感染或其他原因导致嗜酸性粒细胞增多。骨髓涂片可见中、晚幼及以下阶段嗜酸性粒细胞，形态大致正常，可以基本排除急性嗜酸性粒细胞白血病、慢性髓细胞白血病等血液肿瘤性疾病导致的嗜酸性粒细胞增多，未见血液寄生虫，但包虫IgG抗体(+)，患者肺部阴影可能为寄生虫感染导致，需要进一步行纤支镜检查明确病原学。寄生虫感染是嗜酸性粒细胞增多的常见原因，临床对于原因不明的嗜酸性粒细胞增多，需要仔细询问患者的饮食史及生活环境，尤其出现呼吸及消化系统受累表现的高嗜酸细胞血症患者应警惕寄生虫感染可能。对于粪便检查无法发现寄生虫证据时，还需进行相关血液学和组织学检查明确病因，也需完善骨髓检查排除血液疾病导致的嗜酸性粒细胞增多。

（六）诊断要点

见表5-4-4。嗜酸性粒细胞增多诊断流程图见图5-4-18。

表5-4-4　嗜酸性粒细胞增多的诊断要点

常见嗜酸升高疾病类型	诊断主要依据：遗传或分子生物学
FIP1L1-PDGFRA阳性的伴嗜酸性粒细胞增多髓系或淋系肿瘤	检出FIP1L1-PDGFRA阳性或其他基因与PDGFRA重排
ETV6-PDGFRB或其他PDGFRB重排的髓系/淋系肿瘤	存在t(8;12)(q31q33;p12)或其他易位，或ETV6-PDGFRB或其他PDGFRB重排
PGFR1重排相关的MPN或AML或T/B细胞急淋	存在t(8;13)(p11;q12)或其他易位导致PGFR1重排
PCM1-JAK2阳性的髓系/淋系肿瘤	存在t(8;9)(p22;p24.1)或其他易位导致的JAK2重排
CES，NOS	嗜酸性粒细胞增多大于1500/μL 除外BCR/ABL1阳性的CML、PV、ET、PMF、CNL、CMML、aCML 无PDGFRA、PDGFRB、FGFR1、PCM1-JAK2、ETV6-JAK2、BCR-JAK2重排 原始细胞小于20%，但是无inv(16)(p13.1q22)，t(16;16)(p13;q22)克隆证据，或外周血原始细胞大于2%，骨髓大于5%
特发性嗜酸性粒细胞增多综合征	除外反应性嗜酸细胞增多症 除外淋巴细胞变异型嗜酸性粒细胞增多症 除外CES，NOS 除外WHO定义的嗜酸性粒细胞增多的髓系肿瘤 除外PDGFRA、PDGFRB、FGFR1、PCM1-JAK2重排的嗜酸细胞增多的MPN或AML/ALL 外周血嗜酸细胞绝对值大于1500/μL，持续6个月，伴组织损伤。若无组织损伤，则为特发性嗜酸细胞增多症

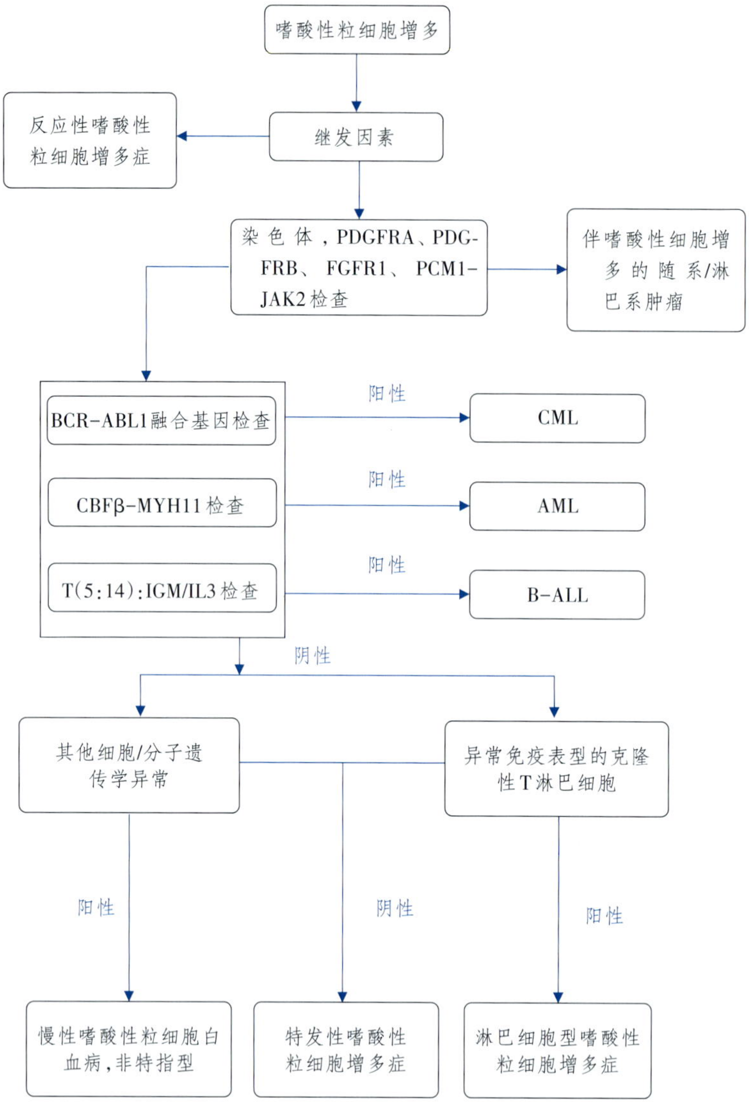

图5-4-18 嗜酸性粒细胞增多的诊断流程图

（刘婷婷 辛娟霞 吴佗 张云 李婷）

五、类白血病反应

（一）概论

类白血病反应（LR）简称类白，是由于某些因素刺激机体造血组织所引起的类似白血病的血液学改变。其特点为外周血白细胞数显著升高和（或）有原始、幼稚细胞出现，多有明确的病因，在原发疾病好转或原发病因解除后，类白血病反应消失。根据外周血白细胞的数量可将LR分为白细胞增多型和白细胞不增多型。按细胞种类LR又可分为以下几型：①中性粒细胞型；②淋巴细胞型；③嗜酸性粒细胞型；④单核细胞型；⑤红白血病型；⑥浆细胞型。

LR血象白细胞显著增加（$>50\times10^9/L$），但一般不超过$120\times10^9/L$，有或无幼稚细胞，少数病例白细胞正常。红细胞、血红蛋白无明显变化，血小板正常或增多。骨髓象一般改变不大，中性粒细胞型除增生活跃外，常有中毒颗粒或空泡改变。少数病例原始和幼稚细胞升高，但红细胞系和巨核细胞系无明显异常。LR患者必要时要做骨髓象检查，以排除白血病和MDS。中性粒细胞型的类白血病反应NAP积分明显升高，Ph染色体阴性，以及骨髓病理学检查有助于排除CML。

1. 中性粒细胞型

白细胞计数可达(30~50) × 10^9/L，中性粒细胞显著增多并伴有核左移现象，除中性杆状核粒细胞外，还可出现晚幼粒或中幼粒细胞，甚至可见早幼粒和原始粒细胞，中性粒细胞常见毒性变，如中毒颗粒、核固缩、杜勒小体和空泡等。

2. 淋巴细胞型

白细胞计数常为(20~30) × 10^9/L，也有超过50 × 10^9/L者。血涂片中淋巴细胞超过40%，多数为成熟淋巴细胞，可见幼稚淋巴细胞和(或)异型淋巴细胞，原始淋巴细胞升高不明显。

3. 单核细胞型

白细胞计数常>30 × 10^9/L，一般不超过50 × 10^9/L，单核细胞常>30%，偶见幼单核细胞。

4. 嗜酸性粒细胞型

白细胞计数>20 × 10^9/L，嗜酸性粒细胞显著增多，超过20%，甚至达90%，基本上为成熟型嗜酸性粒细胞。

5. 红白血病型

外周血有幼稚红细胞和幼稚粒细胞，骨髓中可见红系和粒系细胞增生，但无红白血病时的细胞畸形。此外，还需排除其他骨髓疾病(如结核、骨髓纤维化、恶性肿瘤转移等)所致的幼粒幼红细胞增多症。

6. 浆细胞型

外周血白细胞可增多，浆细胞分类计数升高，同时可见幼稚浆细胞，但与此同时有中性粒细胞核左移，单核细胞相应增多，骨髓象示浆细胞系统增生活跃，但一般在20%以下，可见少量的幼浆细胞，甚至原浆细胞。

7. 白细胞不增多型类白血病反应

白细胞计数不增多，但血象中出现幼稚细胞。

(二)简要病史

患者男，70岁，左侧膝部皮肤恶性肿瘤(鳞状细胞癌)大腿截肢术后3个多月，伴有转移性纵隔恶性肿瘤(低分化鳞癌，TxNxM1A Ⅳ期)及阻塞性肺炎。体格检查：体温36.8℃，肝脾未触及。

(三)实验室检查

1. 血常规

白细胞计数为54.19 × 10^9/L，血红蛋白为117g/L，血小板计数为419 × 10^9/L，中性粒细胞绝对值为52.08 × 10^9/L，中性粒细胞百分比为96.10%。

2. 外周血形态

白细胞升高，中性粒细胞升高，中性杆状核升高，分类核左移，部分细胞胞质中颗粒增多、增粗。成熟红细胞形态正常；血小板增多(图5-4-19)。

3. 骨髓形态

取材、涂片、染色良好。骨髓增生明显活跃，粒系明显增生，各阶段可见，中性杆状核和分叶核粒细胞比例升高，部分细胞质中颗粒明显增多、增粗，偶见空泡变性。红系比例降低，成熟红细胞形态大小略不均。全片见巨核细胞55个，产板型可见，血小板成簇可见。NAP：阳性率98%，+++/++++的细胞占80%左右，积分313分。

形态学意见：类白血病反应，建议结合临床及相关检查(图5-4-20至图5-4-23)。

(四)最终诊断

类白血病反应。

(五)病例解析

患者为老年男性，有肿瘤病史，有截肢手术史，术后3个月阻塞性肺炎，感染及肿瘤明确，血常规

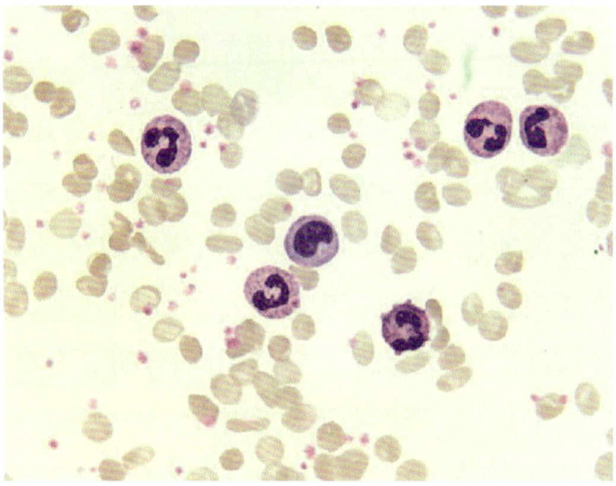

图5-4-19 外周血涂片瑞吉染色，×1000

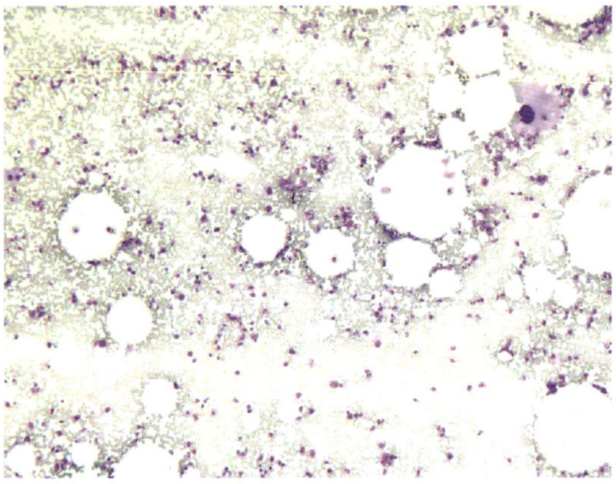

图5-4-20 骨髓涂片瑞吉染色，×100

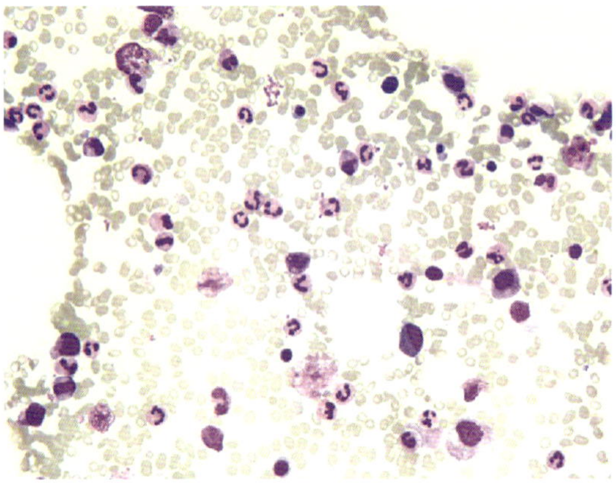

图5-4-21 骨髓涂片瑞吉染色，×400

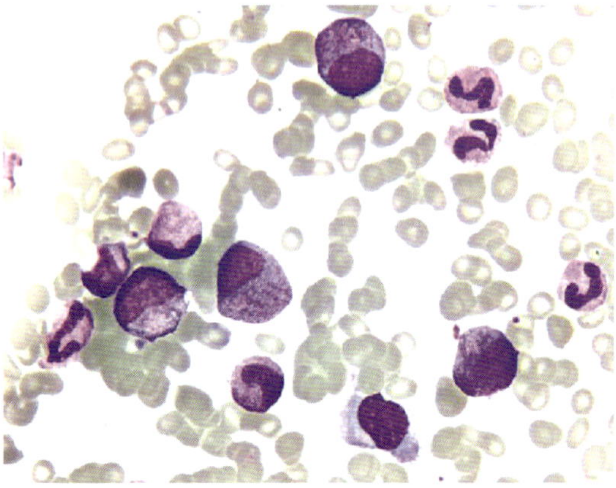

图5-4-22 骨髓涂片瑞吉染色，×1000

白细胞增多，白细胞计数>50×10^9/L，血红蛋白基本正常，血小板轻度升高，考虑感染及肿瘤诱导类白血病的可能性大，查体肝脾不大，需要进一步镜检及骨髓检查，外周血示中性粒细胞比例升高，呈核左移，表现为粒系毒性改变，NAP积分明显升高，嗜酸嗜碱不高，骨髓象提示粒系增生、核左移及毒性改变，因此，结合病史、血常规、外周血形态以及骨

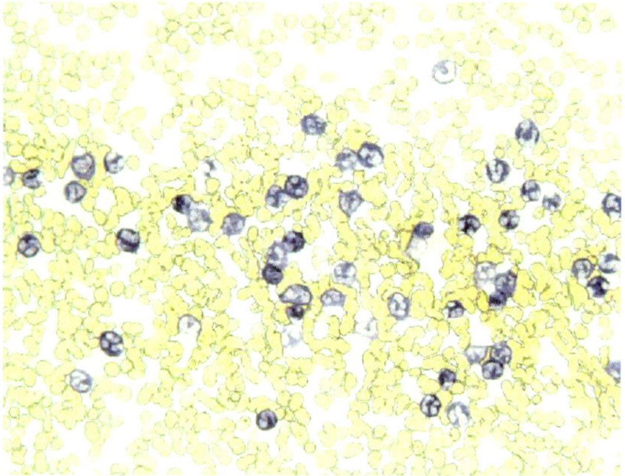

图5-4-23 骨髓涂片NAP染色，×400

髓细胞学检查，综合诊断为类白血病反应。本例为粒细胞型类白血病反应，中性粒细胞绝对值为52.08×10^9/L。

诊断类白血病反应（粒细胞型）需要与CML的鉴别，二者血象有近似之处：都可以表现为白细胞升高，可见幼稚粒细胞增多。但二者又有许多不同之处，主要表现为以下几点。①类白血病反应有明确的病因，血象随原发病缓解后恢复正常，CML为起源于造血干细胞的恶性肿瘤，外周血及骨髓的异常为疾病本身的表现；②类白血病反应少见脾大，CML多有脾大，甚至巨脾；③骨髓涂片，类白血病反应活跃/明显活跃，嗜酸、嗜碱性粒细胞一般不增多，CML往往明显/极度活跃，嗜酸、嗜碱性粒细胞增多；④NAP染色积分：类白血病反应多升高，CML慢性期多明显降低或为零；⑤类白血病反应BCR-ABL1融合基因和Ph染色体均为阴性，CML的BCR-ABL1融合基因和Ph染色体均为阳性，这也是二者很好的鉴别手段。

此外，还需要与CNL鉴别。两者均可白细胞升高，粒细胞升高，NAP阳性率及积分升高，但CNL无明显原发病，表现为持续中性粒细胞增多，以成熟粒细胞为主，幼粒<10%，常伴有脾大，常有CSF3R T618I基因突变。

（六）诊断要点

见表5-4-5。

表5-4-5　类白血病反应的诊断要点

1. 常有原发病
2. 外周血白细胞计数>50×10⁹/L，可见幼稚细胞增多，常伴粒细胞毒性变；骨髓检查常粒系细胞升高，常有中毒颗粒或空泡改变
3. NAP阳性率及积分常升高
4. 需要与CML、CNL鉴别

（付素容　幸娟霞　龙芳　李婷　张云）

六、百日咳

（一）概论

百日咳是由百日咳鲍特菌引起的急性呼吸道感染性疾病，其属于博德特氏菌属，无鞭毛、芽孢、革兰阴性。其他鲍特菌属（包括副百日咳鲍特菌、支气管败血鲍特菌、霍氏鲍特菌）也可引起痉挛性咳嗽，但通常没有百日咳严重，临床常把这些非百日咳鲍特菌引起的或病原不明的痉挛性咳嗽称为类百日咳综合征。百日咳具有高度的传染性，通过呼吸道飞沫传播，而且可通过咳嗽、打喷嚏或长时间共用呼吸空间传播。易感人群：免疫力低下者，尤其是儿童及新生儿。百日咳的传染源76%~83%来源于患儿的家庭成员。疾病潜伏期6~20天，典型的百日咳有三个病程（卡他期、发作期和恢复期）可达数周至3个月左右，因此称为“百日咳”。虽然全球都普遍开展了百日咳疫苗接种，但百日咳发病率呈周期性上升，年发病率波动于（1~4）/10万。据WHO数据显示，百日咳婴儿病死率高达4%。可能因素包括：医务人员对百日咳的知晓度和关注度的有待提高、监测敏感度有待提升、新的实验室检测技术的应用不广泛、部分地区疫苗接种率下降、疫苗保护效果不佳、疫苗接种后保护作用持续时间较短等。

百日咳的典型表现包括阵发性咳嗽、吸入性哮声（阵咳终末可闻及鸡鸣声）和咳嗽后呕吐，通常发生在未接种疫苗的10岁以下儿童初次感染时，但接种过疫苗的儿童和成人也可能发生。1岁内婴儿感染百日咳容易发生严重病症，可能出现呼吸暂停、癫痫发作或肺高压等并发症，死亡率约为1%。接种过百白破疫苗的儿童感染百日咳后的临床表现和病程通常没那么严重，也可能不会出现症状，或者只有轻微咳嗽但不出现任何典型表现。有研究显示，多达56%的实验室确诊感染者没有症状。有急性咳嗽（<28天）的成人中，百日咳杆菌感染的比例是3%；咳嗽>2周则更可能是百日咳。百日咳在未免疫或未完成免疫儿童的血常规具有典型的血象改变，即表现为外周血白细胞计数明显升高，痉咳期最为明显，可高达（20~50）×10⁹/L，甚至更高，以淋巴细胞为主，比例60%~90%。常见裂隙核淋巴细胞为临床提供线索，进而建议临床行PCR或培养或单次ELISA检测，百日咳鲍特菌核酸检测阳性或培养检出百日咳鲍特菌或PT-lgG滴度出现明显升高而确诊。

（二）简要病史

患儿女，9个月，因“咳嗽1周”就诊，主要呈阵发性连声咳嗽，咳不剧，伴流涕、喷嚏、流泪，无高热、食欲缺乏、抽搐等。胸部X线检查示支气管肺炎，门诊拟支气管肺炎入院。体格检查：体温36.8℃，精神可，双肺呼吸音粗，未闻及干湿啰音，心、腹、神经系统查体无特殊。患儿入院后出现剧烈的成串痉挛性咳嗽，咳时颜面涨红，口唇发绀，持续数十秒，又再次咳嗽，反复多次，伴呕吐，夜间加重，似有“鸡鸣样”回声。进一步询问患儿是否未按计划接种百日咳疫苗。

（三）实验室检查

1. 血常规

白细胞计数为55×10⁹/L，血红蛋白为124g/L，血小板计数为165×10⁹/L，淋巴细胞计数为41.25×10⁹/L。

2. 其他辅助检查

CRP检测正常，SAA正常，PCT正常，ASO正常，上呼吸道11项阴性，肝肾功能、电解质均无明显异常。

3. 外周血形态

白细胞升高，淋巴细胞比例升高，裂隙淋巴细胞约占32%，红细胞形态大致正常。血小板散在或成簇可见（图5-4-24和图5-4-25）。

4. 骨髓形态

取材、涂片、染色良好。骨髓增生明显活跃，粒红系增生活跃，各阶段可见，部分粒细胞质中颗粒明显增多、增粗，分叶核粒细胞比例偏低，余未见明显异常。淋巴细胞占28%，裂隙淋巴细胞约占有核细胞6%，其胞体圆形、类圆形，胞质少或极少，呈淡蓝色，无颗粒，胞核类圆形，核上有明显的裂隙，如刀砍痕，核染色质聚集，呈块状，无核仁。全片见巨核细胞7个，血小板散在可见（图5-4-26和图5-4-27）。

形态学意见：裂隙核淋巴细胞偏高，不除外百日咳，建议结合临床，完善相关检查。

5. 分子生物学检查

百日咳鲍特菌核酸检测阳性。

（四）最终诊断

百日咳。

（五）病例解析

患儿为9个月女童，因“咳嗽1周”就诊，主要呈阵发性连声咳嗽，伴流涕、喷嚏、流泪，无高热，早期表现如普通感冒，入院后突发进展为严重的痉挛性咳嗽，似有“鸡鸣样”回声。临床症状结合患儿年龄，首先考虑百日咳，查血常规白细胞高，淋巴细胞为主，外周血涂片所见裂隙淋巴细胞约占32%，最终PCR检测证实为百日咳鲍特菌感染所致。婴幼儿是百日咳的易感人群，未到免疫接种年龄或未完成全程接种的婴幼儿更是高发人群，本例患儿没有

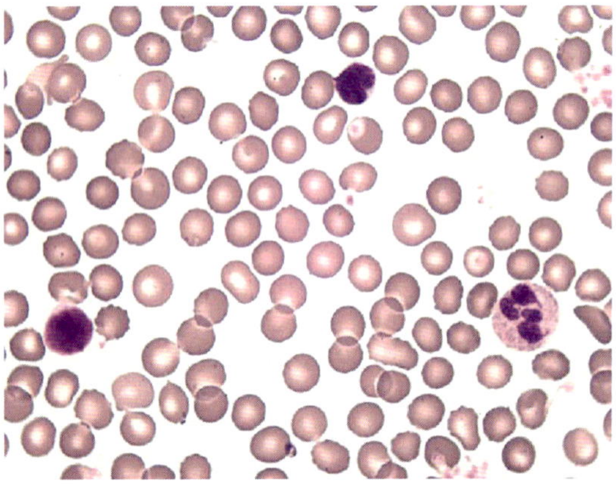

图5-4-24 外周血涂片瑞吉染色，×1000

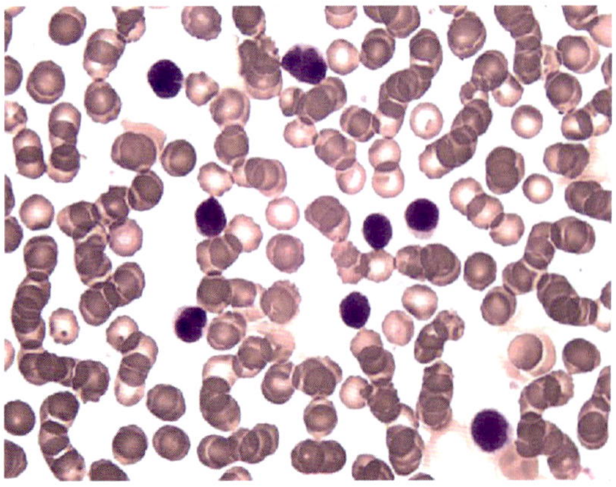

图5-4-25 外周血涂片瑞吉染色，×1000

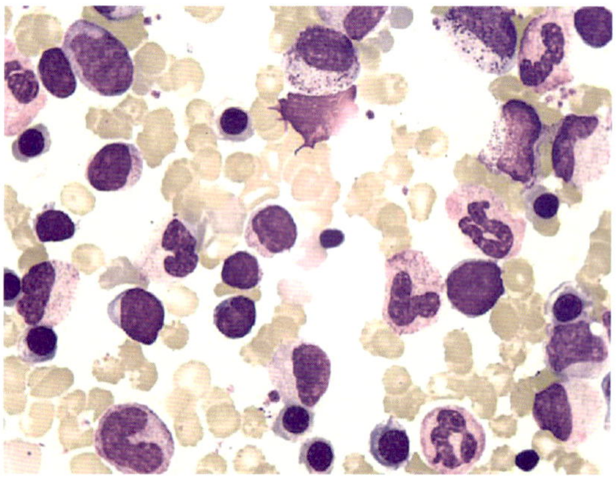

图5-4-26 骨髓涂片瑞吉染色，×1000

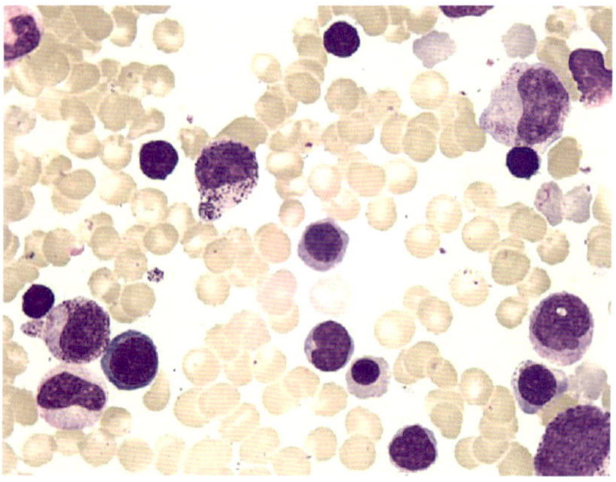

图5-4-27 骨髓涂片瑞吉染色，×1000

按计划接种百日咳疫苗，是患儿感染百日咳杆菌的重要原因。外周血淋巴细胞明显升高，是由于百日咳毒素促使外周储备池淋巴细胞释放到循环池而显著增加所致，此种淋巴细胞增多症在未免疫的儿童中更为常见，而在年长及接种过疫苗的百日咳患儿中相对较少，患儿典型的痉挛性咳嗽，加上典型的血象改变，高度怀疑百日咳的可能。尽管百日咳诊断标准中没有提到裂隙淋巴细胞，但根据很多临床检验形态人员工作经验，裂隙淋巴细胞的确可以为百日咳诊断提供线索，目前没有统一的比例标准，有文献报道外周血裂隙淋巴细胞≥5%对百日咳的诊断有较强的特异性。百日咳细菌培养难度高，PCR检测开展的单位少，在尚未获取细菌培养、PCR检测或血清学检测结果之前，结合临床表现、显微镜下观察细胞形态的变化，是对疑似百日咳病例进行早期筛查的有效手段。

（六）诊断要点

见表5-4-6。

表5-4-6　百日咳的诊断要点

1. 临床诊断标准

（1）0~3月龄：无热或低热，频率和严重度均进行性增加的咳嗽，加上鸡鸣样回声、呼吸暂停或咳嗽后呕吐、发绀、抽搐、肺炎、密切接触长期无热咳嗽的患者（多为家庭成员）中的1项即可诊断；也可不出现咳嗽，仅表现为阵发性呼吸暂停、发绀和抽搐

（2）4月龄至9岁：无热、低热，阵发性咳嗽≥7天，非脓性鼻炎加上鸡鸣样回声、咳嗽后呕吐、呼吸暂停、抽搐、肺炎、症状夜间加重、密切接触长期无热咳嗽的患者（多为家庭成员）中1项即可诊断

（3）≥10岁：阵发性干咳≥2周，非脓性鼻炎，无热加上鸡鸣样回声、呼吸暂停、发作间期阵发性多汗、咳嗽后呕吐、症状夜间加重中的1项即可诊断

2. 实验室诊断标准

（1）0~3月龄：符合临床诊断标准，实验室检查有以下之一即可确诊：①血常规检查提示白细胞计数升高（≥20×10⁹/L）伴淋巴细胞增多症（淋巴细胞比例≥60%）；②PCR检出百日咳鲍特菌核酸；③培养检出百日咳鲍特菌；④发病初期与恢复期双份血清PT-IgG滴度出现显著升高（2~4倍）。单次ELISA检测PT-IgG不推荐本年龄段儿童使用

（2）4月龄至9岁：符合临床诊断标准，实验室检查有以下之一即可确诊：①PCR检测百日咳鲍特菌核酸阳性；②培养检出百日咳鲍特菌；③免疫接种超过1年后单次ELISA检测PT-IgG滴度出现明显升高（>80~100U/mL）；④发病初期与恢复期双份血清PT-IgG滴度出现显著升高（2~4倍）

（3）≥10岁：符合临床诊断标准，实验室检查有以下之一即可确诊：①PCR检出百日咳鲍特菌核酸；②培养检出百日咳鲍特菌；③单次ELISA检测PT-IgG滴度出现明显升高（80~100U/mL）；④发病初期与恢复期双份血清PT-IgG滴度出现显著升高（2~4倍）

（高晓鹏　龙芳　侯玉兰　李婷　张云）

七、肾综合征出血热

（一）概论

肾综合征出血热（EHF）是由汉坦病毒引起的一种自然疫源性疾病，简称出血热，是一种自然疫源性急性传染病，为病毒性出血热的一种。病原体为汉坦病毒，有多种不同的基因型，属于布尼亚病毒科汉坦病毒属，为有包膜的分节段负链RNA病毒。成熟的汉坦病毒颗粒具有多形性，多呈圆形或卵圆形，直径在75~210nm，平均直径122nm。在我国流行的汉坦病毒主要有两型，即汉坦病毒（引起姬鼠型出血热）和汉城病毒（引起家鼠型出血热）。我国目前主要宿主和传染源是野栖的黑线姬鼠和以家栖为主的褐家鼠。传播方式呈现多途径多样性．但以动物源性传播为主，携带病毒的鼠类排泄物（尿、粪便、唾液等）经各种方式进入体内感染人群。人群普遍易感，病后可获得持久的免疫力，一般很少有二次发病者。本病主要侵犯青壮年，男性多于女性，儿童发病约占全部病例的3%~7%。出血热发病具有明显的季节性，冬季和春季是发病高峰，季节性特点与鼠类繁殖和人群活动有关。

本病的潜伏期在4~5天，多为7~14天。典型病例有发热期、低血压休克期、少尿期、多尿期和恢复期的五期经过，重者前三期可重叠，轻型或不典型病例五期经过可不全。临床上部分有典型的“三红”“三痛”“三点”表现，即颜面、颈、胸等部位潮红；头痛、腰痛和眼眶痛；软腭、腋下和胸背部出血点。疾病早期血常规白细胞数低或正常，在第2天至第3天逐渐升高，可高达(15~30)×10^9/L或更高，早期中性粒细胞升高，核左移，有中毒颗粒，以后淋巴细胞升高，并可出现异型淋巴细胞，重症患者可见幼稚细胞呈类白血病反应；因血液浓缩血红蛋白和红细胞数可升高，达150g/L和5.0×10^{12}/L以上；血小板从发病第2天起开始减少，一般在(50~80)×10^9/L左右。尿常规尿蛋白多在+++~++++，镜检尿中可见红细胞、白细胞和管型。生化检查肝功能异常、尿素氮(BUN)及肌酐(Cr)升高，电解质紊乱，发热期血气分析以呼吸性碱中毒多见，休克期和少尿期以代谢性酸中毒为主。特异性抗体检查IgM、IgG阳性，特异性IgG抗体恢复期比急性期滴度升高4倍以上。

（二）简要病史

患儿男，9岁，5天前无明显诱因发热，最高体温为40℃，无寒战、抽搐，予以口服退烧药体温可下降至正常，体温反复2~3次/天，伴咳嗽。体格检查：颜面部皮肤潮红，双眼睑水肿，颈部、胸部及四肢皮肤可见散在针点大小出血点，压之不褪色。全身浅表淋巴结未触及肿大，肝脾肋下未触及，双肾区叩痛阳性。患儿来自流行性出血热疫区陕西长安区。

（三）实验室检查

1. 血常规

白细胞计数为16.24×10^9/L，血红蛋白为163g/L，血小板计数为105×10^9/L，淋巴细胞计数为16.24×10^9/L。

2. 其他辅助检查

尿常规：尿蛋白3+，红细胞4+，镜检可见红细胞、白细胞、颗粒管型、红细胞管型、肾小管上皮细胞管型。

生化结果：ALT为50U/L，AST为63U/L，总蛋白为62.1g/L，白蛋白为33.5g/L，LDH为403U/L，尿酸为498μmol/L、肌酐为105μmol/L、钾为3.05nmol/L。

凝血功能：APTT为48.60秒。

血清学抗体：肾综合征出血热病毒IgM抗体结果阳性；EBV相关检查EB-VCA-IgM(-)。

3. 外周血形态

白细胞升高，以淋巴细胞升高为主，异型淋巴细胞占8%，偶见幼粒，红细胞大致正常，血小板少见，偶见大血小板(图5-4-28和图5-4-29)。

4. 骨髓形态

取材、涂片、染色良好。骨髓有核细胞增生明显活跃，粒系增生明显活跃，各阶段细胞均可见，部分胞质颗粒增多增粗。红系增生活跃，幼红细胞比例及形态大致正常。淋巴细胞占20%，异型淋巴细胞占3%。全片巨核细胞211个，血小板散在或成簇可见(图5-4-30和图5-4-31)。

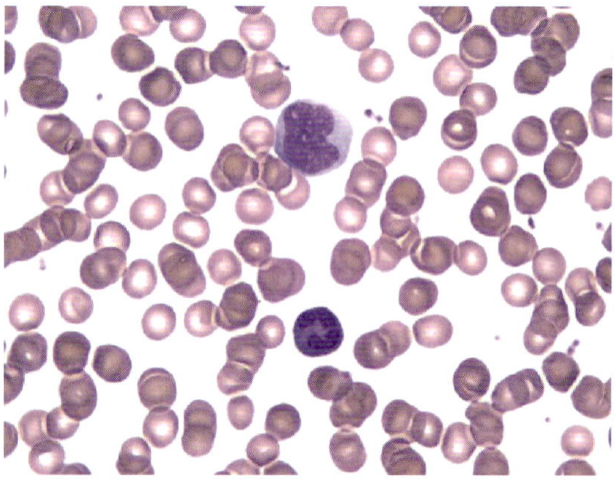

图5-4-28 外周血涂片瑞吉染色，×1000

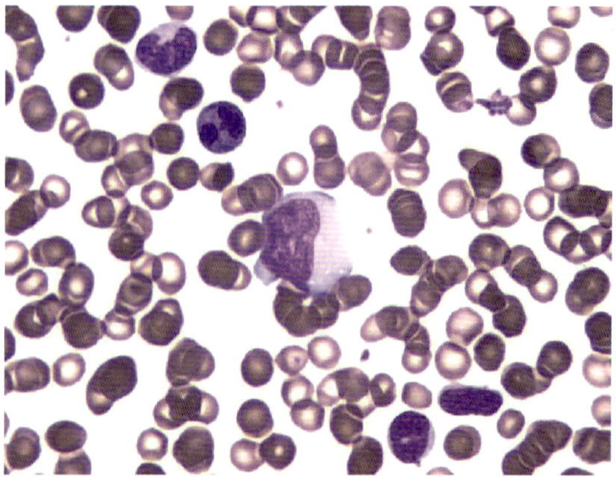

图5-4-29 外周血涂片瑞吉染色，×1000

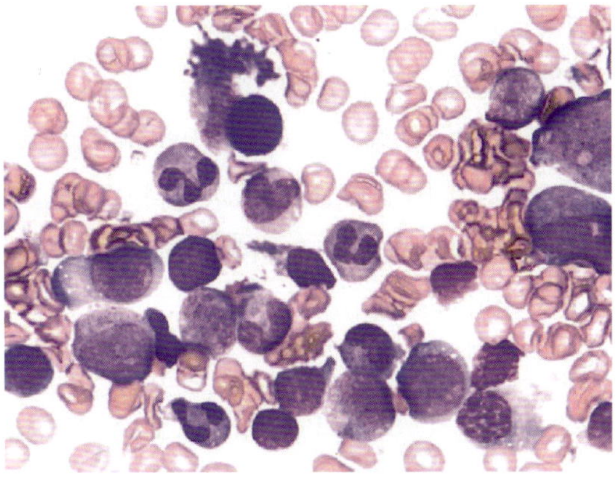

图5-4-30　骨髓涂片瑞吉染色，×1000

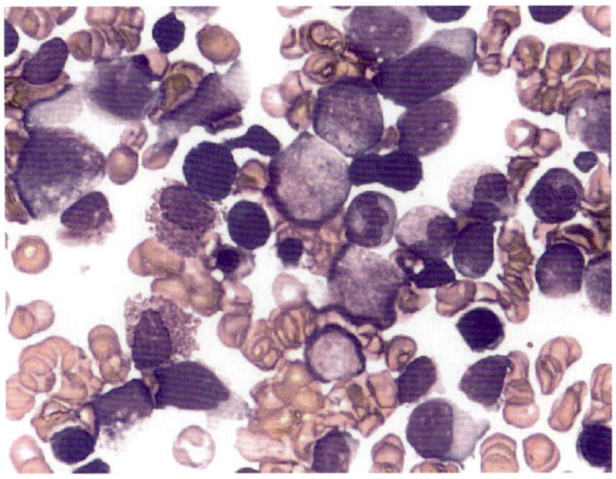

图5-4-31　骨髓涂片瑞吉染色，×1000

（四）最终诊断

肾综合征出血热。

（五）病例解析

9岁男患儿，来自流行性出血热疫区陕西长安区，临床表现为发热，颜面部皮肤潮红，双眼睑浮肿，皮肤可见散在针点大小出血点，双肾区叩痛阳性。患儿临床症状比较典型，又有疫区居住史。血常规白细胞升高，以淋巴细胞升高为主，异型淋巴细胞占8%，骨髓异型淋巴细胞占3%。发热、颜面潮红，眼睑浮肿这些症状易被误诊为与EB病毒感染相关。尿常规示尿蛋白3+，红细胞4+，镜检可见红细胞、白细胞及多种管型，提示肾损；生化总蛋白、白蛋白降低；尿酸、AST、LDH、肌酐升高，低血钾，表现为急性肾衰竭、电解质紊乱等。肾综合征出血热病毒IgM抗体结果阳性，最终确诊为肾综合征出血热。本病在流行地区、流行季节时，临床症状典型者诊断不难，在肾综合征出血热病毒IgM抗体检测未出结果前，结合临床表现、血常规、外周血分类、尿常规、肾功能检测结果，可怀疑该病，为临床医生早期诊疗做提示作用。

（六）诊断要点

见表5-4-7。

表5-4-7　流行性出血热的诊断要点

1. 疑似病例
（1）发病前2个月内有疫区旅居史，或有鼠类或其排泄物、分泌物等的接触史
（2）有发热、乏力、恶心等消化道症状
（3）颜面、颈部和胸部皮肤潮红，有头痛、腰痛和眼眶痛等症状，球结膜充血、水肿，皮肤黏膜出血点，有肾区叩击痛等体征
（4）不支持其他发热性疾病诊断者
2. 临床诊断病例：疑似病例出现下列表现之一者
（1）血常规白细胞计数升高和血小板计数降低，出现异型淋巴细胞，血液浓缩
（2）有尿蛋白、尿中膜状物、血尿、血肌酐升高、少尿或多尿等肾损伤表现
（3）低血压休克
（4）典型病程有发热期、低血压休克期、少尿期、多尿期和恢复期等5期经过
3. 确诊病例：需在疑似或临床诊断的基础上，有血清特异性IgM抗体阳性，或从患者标本中检出汉坦病毒RNA，或恢复期血清特异性IgG抗体效价比急性期有4倍以上升高，或从患者标本中分离出汉坦病毒

（高晓鹏　洪军　李小红　李婷　龙芳）

八、传染性单核细胞增多症

（一）概论

传染性单核细胞增多症（IM）是由Epstein-Barr病毒（EBV）所致。本症可通过直接接触和飞沫传染，好发于儿童和青壮年。潜伏期5~15天，起病急缓不一，临床表现呈多样性，常有头痛、乏力、咽痛等前驱症状。其特征包括不规则发热、咽峡炎、皮疹、淋巴结肿大、脾大、外周血淋巴细胞升高并出现异型淋巴细胞，嗜异性凝集试验阳性，感染后体内出现抗EBV抗体。部分病例可进展为EBV相关性噬血细胞综合征(HPS)，文献报道，肝大和发热时间>10天是EBV相关IM进展为HPS的危险因素。

外周血异型淋巴细胞≥10%或其绝对值>1.0×10^9/L时具有诊断意义。异型淋巴细胞通常分为3型，Ⅰ型(浆细胞型)胞体小，核圆形或不规则形，染色质粗糙，呈粗网状排列，胞质深蓝色，可有空泡；Ⅱ型(单核细胞型)胞体较大，形态不规则，核圆形或不规则形，染色质较Ⅰ型细致，呈网状排列，胞质丰富多为浅蓝色，边缘着色深，似裙边样；Ⅲ型(幼稚型)胞体较大，直径15~18μm，核圆形或椭圆形，染色质细致，均匀，核仁1~2个，胞质深蓝色，无颗粒，部分可见小空泡。

(二)简要病史

患者女，18岁，发热、咽痛3天。体温39.1℃，颈部淋巴结肿大。

(三)实验室检查

1.血常规

白细胞计数为20×10^9/L，血红蛋白为129g/L，血小板计数为158×10^9/L，淋巴细胞百分比为70.0%，中性粒细胞百分比为15.1%，单核细胞百分比为8.4%。

2.其他辅助检查

丙氨酸氨基转移酶为205U/L，天门冬氨酸氨基转移酶为236U/L，乳酸脱氢酶为1023U/L。

3.外周血形态

白细胞增多，分类异型淋巴细胞占35%；成熟红细胞形态正常；血小板散在可见(图5-4-32至图5-4-34)。

4.骨髓形态

取材、涂片、染色良好。骨髓增生活跃，粒系增生活跃，形态未见明显异常，血小板散在可见；淋巴细胞占25.5%，可见3.0%异型淋巴细胞，全片见巨核细胞139个(图5-4-35)。

形态学意见：传染性单核细胞增多症，建议结合临床及相关检查。

5.免疫分型

流式结果表明送检标本中T淋巴细胞占86.49%，相对比例增多，CD4/CD8=0.35，比值减小，病毒感染可能性大；请结合EBV检测及临床其他信息综合考虑并密切随访。

6.EBV相关检查

EBV-IgM 阳性；EBV-DNA(血浆)：5.3×

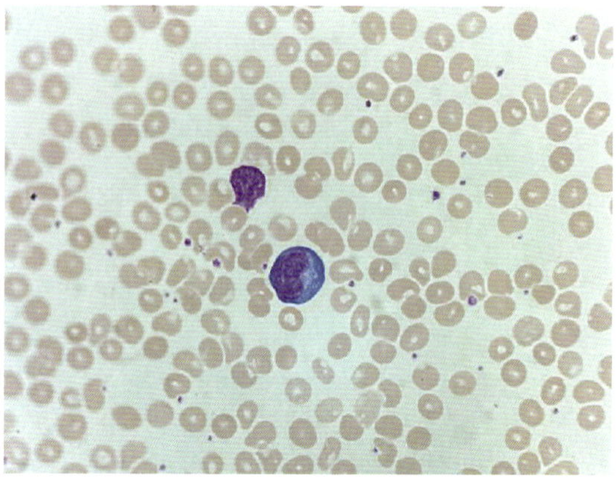

图5-4-32 外周血涂片瑞氏染色，×1000

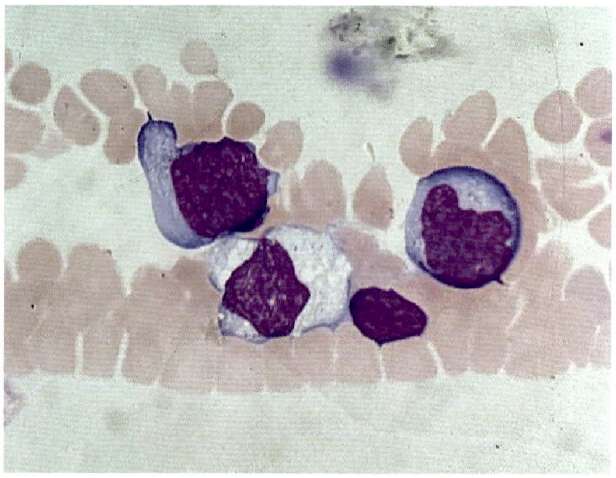

图5-4-33 外周血涂片瑞氏染色，×1000

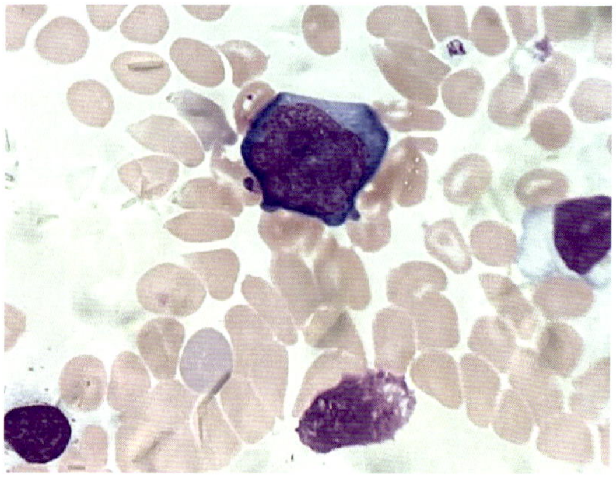

图5-4-34 外周血涂片瑞氏染色，×1000

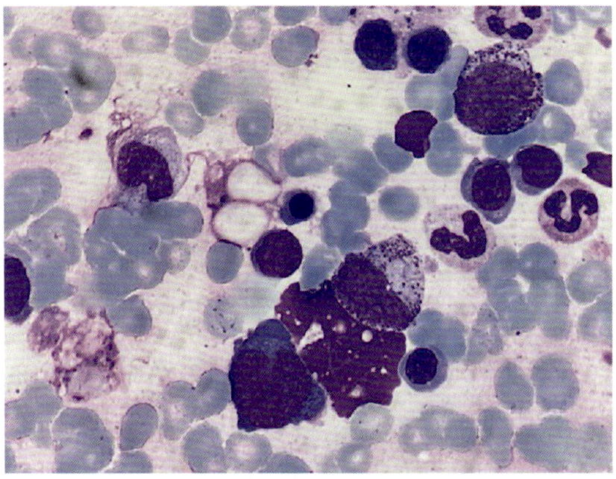

图5-4-35 骨髓涂片瑞氏染色，×1000

10^6copies/mL，EBV-DNA（淋巴细胞）：7.2×10^7copies/mL。

（四）最终诊断

传染性单核细胞增多症。

（五）病例解析

患者为青年女性，发热、咽痛，颈部淋巴结肿大，不除外感染、淋巴瘤、自身免疫系统疾病及血液系统疾病等可能。血常规白细胞升高，淋巴细胞比例明显升高，血红蛋白和血小板正常，转氨酶和LDH升高。镜检外周血可见35%异型淋巴细胞，骨髓可见3.0%异型淋巴细胞，其他无异常。感染性单核细胞增多症，免疫分型提示病毒感染。EBV相关检测：证实为EB病毒急性感染期。因此，结合患者临床表现、细胞形态学、细胞免疫学以及EB病毒检测，诊断为传染性单核细胞增多症。值得注意的是，淋巴细胞单从形态来判断良恶性是一个非常棘手的问题，本病例3种类型的异型淋巴细胞均可见到，结合相关检查，诊断比较清楚。但是如果仅见到单一一种形态的“异淋”时就要格外小心，很可能是肿瘤性的淋巴细胞，这时就需要MICM综合诊断。

（六）诊断要点

见表5-4-8。

表5-4-8 传染性单核细胞增多症的诊断要点

临床诊断病例：满足下列任意3项临床表现及任一项非特异性实验室检查。
确诊病例：满足下列任意3项临床表现及任一项原发性EBV感染的实验室证据。
1. 临床表现
①发热；②咽峡炎；③颈淋巴结肿大；④肝大；⑤脾大；⑥眼睑水肿
2. 原发性EBV感染的实验室证据
（1）抗EBV-CA-IgM和抗EBV-CA-IgG抗体阳性，且抗EBV-NA-IgG阴性
（2）单一抗EBV-CA-IgG抗体阳性，且抗EBV-CA-IgG为低亲和力抗体
3. 非特异性实验室检查
（1）外周血异型淋巴细胞比例≥0.10
（2）6岁以上儿童外周血淋巴细胞比例>0.50或淋巴细胞绝对值>5.0×10^9/L

注：EBV，EB病毒；CA，衣壳抗原；NA，核抗原；Ig，免疫球蛋白。

（黄裕林 张新丽 温凌玉 李婷 朱军）

九、骨髓转移癌

（一）概论

骨髓转移癌（MCBM）是原发于非造血组织的恶性肿瘤转移至骨髓的总称。发生骨髓转移的实体肿瘤国内外发病率报道并不一致，国内依次为肺、胃、乳腺、前列腺；国外依次为乳腺、前列腺、肺、胃、结直肠，这可能与相应肿瘤的地区发病率不同相关。骨髓转移癌由于原发灶不同，临床表现复杂多样，常见发热、消瘦、贫血、出血；骨痛进行性加重，甚至出现病理性骨折等症状，外周血可见幼粒幼红；骨髓易干抽或坏死。骨髓转移癌细胞常在骨髓涂片的尾部或边缘成堆或单个出现，常有共浆，多具有“三大三深”特点：“三大”指胞体大、胞核大、核仁大；“三深”指胞质深、胞核深、核仁深。恶性肿瘤的癌细胞侵犯骨髓组织，致使骨髓造血微环境遭到破坏，常发生骨髓坏死，骨穿时骨髓液抽出时成棕褐色或棕黑色，性状发生改变，骨髓液涂片染色镜检背景可见大量无定型棕褐色或粉红色颗粒状物质，大部分红细胞溶解，有核细胞结构模糊。

恶性黑色素瘤（Mm）又称黑色素瘤，是一种来源于皮肤和其他器官的黑色素细胞的恶性肿瘤。其恶性程度高，皮肤是Mm最常见的发病器官。早期易发生淋巴结及血道转移，肝、肺是最常见部位，也可转移至骨髓、脑、肾脏、胃肠、卵巢等。Mm转移早、进展快，预后差，死亡率高。Mm骨髓转移，常见症状为贫血、骨痛、发热，可伴有消瘦、咳嗽、咳痰、心悸、胸闷、气短、多汗、发绀、出血、明显乏力等症状；病情晚期可出现高血钙，肾功能损害，呼吸衰竭，全身炎症反应综合征是患者死亡的主要原因。血象：白细胞计数可正常或减少，合并感染时可升高，血红蛋白及血小板减少或正常，外周血可见幼红、幼粒细胞。骨髓象：增生活跃或明显活跃，但部分患者由于骨髓常出现干抽，导致骨髓部分稀释而呈增生降低或极度降低。低倍镜下观察可见数量不等、散在、成堆或呈巢状分布的黑色素瘤细胞。常用的黑色素细胞特征性标志物包括SOX-10、S-100蛋白、Melan A、HMB-45、PNL2、Tyrosinase和MiTF等指标，S-100蛋白敏感性最高，但特异性较差，Melan A、HMB-45等特异性较高，但敏感性不一。Mm多发生于1、3、6、7和8号染色体上数目和结构的异常导致染色体发生缺失或增加使肿瘤更易发生侵袭和转移。CDKN2A、BRAF、BAP1、hTERT、BRAF、NRAS等基因突变与黑素瘤的发生和转移密切相关。

（二）简要病史

患儿女，8岁，12天前因溜冰不慎撞到头部后出现头痛，为右颞部阵发性疼痛，能耐受，无呕吐，无发热、抽搐、意识障碍，未行处理，8天前头痛加剧，伴呕吐，一日10余次，为胃内容物、胆汁，无呕血，非喷射性，伴嗜睡，无昏迷、抽搐。入院后CT示右颞顶硬膜外血肿，在当地医院行右颞顶硬膜外血肿清除术，发现血象异常，转入我院行进一步治疗。体格检查：贫血貌，一般情况极差，双侧瞳孔等大等圆；全身散在褐色小斑片、斑丘疹，大小不一，分布不均匀，界限不清，以四肢、腰骶部、臀部、会阴部更为明显，呈大片状褐色或黑褐色斑片、斑块，颜色深浅不一，境界不清。头部肿胀明显，敷料覆盖，未见渗血、渗液，留置负压引流管，引流管通畅，可见少许黄色渗液，颜面额部淤青，双眼淤青，左眼为甚，右眼肿胀明显，睁眼困难。浅表淋巴结未触及明显肿大，肝脾未触及。

（三）实验室检查

1. 血常规

白细胞计数为10.07 × 10^9/L，红细胞计数为2.90 × 10^{12}/L，血红蛋白为91g/L，血小板计数为27 × 10^9/L。

2. 其他辅助检查

C反应蛋白为52.12ng/L，铁蛋白为1394μg/L。凝血功能：D-二聚体为97.3μg/L，纤维蛋白原为1.65g/L。

3. 外周血形态

白细胞数量无明显增减，以中性粒细胞为主，幼粒占6%；成熟红细胞轻度大小不等，形态未见明显异常；血小板散在、少见（图5-4-36）。

4. 骨髓形态

取材、涂片、染色良好。骨髓增生活跃，粒、巨

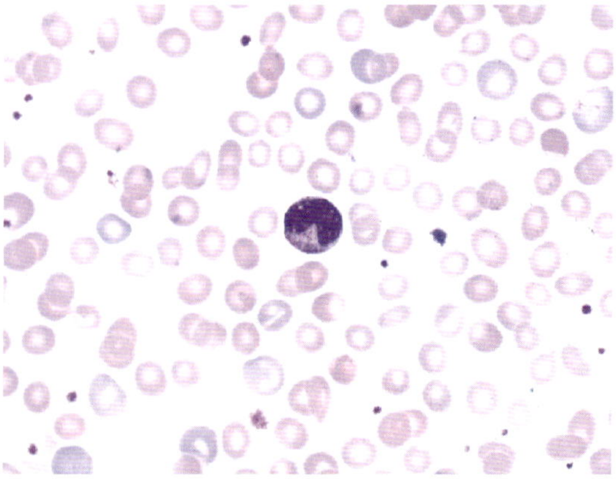

图5-4-36 外周血涂片瑞吉染色，×1000

核两系增生，红系细胞比例降低，各阶段细胞形态未见明显异常。可见数量不等、散在、成堆或呈巢状分布的异常细胞，此类细胞大小不等，胞体较大，胞质量丰富呈灰蓝色-蓝黑色，胞质内可见空泡及多少不一的黑色细颗粒或粗颗粒或团块状；胞核呈圆形、椭圆形或不规则形、可见单核、双核及多核，核染色质细致-粗糙，核仁大而明显1~4个。

形态学意见：可见外来细胞，考虑黑色素瘤骨髓浸润，建议结合临床及相关检查（图5-4-37至图5-4-39）。

5. 脑脊液细胞学

见数量不等、散在或成堆分布的黑色素瘤细胞，形态同骨髓（图5-4-40和图5-4-41）。

（四）最终诊断

黑色素瘤骨髓及脑转移。

（五）病例解析

患儿12天前因外伤撞到头部后出现头痛，8天前头痛加剧，伴呕吐，一日10余次。CT示右颞顶硬膜外血肿，考虑除外伤外伴有其他异常。当地医院行右颞顶硬膜外血肿清除术，发现血象异常，轻度贫血，血小板明显减少，C反应蛋白升高，铁蛋白明显升高，凝血结果提示纤溶亢进，体格检查全身散在褐色小斑片、斑丘疹，呈大片状褐色或黑褐色斑片、斑块，颜色深浅不一，境界不清。综上临床患儿

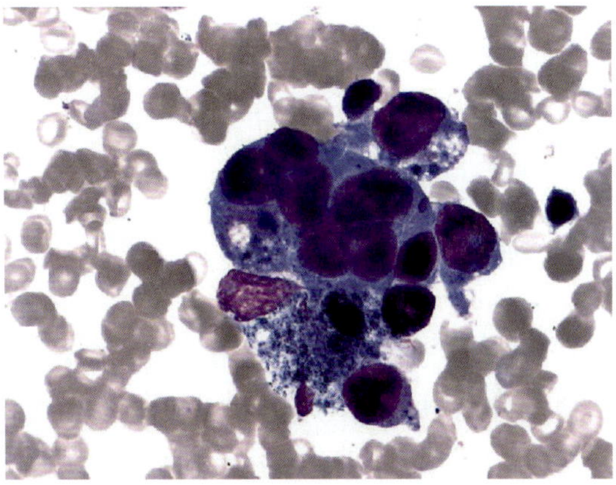

图5-4-39 骨髓涂片瑞吉染色，×1000

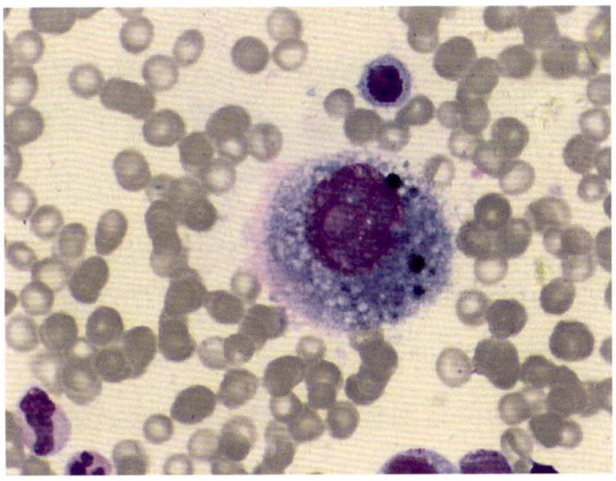

图5-4-37 骨髓涂片瑞吉染色，×1000

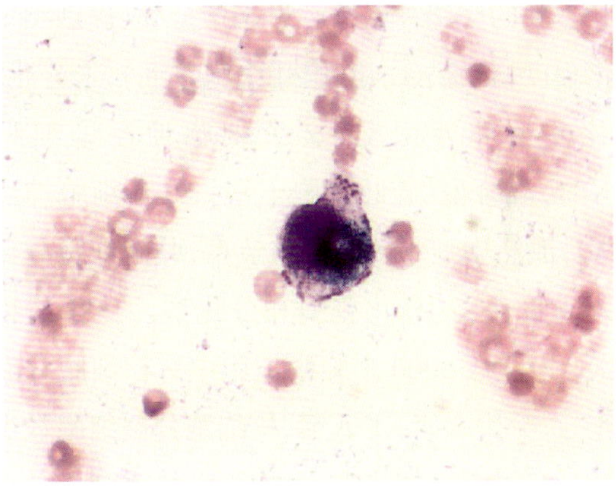

图5-4-40 脑脊液涂片瑞吉染色，×1000

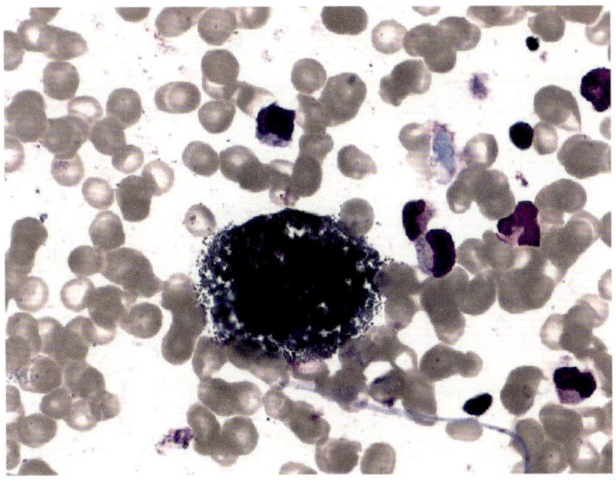

图5-4-38 骨髓涂片瑞吉染色，×1000

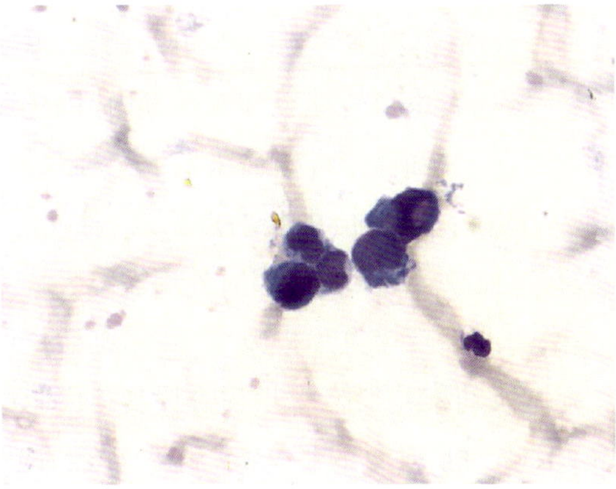

图5-4-41 脑脊液涂片瑞吉染色，×1000

神经系统症状明显，考虑恶性疾病可能，不除外实体瘤脑转移或血液系统疾病。患儿入院第2天死亡，未进行皮肤病理活检及其他相关实验室检查待进一步确诊。但骨髓及脑脊液中均检出异常细胞，形态示黑色素瘤细胞，因此，考虑为黑色素瘤骨髓及脑转移。

（六）诊断要点

见表5-4-9。

表5-4-9 骨髓转移癌的诊断要点

1. 当遇见不明原因的骨痛和游走性疼痛，不能解释的血沉升高、血浆纤维蛋白原升高和幼粒幼红细胞性血象，生化检查血乳酸脱氢酶、血钙和碱性磷酸酶升高，年龄>40岁者，无论有无恶性肿瘤史，均需要怀疑肿瘤骨髓转移的可能
2. 最佳检查部位是骨痛区或疑似有侵犯的部位
3. 骨髓标本中找到转移性肿瘤细胞是诊断中最直观的证据，有时需多部位穿刺检查

（世淑兰　李婷　侯玉兰　龙芳　张云）

十、神经母细胞瘤

（一）概论

神经母细胞瘤（NB）是婴幼儿常见实体肿瘤。NB来源于未分化的交感神经节细胞，最常见的原发部位是肾上腺，其次是腹部交感神经节，胸部、颈部和盆腔的交感神经节。形态学分类（病理类型和分化程度）包括：①NB（施旺细胞贫乏），未分化型、分化差型和分化型；②节细胞神经母细胞瘤（GNB），混合型（施旺细胞丰富）；③节细胞神经瘤（GN），成熟中型；④GNB，结节型，肿瘤细胞分化程度为未分化型、分化差型和分化型。核分裂指数（MKI）为计数5000个肿瘤细胞中有核细胞分裂的细胞数，分为3级：①低度，核细胞分裂细胞数占比<2.0%；②中度，核细胞分裂细胞数占比为2.0%~4.0%；③高度，核细胞分裂细胞数占比>4.0%。NB可转移至骨髓、淋巴结、髂骨、硬脑膜、眼眶、肝脏和皮肤，少数患者也可转移至肺部和颅内，以骨髓转移较为常见。NB骨髓转移临床表现多种多样，可有发热、贫血、鼻出血、皮肤瘀点瘀斑、骨痛、关节痛、跛行。血象：NB骨髓转移时外周血多表现为贫血，少数患儿表现为血小板减少，外周血涂片可见幼红细胞及幼稚粒细胞。儿茶酚胺及其代谢产物（VMA/HVA）：最常见的是VMA升高，少数HVA升高，或两者均升高。尿VMA升高可协助诊断NB。神经元烯醇化酶（NSE）升高多见，但并不特异。肿瘤负荷大的患者可出现血乳酸脱氢酶和尿酸升高，晚期可出现血清铁蛋白升高。

确诊NB骨髓转移，首先是临床已确诊为NB且具备以下条件之一。①骨髓涂片或活检显示特征性的神经母细胞，同时发现患儿尿液或血液中儿茶酚胺或其代谢物水平同步明显升高。②骨髓组织或细胞进行免疫组化染色，提示NB肿瘤细胞，或流式细胞学GD2标记有阳性的病变细胞。骨髓可见散在、成堆、聚集成团的肿瘤细胞，呈菊花团状、巢状、砌墙状排列。此类细胞大小不等，胞质量少，彼此界限不清，即共浆现象，胞质内可见空泡及拖尾现象；胞核呈圆形或类圆形，以单个核为主，可见双核、多核；染色质细致；可见核仁1~3个。流式细胞术98%以上的NB患者GD2为阳性，CD56也可阳性，GD2可用于骨髓MRD检测。细胞遗传学往往染色体数量和质量异常，包括1p缺失（选择性），11q缺失（选择性）、3p、4p缺失；1q、2p或17q获得等。N-Myc基因检测阳性，DNA倍性，有骨髓转移的患者可选择骨组织进行基因检测。

（二）简要病史

患儿女，2岁3个月，2天前发现腹腔包块，伴腹痛，夜间疼痛稍剧烈，可耐受，伴进食后呕吐，为胃内容物，量少，睡眠差。既往体检健康。体格检查：体温36.6℃，贫血貌，全身浅表淋巴结未及肿大，腹部膨隆可触及约6cm×3cm肿块，肠鸣音可，肝脾肋下未触及。

（三）实验室检查

1. 血常规

白细胞计数为 3.38×10^9/L，红细胞计数为 3.15×10^{12}/L，血红蛋白为71g/L，血小板计数为 235×10^9/L。

2. 其他辅助检查

C反应蛋白为46.89ng/L，铁蛋白为1065μg/L，乳酸脱氢酶为5680U/L，α-羟丁酸为5060U/L，检测指标明显升高。NSE为370ng/mL。腹部增强CT扫描：左侧肾上腺区及腹膜后占位，8.1cm×5.1cm，考虑神经源性肿瘤（神经母细胞瘤）。

3. 外周血形态

白细胞数量略少，可见幼稚粒细胞；成熟红细胞轻度大小不等，可见晚幼红细胞3:100，血小板成簇可见（图5-4-42和图5-4-43）。

4. 骨髓形态

取材、涂片、染色良好。骨髓增生明显活跃，粒、红、巨三系增生受抑，分类不明细胞占70%，成堆、散在易见，呈菊花团状、巢状、砌墙状排列。此类细胞大小不一，呈圆形、类圆形或不规则型；胞质量丰富，彼此界限不清，即共浆现象，胞质内可见空泡及拖尾现象；胞核呈圆形或类圆形，以单个核为主，可见双核、多核；染色质细致-粗糙；核仁大而易见，1~3个。全片易见涂抹细胞（图5-4-44至图5-4-49）。

形态学意见：考虑神经母细胞瘤骨髓浸润，建议结合临床及相关检查。

5. 骨髓活检

骨髓肿瘤细胞成片分布，胞核为圆形，卵圆形或多角形，核大深染，可见大核仁，核分裂多见，间隔中淋巴细胞浸润，并见大片出血、坏死。

免疫组化：CyclinD1 灶+、NF+、Syn+、CgA+、NSE+、PHOX2B+、CD56+、PgP9.5+、FLI-1－、

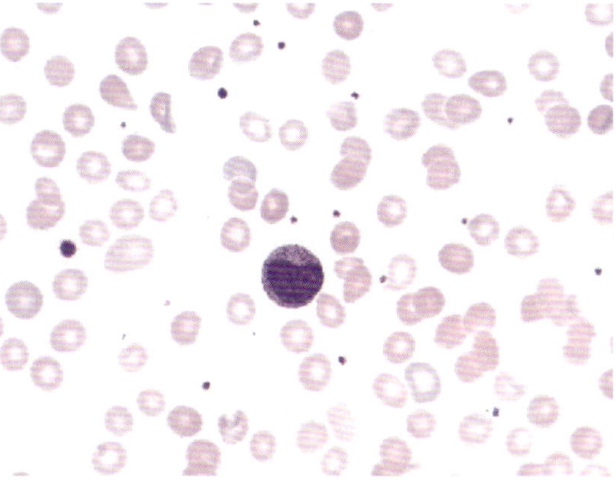

图5-4-42　外周血涂片瑞吉染色，×1000

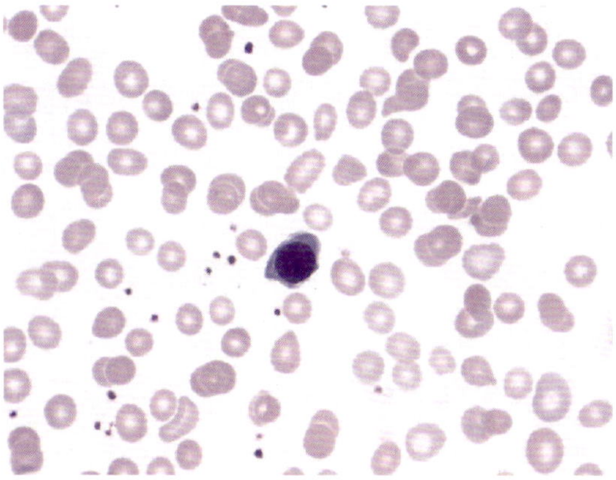

图5-4-43　外周血涂片瑞吉染色，×1000

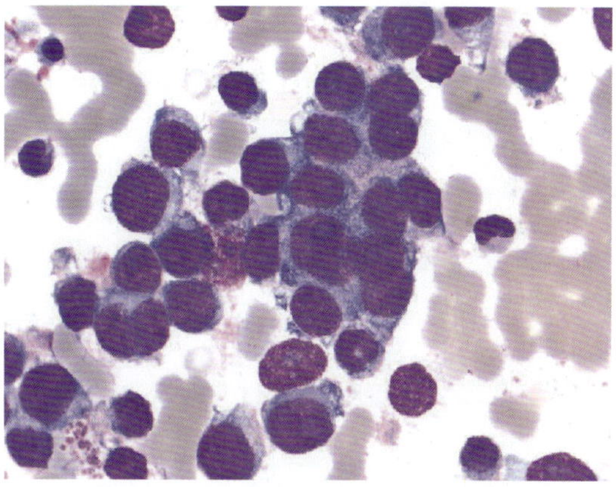

图5-4-44　骨髓涂片瑞吉染色，×1000

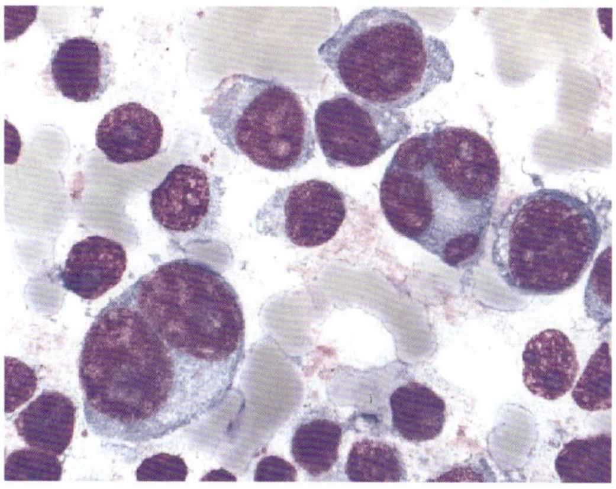

图5-4-45　骨髓涂片瑞吉染色，×1000

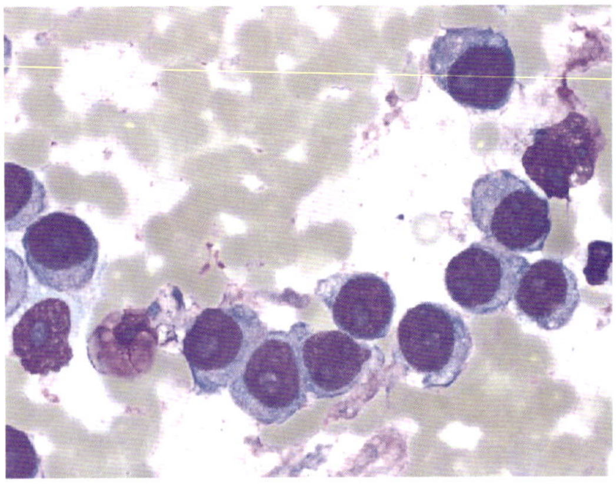

图5-4-46 骨髓涂片瑞吉染色,×1000

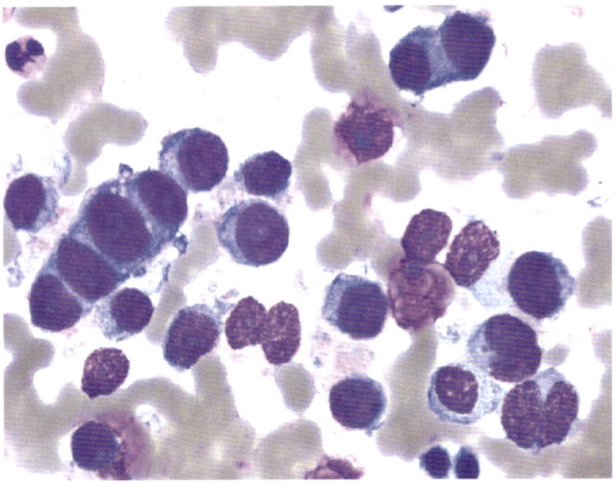

图5-4-47 骨髓涂片瑞吉染色,×1000

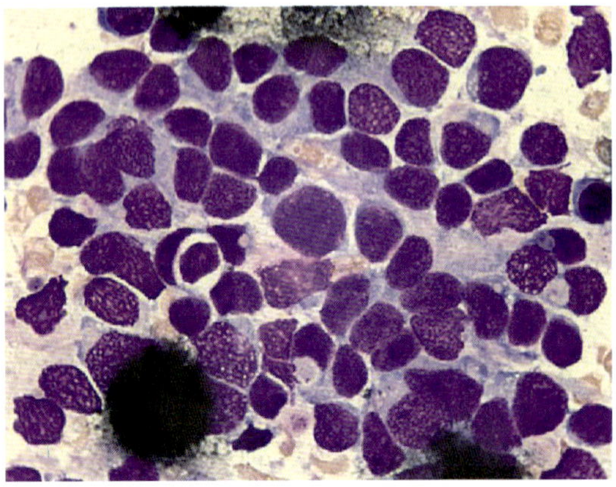

图5-4-48 骨髓涂片MPO染色,×1000

SOX10-、CR-、C-myc-,组化结果支持未分化神经母细胞瘤。

6.免疫分型

可见约占63.9%的异常细胞,其免疫表型为CD45-CD56+CD81+GD2+CD9-。

7.染色体检查

46,XX[20]。

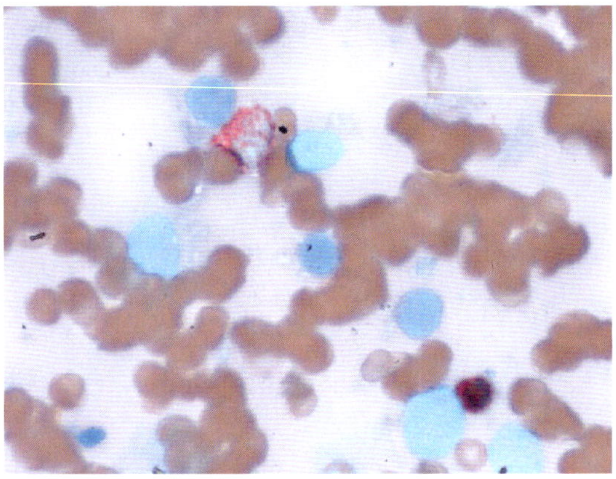

图5-4-49 骨髓涂片DCE染色,×1000

8.分子生物学检查

N-MYC基因扩增阳性。

(四)最终诊断

未分化神经母细胞瘤骨髓转移。

(五)病例解析

女性患儿发现腹腔包块就诊,可能为肝母细胞瘤、肾母细胞瘤、腹膜后畸胎瘤、神经母细胞瘤、血液系统原发的恶性淋巴瘤等,CT提示左侧肾上腺区及腹膜后占位,考虑NB?外周血两系降低,可见幼粒幼红细胞,考虑髓外造血现象,SF、LDH等检测指标明显升高,提示肿瘤负荷大,NSE升高,在儿童多与神经内分泌肿瘤NB关系密切;骨髓涂片可见散在、成堆NB的肿瘤细胞,与常见的NB患儿骨髓中典型的NB肿瘤细胞有所不同,神经纤维丝未见,应与骨髓中的原始细胞进行鉴别,但排列模式相似,呈菊花状团状、砌墙状、花瓣状及"品"字形。病理组织结合免疫组化提示,NB(未分化型)。流式细胞学异常细胞免疫表型符合NB;分子生物学检查N-MYC基因扩增阳性。因此,诊断为未分化神经母细胞瘤骨髓转移。神经母细胞瘤主要通过病理穿刺活检肿块、肿瘤标志物、骨髓细胞学、流式细胞学及细胞遗传学等检查进行综合诊断。

(六)诊断要点

见表5-4-10。

表5-4-10　神经母细胞瘤的诊断要点

确诊标准为以下两项之一：
1. 肿瘤组织在光学显微镜下获得肯定的病理诊断
2. 骨髓活检或骨髓穿刺发现特征性NB细胞，为小圆细胞，呈巢状或菊花团状排列或抗GD2抗体染色阳性，并且伴有尿VMA升高，血NSE升高。

（世淑兰　龙芳　洪军　李婷　张云）

十一、骨髓坏死

（一）概论

骨髓坏死（BMN）是某些疾病导致的骨髓造血组织和基质细胞发生不同程度的坏死，细胞溶解破坏，骨髓涂片细胞形态结构模糊，出现较多紫红色无定形物质，是一种少见的临床综合征，是多种疾病的严重并发症。本病病因复杂，起病初期临床表现不典型，因此容易被误诊、漏诊。常见于骨髓转移性癌、急性白血病、恶性淋巴瘤等疾病，也可见于败血症或DIC及大剂量化疗药物后。因病因不同而有差异，骨髓坏死的临床表现往往与坏死程度呈正相关，约50%的患者有高热、出血、骨痛、肝大、脾大、淋巴结肿大等体征。结合MRI确定骨髓坏死范围有助于骨髓坏死的早期诊断。骨髓坏死患者的血常规与外周血涂片形态因原发病的不同，可有不同表现，多有中重度贫血，血小板减少，白细胞高低不定，可见幼粒、幼红细胞。由于骨髓细胞破坏溶解，骨髓液抽出为暗红色果酱样、红酒样、血水样、黄色泥浆样等不正常骨髓外观，骨髓涂片可见数量不等的紫红色无定形物质，多数有核细胞呈不同程度溶解、肿胀、破碎状态，细胞轮廓不清，边缘不整，核浆结构模糊，无法准确辨认；少数患者可见数量不定的白血病细胞或成团的分类不明细胞，对病因诊断有一定提示作用。骨髓活检可以判断骨髓坏死区域的大小，还可以通过观察非坏死区域的细胞特点而做出病因诊断。骨髓切片中往往坏死组织和非坏死组织共存，可见造血组织坏死区域呈点、片状，骨髓结构破坏，脂肪组织减少或消失，细胞模糊，造血组织被无定形物质所替代。骨髓活检坏死程度采用Maisel三级分类法：Ⅰ级（轻度）有核细胞溶解<20%；Ⅱ级（中度）有核细胞溶解20%~50%；Ⅲ级（重度）大量有核细胞溶解>50%。

（二）简要病史

患者女，69岁，诊断“Ph+急性淋巴细胞白血病（Ph+ALL）”1年11月余，2个月前化疗结束，出院前骨髓缓解，1天前患者出现发热，体温38.7℃，伴有流涕，喉咙有痰，难以咳出，无寒战、鼻塞、咳嗽，自服“布洛芬、复方红花片”后体温降至正常，为进一步治疗入院。体温36.6℃，精神尚可，无明显阳性体征。

（三）实验室检查

1. 血常规

白细胞计数为17.44 × 10^9/L，红细胞计数为3.87 × 10^{12}/L，血红蛋白为106g/L，血小板计数为46 × 10^9/L，中性粒细胞绝对值为5.79 × 10^9/L，淋巴细胞绝对值为11.80 × 10^9/L。

2. 外周血形态

白细胞升高，原始、幼稚淋巴细胞占23.0%；成熟红细胞大小不一；血小板零星偶见（图5-4-50和

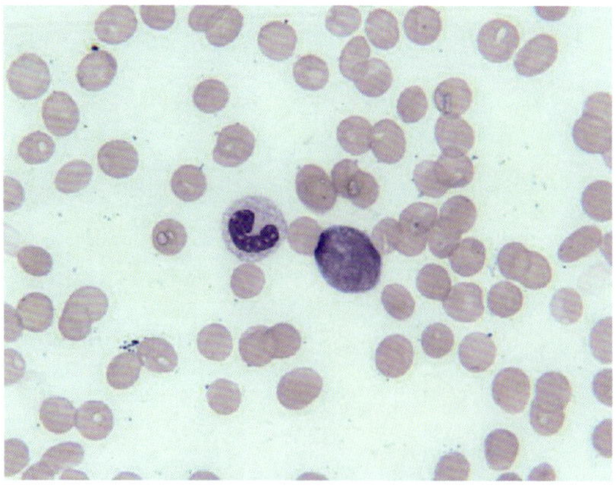

图5-4-50　外周血涂片瑞吉染色，×1000

图5-4-51)。

3.骨髓形态

取材、涂片、染色良好。骨髓增生明显活跃,阅多张骨髓涂片,镜下均可见大片紫红色无定形物质,有核细胞退化溶解、轮廓不清,核、浆结构模糊,无法分类(图5-4-52至图5-4-55)。

形态学意见:①骨髓坏死像;②外围血原动淋巴细胞升高;③建议结合临床及相关检查。

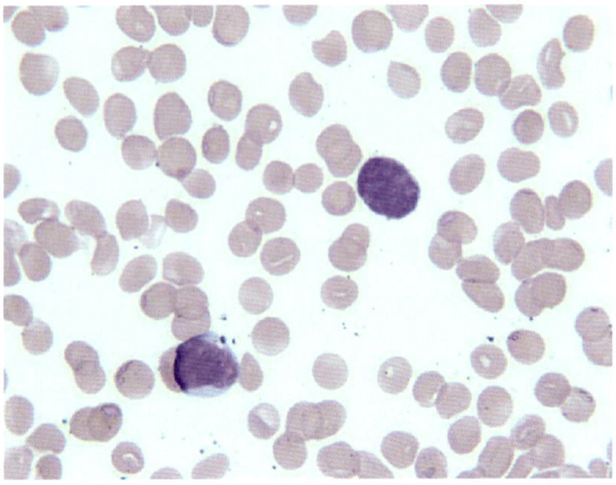

图5-4-51 外周血涂片瑞吉染色,×1000

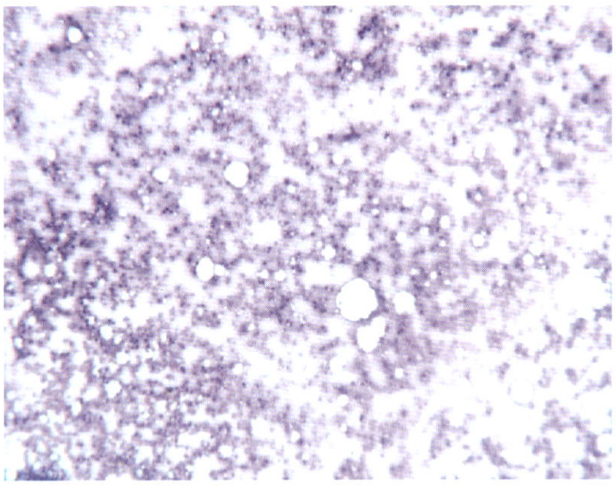

图5-4-52 骨髓涂片瑞吉染色,×100

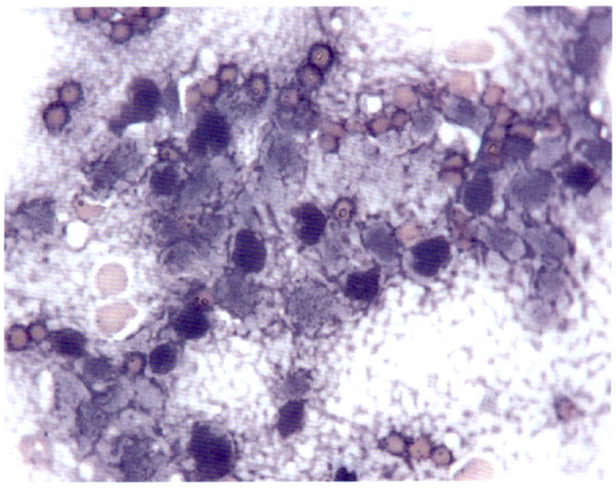

图5-4-53 骨髓涂片瑞吉染色,×1000

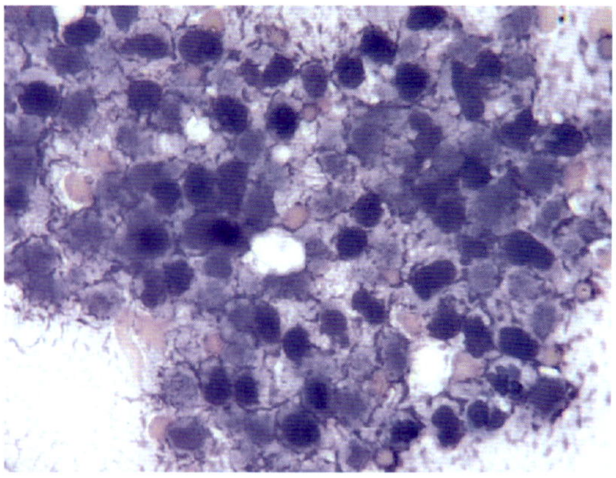

图5-4-54 骨髓涂片瑞吉染色,×1000

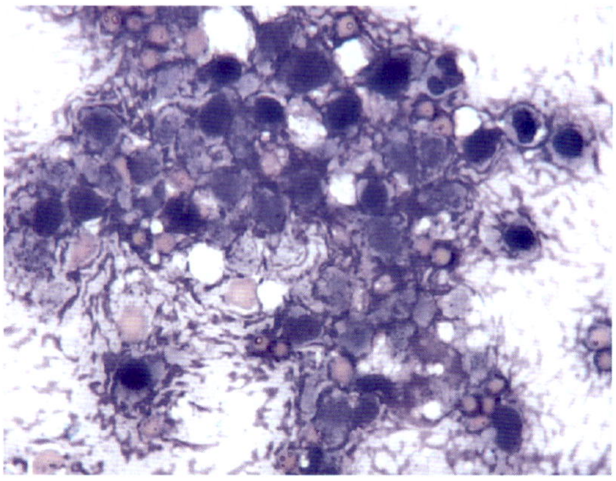

图5-4-55 骨髓涂片瑞吉染色,×1000

(四)最终诊断

骨髓坏死。

(五)病例解析

老年患者,Ph+ALL病史明确,经化疗后骨髓缓解近2年,1天前突然发热,临床考虑Ph+ALL复发,常规行外周血及骨髓涂片检测。外周血见原始幼稚淋巴细胞占23%,可确定为ALL复发,阅多张骨髓涂片,镜下均存在大量紫红色无定形物质和出现外形结构不清的肿胀破碎红细胞,呈细胞溶解状,排除玻片上污染及染色残渣,故诊断为ALL复发诱发的骨髓坏死,本病例临床表现、血象及骨髓象均符合此诊断。个别患者骨穿使用了肝素,往往也会影响有核细胞,需要与骨髓坏死鉴别,肝素对成熟红细胞影响不大,形态较完整,而骨髓坏死往往红细胞也被破坏。骨髓坏死患者骨髓涂片中出现的紫红色无定形物质容易与玻片上污染或染色残渣相混淆,阅片时也要注意有无细菌成分,但骨髓涂片中发现细菌不一定有细菌感染，不能排除是由残留在玻片、污染的染色液中及染色过程中污染的细菌所致。须经血液和(或)骨髓细菌培养加以证明。骨髓涂片诊断为骨髓坏死时，仔细观察涂片的边缘和尾部，往往有残留的较完整细胞，可帮助找出引起骨髓坏死真正病因如白血病细胞、肿瘤细胞等。

(六)诊断要点

见表5-4-11。

表5-4-11 **骨髓坏死的诊断要点**

1. 有明显的发热，骨痛或触痛伴有幼粒幼红细胞性贫血、血小板减少和易见裂片红细胞
2. 骨髓易干抽或抽吸呈暗红色果酱样、红酒样、血水样、黄泥样等不正常外观
3. 镜下骨髓细胞呈不同程度的溶解状态，几乎所有有核细胞结构模糊不清，造血组织被无定形嗜酸性物质所代替，且以缺乏胞核和胞质微细结构的嗜酸性细胞空影为特征
4. 骨髓活检网硬蛋白增生，需积极寻找原发病因
5. 骨髓细胞坏死：骨髓活检或骨髓涂片证实

(尹会敏　李艳春　李小红　李婷　龙芳)

WHO-HAEM5与WHO-HAEM4R造血与淋巴组织肿瘤目录对比

WHO-HAEM5	WHO-HAEM4R
1 髓系肿瘤前期病变 1.1 克隆性造血(CH) 1.2 意义未明的克隆性血细胞减少(CCUS)	无
2 骨髓增殖性肿瘤(MPN) 2.1 慢性髓细胞白血病(CML) 2.2 慢性中性粒细胞白血病(CNL) 2.3 慢性嗜酸性粒细胞白血病(CEL) 2.4 真性红细胞增多症(PV) 2.5 原发性血小板增多症(ET) 2.6 原发性骨髓纤维化(PMF) 2.7 幼年型粒-单核细胞白血病(JMML) 2.8 骨髓增殖性肿瘤,非特定类型(NOS)	2 骨髓增殖性肿瘤(MPN) 2.1 慢性粒细胞白血病,BCR-ABL1 阳性(CML, BCR-ABL1+) 2.2 慢性中性粒细胞白血病(CNL) 2.3 慢性嗜酸性粒细胞白血病,非特指型(CEL,NOS) 2.4 真性红细胞增多症(PV) 2.5 原发性血小板增多症(ET) 2.6 原发性骨髓纤维化(PMF) 2.6.1 原发性骨髓纤维化,纤维化前/早期 2.6.2 原发性骨髓纤维化,明显纤维化期 2.7 骨髓增殖性肿瘤,无法分类(MPN,U)
3 肥大细胞增多症 3.1 皮肤肥大细胞增多症(CM) 3.1.1 斑丘疹皮肤肥大细胞增多症(MPCM) 3.1.2 弥漫性皮肤肥大细胞增多症 3.1.3 肥大细胞瘤 3.2 系统性肥大细胞增多症(SM) 3.2.1 骨髓肥大细胞增多症 3.2.2 惰性系统性肥大细胞增多症(ISM) 3.2.3 冒烟型系统性肥大细胞增多症(SSM) 3.2.4 侵袭性系统性肥大细胞增多症(ASM) 3.2.5 系统性肥大细胞增多症伴相关的血液肿瘤(SM-AHN) 3.2.6 肥大细胞白血病(MCL) 3.3 肥大细胞肉瘤(MCS)	3.肥大细胞增多症 3.1 皮肤肥大细胞增多症(CM) 3.2 系统性肥大细胞增多症(SM) 3.2.1 惰性系统性肥大细胞增多症(ISM) 3.2.2 系统性肥大细胞增多症伴相关血液学肿瘤(SM-AHN) 3.2.3 侵袭性系统性肥大细胞增多症(ASM) 3.2.4 肥大细胞白血病(MCL) 3.3 肥大细胞肉瘤(MCS)

(待续)

WHO-HAEM5	WHO-HAEM4R
4 骨髓增生异常肿瘤(MDS) 4.1MDS 伴遗传学异常定义 4.1.1MDS 伴低原始细胞和孤立5q缺失(MDS-5q) 4.1.2MDS 伴低原始细胞和SF3B1突变(MDS- SF3B1) 4.1.3MDS 伴TP53 双等位基因失活突变(MDS- biTP53) 4.2MDS,形态学定义类 4.2.1MDS伴低原始细胞(MDS-LB) 4.2.2MDS低增生性(MDS-h) 4.2.3MDS 伴原始细胞增多(MDS-IB) 4.2.3.1MDS-IB1 4.2.3.2MDS-IB2 4.2.4MDS 伴纤维化 4.3 儿童骨髓增生异常肿瘤(cMDS) 4.3.1 儿童MDS 伴低原始细胞 4.3.2 儿童MDS 伴原始细胞增多	4 骨髓增生异常综合征(MDS) 4.1 伴单系病态造血的MDS 4.2 伴多系病态造血的MDS 4.3 伴环形铁粒幼细胞的MDS(MDS-RS) 4.3.1 伴环形铁粒幼细胞和单系病态造血的MDS 4.3.2 伴环形铁粒幼细胞和多系病态造血的MDS 4.4 伴原始细胞过多的MDS 4.4.1MDS-IB1 4.4.2MDS-IB2 4.5 伴孤立del(5q)的MDS 4.6MDS,不能分类(MDS,U) 4.7 儿童期难治性血细胞减少症(RCC)
5 骨髓增生异常/骨髓增殖性肿瘤(MDS/MPN) 5.1 慢性粒-单核细胞白血病(CMML) 5.2 骨髓增生异常/骨髓增殖性肿瘤伴中性粒细胞增多 5.3 骨髓增生异常/骨髓增殖性肿瘤伴SF3B1突变和血小板增多 5.4 骨髓增生异常/骨髓增殖性肿瘤,NOS	5 骨髓增生异常/骨髓增殖性肿瘤(MDS/MPN) 5.1 慢性粒-单核细胞白血病(CMML) 5.2 不典型慢性粒细胞白血病,BCR-ABL1 阴性(aCML, BCR-ABL1-) 5.3 幼年型粒-单核细胞白血病(JMML) 5.4 伴环形铁粒幼细胞和血小板增多的骨髓增生异常/骨髓增殖性肿瘤(MDS/MPN-RS-T) 5.5 骨髓增生异常/骨髓增殖性肿瘤,无法分类(MDS/MPN,U)
6 急性髓系白血病(AML) 6.1 伴定义遗传学异常急性髓系白血病 6.1.1APL 伴PML::RARA 融合 6.1.2AML 伴RUNX1::RUNX1T1 融合 6.1.3AML 伴 CBFβ::MYH11 融合 6.1.4AML 伴DEK::NUP214 融合 6.1.5AML 伴RBM15::MRTFA 融合 6.1.6AML 伴BCR::ABL1 融合 6.1.7AML 伴KMT2A 重排 6.1.8AML 伴MECOM 重排 6.1.9AML 伴NUP98 重排 6.1.10AML 伴NPM1 突变 6.1.11AML 伴 CEBPA 突变 6.1.12AML,骨髓增生异常相关(AML-MR) 6.1.13AML 伴其他遗传学改变定义类型 6.2AML,细胞分化定义类型 6.2.1AML 伴微分化 6.2.2AML 不伴(细胞)成熟 6.2.3AML 伴(细胞)成熟 6.2.4 急性嗜碱性粒细胞白血病 6.2.5 急性粒-单核细胞白血病 6.2.6 急性单核细胞白血病 6.2.7 急性红系白血病 6.2.8 急性原始巨核细胞白血病 6.3 髓系肉瘤	6 急性髓系白血病和相关肿瘤 6.1 伴重现性遗传学异常急性骨髓系白血病 6.1.1AML 伴t(8;21)(q22;q22.1);RUNX1-RUNX1T1 6.1.2AML 伴 inv(16)(p13. 1q22)或t(16;16)(p13. 1;q22);CBFβ-MYH11 6.1.3APL 伴PML-RARA 6.1.4AML 伴t(9;11)(p21.3;q23.3);MLLT3-KMT2A 6.1.5AML 伴t(6;9)(p23;q34.1);DEK-NUP214 6.1.6AML 伴 inv(3)(q21.3q26.2)或 t(3;3)(q21.3;q26.2);GATA2,MECOM 6.1.7AML(原始巨核细胞性)伴t(1;22)(p13.3;q13.3);RBM15- MKL1 6.1.8AML 伴BCR-ABL1 6.1.9AML 伴NPM1 突变 6.1.10AML 伴 CEBPA 双等位基因突变 6.1.11AML 伴RUNX1 突变 6.2 急性髓系白血病,非特指型(AML,NOS) 6.2.1AML 微分化型 6.2.2AML 不伴成熟型 6.2.3AML 伴成熟型 6.2.4 急性粒-单核细胞白血病 6.2.5 急性原始单核细胞和单核细胞白血病 6.2.6 纯红系白血病 6.2.7 急性原始巨核细胞白血病 6.2.8 急性嗜碱粒细胞白血病 6.2.9 急性全髓增殖伴骨髓纤维化 6.3 髓系肉瘤

(待续)

WHO-HAEM5	WHO-HAEM4R
7 继发性髓系肿瘤 7.1 与前期或易感疾病相关的髓系肿瘤 7.1.1 细胞毒性治疗后髓系肿瘤 7.1.2 与胚系易感性相关的髓系肿瘤 7.1.3 与唐氏综合征相关髓系白血病	6.4 治疗相关髓系肿瘤 6.5 唐氏综合征相关髓系增殖 6.5.1 暂时异常的髓系造血 6.5.2 唐氏综合征相关髓系白血病 6.6 伴骨髓增生异常相关改变急性髓系白血病
8 髓系/淋系肿瘤(MLN)伴嗜酸性粒细胞增多和酪氨酸激酶基因融合(MLN-TK) 8.1MLN 伴 PDGFRA 重排 8.2MLN 伴 PDGFRB 重排 8.3MLN 伴 FGFR1 重排 8.4MLN 伴 JAK2 重排 8.5MLN 伴 FLT3 重排 8.6MLN 伴 ETV6::ABL1 融合 8.7MLN 伴其他酪氨酸激酶融合定义型	8 髓系/淋系肿瘤伴嗜酸性粒细胞增多和基因重排 8.1 伴 PDGFRA 重排的髓系或淋系肿瘤 8.2 伴 PDGFRB 重排的髓系或淋系肿瘤 8.3 伴 FGFR1 重排的髓系或淋系肿瘤 8.4 伴 PCM1-JAK2 的髓系或淋系肿瘤
9 谱系不明的急性白血病(ALAL) 9.1 具有明确遗传学异常的 ALAL 9.1.1 混合表型急性白血病伴 BCR::ABL1 融合 9.1.2 混合表型急性白血病伴 KMT2A 重排 9.1.3ALAL 伴其他遗传学改变定义 9.1.3.1 混合表型急性白血病伴 ZNF384 重排 9.1.3.2ALAL 伴 BCL11B 重排 9.2ALAL,免疫表型定义 9.2.1 混合表型急性白血病,B/髓系 9.2.2 混合表型急性白血病,T/髓系 9.2.3 混合表型急性白血病,罕见类型 9.2.4 谱系不明急性白血病,非特指型 9.2.5 急性未分化白血病(AUL)	9 系列未明急性白血病 9.1 急性未分化型白血病 9.2 混合表型急性白血病 9.2.1 混合表型急性白血病伴 t(9;22)(q34. 1;q11.2);BCR-ABL1 9.2.2 混合表型急性白血病伴 t(v;11q23.3);KMT2A 重排 9.2.3 混合表型急性白血病,B/髓系,非特指型(MPAL,B/髓系,NOS) 9.2.4 混合表型急性白血病,T/髓系,非特指型(MPAL,T/髓,NOS) 9.2.5 混合表型急性白血病,非特指型,罕见型 9.2.6 混合表型急性白血病,非特指型(MPAL,Nos)
10 组织细胞/树突状细胞肿瘤 10.1 浆细胞样树突状细胞肿瘤 10.1.1 髓系肿瘤相关成熟浆细胞样树突状细胞增殖 10.1.2 母细胞性浆细胞样树突状细胞肿瘤 10.2 朗格汉斯细胞和其他树突状细胞肿瘤 10.2.1 朗格汉斯细胞肿瘤 10.2.1.1 朗格汉斯细胞组织细胞增生症 10.2.1.2 朗格汉斯细胞肉瘤 10.2.2 其他树突状细胞肿瘤 10.2.2.1 未确定树突状细胞肿瘤 10.2.2.2 交指树突状细胞肉瘤 10.3 组织细胞肿瘤 10.3.1 幼年性黄色肉芽肿 10.3.2Erdheim-Chester 病 10.3.3Rosai-Dorfman 病 10.3.4ALK 阳性组织细胞增生症 10.3.5 组织细胞肉瘤	10 组织细胞及树突状细胞恶性肿瘤 10.1 组织细胞肉瘤 10.2 朗格汉斯细胞来源的肿瘤 10.2.1 朗格罕组织细胞增生症 10.2.2 朗格汉斯细胞肉瘤 10.3 未定型树突状细胞肿瘤 10.4 指突状树突状细胞肉瘤 10.5 滤泡树突状细胞肉瘤 10.5.1 炎症性假瘤样滤泡/成纤维细胞树突状细胞肉瘤 10.6 成纤维细胞网状细胞肿瘤 10.7 播散性幼年黄色肉芽肿 10.8Erdheim-Chester 病

(待续)

WHO-HAEM5	WHO-HAEM4R
11 B细胞淋巴增殖性疾病和淋巴瘤 11.1B淋巴细胞为主肿瘤样病变 11.1.1类似淋巴瘤反应性富B细胞淋巴增生 11.1.2IgG4相关疾病 11.1.3单中心Castleman病 11.1.4特发性多中心Castleman病 11.1.5KSHV/HHV8相关多中心Castleman病 11.2前体B细胞肿瘤 11.2.1急性B淋巴细胞白血病/淋巴瘤(B-ALL/LBL),非特指型 11.2.2B-ALL/LBL伴高超二倍体 11.2.3B-ALL/LBL伴亚二倍体 11.2.4B-ALL/LBL伴iAMP21 11.2.5B-ALL/LBL伴BCR::ABL1融合基因 11.2.6B-ALL/LBL伴BCR::ABL1样特征 11.2.7B-ALL/LBL伴KMT2A重排 11.2.8B-ALL/LBL伴ETV6::RUNX1融合基因 11.2.9B-ALL/LBL伴ETV6::RUNX1样特征 11.2.10B-ALL/LBL伴TCF3::PBX1融合 11.2.11B-ALL/LBL伴IGH::IL3融合基因 11.2.12B-ALL/LBL伴TCF3::HLF融合基因 11.2.13B-ALL/LBL伴其他特定的遗传学异常	11 B细胞淋巴增殖性疾病和淋巴瘤 11.1多中心Castleman病 11.2B淋巴细胞母细胞白血病/淋巴瘤(B-ALL/LBL) 11.2.1 B淋巴细胞母细胞白血病/淋巴瘤,非特指型(B-ALL/LBL,NOS) 11.2.2伴重现性遗传学异常的B淋巴母细胞白血病/淋巴瘤 11.2.2.1B-ALL/LBL伴t(9;22)(q34.1;q11.2); BCR-ABL1 11.2.2.2B-ALL/LBL伴t(v;11q23.3);KMT2A重排 11.2.2.3B-ALL/LBL伴t(12;21)(p13.2;q22.1); ETV6-RUNX1 11.2.2.4B-ALL/LBL伴超二倍体 11.2.2.5B-ALL/LBL伴低二倍体 11.2.2.6B-ALL/LBL伴t(5;14)(q31.1;q32.3); IL3-IGH 11.2.2.7B-ALL/LBL伴t(1;19)(q23;p13.3); TCF3-PBX1 11.2.2.8B-ALL/LBL,BCR-ABL1样 11.2.2.9B-ALL/LBL伴iAMP21
11.3成熟B细胞肿瘤 11.3.1肿瘤前小淋巴细胞增殖和肿瘤性小淋巴细胞增殖 11.3.1.1单克隆性B淋巴细胞增多症 11.3.1.2慢性淋巴细胞白血病/小淋巴细胞淋巴瘤 11.3.2脾B细胞淋巴瘤和白血病 11.3.2.1毛细胞白血病 11.3.2.2脾边缘区淋巴瘤 11.3.2.3脾弥漫性红髓小B细胞淋巴瘤 11.3.2.4伴明显核仁的脾B细胞淋巴瘤/白血病 11.3.3淋巴浆细胞淋巴瘤 11.3.4边缘区淋巴瘤 11.3.4.1黏膜相关淋巴组织结外边缘区淋巴瘤 11.3.4.2原发性皮肤边缘区淋巴瘤 11.3.4.3淋巴结边缘区淋巴瘤 11.3.4.4儿童淋巴结边缘区淋巴瘤 11.3.5滤泡性淋巴瘤 11.3.5.1原位滤泡B细胞肿瘤 11.3.5.2滤泡淋巴瘤 11.3.5.3儿童型滤泡淋巴瘤 11.3.5.4十二指肠型滤泡淋巴瘤 11.3.6皮肤滤泡性中心淋巴瘤 11.3.6.1原发性皮肤滤泡中心淋巴瘤 11.3.7套细胞淋巴瘤 11.3.7.1原位套细胞肿瘤 11.3.7.2套细胞淋巴瘤 11.3.7.3白血病性非淋巴结套细胞淋巴瘤 11.3.8惰性B细胞淋巴瘤转化 11.3.9大B细胞淋巴瘤	11.3成熟B细胞肿瘤 11.3.1慢性淋巴细胞白血病/小淋巴细胞淋巴瘤(CLL/SLL) 11.3.2单克隆B细胞淋巴细胞增多症(MBL) 11.3.3B细胞幼淋巴细胞白血病(B-PLL) 11.3.3.1脾边缘区淋巴瘤 11.3.3.2毛细胞白血病 11.3.3.3脾B细胞淋巴瘤/白血病,未分类 11.3.3.3.1脾弥漫性红髓小B细胞淋巴瘤 11.3.3.3.2毛细胞白血病变异型(HCL-v) 11.3.4边缘区淋巴瘤 11.3.4.1结外边缘区黏膜相关淋巴组织淋巴瘤(MALT淋巴瘤) 11.3.4.2结内边缘区淋巴瘤 11.3.4.3儿童结内边缘区淋巴瘤 11.3.5滤泡性淋巴瘤(FL) 11.3.5.1原位滤泡肿瘤(ISFN) 11.3.5.2十二指肠型滤泡性淋巴瘤 11.3.5.3儿童型滤泡性淋巴瘤 11.3.6原发性皮肤滤泡中心淋巴瘤 11.3.7套细胞淋巴瘤 11.3.7.1原位套细胞肿瘤(ISMCN) 11.3.7.2套细胞淋巴瘤(MCL) 11.3.7.3白血病性非结节型套细胞淋巴瘤 11.3.8淋巴浆细胞淋巴瘤 11.3.8.1巨球蛋白血症(WM)

(待续)

WHO-HAEM5	WHO-HAEM4R
11.3.9.1 弥漫大B细胞淋巴瘤,NOS	
11.3.9.2 富T细胞/组织细胞大B细胞淋巴瘤	11.3.9 大B细胞淋巴瘤
11.3.9.3 伴MYC和BCL2重排弥漫大B细胞淋巴瘤/高级别B细胞淋巴瘤	11.3.9.1 弥漫性大B细胞淋巴瘤,非特指型(DLBCL,NOS)
	11.3.9.1.1 生发中心B细胞(GCB)型
11.3.9.4ALK阳性大B细胞淋巴瘤	11.3.9.1.2 活化B细胞(ABC)型
11.3.9.5 伴IRF4重排大B细胞淋巴瘤	11.3.9.2 富T细胞/组织细胞的大B细胞淋巴瘤
11.3.9.6 伴11q异常高级别B细胞淋巴瘤	11.3.9.3 高度恶性B细胞淋巴瘤
11.3.9.7 淋巴瘤样肉芽肿病	11.3.9.3.1 高度恶性B细胞淋巴瘤,伴MYC和BCL2和/或BCL6重排
11.3.9.8EBV阳性弥漫大B细胞淋巴瘤	
11.3.9.9 慢性炎症相关弥漫大B细胞淋巴瘤	11.3.9.3.2 高度恶性B细胞淋巴瘤,非特指型(HGBL,NOS)
11.3.9.10 纤维蛋白纤维素相关大B细胞淋巴瘤	11.3.9.4ALK+大B细胞淋巴瘤
11.3.9.11 体液过载相关大B细胞淋巴瘤	11.3.9.5 大B细胞淋巴瘤伴IRF4重排
11.3.9.12 浆母细胞性淋巴瘤	11.3.9.6Burkitt样淋巴瘤伴11q异常
11.3.9.13 原发性免疫豁免部位大B细胞淋巴瘤	11.3.9.7 淋巴瘤样肉芽肿病
11.3.9.14 原发性皮肤弥漫性大B细胞淋巴瘤,腿型	11.3.9.8EBV+ DLBCL,NOS
11.3.9.15 血管内大B细胞淋巴瘤	11.3.9.9 慢性炎症相关DLBCL
11.3.9.16 原发性纵隔大B细胞淋巴瘤	11.3.9.10HHV8+DLBCL,NOS
11.3.9.17 纵隔灰区淋巴瘤	11.3.9.11
11.3.9.18 高级别B细胞淋巴瘤,非特指型	11.3.9.12 浆母细胞淋巴瘤
11.3.10 伯基特淋巴瘤	11.3.9.13 原发性中枢神经系统DLBCL
11.3.11KSHV/HHV8相关B细胞淋巴增殖和淋巴瘤	11.3.9.14 原发性皮肤DLBCL,腿型
11.3.11.1 原发性渗出性淋巴瘤	11.3.9.15 血管内大B细胞淋巴瘤
11.3.11.2KSHV/HHV8阳性弥漫大B细胞淋巴瘤	11.3.9.16 原发性纵隔(胸腺)大B细胞淋巴瘤
11.3.11.3KSHV/HHV8阳性生殖细胞淋巴增殖性疾病	11.3.9.17B细胞淋巴瘤,不能分类,特征介于DLBCL和经典霍奇金淋巴瘤之间
	11.3.9.18 高级别B细胞淋巴瘤,非特指型
	11.3.10Burkitt淋巴瘤
11.3.12 免疫缺陷和失调相关淋巴增殖性疾病和淋巴瘤	11.3.11KSHV/HHV8相关B细胞淋巴增殖和淋巴瘤
11.3.12.1 免疫缺陷/失调引起的过度增生	11.3.11.1 原发性渗出性淋巴瘤
11.3.12.2 免疫缺陷/失调引起的多形性淋巴增殖性疾病	11.3.11.2HHV8阳性弥漫大B细胞淋巴瘤,非特指型
11.3.12.3EBV阳性皮肤黏膜溃疡	11.3.11.3HHV8阳性生殖细胞淋巴增殖性疾病
11.3.12.4 免疫缺陷/失调引起的淋巴瘤	11.3.12 免疫缺陷相关的淋巴增殖性疾病
11.3.12.5 先天免疫缺陷相关淋巴增殖性疾病和淋巴瘤	11.3.12.1 原发免疫缺陷相关淋巴增殖性疾病
11.3.13 霍奇金淋巴瘤	11.3.12.2HIV感染相关的淋巴增殖性疾病
11.3.13.1 经典霍奇金淋巴瘤	11.3.12.3 移植后淋巴增殖性疾病(PTLD)
11.3.13.2 结节性淋巴细胞为主型霍奇金淋巴瘤	非破坏性PTLD
11.3.14 浆细胞肿瘤和伴副蛋白的其他疾病	11.3.12.4 浆细胞增生性PTLD
11.3.14.1 单克隆丙种球蛋白病	11.3.12.5 传染性单核细胞增多症样PTLD
11.3.14.1.1 冷凝集素病	11.3.12.6 鲜红滤泡增生性PTLD
11.3.14.1.2IgM型意义未明单克隆丙种球蛋白病	多形性PTLD
11.3.14.1.3 非IgM型意义未明单克隆丙种球蛋白病	单形性PTLD
11.3.14.1.4 伴肾脏意义的单克隆丙种球蛋白病	11.3.12.7 其他与医源性免疫缺陷相关的淋巴增殖性疾病
11.3.14.2 单克隆免疫球蛋白沉积疾病	11.3.13 霍奇金淋巴瘤
11.3.14.2.1 免疫球蛋白相关(AL)淀粉样变性	11.3.13.1 经典霍奇金淋巴瘤样PTLD
11.3.14.2.2 单克隆免疫球蛋白沉积病	11.3.13.2 结节性淋巴细胞为主型霍奇金淋巴瘤
11.3.14.3 重链病	11.3.14 浆细胞肿瘤和伴副蛋白的其他疾病
11.3.14.3.1Mμ重链病	11.3.14.1IgM型意义不明的单克隆丙种球蛋白病(MGUS)

(待续)

WHO-HAEM5	WHO-HAEM4R
11.3.14.3.2Gamma 重链病 11.3.14.3.3Alpha 重链病 11.3.14.4 浆细胞肿瘤 11.3.14.4.1 浆细胞瘤 11.3.14.4.2 浆细胞骨髓瘤 11.3.14.4.3 伴相关副肿瘤综合征浆细胞肿瘤 -POEMS 综合征 -TEMPI 综合征 -AESOP 综合征	11.3.14.2 非 IgM 型意义不明的单克隆丙种球蛋白病 11.3.15 单克隆免疫球蛋白沉积病 11.3.15.1 原发淀粉样变性 11.3.15.2 轻链和重链沉积病 11.3.16 重链病 11.3.16.1μ 重链病 11.3.16.2γ 重链病 11.3.16.3α 重链病 11.3.17 浆细胞骨髓瘤(PCM)(即多发性骨髓瘤,MM) 11.3.17.1 骨孤立性浆细胞瘤 11.3.17.2 骨外浆细胞瘤 11.3.17.3 伴相关副肿瘤综合征浆细胞肿瘤 -POEMS 综合征 -TEMPI 综合征
12 T细胞淋巴增殖性疾病和肿瘤 12.1T 细胞为主的肿瘤样病变 12.1.1 菊池-藤本病 12.1.2 惰性T淋巴细胞增殖 12.1.3 自身免疫性淋巴增殖综合征 12.2 前体T细胞肿瘤 12.2.1 急性T淋巴细胞白血病/淋巴瘤,非特指型 12.2.2 急性早期前体T淋巴细胞白血病/淋巴瘤 12.3 成熟T细胞和NK细胞肿瘤 12.3.1T 幼淋巴细胞白血病 12.3.2T 大颗粒淋巴细胞白血病 12.3.3NK 大颗粒淋巴细胞白血病 12.3.4 成人T细胞白血病/淋巴瘤 12.3.5Sezary 综合征 12.3.6 侵袭性NK细胞白血病 12.4 原发性皮肤T细胞淋巴增殖和淋巴瘤 12.4.1 原发性皮肤CD4阳性小或中等大小T细胞淋巴增殖性疾病 12.4.2 原发性皮肤肢端CD8阳性T细胞淋巴增殖性疾病 12.4.3 蕈样肉芽肿 12.4.4 原发性皮肤CD30阳性T细胞淋巴增殖性疾病:淋巴瘤样丘疹病 12.4.5 原发性皮肤CD30阳性T细胞淋巴增殖性疾病:原发性皮肤间变性大细胞淋巴瘤 12.4.6 皮下脂膜炎样T细胞淋巴瘤 12.4.7 原发性皮肤γδT细胞淋巴瘤 12.4.8 原发性皮肤CD8阳性侵袭性表皮细胞毒性T细胞淋巴瘤	12 前体及成熟T细胞肿瘤 12.1T 淋巴母细胞白血病/淋巴瘤 12.1.1 原始T淋巴细胞白血病/淋巴瘤 12.1.2 早期前体原始T淋巴细胞白血病 12.1.3NK 淋巴母细胞白血病/淋巴瘤 12.2 成熟T和NK细胞肿瘤 12.2.1T 细胞幼淋巴细胞白血病 12.2.2T 细胞大颗粒淋巴细胞白血病 12.2.3NK 细胞慢性淋巴增殖性疾病 12.2.4 成人T细胞白血病/淋巴瘤 12.2.5Sezary 综合征 12.2.6 侵袭性NK细胞白血病 12.3 原发性皮肤T细胞淋巴增殖和淋巴瘤 12.3.1 原发皮肤 CD4+小/中 T 细胞淋巴增殖性疾病 12.3.2 原发皮肤肢端 CD8+ T细胞淋巴瘤 12.3.3 蕈样肉芽肿 12.3.4 原发性皮肤 CD30+T细胞淋巴增殖性疾病,淋巴瘤样丘疹病 12.3.5 原发性皮肤间变性大细胞淋巴瘤 12.3.6 原发皮肤 T 细胞淋巴瘤,罕见亚型 12.3.7 原发皮肤 γδT 淋巴瘤 12.3.8 原发皮肤 CD+8+侵袭性嗜表皮细胞毒性 T 细胞淋巴瘤

(待续)

WHO-HAEM5	WHO-HAEM4R
12.4.9 原发性皮肤外周T细胞淋巴瘤,NOS 12.5 肠道T细胞和NK细胞淋巴增殖性疾病和淋巴瘤 12.5.1 胃肠道惰性T细胞淋巴瘤 12.5.2 胃肠道惰性NK细胞淋巴增殖性疾病(新增) 12.5.3 肠病相关T细胞淋巴瘤 12.5.4 单形性亲上皮性肠道T细胞淋巴瘤 12.5.5 肠道T细胞淋巴瘤,NOS 12.6 肝脾T细胞淋巴瘤 12.7 间变性大细胞淋巴瘤 12.7.1ALK 阳性间变性大细胞淋巴瘤 12.7.2ALK 阴性间变性大细胞淋巴瘤 12.7.3 乳房植入物相关间变性大细胞淋巴瘤 12.8 结节性滤泡性T辅助(TFH)细胞淋巴瘤 12.8.1 淋巴结TFH细胞淋巴瘤,血管免疫母细胞型 12.8.2 淋巴结TFH细胞淋巴瘤,滤泡型 12.8.3 淋巴结TFH细胞淋巴瘤,NOS 12.9 外周T细胞淋巴瘤,非特指型 12.10EBV 阳性NK/T细胞淋巴瘤 12.10.1EBV 阳性淋巴结T细胞和NK细胞淋巴瘤 12.10.2 结外NK/T细胞淋巴瘤 12.11 儿童EBV阳性T细胞和NK细胞淋巴增殖和淋巴瘤 12.11.1 严重蚊虫叮咬过敏症 12.11.2 种痘水疱病淋巴增殖性疾病 12.11.3 系统性慢性活动性EBV阳性疾病 12.11.4 儿童系统性EBV阳性T细胞淋巴瘤 13 淋巴组织间质源性肿瘤 13.1 间充质树突状细胞肿瘤 13.1.1 滤泡树突状细胞肉瘤 13.1.2EBV 阳性炎性滤泡树突状细胞肉瘤 13.1.3 成纤维细胞网状细胞瘤 13.2 肌纤维母细胞瘤 13.2.1 结内栅栏状肌纤维母细胞瘤 13.3 脾特异性血管间质瘤 13.4 脾血管间质瘤 13.4.1 脾窦岸细胞血管瘤 13.4.2 脾错构瘤 13.4.3 脾硬化性血管瘤样结节性转化	12.4 肠道T细胞和NK细胞淋巴增殖性疾病和淋巴瘤 12.4.1 胃肠道惰性T细胞淋巴增殖性疾病 12.4.2 肠病相关T细胞淋巴瘤 12.4.3 单形性嗜上皮性肠道T细胞淋巴瘤 12.4.4 肠道T细胞淋巴瘤,NOS 12.5 肝脾T细胞淋巴瘤 12.6 间变性大细胞淋巴瘤 12.6.1 间变性大细胞淋巴瘤,ALK+ 12.6.2 间变性大细胞淋巴瘤,ALK- 12.6.3 乳房植入物相关间变性大细胞淋巴瘤 12.7 结节性滤泡性T辅助(TFH)细胞淋巴瘤 12.7.1 血管免疫母细胞T细胞淋巴瘤(AITL) 12.7.2 滤泡T细胞淋巴瘤 12.7.3 结内外周T细胞淋巴瘤伴TFH表型 12.8 外周T细胞淋巴瘤,NOS 12.9 结外NK/T细胞淋巴瘤,鼻型 12.10EBV 阳性T细胞和NK细胞淋巴增殖和儿童淋巴瘤 12.10.1 严重蚊虫叮咬过敏 12.10.2 水疱种豆样淋巴增殖性疾病 12.10.3 慢性激活性T及NK细胞EBV感染,系统性 12.10.4 儿童系统性EBV+T/NK细胞淋巴细胞增殖性疾病 儿童系统性EBV+淋巴瘤 13 淋巴组织间质源性肿瘤 13.1 间充质树突状细胞肿瘤 13.1.1 滤泡树突状细胞肉瘤 13.1.2EBV 阳性炎性滤泡树突状细胞肉瘤 13.1.3 成纤维细胞网状细胞瘤
14 与淋巴造血肿瘤相关的遗传性肿瘤综合征 14.1 范科尼贫血 14.2 布鲁姆综合征 14.3 共济失调毛细血管扩张综合征 14.4RAS 病	14 遗传易感性髓系肿瘤 14.1 无既往病史或器官发育异常者 14.1.1AML 伴遗传性CEBPA基因突变 14.1.2 髓系肿瘤伴遗传性DDX41基因突变 14.2 既往有血小板疾病者 14.2.1 髓系肿瘤伴遗传性RUNX1基因突变 14.2.2 髓系肿瘤伴遗传性ANKRD26基因突变 14.2.3 髓系肿瘤伴遗传性ETV6基因突变 14.3 伴有其他器官功能异常 14.3.1 髓系肿瘤伴遗传性GATA2基因突变 14.3.2 与遗传性骨髓衰竭综合征或端粒酶生物缺陷相关的髓系肿瘤

参考文献

[1]张之南，郝玉书，赵永强，等．血液病学[M].2版．北京:人民卫生出版社，2011.

[2] 高海燕，刘亚波，吕成芳，等．血液病临床检验诊断[M].北京:中国医药科技出版社，2021.

[3] 毛飞，许文荣．临床血液检验学[M].北京:科学出版社，2020.

[4] 胡丽华，陈万新．临床血液细胞形态学图谱[M].北京:人民卫生出版社，2020.

[5] 黄斌伦，杨晓斌．血液学检验[M].5版．北京:人民卫生出版社，2020.

[6] 沈悌，赵永强．血液病诊断及疗效标准[M].4版．北京:科学出版社，2018.

[7] Kenneth Kaushansky. 威廉姆斯血液学[M].9版．陈竺，陈赛娟等译．北京:人民卫生出版社，2018.

[8] 许文荣，王建中．临床血液学检验[M].5版．北京:人民卫生出版社，2012.

[9]浦权，姚永华．实用血液病骨髓病理学彩色图谱[M].北京:科学出版社，2018.

[10]王霄霞，夏薇，龚道元．临床骨髓细胞检验形态学[M].北京:人民卫生出版社，2019.

[11]卢兴国，叶向军，徐根波．骨髓细胞与组织病理诊断学[M].北京:人民卫生出版社，2020.

[12]诸欣平，苏川．人体寄生虫学[M].9版．北京:人民卫生出版社，2018.

[13]李兰娟，任红．传染病学[M].9版．北京:人民卫生出版社，2018.

[14]王吉耀，葛均波，邹和建．实用内科学[M].16版．北京:人民卫生出版社，2022

[15]刘艳荣．实用流式细胞术-血液病篇[M].北京:北京大学医学出版社，2009.

[16]胡亚美，江载芳，诸福棠．实用儿科[M]8版．北京:人民卫生出版社，2015.

[17]柳增善，卢世英，崔树森．人畜共患病学[M].北京:科学出版社，2014.

[18]卢兴国，叶向军，徐根波．骨髓细胞与组织病例诊断学[M].北京:人民卫生出版社，2020.

[19]Steven H.Swerdlow，Elias Campo，Nancy Lee Harris，等．造血与淋巴组织肿瘤 WHO 分类[M].4版．周小鸽，陈辉树等译．北京:诊断病理学杂志社，2012.

[20]中华医学会血液学分会红细胞疾病（贫血）学组．铁缺乏症和缺铁性贫血诊治和预防多学科专家共识[J].中华医学杂志，2018，98（28）:2233-2237.

[21] Ralph Green，MD，PhD et al. Megaloblastic Anemias: Nutritional and Other Causes[J]. *Med Clin North Am*，*2017*，101（2）: 297-317.

[22] 中华医学会血液学分会红细胞疾病（贫血）学组．获得性纯红细胞再生障碍诊断与治疗中国专家共识（2020年版）[J].中华血液学杂志，2020，41（3）: 177-184.

[23] Marsh J，Ball S E，Darbyshire P，et al. Guidelines for the diagnosis and management of acquired aplastic anaemia[J]. *British Journal of Haematology*，2003，123（5）.

[24]中华医学会血液学分会红细胞疾病（贫血）学组．再生障碍性贫血诊断与治疗中国指南（2022年版）[J].中华血液学杂志，2022，43（11）:881-888.

[25]中华医学会血液学分会红细胞疾病（贫血）

学组.阵发性睡眠性血红蛋白尿症诊断与治疗中国专家共识[J]. 中华血液学杂志,2013, 34(3):276-279.

[26]中华医学会血液学分会白血病淋巴瘤学组.中国成人急性髓系白血病(非急性早幼粒细胞白血病)诊疗指南(2021年版)[J].中华血液学杂志,2021, 42(8):617-623.

[27]Heuser M, Ofran Y, Boissel N, et al.Acute myeloid leukaemia in adult patients: ESMO Clinical Practice Guidelines for diagnosis, treatment and follow-up[J]. *Annals of Oncology*, 2020, 31 (6): 697-712.

[28]Arber DA, Orazi A, Hasserjian R, et al.The 2016 revision to the World Health Organization classification of myeloid neoplasms and acute leukemia[J]. *Blood*, 2016, 127(20):2391-2405.

[29]Leslie Mitch.Red blood cells may be immune sentinels[J].*Science*, 2021, 374 (6566):383.

[30]Hotz Meghan J, Qing Danielle, Shashaty Michael G S, et al.Red Blood Cells Homeostatically Bind Mitochondrial DNA through TLR9 to Maintain Quiescence and to Prevent Lung Injury[J]. *American Journal of Respiratory and Critical Care Medicine*, 2018, 197 (4):470-480.

[31]Lam L K Metthew, Murphy Sophia, Kokkinaki Dimitra, et al.DNA binding to TLR9 expressed by red blood cells promotes innate immune activation and anemia[J].*Science Translational Medicine*, 2021, 13 (616):1008.

[32]Zhang Qin, Raoof Mustafa, Chen Yu, et al. Circulating mitochondrial DAMPs cause inflammatory responses to injury[J]. *Nature*, 2010, 464 (7285): 104-7.

[33]Swerdlow Steven H, Campo Elias, Pileri Stefano A, et al. The 2016 revision of the World Health Organization classification of lymphoid neoplasms[J].*Blood*, 2016, 127 (20):2375-2390.

[34]Malcovati Luca, Stevenson Kristen, Papaemmanuil Elli, et al. SF3B1-mutant MDS as a distinct disease subtype: a proposal from the International Working Group for the Prognosis of MDS[J]. *Blood*, 2020, 136 (2):157-170.

[35]Alaggio Rita, Amador Catalina, Anagnostopoulos Ioannis, et al. The 5th edition of the World Health Organization Classification of Haematolymphoid Tumours: Lymphoid Neoplasms[J]. *Leukemia*, 2022, 36 (7):1720-1748.

[36]Khoury Joseph D, Solary Eric, Abla Oussama, et al.The 5th edition of the World Health Organization Classification of Haematolymphoid Tumours: Myeloid and Histiocytic/Dendritic Neoplasms[J].*Leukemia*, 36 (7):1703-1719.

[37]Tunstall Oliver, Bhatnagar Neha, James Beki, et al.Guidelines for the investigation and management of Transient Leukaemia of Down Syndrome[J]. *British Journal of Haematology*, 2018, 182 (2):200-211.

[38]Tanaka Tiffany N, Bejar Rafael.MDS overlap disorders and diagnostic boundaries[J]. *Blood*, 2019, 133 (10):1086-1095.

[39]Ogawa Seishi. Genetics of MDS[J]. *Blood*, 2019, 133 (10):1049-1059.

[40]中华医学会血液学分会.骨髓增生异常综合征中国诊断与治疗指南(2019年版).中华血液学杂志, 2019, 40(2):89-97.

[41]中华人民共和国国家卫生健康委员会.慢性髓性白血病诊疗指南(2022年版)[J].中华人民共和国国家卫生健康委员会官网, 2022.

[42]中华医学会血液学分会白血病淋巴瘤学组.原发性骨髓纤维化诊断与治疗中国指南(2019年版)[J].中华血液学杂志, 2019, 40(1):1-7.

[43]中华医学会血液学分会白血病淋巴瘤学

组.慢性粒-单核细胞白血病诊断与治疗中国指南(2021年版)[J].中华血液学杂志,2021,42(1):5-9.

[44]Michel A, Hoermann G, Sotlar K, et al. Clinical Impact and Proposed Application of Molecu - lar Markers, Genetic Variants and Cytogenetic Anal - ysis in Mast Cell Neoplasms: Status 2022[J]. *Journal of Allergy and Clinical Immunology*, 2022, 149 (6): 1855-1865.

[45]Shomali W, Gotlib J.World Health Organi - zation-defined eosinophilic disorders: 2019 update ondiagnosis, risk stratification, and management[J]. *Am J Hematol*, 2019, 94(10):1149-1167.

[46]中国抗癌协会血液肿瘤专业委员会，中华医学会血液学分会，中国慢性淋巴细胞白血病工作组.中国慢性淋巴细胞白血病/小淋巴细胞淋巴瘤的诊断与治疗指南(2022年版)[J].中华血液学杂志，2022，43(5):353-358.

[47]Zelenetz Andrew D.Guidelines for NHL: up - dates to the management of diffuse large B-cell lym - phoma and new guidelines for primary cutaneous CD30+ T-cell lymphoproliferative disorders and T-cell large granular lymphocytic leukemia[J].*Journal of the National Comprehensive Cancer Network*, 2014, 12 (5):797-800.

[48]中国医师协会血液科医师分会，中华医学会血液学分会.中国多发性骨髓瘤诊治指南(2022年修订)[J].中华内科杂志，2022，61(5) :480-487.

[49]Christine Beham-Schmid, Aggressive lym - phoma 2016: revision of the WHO classification[J]. *Memo*, 2017, 10(4):248-254.

[50]Palladini Giovanni, Milani Paolo, Merlini Giampaolo. Management of AL amyloidosis in 2020[J]. *Blood*, 2020,136 (23):2620-2627.

[51]中华医学会血液学分会红细胞疾病(贫血)学组.中国成人戈谢病诊治专家共识(2020)[J].中华医学杂志,2020，100(24):1841-1849.

[52]中华医学会儿科学分会内分泌遗传代谢学组,中华医学会儿科学分会血液学组,中华医学会医学遗传学分会,中国罕见病联盟中国儿童戈谢病诊治专家共识(2021)[J].中华儿科杂志,2021，59(12):1025-1031

[53]Wang Raymond Y, Bodamer Olaf A, Watson Michael S, et al. Lysosomal storage diseases: diag - nostic confirmation and management of presymptom - atic individuals[J].*Genetics in Medicine*, 2011, 13 (5): 457-84.

[54] Schuchman E H, Wasserstein M P.Types A and B Niemann-Pick disease [J]. *MolGenetMetab*, 2017, 120(1-2): 27-33.

[55]郭思远.尼曼匹克病C型研究进展[J].国际儿科杂志，2022，49(6):414-417.

[56]《中华传染病杂志》编辑委员会.中国利什曼原虫感染诊断和治疗专家共识[J].中华传染病杂志，2017，35(9):6.

[57]中华人民共和国国家卫生健康委员会.儿童朗格罕细胞组织细胞增生症诊疗规范(2021版)，中华人民共和国国家卫生健康委员会官网,2021，5:132.

[58]Gulati Nitya, Allen Carl E. Langerhans cell histiocytosis: Version 2021[J].*Hematological Oncolo - gy*, 2021, 39(1):15-23.

[59]NeunertC, TerrellDR, ArnoldDM, et al. American Society of Hematology 2019 guidelines for immune thrombocytopenia[J]. *Blood Adv*, 2019, 3 (23):3829-3866.

[60]中华医学会血液学分会血栓与止血学组.成人原发免疫性血小板减少症诊断与治疗中国指南[J].中华血液学杂志,2020，41 (8): 617-623.

[61]中华医学会血液学分会血栓与止血学组.血栓性血小板减少性紫癜诊断与治疗中国指南(2022年版)[J].中华血液学杂志,2022，43(1):7-12.

[62] Zheng X Long, Vesely Sara K, Cataland Spero R, et al. ISTH guidelines for the diagnosis of thrombotic thrombocytopenic purpura[J]. *Journal of Thrombosis and Haemostasis*, 2020, 18 (10):2486–2495.

[63]中国医师协会血液科医师分会，中华医学会儿科学分会血液学组，噬血细胞综合征中国专家联盟．中国噬血细胞综合征诊断与治疗指南（2022 年版）[J]. 中华医学杂志，2022，102(20): 1492–1499.

[64]Hines Melissa R, von Bahr Greenwood Tatiana, Beutel Gernot, et al. Consensus–Based Guidelines for the Recognition, Diagnosis, and Management of Hemophagocytic Lymphohistiocytosis in Critically Ill Children and Adults[J]. *Critical Care Medicine*, 2022, 50 (5):860–872.

[65]中华医学会儿科学分会感染学组，《中华儿科杂志》编辑委员会．中国儿童百日咳诊断及治疗建议[J]. 中华儿科杂志，2017，55(8):568–572.

[66]Di Matola T, Miele C, Coppola M, et al. Utility of peripheral blood smear in rapid diagnosis of Pertussis[J]. *Int J Lab Hemato*l, 2019, 41(2):41–42.

[67]中华预防医学会感染性疾病防控分会，中华医学会感染病学分会．肾综合征出血热防治专家共识[J]. 中国实用内科杂志，2021，41(10): 845–854.

[68]中华医学会儿科学分会感染学组，全国儿童EB病毒感染协作组．儿童EB病毒感染相关疾病的诊断和治疗原则专家共识[J]. 中华儿科杂志，2021，59(11):905–911.

[69]中华医学会病理学分会，中华医学会病理学分会皮肤病理学组．黑色素瘤病理诊断临床实践指南[J]. 中华病理学杂志，2021，50(6):11.

[70]中国抗癌协会小儿肿瘤专业委员会，中华医学会小儿外科学分会肿瘤学组．儿童神经母细胞瘤诊疗专家共识CCCG–NB–2021方案[J]. 中华小儿外科杂志，2022，43(7):11.

[71]Strauss S J, Frezza A M, Abecassis N, et al. Bone sarcomas: ESMO–EURACAN –GENTURIS–ERN PaedCan Clinical Practice Guideline for diagnosis, treatment and follow–up[J]. *Annals of Oncology*, 2021, 32 (12):1520–1536.

[72]Schuster Barbara, Zink Alexander, Eyerich Kilian. Medical algorithm: Diagnosis and treatment of hypereosinophilic syndrome[J]. *Allergy*, 2020, 75 (11):3003–3006.

[73]Gillmore Julian D, Wechalekar Ashutosh, Bird Jenny, et al.Guidelines on the diagnosis and investigation of AL amyloidosis[J]. *British Journal of Haematology*, 2015, 168 (2):207–18.

[74]Sipe JD, Bensen MD, Buxbaum JN, et al. Amyloidfibrilprotiennomencalture: 2012 recommendations from the Nomenclature Committee of the International Society of Amyloidosis[J]. *Amyloid*, 2012, 19(4):167–170.

[75]Buoro S, Manenti B, Seghezzi M, et al.Abnormal scattergrams and cell population data generated by fully automated hematological analyzers: New tools for screening malaria infection? [J]. *International Journal of Laboratory Hematology*, 2018, 40 (3):326–334.

[76]World Health Organization. World Malaria Report 2021.World Health Organization, 2021.

[77]中华医学会儿科学分会感染学组，全国儿童EB病毒感染协作组．儿童EB病毒感染相关疾病的诊断和治疗原则专家共识[J]. 中华儿科杂志，2021,59(11):905–911.

[78]中华医学会血液学分会白血病淋巴瘤学组．嗜酸粒细胞增多症诊断与治疗中国专家共识(2017年版)[J]. 中华血液学杂志,2017,38(7):561–565.

[79]郃文琳,James Huang. 血液肿瘤实验室检查

合理选择[M].北京:人民卫生出版社,2020.

[80]国家传染病医学中心.疟疾诊疗指南[J].中华临床感染病杂志.2022.15(4):243-252.

[81]尚红,王毓三,申子瑜.全国临床检验操作规程[M].4版.北京:人民卫生出版社,2015.

[82]万学红,卢雪峰.诊断学[M].8版.北京:人民卫生出版社,2014.

[83]中华人民共和国卫生部.中华人民共和国卫生行业标准:WS258-2006黑热病诊断标准[S].2006.

[84]国家卫生健康委罕见病诊疗与保障专家委员会办公室.中国医学科学院北京协和医院.罕见病诊疗指南(2019版),2019.

[85]中华医学会血液学分会血栓与止血学组.血栓性血小板减少性紫癜诊断与治疗中国专家共识(2012年版)[J].中华血液学杂志,2022,33(11):983-984.

[86]中华医学会血液学分会红细胞疾病(贫血)学组.再生障碍性贫血诊断与治疗中国专家共识(2017年版)[J].中华血液学杂志,2017,38(1):1-5.

索 引